国家卫生和计划生育委员会“十三五”规划教材
专科医师核心能力提升导引丛书
供放射诊断与治疗学专业临床型研究生及专科医师用

儿科放射诊断学

主　编　梁长虹　李　欣

副主编　邵剑波　宁　刚　张　靖

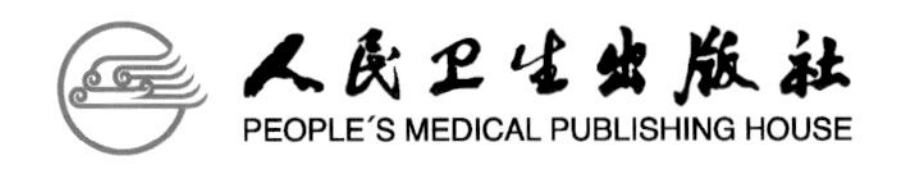

图书在版编目（CIP）数据

儿科放射诊断学/梁长虹，李欣主编.—北京：人民卫生出版社，2018

ISBN 978-7-117-25918-7

Ⅰ.①儿… Ⅱ.①梁…②李… Ⅲ.①小儿疾病-放射诊断-研究生-教材 Ⅳ.①R816.92

中国版本图书馆CIP数据核字(2018)第014146号

儿科放射诊断学

主　　编：梁长虹　李　欣
出版发行：人民卫生出版社（中继线 010-59780011）
地　　址：北京市朝阳区潘家园南里19号
邮　　编：100021
E - mail：pmph @ pmph.com
购书热线：010-59787592　010-59787584　010-65264830
印　　刷：北京铭成印刷有限公司
经　　销：新华书店
开　　本：889×1194　1/16　　印张：27
字　　数：816千字
版　　次：2018年3月第1版　2018年3月第1版第1次印刷
标准书号：ISBN 978-7-117-25918-7
定　　价：98.00元

编　者（以姓氏笔画为序）

月　强（四川大学华西医院）
宁　刚（四川大学华西第二医院）
乔中伟（复旦大学附属儿科医院）
刘　辉（华南理工大学附属广东省人民医院）
刘俊刚（天津医科大学天津市儿童医院）
严志汉（温州医科大学附属第二医院、育英儿童医院）
李　欣（天津医科大学天津市儿童医院）
李玉华（上海交通大学医学院附属新华医院）
何　玲（重庆医科大学附属儿童医院）
张　靖（中山大学附属广州妇女儿童医院）
张小安（郑州大学第三附属医院）
张体江（遵义医学院附属医院）
张劲松（第四军医大学西京医院）
陈唯唯（华中科技大学同济医学院附属同济医院）
邵剑波（华中科技大学同济医学院附属武汉儿童医院）
范国光（中国医科大学附属第一医院）
周智洋（中山大学附属第六医院）
钟玉敏（上海交通大学医学院附属上海儿童医学中心）
袁新宇（北京大学首都儿科研究所教学医院）
梁长虹（华南理工大学附属广东省人民医院）
彭　芸（首都医科大学附属北京儿童医院）
赖　灿（浙江大学医学院附属儿童医院）

主 编 简 介

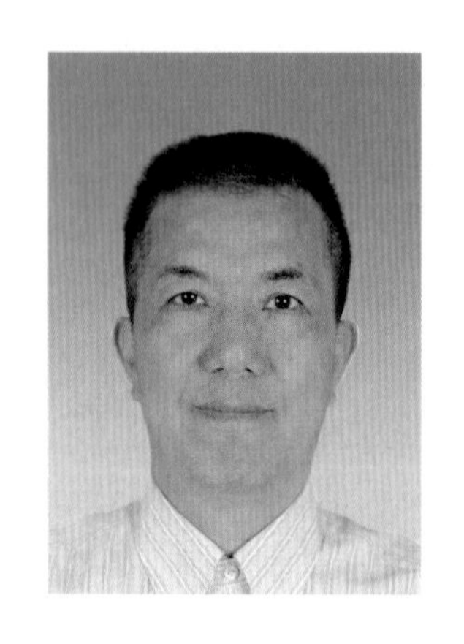

梁长虹 教授，博士生导师，华南理工大学医学院副院长，华南理工大学附属广东省人民医院医学影像部主任兼放射科主任，享受国务院政府特殊津贴专家，国家重点研发计划项目（原973项目）首席科学家，中华医学会放射学分会第十四届和第十三届委员会副主任委员、第十二届中华医学会放射分会委员会常委及腹部学组组长、第九届及第十届广东省医学会放射学分会主任委员、广东省放射医师协会副主任委员、亚洲腹部影像学会委员，并担任《中华放射学杂志》副主编。

多年来承担南方医科大学和华南理工大学医学院本科、广东省人民医院研究生和规培生的教学工作，主要研究方向包括腹部疾病和心血管疾病影像诊断、对比剂安全规范使用探索、医学影像成像方法、影像数据处理及挖掘研究，获得国家重点研发项目、国家自然科学基金、广东省科技厅重点攻关项目等国家级、省厅级课题9项；以第一作者和通信作者在 *Journal of clinical oncology*（2016IF：24.008）、*Circulation*、*Radiology* 等杂志发表论文46篇，累计影响因子160余分；以第一完成人获得广东省科技进步二等奖和三等奖各一项、广东省医药科技进步二等奖一项、广州市科技进步二等奖一项；所取得的研究成果得到了国内外放射学界的认可，多项研究成果在国内多家医院推广应用。

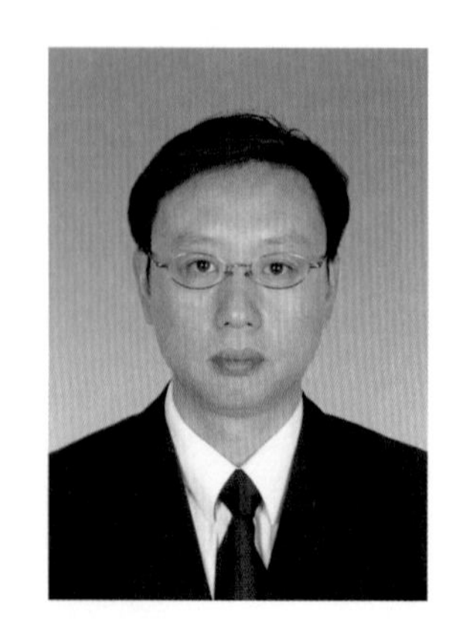

李欣 天津市儿童医院副院长，影像科主任医师，天津医科大学兼职教授。中华医学会放射学分会委员，中华医学会放射学分会儿科专业委员会主任委员，中国医师协会儿科分会放射学组副组长，天津市放射学会主任委员。担任《临床放射学杂志》常务编委，《中华放射学杂志》《放射学实践杂志》《国际医学放射学杂志》和《中国医学影像技术杂志》编委。

从事儿科医学影像诊断工作33年，历年来在国内外专业学术期刊发表第一作者论文37篇，主编主译《儿科影像诊断必读》《中华影像医学—儿科影像卷》《影像专家鉴别诊断—儿科分册》等儿科影像专业学术著作10部，参与编写专业学术著作和国家卫生和计划生育委员会规划教材15部。

副主编简介

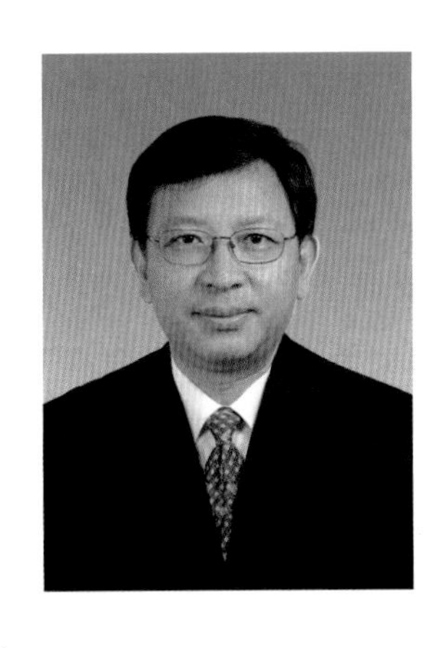

邵剑波　医学博士，主任医师，教授，博士研究生导师。华中科技大学同济医学院附属武汉儿童医院院长，第六临床学院院长，影像中心主任。中华医学会放射学分会儿科学组副组长，中国医师协会儿科影像专委会副主委，湖北省放射学分会副主委，武汉“黄鹤医学人才”，有突出贡献中青年专家、湖北省政府津贴专家，担任6本杂志副主编、常委或审稿人。

从事儿科放射诊断工作30年、教学20年，美国ATIONWIDE儿童医院访问学者。主编《小儿颅脑疾病CT诊断》、《小儿腹部CT诊断图鉴》等5部专著。主译专著1部、参编专著7部。参与国际科研合作2项，获得国自然基金1项，省科技进步二等奖2项，三等奖4项，国家《实用新型专利》1项，发表论文百余篇。

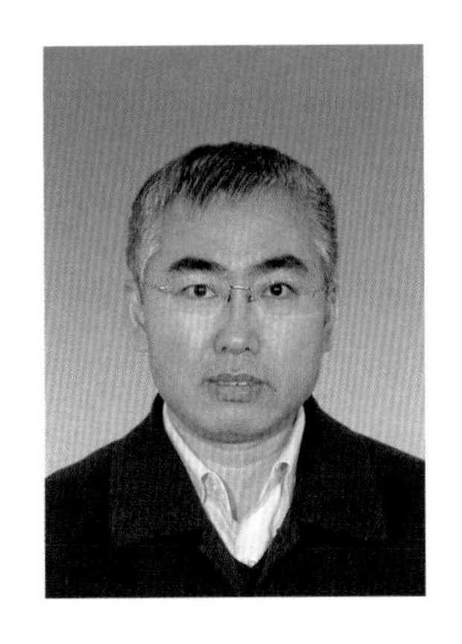

宁刚　教授/主任医师，硕士生导师；现任四川大学华西第二医院放射科主任；四川省卫生厅学术和技术带头人；中华医学会放射学分会儿科专委会副主任委员，儿科学分会放射学组副组长；中国医师协会青春期医学专业委员会常委兼临床影像学组组长；四川省放射医师分会副会长，四川省放射专委会副主任委员；成都医学会常务理事兼放射专科分会主任委员。并为国内多个杂志编委及审稿专家。

长期从事医学相关专业本科生《医学影像学》教学，培养研究生12名。研究领域：妇儿影像学。在妇科肿瘤、产前影像诊断、小儿生长发育等临床及科研方面有一定积累。发表论文80余篇；参与编写教材和医学著作10余部。承担国家级、省部级及市校级纵向科研基金资助项目10项。

副主编简介

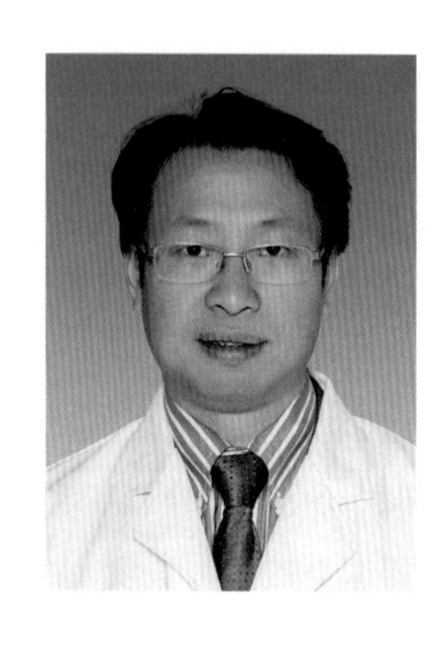

张靖 博士(后)研究生导师,广州市妇女儿童医疗中心医学影像部主任、介入血管瘤科主任。医学博士,主任医师。中华医学会放射学分会儿科专业委员会副主任委员,中华放射学分会介入专委员会妇儿介入组组长,中国抗癌协会肿瘤介入分会儿童肿瘤专委会主任委员,广东省医学会放射医学分会委员会儿科学组组长,广东省中西医结合学会全身介入专业委员会委员会副主任委员,广东省医疗行业协会医学影像管理分会副主任委员。

长期从事血管瘤、淋巴管瘤、血管畸形、视网膜母细胞瘤、肝母细胞瘤等疾病的微创介入综合治疗,达国际先进水平。共同主持国家卫计委重大课题 1 项,主持省级课题 3 项,发表 SCI 论文 10 余篇、国内核心期刊论文 20 余篇。

出 版 说 明

为了进一步贯彻《国务院办公厅关于深化医教协同进一步推进医学教育改革与发展的意见》（国办发〔2017〕63号）的文件精神，推动新时期创新型人才培养，人民卫生出版社在全面分析其他专业研究生教材、系统调研放射诊断与治疗学专业研究生及专科医师核心需求的基础上，及时组织编写全国第一套放射诊断与治疗学专业研究生规划教材暨专科医师核心能力提升导引丛书。

全套教材共包括14种，全面覆盖了放射诊断与治疗学专业各学科领域。来自全国知名院校的近300位放射诊断与治疗学的专家以“解决读者临床中实际遇到的问题”为立足点，以“回顾、现状、展望”为线索，以培养和启发读者创新思维为编写原则，对疾病放射诊断与治疗的历史变迁进行了点评，对当前诊疗中的困惑、局限与不足进行了剖析，对相应领域的研究热点及发展趋势进行了探讨。

该套教材适用于放射诊断与治疗学专业临床型研究生及专科医师。

全国高等学校放射诊断与治疗学专业研究生规划教材 评审委员会名单

全国高等学校放射诊断与治疗学专业研究生规划教材
目　　录

1	医学影像设备学	主　编　李真林　雷子乔 副主编　赵雁鸣　张　晖　李　军
2	医学影像技术学	主　编　余建明　刘广月 副主编　倪红艳　李文美　钟镜联　陈　晶
3	分子影像学	主　编　卢光明　徐海波 副主编　李亚明　沈　君　张　冬
4	介入放射学	主　编　申宝忠　杨建勇 副主编　郑传胜　肖恩华
5	肿瘤放射治疗学	主　编　王绿化 副主编　杨道科　王　平　张福泉　章　真
6	头颈部放射诊断学	主　编　王振常　余永强 副主编　胡春洪　鲜军舫
7	胸部放射诊断学	主　编　刘士远　高剑波 副主编　伍建林　陆普选
8	心血管放射诊断学	主　编　吕　滨　范占明 副主编　夏黎明　胡红杰　王锡明
9	腹部放射诊断学	主　编　宋　彬　韩　萍 副主编　李宏军　龙莉玲　严福华　赵心明
10	肌骨系统放射诊断学	主　编　程晓光　崔建岭 副主编　吕　粟　陈建宇
11	乳腺与生殖系统放射诊断学	主　编　王　滨　周纯武　许乙凯 副主编　王　良　薛华丹
12	泌尿系统放射诊断学	主　编　王霄英　刘爱连 副主编　任　克　武志峰
13	神经放射诊断学	主　编　龚启勇　冯晓源 副主编　高培毅　李坤成　于春水　朱文珍
14	儿科放射诊断学	主　编　梁长虹　李　欣 副主编　邵剑波　宁　刚　张　靖

前　言

儿科放射诊断学是将现代医学影像学技术应用于儿童疾病的发现、诊断、治疗和随访的一门学科。儿科放射诊断学发展迅速，已成为医学影像学的一个亚专业。儿童不是成人的缩影，正处于全身组织和器官发育时期，生理、心理和精神状态尚未成熟，与成人期相比存在诸多不同之处，且年龄越小差异越大。儿童期，以遗传性、先天性疾病最多见，感染性疾病发病率和死亡率亦高于成人期。儿童病情变化快，可迅速痊愈，超出一般预测，如骨折之后易于矫正及恢复；脑炎恢复期较短，后遗症一般比成人少；但也可迅速进展而猝死，如急性败血症、新生儿先天畸形等。

儿童期，根据年龄不同分为新生儿期（出生至生后28天）、婴儿期（1岁内）、幼儿期（1~3岁）、学龄前期（>3~7岁）、学龄期（>7~12岁）、青春期（>12~18岁）6个年龄时期。儿科疾病的病理变化与年龄有密切关系，如肺部炎症时，支气管肺炎多见于婴幼儿期，而大叶性肺炎则多见于年长儿。有些疾病仅见于儿童的某一年龄时期，如先天性食管闭锁仅见于新生儿期。因此儿童期疾病的影像学诊断必须密切结合年龄特点。

为了既指出儿科疾病影像学与成人不同，又不至于与其他影像学分册内容重复，《儿科放射诊断学》独立编写成册，主要介绍儿科影像学检查技术的特殊性，在各系统章节中介绍儿童正常和异常的影像特点，并在疾病诊断中介绍仅见于或主要见于儿童期的常见疾病的影像学诊断。

本书从影像诊断研究生学习的角度入手，以常见病、多发病为基础，从儿科疾病的临床表现及影像学征象的共同点出发，从纷繁的影像学表现中抽丝剥茧，对疾病的基本影像学征象，鉴别诊断的重点、难点进行系统的总结。为充分体现编写的区域代表性，邀请北京、上海、武汉、广州、浙江、天津等全国著名儿童医院的影像科主任共同参与编写，根据自身工作经验及体会，参考国内、外大量权威文献资料编写而成。

全书共分为十一章，约近600幅图片，鉴别诊断及网络增值服务所涉及内容涵盖多种儿科常见病、多发病及少见病。全书图文并茂，适合医学影像诊断专业研究生和中级医师学习参考。与其他教材相比，本书更加注重临床的实用性，强调临床"诊断与鉴别诊断"。在注重解决临床实际的前提下，强调诊疗现状的剖析，并对儿科影像诊断学进行回顾和展望，希望本书能在临床型研究生和专科医师临床技能、临床创新思维的培养过程中起到作用，启发读者在临床实践中提高提出问题、分析问题、解决问题的能力。

人民卫生出版社领导和编辑部老师对本书的启动及编写提出许多宝贵意见，在此表示诚挚的感谢。参与本书编写的作者均为长期从事儿科影像疾病诊断的临床骨干，在完成繁重的日常工作之余，将大量的个人时间用于本书的编写，在此对其所做工作及家人的支持表示感谢。

本书在编写内容和编写特点上均为一种新的尝试，缺点和错误在所难免，由于编者水平有限，希望广大读者给予批评和指正，对此我们深表谢意。

梁长虹　李　欣

2017年10月

目　　录

第一章　总论

第一节　儿科放射学的发展历程

儿科放射学的发展经历了从无到有、逐步发展、相对停滞和快速发展等多个阶段。1895 年伦琴发现了 X 线;1896 年 2 月 3 日一名 14 岁外伤男孩进行了腕关节的 X 线检查,标志着儿科放射学的诞生;数月后,加拿大多伦多儿童医院引进了 X 线检查设备,成为北美首家使用 X 线检查的儿童医院,标志着儿童医院放射科雏形的形成;随着 X 线检查的开展,放射科逐步成为医疗机构的一个重要组成部分。

儿科放射学,在早期阶段发展缓慢,特别是儿科放射学专家队伍建设尤其缓慢。大部分放射学专家没有关注它,甚至回避儿科疾病,使儿科放射学发展处于相对停滞的阶段。直到 1945 年哥伦比亚大学儿科医生 John Caffey 编写了《Pediatric X-Ray Diagnosis》一书,使得儿科疾病的放射诊断有据可寻。这本书的出版促进了儿科放射诊断学的发展,越来越多的医生投身于儿科疾病的影像诊断和研究中。在此后的几十年间,这本书亦被视为儿科放射学的圣经。

随着儿科放射学的发展和儿科放射学专家队伍的形成,迫切需要一个组织来促进其进一步发展、规范与交流。1958 年 9 月 29 日,即美国伦琴射线会议的前一天,举办了世界上第一次儿科放射学学术会议,儿科放射学学会也在此时正式成立,成为最早的放射学亚专业组织,波士顿儿童医院放射科主任 Edward B. D. Neuhauser 任学会首任主席,学会的成立是儿科放射学发展过程中的一个里程碑(http://www.pedrad.org/About-SPR/History)。儿科放射学学术会议吸引了大批儿科放射学专家、儿科医生及放射学医生参加,成为对儿科放射学感兴趣的专家学者交流平台。我国儿科放射学也是在此时才开始萌芽,上海瑞金医院的朱大成教授是我国儿科放射学公认的奠基人,在 1955 年他主持翻译了 John Caffey 教授主编的《Pediatric X-Ray Diagnosis》(《小儿放射学》)。这是新中国第一本,也是此后 30 年中唯一一本儿科放射学教科书。在 20 世纪五六十年代,我国儿科放射学还处于起步阶段,儿科放射学作为放射学一个亚专业的观念并不明确,在临床工作和研究中,儿科放射学常被当作为成人放射学的一部分;检查手段也比较局限,主要以普通放射检查为主,包括 X 线平片、透视和 X 线造影检查等。因此,属于发展比较缓慢的阶段。

20 世纪 70 年代后,国际儿科放射学迎来了迅猛发展,主要表现为新技术、新设备层出不穷的出现;很多儿科疾病的诊断逐渐离不开超声、CT、MRI 或核医学检查的帮助,儿科疾病影像诊断水平大幅度提高。然而,由于诸多因素的限制,此时我国儿科放射学的发展仍处于一个相对停滞的局面,儿科疾病检查手段还是主要以 X 线平片及透视为主。

20 世纪 80 年代后,随着改革开放,越来越多的我国儿科放射学专家远赴欧美进修学习,与国际交流也不断增加,加快缩小了我国儿科放射学与西方发达国家的差距。CT、MRI、心血管造影等设备的引进和相关技术的掌握,使得我国儿科放射学进入一个快速发展的时代。1988 年中华医学会放射学分会儿科学组在上海成立,成为我国儿科放射学发展的一个里程碑。1996 年姚庆华和潘恩源在中华放射学杂志发表了“当前儿科放射学的发展趋势”,阐述了儿童不是“缩小版”成人和儿科放射学的特点。1998 年首都医科大学附属北京儿童医院徐赛英教授主编的《实用儿科放射诊断学》一书的出版,标志着我国儿科放射学有了自己专家主编的学术著作。

放射科在儿童医院、妇幼保健院的地位也越来越重要。跨入 21 世纪,我国儿科放射诊断学继续保持快速发展的势头同时,儿科介入放射学也进入快速发展阶段。儿科放射学专家获得了国家级科研课题的资助。与国际合作与交流越来越多,包括在国外杂志发表的高水平学术论文和参与国际会议交流,每年我国学者被北美放射学会议(Radiological Society of North America,RSNA)、欧洲放射学会议(European Congress of Radiology,ECR)录用及交流的研究成果亦越来越多,标志着我国儿科放射学进入了一个充满生机的时代。

总之,儿科放射学的发展经历了从无到有、逐步发展、相对停滞和快速发展等几个阶段。今后,还需要一代又一代儿科放射学专家不断努力,进一步促进其继续快速、有序发展,为我国的卫生健康事业添砖加瓦。

第二节 儿科疾病的影像诊断原则

儿童不是缩小版的成人,儿童与成人具有不同的疾病好发谱系和疾病发展规律。在儿童生长发育过程中,不同年龄阶段其正常影像解剖特征不同,好发疾病病种亦可不同,甚至相同病种有不同影像表现。只有熟悉不同年龄阶段儿童的正常解剖和影像表现、好发疾病种类、常见病及少见病的影像表现特征,才能做出正确的影像诊断。另外,儿童在进行影像检查过程中常会遇到各种问题,如:病情主诉不完整或完全为代诉,影像检查配合依从性差,辐射剂量降低要求高等。因此,在对儿童行影像检查及诊断时需要遵循一定的程序和原则:

1. 检查前需要认真阅读检查单上的病史摘要、体格检查、检查目的等信息,根据患儿的情况选择合适的影像学检查方法、检查技术及条件,避免不必要、不合理的影像检查。同时,需要考虑患儿在检查过程中的配合能力,给予患儿更多耐心,指导患儿更好的配合检查。必要时,使用镇静或麻醉的手段,以完成必要的影像检查。

2. 检查结束后,需认真阅读图像,首先要确定图像质量是否满足疾病诊断的要求,是否达到临床检查的目的和需要。达不到诊断要求,需权衡重新检查、补充检查,或进行其他检查。

3. 在对图像进行阅读分析时,需要结合患儿年龄、性别、部位、检查技术手段及条件,综合儿童不同生长发育阶段正常解剖的影像表现,恰当解读异常影像表现及征象。

4. 做出疾病影像诊断时,需要综合患儿年龄、性别、部位、病史及影像表现进行认真分析,结合具有一定特征的临床症状和体征,不同年龄阶段、不同性别、不同解剖部位的疾病好发谱系及影像特征,做出最后诊断。儿科疾病变化快,近期临床、实验室检查和影像检查的对比,尤为重要。由于病情主诉不完整,因此,必要时观察和检查患儿及向其家属详细询问病史,以寻求更多临床症状和体征的帮助。

第三节 儿科疾病科研课题设计

一、儿科影像研究生学习和研究关注热点

研究生只有通过集中阅读大量文献,才能了解所从事领域的研究现状,抓住研究热点,确定研究方向,找到研究的切入点来完成科研课题设计;在课题实施过程中,需要通过跟踪阅读文献来掌握最新的研究动态,寻找方法解决课题实施过程中遇到的问题。因此,文献阅读和整理是研究生必须掌握的一项基本技能。

对于一个刚入门、尚不熟悉即将开展研究工作领域的研究生,该如何查找文献、阅读文献呢?首先,文献阅读顺序应从综述到论著。综述是作者针对某一个专题,对大量原始研究论文中的数据、资料和主要观点进行整理、分析、归纳、提炼而写成的论文,这类文章信息量大、论述精辟。通过阅读综述有助于我们快速掌握所研究领域的大方向和框架,把握住相关领域的重点和焦点内容,并可以指导我们查找和阅读一些重要的原始论著。其次,在阅读大量论著时应做到泛读和精读相结合,要通过泛读题目及摘要,挑选所研究领域的核心文献进行精读。核心文献的锁定可以通过以下方法:①在权威杂志发表的综述里查找被重点标出的论文;②查看论文他引的次数;③所研究领域顶级期刊的编辑导读;④被行业内杂志评论的文章;⑤被F1000推荐的文章。此外,应知晓医学论文各组成成分的功能,根据自身特点和需要按一定的顺序阅读。有侧重点的阅读自己感兴趣的部分,可极大的提高阅读效率。最后,应扩大文献阅读范围,粗读一些与所研究领域关系不是特别密切的文章。通过阅读这些文章,可以拓宽思维,补充研究领域相关知识,甚至可以寻找到一些具有重要研究价值而尚处于研究盲区的问题。

如何将检索到的文献进行整理和归纳是科研工作者和研究生必须掌握的一项基本技能,也是高效率、高质量进行科学研究的基础。目前常用的文献管理软件有Endnote、Mendeley、Zotero、JabRef、NoteExpress和NoteFirst等。不同管理软件有各自

的优缺点，很多学者对这些软件的使用心得进行了总结，研究生在选用软件前应借鉴这些学者的心得，结合软件的功能、兼容性，从中选择一种或两种比较适合自己的软件使用。在管理和阅读文献时，应做到能熟练使用软件的功能，同时能将文献管理软件与文本充分结合使用，以便在论文引用中方便管理。

研究生在文献阅读过程中，如何把握住研究方向？儿科放射学作为放射学的一个亚专业，有其专业特殊性。研究生在科研课题的选择时可结合两者的共性和差异性进行选择，主要包括以下方面：

1. 儿科疾病影像表现的归纳、总结和提炼　儿童作为一个特殊群体，其正常影像表现和疾病的异常表现都可以随年龄变化而改变。这部分是研究的难点，却有着重要的临床价值。

2. 安全性问题研究　儿童行影像检查时，安全性问题一直是社会关注的焦点，包括辐射剂量、检查前准备工作（重点为药物镇静、麻醉等）、对比剂安全、未知的安全问题等，这些问题将一直存在，未来很长的一段时间内都将是儿科放射学研究关注的热点和重点。

3. 新技术在儿科疾病的应用　大部分新技术的临床前研究都是基于成人，即使投入临床使用后，在儿科的应用也往往是未知的，儿科放射学研究生可以抓住这个未知对新技术进行研究。

4. 成人的研究在儿科的应用　很多研究方向和方法在成人和儿童是通用的，但大部分研究目标及成果还是着眼于成人，而且儿科疾病变化快速，其特点不同于成人。研究生可以通过阅读这类研究论文找到研究切入点。

二、儿科疾病科研课题选择的原则

儿科放射学研究有其独有的问题存在，这些问题可成为研究切入点，但也可能是课题实施过程中的绊脚石。因此，在进行儿科疾病科研课题设计过程中，应熟悉儿童在生理、心理、社会角色和社会关系上与成人的不同，在科研课题设计时综合考虑各方面信息，判断课题实施的可行性，预测课题设计和实施过程中可能存在的问题和预解决的办法。

儿科疾病影像学科研课题的选择应遵循的原则有：

1. 研究的问题应涉及儿科疾病中的常见病、多发病　样本量估算是科研课题设计中的重要环节，反映了科研设计中“重复”的基本原则，样本量过大过小都会影响课题实施，影响实验数据的真实性。样本量过小，所得指标不稳定，检验效能低，难以获得正确的研究结论；样本量过大，可能会引入一些混杂因素影响数据的真实性，同时也会增加实际工作的负担。儿童作为一个特殊群体，相对于成人来说，一些疾病的发生率较低，一些家长不愿意接受其作为研究对象，会使得研究过程中收集不到足够的样本数据。在课题设计过程中，做好样本量估算非常重要，也是研究可以发表的前提。对于不能达到预期目标的，应寻求导师获取其他机构资料，甚至开展多中心合作。

2. 课题要具有创新性和先进性　选择前人没有解决或没有完全解决的问题、导师在临床实践中发现的问题、指南中缺陷或未涉及或明确的问题、其他领域的技术或方法借用解决儿科影像诊断等问题进行研究。研究者需要阅读大量文献，总结前人研究的内容、结果和存在的问题，发现自己研究的方向和切入点，明确是否具有解决临床问题或支持解决临床问题的创新。

3. 课题必须具有可行性　可行性是指所研究课题主要技术指标实现的可能性。课题选择时必须综合考虑各方面因素，包括人力、物力等，判断课题执行的可行性，可能存在的问题及解决办法。例如，儿童在生长发育过程中具有不同的疾病好发谱系，儿童正常影像表现和儿科疾病的异常表现常随年龄的改变而改变。因此，在临床课题设计中应注意入组和排除标准的选择，特别是年龄因素的影响；儿童组织器官体积较小，呼吸、心跳频率快且活动范围大，检查时配合依从性差，这给一些检查方法的应用及前后对比研究提出了挑战。课题设计、结果分析过程中应综合考虑这些因素的影响，判断所用检查方法在儿童中实施的可能性。

4. 研究方法必须符合伦理要求　儿童行影像检查时的安全性问题一直被家长及社会所关注。儿童作为研究对象，在进行影像检查时往往不能很好配合，需要药物镇静或麻醉，而后者存在一定风险；在进行 X 线、CT 检查时涉及辐射剂量及对比剂问题，磁共振检查时也存在射频能量问题等，这些问题常不能被家长所接受，会影响最终样本量的收集。因此，在课题设计过程中应考虑这些因素，并充分跟患儿家长解释好检查给儿童可能带来的风险与获益，做好安全性问题的预测和解决，评估是否需要伦理审查及是否需要获取知情同意。

三、儿科疾病科研课题设计过程中的统计学问题

科研课题设计应包括专业设计和统计学设计

两大类。统计学设计是根据研究对象的性质和研究目的,对科研工作的各个方面、各个环节的通盘考虑和安排。制订完善的统计研究设计方案,是为在尽可能节省人力、物力和时间的前提下,严格控制各种非实验因素的干扰和影响,减少误差、提高效率,保证样本的代表性、可靠性和可重复性,为整个科研项目的高质量完成提供保障。

许多研究生在科研课题设计时只从专业知识角度考虑问题而忽视统计学设计,导致科研设计不严谨、不完整,以至于在课题实施、结果分析过程中出现各种问题,使整个课题"千疮百孔、漏洞百出",甚至需要不断修改研究方案或已经取得的结果不能使用。研究生在明确研究方向、研究目的后,应根据研究条件、影响实验指标的不同因素和对应水平,进行合理的实验设计,使实验设计的"三要素"和"四原则"均符合专业和统计学要求。建议必要时,请生物统计专业人士审阅和把关。

实验设计的三要素包括:影响因素、受试对象和实验效应。影响因素包括实验因素和非实验因素。实验因素是研究者关心的、根据研究目的预施加或预观察的能作用于受试对象并引起相应效应的因素;非实验因素是混杂在实验因素中,也能引起受试对象产生效应但非研究者所期望及关心的因素。在进行实验设计时,应抓住主要因素,控制、平衡非实验因素,使其在实验组和对照组中达到平衡,消除其对实验因素的干扰作用。受试对象是实验因素作用的客体。实验设计时应结合研究目的、专业知识和具体情况选择受试对象,从统计学和实际情况出发,制订出纳入和排除受试对象的标准,估算样本大小。实验效应是实验因素作用于受试对象反应和结果,其通过观察指标来表达。观察指标的选择应遵循客观性、特异性和敏感性,在课题设计时就应设计好研究结果分析时预采用的统计学方法。

实验设计的四原则分别是随机、对照、重复和均衡原则,其作用是使人们能透过事物的表面现象看清其本质,使所得出的科研结论经得起时间和实践的检验。随机化原则是保证每个受试对象分到各个处理组的机会是相同的,包括抽样随机、分组随机和实验数据随机。对照原则就是设立不加多研究实验因素的对照组,其目的是消除干扰因素的影响,构筑起对比的基础,是实验因素和非实验因素的差异有一个科学的对比。重复原则是在相同实验条件下,应做足够多次独立重复实验,其作用是估计实验误差,提高实验结果的可靠性,重点是样本量大小的估算。均衡原则是使实验组和对照组间除了所观察的实验因素在不同的水平外,其他一切因素(包括实验因素和非实验因素)对对照组和实验组的影响是几乎相同的。

总之,研究生在读研期间,应重视统计学课程的学习;进行课题设计时应注重统计设计,利用所学统计学知识、查阅统计学书籍及相关文献中的统计学方法,甚至寻求统计学专家的帮助来完成课题的统计学设计,使课题设计严谨、完整。记住原则:执行课题,统计先行!切不可试验或实验或临床数据收集完成,再找统计方法。

四、儿科疾病科研课题设计及实施过程中的伦理问题

在科研课题申请时常要求申请者提交伦理道德审查证明。医学研究论文投稿时也要求说明研究工作是否通过伦理委员会审查和批准,是否获得研究对象的知情同意。这些要求足以显示伦理道德审查在医学科研工作中的重要性。

医学科研伦理道德是协调医学科研过程中科研人员与合作者、受试者及各种社会因素关系的伦理规则和行为规范,其目的是使医学研究得以规范进行,受试者的安全、健康和权利得以保护,为医学科学提供正确的价值取向。

医学科研过程中应遵循的基本伦理学原则包括:①以医学为目的,以实事求是为原则。医学科研要以维护和增进人类健康为目的,严格按照科学规律办事,谨慎地进行科学研究。②知情同意原则。受试者或其监护人及受试者的家属应对研究目的、意义、方法、预期利益、潜在的风险充分知情,自愿同意参加研究工作,并在知情同意书上签字。③医疗最优化原则。在科研课题设计和实施过程中,研究者应时刻把受试者的健康放在首位,认真权衡利弊,遵循最优化、风险小于利益的原则,尽量以最小的代价获取最大的效果。④保密原则。医学科研工作中的保密主要指为受试者保守医疗秘密,保证不公开受试者的资料,保护受试者的权益和尊严。⑤尊重生命和生命价值的原则。医学科研的最终目的是为维护和增进人的生命健康,促进人类的生存和发展,在医学科研课题实施过程中,应始终以维护受试者的生命健康和利益为前提和根本目的。

研究生在课题设计和实施过程中,无论研究的类型是什么,只要涉及人体或动物的研究,都必须遵循医学研究的准则,在课题实施前均应申请伦理

审查并获得伦理委员会批准。切记,只有通过了伦理委员会审查和批准的医学科研成果才会被认可。

第四节 儿科疾病影像学检查方法的应用

一、儿科影像检查方法的选择原则及防护原则

全球范围内儿科疾病受重视程度越来越高,儿童影像检查也越来越普遍,其中X线检查频率也有日益增高的趋势,每年有数百万的对X线敏感的儿童接受具有电离辐射的普通放射、CT检查或介入治疗,因此儿科患者的辐射防护显得尤为重要。但儿童不是成人的缩影,儿科放射学与成人放射学既有共同之处,又有其特殊性。

超声、X线、数字减影血管造影(DSA)、计算机断层扫描(CT)及磁共振成像(MRI)等检查在儿科疾病诊断中起着非常重要的作用。儿科影像检查方案选择时,应以临床初步诊断为依据,结合各种影像学检查方法适应证及禁忌证特点,首选安全、准确、简便、经济的影像学检查方法。

大体上,骨骼系统、胸部疾病首选X线平片;腹部疾病、心脏大血管疾病首选超声检查;胃肠道疾病首选钡餐或钡灌肠检查;而神经系统疾病、肌肉及软组织疾病选择CT或MRI,有时需要以多种检查方法联合使用才能获得足够的诊断信息。另外,必须结合儿童年龄、生理特点及病变解剖部位等特点,尽量以无创性替代有创伤性,以简单替代复杂,以无电离辐射检查代替有电离辐射检查方法,并尽量缩短诊断时间。

避免不必要的X射线检查,是对儿科患者最为有效的辐射防护方法。根据临床需要及检查方法筛选指引,当X线检查是合适的疾病诊断手段时可进行X线检查,但需要进行恰当的辐射防护。

辐射防护的总原则:对儿童施行X线检查,必须注意到儿童对射线敏感、身躯较小且不易控制体位等特点,采取相应有效的防护最优化措施,确保在获取必要诊断信息的同时,使受检儿童的辐射剂量保持在可合理达到的最低水平(ALARA原则)。

儿科放射学中的辐射防护,无论是临床实践还是科学研究领域,在我国都未得到应有的重视,还存在诸多薄弱环节,应着力加强各种X线检查方法中儿童辐射吸收剂量的调查和危险评估,提供有效辐射屏蔽技术手段及优化检查技术参数,制订合理临床应用指南,制订适合我国实际情况的参考剂量水平并推广应用,从而有效降低儿童的辐射危险,并促进儿科放射学的健康发展。

二、孕妇影像检查方法的选择原则和防护原则

孕妇在医学检查过程中的辐射暴露及辐射安全管理是个复杂的话题,患者、家属及医生大多会由于担心辐射对胚胎和胎儿生长发育可能造成的不利影响而放弃必要的放射学检查,或由于孕期不知道怀孕而进行了放射检查导致孕妇及亲属极度担忧对胎儿未来生长发育的潜在影响,这已经成为一种普遍的现象。因此,作为医务工作者既需要正确认识辐射对胎儿可能带来的危害,更需要正确认识一定水平内的辐射是相对安全且可以接受的,并在此前提下进行正确的医疗决策。孕妇放射学检查需要关注以下两点:辐射暴露产生不良后果的可能性及严重性、孕妇及胎儿从检查中获益及风险比,临床工作需要在两者之间做好平衡及选择。

宫内照射的生物学效应,取决于辐射发生时胚胎发育所处的阶段及总辐射吸收剂量。胎龄2周内,辐射的主要风险为妊娠终止;器官形成期和胎儿早期的辐射可能会导致发育迟缓或发育畸形;妊娠晚期辐射生物效应危险最小。胎龄、辐射吸收剂量及胎儿可能产生的辐射生物效应关系请参见表1-4-1,具体更为详细内容请参阅怀孕或可能怀孕的青少年和女性的电离辐射ACR-SPR实践指南。

孕妇的影像学检查方法应严格遵从其适应证进行选择,总体原则:必须优先考虑采用无电离辐射的成像手段,如超声或MRI来获取满足临床需求的诊断信息;如根据临床指征确认X射线检查是合适且最优的检查手段时,可进行X线检查。在进行X线检查前,放射科工作人员应与申请医师进行必要的磋商,进一步核实拟申请检查的恰当性。国家标准明确规定:“孕妇分娩前,不应进行常规胸部X线检查”。多数产前辅助检查手段首选使用超声,而对于一些产前超声检查无法准确判定的疾病或发育异常,如先天性脑部畸形、脑部血管畸形、先天性脊椎畸形等疾病诊断,MRI成为产前超声的重要补充,甚至成为一些胎儿先天性疾病的诊断“金标准”。目前尚无文献报道MRI对胎儿生长及发育会产生不良影响,但妊娠前三个月,胚胎处于细胞分化发育期,孕妇应尽量避免进行MRI检查。

表 1-4-1 胎龄、辐射吸收剂量及胎儿可能产生的辐射确定性效应关系列表

受孕周数	胎龄	<50mGy(<5rad)	50~100mGy(5~10rad)	>100mGy(>10rad)
0~2 周 (0~14 天)	孕前	无	无	无
3~ 4 周 (15~28 天)	1~2 周 (1~14 天)	无	可能无	可能引起自然流产
5~10 周 (29~70 天)	3~8 周 (15~56 天)	无	无法确定是否存在确定性辐射效应	随辐射剂量增加,致畸可能性增大
11~17 周 (71~119 天)	9~15 周 (57~105 天)	无	无法确定是否存在确定性辐射效应	随辐射剂量增加,智商下降或智力迟缓的风险及频率增大
18~27 周 (120~189 天)	16~25 周	无	无	无证据表明诊断使用的辐射剂量可引起智商缺陷
>27 周 (>189 天)	孕前	无	无	不适用于医学诊断

为保护胚胎和胎儿,放射工作者要严格遵守育龄妇女和孕妇的 X 线检查放射卫生防护标准,必须遵循放射实践的正当化和放射防护最优化原则。基本防护原则是:必须熟练掌握业务技术、放射防护知识,并针对育龄妇女、孕妇生理特点制备足够铅当量的各种适用屏蔽物;应用于育龄妇女、孕妇检查的 X 线机必须符合 GB16349 的要求。制订出最佳 X 线检查方案,选择最佳的检查条件或摄影条件组合,以减少受检者的辐射剂量;根据诊断需要,严格进行射线束的准直,限制照射野范围,并对非受检部位(特别是孕妇的下腹部)采取有效的屏蔽防护,以减少不必要的照射;尽量采用先进的技术和设备,如影像增强器、稀土增感屏和与其匹配的 X 线胶片。

三、对比剂在儿童、孕妇中的应用及注意事项

新生儿、婴儿及儿童使用对比剂的安全注意事项与成人相又不尽相同。对比剂的剂量应根据患者年龄及体重进行个体化调整。由于不是所有对比剂都被批准适用于儿童患者,因此检查前应仔细查阅对比剂产品说明书。若没有获批用于儿童的对比剂时,需要取得儿童法定监护人签署知情同意书,方可在适应证外使用该对比剂。当某种对比剂为儿童使用绝对禁忌证时,即使取得知情同意书亦不能使用。对于碘对比剂的选择,应首选使用非离子型碘对比剂;对于钆对比剂,应避免使用危险性较高的剂型。

孕妇应尽量避免 CT 检查,但临床指征需要 CT 检查时亦可使用。特殊情况下必须行增强 CT 检查方可明确诊断时,也可以使用碘对比剂进行增强扫描检查,但孕妇应在新生儿出生一周内行甲状腺功能检测。对于伴有肾功能不全的孕妇使用含碘对比剂进行增强检查,首先需要跟申请医生进行充分沟通、确认检查的必要性,碘对比剂剂量应为满足诊断的最小剂量,随后需要在对比剂注射前和注射后至少 6h,静脉内注射生理盐水[1.0~1.5ml/(kg·h)]进行水化,但无需针对胎儿及婴儿进一步采取预防措施,检查结束后需要监测肾小球滤过率。

随着技术的进步及临床需求的提升,孕妇行 MRI 检查越来越多,多数平扫即可满足临床需求,亦不推荐常规行增强扫描检查。如非常强烈临床指征需要进行增强 MRI 扫描检查,可以使用产品说明书有适合儿童使用适应证、且不超过建议剂量的钆对比剂。对于 GFR<30ml/min 的患者慎用钆对比剂。孕妇使用钆对比剂后,新生儿无需进一步检查。

四、儿童及孕妇对比剂不良反应及处理原则

儿童、孕妇对比剂不良反应与其他成人相似,包括全身不良反应及肾脏不良反应。①全身不良反应包括含碘对比剂及含钆对比剂的急性不良反应、迟发不良反应及 NSF。②肾脏不良反应,即对比剂肾病(contrast-induced nephropathy,CIN)。

对于碘对比剂、钆对比剂急性不良反应的处理

措施,孕妇与成人相同,儿童的用药剂量则有所减少。所有对比剂急性不良反应的一线处理原则:

1. 恶心、呕吐　一过性者行支持疗法;重度、持续时间长者应考虑给予适当止吐药。

2. 荨麻疹　散发、一过性者应行包括观察在内的支持性治疗;散发、持续性者应考虑肌肉内或静脉内注射组胺 H_1 受体阻滞剂;严重者可考虑使用肾上腺素(1∶1000),孕妇 0.1~0.3ml 肌内注射;6~12 岁儿童,注射成人剂量的一半(50%);6 岁以下儿童注射成人剂量的四分之一。必要时可重复给药。

3. 支气管痉挛　处理方法包括氧气面罩吸氧(6~10L/min),β_2 受体激动剂定量吸入剂(深吸2~3 次)及肌内注射肾上腺素:①血压正常时,肌内注射 1∶1000,0.1~0.3ml〔冠状动脉疾病患者,使用更小剂量〕;6~12 岁儿童为成人用量的 50%;6 岁以下儿童为成人用量的 25%。必要时可重复给药。②血压降低时,肌内注射 1∶1000,0.5ml;6~12 岁儿童 0.3ml 肌内注射;6 岁以下儿童 0.15ml 肌内注射。

4. 喉头水肿　氧气面罩吸氧(6~10L/min);肌内注射肾上腺素(1∶1000,孕妇剂量为 0.5ml;6~12岁儿童为 0.3ml;6 岁以下儿童为 0.15ml);必要时可重复给药。

5. 血压降低患者　①单纯性血压降低:抬高患者的双腿、氧气面罩吸氧(6~10L/min)及快速输入生理盐水或林格液进行静脉补液。如果以上处置无效,则可肌内注射肾上腺素(1∶1000 孕妇剂量为 0.5ml,必要时可重复给药;6~12 岁儿童为 0.3ml;6 岁以下儿童为 0.15ml)。②迷走神经反应(血压降低和心动过缓):抬高患者的双腿、氧气面罩吸氧(6~10L/min)、快速输入生理盐水或林格液及静脉注射阿托品 0.6~1.0mg,必要时 3~5min 后重复给药;孕妇总剂量可达 3mg(0.04mg/kg);儿童患者静脉注射 0.02mg/kg(每次最大剂量 0.6mg)。必要时可重复给药,总量可达 2mg。

6. 全身过敏样反应　呼叫复苏人员,必要时气道吸痰。当出现低血压时,需抬高患者的双腿、氧气面罩吸氧(6~10L/min)、肌内注射肾上腺素(1∶1000孕妇为 0.5ml,必要时可重复给药;6~12 岁儿童为 0.3ml;6 岁以下儿童为 0.15ml)、静脉补液(如:生理盐水、林格液)及 H_1 受体阻滞剂(如:苯海拉明 25~50mg 静脉给药)。

迟发性不良反应定义为血管内注射碘对比剂后 1h 后至 1 周内出现的不良反应。处理原则为对症治疗,与其他药物引起的皮肤反应治疗方法相似,比如抗组胺药,外用类固醇激素和润肤等剂。

NSF 是属于较为严重的一种全身不良反应,其诊断要满足耶鲁 NSF 注册临床和组织病理学标准。以下情况需谨慎使用钆对比剂:慢性肾脏疾病 3 级(肾小球滤过率 30~60ml/min)患者及小于 1 岁儿童。

CIN 是指排除其他原因的情况下,血管内途径应用碘对比剂后 2~3 天内血清肌酐升高至少 44μmol/L(0.5mg/dl)或超过基础值 25%。CIN 通常为一过性,血清肌酐在给药后 3 天达峰值,10 天左右回到基线水平。建议两次对比剂应用间隔时间最好为 14 天及以上,使用碘对比剂前,对患者进行水化可能会减少 CIN 发生概率。对于具有危险因素的患者,应考虑采用不使用含碘对比剂的其他影像检查方法。

第五节　儿科影像学习和研究资源

一、常用学术检索引擎

1. PubMed　https://www.ncbi.nlm.nih.gov/pubmed/是美国国立医学图书馆提供的一个免费信息检索引擎,主要提供生物医学方面的论文检索及摘要,大部分有全文(包括免费和收费)链接。

2. 外文医学信息资源检索平台(FMRS)　https://fmrs.metstr.com 是方便国人使用的一站式检索服务平台,其全部数据资源基于免费开放的 Pubmed 资源、OA 资源以及其他免费资源,提供多种高效便捷的全文获取通道,特别是其中的馆际互借通道,实现读者请求信息与大型图书馆之间的链接,提高馆际互借文献传递的效率和质量

3. Scirus　http://www.sciencedirect.com/由 Elsevier 科学出版社开发,是目前互联网上最全面、综合性最强的科技文献搜索引擎之一,覆盖学科范围多而广,可用于搜索期刊和专利。

二、常用学术导航

1. ResearchGATE　https://www.researchgate.net 是一个科研工作者的社交网站,旨在推动全球范围内的科学合作,用户可以寻找同行、交流想法、分享科研方法、了解研究动态等。

2. 虫部落学术搜索　http://scholar.chongbuluo.

com 虫部落是一个纯粹的搜索经验、技术交流和分享平台,其中的学术搜索把几乎所有的搜索网站都按类规整聚合到一起,实现了一站全搜,极为方便快捷。

3. MYNAV 科研导航服务平台 http://www.mynav.cn 为 MYNAV 旗下科研导航服务网站,旨在为科研工作者提供便捷的网络服务,网站提供了学术网址导航、科研网址导航及科研文献资源导航。

三、专业期刊

1. *Radiology*(http://pubs.rsna.org/journal/radiology) 是放射学领域排名第一的杂志,是多数影像学医师的最高目标之一,里面涵盖了放射学最前沿的一些研究。

2. *Radio Graphics*(http://pubs.rsna.org/journal/radiographics) 是发表来自北美放射学会年会教育类的同行评议文章的唯一期刊。主要为综述类文章,图像质量高、内容丰富,非常适合用于放射医学继续教育。

3. *Pediatric Radiology* 是唯一仅涵盖儿科放射学领域的杂志,内容主要为儿科放射学领域的主要研究成果,同时还包括一些儿科放射学工作者就儿科放射学的发展、临床及科学研究中存在问题的论述。

四、协会组织

全球儿科医学领域有很多重要学术组织,这些组织的网站基本涵盖了多方面的专业信息,包括组织发展历史、年会相关信息、最新专业出版物、继续医学教育相关信息及相关疾病诊疗指南等。

1. 美国儿科学会(American Academy of Pediatrics,AAP) https://www.aap.org/

2. 美国儿科学会/儿科研究会(American Pediatric Society/Society for Pediatric Research,APS/SPR) http://www.aps-spr.org/

3. 欧洲儿科研究会(European Society for Pediatric Research,ESPR) http://www.pedresearch.org

4. 儿科放射学会(The Society for Pediatric Radiology) http://www.pedrad.org

五、其他

1. https://www.med-ed.virginia.edu/courses/rad/peds/index.html 是针对住院医师和医学生开展的继续教育网站,网站内展示了儿科各系统一些典型病例的影像信息。

2. http://www.radiologyassistant.nl 该网站从患者评估、检查方法及方案、影像表现等多方面对多种病例进行详细阐述,并有丰富的图像加以说明,内容详尽。

(梁长虹 颜丽芬)

第二章　中枢神经系统

第一节　概　述

儿童正处于全身组织和器官逐步成长时期，这个时期神经系统先天性及遗传性疾病最多见，感染性疾病容易发生，其发病率和死亡率均远超成人。了解各组织器官的胚胎及生后发育对于掌握各种先天性疾病的影像学表现及鉴别诊断至关重要。在感染性疾病，先天性和后天性感染性疾病的影像学表现各有特点。在新生儿疾病，了解患儿的生产史、临床表现及实验室检查对影像学诊断有重要意义，对于新生儿缺氧缺血性脑病，在足月儿和早产儿其发病机制、病理改变及影像学表现有很大区别；对于新生儿低血糖脑病、胆红素脑病，特征性的影像学表现与实验室检查相结合常能够明确诊断。儿童期中枢神经系统肿瘤则相对少见，发生于儿童期的常见肿瘤及肿瘤样病变影像学表现具有一定特征性。总之，对于儿童期中枢神经系统疾病，要以胚胎发育为基础，结合临床特点和实验室检查，掌握不同疾病的典型影像学表现。

第二节　检查方法与适应证

对于儿童期中枢神经系统疾病，要把握不同影像学检查方法的适应证和优选。超声检查广泛应用于胎儿和新生儿，尤其对先天性颅脑畸形和出血有重要价值。儿童期 CT 检查要注意 X 线辐射对患儿的影响，特别是晶状体，必须严格掌握适应证，采用低剂量扫描，因此，CT 检查仅宜用于外伤等急症。在无 MRI 检查禁忌证的情况下，儿童期中枢神经系统疾病，尤其是新生儿脑部病变，应尽量选择 MRI 检查。

不同的影像学检查方法对疾病显示的敏感性和特异性均不同，如血管畸形需选择 CT 血管造影（CT angiography，CTA）、MRA 检查，而 DSA 虽然具有创伤性，但却是血管畸形诊断的“金标准”；如脊柱疾病，CT 显示椎体最佳，而椎管内结构则需行 MRI 检查。另外，MRI 检查中，不同的疾病可能需要扫描常规序列以外的特殊序列来提高疾病诊断的准确性。

一、超声检查

由于其操作方便、经济快速、可行床旁检查、不需麻醉、无放射性损伤等优势，广泛用于新生儿、胎儿检查，对先天性畸形、新生儿颅内出血等具有重要临床价值，适用于新生儿及 2 岁以内婴幼儿。但因超声检查受操作者经验影响，且存在因颅骨及椎骨干扰，存在一定的局限性及盲区。

二、DSA 检查

数字减影的方法包括时间减影、能量减影、混合减影等方式，目前临床常用的是时间减影，即利用计算机对含有对比剂与不含对比剂的图像进行相减，以削除骨骼与周围软组织影像，从而显示脑血管的方法，可用于脑血管疾病的诊断与介入治疗，目前认为是脑血管畸形诊断的“金标准”。但近年来，由于 CTA 与磁共振血管造影（magnetic resonance angiography，MRA）的广泛应用，DSA 单纯用于诊断有减少趋势。

三、CT 检查

CT 是颅脑疾病常用的检查方法，适用范围广，可用于大部分颅脑疾病的诊断（如脑外伤、脑肿瘤、脑血管病等）。扫描方法包括 CT 平扫、增强扫描、CTA、CT 灌注成像。因 CT 检查存在辐射，且较普通 X 线剂量高，软组织分辨率不高（与 MRI 相比）等缺点，儿童期颅脑 CT 检查必须严格掌握适应证，仅宜用于外伤等急症，并建议采用低剂量扫描。儿童期颅脑 CT 增强扫描、CTA 应用率不高，CT 灌注成像不适用于儿童。颅脑扫描时患者取仰卧位，以听眦线为基线，层厚及间距 5~10mm，连续轴位扫描。

四、MRI 检查

MRI 因其软组织分辨率高、无辐射、可多参数、多序列成像等优点,已成为神经系统疾病最常用检查方法。常规采用患者仰卧位,颅脑扫描用头颅线圈,扫描轴位、矢状位、冠状位,垂体 MRI 扫描采用矢状位与冠状位,脊髓 MRI 扫描以矢状位、轴位为主,可根据需要加扫冠状位,以了解病变与周围组织的关系。

对于儿童期神经系统病变,尤其是新生儿脑部病变,目前主张用 MRI 检查,扫描序列包括平扫 T_1WI、T_2WI、T_2FLAIR、DWI,根据临床和诊断需要可进行增强扫描、磁共振功能成像等,对儿童癫痫患者加作 3D-T_2 FLAIR 以便更好地显示癫痫病灶。

(一)常规平扫序列

常用,适用于颅脑疾病及椎管内疾病检查。常用序列为 T_1WI、T_2WI 及 T_2液体衰减反转恢复序列(fluid attenuated inversion recovery, FLAIR), T_2 FLAIR 也称抑水像,主要用于抑制蛛网膜下腔、脑室系统内脑脊液信号,有助于更好显示大脑皮质、脑室旁等脑部小病变,避免因脑脊液 T_2WI 高信号而影响脑部小病灶显示。

(二)增强扫描

MRI 增强扫描包括常规增强扫描和动态增强扫描,前者用于显示平扫未能显示的小病灶、明确诊断与鉴别诊断。动态增强扫描主要用于垂体病变。增强扫描所用对比剂为含钆(Gd)对比剂,其原理是利用含 Gd 对比剂的顺磁性或超顺磁性在组织内分布不同,通过其缩短组织的 T_1 值,使病变组织与周围正常组织的信号对比更明显。脑部病变强化与否取决于病变血供与病变区血脑屏障破坏情况。

(三)磁共振血管成像(magnetic resonance angiography, MRA)

利用血管内血流流动效应进行血管成像的 MRI 检查技术,与 DSA 相比,具有无创、便捷、费用低、一般不需造影剂、安全等优点。MRA 包括时间飞跃法(time of flow, TOF)、相位对比法(phase contrast, PC)和对比增强 MRA(contrast enhancement MRA, CE-MRA),以前两种常用。

(四)磁敏感加权成像(susceptibility weighted imaging, SWI)

一种对顺磁性物质极其敏感的 MRI 技术,以 T_2^* 加权梯度回波序列为基础,采用三维梯度回波扫描、完全速度补偿、射频脉冲扰相等技术进行成像,强调根据不同组织间(如铁、出血等)的磁敏感性差异提供对比增强机制的技术。对脑微出血、脑静脉血管畸形、含铁血黄素沉着等病变敏感。

(五)功能磁共振成像(functional MRI, fMRI)

近来影像学研究热点,利用 MRI 技术从分子、代谢等水平反映脑的病理生理及功能变化。包括:

1. 扩散加权成像(diffusion weighted imaging, DWI) 通过反映水分子的运动来了解组织生理及病理状态,对早期缺血性脑损伤敏感,可用于鉴别脑脓肿与肿瘤坏死囊变、蛛网膜囊肿与表皮样囊肿等,并用表观扩散系数(apparent diffusion coefficient, ADC)值定量评价水分子运动能力。

2. 扩散张量成像(diffusion tensor imaging, DTI) DTI 是在 DWI 基础上发展起来的 MRI 技术,通过多个方向施加扩散梯度分别采集数据实现 MRI,不仅可反映水分子的运动能力,还能提供水分子运动方向信息,并可通过后处理软件进行纤维束示踪显示脑白质纤维束分布与排列,了解病变与白质纤维束的关系,其测量指标包括平均扩散系数(MD)、分数各向异性(FA)等,已广泛用于脑部疾病及新生儿脑髓鞘化发育研究(图 2-2-1~图 2-2-2)。

3. 灌注加权成像(perfusion weighted imaging, PWI):利用 MRI 方法测量局部组织脑血流量(cerebral blood flow, CBF)、脑血容量(cerebral blood volume, CBV)、平均通过时间(mean transit time, MTT),从而反映血流动力学状况(图 2-2-3),可用于脑肿瘤术前分级、术后复发鉴别及脑梗死早期诊断。

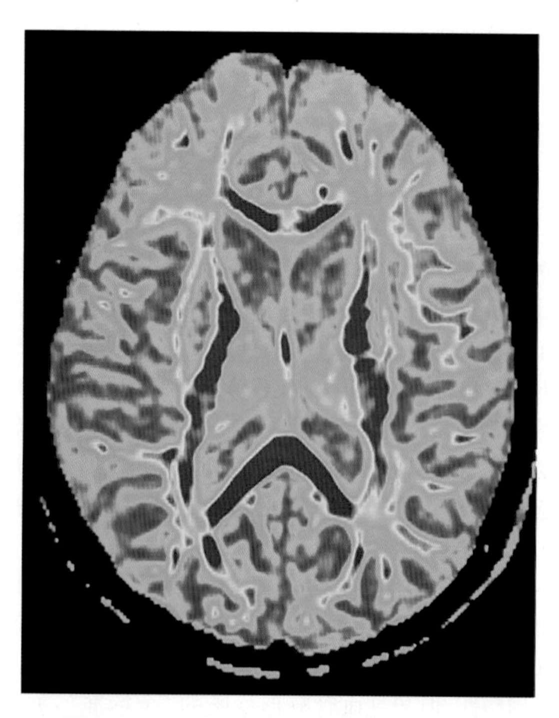

图 2-2-1 正常颅脑扩散张量成像(FA 图)

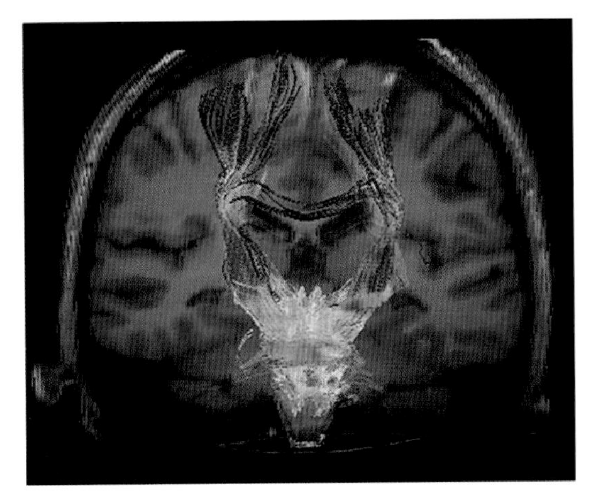

图 2-2-2　扩散张量纤维束示踪与冠状位结构图叠加

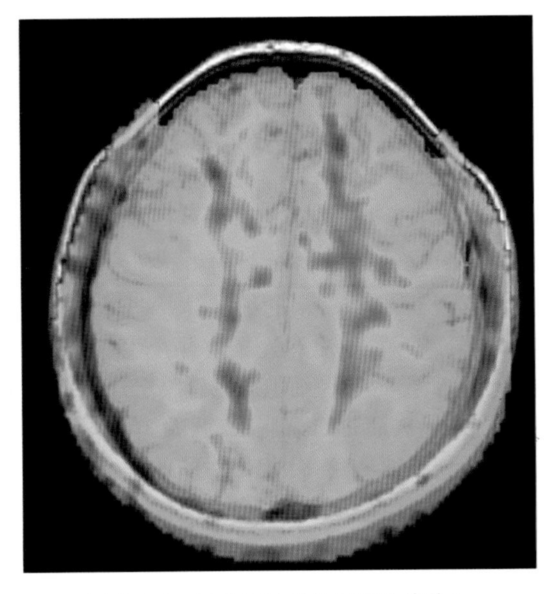

图 2-2-3　正常颅脑磁共振灌注成像图

4. 磁共振波谱成像（magnetic resonance spectroscopy，MRS）　是目前唯一能无创性活体检测组织生物化学、代谢物的成像方法，其原理是利用化学位移进行成像，即在既定的外磁场中，不同化学物质的同一种原子核由于所处的化学环境不同，会存在共振频率上的微小差异；利用这种差异测定人体某一区域各种化学物质的含量，或不同区域某种化学物质的分布情况。临床常用的 MRS 是氢质子磁共振波谱（proton magnetic resonance spectroscopy，^{1}H-MRS），其频率的标度在 MRS 图像横坐标上以百万分率（parts per million，ppm）表示。正常脑^{1}H-MRS 常见代谢物峰有：N-乙酰门冬氨酸（NAA 2.02ppm），存在于神经元及轴突中，可作为神经元的内标物，其变化可反映神经元数量和功能；肌酸（Cr）代谢峰（3.0ppm），能量代谢产物，其含量相对稳定，常作为脑组织代谢的内参照物；胆碱峰（Cho），位于 3.2ppm 处，存在于细胞膜，其变化可反映细胞膜增殖或代谢状况（图 2-2-4），MRS 对肿瘤分级、肿瘤术后复发与放化疗后改变的鉴别具有一定的价值。

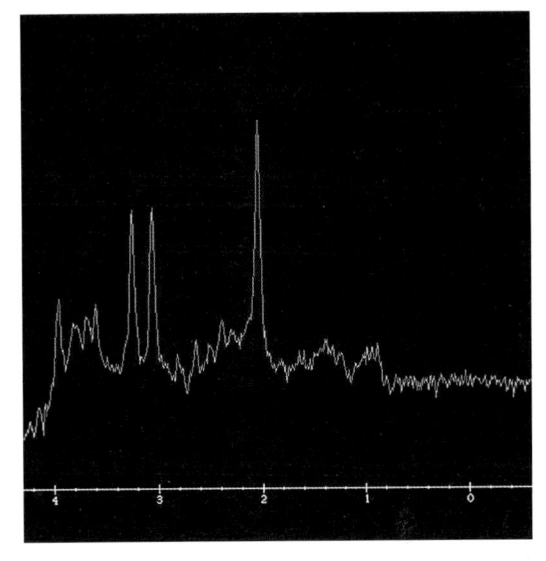

图 2-2-4　正常颅脑磁共波谱图

5. 血氧水平依赖功能磁共振成像（blood oxygen-level dependent functional MRI，BOLD-fMRI）　是利用局部脑组织活动时血液中氧合血红蛋白与去氧血红蛋白比例的变化而进行成像的方法。由于可无创性显示脑功能区（如运动中枢等），与 DTI 相结合可全面了解脑功能区、神经纤维束与脑部病变的毗邻关系，对手术方案选择、预后判断具有重要临床价值。

五、回顾与展望

随着 CT 及 MRI 技术的发展及普及，极大提高了中枢神经系统疾病的诊断水平，对揭示疾病的特征、指导治疗起到了重要作用。头颅平片价值有限，临床应用有限。CTA、MRA 对大部分脑血管畸形、动脉瘤均能诊断，DSA 单纯用于脑血管畸形、动脉瘤等的诊断已明显减少。MRI 检查，尤其是 DWI 序列，扫描时间短，对新生儿缺氧缺血性脑病、早产儿脑损伤的早期诊断、蛛网膜囊肿与表皮样囊肿、脑脓肿与蛛网膜囊肿及囊性肿瘤等的鉴别中均具有重要价值。MRI 新技术的发展与临床应用对脑微观病变及部分神经精神疾病的病理生理机制研究可提供新的视窗，已逐渐应用于脑部病变的诊断、精准定位、定量、疗效评估及机制研究，如磁共振灌注成像从血流动力学水平早期判断局部组织生理与病理状况，DTI、DKI 从分子水平了解局部组织水分子运动能力、运动方向及局部组织复杂性，MRS 从代谢水平了解局部组织代谢状况，BOLD-fMRI 从脑功能水平了解局部脑功能状态，为神经系统疾病的早期诊断、预后判断、疗效评估及病理生理机制研究提供重要生物学表征。

第三节 胚胎发育、应用解剖及生理

一、胚胎发育

神经系统(nerve system)起源于胚胎的外胚层，由神经管和神经嵴分化而成。包括中枢神经系统(脊髓、脑)和周围神经系统两部分，其功能主要是直接或间接调控机体各系统、器官的活动，对体内、外各种刺激做出迅速而完善的适应性反应。

(一) 脑的发生

颅脑从胚胎的第 3 周开始发育，最初由背侧和腹侧诱导胚胎神经管的形成。脊索的诱导出现神经外胚层构成神经板，随着脊索的延长，神经板逐渐长大并形成神经沟愈合为神经管，愈合过程中向头尾两端两个方向进展，最终各留一神经孔，称之为前、后神经孔，于胚胎 25~27 天左右前后神经孔闭合形成完整的神经管，神经管管壁增厚折叠进而发育成脑和脊髓，神经管中央存留的管腔将来发育成脑室系统及脊髓的中央管。

脑起源于神经管的头段，约在第 4 周末，神经管的头段形成三个膨大的脑泡：前脑泡、中脑泡、菱脑泡，中脑泡与菱脑泡之间的缩窄区域称之为脑峡，约在胚胎第 5 周，前脑泡的头端向两侧膨大，形成左右两个端脑、尾端形成间脑，端脑继续发育成两侧的大脑半球、纹状体及侧脑室等结构，间脑继续发育成丘脑上部、丘脑、丘脑下部、第三脑室等结构；中脑泡形成中脑，菱脑泡发育成头侧的后脑及尾侧的末脑，后脑经脑峡与头端的中脑相连，后脑继续发育形成桥脑和小脑，末脑形成延髓，与脊髓相连。菱脑的泡腔形成第四脑室。最终随着脑泡的发育与演化，前脑泡腔演变为两侧的侧脑室及间脑的第三脑室，中脑泡腔演变为中脑导水管，菱脑泡腔演变为第四脑室。

1. 大脑的发生　大脑皮质由套层的成神经细胞迁移和分化而成，其种系发生经历了三个阶段：原皮质、旧皮质、新皮质。其中海马和齿状回是最早出现的皮质结构，相当于种系发生的原皮质。胚胎第 7 周，大量的成神经细胞在纹状体外侧聚集并分化、形成梨状皮质，相当于种系发生中的旧皮质。旧皮质出现不久，随其神经上皮细胞分裂增殖，分批分期的迁移至表层并分化为神经细胞，形成新皮质。胚胎第 8~10 周时，室管膜层产生的成神经细胞向外迁移、穿过套层，在套层和边缘层之间形成较浅的细胞层，称之为皮质板(cortical plate)，至 10~11 周时，皮质板内分化出锥体细胞。最初的皮质板较薄，位于边缘层的下方，位于未来大脑皮质的最深层。然后，室管膜层由内向外迁移，后继迁出的细胞抵达已形成细胞层的浅部，所以皮质最浅层形成最晚，而且迁移的路程也较长，人的新皮质在胚胎第 6 个月时基本完成细胞的增生。

2. 小脑的发生　小脑是后脑两侧的翼板背侧部分的菱唇对称性增厚发育分化而成。左右菱唇在中线融合形成小脑板。在胚胎 12 周时，小脑板的两外侧部膨大，形成小脑半球，中部变细形成小脑蚓部，之后，由一条横裂从小脑蚓分出了小结，从小脑半球分出了绒球。早期小脑板具有室管膜层、套层、边缘层三层结构。胚胎 10~11 周，小脑板增厚，室管膜层的神经上皮细胞增殖并通过套层迁移至边缘层表面，形成一薄的细胞层，称为颗粒层，其在小脑表面增殖，使之迅速扩大并产生皱褶，形成小脑叶片，部分成神经细胞从室管膜层迁移至外颗粒层下方，形成浦肯野细胞层，胚胎 16 周前后，外颗粒层细胞迅速增殖，分化出不同的细胞类型，部分向内迁移，分化为颗粒细胞，位于浦肯野细胞层深部，构成内颗粒层。胚胎 21 周后，随着外颗粒层细胞的内迁，内颗粒层逐渐增厚，这种行为一直持续到出生后。内迁的过程中，边缘层的细胞逐渐稀少，使原来的边缘层形成了小脑表面的分子层，原来的内颗粒层则成为颗粒层。内层的成神经细胞则聚集成团，分化为小脑白质中的核团，如齿状核。

3. 胼胝体的发生　胚胎发生中胼胝体膝部后份首先出现，随后形成胼胝体的体部、压部，此后胼胝体膝部前份出现，最后形成胼胝体喙部。胚胎 20 周时，完整的胼胝体基本形成，但胼胝体的发育远未完成。从胚胎 20 周到足月，胼胝体长度增长 25%，体部厚度增长 30%，膝部厚度增长 270%。

(二) 脊髓的发生

神经管的头段发育为脑时，其尾段发育为脊髓。早期的神经管脊髓部横断面的管腔呈菱形，随着神经管壁的增厚，管腔逐渐缩小。后期，由于神经管背侧部左右侧壁的合并，该部管腔逐渐消失，腹侧部管腔则变圆并演化为脊髓中央管，尾端的管腔形成终室。胚胎第三个月前，脊髓与脊柱等长，其下端可达脊柱的尾骨。第三个月后，由于脊柱增长比脊髓快，并逐渐超越脊髓向尾端延伸，而脊髓位置相对上移。至第四个月时，脊髓形成明显的颈膨大、腰膨大。出生前，脊髓下端与第三腰椎平齐。成人脊髓尾端则平第一腰椎下缘，由于脊柱与脊髓的长度不同，骶尾神经丛脊髓尾部发出后，与脊髓长轴平行下行。由于脊髓末端与尾椎相连，因此随着脊柱的迅速生长，脊髓末端的终丝被拉得更长。而脊髓的发育基本保持了室管膜层、套层、边缘层三层结构。

脊髓灰质是由套层分化而来，中央管腹侧的底板停止发育，而基板内细胞继续增多，并向腹侧突出，致使在脊髓腹侧正中、左右两基板之间形成一纵沟，称前正中裂。当中央管背侧部闭合时，左右翼板增大并向内侧推移，在中线合并形成一隔膜，称后正中隔。而位于中央管腹、背侧的套层，形成脊髓灰质的前联合和后联合。脊髓中央管的室管膜由室管膜层分化而来。

脊髓的白质由边缘层分化而来。由于后根神经纤维在脊髓背外侧穿入，前根神经纤维由腹外侧穿出，从而把边缘层分为后索、侧索、前索，左右侧的神经纤维在灰质前联合的腹侧交叉，形成白质前联合。

神经管发育过程中，如果后神经孔闭合失败，则出现临床上常见的脊柱裂畸形，以其闭合失败的早晚，脊柱裂发生的部位亦不相同，闭合失败越早，脊柱裂发生的部位越高合并的相应畸形越严重。如果前神经孔未闭，则可发生无脑畸形，常伴有颅顶骨发育不全等。

二、应用解剖及生理

（一）脑实质

1. 大脑皮质　大脑皮质为大脑表层的灰质，是神经系统的高级中枢，厚1.5~4.5mm，不同回区的大脑皮质厚度不一。大脑皮质由大量神经元及神经胶质细胞构成，其内神经元多为多极神经元，可分为数种，主要是锥体细胞、颗粒细胞、梭形细胞，新皮质一般分为六层，由浅至深依次为分子层、外颗粒层、外锥体细胞层、内颗粒层、内锥体细胞层和多形细胞层。大脑皮质内神经元分为两大类，传出神经元和联络神经元。大脑皮质内神经元是呈纵向柱状排列的，称为垂直柱，其贯穿皮质全厚，大小不等，包括传入纤维、传出纤维和联络神经元。

2. 小脑皮质　小脑表面由许多平行的横沟，将小脑分隔成许多叶片。叶片表面为小脑皮质、皮质下为髓质。小脑皮质分为三层，由外到内依次分为分子层、浦肯野细胞层和颗粒层。分子层较厚，细胞少，主要由无髓神经纤维及少量星形细胞和蓝状细胞组成；浦肯野细胞层由一层浦肯野细胞胞体平行排列而成；颗粒层由大量的颗粒细胞和高尔基细胞组成。小脑皮质内有五种神经元，分别位于这三层内。

3. 脑白质　脑髓鞘形成开始于胚胎第5个月，持续至出生后。髓鞘形成由尾侧向头侧，由背侧向腹侧。脑干髓鞘形成早于小脑和基底节，小脑和基底节早于大脑。大脑半球髓鞘形成是由后向前，枕叶早于额叶。脑干背侧的内侧丘系、内侧纵行纤维束的髓鞘形成早于腹侧。脑早期功能区的发育和髓鞘形成早于其他区域，如脑干内侧纵行纤维束、内外丘系、上下小脑脚，这些部位传导前庭、听觉、触觉和本体感觉，在出生时髓鞘已经形成。膝状体、距状回、中央后回、中央前回区域髓鞘发育相对较早，而顶叶后份、颞叶和额叶感觉整合功能区髓鞘发育相对晚。2岁前髓鞘发育比较快，2岁以后相对缓慢。

新生儿及婴幼儿MRI信号与脑含水量及髓鞘发育密切相关，出生时因脑白质含水量高，灰、白质含水量相近，随髓鞘发育，脑白质含水量减少，灰质含水量高于白质。新生儿脑T_1WI表现与成年人脑T_2WI表现大体相似，其脑白质信号比脑灰质信号低。随脑白质发育成熟，信号逐渐增高超过灰质。出生时T_1WI显示丘脑腹外侧、苍白球、内囊后肢后份为高信号。新生儿脑T_2WI表现与成年人脑T_1WI表现大体相似，其脑白质信号较脑灰质信号高。脑白质的成熟在T_2WI上表现为信号减低。早产儿和足月新生儿侧脑室前角顶可见小灰质信号灶，为原生基质。

MRI平扫，根据脑白质含水量及髓鞘发育不同，将脑灰、白质在T_2WI上表现分为五期：第一期（新生儿期脑表现）小脑蚓部、大脑脚、脑干、基底节及背侧丘脑呈低信号，大脑深部白质、皮质及皮质下白质呈高信号，灰、白质界限清楚（ER-2-3-1）。第二期（生后1~6个月）大脑深部白质及皮质下白质呈高信号，额叶及枕叶白质区见树枝状高信号，皮质增厚呈低信号（ER-2-3-1）。第三期（生后6~7个月）枕叶深部白质与皮质下白质髓鞘化，呈稍低信号，额顶叶白质仍呈高信号，皮质呈低信号（ER-2-3-1）。第四期（7~12个月）也称等信号期，大脑深部白质、皮质及皮质下白质呈等信号，界限不清，小脑蚓部、大脑脚、脑干、基底节及背侧丘脑呈稍低信号(ER-2-3-1)。第五期(>12 个月)大脑深部白质呈低信号,皮质呈稍高信号,基底节、背侧丘脑等中央部位与外围皮质呈等信号(ER-2-3-1)。2 岁以后脑实质信号接近成人,大脑皮质 T_1WI 信号低于脑白质,T_2WI 信号高于脑白质。自出生至 6 个月 T_1WI 观察脑发育比较好,6~18 个月 T_2WI 观察脑发育比较好。

ER-2-3-1 正常脑 MRI 表现

另外,脑实质 MRI 信号还与脑内生理性铁沉积有关,不同部位铁沉积时间不同,以苍白球最早,始于 6 个月,其次是黑质(9~12 个月)、红核(18~24 个月)及小脑齿状核(3 岁以后),10 岁以后苍白球、黑质、红核等部位 T_2WI 信号低于脑白质,15 岁,苍白球、小脑齿状核 T_2WI 信号呈低信号。

4. 胼胝体 胼胝体从胚胎至成年发生一系列变化。在 MRI 上了解正常胼胝体出生后的变化非常有意义,生后胼胝体的发育可以反映髓鞘成熟的情况。足月前胼胝体呈低信号,比皮质信号低,且形态非常薄,部分病例在常规矢状位图像上不能看到。接近足月或足月新生儿,胼胝体通常可以在矢状位图像上见到,其信号与皮质信号接近,此时胼胝体形态扁而薄,膝部和压部无增厚。生后 2~3 个月胼胝体膝部增厚。胼胝体压部 4~5 个月以前生长缓慢,此后迅速增大,至第 7 个月时,压部与膝部大小一致,此后一年内膝部与压部还会有适度的增长。9~10 个月时,胼胝体发育接近成年人。婴幼儿期胼胝体体部生长稳定,体部与压部连接处可以局限变薄,称为峡部,见于 22%病例,直到成年人仍然可以见到。

5. 垂体 胎儿和新生儿垂体上缘微突,与脑组织相比 T_1WI 呈高信号,此后信号强度逐渐减低,体积逐渐减小。直至出生后 2 个月。2 个月时垂体上缘变平,T_1WI 上垂体信号与脑皮质相同。神经垂体 T_1WI 上呈高信号。2 个月以内新生儿或婴幼儿腺垂体因分泌功能活跃致结合水增多,T_1WI 呈高信号,2 个月后逐渐降低与脑桥信号相等。儿童期垂体各个径线缓慢生长,垂体上缘平直或轻微上突,矢状位图像观察垂体高径在 2~6mm。青春期时,垂体大小变化差异较大,女性尤为显著。青春期,女性垂体上缘可以突起,垂体高度可以达 10mm。此后 5~8 年垂体缓慢生长接近成年人。

(二)脑脊膜、脉络丛和脑脊液

1. 脑脊膜 脑脊膜由外到内分为硬膜、蛛网膜和软膜三层。

硬膜包括硬脑膜和硬脊膜,是较厚而坚韧的致密结缔组织,硬脑膜可分为两层,部分硬脑膜的两层之间留有腔隙,腔表面衬有内皮,形成硬膜窦,如矢状窦、横窦等,脑的静脉血汇入其内。硬脊膜与椎管的骨内膜之间的间隙为硬膜外间隙,内有脊神经根、脂肪、椎内静脉丛、淋巴管等。硬膜与蛛网膜之间有一狭窄的间隙,称硬膜下间隙,内含少量液体。

蛛网膜由薄层纤细的结缔组织构成,结缔组织形成许多小梁与软膜相连,小梁之间的腔隙称蛛网膜下腔,内含脑脊液。上矢状窦两侧的蛛网膜形成许多绒毛状的突起,突入窦内,称蛛网膜粒,脑脊液由此渗入窦内,回流入静脉。

软膜紧贴在脑和脊髓表面的薄层结缔组织,含丰富的血管,可供应脑及脊髓的营养,在软膜的表面和蛛网膜的内外表面以及小梁的表面均覆盖有单层偏平上皮。

正常硬脑膜在 CT 图像上不能显示,在 MRI 平扫时,偶可在 T_1WI 表现为非连续性、薄的短线状中等偏低信号,以双侧颞部明显。正常沟回显示清晰,而软脑膜和蛛网膜难以显示。因此,脑膜病变通常需要行 MR 增强检查才能准确显示。

2. 脉络丛和脑脊液 脉络丛是富含血管的软膜与室管膜共同向脑室内突出而形成的皱襞状结构,其中的脉络丛上皮细胞分泌的无色透明液体为脑脊液。

(三)脑室与脑外间隙

脑室大小与月龄有关,出生时呈条带状及裂隙状,以后逐渐增大,6 个月后逐渐缩小到 2 岁左右。衡量脑室大小的指标包括尾状核指数(尾状核头部的侧脑室最外端间距离与同层面同水平大脑最大横径之比值)、侧脑室前角指数(侧脑室前角间距离与同层面同水平大脑最大横径之比值)、侧脑室体部指数(侧脑室体外缘最小径与同层面同水平大脑最大横径之比值)等,以尾状核指数常用、可靠,一般认为尾状核指数大于 0.23 为脑室扩大。新生儿常可见透明隔间腔,为脑发育正常表现,宽度不大于 10mm。婴幼儿期脑外间隙较宽,尤其是 3~6 个月最明显,额部脑外间隙可达 6mm,颞部可达 8mm,1 岁后达平衡。目前认为 1 岁以内脑外间隙宽度大于 8mm,1 岁后大于 4mm 提示增宽。

脑室与脑外间隙在 CT 上呈低密度，MRI 上 T_1WI 上呈低信号，T_2WI 上呈高信号。

（四）脊髓

脊髓位于椎管内，呈圆柱形，前后稍扁，由灰质、白质和网状结构三部分构成。灰质位于脊髓中央，呈“蝴蝶形”或“H”形，中央管位居其中。灰质向前突出的部分称为前角，主要是躯体的运动神经元；向后突出的为后角，有多种神经元。胸腰节段的前角和后角之间还有侧角，主要是内脏运动神经元，灰质内有大量的神经元胞体神经胶质细胞以及细胞的突起和神经纤维。白质位居灰质的四周，借脊髓表面的纵沟，由前向后分前索、侧索和后索三部分，各索内均由上下行的神经纤维束构成，在中央管管的腹侧，左右前索间的横行纤维，称白质前联合。脊髓的主要功能是传导上、下行神经冲动和进行反射活动。

脊髓位于硬膜囊内，CT 平扫不易区别脊髓与周围蛛网膜、蛛网膜下腔及硬脊膜。常用 MRI 平扫矢状位 T_1WI、T_2WI 显示，脊髓信号与脑干信号相似，呈带状中等信号，周围为脑脊液信号环绕。

第四节 先天性畸形

一、胼胝体畸形

【病理生理与临床表现】

先天性胼胝体畸形（congenital callosal anomaly，CCA）包括胼胝体缺如和发育不全，约占中枢神经系统畸形的 4%，可见于任何年龄，多发现于儿童早期。胼胝体缺如时，两侧半球的轴突不能跨越中线，而是沿侧脑室内侧缘纵向走行，这些神经束称为 Probst 束，是胼胝体缺如的特征。胼胝体发育不全时，压部和嘴部最常受累，膝部常发育正常，体部较少受累。

单纯的先天性胼胝体畸形可无临床症状，伴有其他畸形时，可有视觉障碍，抽搐、智力低下或下丘脑功能不全。

【影像学表现】

CT：轴位显示双侧脑室分离，体部平行排列，侧脑室前角外凸，侧脑室三角区、枕角、及颞角增宽，第三脑室扩大、上移并插入侧脑室体部之间，大脑纵裂靠近第三脑室前部。轻度的胼胝体畸形，在轴位图像难以显示。

MRI：正中矢状位能直接显示胼胝体畸形的严重程度。胼胝体发育不全时，胼胝体压部发育较小，体部较薄，嘴部缺如。胼胝体缺如时，矢状位 T_1WI 显示扣带回外翻，大脑半球内侧面的脑沟直接伸向第三脑室，第三脑室向上伸入半球间裂，大脑半球内侧面的脑沟围绕第三脑室内壁呈放射状排列。

胼胝体畸形常合并半球间裂囊肿和脂肪瘤。半球间裂囊肿在 CT 表现为位于中线区扩大的脑脊液间隙，表现为单房或者多房性，侧脑室前角间距增大，侧脑室后角和三角区扩展。部分半球间裂囊肿在 T_1WI 呈低信号，可高于脑脊液信号，在 T_2WI 呈高信号。囊肿可与第三脑室相通。颅内脂肪瘤最常发生于半球间裂的深部，通常称胼胝体脂肪瘤，常伴胼胝体发育畸形，最常见位于胼胝体膝部，亦可见于四叠体池、鞍上区、脚间池及桥小脑池。MRI 表现为 T_1WI、T_2WI 高信号，脂肪抑制序列显示高信号消失。

【诊断要点】

胼胝体发育畸形经影像学检查一般可明确诊断，侧脑室形态异常，双侧脑室分离，第三脑室扩张，位置上移是诊断的关键。MRI 矢状位 T_1WI 是诊断先天性胼胝体畸形的最佳检查方法。

【鉴别诊断】

本病主要与小儿先天性脑积水、胼胝体破坏性病变相鉴别。脑积水为脑室容积的异常扩张，严重的脑积水可导致胼胝体变细，但胼胝体结构完整。胼胝体破坏性病变如脑室周围白质软化症、外伤、手术等，外伤、手术一般有明确的外伤、手术史，脑室周围白质软化症有明确的早产儿围生期损伤病史，所致的胼胝体畸形常表现为胼胝体不均匀变薄，变细，严重者虽可发生部分缺如，但其发生部位与胼胝体形成的顺序不一致。

二、脑膨出

【病理生理与临床表现】

脑膨出（encephalocele）是指由于颅骨及硬膜缺陷，颅内结构向颅外膨出的一种先天性发育畸形。本病为胚胎第四周表面外胚层与神经外胚层分离障碍所致。根据膨出的内容物不同，分为脑膜脑膨出、脑膜膨出、闭合型脑膨出、神经胶质膨出四种类型。80%的脑膨出发生于枕部，其他部位可见于顶部、额筛部、鼻咽部等。临床表现为头部包块，哭闹时包块增大或包块内压力增大，还可伴有颅脑其他发育异常，如小脑畸形、丹迪-沃克畸形、胼胝体发育不全等。80% 鼻咽部脑膨出合并胼胝体发育不全。

【影像学表现】

CT:典型表现为中线区颅骨缺损、经颅骨缺损向外膨出肿块以及周围脑实质结构的紊乱。闭合型脑膨出包块扁平,部分病例膨出物体积可超过整个颅腔。增强检查,囊内实质性结构与颅内脑实质强化程度一致,且与颅内相连。

MRI:显示新生儿脑膨出的最佳方法。发生在颅骨穹窿部,以矢状位 T_1WI 显示较好;发生在颅底部,以矢状位和冠状位 T_1WI 显示较好。典型脑膨出 T_1WI 表现为脑组织、血管、脑室进入膨出物内,但是骨性边缘显示欠佳。T_2WI 是胎儿期诊断脑膨出的重要序列,能够很好地鉴别脑组织、血管和脑脊液,优于 T_1WI。矢状位薄层图像可明确诊断闭合型脑膨出,表现为直窦抬高,小脑上蚓池伸长。

【诊断要点】

本病一般诊断并不困难,中线区颅骨缺损、经颅骨缺损向外膨出的肿块以及周围脑实质结构变形、紊乱是诊断本病的重要依据。MRI 矢状位是诊断本病的最佳方法。

【鉴别诊断】

本病主要与实性婴儿型肌纤维瘤病、颅骨膜血窦、脑疝鉴别。实性婴儿型肌纤维瘤病表现为颅骨的实性、溶骨性病变,CT 平扫显示起源于颅骨或硬膜的边缘锐利的肿块,呈软组织密度,增强明显强化,MRI 呈长 T_1、长 T_2 信号。颅骨膜血窦表现为扩张的头皮静脉经导静脉与硬膜窦相沟通,临床查体呈质软、凸出的头皮肿块,常位于前额区接近中线位置。脑疝为颅内高压或外伤引起的继发性颅脑病变,小儿少见,病程较短,临床症状较重,常位于外伤部位或枕骨大孔。

三、神经元移行障碍

(一)无脑回/巨脑回畸形

【病理生理与临床表现】

无脑回(agyria)和巨脑回(pachygyria)是一组因神经元移行异常所致的脑回发育异常,是由于胚胎 8~16 周时成神经细胞从化生基质向相应皮质区辐射状移行的过程停滞所致。无脑回即平滑脑,大脑表面平滑,脑回完全缺如较少见,其皮质不存在正常的 6 层结构,而只有 4 层皮质结构。巨脑回又称不完全性无脑回,其表现为有部分脑回形成,但脑回变宽、变扁。两者常并存,无脑回多发生于顶枕区,巨脑回多发生于额颞区。临床最常见的症状是发育障碍和难治性癫痫。

【影像学表现】

CT:无脑回畸形主要表现为脑表面光滑,无脑沟、脑回显示,脑皮质增厚,脑白质明显变薄,两侧外侧裂池变宽、变浅,两侧大脑呈特殊"8"形改变,双侧脑室扩大,以三角区和后角明显。巨脑回畸形主要表现为脑回增宽、变平,脑沟变浅,有轻中度脑皮质增厚、脑白质变薄,可累及两侧半球,也可累及一个脑叶或一侧半球,受累脑叶或半球较健侧缩小,患侧脑室受牵拉扩大,脑回排列可整齐或不整齐。

MRI:T_1WI 清晰显示灰白质界限,皮质细胞稀疏层信号减低。T_2WI 可显示各层结构,皮质稀疏层信号升高,灰白质正常指样交界消失,常合并胶质增生及侧脑室轻中度扩张(图 2-4-1)。MRS 显示受累皮质 NAA 代谢峰降低。

【诊断要点】

脑表面光滑,常双侧对称发生为典型无脑回畸形的影像学特点;巨脑回则以脑回宽大、脑沟变浅为特点。CT 对于典型的无脑回畸形可明确诊断,对于不完全型无脑回畸形和巨脑回畸形的诊断则具有一定的局限性。MRI 为本病的首选影像学检查方法,可明确病变的部位及范围,并能够显示伴发的颅内其他畸形。MRI 薄层 3D FSPGR 序列、双反转恢复序列对本病的敏感性较高。

【鉴别诊断】

本病需与髓鞘形成不良、多小脑回畸形、半侧巨脑畸形相鉴别。髓鞘形成不良是相应年龄段脑白质髓鞘形成较少或缺乏,影像表现为脑灰白质界限不清、脑回缺乏树枝样的白质。多小脑回畸形好发于外侧裂池周围区域,额、枕、颞叶亦可受累。病变处皮质较正常轻度增厚,且脑沟变浅,皮质内外表面光滑或不规则,脑回扁而平,皮髓质交界区界限清晰,皮质深部皱褶显著,相邻白质内常伴有神经胶质增生。半侧巨脑畸形为大脑半球的部分或全部呈增大、发育不良的错构样过度生长,MRI 表现为一侧大脑半球或大脑半球的部分中度或明显扩大,灰白质交界模糊不清,伴有白质内不同程度的异常长 T_1、长 T_2 信号,是由异位的组织或星形细胞增生所致。侧脑室扩大且额角形状具有特征性,额角变直且指向前上方。

(二)脑裂畸形

【病理生理与临床表现】

脑裂畸形(schizencephaly)表现为横跨大脑半球的裂隙,边缘内衬异常灰质。发病机制为神经元发育和迁移的先天性障碍,部分脑组织完全性不发

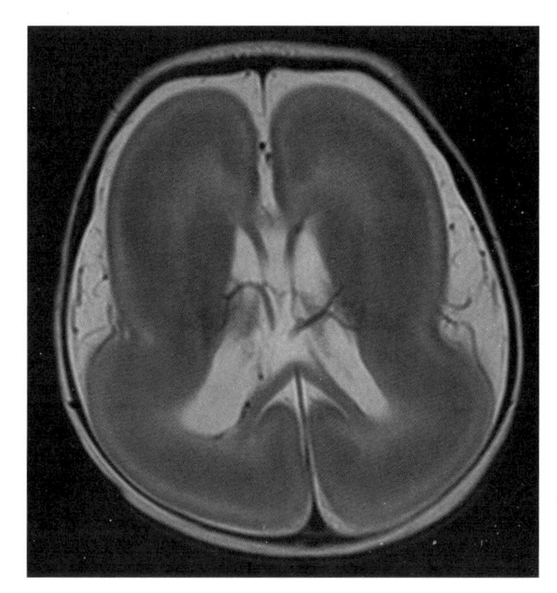

图 2-4-1 无脑回畸形 MRI 表现
MRI 轴位 T_2WI 显示大脑表面光滑，呈沙漏样外观，脑沟缺如，脑回宽大，多层皮质，岛叶缺如，大脑外侧裂变浅

育，形成贯穿一侧蛛网膜下腔及侧脑室的裂隙，且皮层沿裂隙两侧内折，室管膜下见结节样突起。裂隙多位于中央前后回附近。脑裂畸形可分为闭唇型和开唇型，前者多为单侧病变，后者多为双侧病变。脑裂畸形多伴发透明隔缺如、灰质异位等其他脑发育异常。患者常有反复发作的癫痫、智力低下及发育迟缓等临床表现。

【影像学表现】

CT 和 MRI：均表现为横贯一侧大脑半球的裂隙，裂隙外端的软脑膜与内端的室管膜通过裂隙相连续，即软脑膜-室管膜缝（piamater-ependyma fissure，P-E 缝），其壁衬有灰质，内端的侧脑室多伴有扩张，室管膜下可见结节，外端的蛛网膜下腔明显增宽。

【诊断要点】

横贯一侧大脑半球的裂隙且其壁衬有灰质是诊断本病的关键。开唇型脑裂畸形的裂隙两旁是灰质结构，且与大脑皮层相延续为其特点。闭唇型脑裂畸形对应裂隙侧脑室壁幕状突起是较为特异性的鉴别诊断征象。对于闭唇型脑裂畸形，CT 的诊断价值有限，MRI 多方位成像更有利于准确诊断。

【鉴别诊断】

闭唇型脑裂畸形需要与脑发育不良所致的脑沟（裂）增宽加深、外侧裂池蛛网膜囊肿、灰质异位等鉴别。开唇型脑裂畸形需要与脑穿通畸形相鉴别，后者是由正常发育的大脑受到损伤，导致大脑实质破坏造成，破坏区被含脑脊液的腔占据，无皮质内衬。

（三）多小脑回畸形

【病理生理与临床表现】

多小脑回（polymicrogyria）畸形是常见的脑皮质发育畸形，表现为脑回迂曲、灰质增厚，脑回细小增多。本病发生于神经元移行晚期、皮质组织形成时期。病理上神经元抵达皮层，分布紊乱，形成许多小的波纹状脑回，皮质未分层或呈 4 层细胞结构。病因主要与宫内损伤、病毒感染等导致 Xq28、22q11.2 等基因的突变、缺失有关。病变可以累及大脑皮质的任何部位，常位于外侧裂周围和额叶。常伴发灰质异位。临床表现主要是癫痫、智力障碍、发育延迟等。

【影像学表现】

本病 CT 和 MRI 均表现皮质增厚，脑沟浅小；MRI 脑回迂曲增多，灰白质界限模糊，有时可见细微的层状异位。

CT：病变常位于外侧裂池周围，病变区域呈较多数量的小波纹状脑回，或表现为皮质明显增厚，脑沟变浅或变平。合并巨细胞病毒感染时，可见脑室旁钙化或皮质钙化。

MRI：T_1WI 显示病变区域皮层表面不规则，与灰质呈等信号，皮髓质界限不清，脑沟变浅、消失。由于受髓鞘形成的影响，T_2WI 有 2 种影像学表现，年龄< 12 个月时显示病变区域皮质呈波纹状，但厚度正常（2～3mm），年龄>18 个月的患儿显示病变区域皮质增厚（5～8mm），表面凹凸不平，并见髓鞘发育延迟及皮质内翻等。FLAIR 显示发育不良的白质呈高信号。

【诊断要点】

多小脑回畸形可为单侧或双侧，局限或弥漫性，以外侧裂池区最常见。MRI 检查对本病显示最佳，表现为脑回增多、细小，灰白质交界模糊和皮质增厚，相邻白质内常伴有神经胶质增生。病变区域血管呈胚胎期特征。

【鉴别诊断】

本病需要与局限性脑萎缩、局灶性皮质发育不良鉴别。局限性脑萎缩是由局部脑组织病变引起的，脑沟增宽增深、脑回变平缩小。局灶性皮质发育不良也可表现为皮质增厚，但皮质及皮质下白质常出现异常信号。

（四）灰质异位

【病理生理与临床表现】

灰质异位（grey matter heterotopia）是指胚胎发

育过程中，神经元细胞移行受阻并异常聚集在室管膜下或脑白质内的先天畸形。其发病机制是胚胎早期发育过程中神经元移行受阻或中止，可位于自室管膜至大脑皮质之间的任何部位，可分为室管膜下型、皮层下局灶型、皮层下带状型、混合型四种类型。灰质异位可以单独发生，也可合并其他先天发育畸形。主要临床表现包括癫痫、精神发育迟滞和神经系统功能缺失。

【影像学表现】

CT：平扫显示病灶与正常灰质呈等密度，以室管膜下型灰质异位最常见。

MRI：室管膜下型灰质异位表现为光滑的结节状或椭圆形灰质信号肿块（图 2-4-2），单发或多发，深入到脑室腔内，导致脑室壁形态不规则、受压变形，病变可分为单侧局限、双侧局限或双侧弥漫性。皮层下局灶型灰质异位表现为皮层下边缘不规则、形态各异的灰质信号，周围白质信号正常，受累皮质变薄、脑沟减少或消失，受累半球缩小，常伴胼胝体发育不全。皮层下带状型灰质异位表现为均匀的灰质带位于侧脑室和大脑皮层之间，两者被一表现正常的白质相隔，绝大多数弥漫分布，但也有局限于额叶或者顶叶。混合型兼有上述类型的 2 种或 2 种以上特征。DTI 纤维束成像显示白质纤维穿过带状异位灰质。MRS 显示胆碱、NAA 有变化。

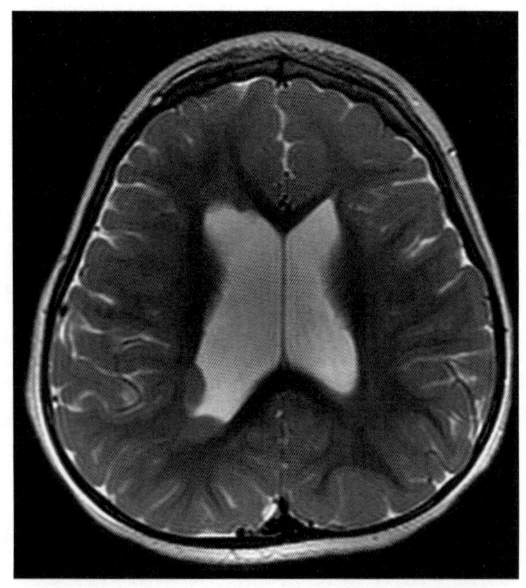

图 2-4-2　室管膜下结节样灰质异位 MRI 表现
MRI 轴位 T_2WI 示右侧脑室室管膜下与灰质信号相同的团块影，邻近周围脑组织无明显水肿及占位效应

【诊断要点】

MRI 是诊断灰质异位的最佳影像学检查方法，表现为室管膜下或脑白质内存在与灰质信号相等的结节、团块或带状影，邻近周围脑组织无明显水肿及占位效应。

【鉴别诊断】

本病需要与结节性硬化症、脑内或室管膜下转移性病变鉴别。结节性硬化症是神经胶质增生性硬化结节，常伴有钙质沉着。CT 特征性改变为室管膜下多发钙化结节，少数非钙化结节一般呈等密度。室管膜下转移瘤常有原发肿瘤病史，增强检查呈明显强化伴水肿。

四、阿诺尔德-基亚里综合征

【病理生理及临床表现】

阿诺尔德-基亚里综合征（Arnold-Chiari syndrome）即 Chiari Ⅱ 畸形，又称小脑扁桃体延髓联合畸形，是一种复杂的后脑畸形，100% 合并神经管闭合障碍，常为腰椎脊髓脊膜膨出。发病率无性别差异。新生儿临床表现为脊髓脊膜膨出，头围增大，可伴有脑积水症状，年长儿、成人表现为脑积水、脊髓栓系症状，所有患者均可出现不同程度的下肢麻痹、括约肌功能障碍、延髓症状。本病可合并多种脊柱及颅脑畸形，包括开放型脊柱闭合不全（100%）、寰椎后弓畸形（66%）、脊髓空洞积水症（20%～90%）、脊髓纵裂畸形（5%）、Klippel-Feil 综合征、胼胝体发育不全（90%）、中脑导水管狭窄、灰质畸形、透明隔缺如等。

【影像学表现】

CT：平扫表现为后颅窝“拥挤”，小脑幕切迹增宽，顶盖呈“鸟嘴”状，小脑蚓向下移位。CT 骨窗表现为后颅窝狭小，小脑幕、窦汇低位，枕大孔扩大，呈“漏斗”状，岩锥后缘、斜坡呈扇形，寰椎后弓畸形，颈椎椎管增宽。

MRI：T_1WI 表现为小脑、脑干向下移位，似“瀑布”状，颈髓延髓屈曲成角，顶盖呈“鸟嘴”状，第四脑室伸长，第四脑室尖顶消失，脊髓脊膜膨出，绝大多数发生于腰椎。T_2WI 表现为疝出物组织变性，呈高信号。

【诊断要点】

本病 100% 合并脊髓脊膜膨出，绝大多数发生于腰椎，极少数为闭合型脊柱闭合不全，最易误诊为 Chiari Ⅰ 畸形。Chiair Ⅱ 畸形表现为第四脑室的变形移位，一般后颅窝形态无增大，小脑蚓部结构完整，小脑幕、窦汇低位可提示诊断。影像学检查需包括脑部和脊柱，以确诊 Chiari Ⅱ 畸形，评价严重程度并观察合并的畸形。

【鉴别诊断】

本病需要与 Chiari Ⅰ畸形、丹迪-沃克畸形鉴别。Chiari Ⅰ畸形仅为小脑扁桃体下疝,不合并脊髓脊膜膨出且第四脑室位置正常。丹迪-沃克畸形表现为第四脑室扩张呈囊状,小脑蚓部发育不良,后颅窝形态增大。

五、丹迪-沃克畸形

【病理生理与临床表现】

丹迪-沃克畸形(Dandy-Walker malformation,DW)为一组先天性后颅窝囊性畸形。根据四脑室扩张严重程度,残存小脑蚓大小和第四脑室顶隐窝、小脑原裂出现与否,由重到轻分为:第四脑室膨出、经典型丹迪-沃克畸形、小脑蚓发育不良并旋转移位、Blake 囊肿、大枕大池。80%于 1 岁时发现,男性发生率略低于女性,大多数为散发。

丹迪-沃克畸形通常合并面部、心血管畸形,提示本病发生于胚胎 3~4 周神经嵴细胞形成、分化时期。病因学认为后脑顶部分为头侧和尾侧,分别称前膜性区和后膜性区,前膜性区有神经嵴细胞进入形成小脑,后膜性区膨胀后消失形成第四脑室流出口,如果后脑发育停止,前膜性区和后膜性区发育缺陷,则形成丹迪-沃克畸形,若仅有前膜性区发育缺陷,则形成 Blake 囊肿。临床多表现为头围增大、囟门膨隆、小脑共济失调、智力发育迟缓等。

【影像学表现】

CT:平扫表现为后颅窝扩大,第四脑室囊性扩张,窦汇-人字缝倒位(窦汇位于人字缝上方),枕骨向外膨隆,小脑蚓部发育不良等。

MRI:经典型丹迪-沃克畸形表现为第四脑室背侧扩张,形成大小不同的囊肿,囊肿壁显示不清,小脑蚓完全性或部分性不发育、向上移位,第四脑室顶隐窝、小脑原裂不同程度消失,残存小脑蚓可与小脑幕融合,窦汇抬高,小脑幕升高,陡直向下走行(图 2-4-3)。小脑蚓发育不良并旋转移位,病变程度较经典型轻,表现为后颅窝扩大,但程度小,第四脑室轻度扩张,小脑蚓部分旋转,第四脑室顶隐窝、小脑原裂不同程度消失。小脑幕、直窦和窦汇位置基本正常。Blake 囊肿表现为小脑蚓旋转但形态正常,第四脑室顶隐窝、小脑原裂正常,第四脑室扩张进入小脑蚓下方,基底池受压或消失。大枕大池表现为枕大池扩张,小脑蚓形态、位置均正常,第四脑室闭合。

MRI 增强检查可观察第四脑室脉络丛的位置。MRV 可提示窦汇抬高。矢状面 3D FIESTA 序列可显示囊壁。MRI 还可较好显示伴发的其他颅内畸形,如胼胝体畸形、皮质发育不良、灰质异位、髓鞘发育延迟等。

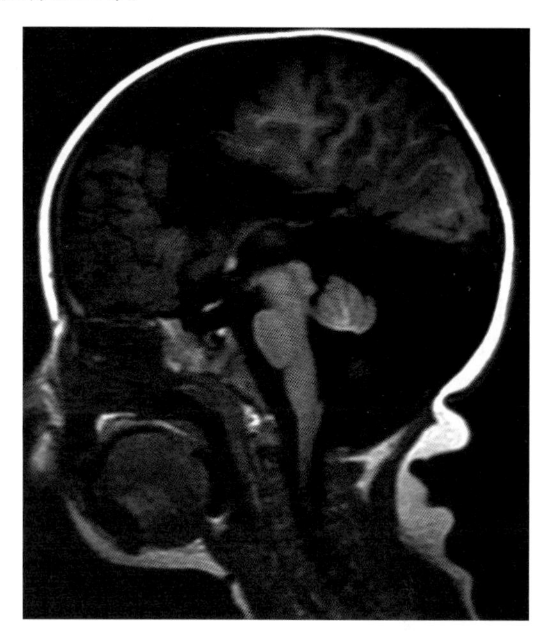

图 2-4-3 丹迪-沃克畸形 MRI 表现
MRI 矢状位 T_1WI 示后颅窝囊性扩张并与四脑室相通,两者信号一致;小脑蚓部发育不良;四脑室扩张;脑干受压变形,并紧贴于斜坡上

【诊断要点】

根据第四脑室扩张严重程度,残存小脑蚓的大小和第四脑室顶隐窝、小脑原裂是否出现,本病表现各有不同,但观察窦汇与人字缝的位置关系、小脑幕位置及走行,可帮助诊断。

【鉴别诊断】

本病应与后颅窝蛛网膜囊肿及 Joubert 综合征相鉴别。后颅窝蛛网膜囊肿不与脑室系统相通,可压迫第四脑室,不存在小脑发育不良及小脑幕抬高征象。Joubert 综合征典型表现为中脑"磨牙"征,小脑蚓发育不良、细小,中线矢状裂,第四脑室高位,上部呈"蝙蝠翼"状等。

六、神经垂体异位

【病理生理与临床表现】

神经垂体异位(ectopic posterior pituitary,EPP)是指神经垂体位于垂体窝后部以外的位置,常位于第三脑室漏斗隐窝或正中隆起,少部分位于垂体柄中上段背侧。常合并垂体柄缺如或变细,腺垂体发育不良。临床上常由于下丘脑分泌的激素不能经过垂体柄转运至神经垂体,继而无法作用于腺垂体而导致垂体柄阻断综合征(pituitary stalk interruption syndrome,PSIS)。本病为胚胎发育时期基因变异所致,受累基因包括 *HESX1*、*PIT1*、*PITX2*、*LHX3* 等,常合并中枢神经系统中线区结构发育畸形,男性发病多于女性。

垂体柄变细、中断或缺如,下丘脑分泌的激素无法通过正常垂体柄,临床常出现腺垂体功能低下症状,如生长激素缺乏所致的生长发育缓慢,身材矮小;促性腺激素缺乏所致的性腺不发育和第二性征发育迟缓或缺如;促甲状腺激素缺乏所致的甲状腺功能低下,以生长激素缺乏最常见。

【影像学表现】

CT:平扫可显示垂体窝狭窄,或颅底、斜坡窄,近蝶鞍/鞍上颈动脉向内侧移位、相互靠近。软组织分辨率有限,垂体/垂体柄显示不如 MRI,异位神经垂体不易发现。

MRI:T_1WI 平扫正中矢状位显示垂体柄缺如、不同程度的缩短或呈细线样,腺垂体明显减小;异位神经垂体位于第三脑室漏斗隐窝或正中隆起,通常呈 T_1WI 高信号(图 2-4-4)。增强扫描显示神经垂体、垂体柄残留部强化。MRI 同时可显示合并的畸形,包括 Chiari Ⅰ 畸形,嗅脑发育不良、额叶发育不良/移行障碍、眼发育不良或视神经/视交叉发育不良等中线结构畸形。

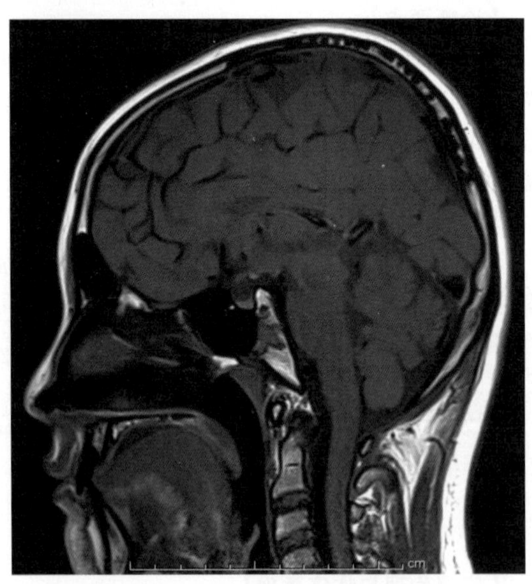

图 2-4-4　神经垂体异位 MRI 表现

MRI 矢状位 T_1WI 示垂体柄纤细,腺垂体扁小,异位神经垂体位于漏斗隐窝,呈结节状高信号

【诊断要点】

患儿常因生长迟缓而就诊。MRI 显示垂体柄缺如、缩短,神经垂体高信号异位,腺垂体发育不良为典型影像学表现。

【鉴别诊断】

部分正常儿童行垂体 MRI 平扫时也可见神经垂体无确切显示,但神经垂体异位时,可于第三脑室漏斗隐窝或正中隆起见 T_1WI 高信号。本病还需要与中枢性尿崩症、手术或外伤性垂体柄横断相鉴别。中枢性尿崩症表现为神经垂体高信号消失,但垂体柄、神经垂体位置正常。手术或外伤导致垂体柄横断时,神经分泌颗粒可沿残端重新建立,诊断需结合临床病史。

七、脑积水

【病理生理与临床表现】

先天性脑积水(congenital hydrocephalus),又称婴儿性脑积水(infantile hydrocephalus),系指婴儿时期由于脑脊液循环受阻、吸收障碍或分泌过多使脑室系统或(和)蛛网膜下腔积聚大量脑脊液而扩大,形成脑积水,导致头颅过大、颅内压增高和脑功能障碍。先天性脑积水主要由脑发育畸形引起,如中脑导水管狭窄、隔膜形成或闭锁、胼胝体发育不全、丹迪-沃克畸形、Chiari 畸形、脊髓脊膜膨出等。本节重点介绍中脑导水管病变导致的先天性脑积水。

【影像学表现】

CT:可直接显示各脑室扩大程度及脑皮质厚度,判断梗阻部位。中脑导水管狭窄导致的脑积水,仅有侧脑室和第三脑室扩大,而第四脑室正常,小脑和脑干发育一般正常。中脑导水管狭窄,或呈漏斗状(狭窄处位于第四脑室入口处)。

MRI:除能显示脑积水外,还能准确显示各脑室和蛛网膜下腔各部位的形态、大小,脑室周围脑白质的改变,侧脑室颞角扩张可压迫海马结构。急性期可见胼胝体拉伸,慢性期胼胝体受压迫造成损伤。对于中脑导水管病变,正中矢状位 3D 稳态构成干扰序列(CISS)能清晰显示狭窄程度甚至是隔膜的位置、形态,脑脊液心电门控电影成像可显示中脑导水管脑脊液流动减弱或消失。MRI 可同时显示其他先天性脑发育畸形或肿瘤。

【诊断要点】

典型表现为幕上脑室明显扩张积水,胼胝体受压、拉伸,脑室周围脑白质内可见脑脊液外渗,中脑导水管狭窄、隔膜形成或闭锁。

【鉴别诊断】

本病需要与继发于脑实质萎缩的脑室扩大相鉴别。继发于脑萎缩的脑室增大有一致性、无张力的特征,脑室系统仍保持原有的形态,脑沟与脑室成比例增宽。

【回顾与展望】

超声已经成为先天性脑发育畸形的初步的、早期的检查方法，在胎儿期有着不可替代的作用。随着三维重建技术的应用，CT 成为儿童颅骨畸形的重要检查方法。MRI 作为最重要的神经系统成像方式，能够显示更加细微的解剖结构，对髓鞘化形成障碍和脱髓鞘过程优于其他检查技术。MRA 在血管畸形诊断上具有重要的作用。MRS 的广泛应用，使特殊的代谢性疾病的诊断成为可能。MRI 的技术进步，特别是胎儿 MRI 技术的突破进展，使得先天性脑发育畸形的产前诊断得到了一种可靠的检查方法，多层面、多角度且直观的成像显示，可以得到更加客观、准确的诊断。对于多种先天性脑发育畸形伴随的脑积水，3D 稳态构成干扰序列（CISS）和脑脊液心电门控电影成像的结合使用，能提供更加细微的解剖结构和脑脊液流动参数。

八、脊髓脊膜发育异常

（一）脊髓脊膜膨出

【病理生理与临床表现】

脊髓脊膜膨出（myelomeningocele）是神经管闭合不全的一种类型，为一段脊髓神经胚形成不良且与脊膜一起从背部中线骨缺损处膨出于体外。从胚胎学角度，脊髓脊膜膨出是由于初级神经胚形成期紊乱所致。绝大多数脊髓脊膜膨出位于骶部或腰骶部。常伴有脊柱裂，神经组织可暴露于体外，局部皮肤闭合不全。神经组织或神经基板在形成神经上皮中央管的过程中在背侧的裂隙处外翻，使得脊髓背侧暴露在外。脊髓脊膜膨出特征性表现为患者腰背部肿块，脊髓脊膜膨出内容物有神经组织、脊膜和脑脊液。本病的好发部位依次为腰骶段、腰段和胸腰段。

【影像学表现】

X 线：脊髓脊膜膨出处可见数个节段脊柱裂，棘突缺如，椎弓和椎板旋转分离。部分病例尚伴有其他脊柱或骨骼畸形。

CT：一节或多节椎体的椎板缺如，相应水平硬脊膜囊自未闭合椎板处向外突出至皮下，形成一巨大背侧团块，其内可见等密度脊髓影与椎管内脊髓相延续。螺旋 CT 三维重建技术对脊柱裂及合并其他椎体畸形较 X 线平片清晰。

MRI：矢状位可清晰显示脊髓圆锥形态及位置。脊髓脊膜膨出典型表现为骶尾部背侧包块呈脑脊液样信号，经脊柱裂处与椎管内脑脊液相通，其内可见等信号脊髓影像与椎管内脊髓相延续。显示脊髓外翻，神经组织裸露在外，局部皮肤缺损。病变近端可合并脊髓空洞积水症。MRI 还可见显示其他畸形，如脊髓空洞、脊髓纵裂、脂肪瘤等。

【诊断要点】

脊柱 X 线平片发现椎体及附件畸形，CT 平扫及三维重建进一步明确骨骼畸形的类型、位置、形态，并初步发现脊髓异常、膨出内容物大致结构。MRI 为本病的首选及最佳影像学检查方法，可清晰显示脊髓位置、形态及信号，明确膨出内容物的成分。

【鉴别诊断】

本病应与骶尾部畸胎瘤进行鉴别。骶尾部畸胎瘤一般包含多种组织成分，其中以含有脂肪成分为其特征。另外，畸胎瘤一般不与椎管内结构相沟通，也较少合并椎体畸形或其他畸形。

（二）脊膜膨出

【病理生理与临床表现】

脊膜膨出是指由硬膜和蛛网膜覆盖的含有脑脊液的囊经脊柱裂疝出。最常见的类型为后部脊膜膨出，在背侧形成软组织肿块，腰骶部多发，胸部、颈部也可见。囊内可含有神经根甚至增粗的终丝，但无脊髓成分。脊髓结构正常，脊髓常拴系于骶部或脊膜膨出的颈部。前部脊膜膨出少见，绝大多数位于骶骨前，与尾端发育不全并发。骶管内脊膜膨出是真正的隐性脊柱闭合不全，十分罕见，指骶管内蛛网膜下隙经硬膜缺损囊状疝出，位于骶管底部，骶孔不受累。

【影像学表现】

X 线：由于分辨率低，目前很少使用，侧位片能发现背侧高于皮面的肿块影。

CT：CT 平扫及三维重建常可见背侧囊袋状肿块，与椎管相通，囊内为均匀液性密度影，可含有线状影，为神经根或者增粗的终丝，但无脊髓成分。

MRI：矢状位及轴位图像可清晰膨出的位置、肿块的成分，以囊状长 T_1、长 T_2 信号为主，与脑脊液信号一致，其内部可见线状中等信号。

【诊断要点】

明显的脊膜膨出经 CT 检查能基本明确诊断，并同时发现脊柱畸形。MRI 发现与椎管相通的囊状肿块是诊断本病的直接证据。

【鉴别诊断】

具有典型背侧肿块的脊膜膨出经影像学检查能基本明确诊断。侧方较小的脊膜膨出需与神经束膜囊肿鉴别；前部脊膜膨出少见，绝大多数位于骶骨前，需与盆腔囊肿鉴别；骶管内脊膜膨出是少见类型，位于骶管底部，骶孔不受累，而神经束膜囊肿常累及神经孔，冠状位 T_2WI 有助于鉴别。

（三）脊髓纵裂

【病理生理与临床表现】

脊髓纵裂（diastematomyelia）是指脊髓中间矢状的裂隙，无论是否存在软骨性的、纤维性的或骨性的隔刺。本病分两型，A 型脊髓纵裂一个硬膜囊和蛛网膜下腔包绕两个半脊髓，没有隔刺存在，B 型脊髓纵裂中，两个半脊髓常有软骨性的、纤维性的或骨性的隔刺将其分离。由于胚胎时神经索头侧相对于脊柱来说是逐渐上升的，因此隔刺一般位于矢状裂隙的末端，90%的脊髓栓系是由隔刺引起的。脊髓纵裂可在同一个患者的多个椎体层面发生，但典型的是发生在一个椎体层面。A、B 两型发生概率大致相等。

由于脊髓纵裂在胚胎发育中是三个胚层的发育障碍，其伴发畸形多见。最常见的是先天性脊柱侧弯伴椎体及附件多发畸形，脊髓畸形包括中央管积水、脊膜膨出、脊髓栓系、终丝脂肪瘤等。背部皮肤异常表现为多毛、皮窦、血管瘤、脂肪瘤等。临床表现为下肢运动障碍、下肢发育不良、足畸形，神经性膀胱、大小便失禁等。

【影像学表现】

X 线：主要用以测量脊柱侧弯的角度，观察有无椎体畸形，少部分病例可以显示骨性隔刺。

CT：能较好地显示隔刺的存在，一般位于下胸段或腰段，呈矢状位或斜矢状位走行，不完全的骨性间隔可以自椎体向后生长，亦可从椎板向前生长。骨刺形态可以是片状，三角形，亦可是椭圆形或不规则形状。完整的骨性隔形态可较薄亦可较厚，两缘规则或不规则，将椎管分成两个等大或一大一小两个腔隙。间隔高度多在一个椎体高度内。但在融合椎体内可越过一个椎体，最高可连续三个椎体。多数可见隔刺上下脊髓一分为二，部分侧弯明显或复杂畸形者脊髓纵裂显示不清（图 2-4-5）。

MRI：轴位像上可清楚地显示两个对称或不对称的半脊髓。脊髓纵裂可分为完全性和不完全性。不完全性脊髓纵裂表现为前、后裂开，脊髓中部相连，常不合并间隔或骨刺。完全性脊髓纵裂是从间隔尤其是骨性隔或骨刺开始向上、下延伸，其长度上、下各 3~5 个椎体，可以合并中央管积水。纵裂的脊髓可呈两个类圆形软组织信号影。T_2WI 和梯度回波序列在轴面图像上区别高信号脑脊液和低信号隔刺有帮助。隔刺常位于脊髓裂隙的末端，可贯穿整个脊髓。可合并皮样囊肿、脊髓栓系、皮窦、

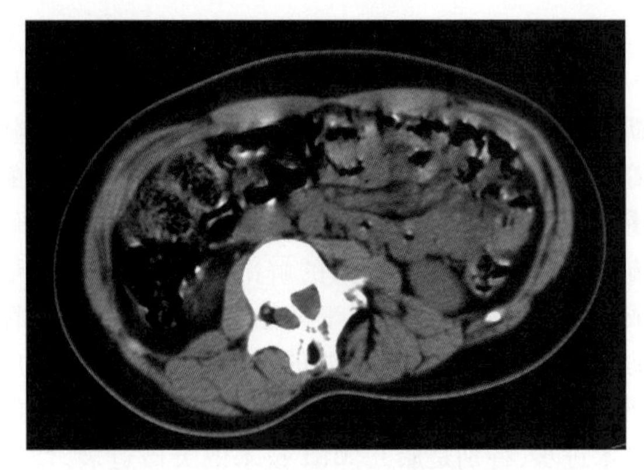

图 2-4-5 脊髓纵裂 CT 表现

CT 示 L_3 水平可见骨性隔刺将脊髓一分为二

终丝脂肪瘤等。

【诊断要点】

MRI 可显示每个半脊髓的大小及矢状裂隙的水平，有无纤维性或骨性隔刺及其具体位置，根据上述表现既可明确诊断，同时还可观察椎体畸形是否存在，椎管的大小，两个半脊髓远端是否融合，脊髓圆锥的位置，是否合并脊髓积水等。

【鉴别诊断】

脊髓纵裂畸形其表现具有特征性，经影像学检查能基本明确诊断。

【回顾与展望】

脊膜膨出、脊髓脊膜膨出及脊髓纵裂是脊柱闭合不全的不同类型。脊柱 X 线正侧位片可发现部分脊柱的骨骼异常和脊柱侧弯程度。CT 为显示骨性隔的首选检查方法。CT 能较好地显示隔刺的存在，通过三维重建技术显示骨性隔刺的全貌，直观显示脊柱侧弯、椎体畸形。MR 检查没有辐射损伤，可以明确脊髓形态、圆锥位置、膨出的内容物成分、膨出组织与椎管内结构的关系、皮毛窦、中央管积水、终丝脂肪瘤以及是否合并其他先天性畸形，是进行手术前必不可少影像学检查。

第五节 血管性疾病

一、动静脉畸形

【病理生理与临床表现】

动静脉畸形（arteriovenous malformations，AVM）是由供血动脉未经过正常的毛细血管网而与引流静脉直接相通而成，导致动静脉分流。低阻力的大量分流使具有正常阻力的脑实质血流灌注减低，导致周围脑组织发生星形胶质增生和萎缩。AVM 可发生于颅内任何部位，以大脑中动脉分布区最为好

发，约85%发生于幕上，15%发生于后颅窝，绝大多数单发，多发者见于综合征型。AVM可发生于任何年龄，男性略多于女性，是儿童期颅内出血的常见原因，临床表现有抽搐、反复头痛、进行性神经系统障碍、脑积水等。

【影像学表现】

CT：平扫是AVM脑实质内血肿、脑室内出血和蛛网膜下腔出血急性期首选检查方法。脑实质内异常高密度影，表浅出血可以破入蛛网膜下腔，深部出血可破入脑室。确诊出血后的1~2周内，血肿密度进行性减低。增强后血管畸形表现为血肿旁的异常强化区域。CTA能显示扩张动脉、血管巢及引流静脉的情况。

MRI：MRI平扫血管巢表现为蜂窝状、弧线形、蚯蚓状低信号影，血管巢的供血动脉、引流静脉表现为低信号的血管流空影（图2-5-1），无占位效应，周围脑组织可有不同程度的萎缩、胶质增生。AVM可伴不同时期的出血。增强后管巢、扩张供血动脉和引流静脉明显强化。MRA可见供血动脉、血管巢和引流静脉。

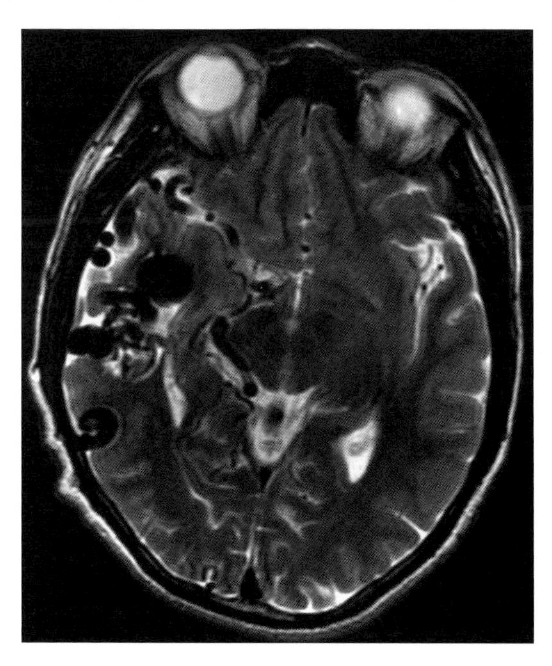

图2-5-1 动静脉畸形MRI表现
MRI平扫轴位T_2WI示右侧颞部可见多发迂曲的流空血管影

DSA：是诊断AVM最可靠、最准确的方法。DSA能清晰显示AVM的三种结构，扩张供血动脉的数量、起源，及其可能并发的高流量动脉瘤。包含密实血管的血管巢，常易被血肿掩盖。引流静脉位于皮层和室管膜下，早期充盈，扩张管径超过动脉，可见部分血栓形成，此时可见侧支血管形成。

【诊断要点】

AVM在CT上的特征性表现为脑表浅部位不规则形混杂密度病灶，无占位表现，增强扫描显示出点状或弧线状血管影。AVM在MRI上的特征性表现为毛线团状或蜂窝状血管流空影。根据典型影像学表现常可明确诊断。

【鉴别诊断】

当影像学表现不典型时，本病需要与脑肿瘤、海绵状血管瘤、硬膜动静脉瘘动脉瘤相鉴别。脑肿瘤一般有占位效应，有强化、无血管扩张，有时可能需要影像学随访复查。海绵状血管瘤典型表现为T_2^* GRE低信号，位于血肿周围或邻近区域，无血管巢，无扩张血管。硬膜动静脉瘘，伴有或不伴有大脑静脉引流；由扩张颈外动脉或硬膜动脉分支供血。动脉瘤无扩张静脉，血肿向皮质延伸，蛛网膜下腔出血常见。

二、海绵状血管畸形

【病理生理与临床表现】

海绵状血管畸形（cavernous malformation），又称海绵状血管瘤（cavernomas），是由紧密并排的、不成熟的海绵状血管间隙聚合而成，其间没有正常的神经组织。海绵状血管畸形可发生于脑内任何部位，以额叶、颞叶最常见，幕下以小脑和脑桥多见。可为家族性或散发性，单发或多发，可见于任何年龄组，无性别差异。临床表现主要为出血和癫痫。

【影像学表现】

CT：30%~50%于CT平扫无阳性发现，部分表现为边缘清楚的圆形、类圆形稍高密度影，密度多不均匀，可伴发钙化，有近期出血时可有占位效应。增强后无强化或轻度强化，合并毛细血管扩张症或发育性静脉异常时可有异常强化。

MRI：病变呈分叶状或“爆米花”样，因病变内不同时期的出血而呈混杂信号，于T_2WI病变边缘环状低信号为含铁血黄素沉着，无周围水肿。SWI序列对病变的显示最敏感，较小病变仅表现为点状的低信号。T_1WI增强扫描，早期常无强化。

【诊断要点】

病变呈分叶状或“爆米花”样，CT呈高密度肿块，MRI平扫T_2WI序列显示病变边缘低信号的含铁血黄素沉着为本病主要的影像学表现。

【鉴别诊断】

本病需要与其他出血性病变相鉴别，包括动静脉畸形、出血性肿瘤、外伤导致的陈旧血肿等相鉴别。动静脉畸形导致的出血无多期血肿信号特征,病变内可见血管流空。出血性肿瘤边缘无完整的含铁血黄素沉着,有明显占位效应,肿瘤通常有增强。陈旧血肿多为弥漫性轴索损伤、脑挫伤导致,一般有明确的外伤史。

三、发育性静脉异常

【病理生理与临床表现】

发育性静脉异常(developmental venous anomaly, DVA)是由扩张的髓质静脉和皮质下静脉呈辐射状聚合并引流至扩张的"集合"静脉结构内,无动静脉分流存在,其间可见正常脑实质分隔。发育性静脉畸形可发生于软脑膜与室管膜之间任何位置,好发于额叶和后颅窝。本病可见于任何年龄,男女发病比例一致,无种族差异。患儿一般无临床症状,多为偶然发现,少数情况下可出现头痛、癫痫,局灶神经功能缺陷等症状。

【影像学表现】

CT:平扫一般无阳性发现。增强扫描可见多发线样或点状强化血管影,边界清晰,引流进入一个扩张的静脉。

MRI:病变较小时,T_1WI 序列可无阳性发现,信号强度与病变血管大小、血流有关,可见血管流空或其他血流伪影。T_2WI 序列可见血管流空,血流走行异常。合并神经胶质增生、静脉缺血或出血时,于 FLAIR 序列可见局灶高信号。增强检查可见穿过脑实质的显著增强的血管信号,呈放射状向引流静脉汇聚,呈"水母头"样。SWI 序列对病变显示敏感,效果可于增强检查相媲美。

DSA:95%的病例动脉期表现正常,毛细血管期常正常,静脉期可见典型"水母头"样畸形血管,即位于白质内的丛状小静脉汇合形成一条单一大静脉,然后引流至静脉窦。

【诊断要点】

本病影像学表现有特征性,典型的"水母头"样畸形血管形态可明确诊断。合并出血时,需要仔细观察,是否合并海绵状血管畸形。

【鉴别诊断】

本病应与小动静脉畸形、静脉窦闭塞合并侧支引流及富含血管肿瘤相鉴别。小动静脉畸形合并单一引流静脉时,病灶静脉显影早,且于动脉期显影。静脉窦闭塞合并髓静脉侧支引流时,髓静脉可扩张,病变多发、散在分布,静脉窦腔内可见血凝块。富含血管肿瘤可经扩张的髓静脉引流,但病变可见占位效应,肿瘤实质有不规则增强。

四、Galen 静脉畸形

【病理生理与临床表现】

Galen 静脉畸形(vein of galen malformation)又名 Galen 型动静脉瘘,是发生于颅内动脉和 Galen 静脉或其他原始静脉之间的一种先天性异常交通。新生儿期多见,可同时表现为充血性心力衰竭,颅内血管杂音等;婴儿期以头围增大,脑积水或抽搐为首发症状;年长儿或青少年期多以颅内出血为主要表现。

【影像学表现】

CT:平扫表现为颅内中线区大脑中帆池和四叠体池内境界清晰、圆形或三角形稍高密度影,边缘可有弧形钙化。可伴脑积水。增强扫描见供血动脉与中线扩张静脉显著强化。

MRI:血流较快时,呈流空低信号(图 2-5-2);湍流或血液淤滞时,T_1WI 为低、等信号,T_2WI 上为稍高信号,信号不均匀。MRA 可显示供血动脉及扩张静脉。

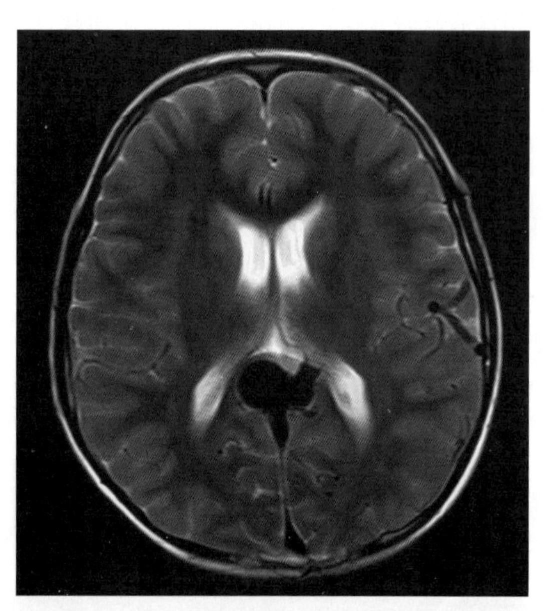

图 2-5-2 Galen 静脉畸形的 MRI 表现
MRI 平扫轴位 T_2WI 示显示颅内中线部位的静脉瘤,呈流空低信号

DSA:表现为中线部位的 Galen 静脉或其他原始静脉囊状扩张,周围可见迂曲扩张的供血动脉,供血动脉常见内侧和外侧脉络膜后动脉、胼周动脉或穿通动脉等。

【诊断要点】

新生儿或婴儿期颅内中线部位四叠体池内的静脉瘤是本病的特征性表现。观察血管畸形的同时,应注意脑组织损伤的范围和严重程度。另外,新生儿期还需要评价心脏及大血管的情况，以及时了解疾病的严重程度和合并畸形。

【鉴别诊断】

本病主要与Galen静脉动脉瘤样扩张、大动脉瘤相鉴别。Galen静脉动脉瘤样扩张为正常形态的Galen静脉由于流出梗阻导致的扩张，扩张的Galen静脉引流脑实质内的动静脉畸形或正常脑实质静脉。大动脉瘤通常不合并静脉畸形，壁内见"洋葱皮"层。

五、烟雾病

【病理生理与临床表现】

烟雾病又称Moyamoya病（moyamoya disease），是一组以颈内动脉虹吸段的严重狭窄或闭塞以及脑底代偿出现异常血管网为特点的血管性疾病。本病可为遗传性或获得性。儿童多为缺血型改变，表现为反复发作的肌无力或偏瘫、意识障碍、感觉障碍、头痛，可伴有智力减退或其他神经系统缺陷。

【影像学表现】

CT：显示脑梗死、脑萎缩及软化灶等继发性病变。增强扫描，可见基底节区斑点状增强血管影，为扩张的豆状核纹状体动脉，脑底部见异常网状血管。CTA可显示Willis环形态异常。

MRI：T_1WI序列显示基底节区多发点状或线样血管流空信号，T_2WI序列显示灰白质内多发梗死病灶。FLAIR序列显示脑沟内信号升高。DWI序列于急性缺血发作期可显示缺血灶呈高信号。增强扫描显示基底节区豆状核纹状体侧支动脉点状或线样强化，柔脑膜增强呈"常春藤"征。MRA显示颈内动脉虹吸段和大脑前、中动脉近侧段血管流空影细小、消失，基底节区、侧脑室室管膜下出现多数异常扩张血管网。

DSA：表现为单侧或双侧颈内动脉、大脑前、中动脉起始部严重狭窄或闭塞，脑底出现异常血管网。多数扩张的豆纹动脉和穿支动脉以及软脑膜、蛛网膜、硬脑膜侧支血管形成的异常血管网轮廓不清，呈烟雾状。

【诊断要点】

本病儿童期临床特征与成人期有所不同，儿童常为短暂性缺血发作，呈进行性加重。儿童期头CT显示不对称性脑萎缩时，应注意烟雾病。影像学表现为单侧或双侧颈内动脉、大脑前、中动脉起始部出现严重狭窄或闭塞，同时脑底出现异常血管网，诊断较为明确。MRI为本病最佳诊断方法，DWI能够早期发现缺血灶，FLAIR、T_1WI增强扫描可显示柔脑膜"常春藤"征，MRA及增强检查能直接显示Willis环及侧支动脉的情况。

【鉴别诊断】

本病需要与其他导致"常春藤"征及Willis环循环减低的疾病相鉴别，包括柔脑膜转移瘤、出血、脑膜炎、蛛网膜下腔出血、肿瘤包绕等。

六、斯德奇-韦伯综合征

【病理生理与临床表现】

斯德奇-韦伯综合征（Sturge-Weber syndrome，SWS）又称脑三叉神经血管瘤病，是一种沿三叉神经眼支分布区的面部葡萄酒色痣伴同侧软脑膜血管瘤综合征，为先天性神经皮肤血管发育异常。Roach分型分为，Ⅰ型：面部、柔脑膜血管瘤，可伴有青光眼；Ⅱ型：仅有面部血管瘤，可伴有青光眼；Ⅲ型：仅有柔脑膜血管瘤。本病为多发小静脉缠绕在一起，形成软脑膜静脉瘤，位于脑表面，且有纤维化趋势，同时出现偏侧性脑萎缩、皮质钙化。临床表现为面部三叉神经眼支分布区域的焰色痣、癫痫、偏轻瘫、偏头痛等。

【影像学表现】

CT：平扫可见患侧大脑表面见弧线样或锯齿状钙化，多见于枕叶；钙化部位局限或广泛性脑萎缩表现。增强扫描可见钙化区周围弥漫性强化，患侧脉络丛异常强化。

MRI：平扫可见患侧大脑半球局限性萎缩。钙化表现为沿脑回、脑沟分布的弧线状、条状T_1WI及T_2WI低信号。T_2WI及FLAIR序列于皮层内或皮质下区可见高信号胶质增生。增强扫描可见软脑膜血管异常增多扩张，呈明显脑回样强化，同侧脉络丛显著增大并强化。SWI序列对病变具有较高敏感性，表现为脑回表面和脑沟内低信号。

【诊断要点】

典型临床表现为癫痫和沿三叉神经分布的毛细血管瘤。典型影像学表现为病变区局限性萎缩，沿脑沟、脑回分布的钙化，增强检查后可见病变区弥漫性柔脑膜强化及同侧脉络丛增大、强化。

【鉴别诊断】

本病需要与脑膜炎、柔脑膜转移瘤、白血病等其他引起柔脑膜强化的疾病相鉴别，这些疾病虽都能引起柔脑膜强化，但无面部表现，一般不难鉴别。

【回顾与展望】

随着CT及MRI技术的发展及普及，对大部分脑血管畸形均能明确诊断，特别是MRA的应用，便于儿科患者的长期随访，DSA多用于CT、MRI诊断困难、较为复杂或需要进行介入治疗患者。DSA为诊断烟雾病的“金标准”。CT 在显示病灶出血、钙化方面有其优势；常规 MRI 检查与 GRE、SWI、DWI 等序列相结合可更好提高血管畸形的诊断率。SWI 序列对于早期或较小病灶的血管畸形具有更高的诊断价值，尤其是小的海绵状血管瘤以及发育性静脉异常。MRI 出现多发梗死灶及缺血灶时，进行 MRA 序列有助于避免漏诊。

第六节 新生儿脑疾病

一、早产儿缺氧缺血性脑病

【病理生理与临床表现】

早产儿缺氧缺血性脑病（hypoxic ischemic encephalopathy，HIE）主要病理包括生发基质-脑室内出血（germinal matrix-intraventricular hemorrhage，GM-IVH）和脑室周围白质软化（periventricular leukomalacia，PVL）。

早产儿缺氧缺血性脑病与低体重、胎龄小明显相关。GM-IVH 好发于 34 周以下早产儿，为出血性病变，生发基质位于室管膜下区，胎儿期可以分化为神经元和胶质细胞，足月时基本消失，但早产儿生发基质尚未完全退化，其内富含粗大的薄壁血管，缺乏结构支撑，非常脆弱，加之早产儿脑血流自主调节功能低下，当各种原因导致脑血流发生改变，容易破裂出血，导致生发基质出血（germinal matrix hemorrhage，GMH），若出血突破室管膜进入脑室，则出现 IVH。

PVL 好发于 32 周以下早产儿，病理改变为脑室周围白质水肿、坏死，进展为囊变，最后囊腔退缩、胶质增生，出现脑室周围白质容量减少。早产儿发生 GM-IVH 或 PVL，临床症状多不明显，缺乏特异性，因而早期神经影像检查十分重要。

【影像学表现】

CT：GM-IVH 急性期表现为室管膜下区斑片状高密度，出血突破室管膜进入脑室，侧脑室枕角处则可见层状高密度。CT 对慢性期出血不敏感。GM-IVH 可分为四级，Ⅰ级：仅 GMH；Ⅱ级：GMH+IVH，脑室大小正常；Ⅲ级：GMH+IVH+脑室扩张；Ⅳ级：GMH+IVH+脑实质出血性梗死。CT 对 PVL 的诊断不敏感。若出现囊变，可表现为侧脑室周围白质片状低密度。终末期由于脑白质容量减少，可出现脑室扩大、皮质向脑室周围延伸，侧脑室壁不规则，呈局限性向外突的低密度区。

MRI：GM-IVH 不同时期的出血，信号表现不同（图 2-6-1）。SWI 序列对微小出血非常敏感，表现为点状、斑点状低信号。MRI 显示不同时期的 PVL 特点，DWI 对生后 24h 到 1 周左右的 PVL 非常敏感，表现为脑室周围白质水肿区的弥散受限（图 2-6-2A），1 周后 DWI 对 PVL 的显示不敏感。早期，PVL 在 T_1WI 和 T_2WI 上可无异常表现，若病变发生出血或反应性的胶质化，T_1WI 可表现为脑室周围小片状的高信号（图 2-6-2B），T_2WI 呈低信号。2~6 周，部分患

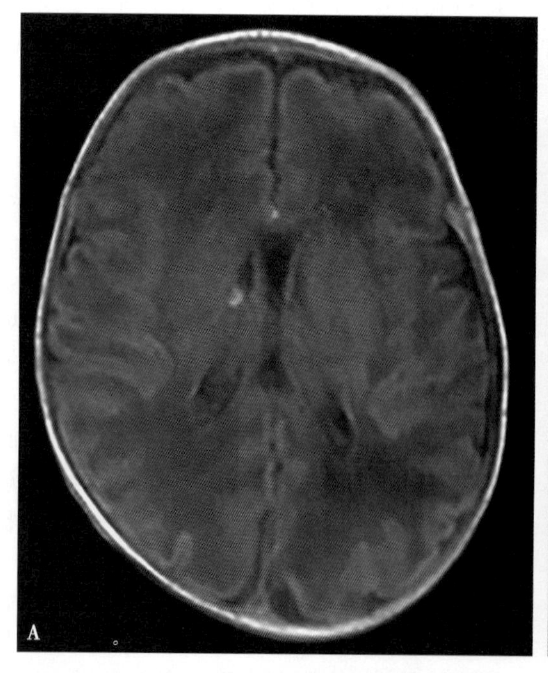

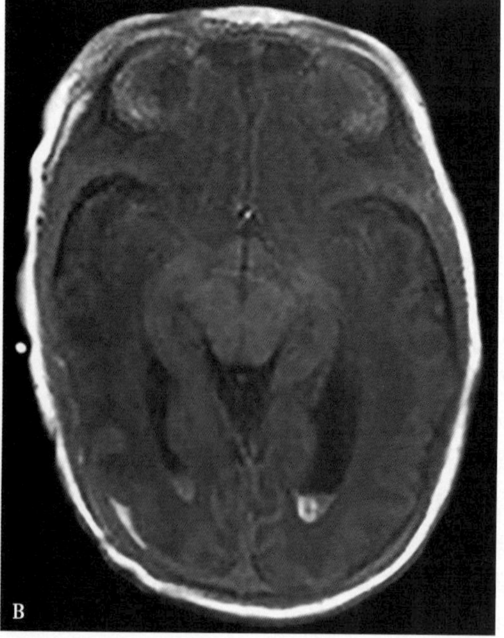

图 2-6-1 生发基质出血与脑室出血 MRI 表现

A. 生发基质出血，T_1WI 示右侧脑室壁小片状高信号；B. 脑室出血，T_1WI 示双侧侧脑室枕角片状高信号，并见液平

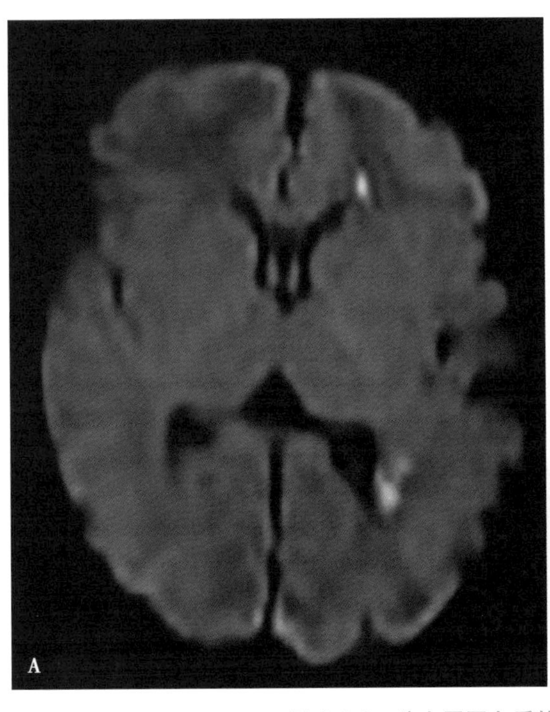

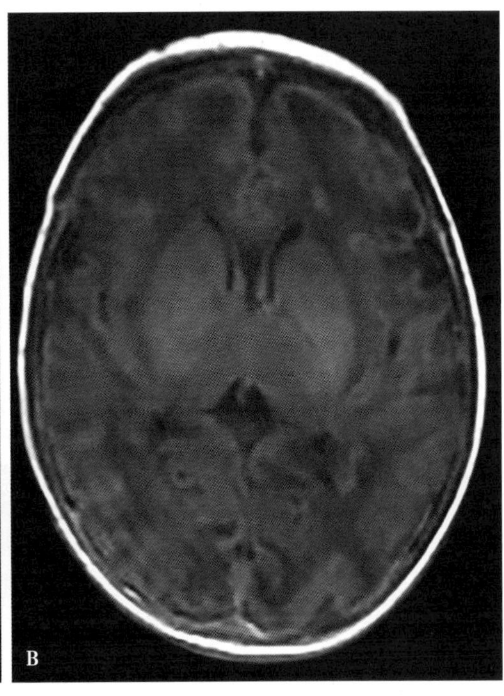

图 2-6-2 脑室周围白质软化(急性期)MRI 表现
A. DWI 示左侧侧脑室前后角旁白质多发片状高信号;B. T_1WI 呈高信号

者脑室周围白质可发生囊变,表现为局限性的 T_1WI 低信号,T_2WI 高信号。终末期,最常见的表现是侧脑室三角区周围白质呈 T_2WI 高信号,FLAIR 序列显示更清楚,由于脑白质容量减少,可出现脑室扩大、脑室轮廓不规则、胼胝体变薄(ER-2-6-1)。

ER-2-6-1 脑室周围白质软化(慢性期)MRI 表现

【诊断要点】

多为有缺氧缺血病史且胎龄<32 周的早产儿,CT 示室管膜下区及脑室内出血,MRI 示脑室周围白质异常信号,DWI 呈高信号,考虑早产儿缺氧缺血性脑病。

【鉴别诊断】

GM-IVH 需要与产伤导致的颅内出血相鉴别,产伤导致的颅内出血,多为产钳、胎吸、加腹压等助产措施导致,常与颅内出血同时存在,需结合病史进行鉴别。当终末期 PVL 仅表现为侧脑室三角区白质高信号时,则需要与正常的髓鞘形成终末区(terminal zones of myelination,TZM)相鉴别,TZM 在 T_2WI 和 FLAIR 上均表现为高信号,高信号不达脑室壁,脑室壁光滑,TZM 的高信号与脑室壁之间有带状的低信号区存在。

二、足月儿缺氧缺血性脑病

【病理生理与临床表现】

足月儿缺氧缺血性脑病主要病理改变包括基底节/丘脑损伤、矢旁区脑损伤。基底节/丘脑损伤为后遗症期表现,大体病理呈大理石纹状改变,具有特征性,镜下可见局部神经元丢失、胶质细胞增生、髓鞘过度化等。矢状旁区脑损伤主要因足月新生儿部分性、长时间窒息所致,脑血管分水岭区缺血,主要发生在矢状旁区皮质及皮质下白质,呈双侧对称或不对称,发生皮质层状坏死、液化坏死和囊变。HIE 的临床表现取决于病情的严重程度,轻症者主要为嗜睡、瞳孔散大但有反应、肌张力轻度减低继而增高,24h 内可以恢复;重症者瞳孔光反应差、惊厥或去大脑强直、肌张力迟缓,病程超过 72h。

【影像学表现】

CT:基底节/丘脑损伤急性期表现为双侧基底节、丘脑对称性稍低密度区,后遗症期可呈稍高密度。矢状旁区脑损伤急性期 CT 检查可呈阴性,3~7 天后,大脑镰旁脑皮质密度减低,多见于顶枕叶,常呈对称性,病变区域皮髓质境界模糊不清,邻近脑室、脑沟变窄。合并出血时,表现为脑实质内、颅板下或脑沟、脑池内高密度影。

MRI：基底节/丘脑损伤(图 2-6-3)主要累及深部灰质，如基底节、背侧丘脑，常为双侧，海马、背侧脑干也可受累，T_1WI 呈高信号、T_2WI 呈低信号，内囊后肢及丘脑腹前外侧 T_1WI 高信号消失(正常足月儿生后内囊后肢及丘脑腹前外侧呈 T_1WI 高信号)。若缺氧持续，可导致弥漫皮质及白质受累。急性期，DWI、MRS 对病变显示较常规 MRI 敏感，DWI 表现为高信号，ADC 值降低；MRS 可在 24h 后发现病变部位异常 Lac 峰，NAA 峰降低，Lac/Cho 比值升高。慢性期，受累部位萎缩，T_2WI 呈高信号，若伴有广泛的皮质及白质受累，形成囊状脑软化灶。

矢状旁区脑损伤(图 2-6-4)：主要累及分水岭区的皮层及皮层下白质。急性期 T_1WI 表现为皮层及皮层下沿脑回分布的迂曲点条状高信号，T_2WI 信号改变不明显，严重者皮质及其深部可见小囊形成，T_1WI 呈低信号，T_2WI 呈高信号。DWI 和 MRS 可先于常规 MRI 出现异常。慢性期，由于胶质增生、白质容量减低，可出现蘑菇样的瘢痕型脑回。

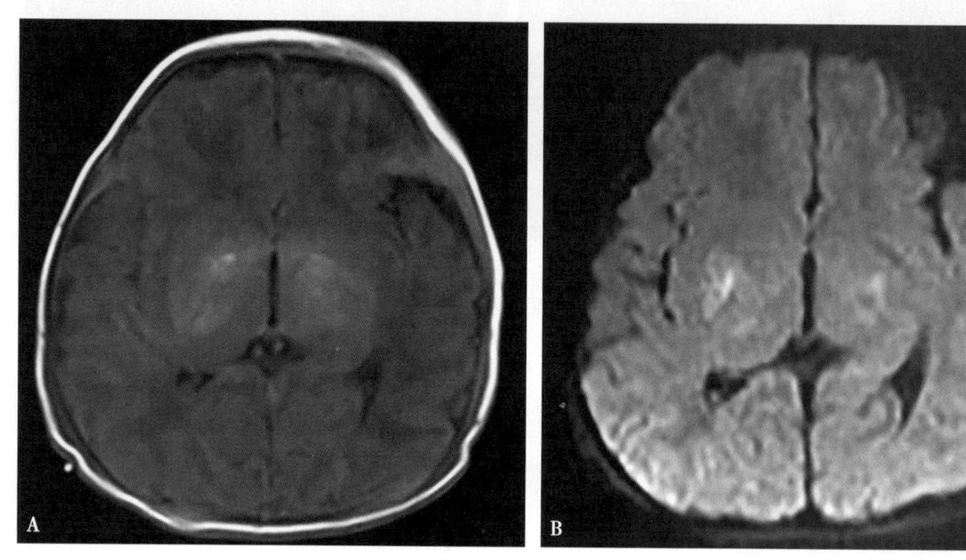

图 2-6-3 基底节/丘脑损伤(急性期)MRI 表现
A. T_1WI 示双侧基底节区片状高信号；B. DWI 呈高信号

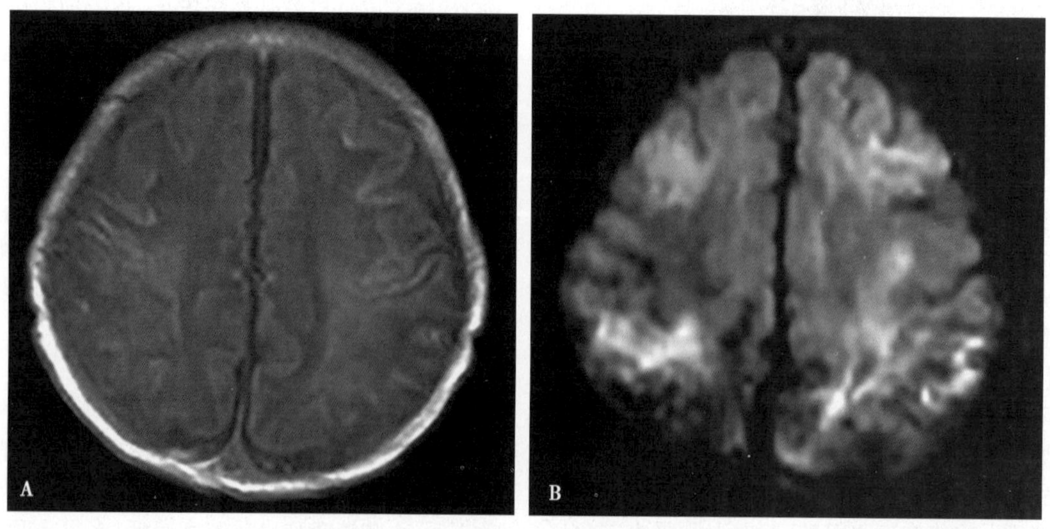

图 2-6-4 矢状旁区脑损伤(急性期)MRI 表现
A. T_1WI 示双侧额顶叶皮层及皮层下沿脑回分布的迂曲点条状高信号；B. DWI 呈高信号

其他表现包括：①深部脑白质损伤：急性期表现为侧脑室周围深部脑白质片状短 T_1 信号，DWI 呈高信号，也可表现为沿侧脑室壁条带状短 T_1 信号，慢性期可出现白质髓鞘化异常、白质容量减少等。②脑肿胀及脑水肿：急性期可出现脑肿胀征象，表现为脑外间隙消失、侧裂池变窄等，当白质弥漫性水肿时，呈弥漫的 T_1WI 低信号、T_2WI 高信号。③颅内出血：足月儿 HIE 合并颅内出血常见，表现为硬膜下、蛛网膜下、脑室内及脑实质的出血。

【诊断要点】

足月儿 HIE 的影像学表现主要为基底节/丘脑损伤和矢状旁区脑损伤，前者主要累及基底节与丘脑，后者主要累及分水岭区的皮层及皮层下白质，T_1WI 高信号，内囊后肢与丘脑腹前外侧 T_1WI 高信号消失，呈长 T_1、长 T_2 信号，DWI 呈高信号，结合围生期缺氧史，诊断不难。

【鉴别诊断】

本病需要与新生儿低血糖脑病相鉴别，新生儿低血糖脑病急性期也可表现为受累部位弥散受限，但患儿有低血糖病史，病变部位主要累及后部顶枕叶，且多对称分布。

三、胆红素脑病

【病理生理与临床表现】

胆红素脑病（bilirubin encephalopathy），又称核黄疸（kernicterus），是新生儿高胆红素血症的严重并发症，为非结合胆红素通过血脑屏障进入中枢神经系统，导致神经细胞中毒变性，出现中枢神经系统损害。ABO 溶血、早产、极低体重、感染以及产伤是引起胆红素脑病的常见原因。病变主要累及基底节区、丘脑下核、黑质、海马，其中苍白球为最常受累的部位，病理表现为神经元缺失、脱髓鞘以及神经胶质细胞增生。急性胆红素脑病早期表现为肌张力减低、嗜睡，后期可出现手足徐动症、眼球运动障碍、听觉障碍和智力低下等，严重者可致死亡。

【影像学表现】

CT：常无特异性改变。

MRI：急性胆红素脑病的典型表现为双侧苍白球等受累部位对称性 T_1WI 高信号（图 2-6-5A），壳核通常不受累。MRS 可观察到病变区 Glx/Cr、mI/Cr 升高，Lac 无明显改变。慢性期表现为受累部位萎缩并双侧对称性 T_2WI 高信号（图 2-6-5B）。

【诊断要点】

MRI 是新生儿胆红素脑病的首选检查方法，其特征性表现为双侧苍白球对称性 T_1WI 高信号，可同时累及下丘脑，结合血清总胆红素升高病史，可明确诊断。

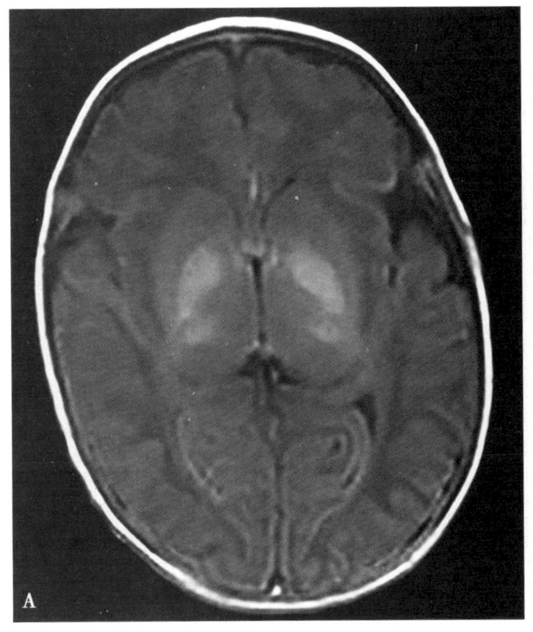

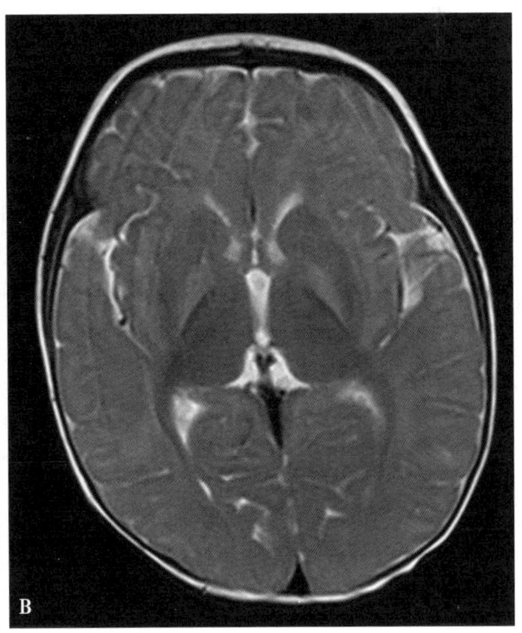

图 2-6-5　胆红素脑病 MRI 表现
A. 急性期，双侧苍白球呈对称 T_1WI 高信号；B. 慢性期，双侧苍白球呈对称 T_2WI 高信号

【鉴别诊断】

本病需要与足月儿缺氧缺血性脑病相鉴别，足月儿缺氧缺血性脑病在重度缺氧的情况下，基底节/丘脑损伤也可表现为急性期 T_1WI 高信号，但患儿有缺氧病史，DWI 呈高信号。

四、新生儿低血糖脑病

【病理生理与临床表现】

新生儿低血糖症（neonatal hypoglycemia）是指全血葡萄糖水平低于 2.6mmol/L，是新生儿期常见的代谢紊乱之一。严重的低血糖可导致低血糖脑病（hypoglycemic encephalopathy），引起大脑皮层的神经细胞损伤。低血糖性脑病最常累及双侧顶枕叶皮层及皮层下白质区，呈对称性分布，严重者可累及胼胝体、内囊后肢、基底节及脑室周围白质区。本病大多数无明显临床症状，部分患儿可有喂养困难、肌张力减低、抽搐、呼吸暂停、嗜睡、惊厥等。

【影像学表现】

CT：对新生儿低血糖脑病显示不敏感。严重者急性期可表现为顶枕叶对称性密度减低，灰白质分界不清（ER-2-6-2）；慢性期可出现软化灶、皮层钙化。

MRI：急性期表现为双侧顶枕叶皮层及皮层下白质区对称 T_1WI 低信号或稍低信号，T_2WI 呈稍高信号（ER-2-6-2），DWI 呈高信号，ADC 图呈低信号（图 2-6-6）；慢性期病变部位脑软化。

【诊断要点】

MRI 是新生儿低血糖脑病的首选及最佳影像学检查方法。结合新生儿低血糖病史，双侧顶枕叶皮层及皮层下区对称性稍长 T_1、长 T_2 信号，DWI 序列敏感性高，双侧顶枕叶可见片状高信号，ADC 图显示病变区信号减低，应考虑本病。

【鉴别诊断】

本病需要与新生儿缺氧缺血性脑病相鉴别，HIE 患儿常有围生期窒息史，常伴有脑灌注的减少，足月儿 HIE 主要累及分水岭区皮层及皮层下白质，早产儿以脑室周围白质及室管膜下受累为主，实验室检查血糖水平无降低为重要鉴别依据。

ER-2-6-2 新生儿低血糖（急性期）影像学表现

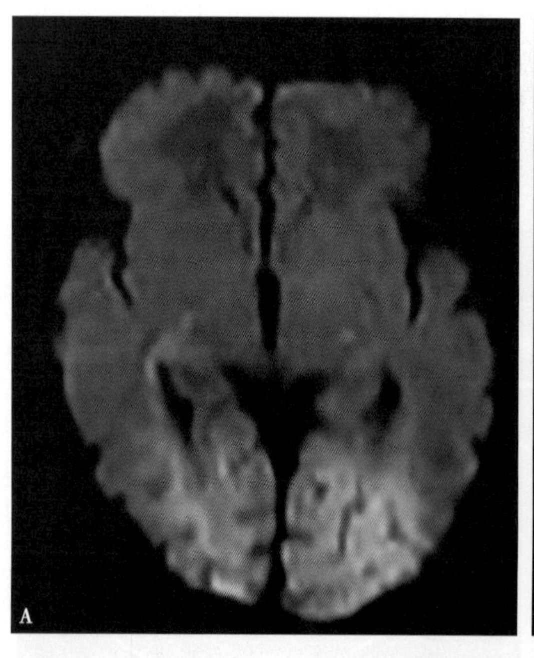

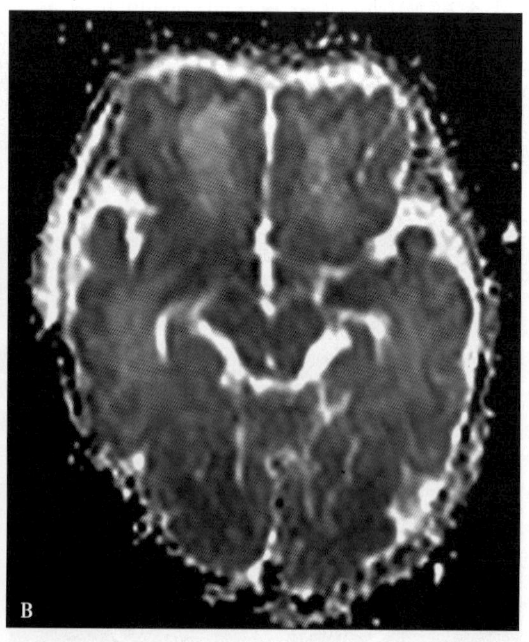

图 2-6-6 新生儿低血糖（急性期）MRI 表现

A. DWI 示双侧枕叶皮层及皮层下白质呈高信号；B. ADC 图呈低信号

第七节 感染性病变

一、先天性 TORCH 感染

【病理生理与临床表现】

目前已知的病原体经胎盘或产道途径感染胎儿,引起先天性宫内感染或围产期感染的脑部疾病,称为胚胎脑病(embryonic cerebropathy)。因常见病原体包括:T,弓形虫(toxoplasma);O,其他病原体(other agents);R,风疹病毒(rubella virus);C,巨细胞病毒(cytomegalovirus);H,单纯疱疹病毒(herpes simplex virus),临床又称先天性 TORCH 感染,即几种病原体英文首字母的缩写。其中以风疹病毒和巨细胞病毒多见。因孕期感染时间不同,引起的脑部改变不同,感染发生越早,脑损伤程度越重,感染致生发基质坏死,可继发室管膜下及皮层下白质营养不良性钙化。临床表现为小头畸形、智力低下、癫痫、脑瘫等。

【影像学表现】

CT:典型表现为室管膜下及皮层下白质内多发斑点状钙化(图 2-7-1)。感染发生于胎龄小于 6 个月者,可合并脑发育不良、神经元移行障碍。胚胎晚期感染,导致中脑导水管周围胶质细胞增生,导水管狭窄引起脑积水,CT 表现为脑室扩张,以侧脑室体部及三角区最显著。

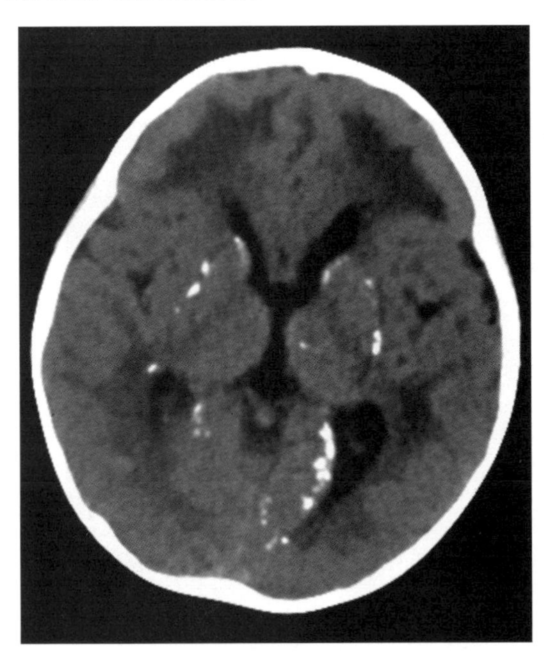

图 2-7-1 TORCH 感染 CT 表现
CT 平扫见室管膜下及脑实质内多发斑点状、结节状钙化灶

MRI:对脑白质病变显示较敏感,表现为侧脑室周围白质区局灶性 T_1WI 低信号、T_2WI 呈高信号,脑室旁白质体积减少,侧脑室不规则扩张。室管膜下及脑实质内的钙化斑在 T_1WI 和 T_2WI 均呈低信号,MRI 对颅内钙化的显示不及 CT。

【诊断要点】

新生儿及婴幼儿期神经影像学显示脑发育不良、脑室扩张伴室管膜下或脑白质内钙化斑,应考虑先天性 TORCH 感染可能,母子两代血清学检查具有诊断意义。

【鉴别诊断】

本病需与结节性硬化症鉴别,后者为神经皮肤综合征的一种,虽然也出现室管膜下区多发钙化斑,但无脑发育不良、脑积水和其他脑畸形,其典型的临床表现可资鉴别。

二、化脓性感染

(一)化脓性脑膜炎

【病理生理与临床表现】

化脓性脑膜炎(purulent meningitis)是儿童后天性中枢神经系统感染最常见的疾病之一,是化脓性细菌感染引起的软脑膜炎和蛛网膜炎,常合并蛛网膜下腔积脓,可累及室管膜引起室管膜炎。本病的致病菌类型与患者年龄有关。新生儿脑膜炎最常见的病原体是大肠杆菌,感染多来自产道。3 岁以下婴幼儿之化脓性脑膜炎以流感杆菌最多见。青少年患者中以脑膜炎双球菌感染为主。

病理改变早期软脑膜及大脑表面血管扩张充血,炎症沿蛛网膜下腔扩展,脓性渗出物覆盖脑表面,常见于脑沟、脑池及颅底各部,亦可累及脑室。病程后期,脑膜增厚,渗出物粘连,可形成脑积水。临床表现有发热、头痛、呕吐、脑膜刺激征,常出现感觉异常、视觉障碍、颅神经麻痹等症状。腰穿脑脊液压力升高,涂片约一半可查到致病菌,白细胞及蛋白含量显著升高。

【影像学表现】

CT:早期可无异常表现,或仅表现为患侧脑外间隙积液稍增多。随着病变进展,常出现额颞部硬膜下积液或积脓,硬膜下积液的密度与脑脊液密度相同,硬膜下积脓的密度为等密度或略高密度,病变侧脑皮质受压内移,脑回变浅,脑沟消失。病变蔓延至脑实质时,皮质或皮质下出现斑片状低密度静脉性梗死灶,增强扫描呈线样或环状脑回样强化。病变严重者,大脑纵裂池、基底池和脉络膜丛密度增高,并发脑积水、脑炎、脑脓肿、脑室旁白质软化灶等，增强扫描软脑膜和脑实质呈明显的线样或脑回样强化。大部分新生儿化脓性脑膜炎并发脑室炎，CT表现为脑室系统扩张及室管膜增厚，增强扫描时室管膜明显强化。

MRI：硬膜下积液在T_1WI呈低信号，T_2WI稍高于脑脊液信号（ER-2-7-1）；硬膜下积脓T_1WI较脑脊液信号高，T_2WI信号较脑脊液信号低，代表其内含有蛋白类物质。DWI序列硬膜下积脓为高信号（图2-7-2A），可与硬膜下积液鉴别。静脉性梗死表现为T_1WI低信号、T_2WI高信号，DWI呈高信号。增强扫描增厚脑膜呈明显线样强化（图2-7-2B），炎性病变的脑实质呈脑回样增强，室管膜炎时可见脑室壁线样强化。

ER-2-7-1 化脓性脑膜炎MRI表现

【诊断要点】

临床出现急性发热、脑膜刺激征等症状，脑脊液细胞及蛋白含量升高。CT、MRI显示硬膜下积液，增强扫描脑表面线样或脑回状强化，同时可伴有脑梗死、脑积水、脑外积脓等征象。

【鉴别诊断】

本病需与脑外间隙增宽、结核性脑膜炎相鉴别。脑外间隙增宽时脑脊液位于蛛网膜下腔内，与脑沟、脑池相通。结核性脑膜炎多有结核中毒症状，脑积水和脑梗死常见，外侧裂池及基底池密度增高，晚期多有脑基底池脑膜钙化，脑脊液检查有助于鉴别。

（二）脑脓肿

【病理生理与临床表现】

脑脓肿（brain abscess）常见的致病菌有金黄色葡萄球菌、链球菌及肺炎球菌等。感染途径主要为血行感染、邻近器官感染向颅内直接蔓延、外伤或颅脑术后直接感染、隐源性感染。脑脓肿的部位与数目因感染途径而异。直接蔓延所致的脑脓肿常为单发，脓肿发生于原发病灶周围。血源性感染所致脑脓肿可多发，常分布于顶叶的皮质下区。

脑脓肿分脑炎早期、脑炎晚期、包膜形成早期和包膜形成晚期。前2期合称为脑炎期，后2期合称为包膜期。病理表现为脑炎早期主要表现为脑组织充血、水肿和炎性细胞浸润，晚期病变范围局限，多发小坏死灶融合，病变中央为坏死灶，周围环绕炎性细胞、肉芽组织及成纤维细胞等。包膜形成早期，病变中央为液化坏死，周围为纤维组织及肉芽组织形成脓肿壁。包膜形成晚期，脓肿壁三层组织形成，内层为炎症细胞带，中间层为肉芽和纤维组织，外层为神经胶质，病变周围水肿及占位效应明显减轻。

临床表现为发热、头痛、精神异常及脑膜刺激征等。脓肿壁形成后，症状逐渐好转或消失，并出现颅内压增高或局部脑部病变症状。

【影像学表现】

CT：脑炎期CT平扫病变表现为边界不清的低密度，可有占位效应，邻近脑室受压变窄，增强扫描

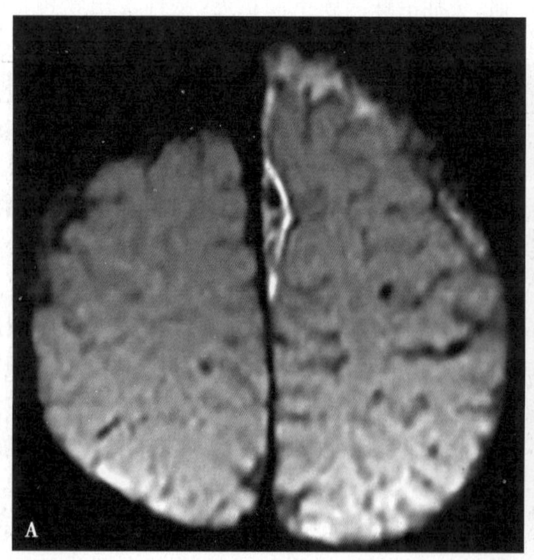

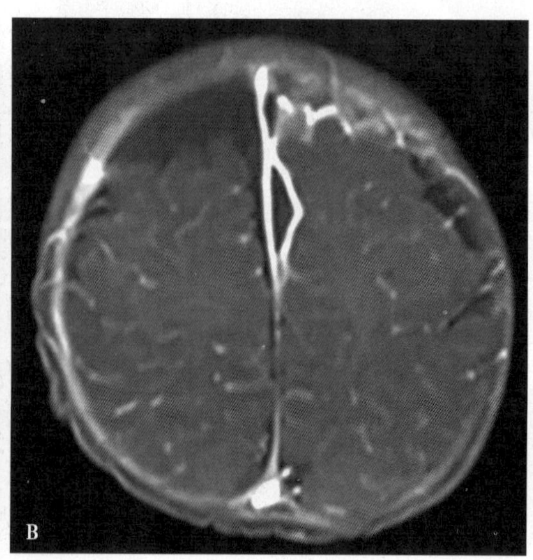

图2-7-2 硬膜下积脓MRI表现

A. DWI示左侧额部颅板下及大脑镰旁条状高信号，右额部硬膜下积液呈低信号；B. T_1WI增强扫描大脑镰旁及左额部脑膜明显强化

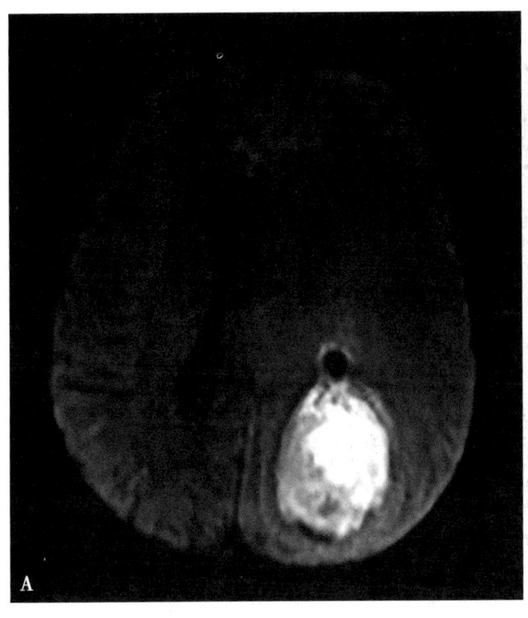

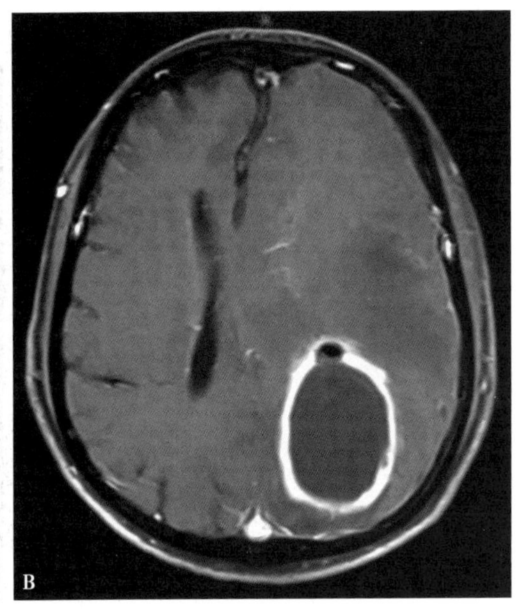

图 2-7-3 脑脓肿 MRI 表现

A. DWI 左顶叶病变呈类圆形高信号；B. T_1WI 增强扫描脓肿壁呈薄壁环形强化

无强化或轻度强化。包膜期 CT 平扫表现为类圆形或圆形低密度，包膜呈连续厚壁环形稍高密度，周围环绕低密度水肿带，增强扫描脓肿壁呈明显环形强化，脓肿壁较光滑，厚薄较均匀。

MRI：脑炎期，T_1WI 为不规则低信号，T_2WI 呈不规则高信号，可有占位效应，增强扫描病变无强化或轻度小片状强化。包膜期，脓腔及周围水肿 T_1WI 呈低信号、T_2WI 呈高信号（ER-2-7-2），DWI 脓腔因水分子弥散受限而呈明显高信号（图 2-7-3A）。脓肿壁 T_1WI 呈等信号、T_2WI 呈低信号，称为“暗带”，是包膜期脑脓肿的特征性表现。增强扫描脓肿壁呈均匀明显环形强化，脓肿壁光滑、均匀（图 2-7-3B）。

ER-2-7-2 脑脓肿 MRI 表现

【诊断要点】

脑脓肿早期临床症状不典型，仅凭临床表现和实验室检查难以诊断，CT 和 MRI 检查是确诊的重要方法。脓肿包膜形成期最具影像学特点，CT 表现为脑实质斑片状低密度，MRI 呈长 T_1、长 T_2 信号，DWI 呈高信号，增强扫描环形强化，壁厚薄均匀。

【鉴别诊断】

本病需要与脑囊虫病、高级别胶质瘤、脑转移瘤鉴别。脑囊虫病影像学表现为囊腔内见 T_1WI 等信号头节，增强后见环状强化伴环内头节的结节状影，与本病不同，结合血液和脑脊液补体结合试验阳性多可鉴别。高级别胶质瘤病变的环形结构不规则，壁厚薄不均，增强扫描可见强化壁结节，胶质瘤坏死区 DWI 呈低信号，MRS 检查胶质瘤 Cho 峰显著升高、NAA 峰显著降低有助于鉴别。脑转移瘤多有原发肿瘤病史，病变多发于皮髓质交界区，增强扫描多为厚壁不规则环形强化，可有壁结节，瘤周水肿及占位效应明显，典型表现为“小病灶、大水肿”。

三、结核性感染

【病理生理与临床表现】

颅内结核（intracranial tuberculosis）感染，包括结核性脑膜炎（tuberculous meningitis，TBM）和脑实质结核，是儿童常见的中枢神经系统感染。结核性脑膜炎多为原发性肺结核经血行途径播散至软脑膜所致，是儿童结核病中最严重的类型。

结核分枝杆菌侵入至颅内后，首先沉积在颅底软脑膜或室管膜上，引起脑膜水肿及渗出，炎性渗出物主要聚集在脑底池，并可向上波及至大脑凸面的脑沟。炎性渗出物和脑膜增厚、粘连引起脑积水，晚期可引起脑膜的增生和钙化，导致顽固性脑积水。脑血管炎可引起脑梗死及脑软化。脑实质结核可分为结核性脑炎、脑粟粒型结核、结核瘤和结核性脑脓肿。

临床表现有头痛、发热、嗜睡、颅高压征象、癫痫、脑膜刺激征、意识障碍、脑神经障碍等。

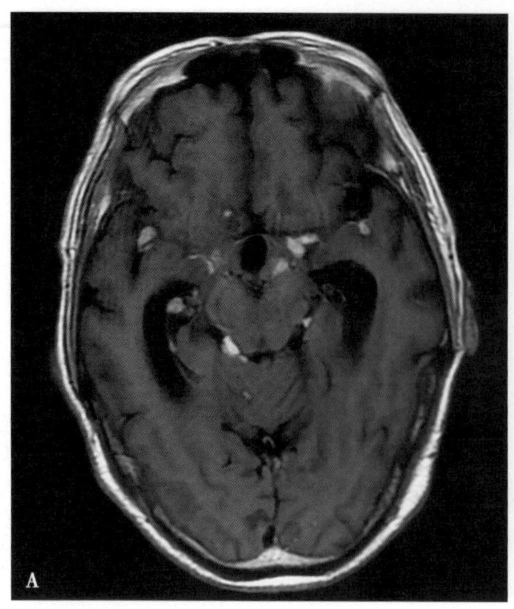

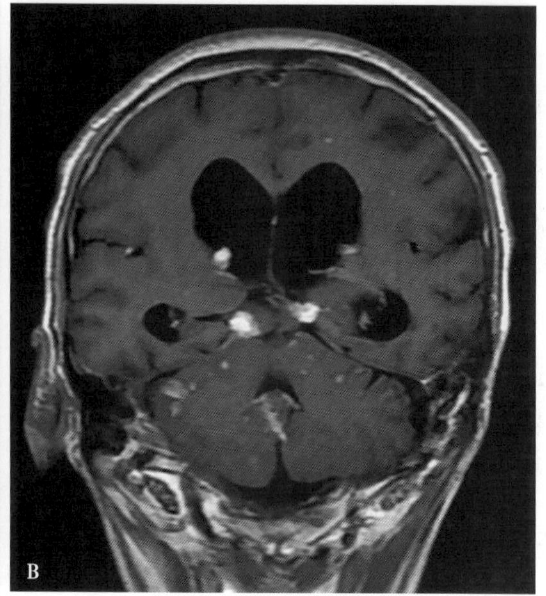

图 2-7-4 结核性脑膜脑炎 MRI 表现

T_1WI 增强轴位及冠状位扫描见双侧外侧裂池、环池及鞍上池线状、结节状强化，双侧侧脑室扩大

【影像学表现】

CT：结核性脑膜炎 CT 平扫可见鞍上池、外侧裂池等蛛网膜下腔密度增高，脑池变形、闭塞，脑膜密度增高，可见斑点状、小结节状钙化，增强扫描脑沟、脑池呈明显线样或脑回样强化。还可引起脑积水和脑梗死等。脑实质结核 CT 平扫常表现为软脑膜下斑片状低密度区，并可累及丘脑及基底节区，部分病变内可见钙化灶。

MRI：结核性脑膜炎早期可无异常表现，或仅表现为蛛网膜下腔增宽。随病变进展可见脑膜增厚、脑池闭塞，蛛网膜下腔信号升高，渗出物 T_1WI 等或稍高信号，FLAIR 呈高信号。增强检查病变脑膜呈线状或串珠样强化，分布于基底池、环池和外侧裂池周围（图 2-7-4，ER-2-7-3）。颅神经受累以Ⅲ、Ⅳ及Ⅶ对颅神经最常见，颅神经被渗出物包绕，增强扫描示颅神经鞘条状强化。脑实质结核表现为软脑膜下斑片状 T_1WI 低信号、T_2WI 高信号。结核瘤 T_1WI 呈低信号或等信号，T_2WI 为高信号，部分钙化病灶 T_2WI 呈低信号。结核瘤呈明显结节状强化。

ER-2-7-3 结核性脑膜脑炎 MRI 表现

【诊断要点】

结核性脑膜炎 CT 示脑沟、脑池密度增高，FLAIR 脑池及脑沟高信号，增强扫描脑底池线样、串珠状或结节状强化，可伴有脑积水和脑梗死表现，结合实验室检查常可明确诊断。脑实质内结核影像学表现无特异性。

【鉴别诊断】

结核性脑膜炎需与化脓性脑膜炎鉴别，化脓性脑膜炎额颞顶部常出现硬膜下积液或积脓，脑室系统扩大，通常无颅内钙化。脑实质结核需与病毒性脑炎鉴别，两者 CT 上均表现为斑片状低密度区，但后者通常无颅内钙化，需结合脑脊液检查鉴别。

四、病毒性脑炎

病毒性脑炎（viral encephalitis）是由各种病毒引起的一组以精神和意识障碍为突出表现的中枢神经系统感染性疾病，常见病毒包括疱疹病毒、风疹病毒、肠道病毒、腮腺病毒、巨细胞病毒等。

（一）Ⅰ型单纯疱疹病毒脑炎

【病理生理与临床表现】

Ⅰ型单纯疱疹病毒（herpes simplex virus-1，HSV-1）是病毒性脑炎最常见的毒株。HSV-1 感染后，病毒潜伏在三叉神经和（或）脊神经节内，当机体免疫功能变化，病毒沿神经节细胞轴突侵入中枢神经系统，也可通过嗅神经侵入颅内。病理表现为暴发性坏死性脑膜脑炎，病变首先侵犯单侧或双侧颞叶，也可首先侵犯基底节和（或脑干），向岛叶皮质和额叶眶区播散，特别是扣带回。本病进展较快，临床主要表现为发热、头痛、癫痫等症状，严重者精神紊乱、不能定向。

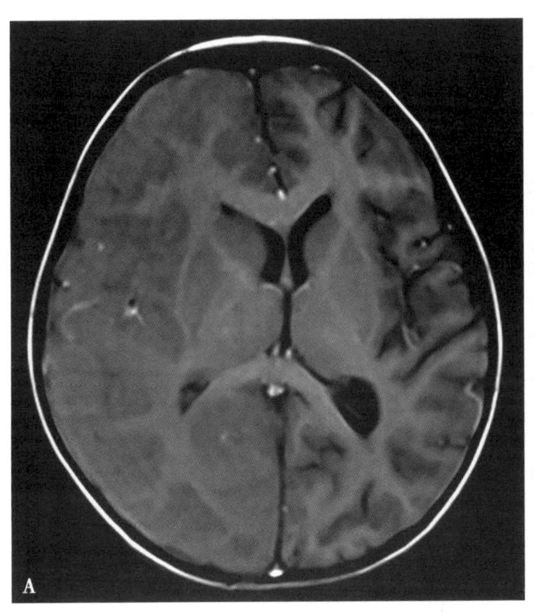

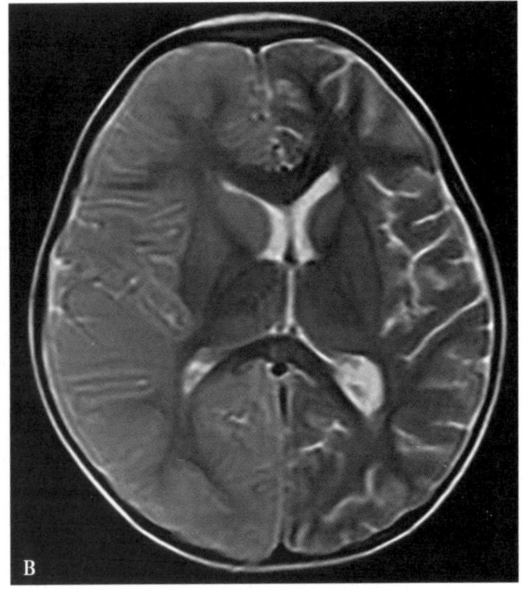

图 2-7-5　Ⅰ型单纯疱疹病毒脑炎 MRI 表现
A. 轴位 T_1WI 右侧大脑实质弥漫性肿胀呈低信号；B. 轴位 T_2WI 呈高信号

【影像学表现】

CT：早期（发病前 5 天）可为阴性，病变进展 CT 平扫表现为颞叶、岛叶片状低密度区，边界模糊，有轻度占位效应，脑皮质密度增高，单侧或双侧不对称分布。当病变累及范围广泛时，可出现斑点状、片状高密度出血灶。中晚期病变区脑组织变性、萎缩，可合并钙化、脑室扩大等。增强扫描病变早期强化不明显，第 2~4 周明显强化，表现为脑皮质脑回样或斑片状强化，脑膜受累时见脑膜强化。

MRI：早期脑回肿胀，病变多位于脑膜和皮质，而后向中心进展，表现为颞叶中部、岛叶、额叶眶回长 T_1、长 T_2 信号（图 2-7-5，ER-2-7-4），以扣带回明显，可合并出血。FLAIR 和 DWI 序列对早期病变检出率高，呈高信号。增强扫描早期无强化或轻度强化，随病变的进展，软脑膜和皮质呈脑回样强化。

ER-2-7-4　Ⅰ型单纯疱疹病毒脑炎 MRI 表现

【诊断要点】

本病急性起病，临床有头痛、癫痫病史，CT 平扫表现为以颞叶为主的单侧或双侧不对称性低密度区，病变可从颞叶向其他部位扩展。MRI 平扫病变呈长 T_1、长 T_2 信号，增强扫描脑膜及皮质脑回样强化。

【鉴别诊断】

本病需要与急性播散性脑脊髓炎、多发性脑梗死、低级别星形细胞瘤相鉴别。急性播散性脑脊髓炎病变累及白质为主，无占位效应，双侧多发，不对称，可向皮质进展，部分患者累及基底节区及脊髓，增强扫描不完整环形强化。多发性脑梗死的病变区与血管供血区分布一致，起病急，患者多年龄偏大，儿童及青年多发性脑梗死多与感染或心脏病病史有关。低级别星形细胞瘤病变局限，有占位效应，DWI 呈低信号，MRS 提示肿瘤表现，出血少见，增强扫描无或轻度强化，不出现脑回样强化。

（二）水痘-带状疱疹病毒脑炎

【病理生理与临床表现】

因机体免疫功能状态不同，儿童发生水痘，成人则患带状疱疹。组织培养与抗体研究证实水痘与带状疱疹的感染源为同一病毒，故称之为水痘-带状疱疹病毒（varicella-zoster virus，VZV）。当机体免疫力低下时，病毒沿神经上行传播，进入中枢神经系统可并发脑炎或脑膜炎，即水痘-带状疱疹病毒脑炎，儿童期常见于 15 岁以下，主要累及小脑、大脑皮质及灰白质交界。临床常于出疹后 10 天发病，表现为运动失调、站立不稳、构音困难、眼球震颤和颅内压增高等症状。

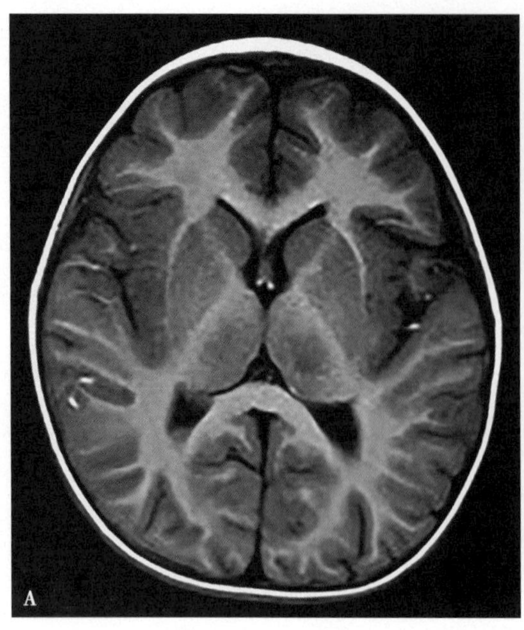

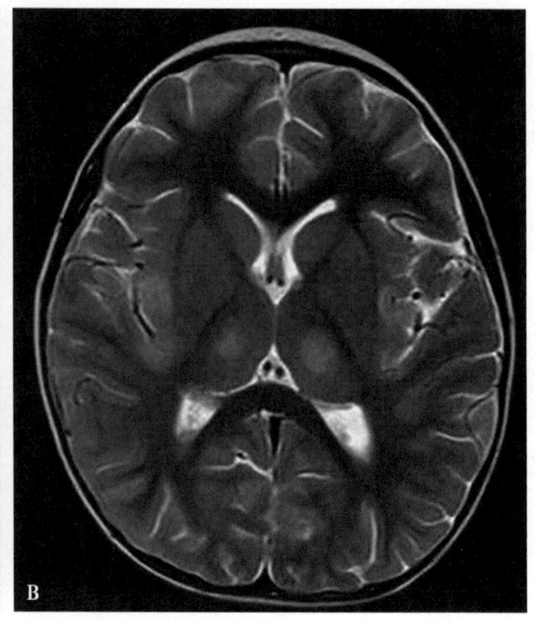

图 2-7-6 水痘-带状疱疹病毒脑炎 MRI 表现
A. 轴位 T_1WI 双侧丘脑见小片状低信号；B. 轴位 T_2WI 示双侧丘脑、右岛叶及左颞叶片状高信号

【影像学表现】

CT：平扫表现为弥漫性脑实质肿胀，呈边界模糊的片状低密度区，累及大脑皮质及灰白质交界。增强扫描呈不均匀脑回状强化。合并出血时，水肿区内可见点、线状高密度影，可见基底节区脑梗死。

MRI：病变区脑实质肿胀，呈长 T_1、长 T_2 信号（图 2-7-6，ER-2-7-5），可见点片状或线状短 T_1 信号出血灶。

ER-2-7-5 水痘-带状疱疹病毒脑炎 MRI 表现

【诊断要点】

VZV 脑炎诊断依据典型临床表现，影像学表现为脑实质弥漫性肿胀，累及皮质及灰白质交界区，可合并出血，结合 CSF 检查淋巴细胞增多常可明确诊断。

【鉴别诊断】

本病需与急性播散性脑脊髓炎、多发性硬化、原发性脑白质病相鉴别。急性播散性脑脊髓炎和多发性硬化临床病程和 MRI 表现较具特征性。多发性硬化具有复发-缓解交替的病程特点，病灶与侧脑室壁相垂直。急性播散性脑脊髓炎表现为自限性病程，MRI 随诊有助于鉴别。原发性脑白质病病变常为双侧对称性脑白质受累，多具有特征性的影像表现。

五、脑囊虫病

【病理生理与临床表现】

脑囊虫病（cerebral cysticercosis）又称为囊尾蚴病，是中枢神经系统最常见的寄生虫感染，为猪绦虫幼虫寄生于脑部所致。通常按囊尾幼寄生的部位分为脑实质型、脑室型、脑膜型和混合型，其中以脑实质型最常见，其次是脑室型。

脑实质内囊虫的演变过程分为 4 个阶段：①囊泡期，见于活囊虫；②胶样囊泡期，见于囊虫变性或崩解后，囊壁增厚蜕变，并释放出某种代谢产物引起脑组织的剧烈炎性反应和脑水肿；③结节期，坏死囊虫进一步收缩、囊壁增厚，头节开始出现钙化，此时囊虫周围的脑水肿减轻，甚至消失；④钙化期，囊虫坏死、机化，并出现钙化，此期脑组织的活动性炎症及水肿消失。

儿童脑囊虫病以学龄期儿童发病多见，农村患儿多见，男性多于女性，病程短，预后好。常见症状为癫痫发作和头痛，部分患者有颅内压增高症状。

【影像学表现】

影像学表现与囊虫的所在部位、病程及数目有关。CT 和 MRI 表现可以反映脑囊虫发育的不同阶段的病理变化。

CT：脑实质型脑囊虫病 CT 表现分为急性期和

慢性期,急性期又分为脑炎型、囊泡型、结节和环形强化型。脑炎型 CT 检查显示脑组织肿胀,呈弥漫性或多发片状低密度影,皮髓质界限不清,皮质内可见小点状低密度影,早期无强化,脑室变小。囊泡型 CT 表现为单发或多发直径为 2~8mm 囊性低密度影,有时可见小囊的中央高密度头节影。增强扫描病灶显示更清楚,可伴灶周水肿。结节强化型或环形强化型 CT 表现为单发或多发病灶,平扫显示为结节状低密度灶,增强后低密度灶内有结节状或环形强化。慢性期 CT 表现为脑内散在分布圆形钙化灶,灶周无水肿,增强后无强化,CT 对钙化结节的发现优于 MRI。

脑室型脑囊虫病以第四脑室最常见,由于囊虫壁很薄,囊液又接近脑脊液密度,增强扫描囊壁无强化,CT 很难显示脑室内囊虫。仅可见间接征象,脑室形态异常或者脑室局限性不对称扩大,脉络丛移位,梗阻性脑积水。有时囊泡内密度可高于脑脊液,囊壁可见环形强化或钙化。

脑膜型脑囊虫病主要侵犯蛛网膜下腔和邻近脑膜,特别是脑底部。囊虫多位于桥小脑角池或鞍上池,单个囊虫似透明水泡,多个囊虫聚集呈葡萄状,引起慢性蛛网膜炎,造成脑积水。增强扫描有时可见囊壁强化或结节状强化,也可见到脑膜强化。CT 检查不能直接显示囊虫,根据蛛网膜下腔、脑池扩大和梗阻性脑积水进行诊断。

混合型为以上两型或两型以上脑囊虫病同时存在。

MRI:脑实质型脑囊虫病 MRI 表现有一定特征,多呈圆形,大小为 2~8mm 的囊性病变,其内有偏心的小点状影附在囊壁上,代表囊虫头节(图 2-7-7,ER-2-7-6)。脑囊虫存活期水肿轻,增强扫描头节及囊壁不均一强化。囊虫死亡时,头节显示不清,周围水肿加剧,占位明显,病灶强化程度明显增强。灶周水肿随囊虫接近死亡而变得明显,呈长 T_1、长 T_2 信号,囊虫死亡后水肿带逐渐消失。

MRI 对脑室内囊虫显示较 CT 敏感,表现为脑室内圆形或类圆形囊状脑脊液信号,常可见到囊壁及头节,诊断较容易。

脑膜型脑囊虫,很多是脑沟内囊虫与脑膜粘连形成。

ER-2-7-6　脑囊虫病 MRI 表现

【诊断要点】

结合流行病史,囊虫补体结合试验或囊虫间接血凝试验阳性,CT 及 MRI 检查发现典型脑囊虫表现(囊内出现头节为其特征)可明确诊断。

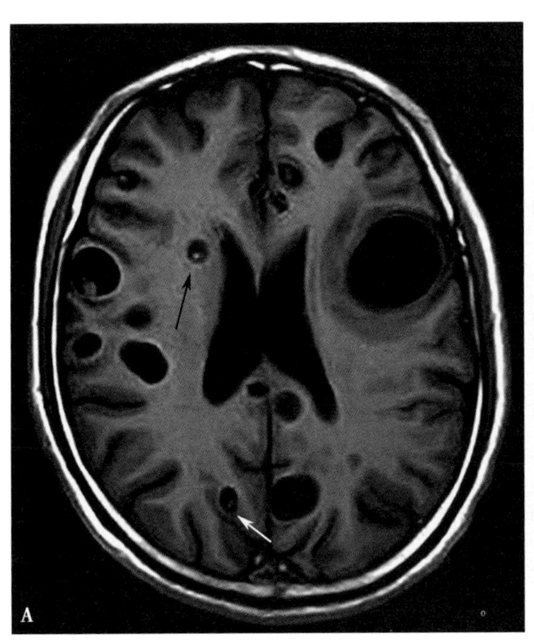

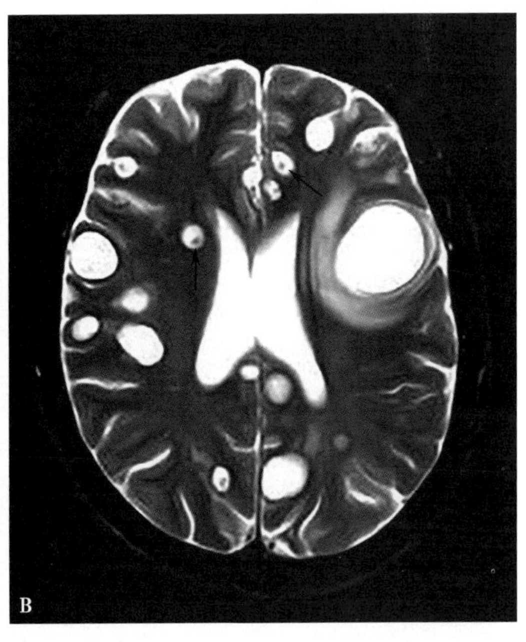

图 2-7-7　脑囊虫病 MRI 表现

A. 轴位 T_1WI 示双侧大脑半球多发大小不等类圆形低信号,内见斑点状、小结节状等信号(头节)(箭);B. 轴位 T_2WI 示病灶呈高信号,头节呈稍低信号(箭)

【鉴别诊断】

本病主要与脑脓肿、脑转移瘤鉴别。脑脓肿病变以单发为主，脑脓肿灶周水肿重，环形强化脓肿壁较厚，DWI 脓肿呈高信号，病程演变快。脑囊性转移瘤多为中老年发病，有原发肿瘤病史，CT、MRI 典型表现为“肿瘤小、水肿重”。

六、自体免疫及感染性疾病

（一）急性播散性脑脊髓炎

【病理生理与临床表现】

急性播散性脑脊髓炎（acute disseminated encephalomyelitis，ADEM）是一种免疫介导的中枢神经系统脱髓鞘病变，脱髓鞘改变以小静脉为中心，周围有淋巴细胞及浆细胞浸润。根据受累部位分为脑型、脊髓型及脑脊髓型。好发于 10 岁以下儿童，患儿常于病毒感染或疫苗接种后 1~2 周后出现锥体束征、急性偏瘫、共济失调、颅神经麻痹、视神经炎、癫痫等症状。典型 ADEM 急性发病，单相病程，有自愈倾向。

【影像学表现】

CT：对病变显示不敏感。急性期可见双侧大脑半球皮层下白质多发稍低密度区，以双侧侧脑室周围明显，病灶周围可伴有水肿。慢性期呈脑萎缩改变。

MRI：急性期表现为双侧或单侧大脑半球皮层下白质、半卵圆中心多发 T_1WI 等或稍低信号、T_2WI 高信号，FLAIR 呈高信号，病灶边界欠清晰，无占位效应及水肿，多不对称分布（图 2-7-8），也可累及基底节、丘脑、小脑、脑干及脊髓。增强扫描病变多无明显强化，当病灶内发生坏死时，呈不完整的环形强化，称“开环征”或“弓形征”。慢性期，白质和灰质呈萎缩改变，病变区脊髓明显变细。

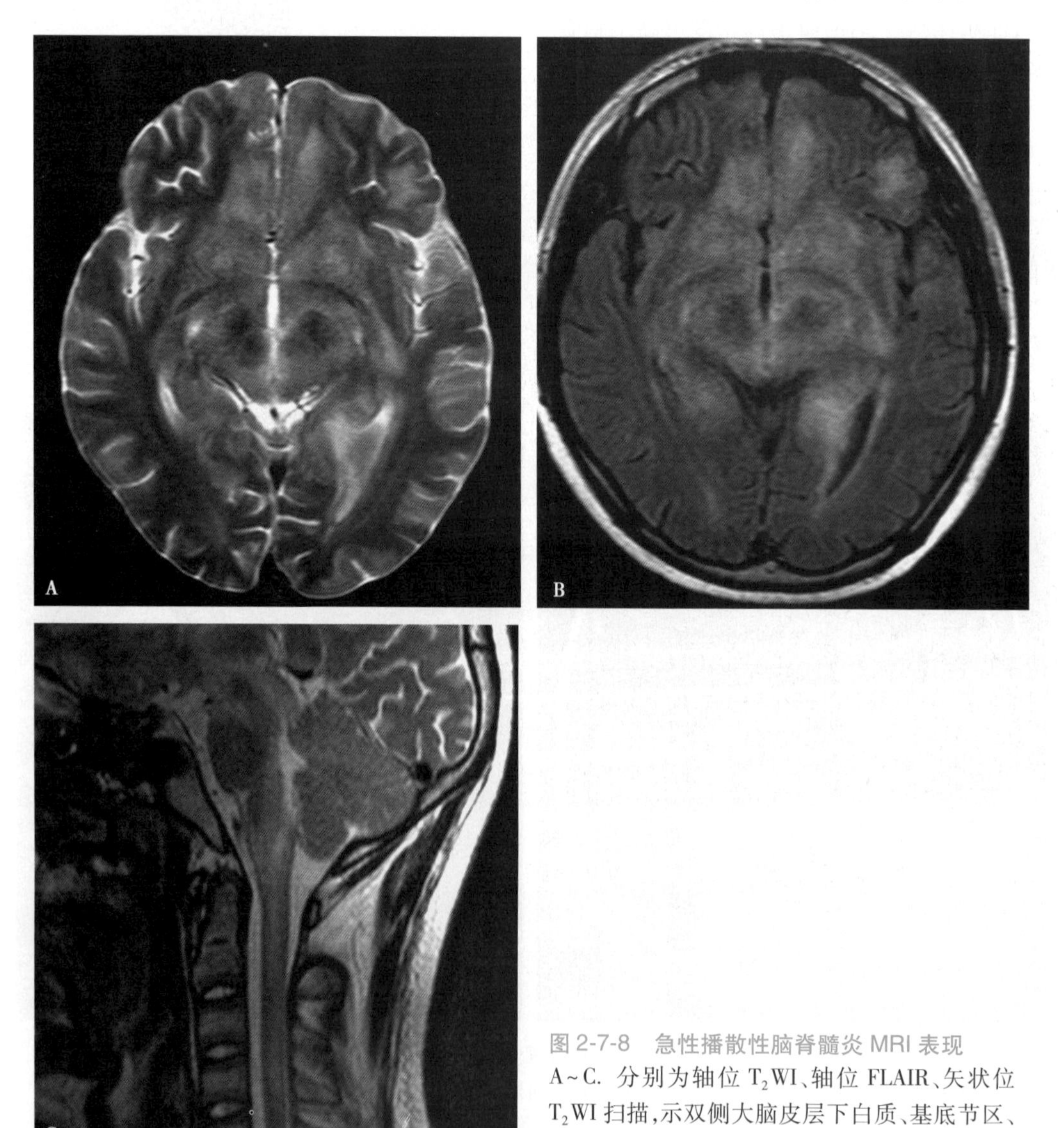

图 2-7-8 急性播散性脑脊髓炎 MRI 表现
A~C. 分别为轴位 T_2WI、轴位 FLAIR、矢状位 T_2WI 扫描，示双侧大脑皮层下白质、基底节区、脑干、颈髓多发不对称性 T_2WI 及 FLAIR 高信号

【诊断要点】

双侧大脑半球白质不对称性 T_1WI 等或稍低信号、T_2WI 及 FLAIR 高信号的影像学表现缺乏特异性。结合患儿多有前驱感染或疫苗接种史，临床起病急，呈单相病程以及对激素治疗反应等特征性临床病史有助于明确诊断。

【鉴别诊断】

本病需要与多发性硬化和病毒性脑炎鉴别。多发性硬化多累及脑室周围白质，极少累及基底节丘脑区和小脑，且具有多时相的特点，其新旧病灶常同时存在，增强后表现为急性期病灶强化而静止期不强化。病毒性脑炎主要累及皮层及皮层下，以双侧颞、额、顶叶受累最为多见，病灶较大，多为斑片状及脑回状，增强后多为片状或脑回状强化，可伴有脑膜强化。

（二）Rasmussen 脑炎

【病理生理与临床表现】

Rasmussen 脑炎（Rasmussen encephalitis，RE），又称 Rasmussen 综合征，是一种罕见的起病于儿童期的慢性进展性脑病，以一侧半球进行性萎缩为特点。RE 发病机制尚未阐明，最初认为是一种慢性病毒性脑炎，现认为是大脑的自身免疫性疾病。病理显微镜下表现为血管周围 T 淋巴细胞“袖套”样浸润、小胶质细胞增生和散在胶质细胞结节，随疾病的进展，可见皮质萎缩、海绵状变性和神经元丧失，无活动性炎症表现。本病平均发病年龄为 6~8 岁。临床表现为难治性癫痫、进展性肢体偏瘫及认知功能障碍。

【影像学表现】

CT：疾病早期 CT 可无阳性发现，病情进展后可见病侧半球进行性萎缩致同侧侧脑室扩大，蛛网膜下腔间隙增宽，常由颞叶开始，外侧裂池扩大。

MRI：疾病早期可显示大脑半球皮层或皮层下区局灶性长 T_1、长 T_2 信号，缺乏特异性。随着病变进展，表现为病变侧脑的局限性脑萎缩，T_2WI 基底节和脑室旁白质可出现异常高信号，FLAIR 呈高信号（图 2-7-9，ER-2-7-7），常伴有豆状核的萎缩和信号异常。MRS 可显示 NAA 峰降低，Cho 及 Cr、Lac 峰升高，代表神经元缺失和脑萎缩，以及胶质增生和脱髓鞘改变。

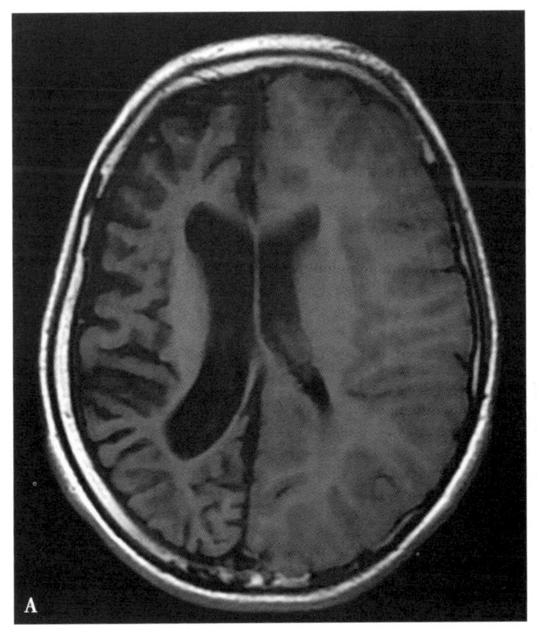

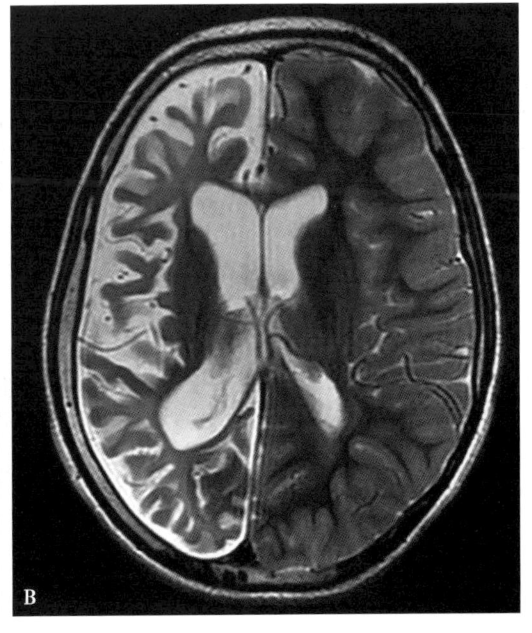

图 2-7-9　Rasmussen 脑炎 MRI 表现

A.（轴位 T_1WI）、B.（轴位 T_2WI）示右侧大脑半球体积缩小，脑沟、脑池增宽，右侧脑室扩大

ER-2-7-7　Rasmussen 脑炎 MRI 表现

【诊断要点】

RE 的早期影像学表现无特异性，随病变进展，CT、MRI 可见典型表现为患侧半球进行性脑萎缩，同时伴有脑实质内异常密度/信号。

【鉴别诊断】

本病主要与斯德奇-韦伯综合征、线粒体脑肌病鉴别。斯德奇-韦伯综合征也可引起病变部位脑皮层萎缩和信号改变，但常常出现钙化，增强扫描脑浅表部位呈弯曲条线状强化为其特点。线粒体脑肌病也可表现为皮层及皮层下高信号，与 RE 的影像表现具有一定的相似性，但其发病年龄通常在青少年或年轻成人，较 RE 患者年龄偏大，病变具有游走性，多双侧半球受累，一般不引起单侧的外侧裂增宽和脑室扩大等萎缩性改变。

【回顾与展望】

颅内感染性病变种类多，病因复杂，病理基础与发病机制不同而影像表现不同，治疗方案亦不同。典型病例根据临床表现，结合 CT、MRI 表现及实验室检查不难诊断。CT 检查对显示颅内钙化较敏感，MRI 检查对疾病早期诊断及鉴别诊断可提供更多功能信息，尤其是 DWI、PWI(3D-ASL) 及 MRS 等技术，DWI 序列可鉴别脑脓肿与囊性肿瘤、表皮样囊肿与蛛网膜囊肿，脑脓肿的脓腔及表皮样囊肿 DWI 表现为高信号，囊性肿瘤囊性部分于 DWI 序列呈低信号，蛛网膜囊肿于 DWI 序列呈低信号。灌注成像(PWI)高级别星形细胞瘤或转移性肿瘤实质成分呈高灌注。MRS 可区别肿瘤与非肿瘤病变，脑肿瘤 Cho 峰升高，NAA 峰降低，Cho/NAA 及 Cho/Cr 升高。

第八节 遗传代谢性疾病

一、肾上腺脑白质营养不良

【病理生理与临床表现】

肾上腺脑白质营养不良(adrenal leukodystrophy, ALD)是性连锁隐性遗传病，由于长链脂肪酸代谢障碍，引起肾上腺皮质萎缩及脑白质脱髓鞘改变。本病常见于男性，多在 5~10 岁起病。临床主要表现为进行性的精神运动障碍、视力及听力下降、四肢瘫痪和(或)肾上腺皮质功能低下等。

【影像学表现】

CT：双侧顶枕叶侧脑室后角周围白质见对称性不规则低密度灶，边缘模糊，呈“蝶翼状”，可通过胼胝体相连。ALD 的一个特点是病变由后向前进展，逐渐累及枕、顶、颞、额叶。病灶后期可见弥漫性脑萎缩，可累及小脑，部分病灶可见钙化灶。

MRI：双侧脑室三角区及后角周围颞顶枕叶脑白质区 T_1WI 等/低信号、T_2WI 高信号病灶，FLAIR 呈高信号，周边呈指状，胼胝体压部、内囊后肢、膝状体及脑干皮质脊髓束，早期受累，呈“蝶翼状”(图 2-8-1)；皮质下弓形纤维常不受累。增强扫描病灶周边强化，提示病灶处于活动期；晚期增强后无强化。MRS 显示 Cho 波峰升高，NAA 波峰降低。ALD 的不同阶段在 MRI 上表现不同，可为治疗转归和预后提供参考。

【诊断要点】

本病影像学表现具有特征性，典型病变位于侧脑室三角区周围白质，呈双侧对称分布，病变通过胼胝体相连，呈“蝶翼”状。红细胞培养中超长链脂肪酸(VLCFA)明显增高，结合典型影像学表现可提示本病。

【鉴别诊断】

本病应与播散性坏死性脑白质病和亚历山大病鉴别。播散性坏死性脑白质病也是局限性对称性髓鞘破坏，但低密度病变始于侧脑室前角周围白质，并由前向后蔓延，两者影像学表现有所不同。亚历山大病起病早，均在 1 岁以内，病程短，患者多死于婴儿期或儿童期。

二、异染性脑白质营养不良

【病理生理与临床表现】

异染性脑白质营养不良(metachromatic leukodystrophy, MLD)是一种常染色体隐性遗传性疾病，由于硫酸酯酶-A 缺乏，溶酶体内硫酸脂水解障碍，沉积于中枢及周围神经系统，引起脑白质、周围神经广泛脱髓鞘。MLD 主要病理特征为脑深部白质弥漫性脱髓鞘，脱髓鞘区轴索破坏严重，弓形纤维不受累。按发病年龄分为婴儿型、少年型、成年型。其中婴儿型最常见，病情也最重，临床症状为步态不稳、斜视、共济失调，进而智力障碍、去大脑强直，病情进行性发展至几年后死亡。

【影像学表现】

CT：进行性脑萎缩，双侧脑白质广泛、对称性低密度灶，增强扫描无强化。

MRI：双侧大脑半球深部脑白质弥漫性、对称性分布 T_1WI 等/低信号、T_2WI 高信号，FLAIR 呈高信号，可累及小脑、脑干，常伴有脑室轻-中度扩张，增强扫描病灶无强化；晚期有脑萎缩改变。

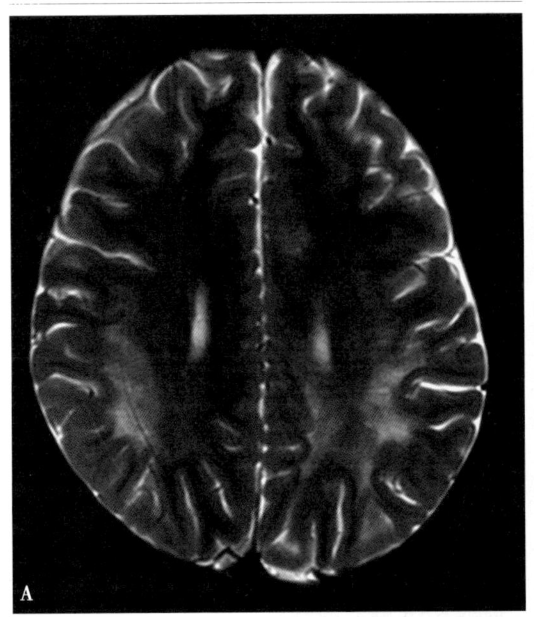

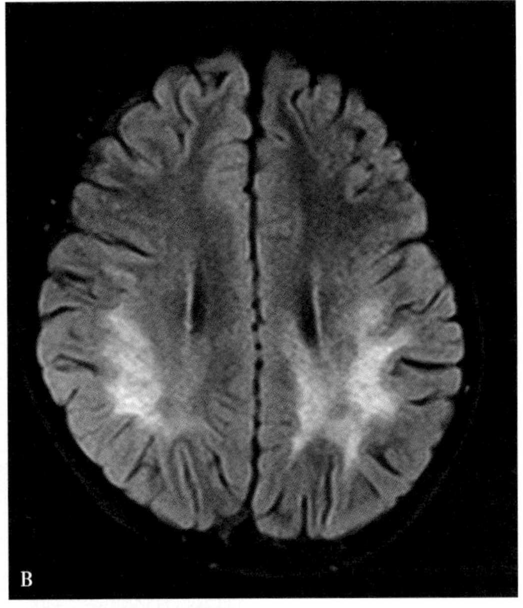

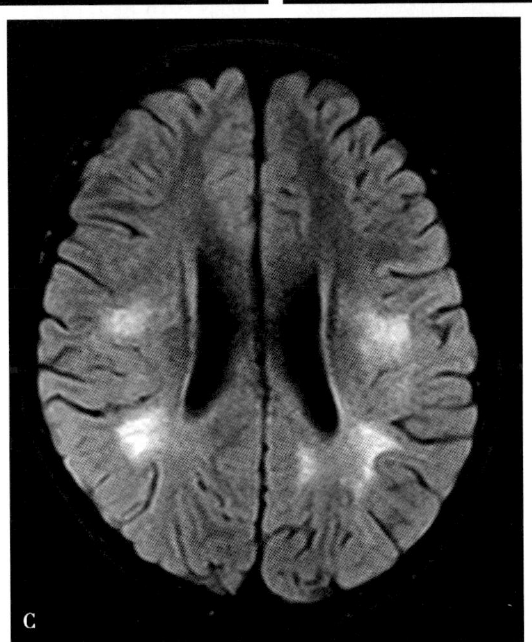

图 2-8-1　肾上腺脑白质营养不良 MRI 表现

轴位 MRI 平扫 T_2WI(A)、FLAIR(B、C)扫描显示双侧脑室三角区及后角周围颞顶枕叶脑白质高信号病灶，呈“蝶翼状”

【诊断要点】

MRI 表现为双侧脑白质弥漫性、对称性分布 T_1WI 等/低信号、T_2WI 高信号灶，可累及大脑半球、小脑、脑干，皮质及皮质下弓形纤维一般不受累。影像学表现无特异性，确诊需结合实验室检查，尿沉渣发现大量异染颗粒可初步诊断，检测血白细胞及皮肤成纤维细胞中硫酸酯酶活性可确诊本病。

【鉴别诊断】

本病需要与球形细胞脑白质营养不良鉴别，球形细胞脑白质营养不良起病急，患者多于 1 岁以内死亡，病变早期累及基底节区、丘脑、放射冠、内囊后肢、大脑皮层、脑干及小脑齿状核等部位，两者早期影像学表现有所不同；病变晚期两者影像学表现有相似之处，实验室检查有助于鉴别。

三、球状细胞脑白质营养不良

【病理生理与临床表现】

球形细胞脑白质营养不良(globoid cell leukodystrophy,GLD)又称Krabbe's病,是常染色体隐性遗传病,为溶酶体异常致半乳糖脑苷脂-β-半乳糖苷酶缺乏,使中枢神经系统半乳糖苷脂堆积,并对少突胶质细胞产生毒性导致髓鞘化不良。GLD主要病理特征为大脑白质广泛脱髓鞘,可累及小脑、脊髓,脑白质可见大量吞噬异常代谢物的球形细胞。临床上GLD分为早期婴幼儿型、晚期婴幼儿型、青少年型及成人型等,以早期婴幼儿型最常见,常于3~6个月起病,临床表现为肌张力增高、易激惹、发育迟缓、癫痫发作、视神经萎缩、眼震、间断发热,预后极差,常在2岁内死亡。

【影像学表现】

CT:部分病例早期可见双侧丘脑、尾状核头、放射冠、大脑皮层、脑干及小脑齿状核对称性高密度影,提示钙盐沉着,随后脑室周围白质出现广泛对称性斑片状低密度灶。后期出现脑白质广泛萎缩。

MRI:大脑深部白质可见对称性分布T_1WI等/低信号、T_2WI高信号,在FLAIR上呈高信号,以半卵圆中心和脑室周围白质为重。病变形态不规则,可侵及顶叶、胼胝体压部及内囊后肢。晚期病变较弥漫,小脑和脊髓也可出现T_2WI高信号病灶,同时可见脑白质萎缩。

【诊断要点及鉴别诊断】

MRI具有较高的敏感性,但不具特异性,难与其他脑白质病变鉴别。影像学检查可对病变累及范围和损伤程度进行评价。本病主要依靠白细胞或成纤维细胞酶学检查确诊。

四、海绵状脑白质营养不良

【病理生理与临床表现】

海绵状脑白质营养不良(spongiform leukodystrophy),又称海绵状变性或Canavan病,是一种罕见的常染色体隐性遗传病,为氮-乙酰天门冬氨酸(NAA)酶缺乏,使NAA在脑组织中聚积,进入血液循环,经尿液排出,导致中枢神经系统髓鞘形成异常。病理特征为脑组织呈海绵状空泡变性伴髓鞘水肿,最终导致脱髓鞘及胶质细胞减少。本病分为新生儿型、婴儿型及少年型。婴儿型多见,出生后3~6个月出现发育迟缓、巨脑、肌张力低下、视神经萎缩、失明,常伴智力低下、语言落后,病情进行性加重,多于幼年死亡。

【影像学表现】

CT:脑白质出现弥漫性密度减低,皮髓质分界不清,病变较严重时累及深部白质,增强扫描无强化。后期出现脑萎缩及脑室扩张。

MRI:脑白质可见对称性分布T_1WI等/低信号、T_2WI高信号,在FLAIR上呈高信号,增强扫描无强化。早期病变主要位于皮层下白质,脑皮层深层、弓形纤维同时受累,病变呈向心性进展,可累及内囊、胼胝体等深部白质,丘脑、苍白球等灰质核团也可受累。MRS可见病变区NAA水平绝对或相对明显增高,NAA峰值升高对诊断Canavan病诊断具有特异性。MRI随访可见脑白质髓鞘化发育停止,而头围增大。

【诊断要点】

Canavan病MRI表现具有一定特点,脑皮层深层、弓形纤维同时受累为特征性表现,尤其是MRS提示NAA峰升高具有特异性,结合临床表现及血、尿中NAA升高可诊断本病。

【鉴别诊断】

本病主要应与亚历山大病进行鉴别,亚历山大病主要表现为双侧额叶白质T_2WI高信号,弓形纤维可受累,两者易于区别。

五、肝豆状核变性

【病理生理与临床表现】

肝豆状核变性(hepatolenticular degeneration,HLD)又称为Wilson病,是一种常染色体隐性遗传的铜代谢障碍性疾病,血清中过多的游离铜沉积于脑、肝、角膜和肾等组织,引起肝硬化、基底节损害等。在脑部主要引起基底节区神经元脱失、水肿、胶质增生及萎缩,其中壳核损害最明显,其次是苍白球和尾状核,丘脑、红核、黑质、脑桥及小脑齿状核及大脑皮质亦可受累。本病发病年龄在8~16岁,无性别差异。神经系统症状起病隐匿,多以锥体外系损害为首发症状,表现为震颤、舞蹈样动作、共济失调和肌强直,角膜K-F环为特征性临床表现。

【影像学表现】

CT:双侧苍白球、壳核、丘脑、内囊对称性低密度灶,脑干、小脑亦可受累,病灶无占位效应,增强扫描无强化。疾病晚期上述病灶密度进一步减低,形成软化灶以及脑萎缩改变。

MRI:豆状核、尾状核、丘脑及小脑齿状核可见对称性分布T_1WI低信号、T_2WI高信号,FLAIR序列呈高信号,为胶质增生和细胞变性所致(ER-2-8-1)。

脑干亦可见对称性病灶，中脑黑质、红核及导水管周围灰质可受累；白质病变常见于额叶，不对称。长期慢性病例出现脑萎缩，并同时累及深部核团和大脑皮层。

ER-2-8-1　肝豆状核变性 MRI 表现

【诊断要点】

MRI 平扫表现为双侧豆状核对称性 T_1WI 低信号、T_2WI 高信号是肝豆状核变性的典型影像学改变，结合肝功能受损、角膜 K-F 环、血清铜蓝蛋白减少和尿铜增加可诊断本病。

【鉴别诊断】

本病影像学上需与引起双侧基底节区对称性低密度的一些中毒性疾病及缺氧性脑病鉴别，如 CO 中毒、霉变甘蔗中毒等，全面掌握临床病史及实验室检查对鉴别诊断很重要。

六、线粒体脑肌病

【病理生理与临床表现】

线粒体脑肌病（mitochondrial encephalomyopathy，ME）是一组少见的线粒体结构和（或）功能异常导致的以脑和骨骼肌受累为主的多系统疾病，包括线粒体脑肌病伴乳酸酸中毒及卒中样发作（mitochondrial encephalopathy combined with actic acidosis and stroke-like episode，MELAS）综合征、Alpers 病、Leigh 综合征（亚急性坏死性脑脊髓病）等。MELAS 综合征多在儿童期及青少年期发病，可有家族史。临床主要表现为进行性智力减退和肌力减退。实验室检查发病期血和脑脊液乳酸含量增高。

【影像学表现】

CT：大脑半球皮质或基底节脑梗死样表现，以脑后部多见，如顶枕叶及颞顶叶，但病灶并非按照动脉供血区分布。急性期增强扫描可有脑回状强化。病灶具有多灶性、游走性的特点，病灶消散后可完全消失，也可留下腔隙性梗死灶，较重的病例发作后可遗留脑萎缩。

MRI：急性期病变区呈脑梗死样表现，脑回肿胀，脑沟变浅，以顶枕叶或颞顶叶多见，T_2WI 及 FLAIR 显示皮质/皮质下信号增高，DWI 信号增高，增强可见脑回样强化（ER-2-8-2）。病灶分布不局限于单一动脉供血区，MRA 显示病变区供血动脉通常无明显狭窄或闭塞。病灶呈多灶性及游走性。亚急性病灶 T_1WI 可见皮层区带状高信号，即“板层样坏死”。多数病例 MRS 可在 1.3ppm 见乳酸“双峰”。

ER-2-8-2　MELAS 综合征 MRI 表现

【诊断要点】

ME 病变发生部位主要为灰质，可为深部灰质或大脑皮层，病变特点为不按血管分布区分布，少数可以累及白质或仅表现为脑萎缩。深部灰质受累多为对称性分布。MRI 为首选影像学检查方法，病变区表现为 T_1WI 低信号，T_2WI 高信号，尤以 FLAIR、DWI 序列最敏感，呈高信号，MRS 检查可见乳酸波增高具有特征性。

【鉴别诊断】

影像学上需要与脑炎、缺血性脑梗死鉴别。脑炎多有发热病史，常出现意识障碍及抽搐，且脑脊液蛋白质或细胞数增多，临床表现和实验室检查有助于鉴别。缺血性脑梗死同时累及灰白质，且病变范围与血管分布区一致。

【回顾与展望】

遗传代谢性疾病的种类较多，部分病种影像学表现具有特征性，如 HLD 及 ALD，而典型的病史及实验室检查有助于本类疾病的诊断。MRI 检查对疾病早期诊断及鉴别诊断可提供较多信息，特别是 MRS 技术，是目前无创性反映化学物质变化及代谢性改变的重要方法。

第九节　颅内肿瘤

一、星形细胞肿瘤

（一）毛细胞型星形细胞瘤

【病理生理与临床表现】

毛细胞型星形细胞瘤（pilocytic astrocytoma，PA）是儿童期最常见的胶质瘤，WHO 分类为Ⅰ级，属于良性肿瘤。任何年龄均可发生，高发于 3～7 岁，男女发病率相等，好发部位依次为小脑半球-小脑蚓部、视交叉-下丘脑、大脑半球、脑室内、脑干。肿瘤边界清楚，有包膜，肿瘤细胞密集排列，易发生囊变，形成单囊或多囊。临床表现与肿瘤部位有关，主要有颅内压增高、共济失调、复视、精神改变及吞咽困难等。

【影像学表现】

CT：发生在小脑半球的PA以囊性多见，半数以上可见壁结节，以大囊壁结节多见，少数为实性。囊性部分呈低密度，壁结节呈等密度。视神经/视交叉PA多为实性，可合并神经纤维瘤病1型。增强检查，囊性者可见壁结节明显强化；实性者呈明显均匀或不均匀强化，少数无强化。

MRI：典型的表现为大囊伴壁结节，囊性部分呈T_1WI低信号、T_2WI高信号，DWI序列呈低信号；壁结节T_1WI、T_2WI均呈等信号（ER-2-9-1）。增强扫描，壁结节呈明显强化，囊壁多不强化，若囊壁呈环形强化则提示囊壁由肿瘤组织构成。实性肿瘤于T_1WI及T_2WI均呈等信号，增强后呈较均匀强化。

ER-2-9-1　毛细胞型星形细胞瘤MRI表现

【诊断要点】

本病常见于儿童，好发于小脑半球，典型表现为大囊伴壁结节，肿瘤边界清晰，与第四脑室相邻，第四脑室受压变形。增强扫描可见壁结节明显强化。

【鉴别诊断】

本病需要与小脑血管母细胞瘤、髓母细胞瘤、脑脓肿相鉴别。小脑血管母细胞瘤多位于小脑中线旁区，和毛细胞型星形细胞瘤影像学表现类似，但其结节相对较小，且强化更加明显，以成年女性多见。髓母细胞瘤起源于小脑蚓部，第四脑室通常受压前移，肿瘤密度呈等/低密度，囊变少见，增强扫描明显均匀强化，周围水肿明显，易发生脑脊液转移。脑脓肿增强后脓肿壁呈环状强化，环外可见脑组织水肿，囊内成分于DWI序列呈高信号有助于鉴别。

（二）多形性黄色星形细胞瘤

【病理生理与临床表现】

多形性黄色星形细胞瘤（pleomorphic xanthoastrocytoma，PXA）是一种相对少见的胶质瘤，占脑星形细胞肿瘤不足1%，好发于儿童和青少年。常发生于大脑半球表浅部位，尤其是额颞叶皮层。WHO分类为Ⅰ级，生物学行为局限，预后良好。临床上多有癫痫发作、头痛史，常伴有颅内压增高症状及定位体征。

【影像学表现】

CT：平扫多数为囊性病变伴结节，增强扫描结节强化，囊壁不强化。部分病灶可为实性，密度不均匀，可出现钙化灶及出血，增强扫描不均匀强化。

MRI：囊实性或实性T_1WI等/低信号、T_2WI高信号，增强扫描可见结节强化或实性肿瘤不均匀强化（ER-2-9-2），可有出血，DWI序列无弥散受限。

ER-2-9-2　多形性黄色星形细胞瘤MRI表现

【诊断要点】

PXA主要发生于儿童和青少年，好发于额颞叶皮层，肿瘤呈囊实性或实性，增强扫描囊壁不强化，结节明显强化，实性病灶不均匀强化。

【鉴别诊断】

本病主要与节细胞瘤、毛细胞型星形细胞瘤鉴别。节细胞瘤多位于大脑半球颞叶内侧，类圆形或不规则形，边界清晰，CT平扫呈低、等或混杂密度，常见钙化灶，MRI平扫T_1WI等/低信号、T_2WI等/高信号、混杂信号，增强扫描强化程度不一。毛细胞型星形细胞瘤好发于幕下，增强扫描与PXA类似，囊性病灶伴强化结节，而发生于视交叉-下丘脑的病灶常以实性多见。

（三）弥漫性星形细胞瘤

【病理生理与临床表现】

弥漫性星形细胞瘤（diffuse astrocytoma，DA）主要是指低度恶性星形细胞肿瘤（WHO Ⅱ级），可以发生于中枢神经系统任何部位，发生于儿童时，多位于脑干，其中以脑桥更为常见。DA一般病程较长，进展较缓慢，但发生在中线区，尤其是伴有*H3 K27M*基因突变者进展迅速，预后很差（此类肿瘤称为弥漫中线胶质瘤，*H3 K27M*突变型，WHO Ⅳ级）。DA常以癫痫为首发症状，伴有不同程度神经功能障碍。

【影像学表现】

CT：平扫呈类圆形等/低密度灶，边界常较清楚，可见局部或弥漫浸润性改变，部分病灶可出现钙化及出血，增强检查通常不强化。

MRI：类圆形或不规则T_1WI低信号、T_2WI高信号病灶，边界可欠清晰，坏死、囊变少见，占位效应轻（图2-9-1），DWI序列无弥散受限。增强检查不强化或部分强化。

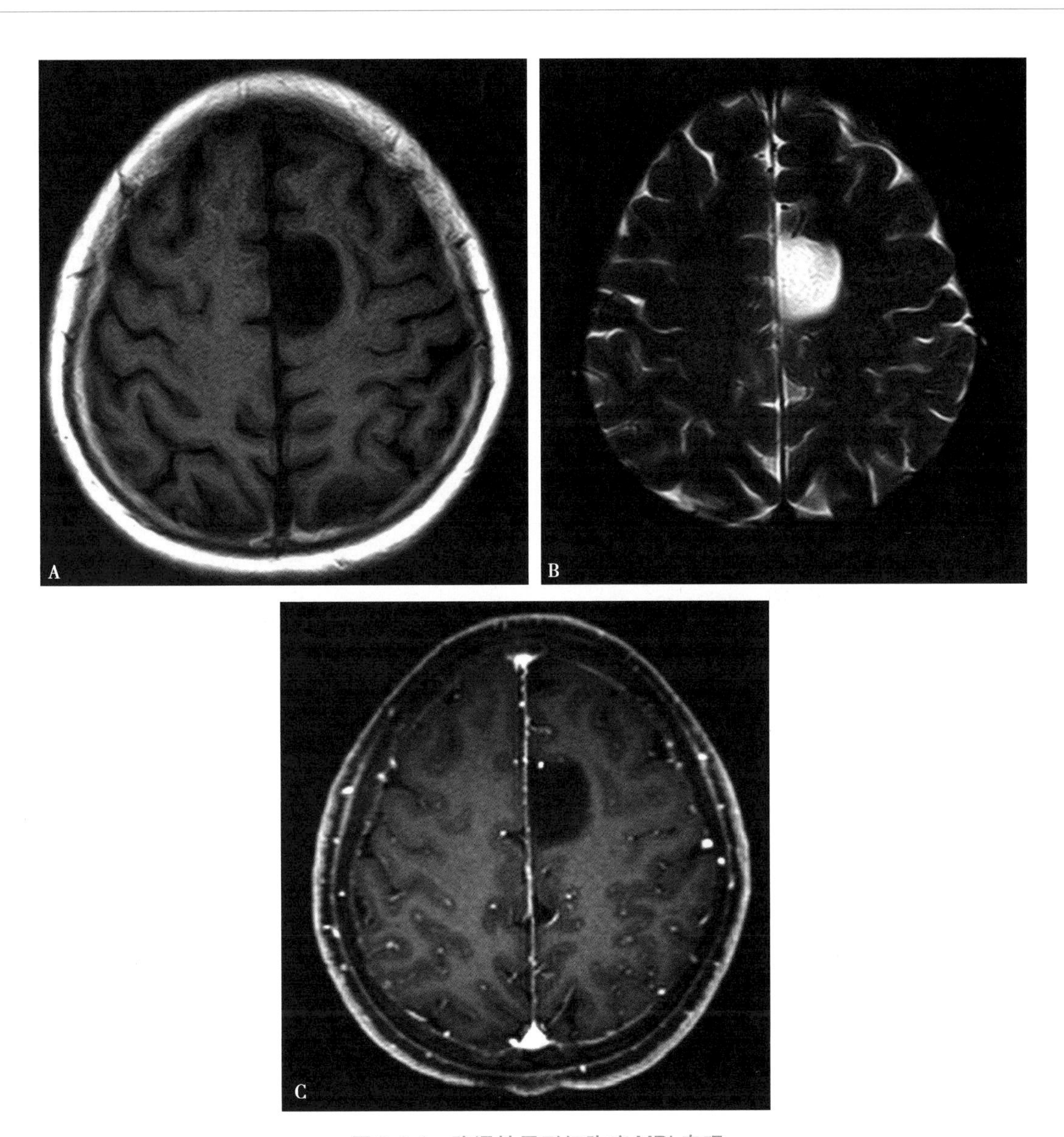

图 2-9-1 弥漫性星形细胞瘤 MRI 表现

A. MRI 平扫轴位 T_1WI 显示左侧额叶大脑镰旁低信号肿块；B. 轴位 T_2WI 显示肿块呈高信号，占位效应轻；C. 增强扫描病灶无强化

【诊断要点】

典型影像学表现为脑实质内类圆形或不规则低、等密度，T_1WI 等/低信号、T_2WI 高信号病灶，可见浸润性改变，占位效应轻，增强检查多不强化或部分轻度强化。儿童期 DA 多发生于脑干。

【鉴别诊断】

DA 弥漫性生长而没有形成肿块时，需要与脱髓鞘病变及脑梗死鉴别。脱髓鞘病变表现为多发、大小不等的脑白质内病灶，部分病灶可出现强化，结合临床病史和实验室检查多可鉴别。脑梗死于 DWI 序列呈明显高信号，增强检查呈脑回样强化。

二、室管膜瘤

【病理生理与临床表现】

室管膜瘤（ependymoma）是发生于脑室壁与脊髓中央管室管膜细胞的神经上皮肿瘤，WHO 分类为Ⅱ级。好发于儿童与少年，发病年龄 6 个月～18 岁，3～5 岁为发病高峰。室管膜瘤好发部位依次为第四脑室、侧脑室、第三脑室、脊髓、终丝及脑实质，儿童期多发生于幕下，多位于第四脑室。组织学上室管膜瘤分为细胞型、上皮型、乳头型和透明细胞型。肿瘤内钙化常见，可达 50%～60%。肿瘤所在部位不同，临床症状不同，常出现重度脑积水、颅内压增高等，伴有共济失调。

【影像学表现】

CT：平扫，幕下室管膜瘤呈不规则等、低、稍高密度肿块，易钙化、囊变，偶可见出血。肿瘤发生在脑室内无瘤周水肿，发生在脑实质者有轻度瘤周水肿。幕上室管膜瘤囊变和出血更多见。增强扫描肿瘤实性部分呈轻-中度强化。

MRI：平扫肿瘤呈 T_1WI 等-低信号、T_2WI 高信号，由于伴有囊变、钙化或出血，信号不均匀，肿瘤边界较清（ER-2-9-3），通常位于第四脑室底部，第四脑室常受压后移，幕上脑室积水。增强扫描肿瘤实性部分强化。

ER-2-9-3　第四脑室室管膜瘤 MRI 表现

【诊断要点】

儿童期室管膜瘤好发于后颅窝第四脑室，常伴有囊变、钙化或出血，增强扫描实性部分强化，强化程度为轻-中度。肿瘤可沿第四脑室侧孔和中孔向桥小脑角池和枕大池生长，是幕下室管膜瘤的特征性表现。

【鉴别诊断】

本病需要与髓母细胞瘤和毛细胞型星形细胞瘤鉴别。髓母细胞瘤起源于小脑蚓部，第四脑室通常受压前移，肿瘤密度及 T_2WI 信号均较室管膜瘤高，钙化灶少见，增强扫描明显均匀强化，肿瘤多侵犯小脑与第四脑室，脑干受压程度相对较低，周围水肿明显，且更易发生脑脊液转移。毛细胞型星形细胞瘤多位于小脑半球，较大的囊性病灶伴强化结节，边界较清，增强后壁结节明显强化。

三、脉络丛乳头状瘤

【病理生理与临床表现】

脉络丛乳头状瘤（choroid plexus papilloma，CPP）是起源于脑室内脉络丛上皮细胞的良性肿瘤，WHO 分类为Ⅰ级，占儿童颅内肿瘤的 2%～5%，是 2 岁以下儿童最常见的颅内肿瘤之一，好发于 5 岁以下，男性多发于女性。儿童好发于侧脑室三角区，而成人好发于第四脑室。肿瘤为粉红色或红灰色的球形实性肿块，表面呈菜花状突起，镜下乳头状瘤内含许多正常的脉络膜。临床表现以脑积水引起的进行性颅压增高和局限性神经系统损害为主。

【影像学表现】

CT：肿瘤位于侧脑室，以三角区居多，边缘呈分叶状或菜花样，呈稍高/等密度，其内可见钙化，坏死、出血少见。增强扫描呈明显均匀强化。

MRI：肿瘤边缘凹凸不平，呈“菜花状”，呈 T_1WI 等/稍低信号、T_2WI 高信号，伴有瘤内出血、钙化时，肿瘤出现相应的信号变化。肿瘤内有时可见供血动脉或引流静脉的流空信号。因肿瘤分泌大量脑脊液而表现为交通性脑积水，肿瘤向脑室内生长浸泡在脑脊液中为其典型表现。增强扫描肿瘤明显强化（ER-2-9-4）。

ER-2-9-4　脉络丛乳头状瘤 MRI 表现

【诊断要点】

肿瘤常位于扩大的脑室内，与脉络丛相连，周围可见脑脊液包绕，其边缘凹凸不平或呈颗粒状，信号较均匀，增强扫描明显均匀强化。

【鉴别诊断】

本病需要与脉络丛囊肿、脉络丛乳头状癌、脉络丛绒毛过度增生鉴别。脉络丛囊肿可单侧或双侧发生，位于脉络丛内或紧贴脉络丛，可导致侧脑室局限扩张，CT、MRI 平扫与脑脊液密度/信号一致，边缘可见钙化，增强后囊肿壁及周围脉络膜可见强化。脉络丛乳头状癌形态明显不规则，脑室不对称性扩大，伴周围脑实质侵犯及中线结构偏移。脉络丛绒毛状过度增生通常为双侧，不具有“菜花状”形态，与脉络丛乳头状瘤鉴别最终还需病理确诊。

四、胚胎发育不良性神经上皮肿瘤

【病理生理与临床表现】

胚胎发育不良性神经上皮肿瘤（dysembryoplastic neuroepithelial tumor，DNET）是一种位于幕上的神经元-胶质肿瘤，好发于儿童，男性稍多见。肿瘤由不同比例的少突胶质细胞、星形细胞和成熟神经元组成，WHO 分类为Ⅰ级。典型的临床症状是长期反复发作的癫痫史。手术切除预后良好。

【影像学表现】

CT：肿瘤多位于幕上大脑皮质，常见于颞叶，也可位于额叶、顶叶，占位效应较轻，一般无灶周水肿。病变呈低密度，部分病灶呈囊性分叶状，偶有钙化灶。增强扫描病变无强化，少数病灶轻度强化。可引起邻近颅骨内板发育不良，呈扇贝壳样变形，常伴有皮质发育不良。

MRI：肿瘤表现为边界清楚的假囊肿样病灶，位于皮质，可累及皮质下，呈 T_1WI 低信号、T_2WI 高信号，增强扫描无强化或轻度强化（ER-2-9-5）。

ER-2-9-5　胚胎发育不良性神经上皮肿瘤 MRI 表现

【诊断要点】

位于大脑皮层的局灶性假囊肿样病灶具有一定的特异性，常见于颞叶，占位效应不明显，增强扫描无强化或轻度强化。

【鉴别诊断】

本病需要与低级别星形细胞肿瘤、蛛网膜囊肿鉴别。低级别星形细胞肿瘤儿童少见，主要发生于脑实质深部白质。蛛网膜囊肿为脑外病变，呈均匀一致的脑脊液样密度/信号，邻近脑实质呈受压改变。

五、胚胎性肿瘤

（一）髓母细胞瘤

【病理生理与临床表现】

髓母细胞瘤（medulloblastoma，MB）是常见的儿童后颅窝肿瘤，可发生在任何年龄，4～8 岁为发病高峰，男性多于女性。儿童髓母细胞瘤起源于髓质上皮的生殖细胞，WHO 分类为Ⅳ级，生长迅速，恶性程度高，预后差。发生于小脑蚓部或下髓帆，迅速生长充满第四脑室，向下生长充填枕大池，甚至经枕大孔延伸至椎管。临床症状以头痛、呕吐、走路不稳和视盘水肿为主。

【影像学表现】

CT：肿瘤多位于后颅窝中线区小脑蚓部，呈等或稍高密度，边界清楚，周围可见低密度水肿带，第四脑室受压变形、前移或消失。增强扫描呈明显强化。

MRI：肿瘤呈 T_1WI 等/低信号、T_2WI 等/稍高信号，由于伴有囊变、钙化或出血，信号不均匀，肿瘤体积越大，囊变越多、越大，与肿瘤生长迅速有关，钙化与出血较少见。DWI 序列肿瘤呈高信号，肿瘤周围可见稍长 T_1、稍长 T_2 信号水肿带，FLAIR 序列显示瘤周水肿更清楚。增强检查强化显著（图 2-9-2）。髓母细胞瘤易通过脑脊液播散至脑室或蛛网膜下腔，其影像学表现与原发灶相同。

【诊断要点】

好发于男性儿童，多位于后颅窝中线区小脑蚓部，CT 呈等或稍高密度，呈 T_1WI 等/低信号、T_2WI 等/稍高信号，肿瘤边界清楚，瘤周可见水肿，肿瘤易囊变，出血、钙化少见，推挤四脑室，增强扫描可见明显强化。易发生脑脊液播散。

【鉴别诊断】

本病需要与第四脑室室管膜瘤、小脑毛细胞型星形细胞瘤鉴别。第四脑室室管膜瘤起源于第四脑室的室管膜，病程较髓母细胞瘤长，肿瘤位于第四脑室，钙化常见，无瘤周水肿，增强扫描轻-中度强化。小脑毛细胞型星形细胞瘤多发生于小脑半球，边界清晰，呈大囊壁结节表现，增强扫描壁结节强化。

（二）非典型畸胎样-横纹肌样瘤

【病理生理与临床表现】

非典型畸胎样-横纹肌样瘤（atypical teratoid/rhabdoid tumor，AT/RT）是婴幼儿及儿童少见的中枢神经系统极具侵袭性的恶性肿瘤，是横纹肌样瘤在中枢神经系统的一种特殊表型。病理上，肿瘤除含有横纹肌样细胞外，还含有原始神经外胚层、上皮及间叶组织多方向分化的成分。WHO 分类为Ⅳ级。AT/RT 可发生于中枢神经系统的任何位置，多发生于幕下，以桥小脑角区及小脑蚓部多见，好发于 2 岁以下婴幼儿，具有高度侵袭性，易种植转移，存活期短，预后极差。

【影像学表现】

CT：肿瘤好发于幕下，呈混杂密度肿块，瘤体通常较大，增强检查强化不均匀。

MRI：肿瘤体积较大，主要呈 T_1WI 等信号、T_2WI 等/稍高信号，由于伴有囊变、钙化或出血，信号不均匀，囊性部分多位于周边。肿瘤 DWI 序列呈高信号，增强检查强化不均匀，可见曲带状强化。

【诊断要点】

多见于 2 岁以下儿童，好发于小脑半球，肿瘤体积较大、边缘性囊变、实性部分呈等 T_1 等 T_2 信号、DWI 上明显高信号，明显的曲带状强化以及肿瘤内出血和钙化是 AT/RT 较为特征性的影像表现。

【鉴别诊断】

发生于幕下的 AT/RT 主要与髓母细胞瘤、室管膜瘤鉴别。髓母细胞瘤常发生在小脑蚓部，大多数肿瘤 MRI 表现为 T_1WI 上呈等或低、T_2WI 为等或

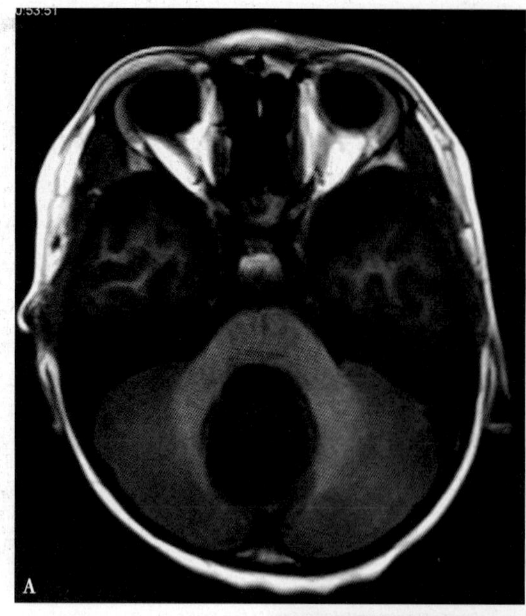

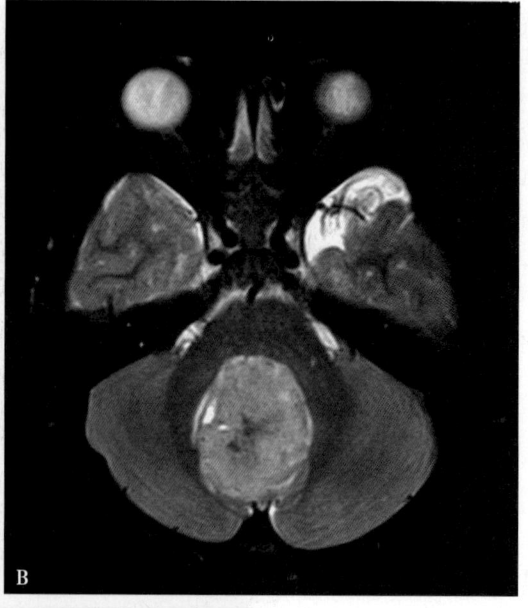

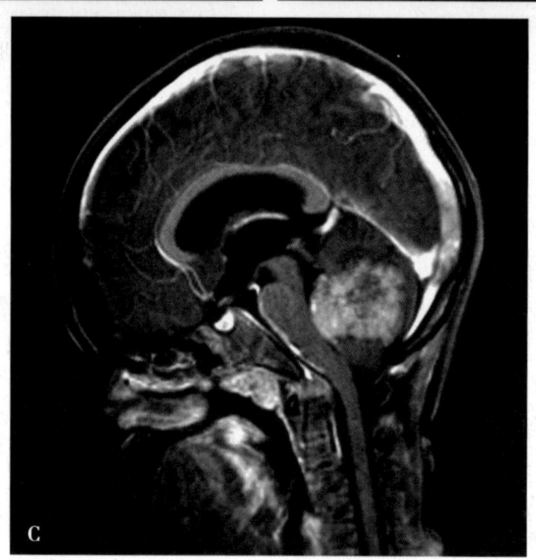

图 2-9-2 髓母细胞瘤 MRI 表现

A. 轴位 T_1WI 显示小脑蚓部低信号肿块；B. 轴位 T_2WI 显示肿块呈高信号；C. 矢状位增强扫描显示肿块明显不均匀强化，边界不清，肿瘤侵入四脑室，幕上脑室积水扩张

高信号，增强扫描明显强化，肿瘤内囊变和钙化少见。室管膜瘤多起自于第四脑室，钙化、囊变常见，T_1WI、T_2WI 信号常不均匀，可沿桥小脑角区及正中孔等呈塑形性生长。

六、生殖细胞瘤

【病理生理与临床表现】

生殖细胞瘤(germinoma)是颅内最常见的生殖细胞起源肿瘤，由原始的生殖细胞衍生而来，WHO 分类为Ⅳ级，可以沿室管膜和脑脊液播散。好发于松果体区，其次为鞍上区、基底节丘脑区。肿瘤多发生于儿童和青少年，男性好发，发病高峰为 10~20 岁。位于松果体区生殖细胞瘤以男性多见，位于鞍上生殖细胞瘤以女性多见。松果体区生殖细胞瘤临床症状以脑积水、中脑顶盖综合征、性早熟为特征，鞍上生殖细胞瘤主要表现为尿崩症、消瘦或性早熟、视野缺损及下丘脑-垂体功能紊乱。生殖细胞瘤对放射治疗高度敏感。

【影像学表现】

CT：松果体区生殖细胞瘤表现为第三脑室后部类圆形等或稍高密度病灶，边界清楚，病灶较大时可见分叶状，钙化常见(为湮没或移位的原有松果体钙化)。常伴有梗阻性脑积水。增强扫描多为均匀强化。鞍上区生殖细胞瘤表现为鞍上区边界清晰的类圆形肿块,呈均匀的等或稍高密度,增强后呈明显均匀强化。当肿瘤体积较大时出现囊变、坏死区可致强化不均匀。

MRI:松果体区生殖细胞瘤表现为第三脑室后部呈 T_1WI 等/稍低信号、T_2WI 等/稍高信号肿块,边界清楚,信号不均匀,肿瘤压迫第三脑室后部致梗阻性脑积水。增强扫描可见明显均匀或不均匀强化(图 2-9-3),脑室壁可出现带状或结节状强化影,提示有室管膜扩散。鞍上区生殖细胞瘤呈 T_1WI 等信号、T_2WI 等/稍高信号。肿瘤可位于鞍上或鞍内,以鞍上者多见,可向第三脑室内生长。增强扫描明显不均匀强化,可伴有同侧大脑皮质萎缩,系内囊受累所致。

【诊断要点】

好发于男性儿童,松果体区常见肿瘤之一,CT 呈等或稍高密度,呈 T_1WI 等/稍低信号、T_2WI 等/稍高信号,肿瘤边界清楚,患儿有性早熟等典型临床表现。

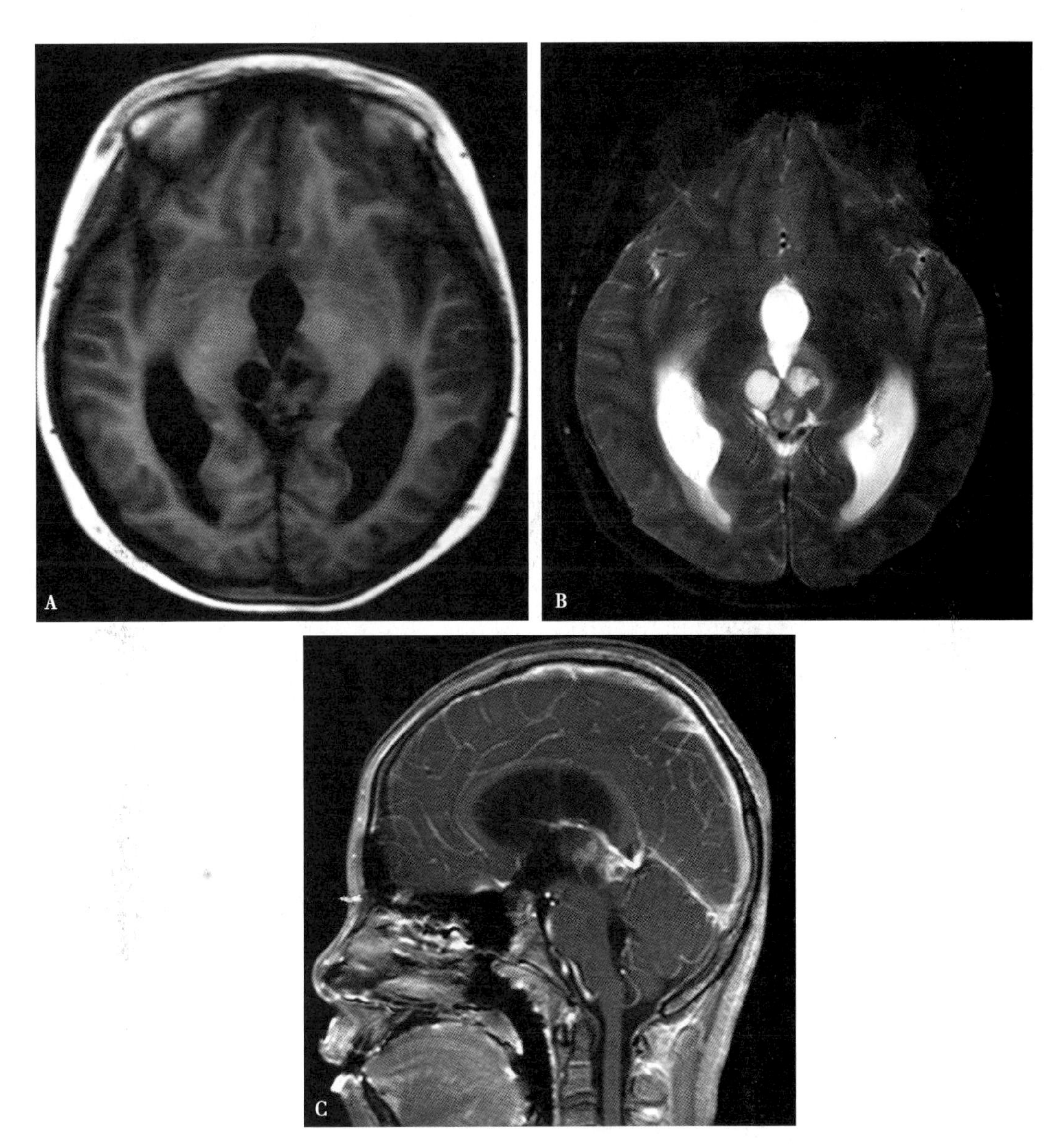

图 2-9-3 生殖细胞瘤 MRI 表现

A. 轴位 T_1WI 显示松果体区等、低信号肿块;B. 轴位 T_2WI 显示肿块呈等、高信号,边界不清楚,信号不均匀,内见囊变及钙化灶,肿块压迫三脑室后部致第三脑室与双侧脑室积水扩大;C. 矢状位增强扫描可见肿瘤实性部分、囊变区囊壁明显强化

【鉴别诊断】

生殖细胞瘤发生于松果体区时需要与松果体细胞瘤、畸胎瘤相鉴别。松果体细胞瘤多见于中青年，儿童少见，松果体钙化被肿瘤包裹，CT平扫呈类圆形等或高密度病灶，T_1WI等信号、T_2WI等信号，边界清楚，增强扫描明显均匀强化。畸胎瘤由于肿瘤含有脂肪、软组织密度及钙化灶易于鉴别，CT平扫密度不均匀，MRI T_1WI及T_2WI均为混杂信号，边界清楚，增强扫描不均匀强化。

生殖细胞瘤发生于鞍上区时需要与颅咽管瘤、垂体肿瘤相鉴别。颅咽管瘤表现为鞍上囊性和(或)实性肿瘤，钙化发生率高，囊壁可见蛋壳样钙化，囊液密度较脑脊液密度稍高，MRI T_1WI等/低信号，T_2WI等/稍高信号，增强扫描囊壁强化，实性成分均匀或不均匀强化。垂体肿瘤常于早期出现蝶鞍扩大，鞍背骨质吸收等改变，正常垂体形态不能显示。

七、颅咽管瘤

【病理生理与临床表现】

颅咽管瘤(craniopharyngioma)来源于鞍区或鞍上的Rathke囊的上皮残余细胞，好发于鞍上，少数位于鞍内、第三脑室、鼻咽腔或蝶窦。WHO分类为Ⅰ级，颅咽管瘤组织学分为三个亚型，分别为牙釉质型、乳头状型和混合型，绝大多数为釉质细胞型。颅咽管瘤见于各年龄期，发病年龄呈双峰状分布，儿童期好发于8~12岁，男性略多于女性。临床症状有头痛、内分泌症状紊乱、原发性视神经萎缩和双侧颞侧偏盲，儿童颅咽管瘤还可造成垂体性侏儒。

【影像学表现】

X线：平片，病灶有钙化灶时，可见位于鞍上、鞍内或鞍背后方的高密度影，呈斑点状、聚集成堆或蛋壳状。后床突可见骨质吸收、破坏，蝶鞍扩大。

CT：平扫肿瘤以囊性或部分囊性为主，多位于鞍上，表现为类圆形低密度肿块，边界清楚，病灶较大时可见分叶状，囊液含蛋白成分多时密度较脑脊液高。90%可见囊壁钙化，呈弧线状、蛋壳样，实性成分钙化呈斑片状。鞍上池可部分或全部闭塞，肿瘤较大时可导致第三脑室变形、移位及梗阻性脑积水。增强检查囊壁及分隔强化，囊液无强化，实性病灶多为均匀强化，少数病灶不强化。

MRI：颅咽管瘤的MRI信号根据其囊实性和所含囊液成分不同变化较大，信号混杂，与病灶内的蛋白质、胆固醇、正铁血红蛋白、钙质的含量多少有关。实性肿瘤表现为T_1WI等信号、T_2WI高信号。增强检查肿瘤实性部分呈均匀或不均匀强化，囊壁呈环形强化(ER-2-9-6)

ER-2-9-6 颅咽管瘤CT、MRI表现

【诊断要点】

鞍上囊性或囊实性肿块，环形或蛋壳样钙化灶，囊性成分呈低密度，囊壁及实性成分等或稍高密度，MR信号因内容物不同而信号多变。增强检查肿瘤囊壁及实性部分强化。

【鉴别诊断】

颅咽管瘤需与儿童期好发于鞍上区的其他肿瘤相鉴别，主要包括鞍上区生殖细胞瘤、灰结节错构瘤、Rathke裂囊肿。鞍上区生殖细胞瘤以实性成分为主，较大肿瘤内部可见多发囊变坏死区，钙化少见。增强扫描肿瘤显著强化。肿瘤具有早期沿脑膜播散的特点。灰结节错构瘤常见于2岁前婴幼儿，主要症状为癫痫和性早熟。影像学上与灰质呈均匀等密度或等信号，无囊变、钙化，增强扫描无明显强化。Rathke裂囊肿影像学表现取决于囊内成分，可与脑脊液呈等密度或信号，含黏液成分较多时，CT可呈等密度或稍高密度，T_1WI可呈等或高信号，密度或信号均匀，囊壁无钙化，增强扫描囊壁无强化。

八、下丘脑错构瘤

【病理生理与临床表现】

下丘脑错构瘤(hypothalamic hamartoma)并非真正的肿瘤，是较少见的先天性脑组织发育异常，肿块由异位的正常脑组织形成，起源于下丘脑乳头体和灰结节之间。组织学上由成熟的神经元和神经胶质组织构成，呈非肿瘤性异常生长。多发生于儿童早期，临床表现为性早熟、痴笑样癫痫等。

【影像学表现】

CT：与脑灰质等密度，边缘清晰光整，密度均匀。大小不一，较小的肿瘤无蒂，位于第三脑室的底部；较大的肿瘤可有蒂，垂入大脑脚间池，压迫第三脑室底部变形。增强检查无强化。

MRI：是下丘脑错构瘤的首选检查方法，矢状位和冠状位可最准确显示病变和周围结构关系。肿块位于灰结节和乳头体区，呈圆形或椭圆形结节，边界清晰，有蒂或无蒂，通常直径为 0.2～1.5cm，信号均匀，T_1WI 与脑灰质等信号、T_2WI 信号较脑灰质稍高，增强检查无强化（ER-2-9-7），其影像表现有特异性。

ER-2-9-7 下丘脑错构瘤 MRI 表现

【诊断要点】

下丘脑错构瘤位置比较固定，位于灰结节和乳头体区，CT 上与脑组织密度相等，MRI 上与灰质等信号，结合性早熟、痴笑样癫痫的临床表现常可明确诊断。

【鉴别诊断】

本病需要与颅咽管瘤、视交叉胶质瘤、鞍上区生殖细胞瘤相鉴别。颅咽管瘤多有囊性成分，钙化常见，典型表现为囊性肿块伴边缘蛋壳样钙化，肿块密度及信号不均匀，增强后囊壁及实性成分强化。视交叉胶质瘤 CT 平扫为等密度，MRI T_1WI 低信号，T_2WI 高信号，视神经、视交叉及视束可增粗，增强扫描可见强化。鞍上区生殖细胞瘤 CT 呈等密度肿块，MRI T_1WI 及 T_2WI 均为等信号，增强扫描明显强化，常见脑脊液种植转移。

【回顾与展望】

对颅内肿瘤的诊断要求，首先是基于形态的要求，肿瘤是否存在、定位、大小、数目及典型的病理性质，而 CT 和 MRI 的基础序列可以在良好的解剖基础上做到形态学诊断。CT 显示颅内钙化更敏感，而 MRI 在发现肿瘤个数及准确定位、定性方面都优于 CT。在形态学诊断的基础上，功能与代谢成像进一步提供深入、精细信息，为肿瘤的病理定性、疗效评价及预后提供有效信息。DWI 与 DTI 有助于确定手术边界及肿瘤周围水肿范围及部分肿瘤术后是否存在残留；PWI 有助于鉴别肿瘤复发及放射性坏死；MRS 可对肿瘤的代谢物进行定量分析，且不同肿瘤由于细胞成分不同，其 MRS 有明显差异，例如星形细胞瘤由于侵及神经元 NAA 下降，Cr 中等下降，Cho 明显升高，而在颅咽管瘤、表皮样囊肿等肿瘤或肿瘤样病变中，由于神经元缺乏，一般看不到 NAA 峰，但可以见到脂质峰。同时 MRS 对肿瘤分级、鉴别肿瘤的复发与放疗后坏死也有一定帮助。

第十节 颅内创伤

一、产伤（不含颅骨骨折）

【病理生理与临床表现】

产伤是指分娩过程中因机械因素对胎儿或新生儿造成的损伤。虽然随着产前检查普及、产科技术提高，产伤发生率已明显下降，但仍是引起新生儿死亡及远期致残的原因之一。由于新生儿颅缝未闭和颅板较薄，大脑可塑性较强，产伤引起的颅内创伤并不及骨折、头皮创伤等多见，颅内创伤主要包括硬膜外血肿、硬膜下血肿、蛛网膜下腔出血、硬膜下积液、脑挫裂伤、脑出血等，通常由难产或产钳引起。主要临床表现为烦躁、抽搐、恶心、昏迷、呕吐、意识障碍等，远期致残可有智力障碍、语言发育迟缓等。新生儿临床表现较轻，脑疝出现晚，病情变化急骤。

（1）硬膜外血肿：发生于颅骨内板与硬脑膜之间的血肿称为硬膜外血肿，多系直接暴力所致，多伴有颅骨骨折，颅骨骨折或短暂变形致硬脑膜血管、板障内血管或静脉窦破裂出血所致。

（2）硬膜下血肿：出血来源主要是大脑皮质动脉静脉、桥静脉破裂。

（3）蛛网膜下腔出血：创伤性蛛网膜下腔出血多伴有脑挫裂伤或硬膜下血肿，单纯的创伤性蛛网膜下腔出血较少见，出血来源主要是软脑膜血管、蛛网膜下间隙血管或皮质血管破裂或脑实质内血肿破入蛛网膜下腔。蛛网膜下腔出血可随脑脊液循环分布于各脑池、脑沟，进入脑室系统。

（4）硬膜下积液：发生颅脑外伤时，外力撕裂蛛网膜，脑脊液进入硬膜下间隙，硬膜下积液可以吸收，也可以长期存在。

（5）脑挫裂伤：是指暴力作用于头部造成的脑组织器质性损伤。脑挫裂伤分为冲击伤、对冲伤，通常将受力侧的脑损伤称为冲击伤，其对侧者称为对冲伤。当额部受外力作用时，易发生额极及颞极的冲击伤，颞部受外力作用时，易发生对侧额颞叶对冲伤，枕部受外力作用时，易发生额极、颞极及其底面的对冲伤。

（6）脑出血：多数继发于脑组织挫裂伤。脑实质内出血在幕上达到 20ml 以上或在幕下达 10ml 以上可称为血肿。外伤性血肿多发生于脑损伤附近，可单发或多发。脑实质内血肿破入脑室系统可出现脑室积血。

【影像学表现】

CT：

（1）急性硬膜外血肿：为颅骨内板下梭形高密度影，由于硬脑膜在颅底和骨缝处与颅骨连接紧密，硬膜外血肿不易跨越颅缝（ER-2-10-1A），随着时间的推移，血肿密度逐渐减低。

（2）硬膜下血肿：呈新月形高密度影贴于脑表面，由于硬膜下间隙的阻力较小，故硬膜下血肿分布较为广泛，脑组织、脑室及中线受压移位的现象也相对于硬膜外血肿更明显（ER-2-10-1B）。

（3）蛛网膜下腔出血：表现为脑池、脑沟密度增高（ER-2-10-1C）。

（4）硬膜下积液：表现为贴于大脑表面的新月形低密度影，邻近的脑实质受压，脑回变平，脑沟变浅。

（5）脑挫裂伤：表现为低密度区内混杂有高密度点状、斑片状出血灶，损伤范围大，可出现占位效应（ER-2-10-1D）。

（6）脑出血：形成脑内血肿时呈灶性高密度影，挫伤及血肿周围可见片状低密度水肿带（ER-2-10-1D）。

MRI：创伤引起的颅内出血外形上与CT相同，但MRI对于出血分期更为敏感。急性期T_1WI低/信号、T_2WI稍低信号；在亚急性期T_1WI、T_2WI信号逐渐增高，最终呈高信号；慢性期在T_1WI上逐渐减低、呈低信号，T_2WI呈高信号，但血肿周边含铁血黄素不易吸收，故在T_2WI上边缘呈低信号。MRI显示脑挫裂伤较CT敏感，不受颅骨伪影干扰，T_1WI呈低信号、T_2WI呈高信号（ER-2-10-1E、F）。SWI对发现颅内少量出血较常规MRI序列更为敏感，表现为低信号影。

ER-2-10-1　产伤所致颅内血肿、挫伤CT和MRI表现

【诊断要点】

颅内创伤影像学表现具有特征性，结合病史，诊断并不困难。

【鉴别诊断】

硬膜外血肿与硬膜下血肿两者间有时需要鉴别，少数硬膜下血肿也可呈梭形，有时鉴别存在困难，但硬膜外血肿较局限，边缘光滑，而硬膜下血肿范围较广，边缘欠光滑，但占位效应较轻，在MRI上硬膜为线样低信号，明确血肿与硬膜的位置关系有助于鉴别。

大脑大静脉及直窦在CT上也可呈线状稍高密度影，应与蛛网膜下腔出血鉴别，蛛网膜下腔出血形态不如上述结构规则。

二、虐待伤

虐待伤是指对共同生活的家庭成员，以打骂限制自由、凌辱人格、不予治疗或者强迫作过度劳动等方法，造成的肉体上和精神上摧残伤害。由虐待造成的颅内创伤亦包括硬膜外血肿、硬膜下血肿、蛛网膜下腔出血、硬膜下积液、脑挫裂伤、脑出血等，受伤机制更多样，临床症状更加明显。其影像学表现与“产伤”一节中的表现相似，可发生于各年龄段婴幼儿及儿童（ER-2-10-2）。

ER-2-10-2　虐待伤所致硬膜下血肿、颅内挫伤CT和MRI表现

【回顾与展望】

对于颅脑损伤的诊断，CT具有高效、经济、显示颅骨结构清楚、允许抢救设备进入机房等优点，被公认为颅脑损伤的首选影像学检查方法。MRI对一些慢性或反复的虐待伤、脑干及后颅窝非出血性损伤较CT敏感，可作为补充。MRI中的多模态技术，如DWI、SWI等对于发现隐匿性的出血、脑挫裂伤很有价值，在临床应用也越来越广泛。

（张小安　张体江　月　强　赵　鑫　陈晓曦　唐　静）

第三章　头颈部

第一节　概　述

儿童期头颈部疾病以感染性、先天性疾病最常见，而肿瘤性疾病相对少见。在感染性疾病中，由于各结构相互毗邻，一个部位炎症可波及相邻的部位，如鼻窦炎可继发眼眶炎症，腺样体肥大可并发中耳乳突炎，因此掌握头颈部解剖结构之间的关系特点对疾病的诊断非常有帮助。而对于先天性疾病的理解，则需要熟悉受累结构胚胎发生的特点，如各种内耳畸形的表现实际上反映了听泡在不同胚胎发生阶段发育停止。此外，尚需要对疾病临床特点有足够了解，如早产儿视网膜病与生产史、吸氧史的关系。一些疾病能对患儿的生活质量造成严重影响，而需要积极干预，如腺样体肥大引起的鼾症、颞骨畸形导致的听力丧失，早期的诊断对积极治疗、改善预后非常重要。总之，对儿童期头颈部疾病而言，影像学诊断需要密切结合解剖、胚胎发生、临床特征等相关知识。

第二节　检查方法与适应证

头颈部影像学检查需要严格掌握适应证，CT宜仅针对急症，如严重创伤、新生儿鼻腔阻塞性疾病等需要积极干预者，以及需要观察骨性结构异常者，其他疾病尽量选择超声、MRI或辐射剂量相对较小的X线平片检查。必须进行CT检查时，需要尽量避免对晶状体、甲状腺的直接辐射，扫描时必须遵守剂量最优化原则。

此外，需要了解不同疾病可能累及的解剖结构异常，如先天性外耳、中耳畸形可能伴随其他颌面部结构异常，而内耳畸形可能合并颅内结构的异常，CT扫描范围、MRI序列的选择需要依具体疾病而决定。

一、耳部

（一）X线

人工耳蜗植入术后，常用岩骨斜位观察人工耳蜗的位置。

（二）CT

观察外耳道、鼓室、听小骨、乳突、鼓窦及内耳等骨性结构异常。患者取仰卧横断扫描位，扫描基线为听眶上线。采用小视野，骨算法重组，采集层厚≤1mm，层间距1~2mm。根据临床需要可对重点观察结构进行冠状面、斜矢状面及三维图像重组，重组图像层厚≤1mm。

（三）MRI

观察膜迷路、神经、血管及颅内结构异常。采用头颅多通道线圈，横断面扫描基线为听眶上线，冠状面扫描基线为听眶下线的垂线，面神经扫描时增加斜矢状面，扫描基线平行于面神经水平段，常规扫描序列包括T_1WI和T_2WI，扫描层厚为3~5mm，层间距0~0.5mm，矩阵≥256×256。可疑内耳畸形或内听道病变时行内耳水成像检查，层厚为0.8mm，内耳畸形采用MIP重组，内听道神经异常行垂直于内听道的MPR重组。必要时行增强扫描。

二、眼部

（一）CT

观察眼球、视神经、眼肌、眶壁及眶周等结构异常。患者取仰卧位横断面扫描，必要时加以冠状面扫描，横断面扫描基线为听眶下线，冠状面扫描基线为听眶下线的垂线。采用小视野，骨算法和软组织算法重组。采集层厚2mm，层间距2mm。根据临床需要行三维图像重组，重组图像层厚≤2mm。

增强扫描：采用非离子型对比剂，注射剂量一般为1~2ml/kg，采用静脉团注的方法。延迟扫描时间依具体情况而定，用于观察软组织或血管性病变。

（二）MRI

观察眼眶、眼球、视神经及颅内等结构异常。采用头颅多通道线圈，横断面基线为听眶下线，冠状面基线为听眶下线的垂线，斜矢状面基线平行于视神经。扫描序列包括横断面T_1WI和T_2WI，冠状面、斜矢状面T_1WI及脂肪抑制技术。扫描层厚为3~5mm，层间距0~0.5mm，矩阵≥256×256。

增强扫描：采用动态增强扫描，梯度回波

T_1WI，每 20~30s 扫描 1 个序列，共扫描 10 次，间隔 20~30s。脂肪抑制后行横断面、冠状面、斜矢状面 T_1WI。可进一步准确地显示病变范围，为病变的定性提供更多信息。

三、鼻部

（一）X 线

鼻腔异物及鼻窦炎症可采用瓦式位观察，鼻骨骨折可采用切线位观察，腺样体肥大可采用侧位片观察。

（二）CT

观察鼻腔、鼻窦、鼻骨、鼻咽及周围结构异常。多采用横断及冠状面扫描，横断面基线为听眶下线，冠状面基线为听眶下线的垂线，骨算法和软组织算法重组，采集层厚 2mm，层间距 2~5mm。

（三）MRI

观察鼻腔、鼻窦、鼻咽及周围结构异常。采用头颅多通道线圈，横断面基线为听眶下线，冠状面基线为听眶下线的垂线，矢状面基线平行于正中矢状面。扫描序列主要为 T_1WI 和 T_2WI，扫描层厚为 3~5mm，层间距 0.5~1mm，矩阵≥256×256。必要时行脂肪抑制 T_1WI 及增强扫描。

四、喉部及颈部

（一）CT

采用横断面扫描，并辅以冠状及矢状面重建。横断面扫描基线为听眶下线。软组织算法重组，外伤及其他怀疑有骨质改变时，采用骨算法重组。采集层厚 2~5mm，层间距 2~5mm，较小病变层间距≤层厚。根据临床需要行三维图像重组，重组图像层厚≤3mm。

（二）MRI

采用头颅多通道线圈、头颈联合线圈，横断面扫描基线为听眶下线，冠状面、矢状面根据扫描的器官、部位或需显示的结构确定。扫描序列主要为 T_1WI 和 T_2WI。增强扫描：行横断面、冠状面、矢状面 T_1WI 扫描，同时使用脂肪抑制技术。

第三节 胚胎发育、应用解剖及生理

一、胚胎发育

（一）鳃器和颈部的发生

胚胎 4~5 周，胚体头部两侧的间充质增生，逐渐形成左右对称的 6 对鳃弓，第 5 对出现不久即消失，相邻鳃弓间为 5 对鳃沟。与之相对应的原始咽侧壁向外膨出形成 5 对咽囊。鳃弓、鳃沟与咽囊统称鳃器（图 3-3-1），鳃弓参与颜面和颈部的形成，咽囊则是咽鼓管、中耳鼓室、腭扁桃体、甲状旁腺和胸腺等多种器官发生的原基。

第 5 周时，第二鳃弓生长迅速，向尾侧延伸，越过第三、四、六鳃弓，和下方的心上嵴融合。心上嵴是心突上缘的间充质增生，向头端长出的嵴状突起。当两者融合后，第二鳃弓与深部三个较小鳃弓之间构成一封闭的腔隙，称颈窦。颈窦很快闭锁消失。随着鳃弓的分化、食管和气管的伸长及心脏位置的下降，颈部逐渐形成。

（二）咽囊演化及甲状腺的发生

随着胚胎的发育，咽囊演化出一些重要的器官（图 3-3-2）。第 1 对咽囊伸长演化为咽鼓管，末端膨大演化为中耳鼓室。第 2 对咽囊形成腭扁桃体和扁桃体窝。第 3 对咽囊形成下甲状旁腺、胸腺和梨状窝。胸腺为第 3 咽囊腹侧细胞增生，形成左右两条细胞索，向胚体尾侧延伸，在未来的胸骨柄后方，左右细胞索汇拢，形成胸腺原基，细胞索根部退化而与咽脱离。第 4 对咽囊形成上甲状旁腺和梨状窝顶。第 5 对咽囊形成后鳃体，随后部分细胞迁入甲状腺内，分化为滤泡旁细胞。

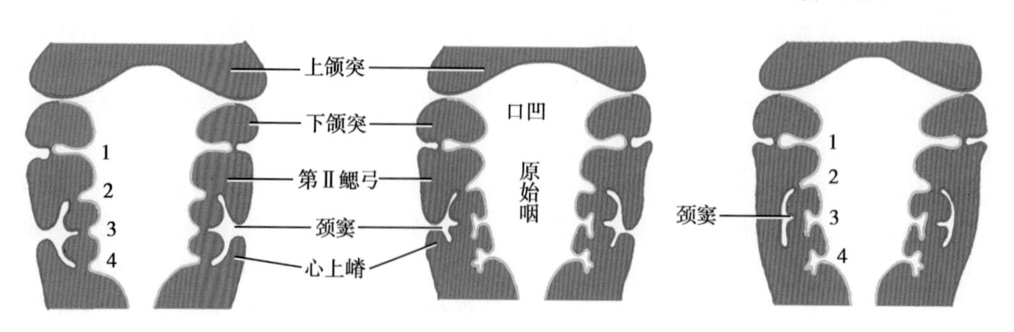

图 3-3-1 第 5~6 周人胚头部冠状切面模式图
示鳃器及颈部形成；1~4 示咽囊

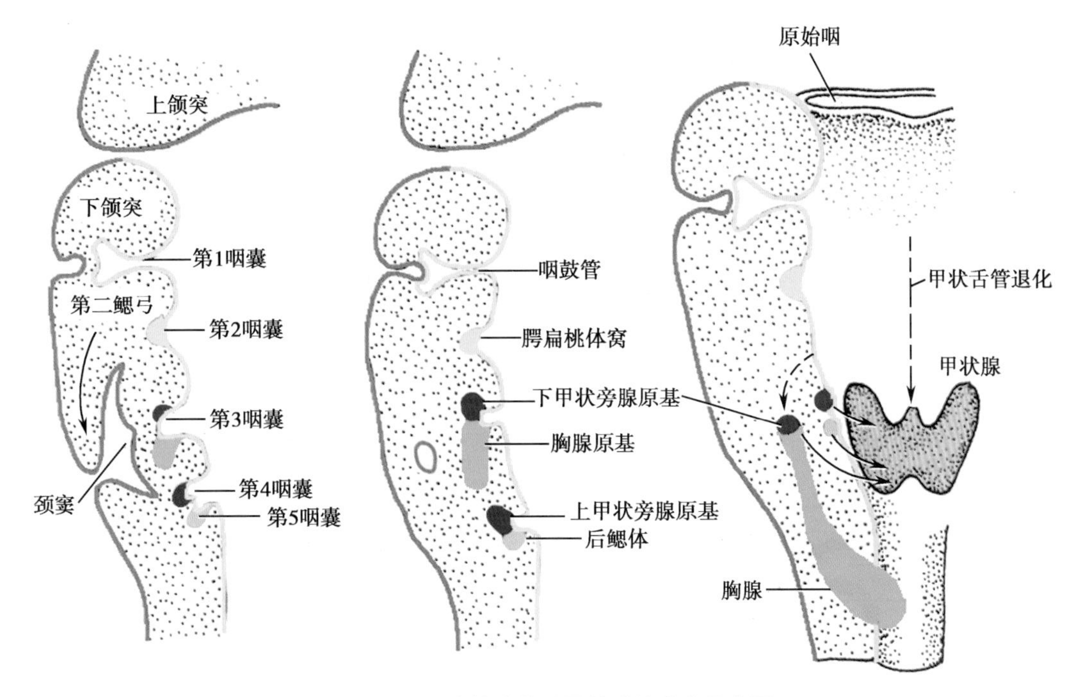

图 3-3-2 咽囊的演化及甲状腺的发生示意图

发育始于胚胎 4 周初，在原始咽底壁正中线处（相当于第 1 对咽囊平面），内胚层细胞增生，向间充质内下陷形成甲状舌管，即甲状腺原基。它沿颈部正中向尾端方向生长、延伸，末端向两侧膨大，形成甲状腺的侧叶。第 7 周时，甲状舌管的上段退化，仅残留舌盲孔，下段形成甲状腺锥形叶。

（三）耳的发生

耳由内耳、中耳和外耳三部分构成。内耳与中耳、外耳起源于不同组织，故中耳、外耳畸形多同时发生，而内耳畸形常单独发生。

胚胎 22 天时，菱脑两侧表面外胚层形成听板，随后内陷、闭合，并与表面外胚层分离而形成听泡，听泡进而演化形成包括膜半规管、椭圆囊、球囊和膜蜗管的内耳膜迷路。约胚胎 5 个月时，膜迷路周围间充质骨化形成骨迷路（图 3-3-3）。

胚胎 7 周时，第一、二鳃弓间充质形成 3 个听小骨原基，其中锤骨和砧骨来源于第一鳃弓，镫骨来源于第二鳃弓。胚胎 9 周时，第一咽囊近段形成咽鼓管，远段扩大形成原始鼓室。听小骨周围的结缔组织吸收而形成腔隙，与原始鼓室共同形成鼓室，听小骨位于其内。外耳道由第一鳃沟演变形成，周围间充质增生形成 6 个耳丘，并围绕外耳道口演变成耳廓（图 3-3-4）。

（四）颜面的形成

颜面的演化自两侧向中线发展，其形成与鼻的发生密切相关（图 3-3-5）。第 4 周时胚体头部形成额鼻突，其部两侧形成一对鼻板，鼻板中央凹陷为鼻窝，鼻窝周缘突起形成内侧鼻突和外侧鼻突。继而两侧的鼻窝靠拢，左、右内侧鼻突渐融合形成鼻梁和鼻尖，外侧鼻突发育为鼻侧壁和鼻翼。鼻窝向深部扩大，形成原始鼻腔。

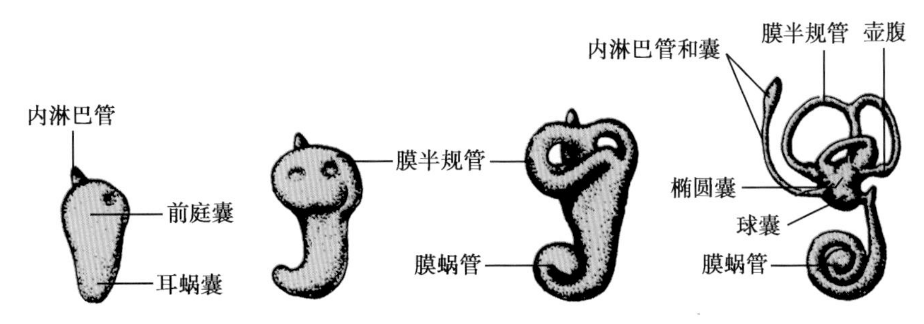

图 3-3-3 听泡的发生模式图

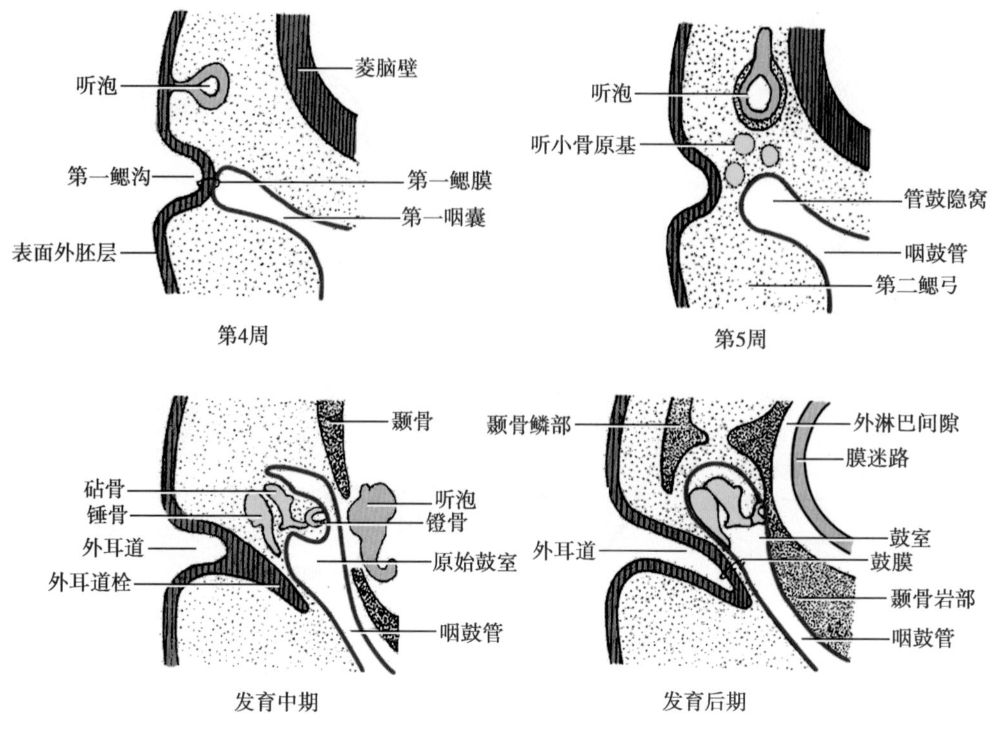

图 3-3-4　中耳、外耳道的发生模式图

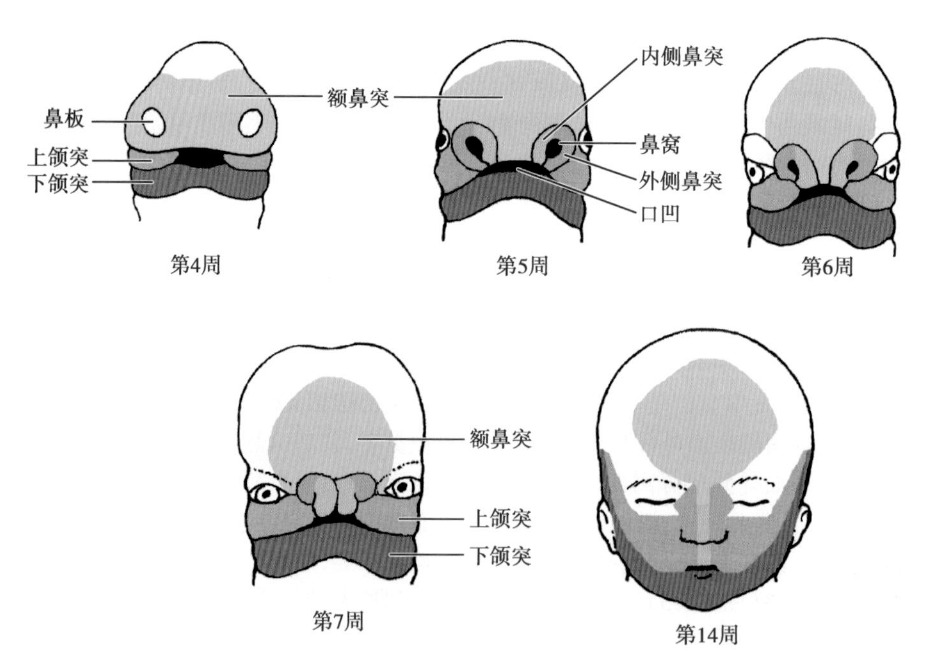

图 3-3-5　颜面的形成示意图

与此同时，第一鳃弓腹侧分为成对上颌突、下颌突。左、右下颌突很快融合发育为下颌与下唇。额鼻突、左右上颌突、融合的左右下颌突围成口凹，即原始口腔，早期经口鼻膜与原始鼻腔相隔，经口咽膜与原始咽相隔。左、右上颌突也向中线生长，先后与同侧的外侧鼻突及内侧鼻突融合，形成上唇与上颌。

二、应用解剖及生理

（一）颅骨发育及变异

新生儿脑颅相对较大，面颅及颅底相对较小，脑颅与面颅比例在新生儿期约为 3~4∶1，6 岁时下降为2~2.5∶1。生后颅骨生长大部分发生于2岁以内,2岁以后开始出现成人颅骨特征,颅骨的内板、外板及板障逐渐发育增厚,板障静脉及其他血管压迹、硬膜窦沟逐渐形成。

新生儿颅骨各骨间由颅囟、颅缝和软骨联合分隔。前囟在生后1岁半时仅有手指尖大小,后囟在出生前2个月或生后2个月会完全闭合,前外侧囟在生后3个月闭合,后外侧囟在2岁时闭合。人字缝、冠状缝、矢状缝持续存在于儿童期,直至25岁时才开始闭合。蝶枕联合在青春期时开始闭合,可持续存在至20岁。新生儿前颅底大部分为软骨结构,至4岁时才完全骨化。

出生时,额骨通常由额缝分为左右两部分,额缝在2岁时开始闭合,3岁时完全消失,少数可终生存在。出生时,枕骨由鳞部、斜坡和成对髁部构成,相互间以软骨连结,2~3岁时闭合。枕骨鳞部常见假缝,自枕鳞部两外侧角向中央延伸,左右各一,互不沟通,多在2岁以内消失(ER-3-3-1)。

ER-3-3-1 新生儿期颅骨解剖特征

颅骨变异在儿童期非常常见,表现多样。缝间骨,最常见于人字缝区,多见于正常人群,也可见于克汀病、颅锁发育不全、成骨不全等疾病。顶间骨,为枕骨鳞部两侧假缝连线以上部分,常见一条或多条额外颅缝将其分割为多个部分。枕骨鳞部与髁部之间有时可见副骨,偶尔在枕骨鳞部下缘中线区可见Kerkring骨。少见情况下,可见与矢状缝平行的顶骨缝,将顶骨分为上、下两部分(ER-3-3-2)。

ER-3-3-2 颅骨解剖变异特征

(二)颞骨发育

婴儿期外耳道短而直,且几乎全为软骨,7岁时才完成骨化。鼓室居颞骨内,经咽鼓管与咽相通,咽鼓管相对短而宽、平,上呼吸道感染时常并发中耳鼓室乳突炎。鼓室经鼓室盖与中颅窝分隔,2岁以前由于骨化不全,鼓室黏膜与硬脑膜可直接相贴,鼓室内炎症可经此入颅导致耳源性颅内感染。乳突出生时尚未发育,2岁时仅具雏形,至6岁乳突发育完成。乳突气化程度个体差异很大,但同一个体两侧乳突气化趋于对称。

(三)鼻窦气化

鼻窦为鼻腔周围的颅面骨内含气空腔。上颌窦发育最早,出生时即可见眼眶内下方裂隙,此后逐年增长发育持续到青春期末,通常双侧对称,窦腔内壁可见不完全间隔或嵴突。筛窦在生后即可见2~3个气房,出生时前组筛窦较后组筛窦气化好,6岁以前后组筛窦缺乏气房属正常表现。筛窦气化常有变异,可伴随中鼻甲、钩突、筛骨垂直板气化,并可向周围骨内发展形成异位气房或壁外气房。蝶窦生后不久开始气化,自蝶骨前份开始周围扩展,窦腔多位于蝶鞍前、下方,少数可扩展至鞍背,甚至蝶骨基底、蝶骨大翼、翼突,极少数可终生无气化。额窦最晚发育,起源于前筛窦小房,额窦发育个体差异较大,有时可单侧或双侧发育小或不发育,有的则可过度气化形成多房腔或广泛向外周扩展。

第四节 颅 骨

一、颅骨骨折

【病理生理与临床表现】

颅骨骨折(fractures of skull)为颅骨受暴力作用所致骨结构改变,在儿童期可为意外伤、虐待伤或产伤所导致。合并颅内结构损伤时,可出现颅内压增高及神经系统体征,颅底骨折可出现复视、眼球运动受限、脑脊液耳漏或鼻漏、面瘫和听力下降等症状。

线样骨折在儿童期最常见,约占所有类型骨折的70%,多发生于顶骨。由于儿童期颅缝尚未闭合,颅骨骨质薄、弹性大,可发生凹陷骨折、颅缝分离、生长性骨折、眼眶trapdoor骨折等特殊类型损伤。生长性骨折指婴幼儿期发生颅骨骨折后,骨折线不随时间愈合,反而逐渐增宽或出现骨质缺损,系由于骨折断端分离并合并硬膜撕裂时,软脑膜-蛛网膜疝入骨折断端形成柔脑膜囊肿,骨折断端处骨质随囊肿内脑脊液搏动而发生压力性萎缩所致。眼眶trapdoor骨折是一种特殊类型的眼眶爆裂性骨折,约占儿童眶壁骨折的50%,骨折发生瞬间骨片可迅速弹回,并将疝出的眶内容物箝闭于骨折处。

【影像学表现】

CT:线样骨折表现为颅板连续性中断(图3-4-1A),可伴有断端错位,骨折线僵直、锐利、长短和走行不一,可跨越颅缝累及多骨。凹陷骨折在婴幼儿期又称乒乓球样骨折，颅板呈圆锥形内凹，常无骨折线（图 3-4-1B）。颅缝分离表现为颅缝增宽、错离，可单独发生或与骨折并发，好发于人字缝，也见于矢状缝及冠状缝（图 3-4-1C，D）。生长性骨折表现为颅骨缺损，边缘硬化，骨缺损区可见含脑脊液的柔脑膜囊肿形成（图 3-4-1E）。眼眶 trapdoor 骨折常发生于眼眶下壁，骨折线呈线样或裂隙样，断端或有移位，移位骨片仍与眶壁相连，于骨折处可见疝出并箝闭的眶内容物（图 3-4-1F），眶缘暴力直接作用部位无骨折发生。

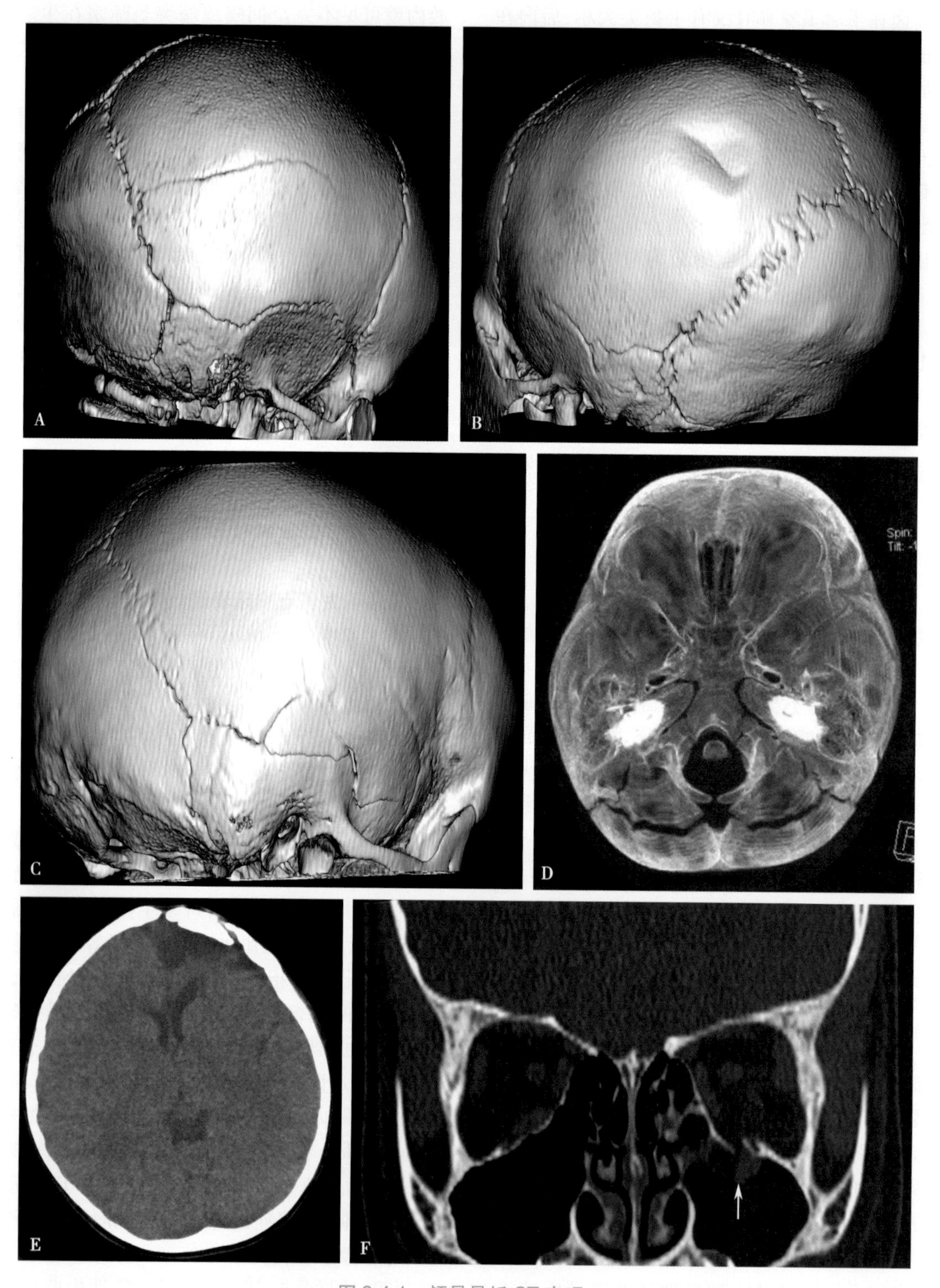

图 3-4-1 颅骨骨折 CT 表现

A. 左侧顶骨线样骨折；B. 右侧顶骨凹陷性骨折；C. 左侧顶骨线样骨折合并左侧人字缝、鳞缝增宽；D. 双侧后枕内联合增宽；E. 额骨左侧生长性骨折，左侧额区脑脊液间隙进入增宽的骨折处；F. 左侧眼眶 trapdoor 骨折，左侧眶下壁骨质不连续，左侧下直肌嵌顿于骨折处

【诊断要点】

CT是诊断颅骨骨折的最佳影像学检查方法，暴力直接作用区域的颅骨形态异常是最直接的证据。线样骨折有时非常纤细，且可能与扫描平面平行，很容易漏诊，三维重建技术能更好地观察骨折的形态。筛板和乳突由于骨质菲薄，骨折线常难以显示，筛窦窦腔内和乳突小房内积液及可能合并的颅内积气对诊断有提示意义。婴儿期颅缝较宽，颅缝分离的诊断可通过与对侧或其他颅缝对比以明确。凹陷骨折需要测量骨质陷入深度，对手术复位很有帮助。

骨折发生时，尚需注意观察是否合并颅内出血、脑挫伤等颅内损伤情况，必要时行MRI检查以进一步明确。另外，多发新旧骨折同时存在时，可能提示为虐待伤所致。

【鉴别诊断】

儿童期颅骨线样骨折的诊断，首先需要与颅缝、软骨联合变异相鉴别，熟悉这些变异的表现对诊断非常重要。颅缝、软骨联合变异边缘光滑，因与颅骨骨化发生有关而有其特定的发生部位和走行，据此可帮助鉴别。此外，颅缝分离也可以发生于尚未闭合的正常颅缝、软骨联合及变异中，应避免误诊为骨折。

由于宫内体位原因或经产道挤压，新生儿头颅可能出现局部凹陷、变形，应注意与产伤所致凹陷骨折相鉴别，仔细询问产前检查表现及生产史对诊断有帮助。生长性骨折需要与蛛网膜颗粒、颅骨朗格汉斯细胞组织细胞增生症、皮样囊肿相鉴别，前期外伤史对诊断有帮助。

二、颅缝早闭

【病理生理与临床表现】

颅缝早闭（craniosynostosis），又称狭颅症（craniostenosis），为一个或多个颅缝过早闭合所致的颅骨发育异常。可分为原发性和继发性，原发性较继发性更常见，原发性确切病因不明，继发性可发生于严重的脑发育不良、脑积水脑室-腹膜分流术后以及黏多糖贮积症、镰状细胞贫血等多种全身性疾病。

原发性颅缝早闭中，85%为非综合征性，多为散发，其中绝大多数仅累及一个颅缝，根据发生率由高至低为矢状缝、冠状缝、额缝及人字缝等，少数可累及多个颅缝。本病最突出的临床表现为头颅形态异常，系由于早闭颅缝处颅骨生长受限，而其他部位出现代偿性生长所致。此外，颅缝早闭可合并颅内畸形，或由于脑发育受阻而出现神经精神症状。

15%为综合征性，多呈常染色体显性遗传，表现为多发颅缝早闭，最常见为阿佩尔综合征、克鲁宗综合征，前者以尖头畸形和对称性并指（趾）畸形为特征，可合并后鼻孔闭锁、心脏及肾脏畸形。后者表现为短头、眼距宽、眼球突出、上颌骨发育不良、钩形鼻、脑积水和小脑扁桃体下疝。

【影像学表现】

CT：轴面骨窗图像显示受累颅缝消失，颅骨形态不规则，脑回压迹增多，有时可见异常增多的血管沟，头颅形态根据累及颅缝的不同而各异。

矢状缝早闭导致长头畸形，头颅前后径增大，而横径减小（图3-4-2A），通常颞区变窄而额区、枕区膨隆，部分患儿闭合矢状缝区骨嵴，似船龙骨，称舟状头畸形。少数患者可合并皮质发育不良、胼胝体缺如或发育不全、透明隔缺如或发育不全等畸形。

单侧冠状缝早闭导致前斜头畸形，患侧前额扁平，蝶骨增厚向颅缝闭合处靠近（图3-4-2B），眶顶向内、后、上移位，形成“小丑眼”，同侧颞骨、面颊突出，对侧前额膨隆，鼻部向远离颅缝闭合处偏移。双侧冠状缝早闭导致短头畸形，头颅宽而短，眶上缘、前额凹向颅缝闭合处，双侧颞部和前额上部突出（图3-4-2C）。

额缝早闭导致三角头畸形，前额变尖，眼距变窄，颅前窝狭窄，筛窦发育不良，眼眶内侧缘向上移位，眶上嵴变平，前囟未闭合时其前缘变长。少数程度轻者，可仅表现为闭合额缝区骨嵴。可合并前脑无裂畸形、梨状孔狭窄及单一上颌切牙等畸形。

单侧人字缝早闭，导致后斜头畸形，同侧顶枕部扁平而对侧顶枕部及额部膨隆，自顶部观察颅骨形态似梯形，后颅底向融合的人字缝区倾斜，与前颅底形成夹角（图3-4-2D）。双侧人字缝早闭，导致塔头畸形，枕部扁平，颅后窝发育不良，而前囟区颅骨生长不受限，导致颅顶变高（图3-4-2E）。

多缝早闭时，头颅畸形的表现取决于受累的颅缝、发病时间及受累颅缝闭合的顺序（图3-4-2F、G）。双侧冠状缝和人字缝早闭，导致尖头畸形。除了鳞缝以外的所有颅缝发生早闭，呈三叶颅畸形，双侧颞部和顶部显著膨隆（图3-4-2H）。当所有颅缝发生早闭时，导致小头畸形。

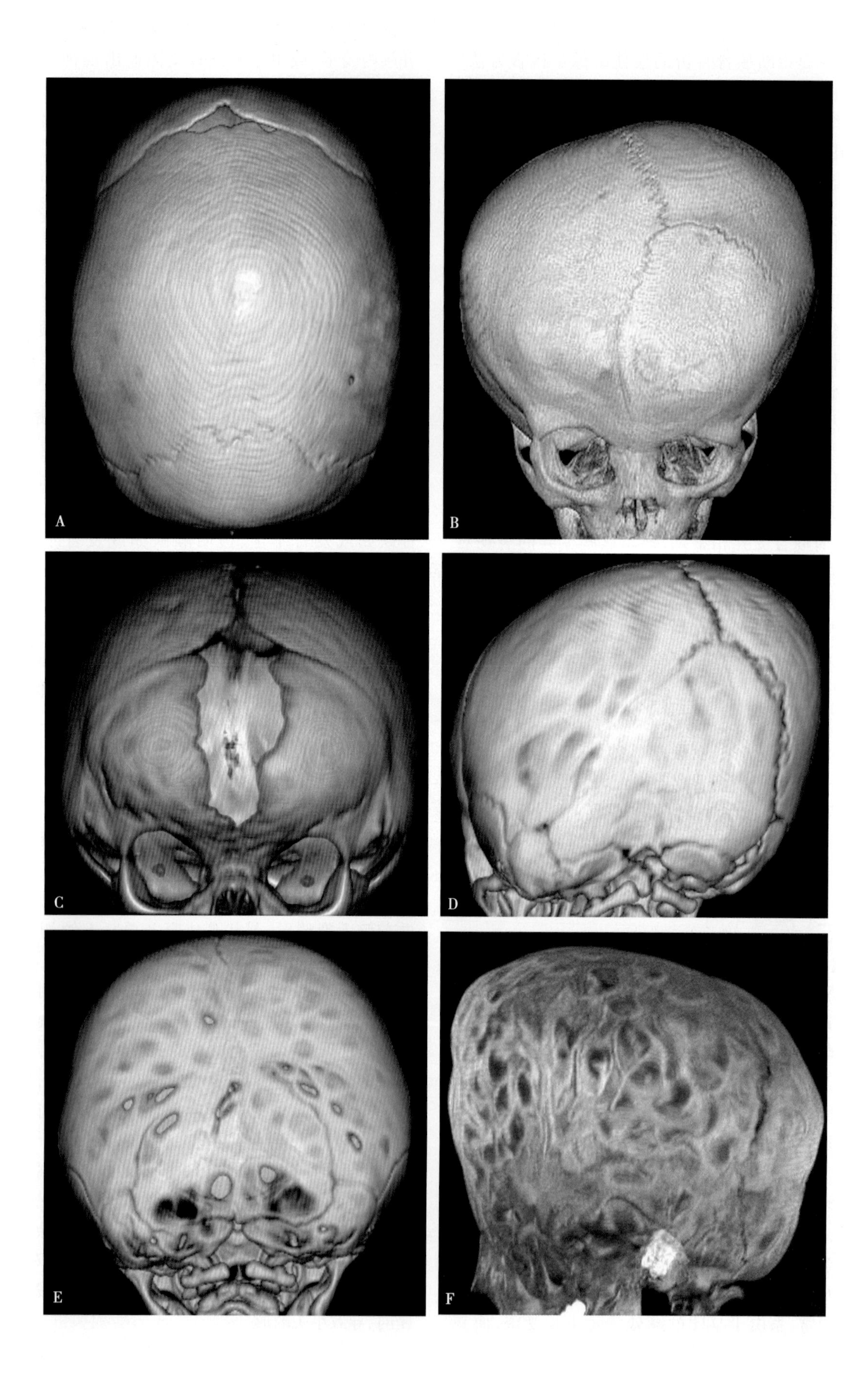
A
B
C
D
E
F

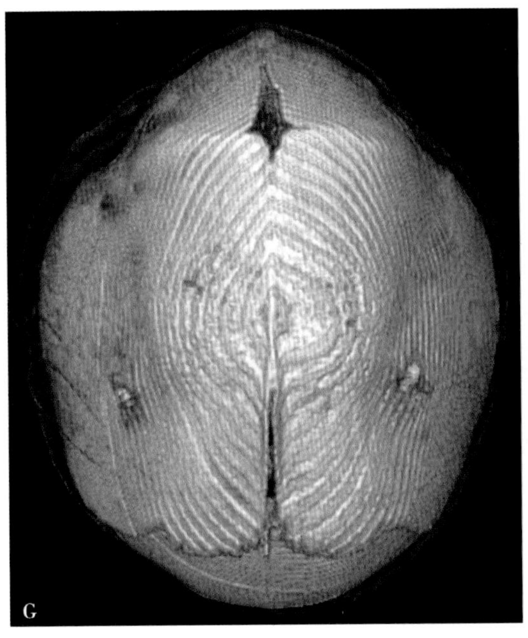

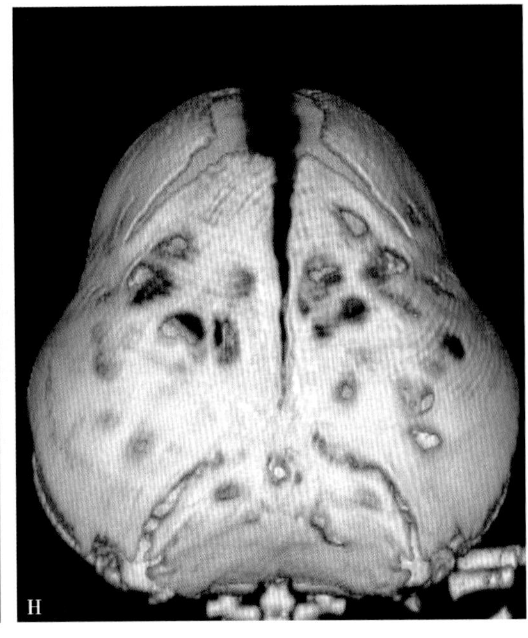

图 3-4-2 颅缝早闭 CT 表现

A. 矢状缝早闭；B. 右侧冠状缝早闭；C. 双侧冠状缝早闭；D. 左侧人字缝早闭；E. 双侧人字缝早闭；F. 矢状缝、双侧冠状缝早闭；G. 额缝、矢状缝、双侧冠状缝早闭；H. 矢状缝、双侧冠状缝、双侧人字缝早闭

【诊断要点】

了解颅囟、颅缝的正常发育是本病诊断的前提，CT 断层扫描图像表现对诊断有提示意义，三维重建图像能进一步明确诊断，并为手术治疗提供更多的细节。合并颅内异常时，宜进一步行 MRI 检查。多发颅缝早闭者，应注意是否合并面部、指（趾）畸形，避免漏诊综合征性颅缝早闭。此外，对可疑继发性颅缝早闭者，需要结合临床表现、实验室检查及其他系统的表现方能确诊。

【鉴别诊断】

胎儿或婴儿由于颅骨顺应性较高，由于宫内拥挤或生后长期卧位，可导致体位性头颅形态变化。假性舟状头畸形可发生于长期侧卧位早产儿，虽然头颅长而窄，但矢状缝未闭合，头颅最宽部分位于双顶区，可与矢状缝早闭相鉴别。体位性斜头可见于长期一侧仰卧或俯卧位睡眠的婴儿中，可分别导致后斜头和前斜头，自顶部观察头颅呈平行四边形，颅缝仍开放，颅底无偏移，可与一侧矢状缝早闭或冠状缝早闭相鉴别。因体位因素导致的头颅形态异常通过矫正头盔即可改善而无需手术治疗，因此术前鉴别诊断非常重要。

【回顾与展望】

以往，本病诊断主要依赖临床观察头颅形态的变化和 X 线平片，单纯临床查体不能鉴别颅缝早闭与体位性斜头，可能导致不恰当的治疗；而平片只能对单缝早闭进行定性诊断，对多缝早闭诊断有一定的难度，且不能对头颅畸形程度进行定量分析，对手术治疗的帮助非常有限。头颅指数、颅顶不对称指数是本病定量分析的主要指标，过去只能采用可塑形软尺测量，误差大且可重复性差。随着 CT 后处理技术的发展，利用三维图像的定量分析方法，极大克服了软尺测量的弊端，对术前评价畸形程度及术后评估治疗效果有很高的实用价值。但目前这种方法对畸形严重程度的分级评价尚无统一的标准，有待进一步研究完善。

除了头颅形态异常外，颅缝早闭对神经系统发育的影响也越来越受到重视。针对学龄期患者研究显示，即使是单发颅缝早闭，且不合并脑发育畸形者，其神经认知水平亦可能低于正常儿童，特别是冠状缝、矢状缝早闭患者。这种神经功能的变化可能与大脑形态、体积以及颅内压的变化有关，MRI 功能成像在这方面的研究有很好的应用前景。目前有利用 3D MRI 分析本病患者脑形态改变，以及通过扩散张量成像分析脑白质微结构的改变等多个研究报道，对揭示神经功能异常的发生机制有很高的价值，这也是今后影像学研究方向之一。此外，MRI“黑骨”技术的研究也正在进行中，未来广泛应用于临床，有望替代 CT 成为颅缝早闭患儿的首选方法。

第五节 眼、眼眶

一、永存性原始玻璃体增生症

【病理生理与临床表现】

永存性原始玻璃体增生症(persistent primary hyperplastic vitreous,PHPV)为一种先天性眼球发育成熟障碍性疾病,系由于胚胎发育过程中原始玻璃体未完全被次级玻璃体取代,残留晶状体后方至视盘之间部分——玻璃体管,其内原始间充质组织增殖形成纤维血管团块,常伴随永存玻璃体动脉。本病多见于足月儿,于生后几周内被发现。绝大多数为单眼发病,少数双眼发病者见于Norrie病、Warburg综合征等疾病。最常见的临床表现为白瞳症、小眼畸形及视网膜脱离,患者视力部分或全部缺失。少数可出现白内障、青光眼等症状,合并青光眼眼球可增大。

【影像学表现】

CT:患眼不同程度的缩小。晶状体后方可见大小不等的锥形团块,团块顶部呈条索状延伸至眼球后极。病变钙化少见,可反复出血导致整个玻璃体密度增高。晶状体可失去典型"凸透镜样"表现,密度增高,前房可变浅。

MRI:患眼不同程度缩小,玻璃体信号可能高于健侧眼球,T_2WI能清楚显示晶状体后大小不等的低信号为主的团块,以及向视神经方向延伸的条索状低信号,后部视网膜可呈幕状与之相连,常可见睫状突延长至晶状体后团块周围,增强后病变呈不同程度强化(图3-5-1)。晶状体可呈类圆形或球形,T_2WI呈低信号或略高信号。视网膜脱离时,表现为"V"形T_1WI等或低信号、T_2WI高信号,或T_1WI及T_2WI均呈高信号。

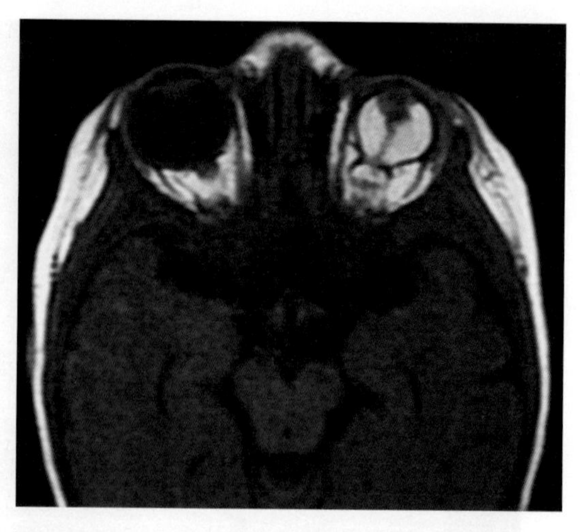

图3-5-1 永存原始玻璃体增生症MRI表现
男,7个月,生后发现左侧眼球略小。MRI平扫T_1WI显示左侧眼球小,左侧晶状体后方可见软组织团块,并可见向眼球后极延伸的条索。并可见视网膜脱离,呈高信号

【诊断要点】

足月儿,出生不久以单侧小眼球和白瞳症就诊者,需要考虑本病可能。眼科超声和检眼镜检查对疾病诊断有一定帮助,但合并视网膜脱离或玻璃体浑浊时,诊断有一定困难。CT或MRI都对本病的诊断都有帮助,但MRI较CT更敏感,能发现较小的病变以及更多的细节,宜作为检查的首选。

【鉴别诊断】

本病需要与视网膜母细胞瘤、早产儿视网膜病等其他白瞳症相鉴别。视网膜母细胞瘤影像表现为突向玻璃体的不规则软组织肿块,约90%伴钙化,增强后中度强化。一般起病时眼球大小无异常,青光眼期则表现眼球增大,晶状体通常无异常,据此通常鉴别不难。但部分视网膜母细胞瘤经化疗后,可出现眼球缩小伴视网膜脱离的表现,鉴别诊断需要结合临床病史和前期影像学检查。早产儿视网膜病也可以发生晶体后纤维增生、视网膜脱离,但多发生于早产儿,一般有吸高浓度氧病史,且双侧发病多见,据此可鉴别。

二、早产儿视网膜病

【病理生理与临床表现】

早产儿视网膜病(retinopathy of prematurity,ROP),曾称晶状体后纤维增生症(retrolental fibroplasia),是一种未成熟或低体质量出生婴儿的增殖性视网膜病变。特别好发于出生胎龄<32周,体质量<1500g,并由于新生儿呼吸窘迫综合征而接受长时间高浓度氧治疗者,多双眼同时发生。

胎儿视网膜血管的发育始于视乳头,逐渐朝向周边生长,鼻侧在胎龄36周时达锯齿缘,而颞侧在胎龄40周时才达锯齿缘。早产儿视网膜周边特别是颞侧锯齿缘仍为无血管区,发育中的血管前端组织尚未分化成熟,这些组织对氧非常敏感。疾病早期未分化成熟血管组织发生异常增殖,与周边无血管区之间出现明显分界线。随后,分界线进行性隆起呈嵴样改变,常伴有纤维组织增殖,并进入玻璃体内。异常增殖的血管纤维组织可导致部分或完全性视网膜脱离,病变晚期前房变浅或消失,可继发青光眼、角膜变性、眼球萎缩等。

临床上,根据视网膜血管到达的最远部位,将

视网膜分为三个区：Ⅰ区：以视盘为中心，视盘至黄斑中心凹距离的2倍为半径的圆形区域；Ⅱ区：以视盘为中心，视盘至鼻侧锯齿缘的距离为半径，Ⅰ区以外的环形区域；Ⅲ区：Ⅱ区以外的颞侧半月形区域。Ⅲ区病变一般预后较好。病变越接近后极部，预后越差。

【影像学表现】

CT：典型表现为双眼发病，但双侧病变可不对称。病变轻者眼球大小正常，严重时眼球变小。晶状体形态、密度正常，前房变浅，玻璃体密度略增高，钙化少见。视网膜脱离时，眼球内可见低密度液体渗出影或高密度出血影，以颞侧多见。

MRI：晶状体形态、信号正常，晶状体后有时可见软组织影，T_2WI呈低信号，增强后无明显强化。玻璃体呈T_1WI等或稍高信号，呈T_2WI高信号。视网膜脱离、出血时，T_1WI显示出血常呈均匀高信号，T_2WI依据时间不同可呈高或低信号，玻璃体可受压变形（图3-5-2）。

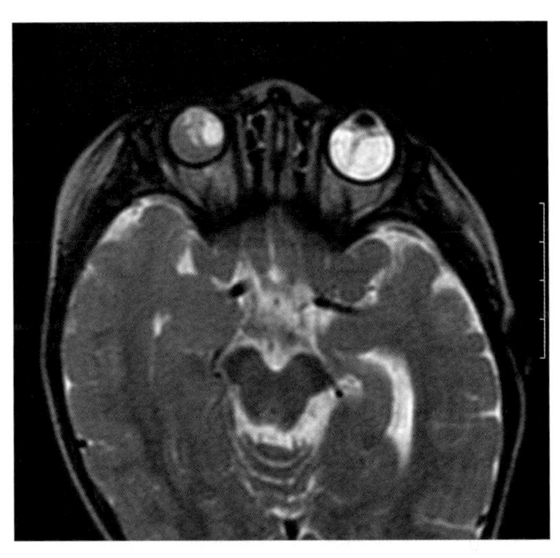

图3-5-2 早产儿视网膜病MRI表现
男，10个月，早产儿，有吸高浓度氧史。MRI平扫T_2WI右侧眼球减小，右侧眼球颞侧可见低信号团块影，双侧视网膜剥离伴积液。合并双侧视网膜脱离，呈高信号

【诊断要点】

2004年卫生部组织制定发布《早产儿治疗用氧和视网膜病变防治指南》，对国内早产儿氧疗和本病防治起到了很好的规范和指导作用，本病发生率有逐年下降的趋势，但仍未完全杜绝。对早产儿、体质量低，并进行高浓度氧治疗者，影像学检查发现双侧小眼球伴或不伴视网膜脱离时需要考虑本病可能。早期病变经检眼镜、B超一般能明确诊断，CT和MRI主要用于疾病晚期需要与其他疾病进行鉴别者。

【鉴别诊断】

本病需与永存原始玻璃体增生症、外层渗出性视网膜病、视网膜母细胞瘤等相鉴别。永存原始玻璃体增生症多见于足月儿，且常为单眼发病。外层渗出性视网膜病发病高峰年龄6~8岁，最早报道为5个月婴儿，绝大多数为单眼发病，系由于视网膜毛细血管扩张，产生脂蛋白渗出到视网膜下间隙，可导致视网膜脱离。视网膜母细胞瘤眼球正常或增大，钙化非常常见。结合检眼镜表现和临床病史可帮助鉴别诊断。

三、视网膜母细胞瘤

【病理生理与临床表现】

视网膜母细胞瘤（retinoblastoma，RB）起源于未成熟的神经上皮细胞，是儿童期最常见的眼内肿瘤，发生率约为1/20000，无性别及种族倾向。最常见临床表现为白瞳症，其他表现包括斜视、视力障碍、虹膜异色症、青光眼等。

视网膜母细胞瘤可分为遗传性和非遗传性。遗传性肿瘤为染色体13q14上的肿瘤抑制基因*RB1*的缺失或功能缺失所导致，呈常染色体显性遗传，可为双眼或多灶性，中位发病年龄7~16个月。双眼发病者，可合并松果体区或者鞍旁区原发成神经细胞肿瘤，称三侧性视网膜母细胞瘤，多于眼内肿瘤诊断2年后被发现。此外，遗传性肿瘤有继发第二恶性肿瘤的倾向，多发生于放疗后，常见为骨肉瘤或其他类型肉瘤、黑色素瘤等，好发于头部软组织、皮肤、骨骼及脑。非遗传性为基因突变所致，多为单眼单灶性，中位发病年龄23~29个月。

肿瘤可呈内生性、外生性或混合性生长，混合性生长更常见。内生性向玻璃体生长，肿瘤细胞脱落种植于玻璃体，形成小的、棉絮样肿瘤结节。外生性向脉络膜生长，首先侵及视网膜下间隙导致视网膜脱离，随后可侵犯脉络膜、眼眶和结膜，并可能发生眼外转移。眼外转移最常见为沿视神经直接侵犯，少数可以发生肝、肺、骨骼等血行转移，或局部淋巴结转移。少数肿瘤可沿视网膜呈弥漫性、浸润性生长，导致视网膜斑块状增厚。极少数肿瘤可完全自然消退，导致眼球痨，眼球萎缩，失去功能。

【影像学表现】

超声：表现为起自眼底光带的实性肿块，形态不规则、回声不均匀，常见钙化伴有后方声影，并可见囊变坏死区及视网膜脱离。CDFI可见丰富血流信号。

CT:表现为眼球后部较高密度肿块,形态不规则,90%以上可见团块状、片状或斑点状钙化。肿块可侵犯玻璃体或视网膜下间隙,导致视网膜脱离。增强后呈中度强化(图 3-5-3A)。

MRI:与同侧玻璃体相比,肿瘤平扫时于 T_1WI 呈稍高信号,于 T_2WI 呈低信号,于 DWI 序列呈明显高信号。肿瘤内钙化、出血可导致信号不均匀。增强后呈中度强化,信号接近眼外肌(图 3-5-3B~D)。视网膜脱离时,因成分不同 T_1WI 信号多样,T_2WI 以高信号为主。肿瘤侵犯视神经时,表现为视神经增粗伴异常强化(ER-3-5-1)。玻璃体种植病灶 1~2mm,有时很难显示。弥漫性、浸润性生长肿瘤,表现为视网膜弥漫性增厚,表面可见微小结节,无较大肿块形成,无钙化,增强后均匀强化。合并鞍旁区或松果体区肿瘤时,DWI 呈显著高信号,增强后显著强化(ER-3-5-2)。

影像学检查可对肿瘤进行分期。病变局限在眼球内为眼球内期;病变局限在眼球内,伴有眼球增大为青光眼期;病变局限于眶内为眶内期;病变同时累及颅内或远处转移为眶外期。

【诊断要点】

3 岁以内儿童,以白瞳症或斜视等症状就诊,影像学检查显示眼内肿瘤伴钙化时,应首先考虑本病。虽然 CT 对本病特征性钙化非常敏感,但由于电离辐

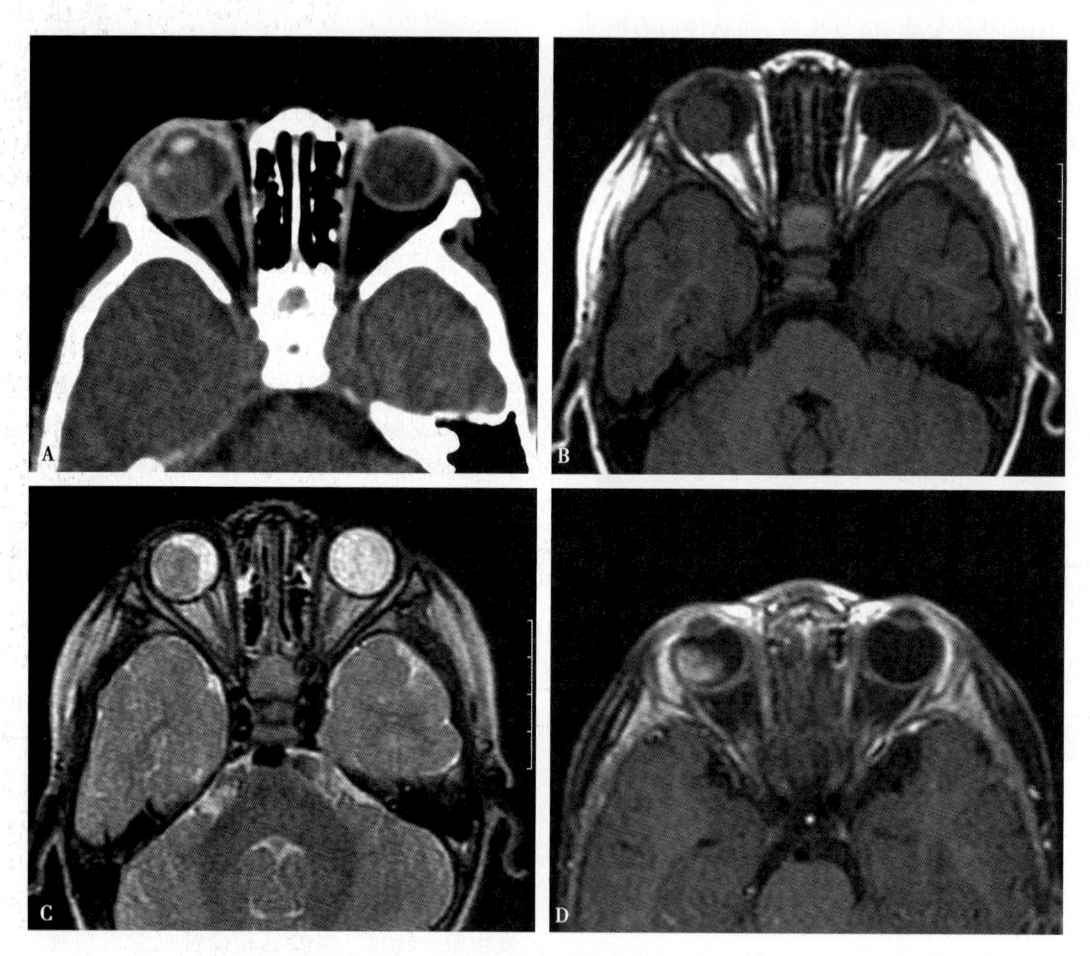

图 3-5-3　视网膜母细胞瘤 CT 和 MRI 表现

男,11 个月。A. CT 平扫显示右侧眼球颞侧可见软组织密度团块影,并可见斑片状钙化;B、C. MRI 平扫肿块 T_1WI 信号高于玻璃体,T_2WI 信号低于玻璃体;D. 增强 MRI T_1WI 显示肿块明显强化

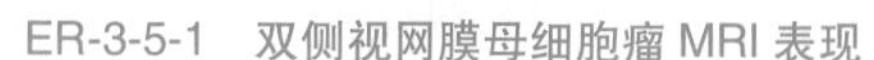

ER-3-5-1　双侧视网膜母细胞瘤 MRI 表现

ER-3-5-2　三侧性视网膜母细胞瘤 MRI 表现

射对晶状体潜在的辐射损伤，不宜作为首选检查方法。目前对本病的诊断更推荐检眼镜、超声和 MRI 联合应用的方法，超声对钙化同样敏感，MRI 扫描应包括眼眶和颅内，能更好地观察肿瘤沿视神经侵犯、玻璃体种植及脑膜转移，对弥漫性浸润性生长的肿瘤、鞍旁区或松果体区肿瘤亦更敏感。

【鉴别诊断】

本病需与永存原始玻璃体增生症、早产儿视网膜病、外层渗出性视网膜病等其他白瞳症相鉴别。永存原始玻璃体增生症单眼发病，眼球小，钙化非常少见。早产儿视网膜病多见于早产儿或低体质量儿，双眼发病，眼球小，钙化极为少见，临床有高浓度氧治疗史。外层渗出性视网膜病发病年龄高于视网膜母细胞瘤，多单眼发病，视网膜下的渗出呈高信号。

【回顾与展望】

本病最早由 James Waldorp 于 1809 年报道，Verhoeff 在 1920 年后将其命名为视网膜母细胞瘤，被美国眼科协会采用并沿用至今。自其被发现以来，视网膜母细胞瘤的治疗和预后不断改善，取得了非常满意的结果。眼球摘除术是过去很长一段时间的主要治疗方法，但由于检查技术的落后，确诊时往往已至进展期或晚期，手术效果并不理想，术后生存率非常低。随着检查技术、治疗方法的进步，本病早期诊断、治疗得以实现，绝大多数患者得以生存，治疗的焦点已经从挽救生命变为挽救视力。近些年，国内外开始采用经导管眼动脉灌注化疗的方法，治疗眼内期肿瘤，取得了很好的疗效，成为一种理想的保眼、保视力的治疗手段。

影像学检查是本病的早期发现、诊断的必要手段，除了定性诊断外，还能准确评估病变侵及范围、判断预后及帮助选择恰当的治疗方法。MRI 相对超声和 CT 更有价值，但目前的 MRI 检查尚存在一定的缺陷，包括对钙化显示不敏感，基于梯度回波的 DWI 序列磁敏感伪影及眼球变形等方面。国内外已有报道显示基于快速自旋回波的 DWI 序列，对于磁敏感现象敏感性较低，可以克服磁敏感伪影和眼球形变，更准确测量病灶大小及 ADC 值，有利于肿瘤活性的评价。随着新的技术对钙化显示的提高，MRI 在本病的应用潜力更大。此外，随着介入化疗的广泛开展，观察治疗的并发症、复发情况也是今后需要研究的内容。

第六节　耳

一、先天性畸形

（一）外耳、中耳先天性畸形

【病理生理与临床表现】

先天性小耳畸形（congenital microtia）是一种常见颜面部畸形，为胚胎时期第一、二鳃弓以及第一鳃沟、第一咽囊衍生结构的发育障碍。多为单侧发生，右侧较左侧更常见，少数为双侧发生，两侧严重程度可不等。本病最常见的临床表现为耳廓畸形和传导性听力损失，后者由外耳道、中耳畸形导致。外耳道、中耳畸形的严重程度与耳廓畸严重程度密切相关，通常耳廓畸形越严重，外耳道、中耳畸形越严重。部分患者可合并同侧下颌骨、上颌骨、颧骨、咀嚼肌、腮腺等结构发育不良，称半侧颜面短小畸形（hemifacial microsomia，HFM）。另外，部分患者可合并内耳畸形。本病绝大多数为散发病例，少数呈常染色体显性遗传，如戈尔登哈尔综合征、特雷彻・柯林斯综合征、皮埃尔・罗班综合征等，常合并其他畸形。

【影像学表现】

CT：外耳道畸形包括骨性狭窄和闭锁。外耳道骨性狭窄表现为外耳道直径<4mm，狭窄的外耳道多向外下倾斜。闭锁分为骨性闭锁和膜性闭锁，骨性闭锁表现为颞骨鼓部缺如，无骨性外耳道，相应区域由颞骨鳞部形成闭锁板，厚薄不一，可发生气化（图 3-6-1）；膜性闭锁表现为已发育的骨性外耳道内软组织充填，外耳道软骨部正常或狭窄。

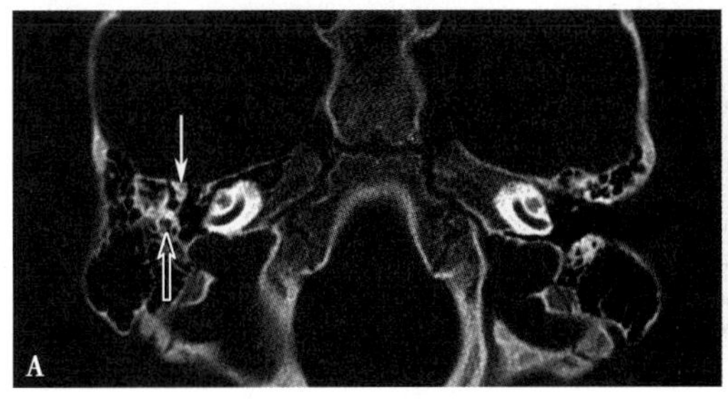

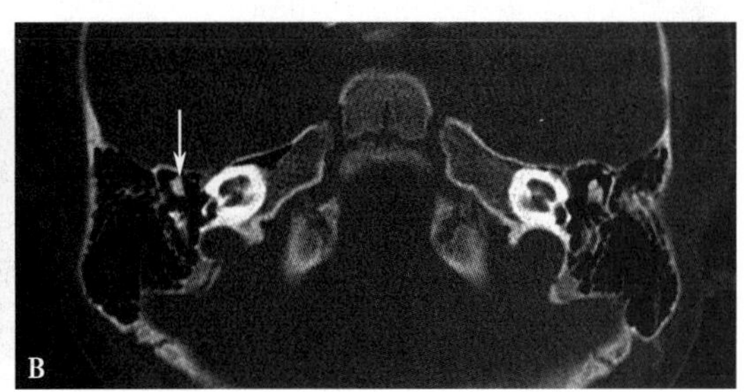

图 3-6-1　外耳道骨性闭锁合并中耳畸形 CT 表现

CT 平扫轴面图像显示右侧骨性外耳道缺如，闭锁板气化，右侧鼓室形态较对侧小，右侧听小骨畸形，并与鼓室壁固定（实心白箭头），右侧面神经相对左侧向前移位（空心白箭头）

中耳畸形主要包括鼓室狭小、听小骨畸形，可伴有前庭窗闭锁、面神经管移位及血管异常。听小骨畸形可表现为锤骨砧骨融合，砧骨长脚缺如或发育不全，砧骨镫骨同时缺如，镫骨发育不全或缺如，砧镫关节分离，砧镫关节骨性融合，先天性镫骨固定，听小骨与鼓室壁固定等。镫骨畸形时，可合并外淋巴瘘，外淋巴通过卵圆窗漏出至鼓室内。面神经移位表现为降段前移至颞下颌关节的后方，或鼓室段移位至卵圆窗龛或耳蜗岬上方。血管异常可表现为颈内动脉缺如、迷走，颈静脉球高位、颈静脉憩室，乙状窦前移等。

【诊断要点】

CT为本病首选检查方法，除了观察外耳道、鼓室及听小骨外，尚需要了解乳突气化程度、面神经位置、血管走行，以及是否合并内耳、同侧面部结构异常等情况，这些表现可能影响治疗方案的制订。

【鉴别诊断】

外耳道骨性闭锁、狭窄在CT上容易诊断，膜性闭锁应与外耳道的肿物、炎症进行鉴别。外耳道炎症有流脓、流液症状，外耳道肿物CT或MRI增强检查可有强化，能帮助与膜性闭锁鉴别。

【回顾与展望】

先天性小耳畸形由于对患儿容貌的影响和听觉障碍，使患儿的言语发育和社会适应出现困难，可能导致一定程度的心理障碍，恰当的治疗对患儿的健康成长非常重要。

本病的治疗包括耳廓再造和听觉重建。耳廓再造经过义耳、自体肋软骨耳廓支架阶段，现已向3D生物打印技术方向发展，对单侧耳廓畸形，CT扫描能提供对侧正常耳廓数据，使手术更加精确和个性化。外耳道、鼓室成形是目前应用较多的听觉重建方法，手术成功率与畸形的严重程度密切相关。Jahrsdoerfer评分系统是目前应用较多的术前评价方法，这种方法对镫骨、卵圆窗、中耳腔、面神经、锤砧复合体、乳突气化、砧骨镫骨、圆窗、外耳道发育情况分别计分，其中镫骨存在计2分，其余各计1分，评分6分及6分以上者才可能获得较好的听力。这种方法对患者选择比较苛刻，且术后并发症较多，选择需要非常慎重。植入式骨导助听装置是未来的发展方向，影像学在其中的价值值得期待。

（二）内耳畸形

【病理生理与临床表现】

内耳畸形（inner ear malformation）为胚胎第3~7周时，听泡在不同阶段发育停滞所致，发生越早，畸形程度越重。可分为骨迷路畸形和膜迷路畸形，典型临床表现为感音神经性听力损失。可为散发，致病原因包括先天性巨细胞病毒感染、缺氧、耳毒性药物、核黄疸等围产期损伤。也可为遗传因素导致，其中一部分为综合征性，常合并其他畸形，如彭德莱综合征、鳃裂-耳-肾综合征、克利佩尔-费尔综合征等。

【影像学表现】

CT：耳蜗畸形由重至轻表现为（图3-6-2）：①迷路完全不发育（Michel畸形）：岩骨小，内耳结构完全缺如，内听道常发育不良甚至缺如；②耳蜗不发育：耳蜗完全缺如，前庭、半规管可正常或发育不良；③共腔畸形：耳蜗、前庭未分化，形成一个囊状

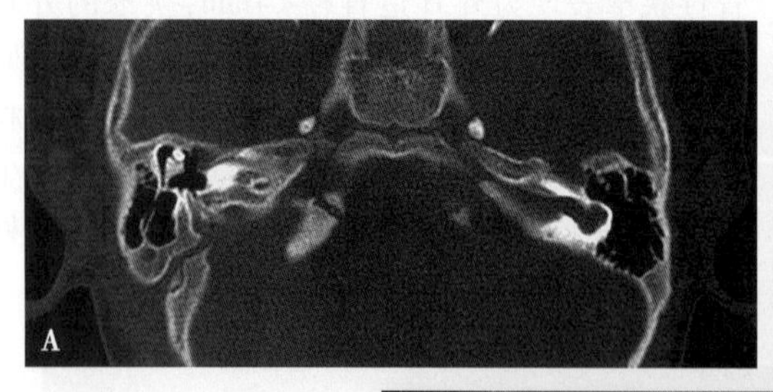

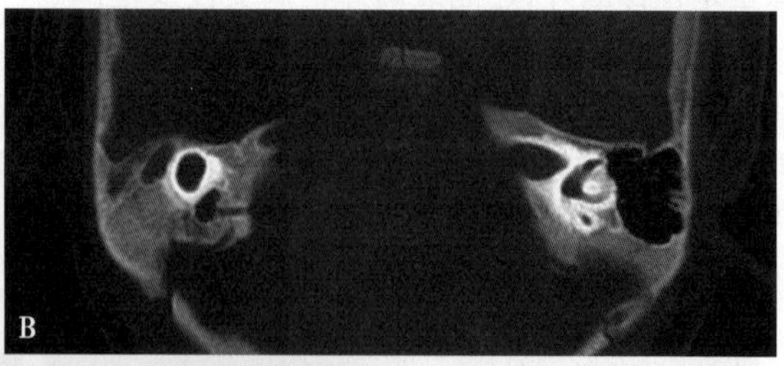

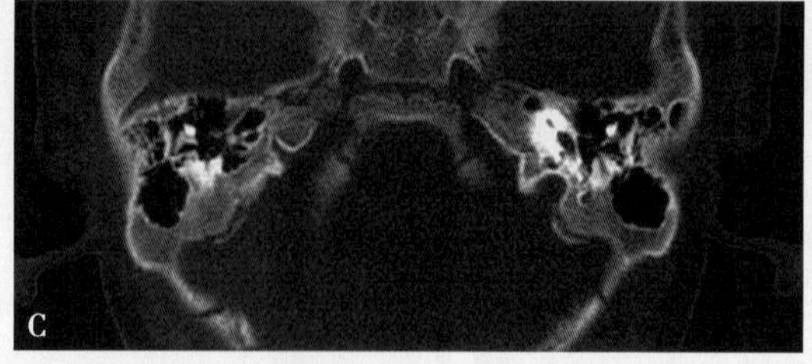

图3-6-2 内耳畸形CT表现

A. 右侧迷路完全缺如，左侧耳蜗缺如，左侧前庭、半规管畸形；B. 右侧共腔畸形，耳蜗、前庭形成一个囊状结构；C. 左侧耳蜗发育不良，底周小，顶周和中间周缺如

结构，有时可见成形的半规管；④耳蜗不完全分隔Ⅰ型：耳蜗呈囊状，蜗轴、螺旋板缺如，前庭呈囊状扩张。⑤耳蜗发育不良：耳蜗形态小，周数少于2½周。严重程度不等，可为小耳蜗芽，也可为底周形态良好，而顶周和中间周小；⑥耳蜗不完全分隔Ⅱ型（Mondini畸形）：耳蜗底周正常，中间周和顶周融合呈囊状结构，常合并前庭扩张。

前庭水管扩张表现为前庭水管自总脚至外口中点直径>1.5mm，常合并耳蜗发育不良、Mondini畸形。内听道畸形表现为狭窄、重复畸形或扩大，狭窄常为耳蜗神经管发育不良或缺如；重复畸形中，其中一个为面神经管，另一个为发育不良内听道，常提示耳蜗神经的发育不良或缺如。扩大可为严重内耳畸形经迷路瘘所致。

MRI：能直接显示CT所见骨迷路畸形相应的膜迷路、内淋巴管和内淋巴囊、耳蜗神经和颅内情况（图3-6-3）。MRI可发现轻度耳蜗畸形。前庭水管扩张时，表现为内淋巴管、内淋巴囊扩张，其内液体信号可不均匀，通常内淋巴管及近侧内淋巴囊信号高于远侧信号。严重内听道狭窄或重复内听道时，耳蜗神经常发育不良或缺如。严重内耳畸形时，可合并脑干等颅内结构畸形。

【诊断要点】

CT能直接显示骨迷路畸形，并能间接显示耳蜗神经发育的情况；可疑耳蜗神经及颅内畸形时，需要进行MRI检查，垂直于内听道的MRI扫描能直接显示耳蜗神经的发育情况。两者相互结合，是人工耳蜗植入术前评价的必要手段。

【鉴别诊断】

颞骨高分辨CT结合高分辨MRI能清晰显示各种内耳骨迷路畸形，一般无需鉴别。对于单纯膜迷路畸形，影像学检查尚有一定的限度。

【回顾与展望】

人工耳蜗植入术是目前改善内耳畸形患者听觉障碍最理想的方法，最早的手术于1957年完成，但由于影像学检查技术的局限，不能很好地显示颞骨的复杂结构，很难满足术前评估的要求，在此后很长时间内未能得到充分开展。近些年，随着CT和MRI技术的发展，影像学检查对内耳结构复杂畸形，以及手术入路相关的中耳解剖学变异，如面神经管异常、血管异常等情况的显示得以实现，极大地促进了电子耳蜗植入术的迅速发展。目前关于人工耳蜗植入术相关的影像学研究已大量开展，包括术前相关颞骨解剖研究，术后确认人工耳蜗电极位置并预测疗效的研究，以及术后听觉及言语恢复相关的脑功能研究等，对术前适宜手术患者的筛选和术后功能恢复的评价发挥了很好的作用。随着影像学技术的进一步发展，应用前景将更加突出。

二、中耳乳突炎和胆脂瘤

（一）化脓性中耳乳突炎

【病理生理与临床表现】

化脓性中耳乳突炎（suppurative otomastoiditis）是儿童最常见的中耳感染性疾病，常因上呼吸道感染，致病菌经咽鼓管进入鼓室、乳突所导致，主要致病菌为肺炎链球菌、流感嗜血杆菌和葡萄球菌等。多呈急性起病，临床表现为耳痛、听力减退、耳鸣，耳溢液等。治疗不及时者，可转为慢性过程，可导致听小骨、乳突窦、乳突小房及鼓室壁破坏，可伴有

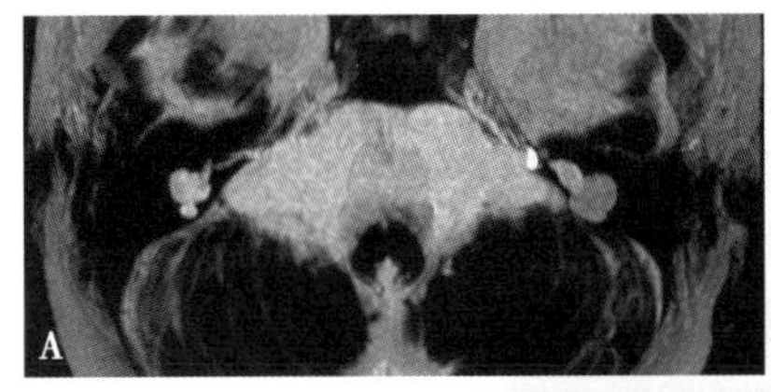

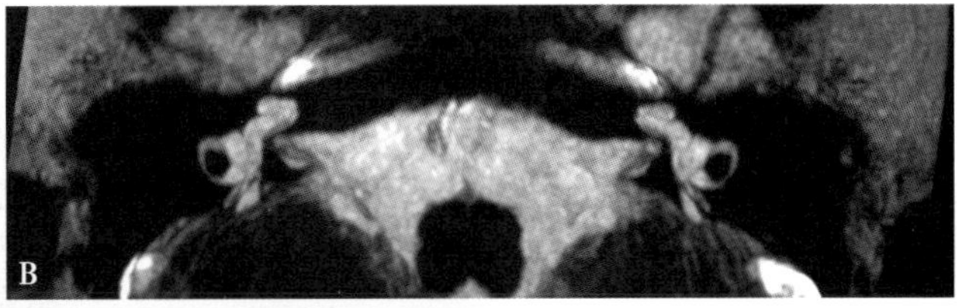

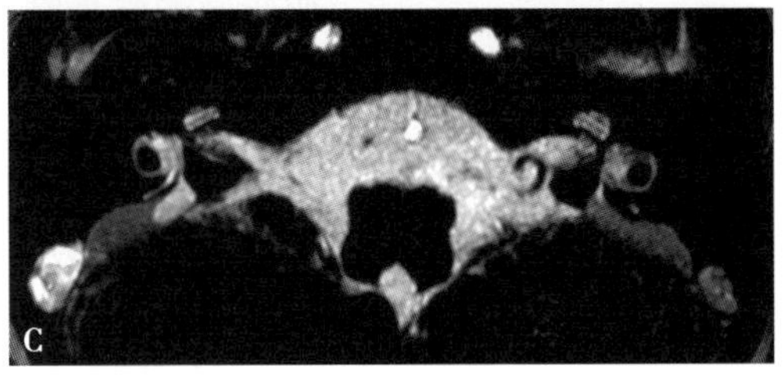

图3-6-3 内耳畸形MRI表现

A. 双侧耳蜗缺如，前庭、半规管畸形；B. 双侧Mondini畸形，双侧耳蜗圈数少，合并双侧内淋巴囊、内淋巴管轻度扩张；C. 双侧内淋巴管、内淋巴囊明显扩张，液体信号不均匀

炎性肉芽肿或胆脂瘤形成。部分患者可继发颅内感染。

【影像学表现】

CT：急性期表现为鼓室、乳突窦内积脓，乳突小房密度增高，房间分隔骨质吸收、密度减低（图 3-6-4）。慢性期表现可分为单纯型、肉芽肿型、胆脂瘤型。单纯型表现为鼓室、乳突窦、乳突小房内软组织密度影，鼓膜增厚，鼓室、乳突窦黏膜增厚，乳突小房间隔及周围骨质硬化，密度增高，无明显骨破坏。肉芽肿型可见听小骨不同程度的破坏，鼓室、乳突窦壁破坏。胆脂瘤型表现见下一疾病。

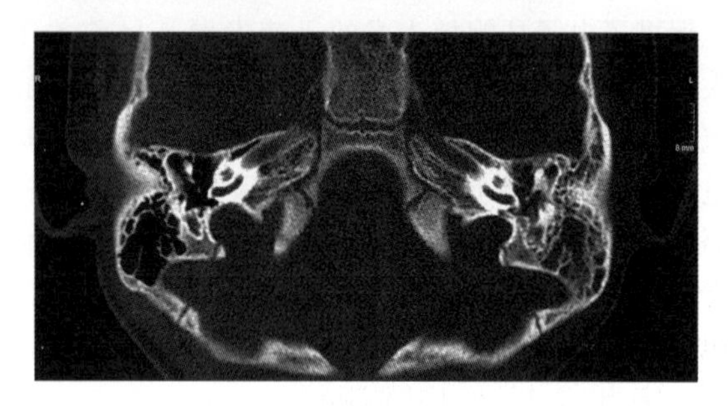

图 3-6-4 急性中耳乳突炎 CT 表现
女，3 岁，左耳痛一周。颞骨 CT 显示左侧乳突及中耳鼓室密度增高，听小骨形态正常

MRI：急性期表现为鼓室、乳突窦内积液，乳突小房信号增高，呈点片状等 T_1、长 T_2 信号。慢性期，炎性肉芽肿与灰质信号相比，T_1WI 呈等或稍高信号、T_2WI 呈高信号，增强扫描可见强化。合并颅内感染时，可表现为脑膜炎、硬膜下积脓、硬膜外积脓及脑脓肿。

【诊断要点】

结合典型的临床表现，影像学表现多能明确诊断。对慢性期患者，CT 检查能明确听小骨及其他中耳结构的骨质破坏情况，可疑颅内并发症时，需要进行 MRI 检查。

【鉴别诊断】

肉芽肿型中耳乳突炎需要与胆脂瘤型中耳乳突炎、胆固醇肉芽肿相鉴别。相比肉芽肿型中耳乳突炎，胆脂瘤型中耳乳突炎骨破坏更严重，增强扫描病变本身无强化；胆固醇肉芽肿骨破坏程度相对较轻，T_1WI、T_2WI 均呈高信号；

（二）胆脂瘤

【病理生理与临床表现】

胆脂瘤（cholesteatoma）可分为先天性和获得性。先天性胆脂瘤可能源于胚胎期中鼓室前方未退化的表皮样结构，患者鼓膜完整，可伴有轻度听小骨破坏。常见于婴儿及幼童，无前期感染史，无明显临床症状。获得性胆脂瘤具体病因不明，属慢性中耳乳突炎，为中耳鼓室、乳突内的角化复层鳞状上皮团块。病变多开始于鼓膜松弛部，首先进入上鼓室内，随后经乳突窦入口进入乳突窦，继而累及乳突。临床表现为长期持续性耳流脓，脓量多少不等，有特殊恶臭，常伴有严重的听力减退。

【影像学表现】

CT：先天性胆脂瘤表现为边缘光滑、界限清晰的软组织团块，多位于鼓室前上部毗邻咽鼓管或镫骨附近，骨质破坏少见，鼓膜完整，乳突气化正常，无中耳鼓室乳突炎表现。

获得性胆脂瘤表现为鼓室、乳突窦入口及乳突窦内软组织密度肿块影，乳突窦入口、鼓室腔扩大，鼓室盾板、乳突小房间隔、听骨链破坏（图 3-6-5），严重者可破坏乙状窦壁、鼓室盖、半规管及面神经管等结构。

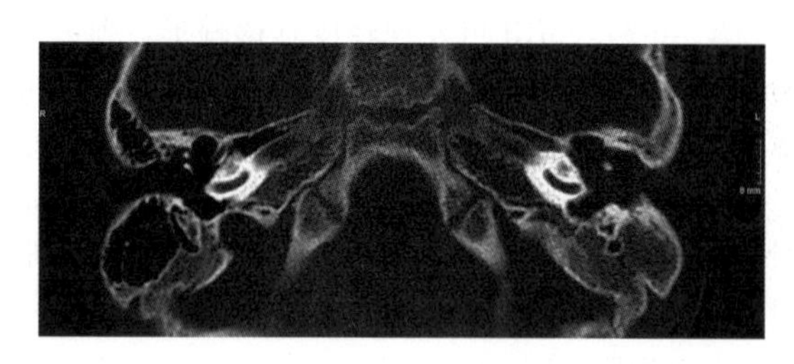

图 3-6-5 获得性胆脂瘤 CT 表现
女，3 岁。反复左耳流脓 1 年。颞骨 CT 显示左侧硬化型乳突，左侧中耳鼓室内软组织团块充填，破坏鼓室壁、听小骨

MRI：胆脂瘤在 T_1WI 上信号低于脑组织，多不均匀，T_2WI 上信号高。增强后胆脂瘤本身不强化，其周围的炎性肉芽组织可强化。

【诊断要点】

幼儿中耳鼓室前内侧软组织肿块，增强后无强化，骨膜完整，提示先天性胆脂瘤可能。长期中耳炎病史，鼓膜松弛部穿孔，鼓室、乳突窦内软组织肿块伴有广泛骨破坏时，提示获得性胆脂瘤。

【鉴别诊断】

胆脂瘤需要与肉芽肿型中耳乳突炎、胆固醇性肉芽肿、颞骨朗格汉斯细胞组织细胞增生症及中耳横纹肌肉瘤相鉴别。肉芽肿型中耳炎，炎性肉芽肿有强化，骨破坏程度轻，无窦腔膨大；胆固醇性肉芽肿 T_1WI 及 T_2WI 均为高信号，增强扫描无强化；朗格汉斯细胞组织细胞增生症多首先累及乳突，可合并颅骨或全身其他部位的病变；中耳横纹肌肉瘤以中耳为中心向周围生长，进展迅速，骨破坏更显著。

第七节 鼻、鼻咽

一、后鼻孔闭锁/狭窄

【病理生理与临床表现】

后鼻孔闭锁/狭窄(atresia or stenosis of posterior naris)是新生儿先天性鼻部梗阻的常见原因之一,可分为骨性闭锁和膜性闭锁,前者是由于胚胎时期后鼻孔区管腔化不全所致,后者为胚胎时期鼻腔内上皮栓吸收不全所致,后者常合并骨性狭窄。本病可单侧或双侧发病,以单侧发生多见,右侧多于左侧。单侧闭锁症状较轻,可至年长儿或成人期才被发现,表现为患侧鼻塞、张口呼吸等;双侧闭锁者出生后即出现呼吸困难,由于生后数月内的婴儿为被动鼻式呼吸,不采取紧急措施改善通气功能,可因窒息致死。本病可单发,也可以合并其他畸形,以先天性心脏病最常见。

【影像学表现】

CT:骨性闭锁表现为后鼻孔区骨质增厚,上颌骨后部、蝶骨翼内板向中线移位,与犁骨融合。膜性闭锁者,可见横过后鼻孔区的软组织隔膜,上颌骨后部、蝶骨翼内板向中线移位程度轻,相应鼻道后窄前宽,前鼻孔区鼻道宽度可无异常(图 3-7-1)。

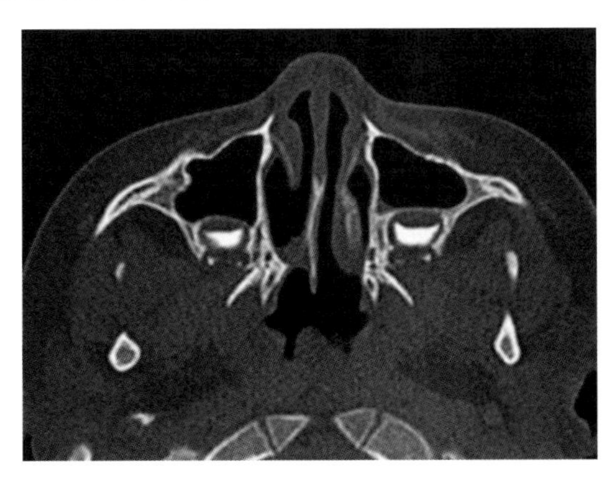

图 3-7-1 后鼻孔膜性闭锁 CT 表现

男,6 岁。鼻腔 CT 平扫显示右侧上颌骨后部、蝶骨翼内板向中线移位,鼻中隔后部向右侧移位,右侧骨性后鼻孔狭窄,狭窄处可见软组织影充填

【诊断要点】儿童,特别是新生儿生后即出现鼻塞、呼吸困难表现者,需要考虑到本病可能。CT 为首选检查方法,能快速、准确的判断闭锁板的性质和厚度,为积极治疗提供可靠的依据。检查前,需要洗鼻以避免鼻腔内分泌物对膜性闭锁诊断的影响。

【鉴别诊断】

本病需要与泪囊突出、梨状孔狭窄、鼻筛部脑膨出等其他导致鼻腔阻塞的疾病相鉴别。泪囊突出是由于鼻泪管远端开口阻塞所致,CT 典型表现为单侧或双侧鼻泪管不同程度的扩张,并突出于内眦区和下鼻道内形成囊肿。梨状孔狭窄,表现为上颌骨额突凹向中线区,前鼻孔变窄,硬腭前尖后宽呈三角形,可合并单一上颌切牙及前脑无裂畸形。鼻筛部脑膨出,MRI 可见膨出于鼻腔内的病变与颅内相沟通。

二、腺样体肥大

【病理生理与临床表现】

腺样体又称咽扁桃体或增殖体,位于鼻咽顶壁和后壁的交界区,为鼻咽部淋巴组织,约在出生后 6~12 个月时开始发育,2 岁至 10 岁为其增殖旺盛期,10 岁以后开始逐渐萎缩至成人状态。腺样体因多次炎症刺激可发生病理性增生,称腺样体肥大(adenoidal hypertrophy)。

肥大腺样体常堵塞后鼻孔和咽鼓管咽口,并发鼻炎和鼻窦炎,诱发渗出性中耳炎。临床表现为鼻塞、张口呼吸、听力减退和耳鸣。腺样体肥大常合并腭扁桃体肥大,可导致上气道梗阻,引起鼾症和儿童阻塞性睡眠呼吸暂停低通气综合征,由于慢性持续缺氧,患儿白天精神不佳,记忆力减退,严重者可出现认知障碍、生长发育迟缓和心血管疾病等严重的并发症。

【影像学表现】

X 线:侧位平片表现为鼻咽顶壁与后壁软组织局限增厚,表面光滑,相应气道狭窄(图 3-7-2)。

CT:表现为鼻咽顶壁与后壁软组织弥漫性对称性增厚,密度均匀,前缘光滑或呈波浪状,向气腔突入,咽隐窝及咽鼓管咽口隐约可见或显示不清,邻近解剖结构清晰,颅底骨质无破坏。当合并感染时,增厚的鼻咽部表面有较多的低密度分泌物,增强扫描均匀强化。

MRI:肥大腺样体呈均匀等 T_1、长 T_2 信号,矢状面能清晰显示腺样体肥大的程度以及邻近气道狭窄的程度。

【诊断要点】

综合影像所见及临床症状和鼻镜检查,诊断不难。平片为首选检查方法,能基本满足诊断;合并鼻窦炎或中耳炎时,或不能排除其他疾病时,可进行 CT 或 MRI 检查。

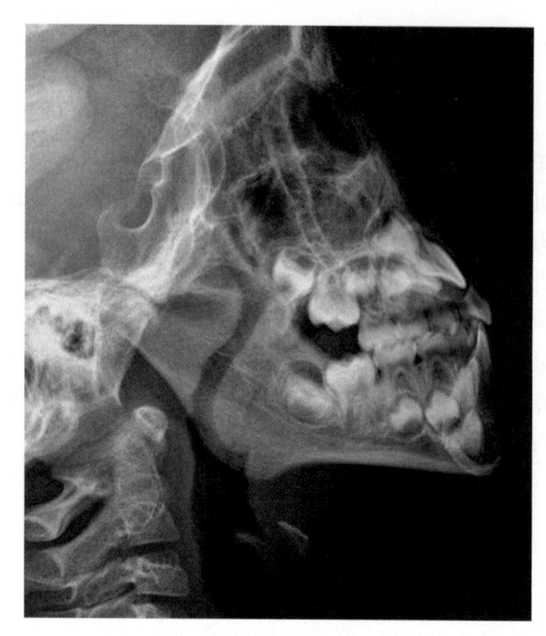

图 3-7-2 腺样体肥大 X 线表现

男，2 岁，经常睡眠时打鼾。X 线侧位平片显示咽后壁软组织增厚，边缘光滑，密度均匀，气道受压变窄

【鉴别诊断】

本病需与咽后脓肿及鼻咽血管纤维瘤鉴别。咽后脓肿与周围组织界限不清，CT 或 MRI 平扫见病灶密度/信号不均匀，增强扫描呈不规则环形强化。鼻咽血管纤维瘤多见于 10 岁以上儿童，瘤体明显强化，常侵犯邻近组织结构，MRI 检查可予以鉴别。

【回顾与展望】

除了形态学观察外，影像学测量能定量分析肥大腺样体的厚度和鼻咽腔狭窄的程度，为临床诊断和治疗提供可靠的依据。既往多采用 X 线侧位平片测量法，分别测量腺样体最大厚度与鼻咽腔前后宽度之比及后气道间隙宽度，反映腺样体肥大程度以及鼻咽腔阻塞情况，后有研究者将此测量原理应用于 MRI，可准确得到更可靠的数据，同时可了解鼻后孔间隙、鼻甲大小、软腭厚度及后突的程度，大大丰富了诊断信息。但腺样体厚度的测量仍是一种较直观的测量，易受年龄、呼吸运动因素的影响。近年来有研究者应用 MRI 电影成像对儿童睡眠状态下上气道大小及动度进行测量和评估，测量腺样体厚度，软腭形态和信号，一定程度上弥补了以上测量方法的不足，为临床诊断和治疗腺样体肥大提供新的依据。

关于儿童鼾症和阻塞性睡眠呼吸暂停低通气综合征的脑功能异常方面的研究也已开展。目前有研究表明，儿童阻塞性睡眠呼吸暂停低通气综合征能够广泛损害患者的认知功能，包括注意警觉、执行功能、记忆和运动协调性。随着影像技术的发展，越来越多的证据表明患者存在显著的脑结构、代谢和功能改变，为深入了解患儿神经认知功能改变的病理生理学机制、指导临床治疗和判断预后提供了重要信息。

第八节 颈 部

一、甲状舌管囊肿

【病理生理与临床表现】

甲状舌管囊肿（thyroglossal cyst）为儿童期最常见的先天性颈部肿块，系胚胎期甲状舌管残留伴随内衬上皮细胞分泌而形成。囊肿内衬假复层纤毛柱状上皮、复层鳞状上皮等，囊壁内可见黏液腺，可有甲状腺组织，囊内容物多为黏液样或胶冻样物质。典型临床表现为逐渐增大的无痛性肿块，多位于颈前中线区，少数可位于中线旁，以舌骨或舌骨下水平最常见，舌骨上水平少见，包块可随伸舌、吞咽而上下移动。合并感染时可表现为痛性包块，破溃后形成甲状舌管瘘，可有黏液或脓性分泌物流出。

【影像学表现】

超声：表现为薄壁、无回声肿块，呈圆形或卵圆形，界限清晰；囊壁分泌的蛋白成分含量较高时，表现为均匀或不均匀低回声，可能是由于蛋白成分所致。

CT：囊肿边界清楚，囊壁较薄，囊内容物呈均匀水样密度，舌骨体常可见压迹；囊内容物蛋白成分含量较高时，密度可稍高，增强后囊壁轻度强化。合并感染时，囊壁可毛糙增厚，囊内容物密度增高，增强后囊壁明显强化，常伴有周围皮下组织的炎症反应。

MRI：典型表现为均匀长 T_1、长 T_2 信号的囊肿（图 3-8-1），囊内物蛋白成分含量较高时，T_1WI 呈等信号或稍高信号，T_2WI 为高信号，增强后囊壁轻度强化。有时可见未扩张的残存甲状腺舌管与囊肿相通。合并感染时，囊壁可增厚并明显强化。

【诊断要点】

儿童期颈前中线区肿块，随伸舌、吞咽而上下移动，需要考虑本病可能，影像学表现多能明确诊断。超声可作为首选检查方法；MRI 能更清楚地观察病变的范围，为手术彻底切除，避免复发，提供更可靠的依据。

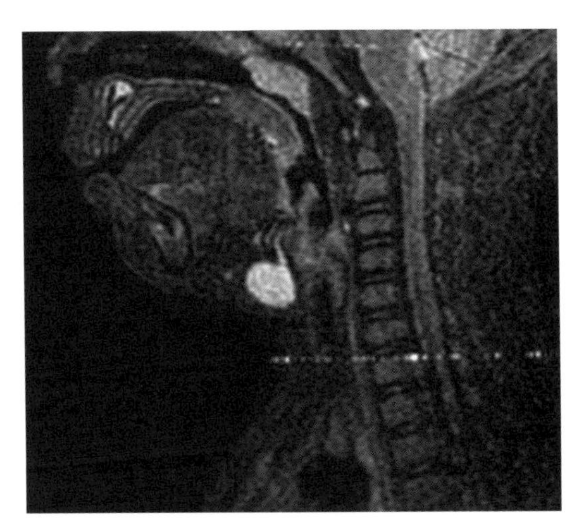

图 3-8-1 甲状舌管囊肿 MRI 表现
男,9 个月。MRI 平扫矢状面脂肪抑制 T_2WI 显示颈前中线区囊性肿物,边缘清晰,信号均匀,并可见一细蒂向舌盲孔区延伸

【鉴别诊断】

本病需要与鳃裂囊肿、皮样囊肿/表皮样囊肿相鉴别。这些肿物均不随伸舌、吞咽而移动,鳃裂囊肿多偏于中线,位于颈动脉三角区或胸锁乳突肌前缘;皮样囊肿/表皮样囊肿常表现为颏下肿物,也可位于胸骨上凹处,包膜较厚。

二、鳃器畸形

【病理生理与临床表现】

鳃器畸形(branchial apparatus anomalies)为胚胎发育过程中部分鳃器结构的退化障碍所致,可累及第一至第四鳃弓、鳃沟及其相对应的咽囊。第一鳃器畸形约占 8%,第二鳃器畸形最常见,约占所有鳃器畸形的 90%。第三、第四鳃器非常少见。根据病变的形态可分为囊肿、窦道和瘘,囊肿为边界清晰的充满液体的囊肿,窦道有 1 个皮肤或深部开口,鳃瘘同时伴有皮肤和深部开口。囊肿可发生于任何年龄,以儿童或青少年多见。临床表现为无痛性肿物,质韧,活动性差,可合并反复感染;窦道和瘘有皮肤开口时,可见脓性分泌物溢出。第一鳃器畸形开口于外耳道时,可出现耳溢脓。第四鳃器畸形可合并反复化脓性甲状腺炎。

【影像学表现】

第一鳃器畸形:根据发生部位,可分为两型,Ⅰ型表现为耳旁囊性肿块或窦道,位于耳廓的前、下或后侧,病变内缘邻近外耳道骨软骨连接部,与外耳道平行走行;Ⅱ型自外耳道向下颌角延伸,主要位于腮腺内或腮腺旁,可向咽旁间隙生长,深部开口位于外耳道骨软骨连接部(图 3-8-2)。病变边界清晰,CT 呈低密度,MRI 呈长 T_1、长 T_2 信号,合并感染时密度、信号多有变化,边缘增厚,增强扫描可见强化,常见周围软组织水肿。

第二鳃器畸形:囊肿最常见,根据发生部位可分为 4 型:Ⅰ型位置最表浅,沿胸锁乳突肌前缘分布,仅位于颈阔肌深部(图 3-8-3);Ⅱ型最常见,位置最典型,位于胸锁乳突肌前缘,颈动脉间隙外侧,下颌角后方;Ⅲ型位于颈内动脉和颈外动脉之间,内侧为咽侧壁;Ⅳ型邻近咽壁。囊肿壁薄,界限清晰,CT 呈均匀低密度,MRI 呈长 T_1、长 T_2 信号,感

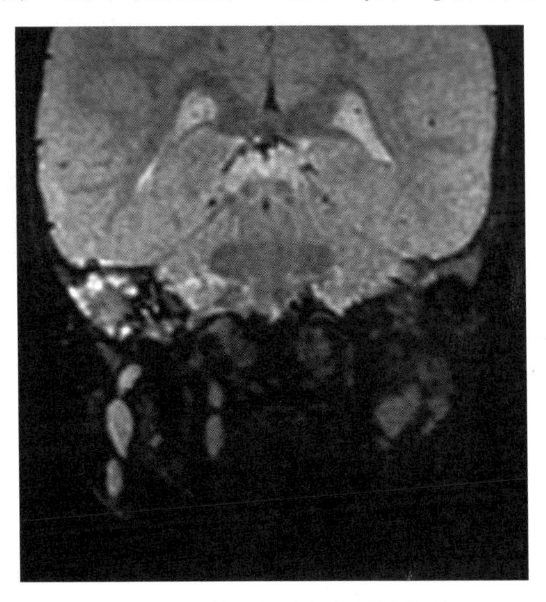

图 3-8-2 第一鳃裂囊肿 MRI 表现
男,1 岁。生后发现右侧下颌角区瘘管,并反复感染。MRI 平扫冠状面脂肪抑制 T_2WI 显示自右侧外耳道骨软骨连接部向下颌角走行的瘘管,内部呈高信号,壁厚呈低信号,右侧乳突内炎症呈高信号

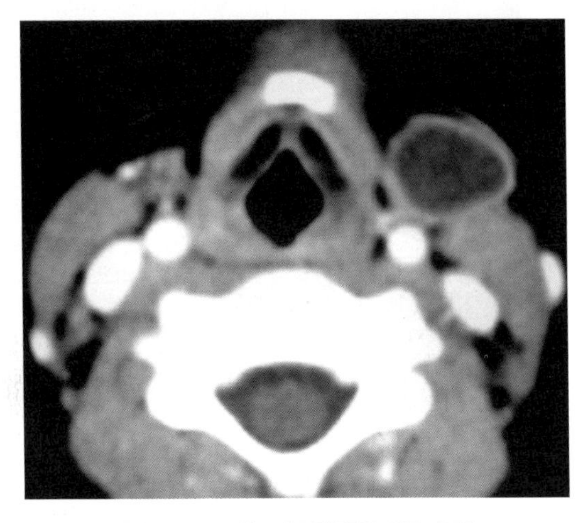

图 3-8-3 第二鳃裂囊肿 CT 表现
CT 增强扫描显示左侧胸锁乳突肌前缘囊性占位,囊内密度均匀,囊壁轻度强化

染后囊壁可增厚,可见强化。Ⅲ型可见特征性"鸟嘴征",为囊肿进入颈内动脉和颈外动脉之间所致。存在窦道或瘘时,表浅开口位于胸锁乳突肌前缘皮肤,深部开口位于扁桃体窝。

第三、四鳃器畸形:第三鳃器囊肿多见于上颈部,位于颈后间隙内,颈总动脉或颈内动脉后方,胸锁乳突肌后缘,少数发生于下颈部,位于胸锁乳突肌前缘。存在窦道或瘘时,表浅开口位于颈动脉前部锁骨上皮肤,深部开口位于梨状窝。第四鳃器畸形位于左侧梨状窝至甲状腺左叶之间,常与梨状窝沟通。CT 呈均匀低密度,MRI 呈长 T_1、长 T_2 信号,感染后囊壁可增厚,可见强化,伴周围软组织肿胀(图 3-8-4)。第四鳃器畸形常伴有甲状腺左叶脓肿,与梨状窝沟通时,X 线吞钡造影显示窦道自梨状窝延伸至前下颈部,位于或邻近甲状腺左叶。

【诊断要点】

颈部一侧无痛性肿块,或异常皮肤瘘口,合并反复感染时需要考虑到本病可能。起源鳃器不同,发生位置不同,深入理解鳃器结构的胚胎发育,对确定诊断非常重要。

【鉴别诊断】

本病需要与甲状舌管囊肿、淋巴管畸形等相鉴别。甲状舌管囊肿多发生在从口底至甲状腺的颈前中线区。淋巴管畸形多位于颈后三角区,多房为主,形态不规则,有向周围结构间隙生长特点。

三、异位胸腺

【病理生理与临床表现】

异位胸腺(ectopic accessory thymus)为胚胎发育过程中,胸腺自第三咽囊腹侧形成后,向纵隔迁移不完全所致。异位胸腺可以发生在咽部至纵隔的任何部位,多见于甲状腺周围以及颌下腺后方,也可以位于头臂血管之间。由于甲状旁腺与胸腺起源位置相近,胸腺异位常伴随甲状旁腺异位。本病临床比较少见,常在婴幼儿期被发现,表现为颈部包块,位置固定,偏于颈前区一侧,左侧更常见,肿块质地较软、无触痛,一般无生长或生长缓慢。

【影像学表现】

CT:表现为偏于颈部一侧的肿块,边界清晰,密度均匀,周围血管等正常结构可以受压移位。增强检查肿块均匀强化。前纵隔内可见正常胸腺结构,少数异位胸腺可与纵隔胸腺相延续,呈相等密度。

MRI:各序列与正常胸腺信号一致,T_1WI 呈等信号、T_2WI 稍高信号,增强后显示肿物轻度到中度均匀强化(图 3-8-5)。

【诊断要点】

婴幼儿颈部一侧无痛性肿块,特别是位于甲状腺周围以及颌下腺后方,密度或信号特征同纵隔胸腺一致时,要考虑异位胸腺可能,确诊往往依赖病理。

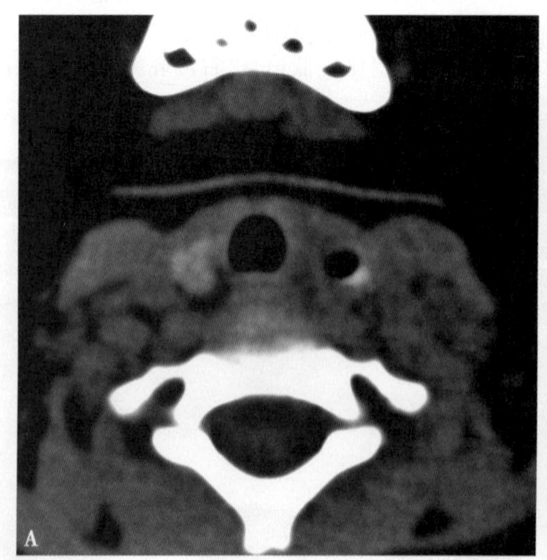

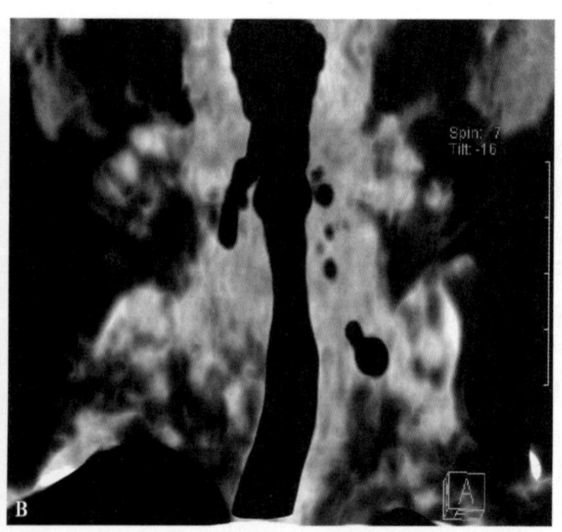

图 3-8-4 第四鳃裂囊肿 CT 表现

男,2 岁,发热、左颈部肿胀 4 天。A. 口服对比剂后,CT 平扫显示甲状腺左叶肿胀、密度减低,其内可见含气空腔影,腔内可见对比剂影;B. CT 平扫冠状面 MinIP 重建图像显示自左侧梨状窝向甲状腺左叶延伸的含气窦道

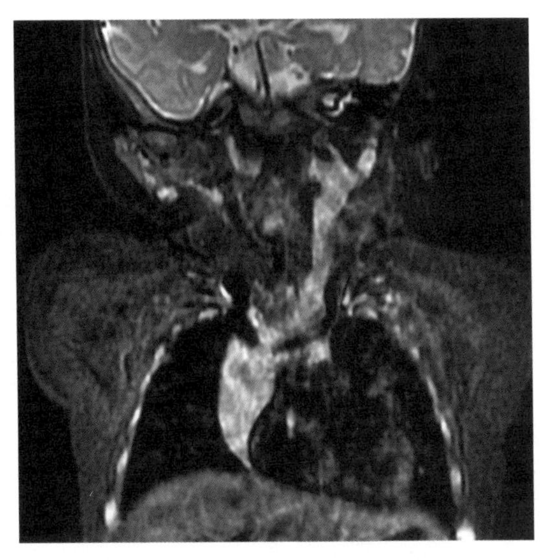

图 3-8-5 颈部异位胸腺 MRI 表现
男,6 个月,生后发现左侧颈部软组织肿块。MRI 平扫冠状面脂肪抑制 T_2WI 显示左侧颈部肿块,向下与胸腺相延续,且呈相等信号

【鉴别诊断】

异位胸腺需要与血管瘤、良恶性淋巴结肿大等疾病相鉴别,血管瘤 CT 或 MRI 增强后呈显著持续性强化,并可见供血动脉和引流静脉;淋巴结肿大常为多发,必要时需要活检证实。

四、颈部间隙急性感染性病变

【病理生理与临床表现】

颈部间隙急性感染性病变,主要包括急性咽后脓肿(acute retropharyngeal abscess)及急性咽旁脓肿(acute parapharyngeal abscess),典型临床表现为发热、拒食、吞咽困难、咽痛、颈部活动受限、呼吸不畅等症状,可导致喉梗阻、纵隔脓肿、败血症等严重并发症。

急性咽后脓肿,常见于 3 个月至 3 岁婴幼儿,半数为 1 周岁以内婴儿。绝大多数由于急性上呼吸道感染、颈部及颌下淋巴结炎,循淋巴途径累及咽后间隙淋巴结,产生淋巴结炎,最后破溃入咽后间隙形成脓肿。少数年长儿为外伤、异物直接损伤咽后壁继发感染所致。咽后脓肿可导致脊柱生理性前突弧度消失、变直,甚至向后弯曲,极度后突时导致颈椎半脱位。

急性咽旁间隙感染常继发于鼻咽和口咽部的急性炎症,尤其是扁桃体周围脓肿扩散到咽旁间隙,早期为蜂窝织炎,进而形成脓肿。咽后或咽旁脓肿可向内脏间隙、颈动脉间隙等周围间隙扩散,严重者可蔓延至后纵隔。

【影像学表现】

CT:咽后脓肿早期表现为咽后间隙淋巴结肿大,周围脂肪间隙消失;脓肿形成后,表现为水样低密度区,边缘模糊,增强后脓肿壁及周围软组织强化。常伴有占位效应,咽腔变窄,有时脓肿内可见到少量气体。咽旁脓肿早期蜂窝织炎表现为咽旁间隙内脂肪组织密度增高,界限模糊;脓肿形成后,病变内出现低密度区,增强后脓肿壁强化。常伴有明显占位效应,可压迫或侵犯周围结构。

MRI:咽后脓肿早期表现为咽后间隙淋巴结肿大,T_1WI 呈等或稍低信号,T_2WI 为稍高信号,周围脂肪水肿;咽旁脓肿早期蜂窝织炎时 T_1WI 呈低信号,T_2WI 为高信号;咽后或咽旁脓肿形成后,T_1WI 呈中等信号,T_2WI 呈等或稍高信号,DWI 呈高信号。脓腔壁在 T_1WI 表现为中等信号,T_2WI 呈略低信号。增强后蜂窝织炎可略有强化,而脓肿壁明显强化(图 3-8-6)。

【诊断要点】

根据患儿临床病史、症状、体征及 CT 或 MRI 增强显示咽后间隙或咽旁脓腔,多能明确诊断。CT 和 MRI 检查能明确感染范围及与周围重要结构的关系。

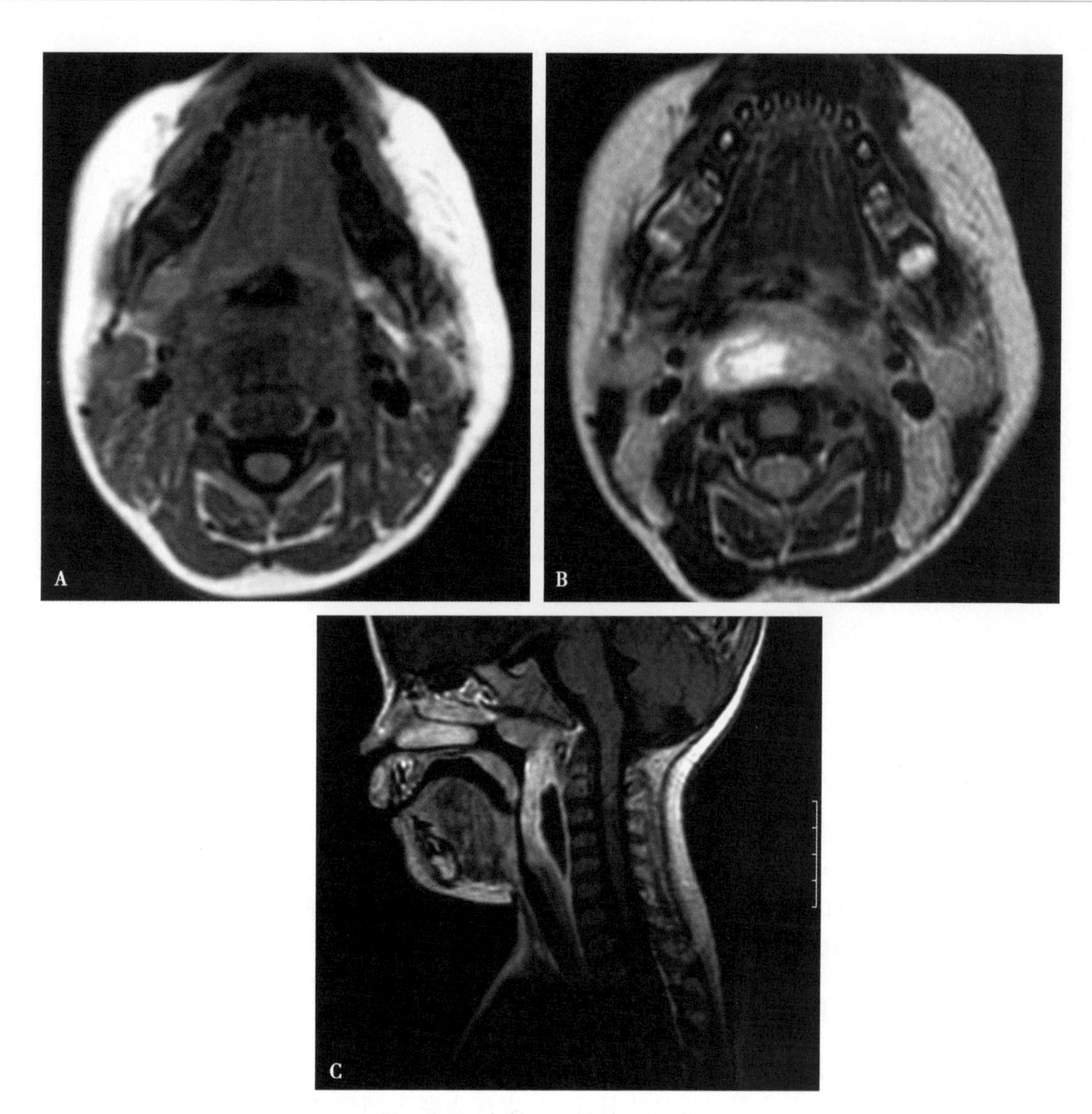

图 3-8-6 急性咽后脓肿 MRI 表现

男，4 岁，有上呼吸道感染史。增强 MRI 矢状面 T_1WI 显示咽后间隙软组织明显肿胀，中度强化，其内可见无强化坏死液化区

【鉴别诊断】

急性咽后脓肿需要与腺样体肥大、淋巴瘤、慢性咽后脓肿等相鉴别，腺样体肥大表现为均匀软组织密度或信号，增强后均匀强化；淋巴瘤表现为无痛性淋巴结肿大，常多发；慢性咽后脓肿为结核感染导致，脓肿多位于椎前间隙，可伴有钙化，还可引起相邻椎间隙椎间盘炎和邻近椎体的侵蚀破坏。咽旁脓肿有时需要与鳃裂囊肿、淋巴管畸形合并感染相鉴别，单纯影像学检查鉴别诊断有限，需要结合临床病史及实验室检查。

五、甲状腺癌

【病理生理与临床表现】

甲状腺癌（thyroid carcinoma）在儿童期多发生于 10～14 岁，近年有增多趋势，诱发因素包括接触放射性物质、长期过量促甲状腺激素刺激、内分泌紊乱、遗传因素以及碘的异常摄入等。最常见的病理类型是乳头状癌，起病较隐匿，发展相对缓慢，临床多以颈前结节或甲状腺肿就诊，可随吞咽而上下移动。发生淋巴结转移时，则在颈部一侧或双侧触及质地较硬的淋巴结。

【影像学表现】

CT：甲状腺内低密度结节，单发为主，少数双侧或多发。边界清楚或欠清，密度较均匀，少数可见沙砾样钙化。较大肿瘤可见更低密度的坏死区（图 3-8-7）。也可表现为整个甲状腺弥漫性增大，密度低且不均匀。增强后，病灶强化程度低于正常甲状腺。晚期表现为邻近组织受侵犯，淋巴结转移多见于颈动脉间隙。

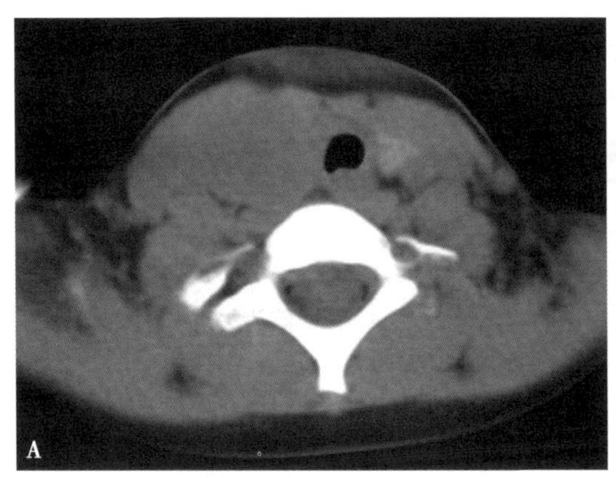

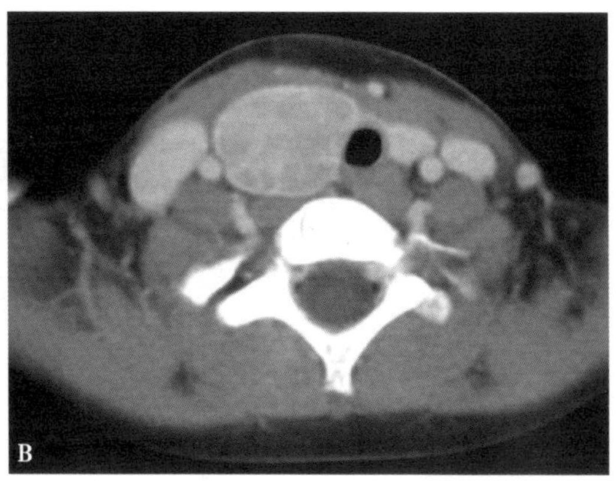

图 3-8-7 甲状腺乳头状癌 CT 表现

男,6 岁。A. CT 平扫显示甲状腺右叶见一等密度类圆形病灶;B. CT 增强扫描显示肿块位于甲状腺右叶,呈不均匀强化

MRI:肿瘤在 T_1WI 为等或稍低信号,T_2WI 呈稍高信号,信号欠均匀。增强后,病灶强化程度低于正常甲状腺。

【诊断要点】

儿童甲状腺内出现质硬结节,CT 提示结节内含砂砾样钙化或结节中坏死,应考虑有甲状腺癌的可能,如同时伴颈淋巴结肿大者可以明确。

【鉴别诊断】

本病需要与结节性甲状腺肿、甲状腺腺瘤鉴别。结节性甲状腺肿病史长,肿块大,增大的甲状腺可以延伸到胸骨后,甲状腺质地相对较软,随吞咽运动,影像学检查甲状腺密度均匀或见大小不一多个结节,伴形态各异的钙化。甲状腺腺瘤通常表面光滑、质韧、有一定活动度,单从 CT 和 MRI 鉴别有时会有一定困难,必要时需其他影像学进一步检查。

(李玉华 刘俊刚 刘 明 张孟杰)

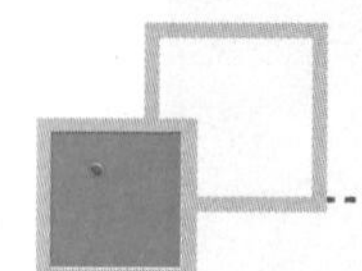

第四章 呼吸系统、纵隔、胸壁和膈肌

第一节 概 述

儿童期呼吸系统、纵隔、胸壁和膈肌疾病主要包括炎症性、先天性和肿瘤性疾病。炎症性疾病可发生在儿童期各年龄段，各种病因引起的炎症性疾病的特点也各不相同，因此掌握受累部位的解剖结构和各种炎症性疾病的特点，对疾病的诊断有重要作用。对于先天性疾病，应该熟悉受累部位的胚胎学发生特点，如肺隔离症就是由于在肺发育过程中，连接原始主动脉和原始肺动脉的血管未退化，高压血流压迫部分肺组织，影响其发育造成的。肿瘤性疾病在儿童期相对少见，但早期诊断对于肿瘤的治疗和预后至关重要。

第二节 检查方法与适应证

由于儿童两肺含大量气体，与周围的胸壁、纵隔及膈肌等形成良好的天然对比，因此X线检查是呼吸系统首选影像学检查方法。X线胸片可作为诊断大多数肺部疾病的初步检查，但不能明确显示肺间质病变、弥漫性肺部疾病、胸壁疾病等。CT可以很好地显示胸部各解剖结构之间的关系特点，在明确诊断方面起着重要作用。MRI具有无创伤、无射线、软组织分辨率高等特点，主要应用于纵隔和胸壁病变，但对肺部疾病的检查效果并不理想，因此使用较少。近年来，各种儿童胸部影像学检查方法都有许多改进和发展，因此应根据各种检查技术的优缺点，选择对患儿创伤小，价格合适的检查方法，并得到最可靠的诊断信息。

一、X线

一般胸部疾患，常摄胸部正位片，视病情需要加摄侧位片。婴幼儿照片常采取仰卧位，平静吸气时瞬间曝光，胸片要求脊柱显露，并可观察到心影后肺纹理，无偏斜、旋转。仰卧或侧卧位水平向投照有利于显示积液、气胸或肺气肿等。同时呼气和吸气相照片可观察纵隔摆动和肺明暗度在不同呼吸周期的变化。3岁以上小儿应立位摄片，以扩大肺野范围，有利于病变观察。透视主要用于观察肺、心脏、膈、肋骨的呼吸运动状态，尤其是吸气、呼气动态变化观察发现气道梗阻性病变，如支气管异物等。弥补X线胸片的不足。

二、CT检查

（一）平扫

用于显示复杂肺部感染性病变和并发症、肺部包块、肺转移性病变、弥漫性肺部疾病、纵隔肿瘤及淋巴结、气管异物、气管内新生物以及各种病因引起的气管狭窄、胸壁疾病和胸廓畸形等。患儿一般取仰卧位，两臂自然上举，置于头两侧，以减少肩部及两上肢的伪影。较小患儿和不能合作者扫描前口服10%水合氯醛0.5~1ml/kg镇静，也可肛门灌注，剂量为0.4~0.5ml/kg，总量不超过10ml。扫描前要对能合作的患儿进行屏气训练，以免因轻微的活动造成伪影，影响图像质量。扫描范围从胸锁关节到横膈面，怀疑上气道病变的患儿，可自颅底水平开始扫描。根据患儿大小，层厚一般选用5~10mm，层间距5~10mm。

对于肺间质病变或寻找小病灶宜选用高分辨率CT(high resolution CT，HRCT)扫描，或在普通扫描基础上对感兴趣区加扫薄层扫描，层厚0.625~3mm。观察胸壁病变和胸廓畸形时，应加骨窗观察骨骼情况。观察气管支气管病变时，可利用CT多层面三维重建和仿真内镜技术进行准确定位。常规观察肺部病变的肺窗，窗宽1000~2000Hu，窗位-700~-600Hu，纵隔窗，窗宽400~500Hu，窗位30~50Hu，观察骨骼病变时，加骨窗，窗宽1000~2000Hu，窗位200~400Hu。

（二）增强

用于显示肺部炎症，尤其是并发症和复杂性感染性疾病、先天性发育异常、肺血管病变、纵隔占位和纵隔肺门淋巴结。根据患儿大小，层厚一般选用5~10mm，薄层扫描层厚12mm。儿童常规使用非离子型碘对比剂，剂量为1.5~2.5ml/kg。儿童可根据实际情况选择手推或高压注射器快速注药，速度为0.8~4.5ml/kg。

（三）高分辨率CT（HRCT）

用于显示肺内细微结构，如肺小叶气道、血管，小叶间隔、肺间质，并能观察到小病灶以及病灶内和病灶周围的细微变化。HRCT使用薄层扫描，高分辨率骨算法重建和较小的FOV，是常规CT检查的一种补充。

三、MRI检查

用于显示胸壁、脊柱和脊柱旁区域、纵隔、肺门淋巴结、膈肌异常，对于碘对比剂过敏儿童尤为适宜。MRI在功能评价方面由于CT。患儿一般取仰卧位，两臂自然上举，置于头两侧。较小患儿和不能合作者扫描前需深度镇静。一般选用体表面线圈，使用心电门控技术，以减少心脏大血管波动伪影，选用自旋回波序列（SE），常规扫描轴位T_1WI、T_2WI，用于显示纵隔、肺门和气管旁病变，酌情加扫矢状位及冠状位，用于观察胸腔入口、肺底部病变，肿物压迫包埋血管以及对脊柱和椎管内侵犯情况。增强扫描对比剂选用Gd-DTPA 0.1mmol/kg，静脉团注后扫描。

第三节　胚胎发育、应用解剖及生理

一、胚胎及生后发育

胚胎第4周时，原始咽尾端底壁正中出现一纵行沟，称喉气管沟（laryngotracheal groove）。逐渐加深，形成一长形盲囊，称喉气管憩室（laryngotracheal diverticulum）。喉气管憩室位于食管的腹侧，两者之间的间充质隔称气管食管隔。喉气管憩室的上端发育为喉，中段发育为气管，末端膨大，形成两个分支，称肺芽（lung bud），是主支气管和肺的原基。肺芽呈树枝状反复分支，第6个月时达17级左右，分别形成了肺叶支气管、段支气管，直至呼吸性细支气管、肺泡管和肺泡囊。第7个月时，肺泡数量增多，肺泡上皮中除Ⅰ型肺泡细胞外，还分化出Ⅱ型肺泡细胞，并开始分泌表面活性物质。此时，肺内血液循环系统发育完善，早产的胎儿可进行正常的呼吸，能够存活。

另外，娩出的胎儿，从宫内至宫外生活，肺由充满液体"静止"的器官，转变为有节律呼吸运动的充气器官，且接受全部右心每搏量（出生前仅含每搏量的10%）。肺血管明显充盈，有利于和二氧化碳的交换。从出生到儿童期的整个阶段，肺形态功能和代谢方面仍在不断发育成熟，至8~10岁达成人水平。肺腺泡的直径在出生时为1.5~2.0mm，1岁时2.5mm，2岁时3.0mm，4岁时2.5~3.5mm，14岁时6.0mm。次级小叶，3个月以下为2~3mm，4岁时5~9mm，14岁时1~2cm。

二、应用解剖及生理

（一）胸廓

胸廓包括骨骼和软组织，正常胸廓两侧对称。胸廓骨性结构由肋骨、胸骨、胸椎、锁骨和肩胛骨组成。儿童期肋软骨尚未钙化，新生儿肋骨皮质呈两条平行白线，中间为较透亮纤细的骨松质结构。婴幼儿期胸廓形态主要与肺泡充气程度有关，婴幼儿期圆柱形胸廓前后径与横径相仿，显示后肋与前肋两者走向近乎水平，前肋位置略低于后肋。年龄增长到2~3岁时，后肋从脊柱由水平向外下倾斜，前肋从肋弓由外向内下方倾斜走行，胸廓由圆柱形逐渐变为卵圆形，横径大于前后径。学龄期后胸廓与成人相仿。胸骨位于前胸壁上中部，正位胸片上胸骨与脊柱影重叠往往不能显示。婴儿由于胸壁软组织较薄，正位胸片上可显示全部胸椎。婴幼儿期由于投照不合作，体位偏转，两侧锁骨位置和形态常不对称。6个月后锁骨弯曲逐渐明显，常见中段骨质扭曲系骨干弯曲所致，易误诊骨折。在仰卧位片两侧肩胛骨常重叠于上肺野易误认为肺部病变或包裹性积液。

X线胸片显示胸壁软组织内皮下脂肪丰富、组织松软。新生儿及消瘦婴儿有时可见重叠于肺野呈斜直或直线状致密影，是皮肤皱褶重叠于肺野形成的，其特点是延伸至胸廓外，应与气胸等鉴别。学龄期后儿童胸壁软组织则以锁骨上皮肤皱褶、肺尖部胸膜反折伴随阴影为主。女孩乳房未完全发育于两下肺野形成密度稍增高阴影，下缘轮廓不清楚。

（二）气管、支气管

气管上端起自第6~7颈椎平面的喉部环状软骨，婴幼儿气管短，气管分叉位于第3胸椎水平，随年龄增长逐渐下移，至10岁位于第5胸椎水平。新生儿气管软骨发育不良致气管柔软，易活动，平静呼吸时气管向右侧扭曲为正常生理现象。气管支气管发育至15岁时达成人水平。右侧主支气管较直，形似气管的之间延续，左侧主支气管自气管的右侧发出，因此气管异物多发生在右侧。婴幼儿气管在CT上呈圆形，10岁以后为椭圆形或马鞍形。气管是薄壁含气结构，在隆突处分为左右主支气管后斜向走出纵隔。肺叶和肺段支气管多数能显示。

（三）肺野、肺门、肺纹理

肺位于纵隔两旁的胸廓内，右肺分为3叶，左肺分为2叶，分别包括10个和9个肺段。肺野为含有空气的肺组织在胸片上显示的透亮区域，为了便于描述肺部病变的位置，将一侧肺野以第2、4肋骨前端下缘水平线为界分为上、中、下三区，自肺门向外将肺野纵行平均三等分为内、中、外三带。肺叶通常根据其在胸内的位置和肺裂来定位，肺段需要根据其与肺动脉及其伴行的肺段支气管的关系来定位。肺裂包括斜裂和水平裂，左右肺均有斜裂，而水平裂仅位于右肺，叶间裂CT表现为透亮带、线状或带状致密影。斜裂表现为弧形结构，其上部外侧段较内侧段靠后，呈“八”形，其下部呈倒“八”形，中部呈水平走向。水平裂表现为三角形或椭圆形无血管密度减低区。

肺门是肺与纵隔之间的通道，由肺动静脉、支气管、淋巴组织、神经及其周围结缔组织所构成，胸片上肺门阴影主要为肺动静脉的大分支投影，尤其是肺动脉。儿童期尤其是学龄前期肺门大小尚没有统一标准。CT轴位上一般把右肺门分为上、中、下三部分，把左肺门分为上、下两部分。

肺纹理主要由肺血管构成，从肺门向肺野呈放射状分布，形态类似枯树枝，肺野中带纹理，走行规则，边缘光滑，外带纹理极少且纤细。

（四）胸腺

胸腺位于前上纵隔，起源于第三咽囊，由大小不等的两叶组成，是人体内具有免疫功能的T淋巴细胞制造、发育、分化成熟的场所。正常儿童胸腺大小及形态变异较大，与年龄及营养状况密切相关。了解和认识胸腺的形态和大小，对于正确判断婴幼儿应激反应、免疫状况及疾病鉴别诊断尤为重要。胸腺位于胸骨后上方，气管、心底部大血管及心包前方，上部与气管前壁紧邻，下部向前下纵隔延伸，通常延伸至第4肋软骨水平。柔软的胸腺易随呼吸和体位而改变大小和形态，因此同一患者在不同时间也可有极大不同。

正常新生儿于生后24h内胸片即可看到胸腺影像，其大小与体重、营养状况相关，因此足月儿较早产儿大。4/5的巨大胸腺鉴于男婴，这可能与男婴的胸腺对肾上腺皮质激素反应较女婴小，但巨大胸腺也不会对气管形成推挤和压迫。2岁以内小儿胸腺发育迅速，正位胸片大多可见到胸腺，年龄越小越显著。2~8岁胸腺发育缓慢，常规胸片偶尔可见，8岁以后罕见，因受胸廓横径发育、横隔下降影像导致胸腺逐渐偏于中线而向下伸展与心影重叠，因此，X线显示率逐渐减低。由于胸腺左叶被心影掩盖，因此显示率较右叶低。正位胸片胸腺内缘与大血管、心脏前后重叠，外缘和下缘与肺野重叠构成两侧上纵隔边缘，因此通过充气肺野显示胸腺外下缘。常见胸腺形态有帆形、圆形、弧形、锥形、波浪形、增宽形和不对称形等。

CT上胸腺表现为软组织结构，起自于左侧头臂静脉，下至右肺动脉追平各层面胸骨后、血管腔间隙内。10岁以下小儿胸腺通常为四边形，侧边稍隆起或呈波浪形。10岁以后胸腺呈三角形或箭头形，两缘平直或稍内凹，胸腺左叶常较右叶大。胸腺密度等于或稍高于肌肉密度，轻度增强。青春期前胸腺密度均匀一致，此后由于脂肪浸润，密度变得不均匀。正常胸腺柔软，不压迫邻近结构。胸腺厚度随年龄增加而减小，正常不超过2.0cm。

（五）膈

膈的位置、形态与体位、呼吸状态和年龄等因素有关。正常的膈呈穹窿状，边缘光滑。6个月以内婴儿常采取仰卧位，胃泡充气多，因此膈位置较高，相当于第8后肋水平，且左膈高于右膈。6个月至1岁小儿双膈等高。以后，随着年龄增长，心尖下坠，90%的正常儿童左膈低于右膈，但一般相差不超过1个肋间。年幼儿膈穹窿较平坦，肋膈窦浅，1岁以下小儿很少显示。右膈前内部向上膨出，可能与局部膈肌纤维薄弱有关。正常膈运动幅度两侧基本对称或左侧稍大，但一般相差不超过1cm。另外，正常情况下，双膈运动有时会不同步或出现矛盾现象，膈穹窿顶部运动与其余部分不一致，多为一过性，易被误诊为病理现象。

第四节 气管和支气管疾病

一、先天性支气管闭锁

【病理生理与临床表现】

先天性支气管闭锁（congenital bronchial atresia，CBA）为胚胎第5周时，肺段支气管发育异常或胚胎晚期支气管动脉血供阻断所致段或亚段水平支气管局部狭窄或闭锁引起的一种少见的先天性畸形。左肺上叶尖后段为好发部位。大多数

CBA患儿无明显主诉,偶然发现。少数患儿可表现为出生后不久即出现进行性呼吸困难。

【影像学表现】

X线:段或亚段水平支气管闭锁处以远的支气管扩张并充满黏液,表现为肺门区或肺野外带指状、分支状或类圆形结节状阴影,其内可有气液平面,周边肺组织透过度增高,出现“空气潴留”现象(air trapping)。

CT:支气管黏液栓呈分支样或指状结构,呈上下、斜行走向或水平走向,与扫描层面平行时为“V”形、“Y”形或多个分支条状,与CT层面垂直时为结节状,MPR可行任意角度重建观察黏液栓的形态及其与支气管、血管的关系。黏液栓的CT值多在10~35Hu,少数也可超过35Hu,但增强后均无强化,可看到增强的血管结构与之伴行,形成对比。病变多发生在段支气管,叶支气管或亚段支气管少见。闭锁支气管远端肺组织由于侧支通气,肺透过度增高,密度减低,出现局部肺气肿现象。病灶中心区密度低于或等于软组织密度,边缘密度较中心区略高(图4-4-1)。

MRI:可以显示黏液栓的特征性信号,在T_2WI上呈高信号,表明其内容物为液体,T_1WI上呈高信号,提示黏液含有较高的蛋白质成分,有利于支气管闭锁的定性诊断。MRI对气体显示较差,故对本病的肺气肿、感染和伴随的支气管扩张等改变显示较差。

【诊断要点】

本病典型的影像学特征为支气管黏液栓和周围肺气肿,支气管闭锁的黏液栓通过MSCT三维重建图像均能显示,呈长形或分支状,长轴与血管平行。

【鉴别诊断】

本病应与先天性肺气肿和先天性肺囊肿相鉴别,先天性肺气肿表现为肺体积增大,肺纹理稀疏完整,但其内未见指状(多分支样条柱状)软组织密度黏液栓为鉴别要点。先天性肺囊肿为肺内囊性病变,也可伴有气液平面,但其周围缺乏肺气肿征象可鉴别。

二、气管性支气管

【病理生理与临床表现】

气管性支气管(tracheal bronchus,TB)是指段支气管开口位置异常,段或额外段支气管由气管直接发出,多发生于右肺上叶。通常为单侧性,多起自于气管右侧壁,在气管隆突上方2cm以内,双侧性及发自气管左侧壁的单侧性气管性支气管少见。气管性支气管分为异位型和额外型两类:异位型是指段支气管由气管之间发处,多见于右肺上叶尖段和后段,有主支气管发出的右肺上叶仅供其他肺段通气;额外型是指自气管发出一额外的段支气管进入右肺上叶,由主支气管发出的右肺上叶支气管分支无异常。

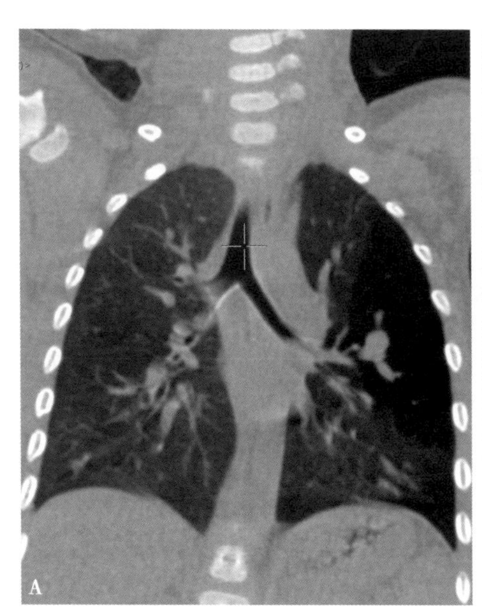

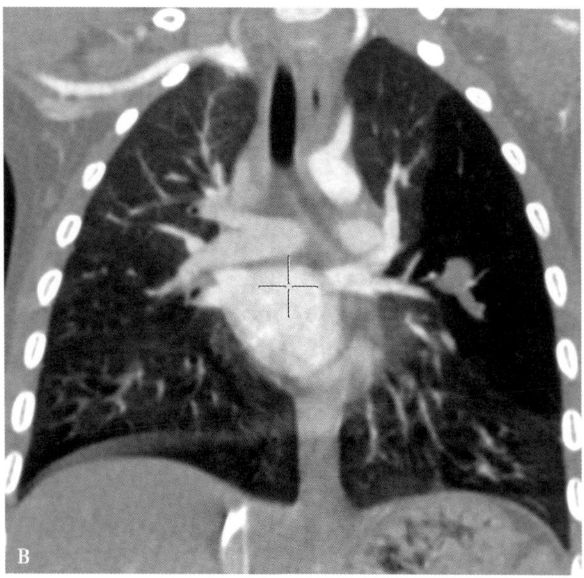

图4-4-1 先天性支气管闭锁CT表现

A. 平扫CT冠状位图像显示左肺上叶节段性肺气肿改变,内可见条状软组织密度影;B. 增强CT冠状位图像显示左肺上叶条状软组织密度影无强化

患者通常无症状,部分患者可因反复性右上叶肺炎、支气管扩张或气管插管后引起肺不张而偶然发现。先天性心脏病者易伴发TB,以室间隔缺损、法洛四联症、动脉导管未闭、主动脉缩窄、左肺动脉吊带多见,同时此病还可伴随气管狭窄、气管食管瘘、肋骨畸形等。

【影像学表现】

X线:因气管性支气管管径太细且包绕在肺组织中,胸片多数仅可见气管上段及主支气管的结构,极少能看到气管性支气管。

CT:轴位图像表现为气管隆突上方气管侧壁发出由内向外走行的含气管道,因气管性支气管管径小,如果轴位扫描层厚较大,则容易漏诊,因此诊断本病最好的是MSCT气道三维重建,可清晰显示病变,表现为气管隆突上方或气管隆突旁气管壁上发出的向外走行的含气管道,可达右肺上叶、双肺上叶或仅显示为盲端(图4-4-2)。

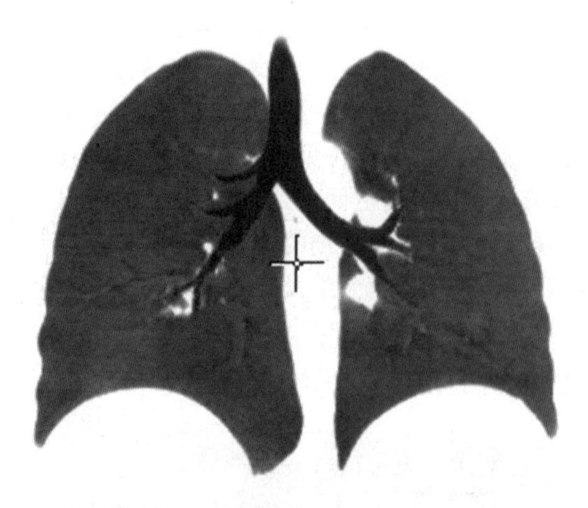

图4-4-2 气管性支气管CT表现

CT平扫MinIP图像显示右肺上叶段支气管起源于支气管隆突上方气管右缘

【诊断要点】

MSCT气道三维重建技术是诊断气管性支气管的最佳影像学检查方法,可清晰显示异常段或额外段支气管起源于隆突水平以上主气管。

【鉴别诊断】

本病应与支气管桥相鉴别,支气管桥是起源于气管隆突以下约T_5或T_6水平由左主支气管中段发出一支支气管,跨过纵隔向右侧延伸,分布到右肺中下叶。分布到右肺上叶的右主支气管常被误认为右侧气管性支气管,而支气管桥自左主支气管中段发出的位置常被误认为气管隆突。可根据以下两点与气管性支气管加以鉴别:支气管桥自左主支气管发出形成分叉的位置较正常气管隆突位置低,约T_5或T_6水平,分叉的夹角比较大;左主支气管至桥支气管分出前距离较长,一般超过2cm,且这段支气管一般向左倾斜,并易伴完全性气管软骨环的气道狭窄。

三、支气管桥

【病理生理与临床表现】

支气管桥(bridging bronchus)是一种罕见的气管分支异常,为叶支气管起源异常,以右侧多见。起自于隆突的右主支气管仅供右肺上叶通气,右肺中下叶支气管起自于左主支气管,其位置一般位于T_5或T_6水平,起自于左主支气管至右肺中下叶支气管分支前的支气管称为支气管桥。患儿常有支气管狭窄,可引起喘息,80%伴有肺动脉吊带,也有部分患儿无临床症状。

【影像学表现】

CT:气道三维重建图像可显示右主支气管起自于隆突,右主支气管仅有右肺上叶支气管分支,供右肺上叶通气。支气管桥于T_5~T_6水平起自左主支气管右壁,向右肺方向走行,远端分支形成右肺中叶及下叶支气管(图4-4-3)。

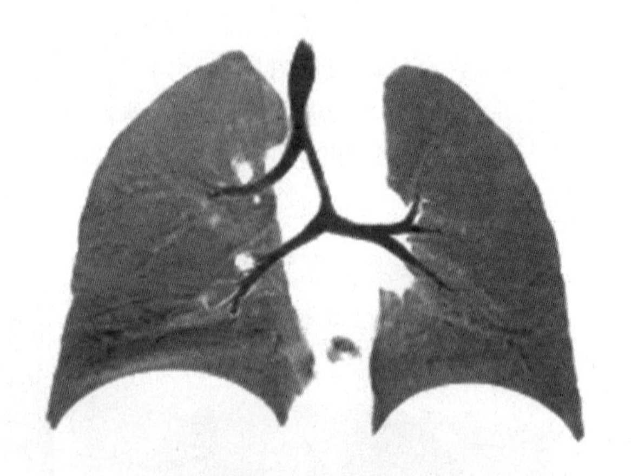

图4-4-3 支气管桥CT表现

CT平扫MinIP图像显示T_2~T_3水平气管略变细,隆突位于T_3下缘水平,向右侧分出右肺上叶支气管,左主支气管管腔细、位置略下移,于T_5水平支气管右壁分出支气管桥(管腔前后径略扁),支气管桥右下行,分支形成中叶、下叶支气管

【诊断要点】

本病的典型影像学表现为右主支气管仅有右肺上叶支气管分支,仅供应右肺上叶通气,而支气管桥在隆突下T_5~T_6水平,起自于左主支气管右壁,并且形成右中、下叶支气管。

【鉴别诊断】

本病应与气管性支气管相鉴别,参见气管性支气管鉴别诊断。

四、气管、支气管异物

【病理生理与临床表现】

气道异物(airway foreign body)是指外来异物误吸入气管支气管内。多见于6个月至3岁的儿童,及时诊断对防止并发症如窒息、肺炎、肺不张及支气管扩张至关重要。临床表现与气道阻塞部位、程度以及病程长短有关,主要为喘鸣、喘息、咳嗽、反复发作的肺炎或咯血,特异性不高。

【影像学表现】

X线:

直接征象:X线不透光的物质,如铁片、螺丝之类以及半透光的塑料帽等,于胸正侧位X片上可清楚显示形态、位置、大小。X线透光物质,如坚果、各种食物、塑料玩具配件、纽扣等,胸片无法显示异物,诊断主要根据胸片和透视的间接征象。

间接征象:气管异物表现两肺气肿,横隔低位。吸气相及呼气相双肺野对称性高透亮度,呼气相肺容积不能回缩,肺野透亮度变化不明确。心脏因胸内压力增高,呼气相心影反比吸气时小,这种心影反常大小的征象具有重要诊断意义。支气管异物以右肺中、下叶多见,主要表现为阻塞支气管相应肺叶或肺段呈气肿样或含气不良、甚至不张样改变。阻塞支气管相关的肺叶或肺段容积及透光度不随呼吸时相的改变而改变。单侧主支气管或叶支气管阻塞时,可有纵隔摆动现象,是最重要、最常见的X线征象,由于胸腔两侧压力不一致,导致呼气时纵隔向含气量相对较少、压力相对较低的健侧移位,吸气时两侧胸腔压力趋向平衡,纵隔回复中位。无论是吸气性阻塞还是呼气性阻塞,吸气时纵隔均向患侧移位,故吸气时纵隔向哪侧移位,异物就位于哪侧。

CT:三维重建图像能完整显示气道,异物在气道低密度空腔的衬托下呈高密度影,可为柱状、不规则状、扁片状等,多附于气道管腔的一侧壁,较大者可完全堵塞管腔。仿真模拟内镜技术可对异物进行准确定位。CT对气管异物的间接征象显示率也大大提高,包括阻塞性肺气肿、阻塞性肺不张、阻塞性肺炎、纵隔及横隔双边影等(图4-4-4)。

【诊断要点】

异物史明确或临床症状支持异物吸入的患儿通过以上影像学表现基本可以确诊,有慢性肺部症状、治疗效果不明显的患儿也应考虑气管异物的可能性。

【鉴别诊断】

本病应与毛细支气管炎及喘息性支气管炎、支气管内外占位等相鉴别。毛细支气管炎及喘息性支气管炎存在感染的病史,且透视下肺容积可随呼吸时相的变化而变化。支气管内外占位也有受累支气管相应肺段的过度充气或不张,但CT可显示占位性病变,如肉芽肿、肿瘤,囊肿等,可明确判断支气管管腔变细或阻塞源于腔内外压迫。

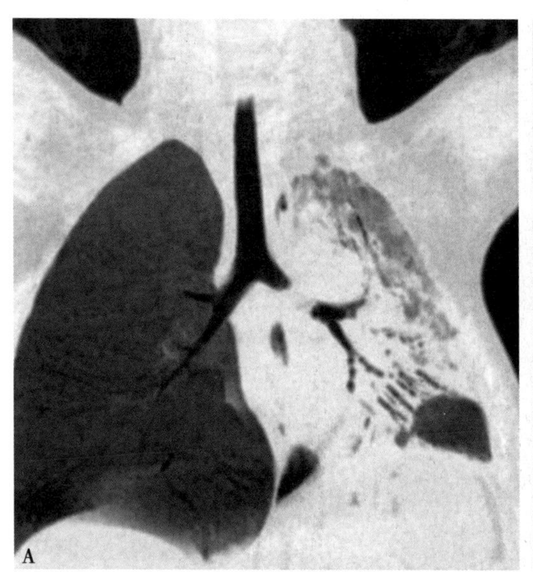

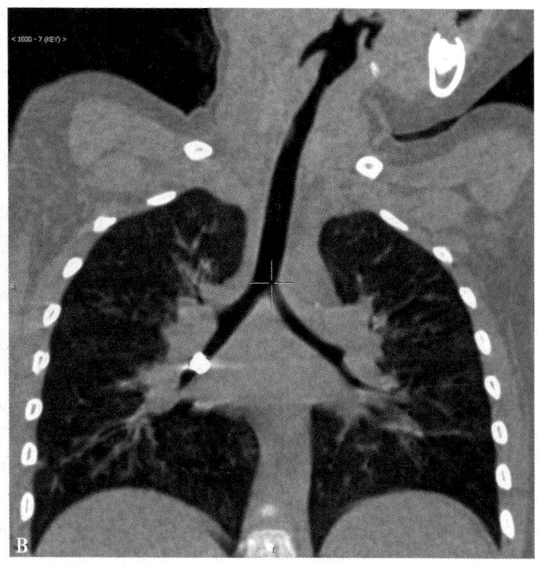

图4-4-4 支气管异物CT表现

A. CT MinIP冠状位显示左肺不张,左主支气管含气不连续并支气管内软组织影填充;B. CT冠状位显示右肺中间段支气管内块状高密度影填充

【回顾与展望】

X线平片由于低射线辐射、低价格和操作便捷等优点，仍是诊断气管与支气管病变最常用的影像学检查方法，多用于疾病的初步检查。CT三维重建技术能从不同角度显示气管及支气管分支走行、形态、通畅程度，直观显示气管及支气管病变，因此对于诊断气管与支气管病变具有很高的准确性和不可替代性。

第五节 先天性肺发育畸形

一、肺不发育-发育不良综合征

【病理生理与临床表现】

肺不发育-发育不良综合征（pulmonary agenesis-hypoplasia complex）是一种肺组织、支气管、肺血管发育异常的先天畸形。肺不发育-发育不良综合征分为三型：①肺未发生：肺实质、支气管和肺血管完全缺失；②肺未发育：有盲囊样残余主支气管，无肺实质和肺血管；③肺发育不全：支气管、肺及肺血管均存在，但数量少，体积小。单侧肺未发生、未发育及发育不全者可无临床症状，偶然发现。也有患儿生后不久出现呼吸窘迫。双侧肺未发生和未发育常是致死性的。

【影像学表现】

X线：肺未发生与肺未发育在胸片上难以区别，都表现为患侧胸廓塌陷，无肺组织显影，纵隔心影向患侧移位并同侧膈肌升高。肺发育不全表现为患侧胸廓塌陷，肺体积小，可见含气肺组织。

CT：肺未发生表现为患侧支气管缺失，患侧肺组织缺失（图4-5-1）。肺未发育表现为患侧主支气管呈盲囊样，患侧肺组织缺失。两者CT增强均显示患侧肺血管缺失。肺发育不全表现为患侧支气管及肺组织均存在，患侧肺体积小，支气管稀疏，CT增强显示患侧肺血管狭窄或缺失（图4-5-2）。CT还有助于显示伴发的其他畸形。

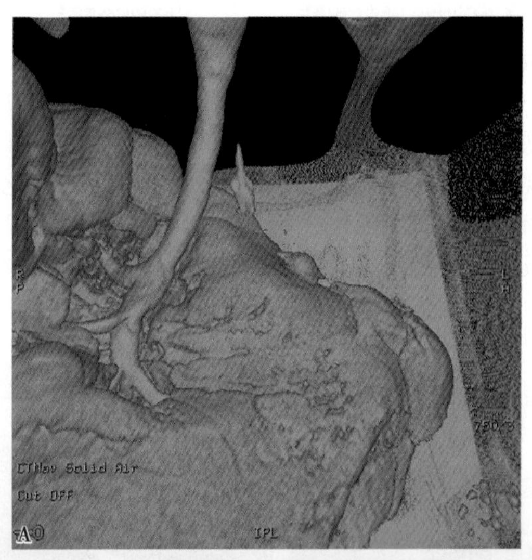

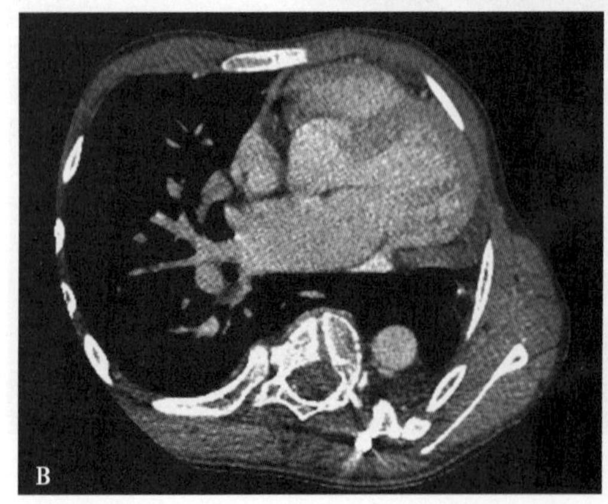

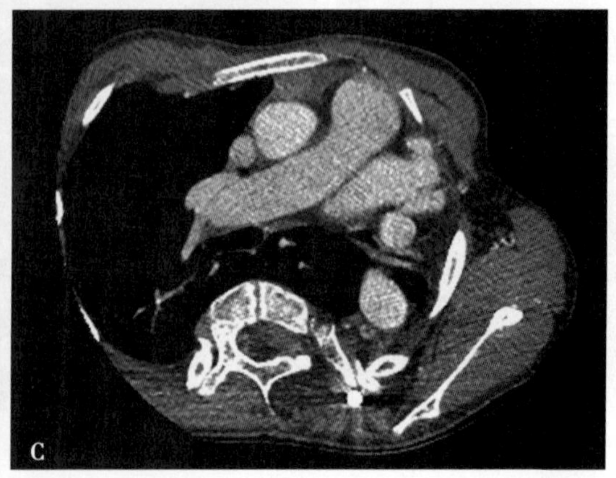

图4-5-1 肺未发生CT表现

A. 气道重建显示主气管向右延伸形成右主支气管及分支，未见左主支气管及分支显示；B、C. CT轴位图像显示右肺组织经脊柱前缘疝入左侧胸腔，左肺动、静脉未见显示。纵隔心影大血管大部分位于左侧胸腔内

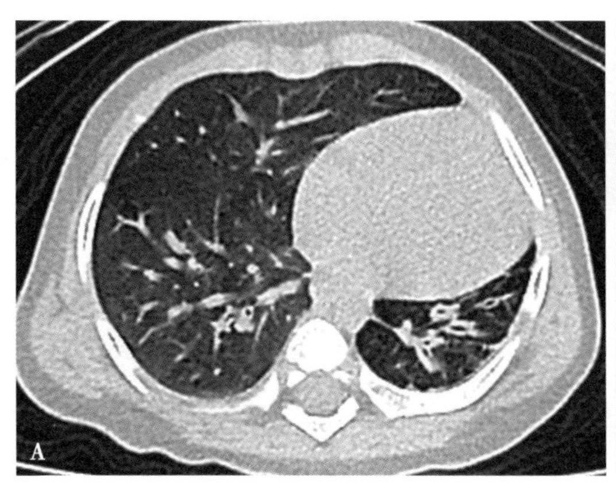

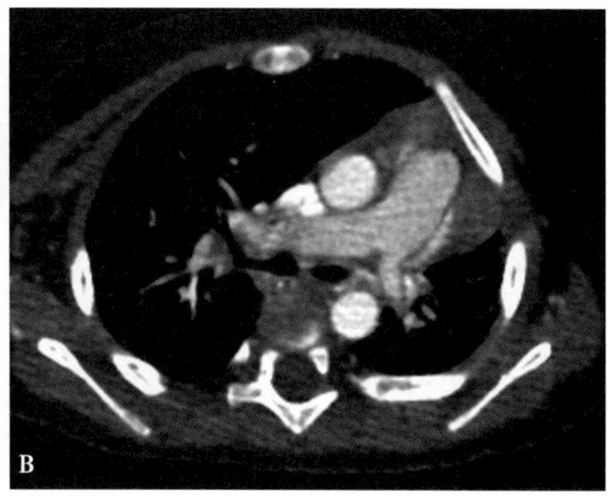

图 4-5-2 肺发育不全 CT 表现

A. CT 轴位图像显示左肺容积小,左肺野内散在网条影,纵隔心影左移;B. 增强 CT 轴位图像显示肺动脉主干形态可,左肺动脉细

【诊断要点】

肺未发生表现为患侧支气管、肺组织、肺血管完全缺失。肺未发育表现为患侧主支气管盲囊样,患侧支气管肺组织、肺血管完全缺失。肺发育不全表现为患侧支气管和肺组织结构均存在,但患肺体积小,支气管血管细小。

【鉴别诊断】

本病需要与单侧透明肺和弯刀综合征相鉴别。单侧透明肺(Swyer-James 综合征)也表现为单侧肺体积小,支气管血管束稀疏,肺野透亮度增高,但常继发于下呼吸道病毒感染,而肺发育不全为先天性疾病,常伴发其他畸形存在。弯刀综合征(scimitar syndrome),有肺发育不全,但弯刀综合征的肺发育不全仅发生在右肺,并伴病变肺体动脉和(或)细小肺动脉供血,全部或部分右肺静脉异位引流至下腔、肝或门静脉。

二、先天性肺气道畸形

【病理生理与临床表现】

先天性肺气道畸形(congenital pulmonary airway malformation,CPAM),过去曾称先天性囊性腺瘤样畸形(congenital cystic adenomatoid malformation,CCAM),系由于细支气管过度生长而导致的错构瘤样畸形,病变与支气管树相交通。

根据组织形态学分为三型:Ⅰ型:由单个或多个大小不等的囊组成,其中至少有一个囊直径>2cm,约占 75%,囊内被覆假复层纤毛柱状上皮,部分病例可见黏液上皮和软骨板;Ⅱ型:多个直径 1~2cm 的小囊组成,占 10%~15%,囊内被覆纤毛立方和柱状上皮;Ⅲ型:较大的实质性肿块和无数肺泡大小的小囊组成,此型极为少见。其中,Ⅰ型和Ⅲ型易导致纵隔移位。

胎儿期,典型临床表现为羊水过多、胎儿水肿和肺部囊性或囊实性肿块。多数患儿于生后 6 个月内出现呼吸窘迫和呼吸道感染症状。少数至成人才出现症状,可表现为咳嗽和咯血。双肺发病率相等,上叶稍多见,可多叶受累,罕见病变可侵及一侧全肺。

【影像学表现】

X 线:Ⅰ型表现为“气胸样”改变,病变累及一个或多个肺叶,呈囊性透亮区,囊内无肺纹理结构,囊内可有分隔样改变,因病变具有一定的占位效应而致纵隔移位,邻近的肺组织可受压于心缘旁形成致密影。偶尔表现为一个大的孤立之囊腔,间或含有不规则软组织密度影。也可表现为单一大囊周围有多个小囊,似细蜂窝样。Ⅱ型表现为多囊性肿物,即密度减低的多房形囊肿样改变,各房大小差异很大,其中可见多个直径在 1cm 左右的小囊,肺纹理模糊不清,可见其邻近肺纹理有被推移及聚拢现象。Ⅲ型为肿块型,表现为病变呈实变样改变,类似肿块影,边界整齐,其中可见不规则小囊状透光区,因病变具有占位效应推挤纵隔向对侧移位。

CT:Ⅰ型表现为一个或多个大小不等薄壁囊腔,含气和(或)液,周围可见多发含气小囊(图 4-5-3)。Ⅱ型表现为多数直径 1~2cm 的薄壁小囊组成,类似蜂窝状改变。前两型中完全含液囊肿少见。Ⅲ型表现为较致密实性肿块。可见周围肺组织受压、纵隔移位等不同程度占位效应。当伴继发感染时,囊内常有气液平面,且病灶旁肺实质内出现炎性渗出改变,增强 CT 显示囊壁及病变的实性部分轻度强化。囊壁增厚且明显强化提示病灶内感染。

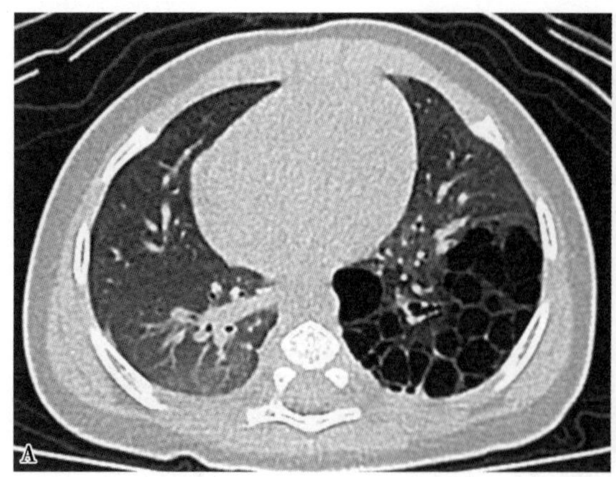

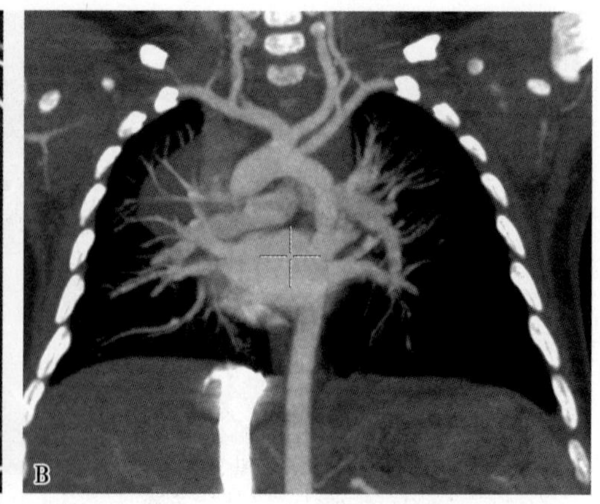

图 4-5-3 先天性肺气道畸形 CT 表现

A. CT 平扫轴位图像显示左下肺背侧肺结构紊乱，可见不规则薄壁含气囊影，其周围可见少许线状影及透亮度增高区；B. 增强 CT 冠状位 MIP 图像显示左下肺未见异常体循环供血血管

【诊断要点】

典型的影像学表现结合临床病史多可准确提示诊断。主要表现为肺内病变多发囊性成分为主伴周围肺野少许间实质条片影，或实性成分为主伴微小囊肿，或胸膜下巨大囊性病变，且病变与支气管间有交通，并可见动脉分支供血和肺静脉引流。

【鉴别诊断】

本病需要与肺隔离症、膈疝、先天性肺囊肿相鉴别。肺隔离症肺内表现为多囊状或实性病变，但根据病变供血动脉来自体循环可以鉴别。当 CPAM 发生于隔上基底段时，与膈疝在影像学上均可见局部多发不规则含气囊影，但膈疝多数看不到完整的壁，囊腔形态混杂呈圆形或半圆形，患侧膈影消失，服钡检查可见造影剂充盈不同于本病。CPAM 边缘不规则，周围肺野结构紊乱，而肺内型肺囊肿经常位于肺中部三分之一处，边缘清晰，周围肺野结构基本正常。

三、肺隔离症

【病理生理与临床表现】

肺隔离症（pulmonary sequestration）是最常见的先天性肺发育畸形之一，为发育不全无呼吸功能的肺组织，与支气管及其分支间无正常交通，接受体循环异常动脉供血，经体或肺静脉引流。根据与正常肺有无共同脏层胸膜覆盖分为叶内型和叶外型，临床以叶内型者多见，多见于较大儿童，表现自幼反复呼吸道感染，少数咳脓痰，咯血者少见。叶外型者男性多见，可于新生儿期因呼吸道症状就诊或无症状偶然发现，易合并其他系统畸形，尤其是膈发育异常，如膈膨升、膈疝等。上述两型可见于同一患者，也可左右两叶同时发现隔离肺病灶。

【影像学表现】

X 线：

肺叶内型：60% 发生在左下叶后基底段，常位于下叶内脊柱旁沟水平。X 线表现为多房囊性病变，多囊腔病灶较单个囊腔病灶多见，囊腔较小时似蜂窝状。囊壁薄且不规则，不具张力。继发感染时病灶内含有多个气液平面，或仅部分囊内含气。也可表现为实性肿块样，为囊腔完全充满液体所致。囊腔由于继发感染可有大小变化，囊腔性质也可由实性变为囊性，但长期不消。病变周围肺有慢性或急性感染征象，表现为肺间质炎症，支气管扩张等。因病灶具有一定占位效应，纵隔可向对侧移位。

肺叶外型：病变位于膈肌附近，可紧贴膈的上下面或位于膈肌内，少见报道位于纵隔内或腹膜后。X 线所见病变形态似肿块样。病变位于脊柱旁沟或下肺野，呈肿物样阴影，可为圆形、椭圆形或分叶状，也可呈不规则形或三角形。有时仅见膈外形有所改变。较大肿块影常压迫正常肺组织，并使纵隔和食管向健侧移位，与后纵隔肿物易混淆。压迫相邻之气管时可引起肺气肿。

不典型表现：胸部平片可仅见局部肺野透过度增强，肺纹理走向异常。同侧肺门宽，形态异常，结构紊乱，是由于隔离肺由近端支气管芽，异常的动静脉，淋巴管和淋巴结组成。邻近肺被推挤致肺含气不良，甚至纵隔向对侧移位。叶外型病变常合并其他畸形，如肠源性囊肿、支气管囊肿、弯刀综合征、膈疝等。合并膈疝病例，术前诊断困难。

CT：肺叶内型表现为多发含气囊腔与实变相混杂，也可是实性肿块伴周围肺组织低密度区，或仅表现为局部肺血管增多、增粗（图 4-5-4）。肺叶外

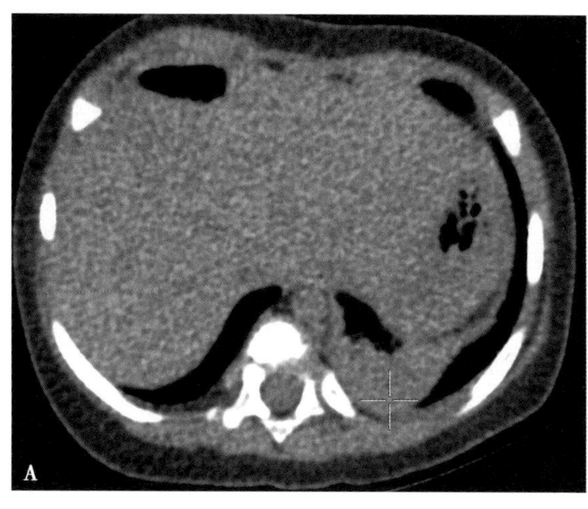
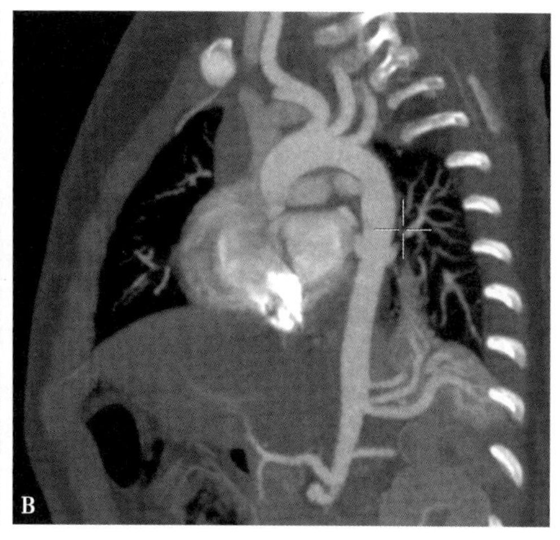

图 4-5-4 肺隔离症 CT 表现
A. CT 轴位图像显示左下肺实性片状软组织密度影;B. 增强 CT 斜冠状位 MIP 图像显示胸主动脉下段可见 3 支动脉伸入病变内

型因有单独胸膜包裹多表现为边缘清晰的实性肿块。增强 CT 结合三维重建技术可显示异常体循环供血动脉起源、数目、走行,多起自降主动脉及其分支,也有起自肋间动脉。叶内型异常体动脉多为单支,叶外型可发现多支较细的异常动脉。同时可显示回流静脉,叶内型多为肺静脉回流,而叶外型则通过体循环静脉。

MRI:表现与 CT 基本相似,但对肺内病变的显示不如 CT 清晰,可在不使用对比剂的情况下显示病变的异常供血动脉。

【诊断要点】

胸部 X 线平片为初步筛查的检查方法,典型部位和表现可提示诊断。MSCTA 结合三维重组图像可显示大部分病变的异常供血动脉,从而为确诊提供可靠的影像学依据。

【鉴别诊断】

本病需要与肺囊肿、肺脓肿、支气管扩张相鉴别。肺囊肿与隔离肺鉴别较困难。但隔离肺单房囊腔少见,且大多见于左下肺基底段,因此凡发生于下叶脊柱旁沟的多房囊性病变应警惕本病,而作进一步检查明确诊断。此外隔离肺伴发肋骨和横隔畸形较多见。小儿慢性肺脓肿少见,早期脓腔周围有大量肺实质炎性变。病期较长者一般边缘光滑,可有单腔多房改变,但短期内随访变化较大,一般2~3个月吸收,最迟不超过半年。病变位于上叶较下叶多见,上叶尖后段较前段多见。左下肺是本病和支气管扩张症的好发部位,尤其囊状支气管扩张需与本病鉴别。但支气管扩张以囊柱状或蔓状者多见,且常合并肺不张,依据影像学表现结合临床症状与隔离肺鉴别无困难。

四、支气管源性囊肿

【病理生理与临床表现】

支气管源性囊肿(bronchogenic cyst)为肺芽分支发育异常,在先天性肺囊性病变中最为常见,可发生于气管支气管树的任何部位。可能为气管支气管树发育过程中出现异常肺芽且未进一步发育而形成。

支气管源性囊肿分为纵隔型和肺内型,以前者多见。纵隔型主要位于气管旁、隆突下或肺门区。肺内型双肺发生率一致,下叶比上叶多见,左肺比右肺多见。支气管源性囊肿大小不等,可为圆形或椭圆形,边界清晰。肺内型支气管源性囊肿又称为先天性肺囊肿(congenital lung cyst)以单发薄壁多房者多见。囊壁内衬纤毛柱状上皮或立方上皮,含软骨和肌肉组织。囊内含黏液,通常不与支气管交通;发生感染时可相通。此时囊内可含气或脓液。囊壁可继发横纹肌肉瘤、胸膜肺母细胞瘤等肿瘤,近 40%合并肺发育不良。

本病各年龄组均可发病。临床表现多与囊肿的大小和位置有关,约 2/3 患者出现症状,表现为咳嗽、喘鸣、呼吸困难、发绀等。纵隔型支气管源性囊肿的肿物靠近气道,常致不同程度喘憋,咳嗽等呼吸道症状。少数偶然发现。

【影像学表现】

X 线:孤立性含液支气管囊肿表现为边缘锐利的圆形或椭圆形阴影,为均匀致密阴影。含气的囊肿则呈大小不等圆形囊状阴影,囊腔内可见细条状分隔,多数病例含单一或多个气液面。囊肿壁薄而光滑,继发感染时囊壁可增厚,边缘毛糙不光滑。部分病例因周围肺组织炎性实变而掩盖病变,反复感染的病灶可表现为肿块样阴影,邻近肺组织有肺间质炎症和胸膜粘连增厚,病灶可与支气管相通。囊肿由于活瓣作用而具张力,占位效应明显。

多发性肺囊肿的囊腔大小不一,可互相聚集似蜂房样,或呈疏散分布。当不含液时仅见不完整的囊壁呈不规则分布的弧线状,而局部肺野透过度明显增高,且有一定占位表现,类似大叶性肺气肿。气管支气管旁囊肿可导致气管、支气管受压移位变窄,引起肺通气障碍,而囊肿反而观察不清。此种情况多见于婴幼儿和新生儿。部分病例可伴有肋骨畸形。支气管囊肿可由体循环供血,并可和食管交通。

CT:肺内型支气管源性囊肿多表现为边缘光滑、边界清晰的囊性病变,与支气管相通前呈软组织密度影,病灶较小时其长轴与支气管走行方向较一致,CT 值可因含蛋白的量不同而不同,蛋白含量高时 CT 值可达 50Hu。增强时囊壁无强化或轻度强化,囊内积气或囊壁强化时提示合并感染可能。纵隔型支气管源性囊肿表现为位于气管旁、隆突下或肺门区的囊性包块,呈圆形或类圆形,边界光滑,密度均匀,其占位效应可压迫邻近气道变窄。增强后,囊壁轻度强化,明显的厚壁强化或含气液平面提示囊肿感染(图 4-5-5)。

MRI:纵隔内支气管源性肺囊肿 MRI 可见病变与气管关系密切,病变的边界清晰。无继发感染时病灶内信号均匀,T_1WI 上信号取决于囊内容物成分,可为低或等信号,T_2WI 上囊肿为高信号。增强扫描囊肿薄壁轻度强化,囊肿内部无强化,囊壁增厚并强化提示继发感染。肺内型支气管源性囊肿一般不选择 MRI 检查。

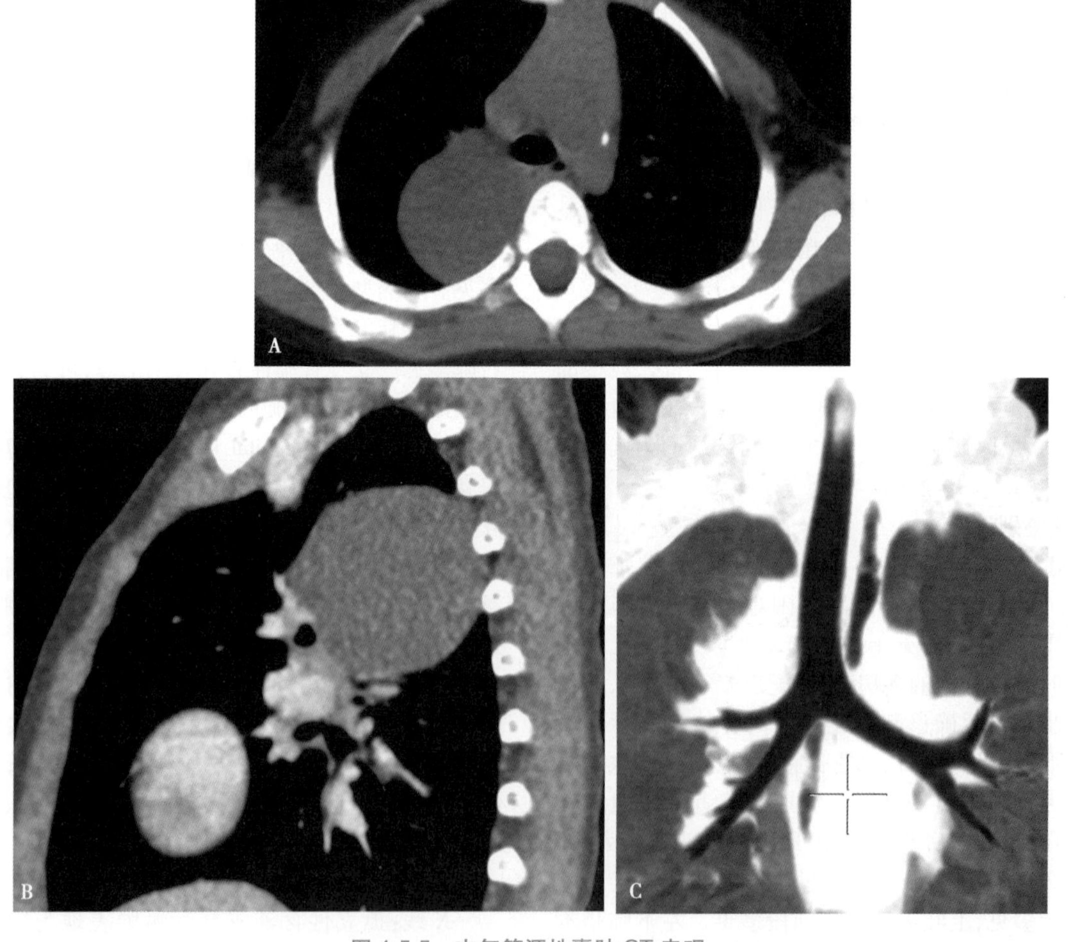

图 4-5-5 支气管源性囊肿 CT 表现

A. CT 轴位图像显示脊柱右缘软组织密度影,CT 值 10Hu;B. 增强 CT 矢状位图像显示病灶无强化,与右肺上叶支气管关系密切;C. CT MPR 气道重建图像显示右肺上叶支气管略受压弧形下移

【诊断要点】

反复发作的肺部感染史和典型的胸部影像学表现是诊断本病的关键。X线检查可显示病变为单发或多发囊性透亮区，囊壁薄且光滑，继发感染时囊壁可增厚。反复感染病例可表现为肿块样阴影。胸部CT可明确病变范围，囊肿形态、密度及周围浸润情况，MSCT气道三维重建图像能更好显示病变与支气管、周围器官的毗邻关系，有助于疾病的诊断。MRI因其多平面扫描，可对病变进行精确定位，同时因其良好的组织分辨能力，有利于病变定性及鉴别诊断。

【鉴别诊断】

本病需要与肠源性囊肿、先天性肺气肿、肺脓肿相鉴别。肠源性囊肿与纵隔型支气管囊肿的发病位置相似，囊肿均可为单囊单房，但肠源性囊肿一般体积稍大，形态多样，并常伴椎体畸形，占位效应明显，食管前移可协助诊断。纵隔型支气管囊肿压迫大气道时，也会造成相应肺叶气肿改变，与先天性肺气肿在胸片上均表现为肺叶容积增大，透亮度增高。CT有助于鉴别诊断，可显示平片不易发现的纵隔内囊性占位，支气管囊肿的气道三维重建显示支气管局部受腔外肿物压迫变细，而先天性肺气肿气道三维重建正常。肺脓肿壁一般较厚，周围浸润明显，腔内壁不规则，消长较快，脓肿一般于2~6个月内吸收消失。当肺囊肿感染严重时与肺脓肿较难鉴别。

五、先天性肺气肿

【病理生理与临床表现】

先天性肺气肿（congenital lobar overinflation，CLO）是指一个或多个肺叶过度充气和膨胀，以前被称为先天性大叶性肺气肿。病因多数认为与支气管软骨的发育不良或缺如，支气管腔的阻塞，异常血管和肿瘤的压迫有关。多种因素导致支气管形成活瓣样结构，吸气顺利，呼气受限，气肿形成。支气管阻塞占40%~60%，半数病例病因不明。以左肺上叶多见，少数情况下可多个肺叶同时受累或呈双肺同时受累。患儿于生后不久出现进行性呼吸困难和发绀，或为反复的呼吸道感染。大多数患儿于生后6个月以内发病，最常见于4~8周婴儿，男孩多见。最常见合并畸形为先心病。

【影像学表现】

X线：表现为患侧胸廓膨隆，肺叶容积增大，透光度增高，肺纹理稀疏，重者引起纵隔移位、纵隔肺疝和相邻肺叶不张。相邻正常肺叶受压，容积缩小，密度增高。纵隔向健侧移位，易误为健侧肺发育不全。新生儿早期，由于肺液的清除障碍，患侧肺组织呈现一过性的软组织密度影。

CT：表现为患侧肺叶容积增大，透光度增高，肺纹理稀疏，重者伴邻近肺叶受压不张、纵隔移位及纵隔肺疝。气道三维重建显示大气道无异常（图4-5-6）。

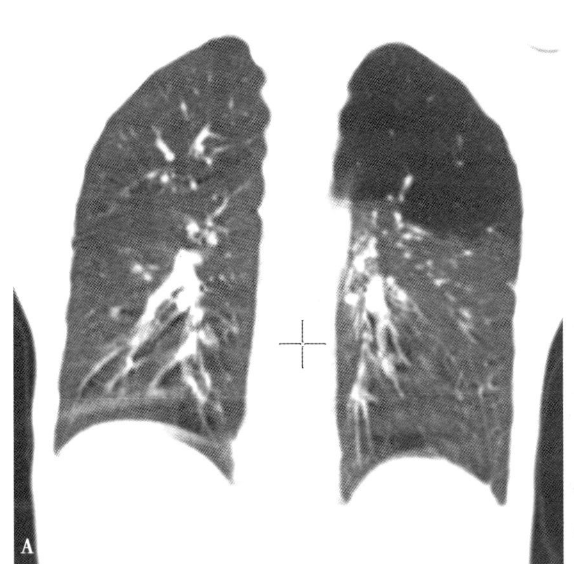

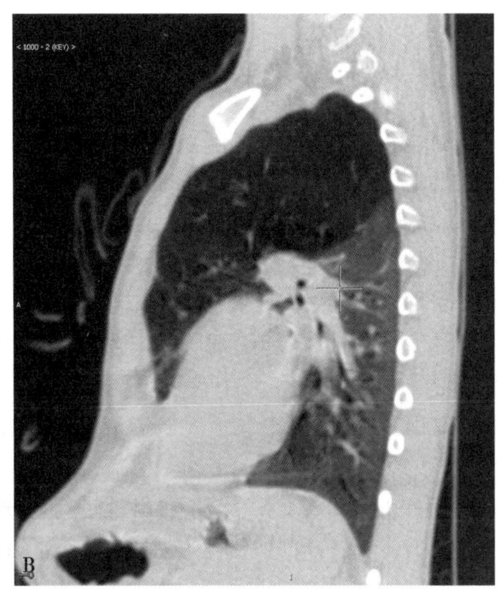

图4-5-6　先天性肺气肿CT表现

CT冠状位及矢状位图像显示左肺上叶大片透亮度明显增高，其内纹理稀疏，病变区内大气道未见异常

【诊断要点】

根据临床病史和典型的影像学表现，一般诊断不难。典型影像学表现为以肺叶为单位的肺容积增大，透光度增高，支气管血管束稀疏。

【鉴别诊断】

本病需要与继发性肺气肿、支气管闭锁相鉴别。大多先天性肺气肿患儿于生后6个月以内发病，更常见于4～8周小儿，临床压迫或阻塞解除后大叶性肺气肿无法缓解。支气管内异物，占位或支气管外异常结构压迫支气管，使支气管管腔狭窄引起的继发肺气肿，发病年龄较大，而且当临床压迫或阻塞解除后大叶性肺气肿征象可缓解消失。支气管闭锁可有局部的肺过度通气和空气滞留，但在阻塞支气管段的远端可见黏液栓为主要鉴别点。

【回顾与展望】

X线胸片可显示先天性肺发育畸形的部位和形态，但不能显示其异常血供情况及伴发畸形。CT不仅可显示病变的形态结构，还可显示伴发的心血管畸形、胸廓骨结构畸形及横隔发育异常，增强CT还可见显示肺内供血动脉及引流静脉粗细及走行。CT气道三维重建可清晰显示气管支气管形态，发现支气管肺结构的发育异常，具有较高的诊断准确性。

第六节 新生儿肺疾病

一、特发性呼吸困难综合征

【病理生理与临床表现】

特发性呼吸困难综合征（idiopathic respiratory distress syndrome，IRDS），又称肺透明膜病（hyaline membrane disease，HMD），为肺泡表面活性物质合成不足或受抑制，导致进行性呼气性肺泡萎陷和各级支气管过度充气扩张，肺毛细血管内皮细胞和肺毛细支气管黏膜因缺氧和酸中毒受损，黏膜脱落，血浆蛋白渗出，在肺泡终末气道表面形成纤维素性透明膜。多见于早产儿、剖宫产儿、双胎儿和围产期窒息儿。患儿大多数在生后2h内出现进行性加重的呼吸困难，呼气性呻吟、肺呼吸音低，代谢性酸中毒，青紫等，18～24h左右症状开始加重，3天后逐渐减轻，重症病例常于48h内死亡。肺泡表面活性物质的使用，使重症IRDS的存活率有了明显提高。

【影像学表现】

X线：本病典型的X线平片表现为肺野透过度普遍降低。由于肺泡性肺不张，两肺呈广泛性纤细的网状颗粒影，其密度较淡，边缘清晰，并逐渐融合，肺的透过度均匀性降低似磨玻璃状。广泛的肺泡萎陷，肺含气量减少，使正常充气的各级支气管在周围萎陷的肺泡衬托下显示为自肺门向外围伸展成放射状充气的支气管影，即支气管充气征。随病情进展，颗粒斑点融合成大片实变，形成“白肺”。心脏及横隔界限消失（图4-6-1）。

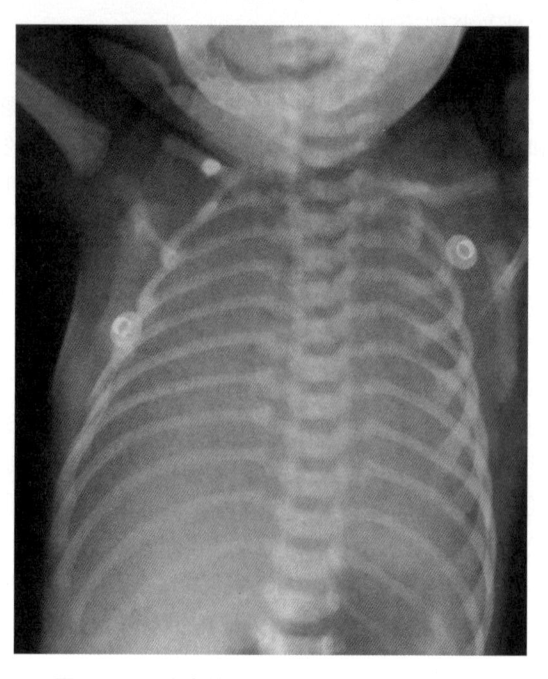

图4-6-1 特发性呼吸困难综合征X线表现
X线胸片显示两肺透亮度弥漫减低，可见小点泡状透亮影，纵隔心影模糊，心影饱满，上纵隔增宽，双膈模糊不清

根据其病变演变过程和X线表现可分为四期，Ⅰ期：肺泡充气多于肺泡萎陷，充气肺泡与毛细支气管形成网格状影，萎陷肺泡形成小颗粒状影，病变早期X线缺乏特征性。Ⅱ期：萎陷肺泡数量增加，小颗粒影融合呈小斑片状模糊影。肺野透过度开始降低，出现支气管充气征。Ⅲ期：萎陷肺泡多于充气肺泡，肺内呈大片状融合及肺不张，肺野透过度明显降低，实变影内支气管充气征更广泛。Ⅳ期：肺泡广泛萎陷，血浆渗出，纤维蛋白沉积，同时合并肺水肿，肺出血，双肺透过度普遍减低，肺野内呈一片致密增白影，仅显示段或叶以上支气管，心影及横隔边缘完全消失。此期是病变发展晚期，患儿病死率高。

【诊断要点】

X线胸片为诊断本病的首选影像学检查方法，连续摄片可了解病情变化情况。X线胸片的表现与临床病程的进展相关，临床表现越重，X线征象出现越早。典型表现为肺野透过度降低，两肺呈广泛性纤细的网状颗粒影，出现支气管充气征，病情进展后可形成“白肺”。

【鉴别诊断】

本病需与湿肺综合征、新生儿吸入综合征相鉴别。这三种疾病是新生儿发生呼吸窘迫的常见病因，患儿均为新生儿，肺内影像学表现均有斑片影及结节影。但特发性呼吸困难综合征多发生于早产、剖宫产，双胎和围产窒息儿，X线胸片表现为双肺体积小，肺内病变为弥漫对称性，结节影非常细小，支气管充气征明显，无胸膜渗出，心影不大。湿肺综合征可发生于任何新生儿，X线胸片表现为非对称性分布小片影，有少许胸膜渗出，心影大，肺血多，无颗粒结节影。新生儿吸入综合征常发生于围产期窒息儿，X线胸片表现为肺容积大，肺气肿明显，小片影及颗粒影密度高，颗粒影大，重者可伴发肺泡性气肿、间质积气、纵隔积气或气胸，胸膜渗出不多见。

二、湿肺综合征

【病理生理与临床表现】

湿肺综合征（wet lung syndrome）是由于肺内液体潴留、清除延迟或转运困难引起，与产科因素、孕母状态、特别是分娩方式密切相关，选择性剖宫产的发病率较高，是新生儿早期呼吸窘迫常见病因之一，为一过性生理功能紊乱，预后良好。湿肺综合征多见于足月儿或足月剖宫产儿，也可见于早产儿。湿肺综合征症状出现于生后数小时内，通常为6h内，10h左右为高峰，经治疗后2~3天内症状消失。主要临床表现为出生后短期内出现呼吸急促和发绀，严重者可发展为呼吸窘迫综合征，此表现多见于早产儿。

【影像学表现】

X线：依据临床表现的轻重程度和病理过程可依次表现为肺泡积液、间质积液和肺血管充血。肺泡积液为本病最早出现的X线征象，表现为双肺透过度降低，呈磨玻璃样，双肺野内可见斑片状、颗粒状密度增高影，广泛或局限分布于双肺，大小不等、密度不均匀，病变多分布于下肺野及右肺。间质积液表现为双肺野内广泛均匀分布的线状、网状密度增高影，边缘模糊，有时可见叶间胸膜增厚、叶间积液和胸腔积液。叶间胸膜增厚以右侧水平裂最为常见，胸腔积液则于肺野外带沿侧胸壁呈带状密度增高影，肋膈角变钝。肺血管充血表现为两肺纹理增粗，边缘锐利，自肺门呈放射状向周围肺野伸展，常为对称性（图4-6-2）。

【诊断要点】

本病X线表现较为典型，容易做出诊断，但需要注意的是本病各个时期不同的X线征象。早期X线征象以肺泡积液为主，中期以间质积液为主，后期以肺血管充血为主要表现，但以上两种或多种征象常合并存在，或以某一征象为主。

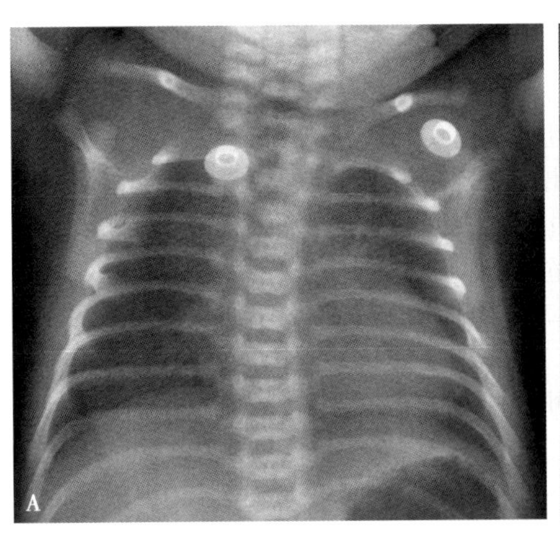

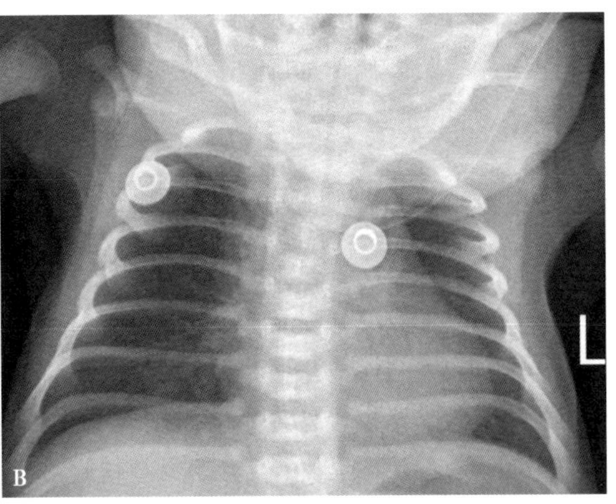

图4-6-2 湿肺综合征X线表现

A. 出生29小时X线胸片显示双肺中内带可见小条絮影，肺门不大，心影饱满；B. 生后第2天X线胸片显示两肺纹理增多，模糊，原两肺内带条絮影大部分吸收

【鉴别诊断】

本病需与特发性呼吸困难综合征、新生儿吸入综合征相鉴别。

三、新生儿吸入综合征

【病理生理与临床表现】

新生儿吸入综合征(aspiration syndrome of the newborn)包括羊水或混有胎粪的羊水吸入,是新生儿呼吸困难最常见的原因之一。本病常发生于围产期胎儿宫内窘迫的患儿,由于在分娩过程中产程过长,胎盘早剥或脐带原因影响胎儿血液循环,导致胎儿宫内缺氧,刺激胎儿呼吸中枢,出现喘息样呼吸,致羊水或胎粪吸入,从而产生一系列症状。

新生儿吸入综合征以羊水吸入最多见,其次为胎粪吸入。羊水吸入(amniotic fluid aspiration)多见于剖宫产儿,出生时吸入羊水,阻塞细支气管,进入肺泡内的羊水水分被肺泡毛细血管吸收,而羊水中的角化细胞、胎脂颗粒在肺泡腔内形成化学性机械性刺激,引起炎症反应,角化细胞、胎脂颗粒可溶解吸收,不留痕迹。胎粪吸入(meconium aspiration)好发于足月儿或过期产儿,是由于胎儿发生宫内窘迫或产时窒息排出胎粪,污染羊水,被吸入后所产生的肺部疾病。

新生儿吸入综合征的临床表现以呼吸道症状为主,包括气促、呼吸困难、发绀、呼气性呻吟、吸气性三凹征、肺部干湿啰音等,同时合并有神经系统症状如意识改变、尖叫、惊厥、凝视、前囟饱满等。

【影像学表现】

X线:

羊水吸入:轻者表现为双肺纹理增粗;中者表现为肺野内小片状阴影伴肺气肿;重者表现为肺野内大片状阴影并融合,伴肺气肿、肺不张、气胸等。

胎粪吸入:轻者表现为肺野纹理增粗,轻微肺不张、肺气肿。中者表现为肺野透过度减低,出现粗颗粒样或小片状阴影,边缘清楚,为胎粪阻塞支气管和肺泡腔所致。可伴节段性肺不张或肺气肿。重者表现为双肺野广泛斑片状阴影,可伴明显肺气肿。肺气肿常较严重,使胸廓饱满,肺容积增大,肺野透过度增高,膈顶低斜,肋间肺膨出,侧位胸骨后间隙常增宽,吸气时胸骨下端内陷,膈后部呈斜坡状,后肋膈窦加深(图4-6-3)。

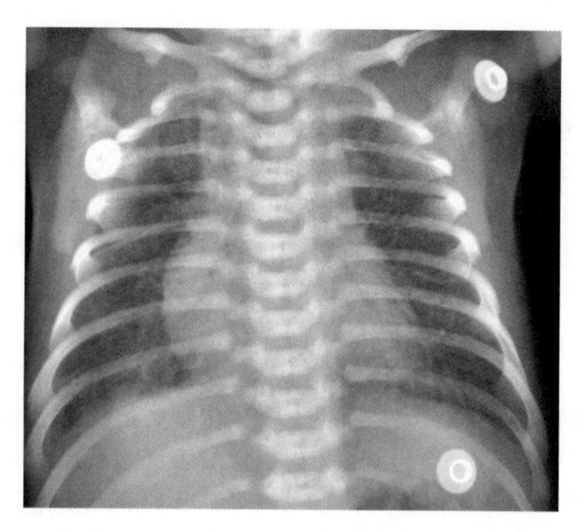

图4-6-3 新生儿吸入综合征X线表现

X线胸片显示双肺透光稍低,肺纹理增多,模糊,双肺广泛分布小颗粒及小片状影,肺门模糊,部分肺透光增强,心影不大,边缘模糊,两膈面模糊

【诊断要点】

典型X线表现密切结合临床病史即可诊断。羊水吸入表现为肺野内不同程度的肺气肿和小片状阴影。胎粪吸入的肺气肿程度较羊水吸入重,表现为胸廓饱满,肺体积增大,肺野透过度增高,膈顶低斜,肋间肺膨出等。

【鉴别诊断】

本病需要与新生儿肺炎及湿肺综合征的肺泡积液期相鉴别。典型X线表现密切结合临床病史可资诊断,治疗后随诊可评价病变恢复情况。

四、新生儿感染性肺炎

【病理生理与临床表现】

新生儿感染性肺炎(neonatal pulmonary infection)病原体多为细菌,如金黄色葡萄球菌、B族溶血性链球菌、大肠杆菌等,其中B族溶血性链球菌肺炎是最常见的新生儿肺炎。可合并其他器官的感染,如新生儿脑膜炎等。临床表现为非特征性,如拒食、嗜睡或激惹、面色差、体重不增等,也可出现呼吸窘迫,症状多数在生后48h内出现,早产儿、免疫力低下患儿和先天性心脏病患儿为高危儿。

【影像学表现】

X线:B族溶血性链球菌肺炎,多见于B型血母亲,有发热感染和羊水早破史,表现为双肺透亮度减低,两肺广泛分布磨玻璃影或细颗粒影,常合并胸腔积液。影像学表现类似IRDS,但无支气管充气征。呼吸道源性金葡菌肺炎以右肺多发,位于肺野中内带,表现为沿支气管血管束分布的片状阴影。血源性金葡菌肺炎病灶多位于周围肺野,呈结节状阴影。金葡菌肺炎病变进展迅速,易出现脓肿、空洞、包裹性脓气胸等病变。呼吸道源性病毒性肺炎以间质病变为主，表现为网条影，自肺门向外伸展，支气管管壁增厚，周围小结节影等。经血源或胎盘感染性肺炎，如结核，李斯特菌属感染，病灶为肺野内弥漫性小结节。宫内TORCH（包括弓形虫、风疹、巨细胞包涵体和单纯疱疹病毒）肺炎仅表现为纹理稍多或轻度间质病变。

【诊断要点】

不同病原体引起的肺炎X线表现也不尽相同。B族溶血性链球菌肺炎表现双肺透亮度低，两肺广泛分布磨玻璃影或细颗粒影，常并胸腔积液。无支气管充气征。金葡菌肺炎以化脓性病变为主，常出现脓肿、空洞、包裹性脓气胸等病变，并且进展迅速。呼吸道金葡菌肺炎病变多位于肺野中内带，沿支气管血管束分布，右肺较左肺多发。血源性金葡菌肺炎为随机分布结节影。病毒性肺炎以间质病变为主。宫内TORCH（包括弓形虫、风疹、巨细胞包涵体和单纯疱疹病毒）肺炎仅纹理稍多或轻度间质病变。

【鉴别诊断】

主要是与不同病原体引起的肺炎相鉴别。金葡菌肺炎为化脓性肺炎，病变进展迅速，易出现坏死，空腔形成，胸膜反应重，可形成包裹性脓气胸。病毒性肺炎以间质病变为主，胸膜反应轻。B族溶血性链球菌肺炎为两肺毛玻璃影及细颗粒影。

【回顾与展望】

目前，对于新生儿肺部疾病，考虑到辐射剂量及病种有限等因素，仍推荐使用传统的X线胸片进行检查。当怀疑患儿合并有气漏、肺水肿、肺出血、先天性心脏病，缺氧缺血性脑病（HIE）时，考虑进行CT和MRI诊断。

第七节 肺部炎症

一、腺病毒肺炎

【病理生理与临床表现】

腺病毒肺炎（adenovirus pneumonia）占小儿肺炎的5%～9%，多见于4个月到2岁小儿，4岁以上小儿少见。病理表现为两肺支气管细支气管黏膜广泛充血水肿，管壁增厚，形成支气管炎和支气管周围炎，支气管管腔内坏死脱落的上皮细胞及单核-巨噬细胞浸润，巨噬细胞炎症介质的释放，直接作用于支气管平滑肌，引起支气管痉挛、管腔狭窄，甚至阻塞，形成肺实质的炎性实变。凝固性坏死为本病特点。冬春季发病，起病急骤，表现为40℃以上高热、呼吸困难、喘憋重，重者可致心衰。半数患者伴腹泻，肺内有啰音。2周后进入恢复期。

【影像学表现】

X线：病变分布广泛，以两肺内中带及下肺野为著。病变早期由于支气管炎及支气管周围炎表现为两肺纹理增粗和纤细线样影。当累及细支气管时伴有弥漫性或局限性肺气肿。腺病毒累及肺泡早期表现为肺野内不均匀分布的小结节影，边界模糊，为细支气管周围腺泡炎症。病变进一步发展为小叶炎症，表现为小斑片状阴影，病变可迅速融合成大片状阴影及假大叶肺泡炎症。由于短时间内肺泡内广泛出血及坏死，病变密度变淡，边界模糊，占据一个或几个肺段甚至一叶。

CT：病变呈大小不等，密度不均匀的小片状、结节状阴影，可融合成大片状，边界模糊。两肺伴有不同程度的肺气肿。肺门淋巴结可有炎症改变（图4-7-1）。

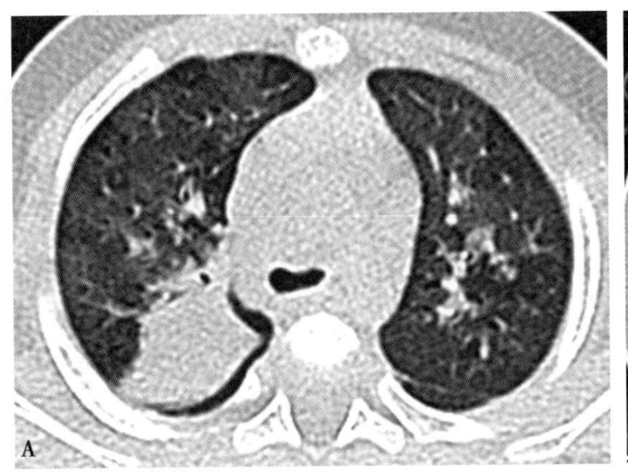

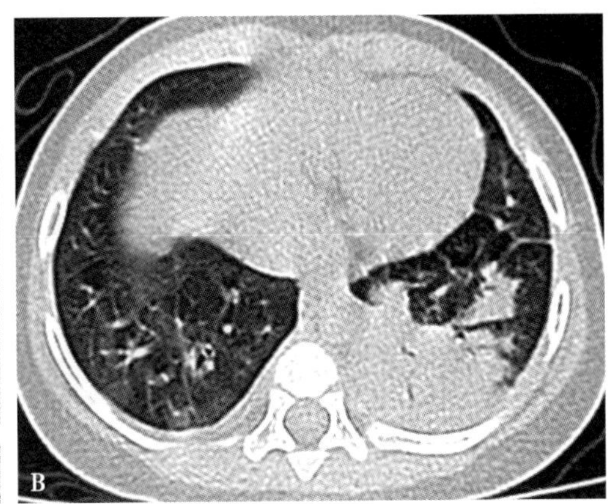

图4-7-1 腺病毒肺炎CT表现

CT轴位图像显示双侧胸廓饱满，两肺透光度不均匀增高，肺内多发斑片状实变影，部分融合，内见支气管充气征，无胸膜病变

【诊断要点】

本病的影像学表现缺乏特异性,但影像学表现与临床表现相一致。一般2~3天为支气管炎及支气管周围炎表现,3~5天出现片状阴影,并随病程发展逐渐增大、融合,大部分患儿退热后转入吸收期,轻症患儿7天病灶开始吸收,10~20天大部分或全部吸收。因此应根据大片坏死的病理特点、临床一致性的规律性发展过程、并发症较少的特点加以诊断。

【鉴别诊断】

本病应与肺炎链球菌肺炎、金黄色葡萄球菌肺炎和支原体肺炎相鉴别。肺炎链球菌肺炎患儿年龄较小,病灶呈小斑片影,也有病灶融合,但常伴胸膜病变,而腺病毒肺炎通常伴有较明显的肺气肿,胸膜病变少见。金葡菌肺炎也为双肺散在斑片影,但病变早期即可出现坏死,空洞形成,胸膜病变重,而腺病毒肺炎肺气肿较重,无坏死液化空洞形成,胸膜病变轻。支原体肺炎患儿年龄多在学龄期前后,病灶呈大叶性或节段性分布,可有坏死,胸膜病变较腺病毒肺炎重。

二、支原体肺炎

【病理生理与临床表现】

支原体肺炎(mycoplasma pneumonia)由肺炎支原体引起,肺炎支原体终端吸附于呼吸道表面,影响其纤毛运动,支气管壁水肿、上皮细胞坏死、溃疡形成,支气管血管束周围炎性改变,肺泡腔内可见脱落的肺泡上皮及炎性渗出液。学龄期前后儿童发病率最高。常年发病,以秋冬之交最多。临床表现为发热(38~40℃),干咳。冷凝试验、支原体抗体阳性有助诊断。

【影像学表现】

X线:肺内病灶多数局限于1~2个,单侧较双侧多见,右侧较左侧多见。肺实质炎症表现为局限或弥漫分布的斑片影,可为大叶性,或节段性,病灶内常可见支气管充气征。肺间质炎症表现为肺门阴影粗重,由肺门向外伸展的条片影,伴行的支气管管壁增厚,呈轨道征和袖口征。肺野外带可见网条影。胸膜病变表现为肋胸膜或叶间胸膜轻度增厚,并伴胸腔积液。

CT:病变早期表现为两肺纹理增粗、模糊,可见磨玻璃影及斑片影。病变进展可出现节段性或大叶性实变,内常可见支气管充气征,并周围网条状间质病变。病灶与肺门关系密切。可出现片状坏死。肺门及纵隔淋巴结轻度肿大。部分伴有胸膜增厚及少量胸腔积液(图4-7-2)。

【诊断要点】

支原体肺炎X线表现多种多样,缺乏特征性。病变早期表现为两肺纹理增粗、模糊,磨玻璃影及斑片影。病变进展可出现节段性或大叶性实变影,肺门及纵隔淋巴结可轻度肿大,部分伴有胸膜增厚及少量胸腔积液。

【鉴别诊断】

本病需要与原发肺结核、金黄色葡萄球菌肺炎和过敏性肺炎相鉴别。原发肺结核可表现为节段性或大叶实变影,但原发肺结核纵隔、肺门或双腋下淋巴结明显增大,可有钙化。增强后淋巴结轻度均匀强化或环形强化,气道重建可见增大的淋巴结压迫邻近气道变细,而支原体肺炎的淋巴结病变较

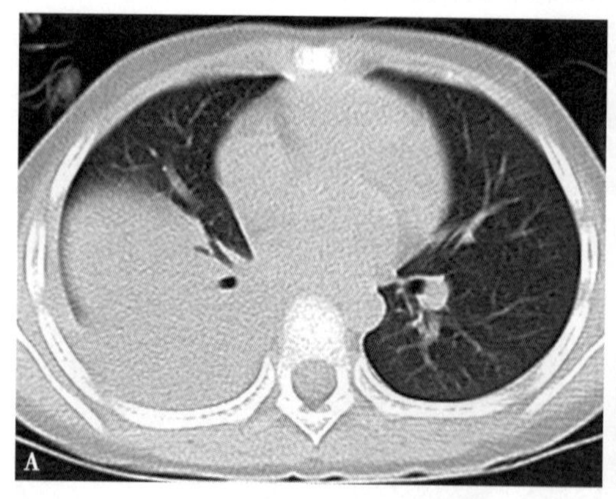

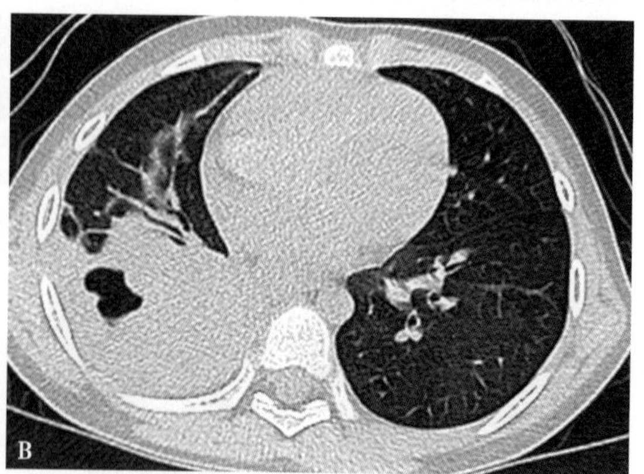

图4-7-2 支原体肺炎CT表现

A. CT轴位图像显示右下肺大片实变,可见少量支气管充气征,右侧少量胸腔积液;B. 1.5个月后复查CT轴位图像显示原右下肺实变灶范围较前缩小,其内出现不规则空洞影

轻,无钙化。金黄色葡萄球菌肺炎表现为斑片状、节段性或大片实变影,但坏死液化和胸膜病变出现早,并且胸膜病变较重。过敏性肺炎可表现为支气管管壁增厚及大范围斑片影,但过敏性肺炎临床喘憋重,血中嗜酸粒细胞增高,病灶斑片影淡薄,实变少,胸膜渗出及胸膜增厚少见。脱离过敏原后临床喘憋和影像学异常均较快恢复。

三、链球菌肺炎

【病理生理与临床表现】

链球菌肺炎(streptococcus pneumoniae)致病菌为革兰染色阳性的肺炎链球菌(旧称肺炎球菌),是5岁以下儿童较常见的细菌性肺炎。婴幼儿时期由于免疫功能尚不成熟,细菌沿支气管播散形成以小气道周围实变为特征的病变,即支气管肺炎。细菌侵入肺泡通过变态反应使肺泡壁毛细血管通透性增强,浆液及纤维素渗出,富含蛋白的渗出物中细菌迅速繁殖,并通过肺泡间孔或呼吸细支气管向邻近肺组织蔓延,波及一个肺段或整个肺叶,引起大叶或节段性炎症,即大叶性肺炎,多见于年长儿。

本病一年四季均可发病,但以冬春季、气候骤变时发病较多。患儿早期有短暂轻微的上呼吸道感染症状,呼吸时胸痛,寒战,高热,面色潮红或发绀。多在2~3天后出现肺部实变体征。

【影像学表现】

X线:

支气管肺炎:两肺纹理增多、模糊,有时可见支气管与血管共同构成的双轨征。小支气管不同程度阻塞,可导致小片状肺不张和大泡性肺气肿。沿支气管分布、边缘模糊的斑片状病灶,以中下肺野、中内带多见,由于病灶相互重叠,可融合构成大片状密度不均阴影。可有淋巴结增大,胸腔积液表现。

大叶性肺炎:充血期表现肺纹理多,透过度降低和边缘模糊的云絮影。实变期表现为占据肺叶一部分区域的密度均匀的实变阴影,不同的部位病灶影像形状不同。实变内可见支气管充气征。消散期表现为病灶密度逐渐减低,范围缩小,以致呈现密度不匀的斑片阴影,一般1~2周以内可完全吸收。偶可发生机化,成为机化性肺炎或肺不张。

CT:

支气管肺炎:病变在分布上与支气管走行一致,为散在斑点状腺泡实变影,相互融合呈絮状,边界模糊,肺血管与支气管影像增粗。

大叶性肺炎:充血期表现为肺内散在腺泡实变影并相互融合成大片,边界模糊,形态不规则,病变依肺叶或肺段分布。实变期表现为致密实变影,形态与肺叶或肺段一致,其内可见支气管充气征。消散期实变肺组织密度减低,密度不均匀,此后,病变逐步吸收缩小,直至完全吸收,也可留有机化的索条影像。

【诊断要点】

链球菌感染形成的支气管肺炎X线胸片及CT表现为两肺纹理增多、模糊,与支气管走行一致的斑片状病灶,边界模糊。链球菌感染形成的大叶性肺炎的影像学表现与其病理变化、受累肺范围有关。一般来讲,影像学表现较临床症状出现晚。充血期表现肺纹理多,透过度降低和边缘模糊的云絮影。实变期表现为占据肺叶一部分区域的密度均匀的实变阴影。消散期表现为病灶密度逐渐减低,范围缩小,并于1~2周以内完全吸收。

【鉴别诊断】

本病应与支原体肺炎、金黄色葡萄球菌肺炎相鉴别。支原体肺炎为沿支气管血管束分布的斑片影或以肺叶或肺节段分布的实变片影,可伴胸腔积液,但支原体肺炎可形成间质病变,发生坏死,而链球菌肺炎以实质病变为主。金黄色葡萄球菌肺炎也是以实质病变为主的细菌感染,但其病变早期即出现胸膜病变,常有胸膜增厚、脓胸、脓气胸。

四、金黄色葡萄球菌肺炎

【病理生理与临床表现】

金黄色葡萄球菌肺炎(staphylococcal pneumonia)是由革兰染色阳性、凝固酶阳性的金黄色葡萄球菌引起,常以细支气管为中心,以肺小叶为病变单位。病变早期细支气管充血水肿,表面附着黏液性渗出物,病变进展,病变支气管细支气管周围肺泡腔出现中性粒细胞,红细胞,脱落上皮细胞,周围肺组织充血,浆液渗出。中性粒细胞渗出增多可导致支气管肺组织破坏,呈现化脓性炎症改变。

支气管源性金黄色葡萄球菌肺炎,即原发性金黄色葡萄球菌肺炎,主要见于1岁以下的婴儿和新生儿,开始于支气管、毛细支气管。血源性金黄色葡萄球菌肺炎,即继发性金黄色葡萄球菌肺炎,见于各年龄组。病变进展迅速,最早可在病程第4天左右液化成脓肿。临床多有不规则高热、咳嗽、喘憋、猩红热样皮疹。中毒症状重,甚至出现休克或其他败血症症状。

【影像学表现】

X线：

支气管源性金黄色葡萄球菌肺炎：早期病理为出血性肺炎，表现为两肺纹理增重，一侧或双侧肺野沿支气管分布的片状阴影，密度浅淡如絮状。病灶迅速发展，甚至于几个小时内融合成高密度的大片或节段性实变影，占据一个或多个肺叶。大多为一侧为主或单侧性分布，右侧较多。发病3~4天左右，原实变区出现圆形病灶，病灶呈大小不等，为境界清楚的脓肿，多见于右上叶，囊腔壁较厚，内壁常凹凸不平，可出现气液面。病程5~10天，40%~60%病例出现单或多个肺大疱。儿童病变早期即出现胸膜病变为金葡肺炎特点之一。胸腔积液发展迅速，早期有粘连、包裹或发展为脓气胸的倾向。

血源性金黄色葡萄球菌肺炎：早期表现为两肺纹理增多、增粗，肺野内稀疏分布的小斑片影或小结节，主要位于肺外围，大小不一。边界模糊。此后病灶增多，部分融合，边缘变清晰，治疗及时可完全吸收。绝大多数病例于发病4~10天病情进展，表现为多发圆形结节样的脓肿形成。可形成空洞或含小气液平面。治疗后脓肿随炎症消退，演变为厚壁空洞，大多于数周后吸收或遗留少量纤维条索。可合并单或双侧脓(气)胸、心包炎、骨髓炎。

CT：

支气管源性金黄色葡萄球菌肺炎：病变早期于出血性肺炎阶段，CT显示肺内不规则片状阴影，密度较淡呈絮状，边界模糊，随后病变迅速实变，其内坏死组织液化，经支气管排出后形成厚壁空腔，病灶周围见肺大疱影，空腔周围肺组织可见散在炎症表现。常伴有胸腔积液和粘连水气胸。增强扫描见肺实变组织内血管强化，空腔形成后，腔壁可呈不均匀厚壁强化，增强检查有利于显示粘连性水气胸和胸膜增厚。

血源性金黄色葡萄球菌肺炎：病灶呈两肺散在，血管末端相对较多。病灶大小不一，呈结节状，早期边界模糊不清，随后边界逐渐清晰，其内出现偏心空洞，壁厚薄不均，内可见气液平面。增强检查可见不均匀厚壁强化(图4-7-3)。

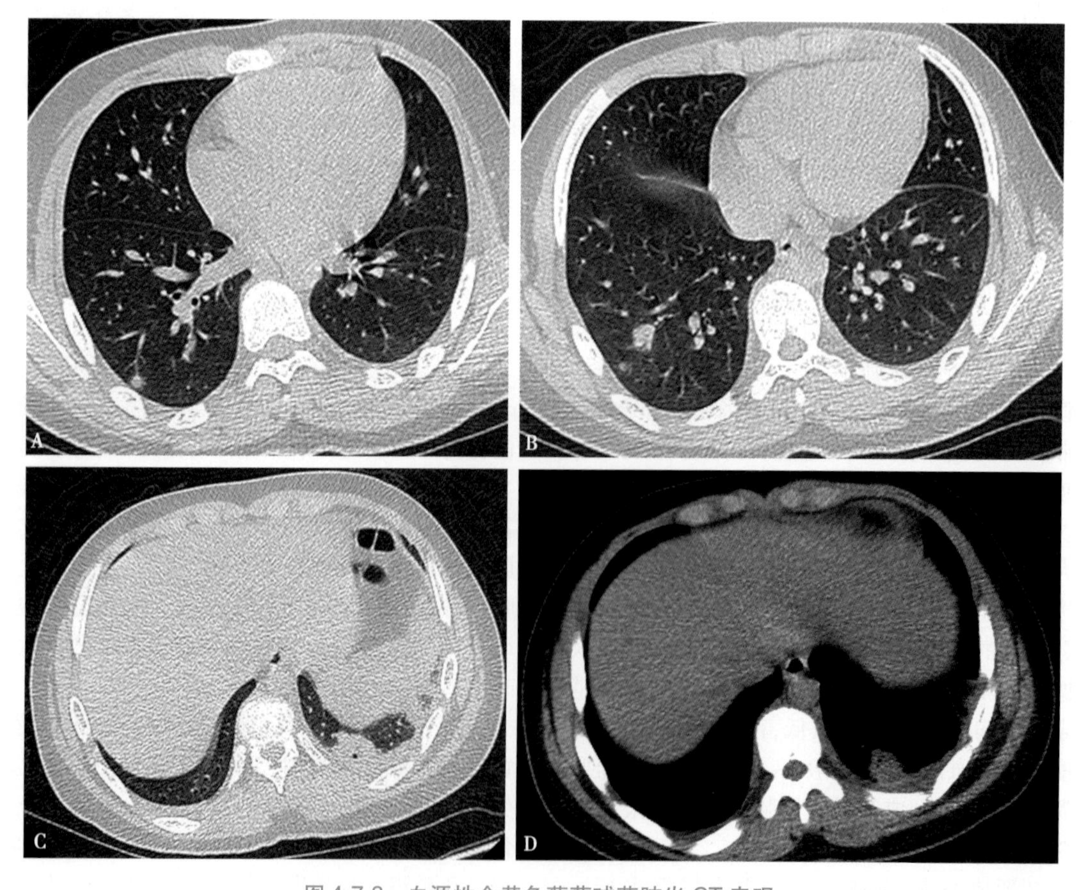

图4-7-3 血源性金黄色葡萄球菌肺炎CT表现

A~C. CT平扫轴位图像显示肺内多发结节，外带及胸膜下分布，左下肺病变内小气囊影；D. CT平扫轴位显示左下肺背侧胸膜增厚，胸腔积液

【诊断要点】

金黄色葡萄球菌肺炎以肺实质病变为主,病变早期即可出现胸膜病变、液化坏死和空洞形成。支气管源性金黄色葡萄球菌肺炎趋于肺段或肺叶分布,多见于右上叶。血源性金黄色葡萄球菌肺炎病变分布与支气管走行无关,呈两肺散在。

【鉴别诊断】

本病需要与病毒性肺炎、支原体肺炎和肺结核相鉴别。金黄色葡萄球菌肺炎和病毒性肺炎均有沿支气管分布的淡薄的片絮影或实变影。但金黄色葡萄球菌肺炎病变进展快,病程早期即出现脓肿及空洞,胸膜病变重,而病毒性肺炎絮片影融合较明显,间质病变为主,胸膜病变少见。金黄色葡萄球菌肺炎与支原体肺炎均有实变片影,并可出现坏死灶。但金黄色葡萄球菌肺炎病变进展快,早期出现坏死液化及脓肿空洞,胸膜反应重,趋于包裹,而支原体肺炎坏死灶常出现于病程中晚期,胸膜反应轻。金黄色葡萄球菌肺炎和原发肺结核均表现为肺内实变片影,可见脓肿空洞形成,但结核病变内常伴钙化灶,且纵隔、支气管肺门周围淋巴结增大钙化明显,病变变化缓慢。

五、原发型肺结核

【病理生理与临床表现】

原发型肺结核(primary pulmonary tuberculosis)以3岁以下婴幼儿多见。常表现为原发综合征(primary complex)、支气管淋巴结结核(bronchial lymphnode tuberculosis)及支气管内膜结核。

原发综合征由四个部分组成:即肺部原发灶、支气管淋巴结结核、淋巴管炎及原发灶邻近的胸膜炎。原发灶和增大融合的淋巴结中心部可发生干酪坏死、液化,有时原发灶局限形成结核结节,直径为0.5~2.0cm。支气管淋巴结结核包括淋巴结结核及支气管、淋巴、血行播散结核。淋巴结结核多发于纵隔、气管支气管旁、隆突下和肺门等处淋巴结,甚至累及颈部淋巴结。增大的淋巴结压迫侵蚀支气管壁,导致支气管结核,支气管管壁可有肉芽肿形成、干酪变、溃疡、穿孔,引起支气管管腔变形、狭窄、阻塞,并伴随支气管播散。支气管内膜结核为肺结核排菌者痰中结核菌直接吸入感染所致。胸膜炎大多为纤维素性渗出。

病变轻者临床无症状或有轻度的结核中毒症状,较重者表现结核中毒重,咳嗽,甚至高热。增大的纵隔及支气管淋巴结可压迫气管、喉返神经和上腔静脉,引起相应症状。原发综合征于治疗后2~3个月开始吸收好转,6~9个月可完全吸收痊愈。

【影像学表现】

(1)原发综合征

X线:

原发灶:可发生在肺的任何部位,右侧多于左侧,上叶较下叶多见,好发于胸膜下,形态多样,可为絮片状、结节状、小叶性、尖端向肺门的节段性楔状,与淋巴管炎及肿大支气管淋巴结三者构成哑铃状影,甚至占据整个肺叶。病灶内可有钙化结节,邻近原发灶的胸膜可受累,表现为局限性胸膜增厚伴胸腔积液。

淋巴管炎:原发灶结核菌通过淋巴管向肺门淋巴结蔓延,引起淋巴管炎,表现为原发灶与淋巴结之间的一或数条粗糙且模糊之条索阴影。

淋巴结炎:原发灶同侧肺门、气管支气管旁、纵隔淋巴结,甚至对侧肺门淋巴结增大,淋巴结炎,淋巴结团块状融合,可有钙化灶。

CT:可显示肺部原发病灶和淋巴结肿大的形态、范围和数目。增强检查有助于鉴别增大淋巴结与肺门和纵隔血管结构,淋巴结无强化或仅包膜强化。肺内原发病灶表现为肺外周或胸膜下密度均匀的斑片状渗出影。如淋巴结内干酪物质破溃,可见支气管播散或血行播散征象(图4-7-4)。

(2)支气管淋巴结结核

X线:支气管淋巴结结核的X线表现除与机体免疫状态有关外,还与病变部位有关。依据X线表现分为2型。结节型表现为淋巴结肿大,直径>1.5cm,位于气管、支气管旁或肺门区,向肺野突出。多数为孤立的结节,数个相邻肿大淋巴结融合可构成分叶状肿块阴影,为淋巴结肿大的直接征象。常为单侧性。炎症型表现为肺门影增宽、增长,密度增浓,其内血管和支气管结构不清,边缘模糊,病变以单侧常见有别于非特异性感染。

支气管淋巴结核其他间接X线表现包括:①气管旁线消失,中间段支气管后壁加厚;②肺门支气管显著征,因支气管周围淋巴结炎使局部支气管腔壁格外透亮清晰;③肺门邻近纵隔边缘模糊征;④肺门区纹理结构紊乱、模糊伴叶间胸膜增厚;⑤高电压照片上气管分叉角增大。主支气管及中间段支气管内侧壁模糊或受压变细;⑥上腔静脉增浓、外移,提示气管旁淋巴结肿大。

CT:淋巴结结核常侵犯中纵隔气管支气管旁、肺门区和隆突下淋巴结,偶尔侵犯后纵隔或其他组淋巴结。淋巴结结核压迫和侵犯支气管时可造成管腔狭窄,管壁不规则和腔内肉芽肿,肺不张等。增强 CT 检查有助于区分纵隔肿大淋巴结和纵隔大血管影像,淋巴结坏死液化时可见中心性低密度区和环形强化(图 4-7-5、图 4-7-6)。

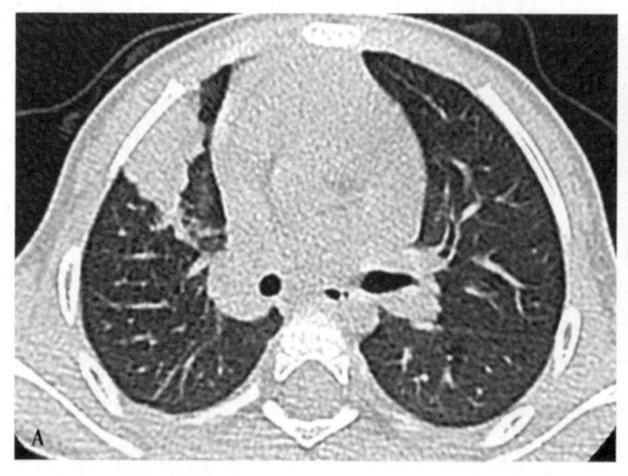
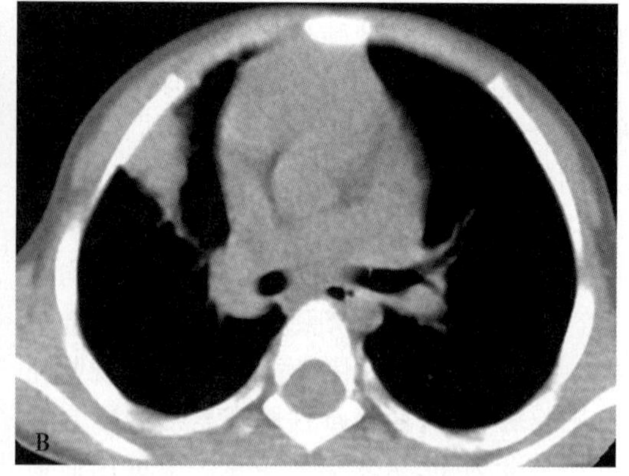

图 4-7-4 原发综合征 CT 表现

CT 轴位图像肺窗及纵隔窗显示右肺上叶前段高密度病灶,病灶内可见支气管充气征,右肺门呈结节样增大,肺门及实变病灶间可见索条影

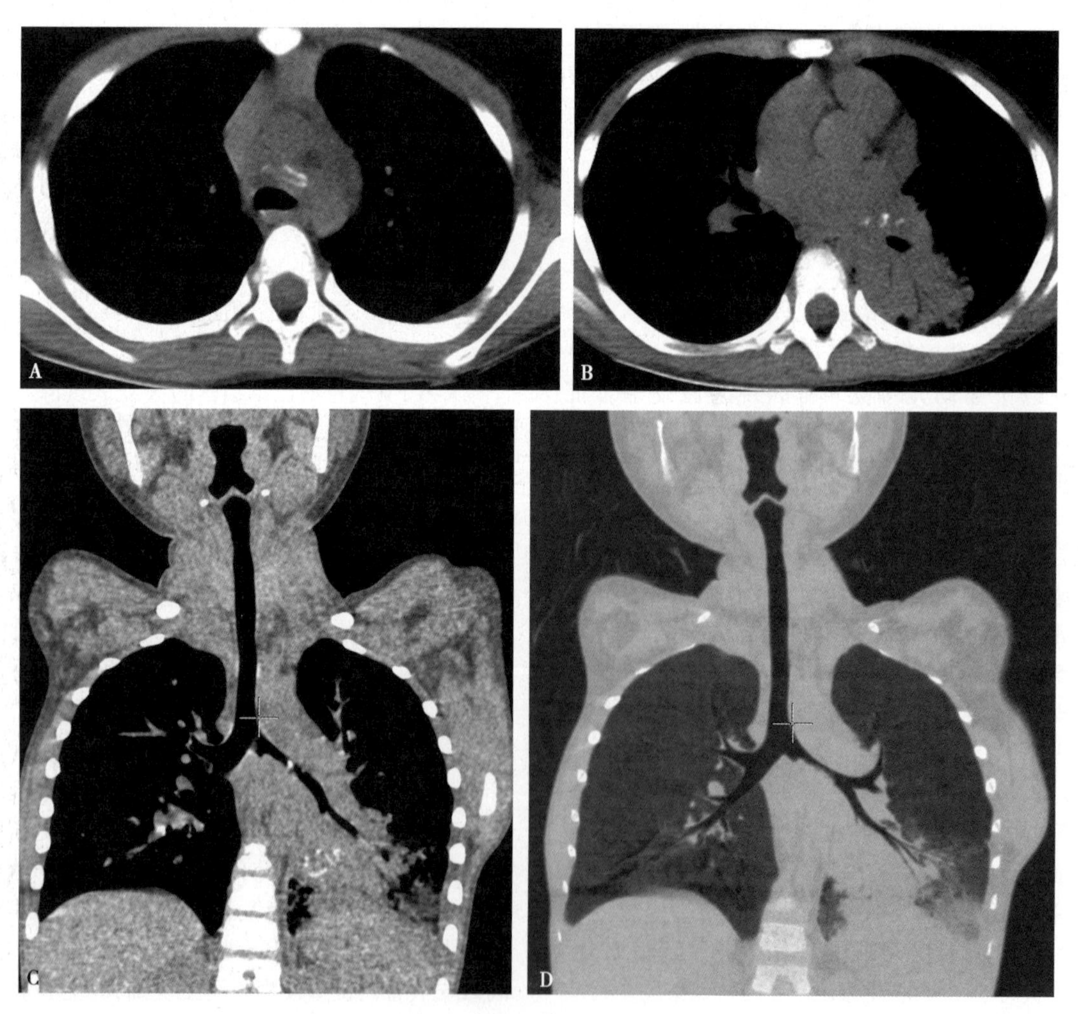

图 4-7-5 支气管淋巴结结核伴干酪性肺炎 CT 表现

A、B. CT 轴位图像纵隔窗显示纵隔及左侧肺门淋巴结增大,其内可见片状高密度钙化影。左下肺背侧肺野实变片影,其内可见左主支气管影,远端少许支气管充气征;C、D. CT 冠状位及 MinIP 图像显示左主气管受压管腔变窄,并可见管壁结节状钙化影

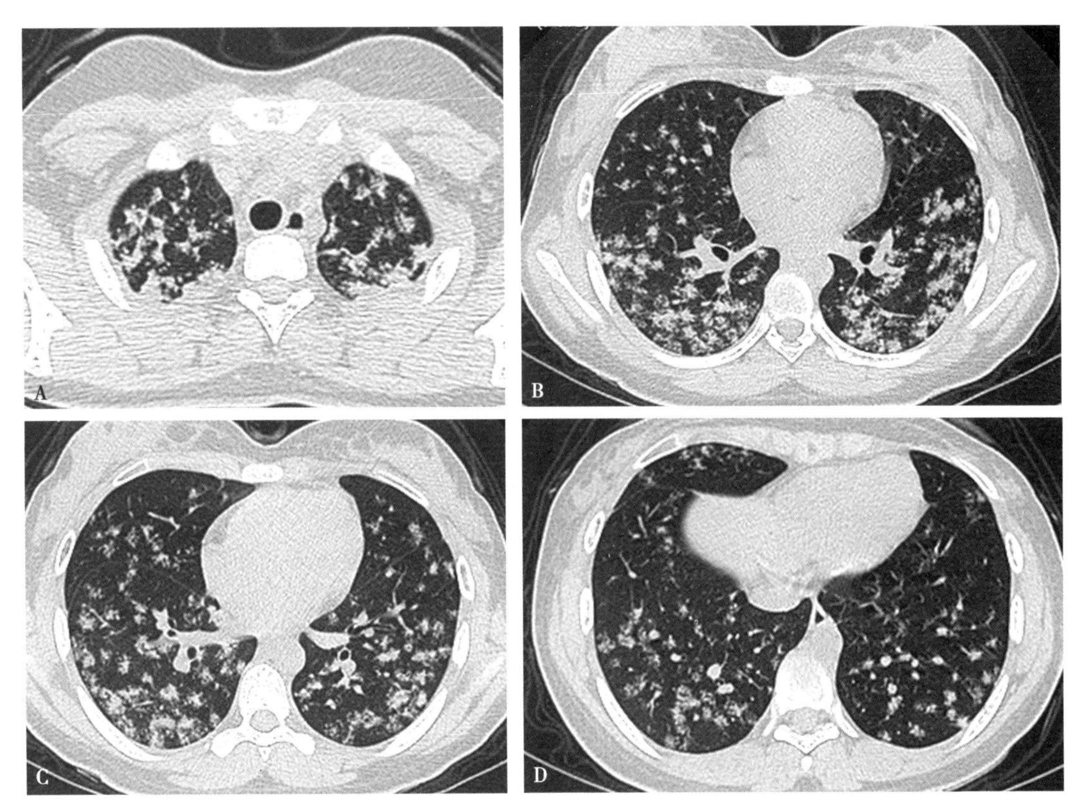

图 4-7-6 支气管淋巴结结核伴支气管播散 CT 表现

A~D. CT 轴位图像肺窗显示双肺门周围支气管管壁略增厚，双肺野可见“树芽”征及“玫瑰花瓣”征

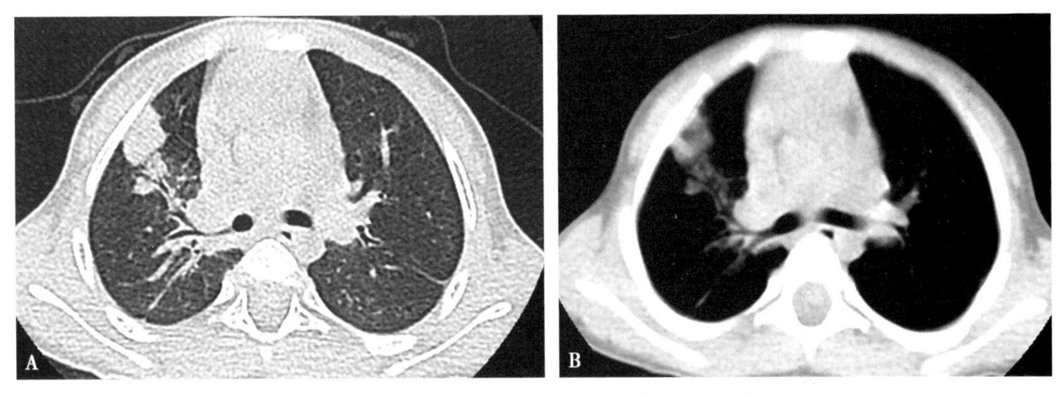

图 4-7-7 原发综合征伴支气管内膜结核 CT 表现

CT 轴位图像肺窗及纵隔窗显示右肺上叶前段高密度病灶，病变内可见支气管充气征，右肺门呈结节样增大，肺门及实变病灶间可见多发索条影，并可见相伴支气管，支气管管壁增厚，管腔扩张

（3）支气管内膜结核

X 线和 CT：表现为一支或多支支气管受累，常见主支气管及叶段支气管同时受累，表现为支气管管壁增厚，管腔狭窄，走行扭曲，并可见沿支气管分布的小叶、亚段、肺段或大叶性实变影，伴有支气管充气征。可不伴有肺门及纵隔淋巴结肿大（图 4-7-7）。

【诊断要点】

原发型肺结核包括原发综合征、支气管淋巴结结核及支气管内膜结核。在原发综合征四个组成部分中，淋巴管炎和胸膜改变的显示率较低，因此只要发现原发灶和淋巴结肿大，诊断即可成立。CT 对于显示纵隔淋巴结敏感，可显示纵隔淋巴结受累的部位、数目、是否存在钙化，以及对相邻气道是否存在压迫等细节，CT 增强有助于区分纵隔肿大淋巴结和纵隔大血管影像，因此 CT 是诊断支气管淋巴结结核的首选影像学检查方法。支气管内膜结核则表现为一支或多支支气管管壁增厚，管腔狭窄，走行扭曲，并可见沿支气管分布的小叶、亚段、肺段或大叶性实变影，伴有支气管充气征。

【鉴别诊断】

本病需要与肺炎、肺脓肿和恶性淋巴瘤和白血病相鉴别。当原发型肺结核淋巴结肿大不明显时，与肺炎同样表现为沿支气管分布的实质浸润性病变，但肺炎的节段性病变周围肺野常同时有散在炎性实变，短期抗炎治疗后随访，病灶吸收恢复明显。原发型肺结核形成的厚壁空洞，腔不规则伴周围浸润与肺脓肿影像学表现相似，但一般不含气液平面，同时结核常伴有肺门淋巴结肿大及肺内播散等有助于鉴别。支气管淋巴结结核侵犯多组淋巴结时，应与恶性淋巴瘤和白血病相鉴别。恶性淋巴瘤和白血病最常侵犯前纵隔淋巴结和胸腺，表现为纵隔增宽，下界可越过肺门水平，因此位于前纵隔有助于诊断。

六、肺曲霉菌病

【病理生理与临床表现】

肺曲霉菌病（pulmonary aspergillosis），主要由烟色曲菌引起。曲霉菌存在于谷物、家禽及牲畜的皮毛中，主要经支气管吸入肺部，抵抗力低下、免疫功能障碍或支气管肺组织表面损伤发炎时致病。病理表现为广泛支气管炎、细支气管炎和肺组织渗出、坏死为特征的坏死性支气管肺炎。肺血管受累时，可引起坏死性血管炎、血栓、肺栓塞及咯血。

临床分为侵袭性、腐生性及变态反应性三型，在儿童患者临床常见的是侵袭性肺曲霉菌病（invasive pulmonary aspergillosis），分为急性和慢性。临床表现主要为发热、咳嗽，病变广泛或严重时可出现呼吸困难。急性者症状呈持续性，慢性者症状可持续也可间断。病变广泛或严重时肺部可出现湿啰音。实验室检查表现为外周血白细胞和中性粒细胞增高，血沉和C-反应蛋白升高。

【影像学表现】

X线：肺部表现主要有曲菌球、肿块、空洞、支气管和肺段性炎症等。早期侵袭性曲霉菌病表现为不规则的结节影，结节周围可见典型“晕轮征”表现。曲霉菌支气管炎和支气管肺炎（气道侵袭性曲霉菌病）以片状实变和小叶中央结节为主要表现。急性肺曲霉菌病可为双肺弥漫性团块影、云絮斑片影。慢性肺部曲霉菌病多为上叶实变伴胸膜肥厚，实变区内有空洞，其内可见高密度曲霉菌球阴影。

CT：早期显示一侧或两侧肺内单发或多发斑片状阴影，也可呈支气管肺炎表现。晚期两肺呈弥漫性分布的实变阴影，病变内出现空洞。血行播散时见两肺广泛分布的网织结节影，结节大小不一，结节周围出现磨玻璃样晕轮征，代表出血。曲霉菌结节内出现空洞，可出现含气的新月形影像（图4-7-8）。

【诊断要点】

儿童患者临床常见的是侵袭性肺曲霉菌病，早期侵袭性曲霉菌病表现为不规则的软组织密度结节影，结节周围可见典型“晕轮征”表现，对于侵袭性肺曲霉菌病有一定的诊断意义。病变进展，曲霉菌结节内可形成厚壁空洞，并出现含气的新月形影像。

【鉴别诊断】

侵袭性肺曲霉菌病形成的厚壁空洞需要与结核空洞、金黄色葡萄球菌肺炎的坏死性空洞、转移瘤空洞相鉴别。侵袭性肺曲霉菌病厚壁空洞周围可见典型“晕征”表现，空洞内可形成曲霉菌球和半月形或环形含气影。结核空洞的形态不规则，并常伴有淋巴结或肺内病灶的钙化。金黄色葡萄球菌肺炎的坏死性空洞随诊时形态不规则且变化快。小儿恶性肿瘤如肾母细胞瘤、恶性畸胎瘤，横纹肌肉瘤的肺转移瘤可以形成不规则壁厚空洞，结合病史有助于鉴别诊断。

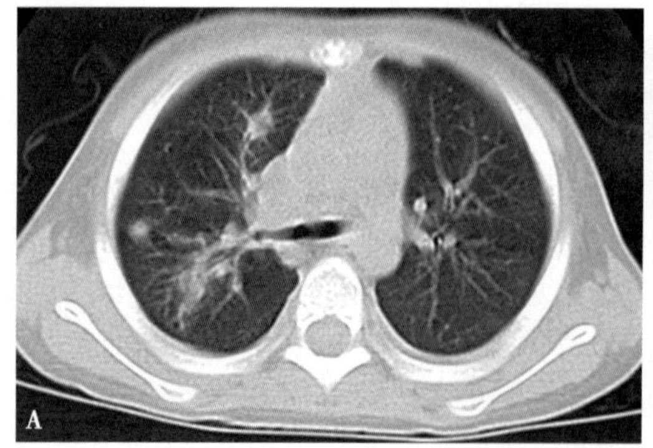

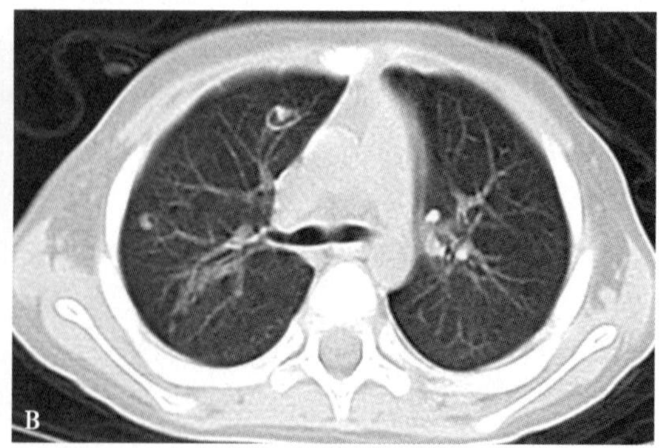

图4-7-8 侵袭性曲霉菌肺炎CT表现

A. CT轴位图像肺窗显示右肺沿支气管走行多发结节影，边缘晕征；B. 半月后复查，右肺结节内出现空洞影

【回顾与展望】

肺部炎症是儿科常见疾病，各年龄组均可发病。X线胸片是肺部炎症的首选影像学检查方法，可了解病变的范围，有助于推测病原体、病因、观察治疗效果、发现并发症并估计预后。CT主要用于对重症肺炎、肺炎并发症或治疗效果较差的肺部炎症的评估。

第八节 肺弥漫性间实质疾病

一、闭塞性毛细支气管炎

【病理生理与临床表现】

闭塞性毛细支气管炎（bronchiolitis obliterans，BO）是慢性阻塞性下呼吸道肺部疾病，是3mm以下的细支气管或肺泡小管上皮细胞损伤，形成狭窄性细支气管炎、增殖性细支气管炎，及其大气道的支气管扩张，重者发展成肺纤维化。小儿BO最常见的原因为感染，可为腺病毒、流感病毒、麻疹病毒、肺炎支原体等呼吸道感染所致。Stevens-Johnson综合征及自身免疫性疾病也是儿童BO的较常见病因之一。临床表现为急性感染或急性肺损伤后出现持续的咳嗽、喘息、呼吸困难，运动耐受性差，重者可有三凹征。患儿易反复出现呼吸道感染。对支气管扩张剂无反应。喘鸣音和湿啰音是最常见的体征。

【影像学表现】

X线：可表现为正常，或双肺透光度轻度增高，轻微的外周血管纹理减少和中央性气道扩张。还可出现正常或体积减小的单侧透明肺，支气管管壁增厚，实变或不张。

CT：表现为病变肺野呈马赛克灌注征，呈片状分布，呼气时可有气体滞留征。支气管壁增厚，远端支气管扩张，感染时伴黏液栓。可见肺实变影及肺不张（图4-8-1）。

【诊断要点】

本病临床表现为急性感染或急性肺损伤后6周以上的反复或持续气促、喘息或咳嗽、喘鸣。对支气管扩张剂无反应。排除其他阻塞性疾病如哮喘、先天性纤毛不良症、免疫功能缺陷症、胰腺囊性纤维化等。X线胸片与临床表现轻重不符，临床症状很重，但X线胸片多表现为过度通气和（或）单侧透明肺。CT可显示单侧透明肺和（或）合并地图样的透亮区，血管变细/少，马赛克灌注征，支气管壁增厚和（或）支气管扩张。

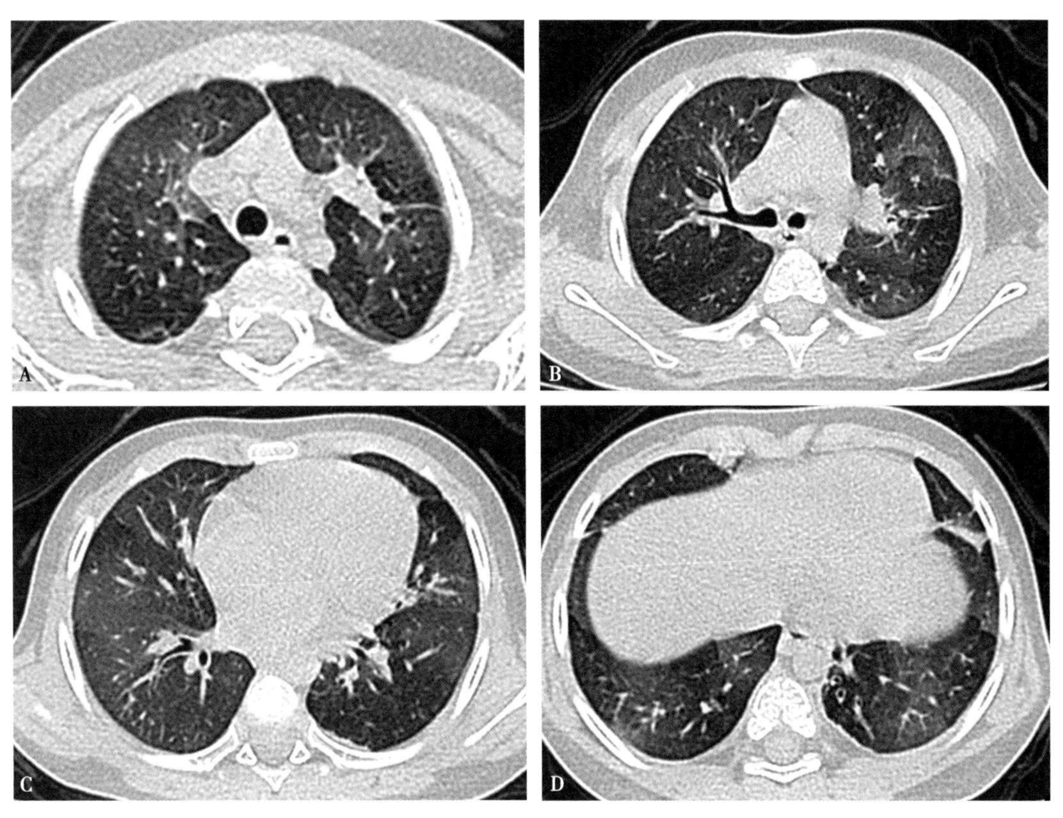

图4-8-1 闭塞性毛细支气管炎CT表现
CT轴位图像肺窗显示双肺透光度不均匀，可见马赛克灌注征

【鉴别诊断】

本病需与哮喘、肺泡蛋白沉着症相鉴别。哮喘与BO均为双肺通气不均匀,呈马赛克灌注征,并伴有支气管管壁增厚,支气管扩张等改变,但BO可出现呼气时气体滞留征。治疗后随访观察可见BO征象缓解不明显,而哮喘的征象可有恢复。肺泡蛋白沉着症也可表现有马赛克灌注征,但肺泡蛋白沉着症整个肺野透光度减低,并可见网格影。

二、特发性肺含铁血黄素沉着症

【病理生理与临床表现】

特发性肺含铁血黄素沉着症(idiopathic pulmonary hemosiderosis,IPH),是各种原因引起的肺泡毛细血管出血性疾病,多次反复或大量出血导致肺泡腔及间隔内红细胞、含铁血黄素及巨噬细胞沉积,可发展为弥漫性肺间质纤维化。病理显示支气管和毛细支气管扩张,毛细血管及淋巴管狭窄,甚者肺动脉压显著升高,出现肺源性心脏病。本病多见于10岁以下儿童,1~6岁多发。临床表现反复发作性缺铁性贫血、发热、咳喘、痰中带血、胃液或痰中找到含铁巨噬细胞。临床迁延可有心肺功能不全。

【影像学表现】

X线:IPH因急性、亚急性和慢性期肺出血改变不同而影像学表现各异,各型影像学所见的是IPH肺内病变的自然演变过程。可以分成以下5型。

Ⅰ型:隐匿型,两肺纹理稍多,模糊毛糙,少许细网状影,见于早期肺出血缓解期患者或轻度咯血的病例。Ⅱ型:磨玻璃片絮型,临床为急性出血期。占50%,表现为肺内较广泛磨玻璃影,呈单或双侧分布,以双侧多见,肺尖和肋膈角常不受累。病灶分布似支气管肺炎或肺水肿。病理示肺泡小支气管内大量出血水肿,有含铁巨噬细胞和间质水肿。Ⅲ型:细网型,表现为广泛分布之境界模糊的细网状阴影,病理除肺泡内有新旧出血表现外,小叶间隔及肺泡壁增厚,含铁巨噬细胞弥漫分布于间质,伴Ⅱ型肺泡细胞和间质纤维组织增生。临床为反复出血期。Ⅳ型:网结型,两肺弥漫分布粟粒样病灶或粗网粒结构,病理是Ⅲ型的加重和进展,间质纤维增生,并有含铁巨噬细胞纤维结节。临床为慢性反复出血期。Ⅴ型:复合型,为上述几种类型的复合表现。

CT:可以发现病变早期胸片不能显示的肺实质和间质病变,早期两肺出现磨玻璃样阴影,边界模糊,可以相互融合成大片,其内见支气管充气征(图4-8-2)。短期随访病变变化明显。肺出血停止后,磨玻璃样阴影消散,肺间质增厚,肺纹理增粗。IPH晚期可发展为弥漫性肺间质纤维化,HRCT显示弥漫性小叶间隔增厚,伴有蜂窝状改变。

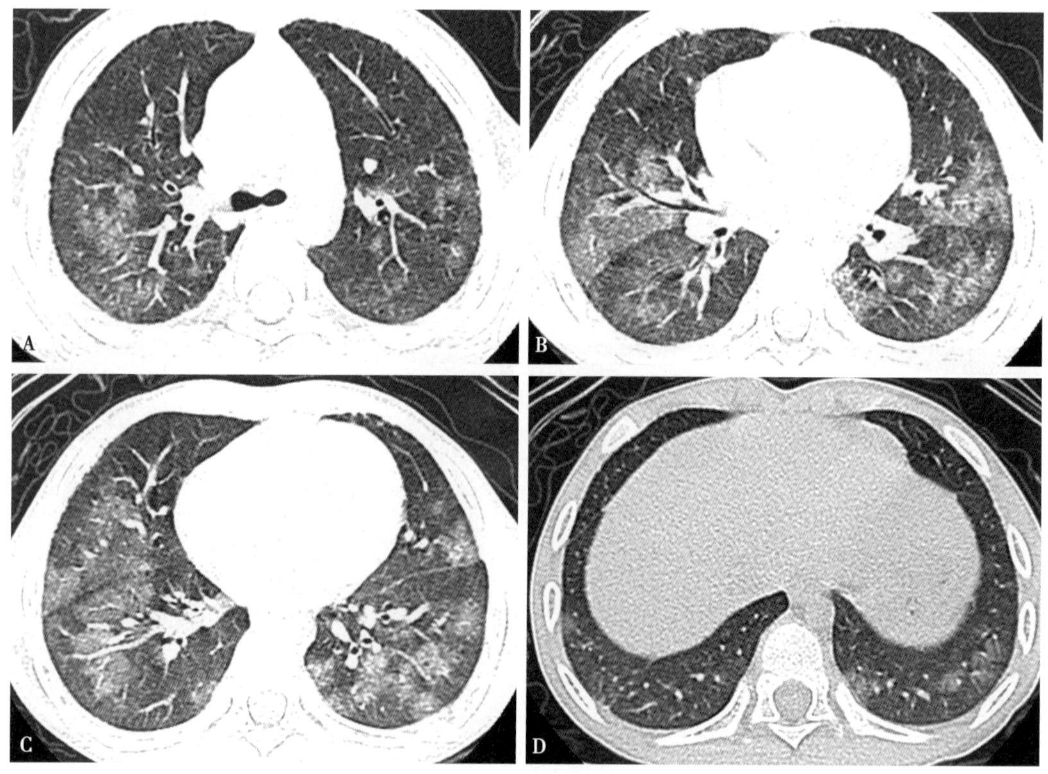

图4-8-2 特发性肺含铁血黄素沉着症CT表现

CT轴位图像肺窗显示双肺透光度减低,肺野内散在淡薄磨玻璃影及絮片影,伴有网状小叶间隔增厚及支气管管壁增厚

【诊断要点】

本病临床表现为反复发作性缺铁性贫血、发热、咳喘、痰中带血等症状。急性出血期表现为肺内较广泛磨玻璃影，呈单或双侧分布。慢性反复出血期出现两肺弥漫分布粟粒样病灶或粗网粒结构，晚期可发展为弥漫性肺间质纤维化。

【鉴别诊断】

本病需与肺炎、肺结核和朗格汉斯细胞组织细胞增生症相鉴别。IPH 急性出血期患儿，常有发热及呼吸道症状，表现为不对称的磨玻璃影及絮片影，以双肺中内分布为著，易与肺炎混淆。但 IPH 多数肺野透光度减低，肺气肿较轻，心脏增大。慢性 IPH 伴严重贫血患儿，常有类似结核中毒症状并有纵隔肺门淋巴结肿大。但 IPH 片状影以双侧弥漫性者较多，吸收较快，不同于原发型肺结核。朗格汉斯细胞组织细胞增生症的弥漫性间质病变和网结影常于病变早期出现，夹杂多发小囊腔影，肺体积增大，易导致间质和纵隔气肿，有时可见胸腺增大。

三、过敏性肺炎

【病理生理与临床表现】

过敏性肺炎（hypersensitivity pneumonia），也称外源性变应性肺泡炎（extrinsic allergic alveolitis），是具有变应性体质的患儿因反复吸入多种具有抗原性的有机粉尘导致的呼吸系统变态反应性疾病。本病以肺部浸润伴有血中嗜酸粒细胞增高为特征。农民肺和鸽子肺等均属此范畴。病理特征为肺泡壁、细支气管壁大量嗜酸粒细胞浸润，肺泡及间质水肿。反复发作者有肉芽肿形成，严重者可以发展为纤维化。临床表现为干咳、气急、哮喘、发热、肌肉疼痛等。可分为急性、亚急性和慢性三型。

【影像学表现】

X 线：急性过敏性肺炎胸片可表现正常，也可为两肺密度不均匀的斑片状阴影或结节状影，边界不清。亚急性过敏性肺炎胸片也可以表现正常，或表现为两肺密度不均匀的斑片状阴影或结节状影，多见于中下肺野。慢性过敏性肺炎胸片可显示较为明显的中上肺野纤维化，肺体积缩小。胸腔积液少见。

CT：急性过敏性肺炎表现为两肺多发小叶中心分布的磨玻璃影或结节影，也可为以中下肺野为主的斑片状影，一般无胸腔积液或纵隔淋巴结肿大。亚急性过敏性肺炎表现为两肺多发小叶中心分布的磨玻璃影或结节影，磨玻璃影多为斑片状或弥漫状，无明显肺野分布上的区别，但可见边界清晰的网状或结节状阴影，呼气相可见空气滞留或马赛克征。慢性过敏性肺炎表现为双侧肺野内弥漫分布的小叶中心结节，大小为 2～4mm，边界清晰，双肺下叶磨玻璃影和透亮区（图 4-8-3）。

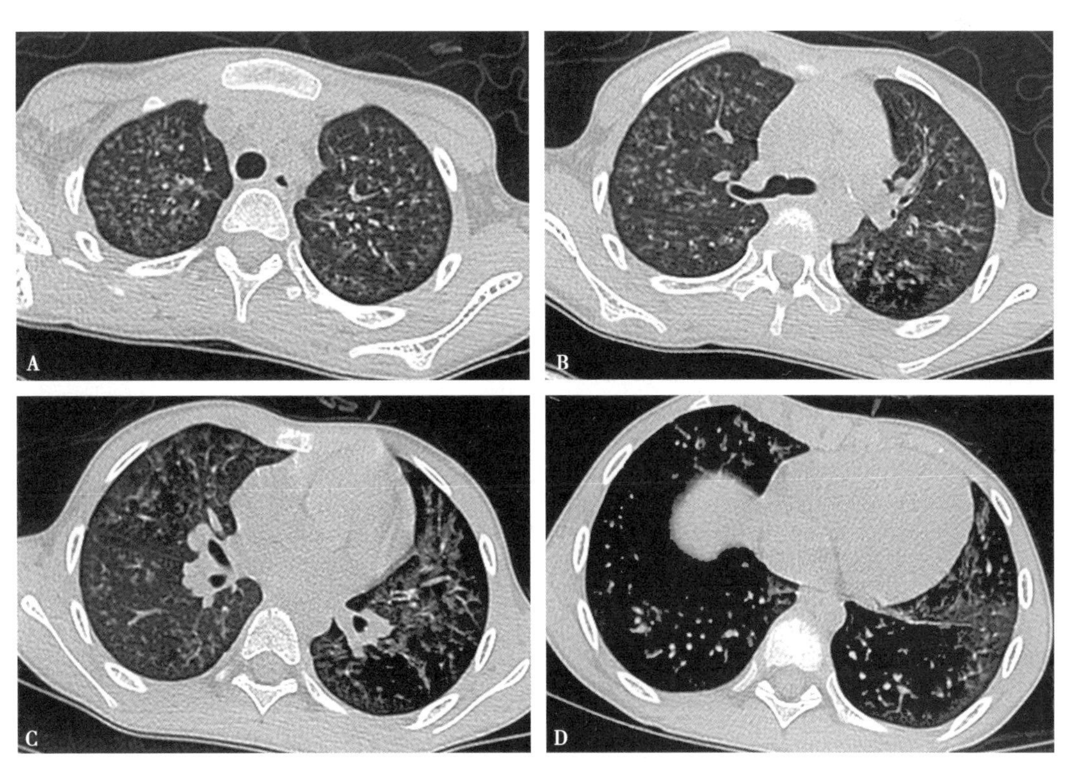

图 4-8-3　急性过敏性肺炎 CT 表现

CT 轴位图像肺窗显示双肺散在分布的小结节影，并少许磨玻璃影

【诊断要点】

CT表现结合临床病史可以做出提示性诊断，病变呈游走性为其特点。急性期表现为两肺多发小叶中心分布的磨玻璃影或结节影，也可为以中下肺野为主的斑片状影。亚急性过敏性肺炎表现为两肺多发小叶中心分布的磨玻璃影或结节影慢性过敏性肺炎表现为双侧肺野内弥漫分布的小叶中心结节。

【鉴别诊断】

本病CT表现如磨玻璃影需要和特发性肺间质纤维化、脱屑性间质性肺炎等鉴别。结节影需要和结节病、LCH等鉴别。病史和实验室检查有助于本病的鉴别诊断。

【回顾与展望】

X线胸片不能直接显示肺弥漫间质病变，儿童肺弥漫间质病变CT可表现为网格影，间质结节影，磨玻璃影和囊性病变。结合临床病史和实验室检查，可以做出提示性诊断，对临床医生诊断及治疗方案选择提供重要信息，因此CT是儿童肺弥漫间质疾病诊断首选的影像学检查方法。

第九节　胸部肿瘤

一、胸膜肺母细胞瘤

【病理生理与临床表现】

胸膜肺母细胞瘤（pleuropulmonaryblastoma，PPB），是罕见的肺部和胸膜侵袭性胚胎源性肿瘤，主要由原始胚基和恶性间叶基质细胞组成，世界卫生组织分类中将其归为肺的间叶性肿瘤。在胸部恶性肿瘤中所占比例较低，好发于儿童，最常见于6岁以下儿童，有家族发病倾向。根据出现时间先后及囊性成分多少，PPB可分为3型：Ⅰ型（多囊型）、Ⅱ型（多囊伴实性结节型）和Ⅲ型（实体型）。临床上以Ⅱ型较为常见，Ⅱ型、Ⅲ型常伴有转移灶，脑组织是常见转移部位。随着时间的推移或由于手术切除不完全等因素，Ⅰ型PPB可向Ⅱ型或Ⅲ型PPB转变，由囊性逐渐演变为实性。PPB多以呼吸道症状就诊，表现为咳嗽、咳痰、呼吸困难、胸痛或不明原因发热等。

【影像学表现】

X线：Ⅰ型囊性PPB的X线表现与先天性肺囊肿或囊性腺瘤样畸形很相似。Ⅱ型囊实性者，实性肿物位于囊壁内或突出于囊腔内。Ⅲ型多表现为占据一侧胸腔的巨大肿物，少数表现为单个结节或小肿块迅速增大。肿瘤多位于肺周边部或纵隔，侵犯胸膜时可出现胸腔积液，偶有气胸。

CT：表现为类圆形或占据一侧胸腔的囊性、实性或囊实混合肿物。Ⅰ型最少见，与肺内囊性病变表现类似。囊实混合肿物表现为多房大泡样含气囊腔伴软组织壁结节及不规则分隔。实性肿物密度不均匀，瘤体较大，钙化少见，其内常有中心性坏死形成的低密度区，增强扫描可显示肿物边缘及分隔强化（图4-9-1，ER-4-9-1）。肿物可经后纵隔越过中线，心影向健侧移位，一般不浸润胸壁，胸腔积液多见。气胸为肿物囊性成分自发破裂所致。

ER-4-9-1　胸膜肺母细胞瘤CT表现

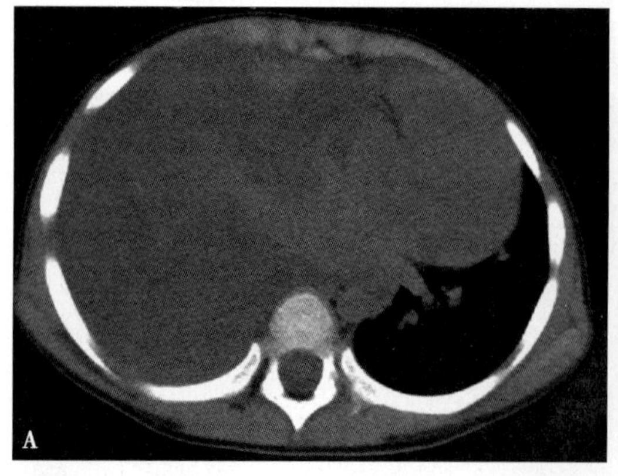

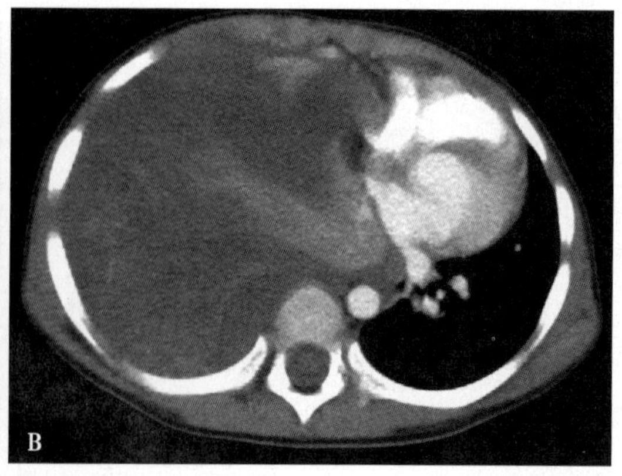

图4-9-1　胸膜肺母细胞瘤CT表现
CT轴位图像显示右侧胸腔囊实性占位，伴分隔强化

【诊断要点】

Ⅰ型 PPB 影像表现多为巨大多囊性病灶,壁薄,占位效应明显,无强化。Ⅱ型 PPB 与Ⅰ型的区别在于间隔间质的过度生长,即影像上看到实性成分。实性成分多少不一,可以囊性为主,也可以实性为主。Ⅲ型 PPB 恶性程度最高,侵袭性改变明显,可见胸壁及心脏、大血管受累,其内密度多不均匀,液化坏死灶多见。

【鉴别诊断】

本病需要与多发性肺囊肿及囊性腺瘤样畸形、纵隔内恶性肿瘤相鉴别,多发性肺囊肿及囊性腺瘤样畸形常呈现多囊性改变,囊内多含有气体,气液平面,壁较薄而规则,常有反复呼吸道感染史。纵隔内恶性肿瘤,如:神经母细胞瘤,肿物内钙化多见,增强后中心区坏死少见,边缘增强不明显,局部可见淋巴结肿大有助于鉴别。

【回顾与展望】

由于儿童胸膜肺母细胞瘤发病率低,早期影像学表现缺乏特异性,再加上临床医师认识不足,极易延误诊断,导致临床治疗效果不佳。CT 对 PPB 的诊断和鉴别有重要意义,MRI 对 PPB 的显示效果不佳,且不利于观察邻近肺部病变情况。PPB 目前诊断主要依靠临床表现、影像学检查及手术病理综合判断。

二、淋巴管瘤

【病理生理与临床表现】

淋巴管瘤(lymphangioma),并非真性肿瘤,而是先天性淋巴管发育畸形。由于胚胎发育过程中,某些部位的原始淋巴囊与淋巴系统隔绝后,所发生的肿瘤样畸形。临床及病理上可分为单纯性淋巴管瘤、海绵状淋巴管瘤及囊性淋巴管瘤三型。纵隔淋巴管瘤绝大多数是囊性淋巴管瘤,为一种多房性囊肿,壁薄,腔较大,内含淋巴液,柔软,边界不清。可以压迫气管,使气管受压移位,但一般不易引起呼吸困难。少数分隔内含血管瘤成分,又称做淋巴管血管瘤。

【影像学表现】

X 线:肿物大多位于前中纵隔内。正位胸片示双侧或单侧纵隔呈弧形增宽,略分叶,境界锐利,密度均匀一致,常与颈部肿块相连,气管受压向健侧移位。

CT:肿物大多位于前中纵隔内,常由颈部淋巴管瘤向纵隔内伸入,呈低密度液性囊肿,形态不规则,常沿组织间隙生长,具有“见缝就钻”的特点,合并感染和出血时密度增高。增强扫描一般不强化,囊壁及分隔可有强化(图 4-9-2)。

MRI:多方位的显示病变与邻近结构的关系,T_1WI 呈低信号,T_2WI 呈高信号,边界清楚。

【诊断要点】

本病典型影像学表现为前中纵隔多房性低密度液性囊肿,壁薄,形态不规则,体积一般较大,呈分叶状或沿纵隔血管间隙弥漫生长,常由颈部肿块延伸而来,增强扫描多无强化。

【鉴别诊断】

本病需要与囊性畸胎瘤、胸腺囊肿等相鉴别。淋巴管瘤的壁较菲薄,内分隔多见,形态不规则,沿组织间隙生长。而囊性畸胎瘤分隔少见,胸腺囊肿形态规则,常为圆形或管形。

【回顾与展望】

原发纵隔淋巴管瘤的 CT 和 MRI 表现有一定的特征,CT 增强及 MRI 扫描有助于本病的诊断,MRI 对纵隔淋巴管瘤的诊断优于 CT。部分淋巴管血管瘤内含较粗大的血管成分,增强扫描可呈不规则点、条样强化,易被误认为恶性肿瘤内的血管成分而造成误诊,此时应结合肿块周围征象及其临床表现综合做出判断。

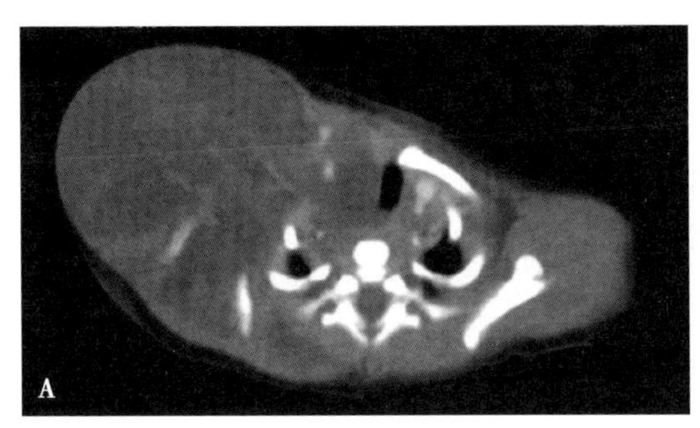

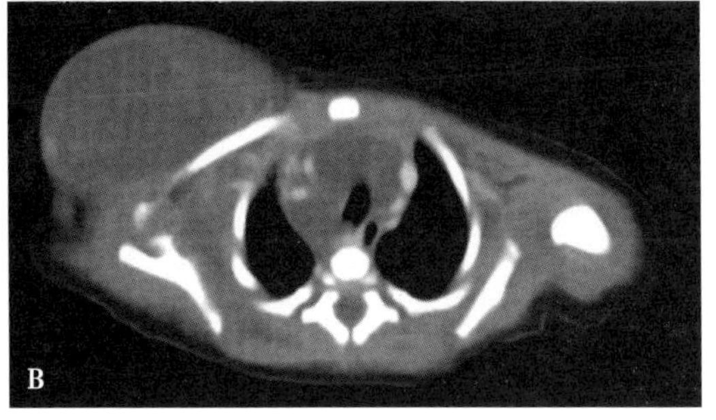

图 4-9-2 淋巴管瘤 CT 表现

增强 CT 轴位图像显示右侧颈部至前中纵隔多房性低密度液性囊肿

三、生殖细胞肿瘤

【病理生理与临床表现】

生殖细胞来源的肿瘤在小儿比较常见,起自原始胚细胞残余组织,沿尿生殖嵴向下移行过程中迷走于纵隔内所致。包括畸胎瘤、生殖细胞瘤、胚胎癌、内胚窦瘤(卵黄囊瘤)、绒毛膜上皮癌和混合性生殖细胞瘤。

畸胎瘤(teratoma)是较常见的纵隔肿瘤,常位于前纵隔,含有内、中、外胚层起源的组织。可为囊性或实性或囊实混合性。组织病理学分成熟性畸胎瘤、未成熟性畸胎瘤、混合性畸胎瘤三种。肿瘤破入气管支气管树,咳出毛发或脂类物质,有重要诊断意义。

【影像学表现】

X线:畸胎瘤绝大多数位于前纵隔中下部,呈圆形、椭圆形或分叶巨块形。凸向一侧胸腔,偶见双侧凸出,边界清楚,发现环形钙化,成堆或单个的牙齿及骨骼阴影时有定性诊断意义。

CT:表现为囊性、实性或囊实性肿块。发现脂肪、软组织和钙化等不同组织成分即可定性诊断。成熟性者边界清楚,有时可以显示脂肪-液体平面,囊性肿块伴脂肪及钙化时可肯定为成熟性畸胎瘤。未成熟和混合性畸胎瘤多以软组织成分为主,包膜不完整,与周围组织间隙模糊,增强时强化多不均匀。

MRI:肿块囊性成分 T_1WI 大多呈低信号,T_2WI 呈高信号,脂肪成分均呈高信号,钙化或骨化呈无信号区。MRI 可以多方位显示肿块与邻近组织的关系(图 4-9-3)。

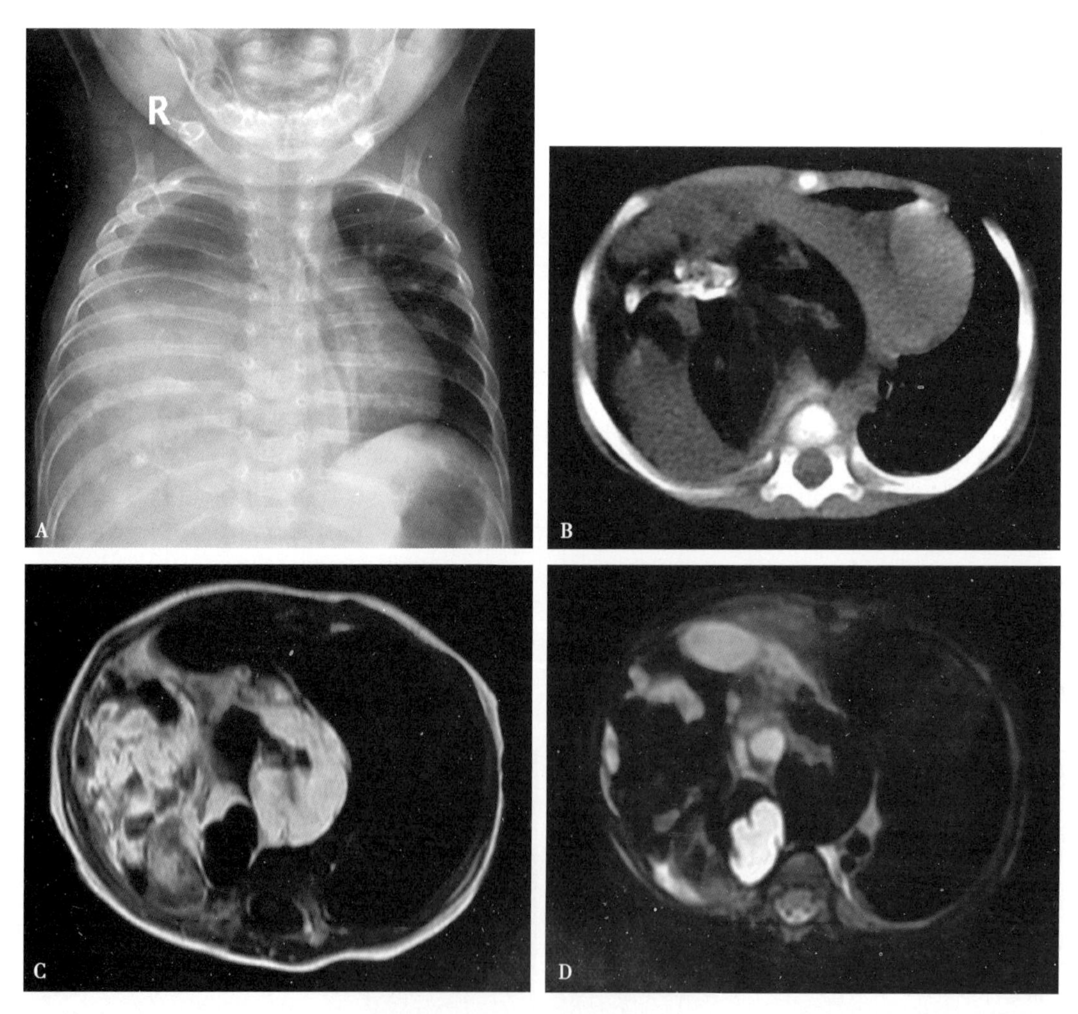

图 4-9-3 畸胎瘤影像学表现

A. X线平片显示右侧胸腔占位性病变伴钙化;B. CT 轴位图像显示右侧胸腔混杂密度占位伴脂肪及钙化影; C、D. 轴位 MRI 显示右侧胸腔混杂信号占位伴脂肪影

【诊断要点】

发现脂肪、软组织和钙化等不同组织成分有定性诊断的价值。

【鉴别诊断】

畸胎瘤需要与纵隔脂肪瘤、胸腺囊肿、内胚窦瘤或卵黄囊瘤等疾病相鉴别。纵隔脂肪瘤主要位于胸腺区出现蜗纹状脂肪密度,而畸胎瘤具有多胚层结构,常伴有钙化和液性成分,且远较纵隔脂肪瘤常见。胸腺囊肿多呈单房,壁薄,可有弧形钙化,囊内很少见到脂肪-液体平面,也无壁结节。内胚窦瘤或卵黄囊瘤为高度恶性肿瘤,通常发生在中线部位,以骶尾部最常见,偶见于纵隔内。肿块位于多前纵隔,较大,边界锐利,增强可见不均匀强化,钙化少见。

【回顾与展望】

CT 可以清楚显示肿瘤的范围、瘤内钙化、脂肪、囊变、软组织等组织成分,用薄层、高分率扫描及多层螺旋 CT 各种重建技术可以对小灶脂肪、钙化检出,增加定性能力,是畸胎瘤最佳检查方法。MRI 虽然可以更精确显示肿瘤特征,但无法检出瘤内小钙化灶,对疑为黏稠内容物而 CT 难以与软组织肿块相区别,MRI 有所帮助。影像学检查可以明确诊断畸胎瘤,而非畸胎类生殖细胞瘤内常无钙化、脂肪,与纵隔其他恶性肿瘤鉴别困难,免疫组化指标对诊断有帮助,确诊依靠术后病理或穿刺活检。

四、肠源性囊肿

【病理生理与临床表现】

肠源性囊肿包括食管囊肿(esophageal cysts)和神经肠源性囊肿(neurenteric cysts)。食管囊肿的发生与胚胎期肠管腔化过程异常和原始前肠背侧胚芽形成的憩室残留有关,神经肠源性囊肿的发生是由于外胚层和内胚层粘连,导致胚胎早期前肠与脊索不完全分离,黏着处内胚层组织受牵拉形成囊肿,同时影响脊索的发育,导致椎体畸形,囊肿通过瘘管或纤维索与椎管连接。

囊肿大多位于后纵隔脊柱旁,呈圆形、卵圆形或不规则形,囊壁可含黏膜层。神经肠源性囊肿可含有神经组织。因消化道上皮细胞分泌物可使囊肿增大,引起压迫症状。囊肿有溃疡时常有胸痛,若溃疡穿孔,囊肿的分泌物可腐蚀邻近的支气管、肺,出现难治性肺炎和大咯血。

【影像学表现】

X 线:胸部正侧位显示囊肿使纵隔增宽,凸入胸腔,密度均匀,边缘锐利。气管、支气管受压可见肺不张和肺气肿,食管吞钡可见食管受压移位,神经肠源性囊肿常伴有颈、胸部椎体畸形。

CT:囊肿位于后纵隔,边界清楚,均匀低密度,若囊肿内含有稠厚黏液,蛋白含量较高时,CT 值可近似软组织密度,增强后没有强化。囊肿壁合并感染时增厚并强化。神经肠源性囊肿可呈哑铃状伴脊柱畸形。

MRI:囊肿 T_1WI 呈等低信号,T_2WI 呈高信号。部分神经肠源性囊肿可见一纤维性的管道或瘘管经椎体与囊肿相通。椎管内囊肿大多位于髓外硬膜内(图 4-9-4)。

【诊断要点】

影像学检查能够提供囊肿的部位、大小、与周围器官的关系、有无并发症,及有无脊椎畸形存在。

【鉴别诊断】

本病需要与后纵隔的神经源性肿瘤、支气管源性囊肿及良性间皮囊肿等疾病相鉴别。后纵隔的神经源性肿瘤为实性肿物,钙化多见,与椎管内相通。肠源性囊肿较大者与支气管源性囊肿及良性间皮囊肿较难鉴别,需进行综合分析。支气管源性囊肿最常见于隆突附近,其次是肺门周围,与气管支气管关系密切。

【回顾与展望】

CT 和 MRI 均能很好地显示中后纵隔囊肿,可清晰显示囊肿的部位、形态、内部情况、囊壁及周围器官的受压情况,脊髓造影或 CT 脊髓造影可显示在发生脊椎畸形处是否存在囊肿与椎管的异常交通,MRI 也可显示囊肿与椎管的异常交通,为诊断神经肠源性囊肿提供依据。小儿纵隔肠源性囊肿少见,除囊肿本身的特点以外,还须注意其他伴发征象,诊断应依靠临床和影像学综合分析,病理检查意义不大。

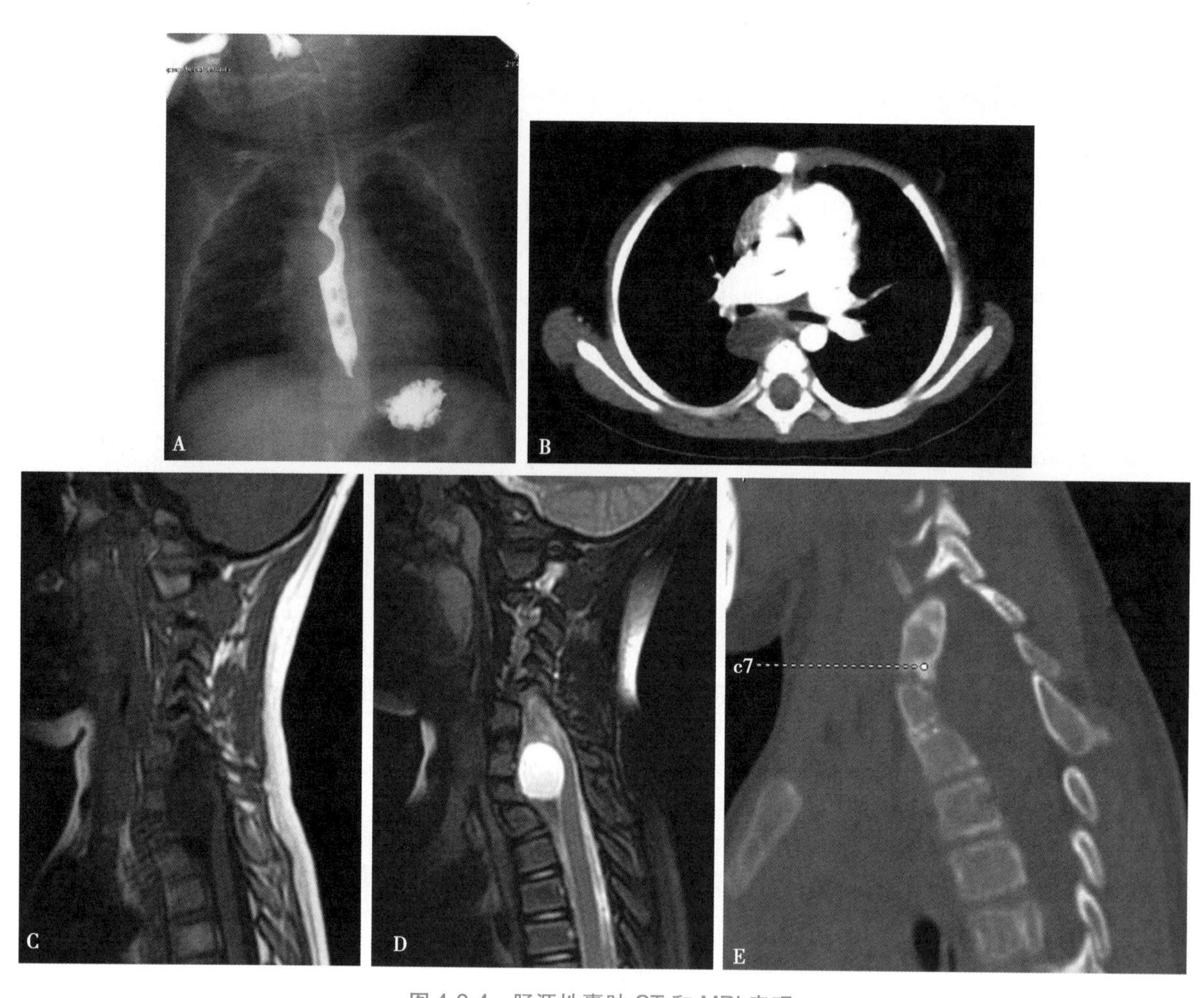

图 4-9-4 肠源性囊肿 CT 和 MRI 表现

A. 轴位增强 CT 显示后纵隔囊性肿块,增强未见强化;B. 食管吞钡可见食管受压移位;C~E. 显示另一例患儿情况。C、D. 矢状位 MRI 显示髓外硬膜下囊肿;E. 显示囊肿邻近层面椎体畸形

第十节 胸壁疾病

一、漏斗胸

【病理生理与临床表现】

漏斗胸(Pectus excavatum,PE)是儿童最常见的前胸壁先天性畸形,占小儿胸廓畸形的 90%以上。病因尚不明确。临床主要表现为胸骨下部向内凹陷,两侧相应的肋软骨同时内陷,呈漏斗状。临床主要通过 Haller 指数评估凹陷程度,Haller 指数越大,凹陷程度越重。可合并扁平胸、脊柱侧弯、先天性心脏病、先天性肺疾患等。

【影像学表现】

X 线:侧位片显示胸骨下部内陷,使胸骨后缘至脊柱前距离不同程度变小,心影后移;严重者可压迫心脏、肺、膈及食管。正位片上心影常左移,右下心缘模糊,还可有双下肺纹理增多表现(图 4-10-1)。

CT:在轴位上显示上下部分胸廓向内凹陷呈“哑铃状”改变,同时可伴有胸骨倾斜,部分与胸骨相连的肋软骨可呈不对称性膨大,使双侧胸腔的形态、大小均不对称(ER-4-10-1)。胸骨凹陷直接压迫心脏,同时引起心脏向左旋转和移位,心右缘旁见类三角形的软组织密度影,底部紧贴心右缘,尖端指向外侧,为受压移位的胸腺;旋转左移的心脏对左肺下叶也造成压迫,引起肺纹理的聚集。漏斗胸还可合并其他肺部先天性发育不良,如囊性腺瘤样畸形、支气管囊肿等。

ER-4-10-1 漏斗胸 CT 表现

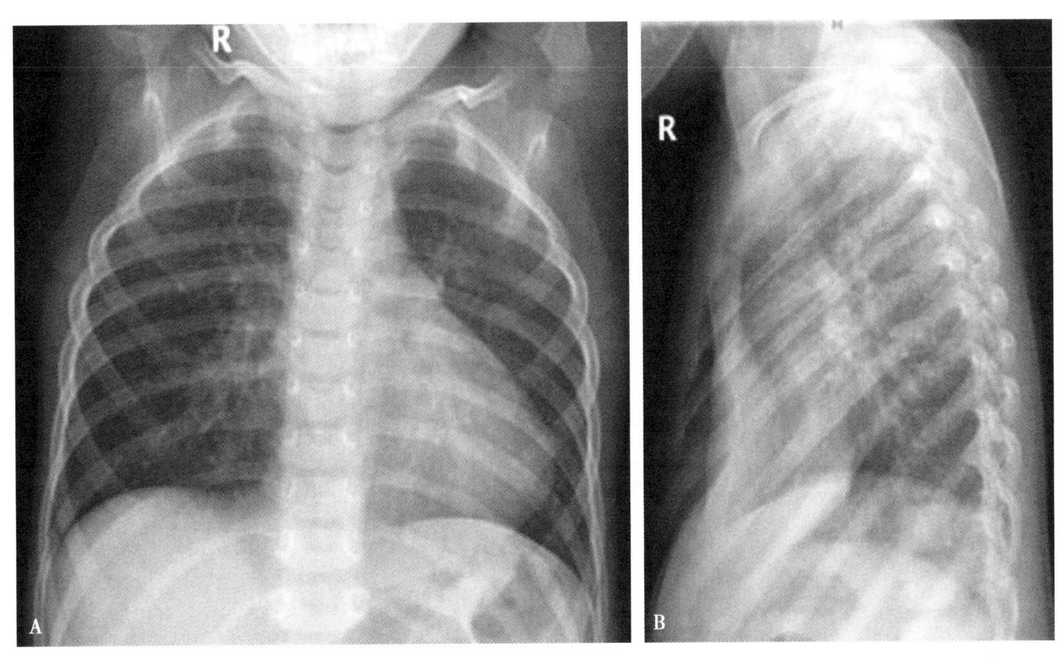

图 4-10-1　漏斗胸 X 线表现
A. 正位胸片显示心影左移,双下肺纹理增多;B. 侧位胸片显示胸骨下段向内局限性凹陷

MRI:可通过快速扫描获得胸部图像,准确测量漏斗胸的凹陷程度并判断心脏旋转移位,并能很好地观察纵隔内心脏周围软组织的情况,但是对显示肺内实变、肺气肿或伴发畸形有限度。

【诊断要点】

X 线侧位可见胸骨下段向内凹陷畸形,胸骨后缘至脊柱前距离减小,正位示心影稍左移。CT 横断面胸骨下段均有不同程度的向内凹陷,呈"哑铃状"改变,双侧胸腔形态、大小对称或不对称。

【鉴别诊断】

本病经临床体检及影像学检查即可明确诊断。

【回顾与展望】

X 线能评估患儿胸廓凹陷程度,但是对胸廓合并的其他畸形及肺部病变显示具有局限性。CT 及其三维重组对诊断漏斗胸及评价严重程度具有重要意义,同时能清晰显示心脏、肺部改变情况,但辐射剂量较大,应在满足临床诊断要求的前提下尽量降低患者剂辐射量。漏斗胸患儿胸廓畸形不但影响美观,对心肺的发育也有影响,手术是唯一治疗有效的手段,影像学对临床手术方式的选择、术后效果评价等具有重要意义。

二、鸡胸

【病理生理与临床表现】

鸡胸(pectus carinatum)是胸骨上部及其肋软骨向前隆起,胸廓两侧扁平。其发病原因并不明确,多被认为是先天性的,后天性因素见于先天性心脏病,也有部分患者与钙磷代谢有关。鸡胸一般无临床症状,严重畸形时可出现呼吸功能受损的表现。临床上根据胸骨不同的形态,可将鸡胸分为三种类型:船形胸、球形鸽胸、单侧鸡胸。

【影像学表现】

X 线:胸部侧位 X 线平片显示船形胸胸骨下部和相邻肋软骨前突,胸廓下部前后径增大。球形鸽胸胸骨柄、胸骨角连接处与相邻的肋软骨隆起,胸骨体下 2/3 凹陷。单侧鸡胸也称非对称性鸡胸,胸壁一侧凸起而另一侧凹陷。

CT:在 CT 轴位图像上可观察到胸骨段及邻近肋软骨向腹侧突出,胸骨后缘至脊柱前缘间距增加;VR 及 SSD 图像可立体显示胸廓整体形态,并且 CT 可同时发现伴发的肺部病变等(图 4-10-2)。

【诊断要点】

胸部正侧位 X 线平片显示胸骨下部前突,胸廓下部前后径增加。

【鉴别诊断】

本病经临床查体及影像学检查能基本明确诊断。

【回顾与展望】

目前临床主要采取保守治疗,对畸形较重的需采取手术治疗。影像学对临床手术方式的选择、术后效果评价等具有重要意义。

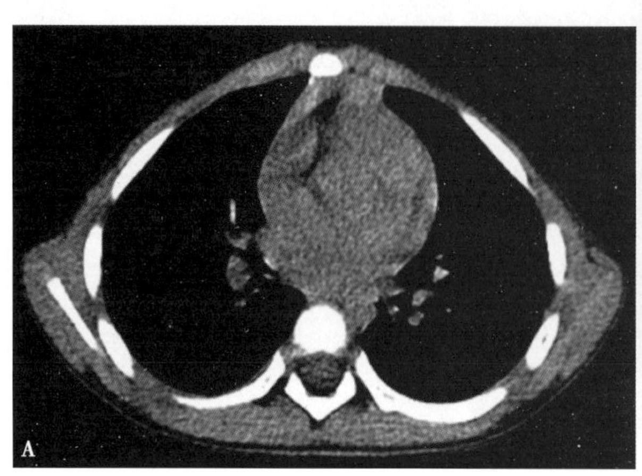
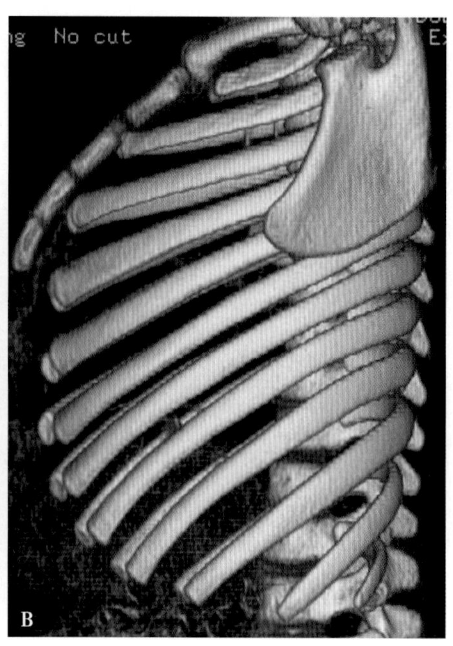

图 4-10-2 鸡胸 CT 表现
CT 轴位图像及三维重建显示胸骨段及邻近肋软骨突出,胸骨后缘至脊柱前缘间距增加

三、肋骨畸形

【病理生理与临床表现】

肋骨易发生多种变异和各种畸形,常见的有:分叉肋、赘生肋、肋骨融合和肋骨缺如,同时可合并有肋软骨发育异常。有些肋骨先天畸形还合并其他骨骼发育异常,如脊椎半椎体畸形等;肋骨缺如可合并软骨发育不全、窒息性胸廓发育不良等。肋骨畸形轻症者不引起任何临床症状,严重畸形者可引起胸廓变形,体检可发现患侧胸壁局限性隆起或凹陷,无压痛。

【影像学表现】

X 线:分叉肋最常见,胸部 X 线平片显示肋骨前端膨大呈叉状(图 4-10-3),肋骨头分叉很少见。赘生肋可分为颈肋或腰肋,以颈肋常见,常发生在第 7 颈椎旁,可为一侧或两侧。肋骨融合为相邻的两条肋骨局部骨性融合,相应的肋间隙变窄,最常见第 5~6 肋后部(图 4-10-4)。肋骨缺如表现为肋骨缺少一根或数根,或肋骨发育不全,短小(ER-4-10-2)。

CT:三维重建技术可立体显示胸廓整体形态,能直观显示肋骨形态和走行以及肋软骨的畸形,逐渐成为术前重要的检查手段。

ER-4-10-2 肋骨畸形 X 线和 CT 表现

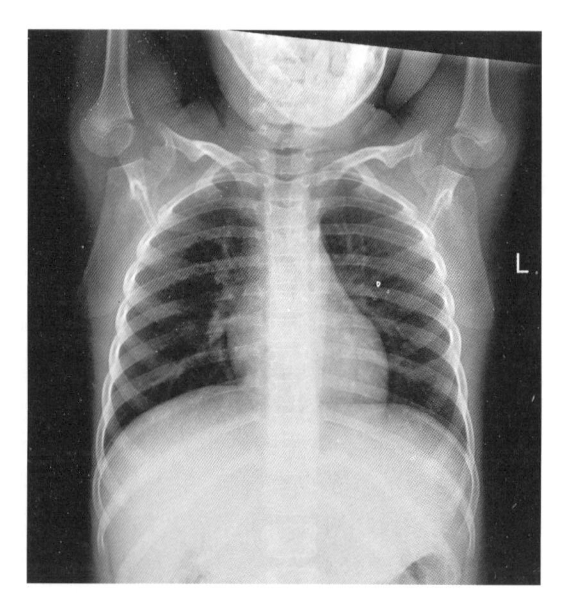

图 4-10-3 分叉肋 X 线表现
胸部正位 X 线平片显示左侧第 6 肋骨前端膨大,呈分叉状

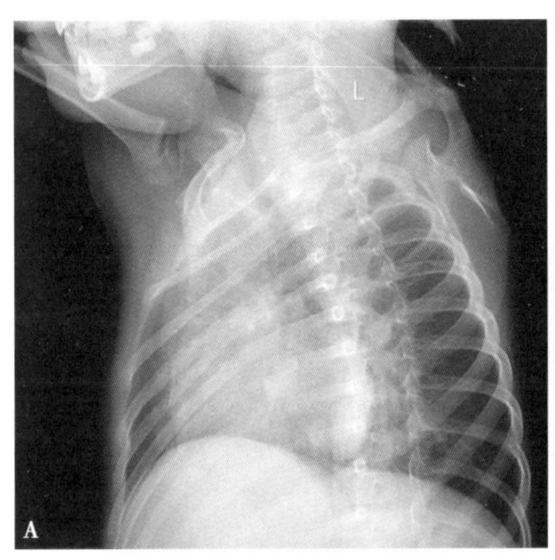

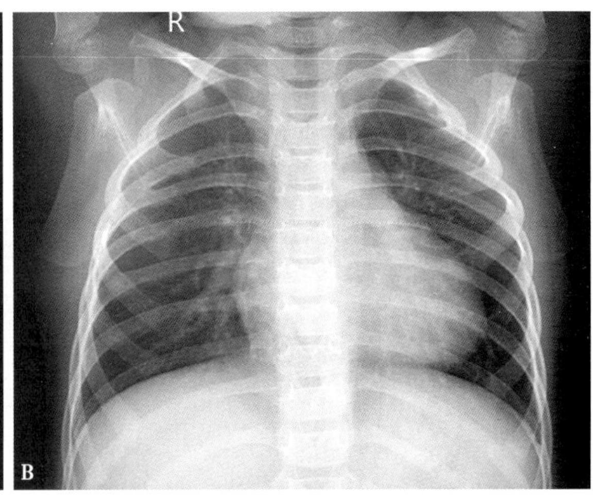

图 4-10-4　肋骨融合 X 线表现
胸部正斜位 X 线平片显示右侧第 4、5 肋中段局部融合，相应肋间隙变窄

【诊断要点】

典型肋骨畸形经胸部 X 线平片检查能基本明确诊断，对不明显的畸形改变及伴发的肋软骨畸形，可行 CT 及三维重建检查诊断。

【鉴别诊断】

本病经影像学检查能基本明确诊断。

【回顾与展望】

肋骨畸形在临床工作中遇见较多，诊断不难。手术是唯一治疗有效的手段，影像学对临床手术方式的选择、术后效果评价等具有重要意义。

四、窒息性胸廓发育不良

【病理生理与临床表现】

窒息性胸廓发育不良（asphyxiating thoracic dysplasia，ATD），即 Jeune 综合征，是一种少见的常染色体隐性遗传病。临床主要表现为胸廓、骨盆、四肢及手足畸形，又叫胸廓-骨盆-指（趾）骨发育不良，同时有肺、心、肾、肝脏及胰腺等多脏器功能受累，伴有高血压。患有此病的新生儿以及婴儿常常由于胸廓畸形导致的反复的呼吸道感染和呼吸困难，最终因呼吸衰竭而死亡。

【影像学表现】

X 线：胸廓狭长呈“钟形”，胸廓横径、前后径均明显减小，锁骨位于第一肋骨之上，相当于第 6 颈椎水平，肋骨较短，呈水平方向，肋软骨处呈球形膨大。心脏相对增大，横隔低位，肝界下移。随着年龄增长，胸廓由“钟形”变成“桶形”（图 4-10-5）。

CT：肋骨软骨端异常膨大，胸廓前后径较窄，肋骨、肋软骨交界处内凹，胸廓下部呈三叶状，心脏相对大，突出于胸廓前部，位于“前叶”内（图 4-10-6）。

【诊断要点】

胸部 X 线平片显示肋骨短呈水平伸直，胸廓前后径及胸围均明显减小，呈“钟形”或“桶形”，锁骨位置高，同时有骨盆、四肢及手足畸形。CT 横断位肋骨、肋软骨交界处内凹，胸廓下部呈三叶状，心脏相对大，位于“前叶”内，同时可有肾脏、肝脏等其他脏器病变表现。

【鉴别诊断】

本病需要与佝偻病、短肋-多指综合征（short rib-polydactyly，SRP）、软骨外胚层发育不良（Ellis-van Creveld 综合征）等病相鉴别。佝偻病两侧肋骨多骨质稀疏，肋骨头多膨大，边缘呈毛刷状。肋骨长度超过前后径的一半，胸廓无狭窄，一般肺野正常。短肋-多指综合征表现为肋骨短，喉部狭窄，且多见多指（趾），常合并肛门闭锁、唇颚裂、先心病、会厌发育不良等，不伴发其他骨骼畸形可以鉴别。软骨外胚层发育不良主要表现为四肢的改变，脊柱椎弓根间距自上而下变小，无胸廓狭窄，无呼吸困难。

【回顾与展望】

ATD 缺乏特殊治疗方法，国外手术治疗在不断探索中，但尚未成熟，目前主要以对症治疗为主，预后取决于胸廓畸形的程度；通过影像学检查及时做出正确的诊断，达到早期干预的目的，从而延长患儿生存时间。ATD 的发病率极低，在临床工作中，熟悉 ATD 的影像特征，对于有明显呼吸道症状伴骨发育异常，甚至同时伴发其他系统受累的病例可以考虑 ATD 可能，避免漏诊、误诊。

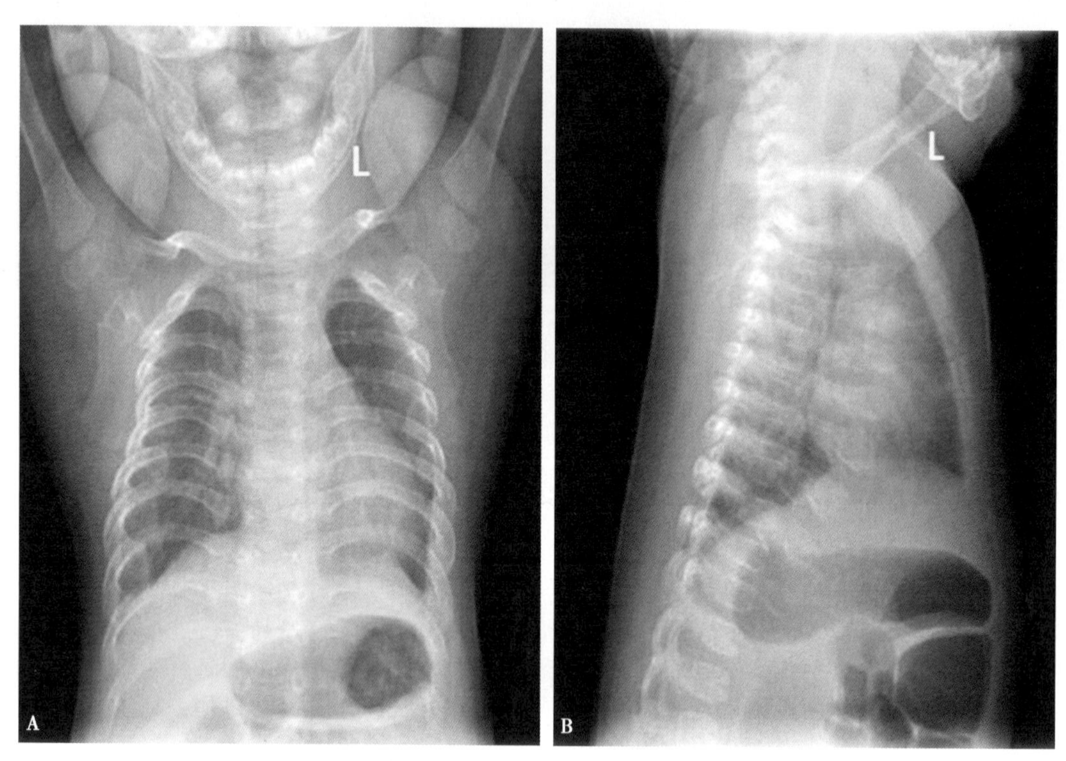

图 4-10-5 窒息性胸廓发育不良 X 线表现
A. 胸部正位 X 线平片显示胸廓狭长，肋骨短，横膈低位；B. 胸部侧位 X 线平片显示胸廓前后径小，肋骨短

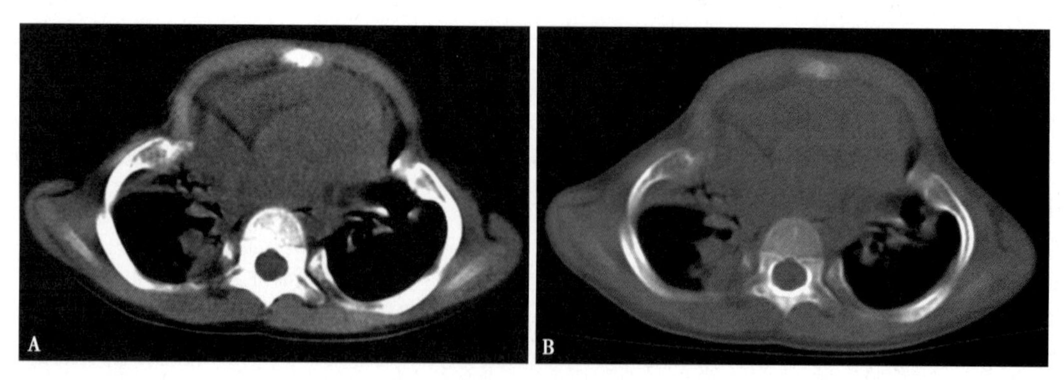

图 4-10-6 窒息性胸廓发育不良 CT 表现
CT 轴位图像显示肋骨软骨端异常膨大，肋骨、肋软骨交界处内凹，胸廓下部呈三叶状，心脏位于“前叶”内

第十一节　膈肌疾病

一、胸腹膜裂孔疝

【病理生理与临床】

胸腹膜裂孔疝(pleuro-peritoneal hiatus hernia),也被称为后外侧膈疝(posterolateral hernia)或Bochdalek疝,是婴儿最常见的先天性膈疝。膈肌在胚胎发育第4~6周,由胸腹膜、横隔、食管背侧肠系膜和体壁构成,若在胚胎早期膈肌发育停滞,各部分出现闭合不全,腹腔内脏可通过缺损膈肌形成疝,膈疝发生越早,同侧或对侧肺发育不良越明显。小的胸腹膜裂孔疝可无明显临床症状,常因其他原因检查时偶然发现。大的胸腹膜裂孔疝可因心肺受压,产生相应循环、呼吸障碍的临床表现,如胸闷、心率加快及呼吸困难、发绀等。同时,也可伴有胃肠道症状,如腹胀、吞咽困难等临床症状。

【影像学表现】

X线:根据疝发生部位、疝内容物及疝孔大小的不同,X线表现有一定的差异。当胸腹膜裂孔疝发生于左侧时(图4-11-1),疝内容物多为小肠、结肠、脾、大网膜、胃和肾等结构。胸腹部平片多表现为患侧膈肌显示不清,同侧胸腔内见聚集的圆形、多角形或不规则形袢状充气影,壁较厚,形态大小多变,并可见大小不等的液气平面,部分延续进入腹腔。患侧肺组织受压,气管纵隔及心脏影向健侧移位,腹部空虚,肠气较少。胸腹膜裂孔疝临床多发生于左侧,有时也可发生于右侧,发生于右侧时,疝内容物多为肝、部分小肠和结肠。X线表现为"缺肝征",即为右上腹肝影消失,代之以移位的肠袢。

CT:表现与X线有诸多相似之处,表现为患侧膈肌消失,同侧胸腔内见含气肠袢,并清楚显示胸腔内的肠袢及肠腔内散在液气平面,患侧肺体积缩小,仅肺尖见含气肺组织影,气管纵隔及心脏影向健侧移位,患肺发育不良。

【诊断要点】

根据临床症状及典型的X线表现能基本明确诊断,但疝入物为肝脏、或者含气较少的肠管时,需要行CT检查及三维重建,常能发现本病的直接征象。

【鉴别诊断】

本病需要与肺部囊性病变鉴别,胸腹膜裂孔疝的疝囊边缘较为光滑,而肺部囊性病变的胸部平片显示,纵隔无移位,能看到部分膈面。另外还需要与气胸、包裹性积液、膈膨升等疾病进行鉴别。

【回顾与展望】

随着X线及造影技术的出现,本病的诊断率得到明显提高,CT检查及其强大的后处理技术能全面显示疝入胸腔器官,为诊断及治疗提供明确依据。评估患侧肺的发育情况成为研究的重要方向。通过现有的影像学检查常能对本病做出准确诊断。由于本病在影像学检查明确诊断前,常合并胸腔脏器发育不良,如何尽早诊断本病、减少并发症、治疗并发症是今后临床诊疗需要努力的方向。

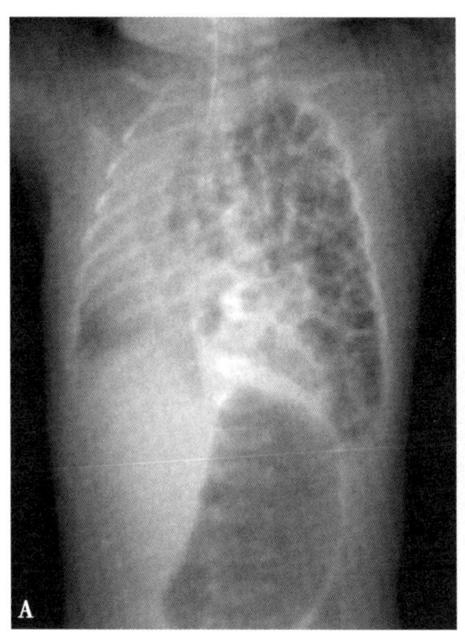

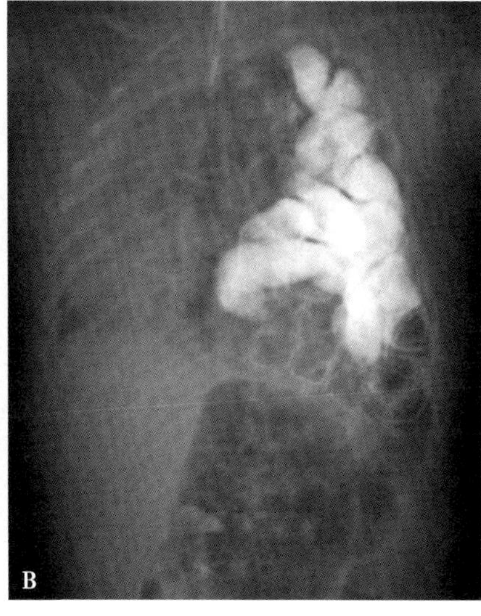

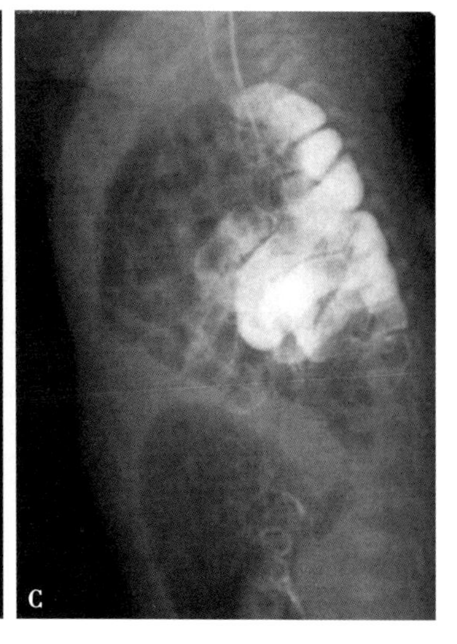

图4-11-1　胸腹膜裂孔疝X线表现

A. 常规胸片检查示左侧胸腔大量肠管影,心影、纵隔右移;B、C. 服用对比剂后正、侧位摄片,能清晰地显示疝入左侧胸腔的各段肠管

二、食管裂孔疝

【病理生理与临床】

食管通过膈肌后部的食管裂孔进入腹腔，当腹腔脏器通过食管裂孔进入胸腔时，即导致食管裂孔疝(esophageal hiatus hernia, EHH)。食管裂孔疝的病因分为先天性和后天性，先天性是由于膈肌食管裂孔发育不良，以及先天性短食管等，而造成食管的延长，引发食管裂孔疝。而后天性则是由于肥胖、便秘、呕吐、剧烈咳嗽、腹水等慢性疾病造成腹腔的长期压力过大，进而形成食管裂孔疝。儿童以先天性较常见，先天性膈肌食管裂孔发育异常，导致膈下食管、贲门和胃底随腹压升高而经宽大的膈肌食管裂孔进入纵隔，造成胃内容物向食管内反流，影响患儿的正常发育。根据贲门的位置及疝内容物，可分为滑动型、短食管型、食管旁型及混合型。临床主要表现为反复呕吐。

【影像学表现】

X线：当胸部正侧位片提示左侧膈肌抬高，膈上见类圆形软组织肿块影，行食管造影检查，其主要X线表现：①膈上疝囊，为食管裂孔疝最直接的征象。常伴食管胃角增大。②膈上出现胃黏膜，与胃底黏膜直接相连，而见不到正常情况下食管下端黏膜纹在通过食管裂孔和贲门口时缩拢的表现。③齿状线上移，食管黏膜线上移至膈上。

根据食管裂孔疝分型的不同，X线造影表现亦有不同之处：①滑动型：不固定存在的膈上疝囊，为滑动型食管裂孔疝的表现，卧位、头低足高位时显示，立位时消失，疝囊大小不等。②短食管型：食管短而直，其下方接扩大的膈上疝囊，两者之间偶可见局限性狭窄。胃及食管前庭段上升至膈上，其疝囊一侧或两侧可出现凹陷切迹，但此类型的定义存在一定的争议。③食管旁型：胃的一部分或大部分自食管下段的一侧(多于右侧)突入胸腔，即疝囊位于食管旁，贲门仍位于膈下，造影检查时，钡剂先沿食管贲门流入胃腔，然后再进入膈上疝囊内。④混合型(图4-11-2)：贲门位于膈上，造影检查时，钡剂同时进入膈上疝囊及膈下胃腔，疝囊较大时可压迫食管。

CT：表现为食管裂孔上方层面后下纵隔内见软组织密度结节或肿块影，大小各异，密度不均，边缘较光整，内含气体及液体或大小不等的气液平面，并通过食管裂孔，延续于膈下胃腔。

【诊断要点】

根据典型的X线表现，常能明确本病的诊断，检查时应注意其典型X线征象。同时应结合多个体位进行观察，尤其是仰卧头低足高位或俯卧左右斜位，以利于发现早期病变。

【鉴别诊断】

本病需与食管膈壶腹、食管静脉曲张和后下纵隔脂肪性肿瘤相鉴别。食管膈壶腹为正常的生理现象，表现为膈上4~5cm一段食管管腔扩大呈椭圆形，边缘光滑，随其上方食管蠕动而管腔收缩变窄，其上方直接与食管相连而无收缩环存在。而膈疝疝囊大小不一，边缘欠光整，囊壁收缩与食管蠕动无关及有胃黏膜显示，均不同于食管膈壶腹。食管静脉曲张往往有肝硬化病史，常与胃底静脉曲张并存。CT平扫可见食管下端管腔轻度扩张、管壁略增厚，轮廓呈轻度分叶状，黏膜粗大似胃黏膜。CT增强见食管壁下段明显强化，曲张静脉呈结节状

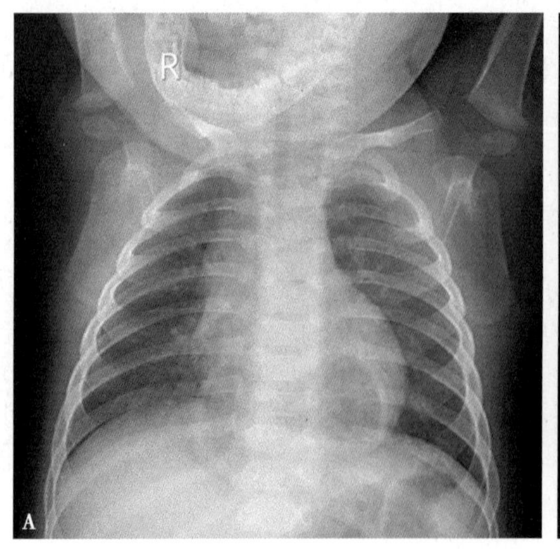

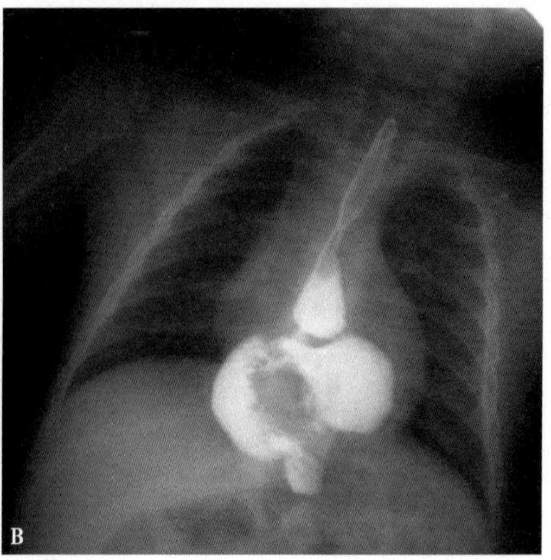

图4-11-2 食管裂孔疝(混合型)X线表现
A. 胸片示心影区见囊状含气密度影；B. 口服对比剂后可见贲门、幽门及胃体均疝入膈上

或类圆形凸入管腔,结合病史及临床表现易鉴别。后下纵隔脂肪性肿瘤CT显示后下纵隔内见大片状脂肪密度影,但食管裂孔未见扩大,亦未见经食管裂孔与腹腔相连的点状网膜血管影。

【回顾与展望】

随着X线钡餐检查的广泛应用,本病的诊断率得到明显提高,在行常规照片及CT检查,发现膈上囊袋影,怀疑本病时应结合X线钡餐检查,明确诊断。现有的影像学检查,常能明确本病的诊断。本病的诊断符合率往往较高,如何提高治疗效果及降低复发率应是今后研究的方向之一。

三、胸骨后疝

【病理生理与临床】

胸骨后疝(congenital morgagni hernia,CMH),先天性胸骨后膈疝是由于膈肌先天发育障碍,在胸骨下端膈肌的前内侧胸腔心膈角区形成小三角形缺损区(morgagni裂孔),腹腔脏器经胸肋三角突入,又称Morgagni裂孔疝。临床较少见,疝囊位于横隔前方肌部内乳动脉孔处,是由于肋剑突筋膜融合缺陷所致。右侧较左侧常见。典型的Morgagni疝包含有网膜、横结肠和肝脏,而小肠和胃罕见。80%患儿伴发心脏疾病。临床多无症状,常规X线胸片时无意发现。

【影像学表现】

X线:胸骨后疝多表现为一侧心膈角处含气的肿块影或密度不均匀的片状阴影,病灶与膈肌的关系密切。消化道钡餐或钡剂灌肠显示小肠或结肠疝入胸腔,疝囊颈部肠管互相靠拢(图4-11-3)。

CT:胸骨后心膈角处类圆形局限性隆凸阴影,边缘光整,内含均匀低密度脂肪组织影或混杂密度影,少数可见气体及气液平面。膈肌连续性中断。多见于右侧前心膈角,占据膈和前胸壁的相连区。

【诊断要点】

心膈角处含气体的肿块影或密度不均匀的片状阴影,常能明确本病的诊断,CT检查见膈肌连续性中断,并清晰显示裂口的位置、大小及疝入胸腔的内容物,为诊断本病的直接证据。

【鉴别诊断】

本病需要与食管裂孔疝、胸腔积液所致肺组织受压或下肺叶肺不张及右心膈角处肿瘤鉴别。食管裂孔疝表现为突向膈上的含气囊状肿物,近似圆球形,边缘光整,内壁凹凸不平。较大的食管裂孔疝可见条状胃黏膜皱襞,疝囊内可有气液平面,并与膈下胃体相连续。胸腔积液所致肺组织受压或下肺叶肺不张及右心膈角处肿瘤也可表现为心膈角处片状影或肿块影,但钡餐或钡灌肠造影检查胸骨后疝表现为胸骨后方右心膈角处钡剂充盈,显影的部分横结肠为疝内容物,而不难鉴别。

【回顾与展望】

目前影像学检查多致力于早期诊断,以及在尽量低的受照射剂量基础上明确诊断,明确疝内容物,为临床治疗提供依据。当患儿疝内容物较少时,临床症状无或轻,如何提高这部分患儿的早期诊断率,尽早治疗是今后需要努力的方向。

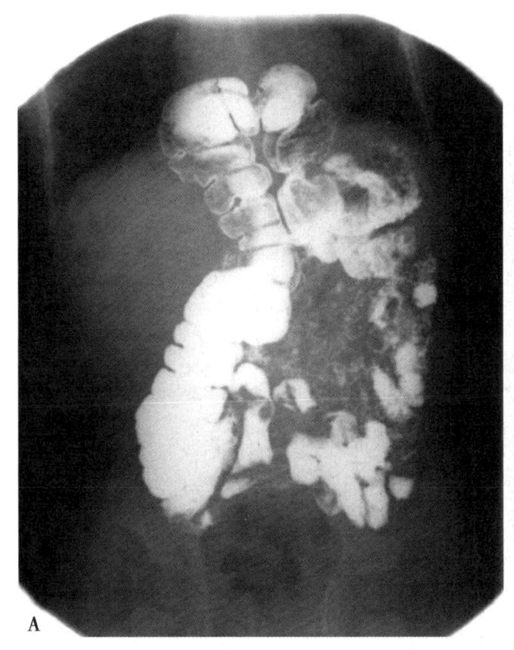

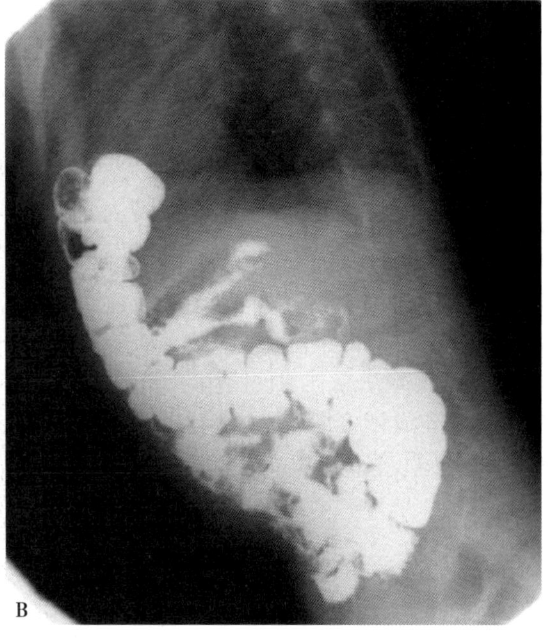

图4-11-3　胸骨后疝X线表现
消化道造影示横结肠疝入胸骨后

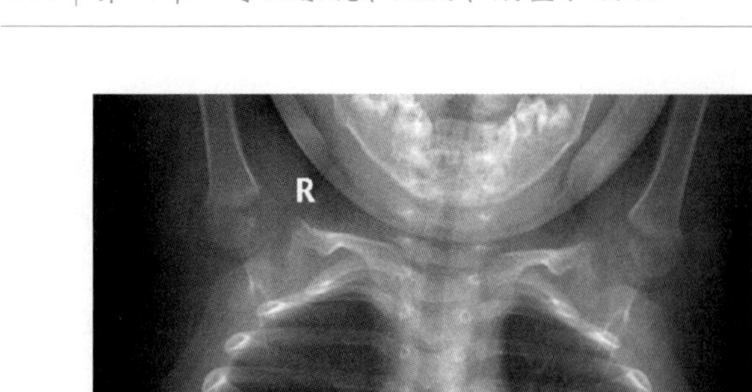

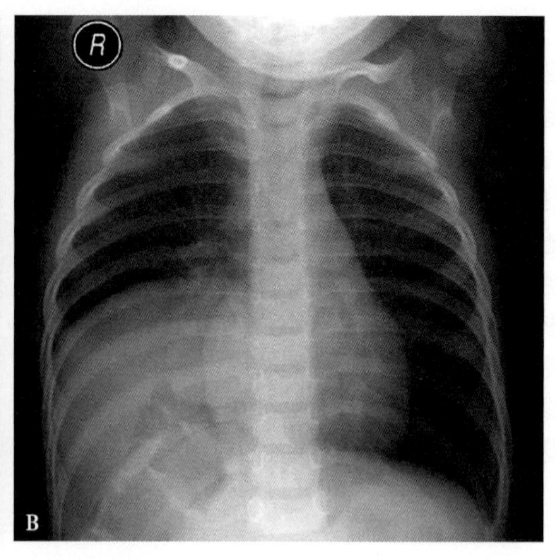

图 4-11-4 膈膨升 X 线表现
A. 右侧局限性膈肌膨升;B. 右侧普遍性膈膨升

四、膈膨升

【病理生理与临床】

膈膨升(diaphragmatic eventration),主要是由于胚胎发育过程中膈肌的肌纤维未完成肌化,导致膈肌薄弱,引起膈高位或局部膨突。临床中男性多于女性,左侧膈膨升多见,右侧多为局限性膈膨升,临床症状常因膈膨升程度和肺受压程度而异,婴幼儿膈膨升因肺下叶萎陷和腹腔内脏器官位置升高,常引起急性呼吸窘迫、循环功能障碍及喂养困难等,严重者引起呼吸衰竭、循环衰竭而死亡。

【影像学表现】

X 线:表现因膈膨升的程度和部位而异。可分为局限性或者普遍性,单侧或者双侧。局限性膈膨升表现为患侧膈面见半圆形密度增高影向胸腔膨出,密度均匀,边缘光整。普遍性膈膨升表现:①一侧或者双侧膈面抬高,一侧者常见于右侧,可达第 3~4 肋甚至更高,边缘光滑,膈下胃泡、肠管影或肝区影随之上移。②透视下膈运动减弱或者消失,甚至出现矛盾运动。③患侧肺不同程度受压,含气不良;纵隔、心影受压移位,部分可随呼吸运动出现摆动现象。④左侧膈膨升常伴胃网膜轴型扭转,左侧膈面抬高,胃的位置随之向左上方偏移,胃体部向上翻转与胃底重叠,致胃扭转(图 4-11-4)。

CT:很少用于膈膨升的诊断,在怀疑膈下病变时可行 CT 检查。

【诊断要点】

患侧膈面半圆形密度增高影向胸腔膨出,及一侧或者双侧膈面抬高,是本病的典型征象。

【鉴别诊断】

本病应与膈麻痹、膈疝和膈上或者膈下肿物相进行鉴别。膈麻痹表现为膈面抬高的程度较膈膨升低,但膈的矛盾运动幅度较大。膈疝时膈面可显示不清,或者轻度、局限性抬高,其上胸腔内可见疝入肠管影,易于鉴别。当膈疝较大时,与位置较高的普遍性膈膨升鉴别往往较困难,侧位胸片膈膨升上缘前后贯通,而膈疝上缘多表现为膈面后份向上凸起,且消化道钡餐显示膈疝疝入胸腔的脏器形态位置有失常,不同于膈膨升呈顺应性上升。当膈疝发生于右侧,而疝内容物又为肝脏等实质脏器时,鉴别困难,需借助 CT 及三维重建进行鉴别。膈上或者膈下肿物,X 线鉴别困难,需行 CT 和 MRI 检查。

【回顾与展望】

随着影像学检查的普及,特别是 X 线胸片在胸部检查的广泛应用,本病的诊断率得到了很大提高。目前对于临床症状不明显的患儿,多于体检偶然发现;对于临床症状较重者,检查时多并发心肺功能障碍,如何利用影像学早期诊断本病,是今后需要努力的一个方向。

(彭 芸 何 玲 于 彤 张雨婷)

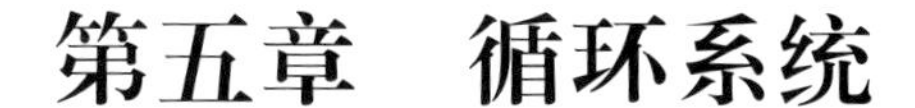

第五章 循环系统

第一节 概 述

儿童心血管疾病主要是先天性心脏和血管畸形,熟悉心脏的胚胎发育是掌握先天性心脏病的前提;而先天性心脏病影像检查至关重要,检查方法包括超声心动图、X 线平片、计算机断层扫描(CT)、磁共振成像(MRI)、心血管造影及核素扫描。心血管造影仍是先天性心脏病影像诊断的"金标准",由于其为创伤性检查,目前逐步被 CT 和 MRI 所取代;超声心动图目前作为先天性心脏病首选影像诊断方法,经济、简便,是诊断筛查、随访的重要工具;核素扫描多用于心肌灌注成像;由于超声心动图和核素扫描有其相对独立的领域,故未列入本章讨论中。

第二节 检查方法与适应证

X 线平片作为初步评估手段不可或缺,可以兼顾对肺循环的判断以及判断心脏与其他内脏的解剖位置关系,但是不能观察心内及大血管的结构,且斜位片目前亦较少应用。心血管 CT 具有空间分辨率高及强大的三维后处理图像重组技术,将心脏和大血管以及气道的解剖位置关系较为完美地展现出来,尤其在评价心脏外大血管和冠状动脉方面有其独特的优势。

在术后脱机困难、反复感染的患者中,CT 检查常能够发现原因(例如术后气道受血管压迫变窄、血管闭塞等),具有明显价值。但 CT 具有辐射危害,目前各种 CT 低剂量扫描技术及图像重组技术在不断开发、研究,使 CT 扫描剂量有望进一步降低,小儿心脏 CT 能够达到亚 mSv 水平。

心脏 MRI 检查应根据不同疾病及观察着重点采取不同的断面及序列进行扫描。心脏 MRI 兼顾了解剖结构和功能学的检查,尤其是 MRI 评判心功能已成为"金标准",且 MRI 无辐射剂量,在小儿心血管检查中具备一定的优势。但 MRI 检查时间长,小儿患者往往难以配合检查,需要应用镇静或麻醉方法完成检查。MRI 良好的软组织对比度和判定心肌组织特性的功能、新技术新序列的不断开发,成为一站式的检查方法,可为临床提供更多的信息。

一、X 线

常规拍摄正位胸部 X 线平片。摄片时应包括上腹部,要清晰显示气管、支气管位置、形态和走行。读片时要注意心脏的位置、大小、形态以及和周围脏器的关系。还要仔细观察肺纹理的情况,了解肺血的情况。

二、CT 检查

观察心脏、大血管的结构、位置及其与周围脏器的相互关系。扫描范围应覆盖心脏及胸部大血管,如需了解内脏心房位者,扫描范围则应包括胸部及上腹部脏器。扫描方式包括心电门控下扫描和非心电门控下扫描,前者可更加清晰显示心内结构、冠状动脉以及进行心功能分析;心电门控下扫描包括回顾性心电门控扫描及前瞻性心电门控扫描。扫描参数、管电压及管电流应根据患儿体重、身高进行选择。对比剂总量应根据患儿体重进行计算(1.0~2.0ml/kg),对比剂流率 0.8~2.0ml/s。扫描方向与对比剂流注方向相反。

三、MRI 检查

心脏磁共振可多参数、多序列成像,在小儿心血管中较常应用的序列如下:

1. 快速自旋回波序列又称黑血技术,有助于观察心脏和大血管的形态结构。

2. 心脏电影成像(cine MRI)主要使用稳态自由进动(steady-state free precession,SSFP)序列,又称白血序列,为心脏的快速成像序列,既可观察心脏大血管解剖结构,又可用于测定心室容积、室壁厚度、心排出量、射血分数及心指数等指标,也可半定量分析瓣膜反流程度,是目前评估心脏功能的"金标准"。

3. 流速编码相位对比(phase-contrast,PC)成像利用流动质子产生相位变化测量流速,既能显示血管解剖结构，又可以提供血流方向、血流速度及流量等血流动力学信息，用于评估瓣膜及大血管的血流动力学情况。

4. 对比增强磁共振血管造影成像（contrast enhanced magnetic resonance angiography，CE-MRA）经静脉注入对比剂钆喷酸葡胺后用很短的扫描时间即可获得大血管的较高空间分辨率、高对比度图像，经三维重组可清晰显示胸部大血管及其分支的结构、走行。

5. 心肌灌注成像是经静脉注入对比剂钆喷酸葡胺，在快速 T_1 加权序列基础上，采用反转恢复快速小角度激励序列即时成像，用于评估心肌血供情况。

6. 延迟增强（late gadolinium enhancement，LGE）扫描是经静脉注入对比剂 5~10min 后进行扫描，正常心肌内对比剂已排空，而病灶区域内对比剂排空延迟而表现为高信号，常见于心肌缺血坏死或纤维化，可以评估心肌活性。

第三节 心脏的胚胎发育

先天性心脏病的发生是由于胚胎期心脏血管发育异常所致。人类心脏血管胚胎发育过程复杂，心脏的胚胎发育包括心管形成、心球形成、心房分隔、房室管分隔、心室分隔、圆锥动脉干分隔、主动脉弓发育、肺血管发育、体静脉发育、冠状动脉发育、心房和心室发育。

原始心管起自中胚层，形成后外形上从尾侧向头侧分别为静脉窦、共同心房、原始心室、心球和主动脉囊；共同心房与原始心室连接处称房室管，原始心室将发育为左心室心尖部、左右心室流入道；心球将发育成为左右心室流出道和右心室心尖部；原始心室与心球之间结合部称为球室孔。

原始心管发育形成弯曲S形管，即心袢形成，正常心脏发育，心球心室段向腹侧，然后向右弯曲形成右袢，使得解剖右心室位于右侧，解剖左心室位于左侧。

心袢形成时心房分隔尚未完成，外形类似成熟心脏，内部结构单一，随后约在胚胎第四周心房出现分隔，从原始心房背壁中部出现第一房间隔，呈半月形从心房的上后方向心室方向延伸，其前后两部分别与中心心内膜垫相接，两部分的游离缘汇合成第一房间孔；随后心内膜垫和第一房间隔组织将第一房间孔闭合，闭合前第一房间隔头背侧部分出现第二房间孔，第一房间隔右侧也形成镰形的第二房间隔向下腔静脉口方向生长，与第一房间隔融合后形成不完整的卵圆形，其底部为第一房间隔。在第二孔处，右侧第二房间隔游离缘左侧第一房间隔游离缘之间的通道即为卵圆孔，胎儿期间此两个房隔形成活瓣，可使下腔静脉回流血液经卵圆孔进入左房；出生后第一房间隔和第二房间隔融合，卵圆孔闭合，房隔上留下卵圆窝的特征。

房室管在心袢形成时是头尾纵行的管道，出现上、下、左右侧心内膜垫，心内膜垫相互融合，房室瓣发育来自房室管的心内膜垫，房室瓣的腱束、乳头肌由心室壁分层形成。

原始心管的流入道和流出道之间的原始孔前下缘肌肉嵴发育隆起成室上嵴（也称原发隔），室上嵴右侧为右心室，左侧为左心室；心室不断发育，流入道段底部肌小梁紧合而形成室间隔第二部分，分隔两侧心室的流入道部分；原发隔和室间隔第一部分形成室间隔的大部分（肌部室间隔）。随即流出道段内局部突出的嵴会相互会合形成室间隔第三部分，流出道隔（球或圆锥动脉隔）。

原始心管心袢形成时，室间嵴出现，其间为第一室间孔、第二室间孔、第三室间孔相继形成，第三室间孔关闭即形成膜部间隔。

圆锥动脉干初时为直筒状结构，随着内壁上出现圆锥和动脉干嵴，不断增长并相互会合形成间隔，最终分成两个管道；圆锥部的发育及吸收，最终主动脉瓣与二尖瓣纤维连接，肺动脉瓣与三尖瓣之间肌性圆锥结构。动脉干的分隔由动脉干隆起及主肺动脉间隔发育完成，主肺动脉间隔起源于第四对与第六对主动脉弓之间主动脉囊的心外间隔，将远端动脉干分隔成升主动脉和肺总动脉。动脉干近段，动脉干相互汇合形成动脉干间隔和参与形成肺动脉瓣叶和主动脉瓣叶。

主动脉弓的发育与咽弓发育密切关联；胚胎发育早期为鳃弓形动脉系统，包括主动脉囊、主动脉弓及成对的背主动脉，相继形成六对主动脉弓，六对主动脉经历出现、消失、中断、移位的过程，第一对主动脉弓参与形成上颌动脉，第二对主动脉弓参与镫骨动脉，第三对主动脉弓参与颈总动脉及颈内动脉的近段，第四对主动脉弓左侧弓形成部分主动脉弓，第五对主动脉弓出现后即消失，第六对主动脉弓参与左右肺动脉近段、动脉导管。体静脉是来自原始心管头侧末端静脉窦发育而来。妊娠第7周从主动脉根部冠状动脉胚基发育成冠状动脉。

第四节 先天性疾病

一、先天性心脏病的节段分析法

先天性心脏病是根据节段分析法进行诊断的。

节段分析法由美国和英国的病理学家 Van Praagh 和 Anderson 等提出，将心脏划分为三个节段，即按心房、心室和大动脉的顺序分段诊断：心房位置、心室位置、房室连接、大动脉位置、心室大动脉连接、心脏位置、心尖指向、胸腹腔器官位置等。

左右心房确认与位置判断依据是心耳的形态特点。右心房与右心耳间有明显突起肌肉嵴，右心耳呈粗短三角形，与右心房连接处宽大；左心房内无肌肉嵴，左心耳呈长型手指状，与左心房连接处窄；通常右心房及左心房分别连接腔静脉与肺静脉。心耳的形态是判断左右心房的最可靠标志；腹腔大血管位置及连接关系可帮助间接判断心房位置。

心室位置的确认是以解剖形态特征为依据，心室由流入道、小梁部和流出道三部分组成；解剖左心室主要表现心肌小梁光滑、室隔面无腱束附着，流入口为二尖瓣；解剖右心室主要表现心肌小梁结构粗糙，有调节束，流入口为三尖瓣；正常心脏右心室位于右前方，左心室位于左后方，在 Van Praagh 的分段中为右袢（D-loop）心室，反位则左袢（L-loop）心室。

房室连接是否一致的判断取决于心房心室解剖结构、位置，心房是否正位，心室是右袢还是左袢决定了房室连接是否一致。

大动脉位置及心室大动脉连接是否正常一致取决于心室解剖结构，包括心室大动脉连接一致（主动脉发自左心室，肺动脉发自右心室）和心室大动脉连接不一致（包括两大血管发自一个心室，即心室双出口、共同动脉干及主动脉发自右心室，肺动脉发自左心室）。

复杂性先天性心脏病心脏位置各异，可以正常左位心，也可右位心、中位心，心脏节段分析方法不会因心脏位置不同而有所改变。

二、先天性心脏病

（一）左向右分流先天性心脏病

1. 房间隔缺损

【病理生理与临床表现】

房间隔缺损（atrial septal defect，ASD）分为一孔型（原发孔型，又称部分型房室间隔缺损，约占10%）和二孔型（继发孔型，约占90%），二孔型又分为四型：中央型（最多见）、下腔静脉型、上腔静脉型及混合型。房间隔缺损时，血液自左心房向右心房分流，右心房、右心室及肺动脉血流量增加。当肺动脉重度高压时，右心房压力高于左心房，出现右向左分流，称艾森曼格尔综合征。

常见临床症状为心悸、气短，典型体征为胸骨左缘2~3肋间收缩期吹风样杂音，肺动脉第二心音亢进。

【影像学表现】

X线：可见心影增大，心影形态呈梨形，右心房、右心室增大，肺动脉段凸出，左心房、左心室不大，主动脉结正常或变小，肺部呈肺充血表现。房间隔缺损小、分流量少时，胸部平片表现大致正常。

CT和MRI：均可见房间隔连续性中断。中央型房间隔缺损位于卵圆窝处，其下缘与房室瓣之间尚保留一定房间隔（图5-4-1A）。下腔静脉型房间隔缺损位于房间隔的后下方，与下腔静脉入口相延续。上腔静脉型房间隔缺损位于房间隔的上方，与上腔静脉入口相延续。原发孔型房间隔缺损位于房间隔下部，其下缘为房室瓣环（图5-4-1B）。还可观察到

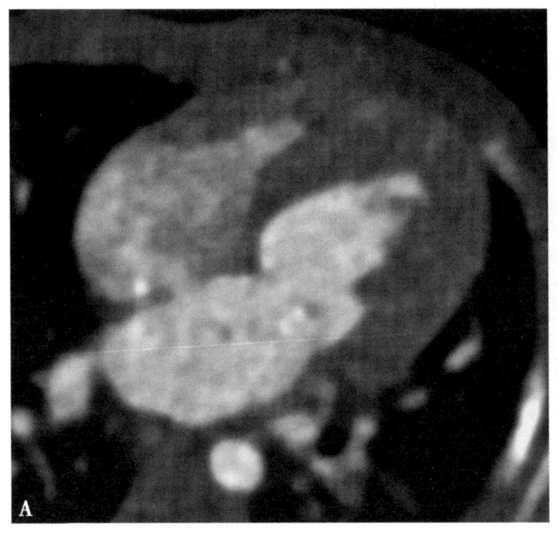

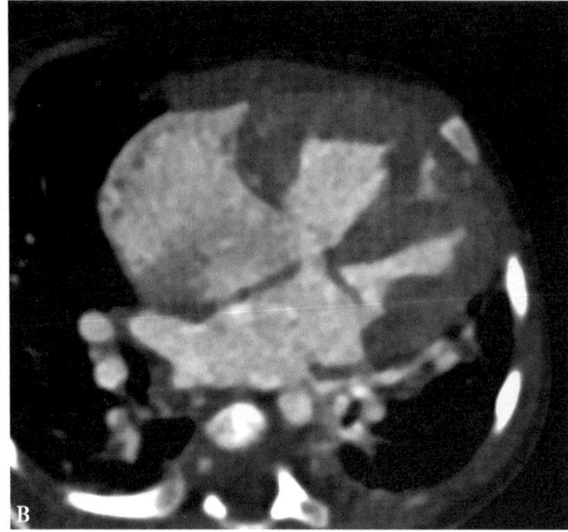

图5-4-1 房间隔缺损CT表现

A. 继发孔型房间隔缺损（中央型）CT表现，CT四腔心层面图像示房间隔中部缺损；B. 原发孔型房间隔缺损CT表现，CT轴位图像示房间隔下部缺损，其下缘为房室瓣环

右心房、右心室增大及肺动脉增宽等间接征象。此外，MRI 电影序列还可清楚显示左向右分流血液喷射情况，PC 成像可以测量分流的速度及流量等。

【诊断要点】

了解缺损的类型、位置、大小及是否合并其他畸形。本病的诊断以超声心动图为首选，CT 和 MRI 主要是为排除相伴的大血管异常；MRI 还可清晰显示左向右分流血流情况并可定量血流量。

【鉴别诊断】

X 线平片上，房间隔缺损与其他主要引起右心房、右心室增大的左向右分流先天性心脏病（如部分型房室间隔缺损、部分型肺静脉畸形引流等）不易鉴别，但 CT 和 MRI 可明确诊断。

2. 房室间隔缺损

【病理生理与临床表现】

房室间隔缺损（atrioventricular septal defect，AVSD）又称心内膜垫缺损。房室间隔是心内房室瓣平面上的“十”字交叉结构，是分隔左心室与右心房的间隔，由前方的膜部与后方的肌部组成。房室间隔缺损分为部分型、过渡型、完全型。部分型房室间隔缺损即原发孔型房间隔缺损不伴心室水平分流；过渡型房室间隔缺损即原发孔型房间隔缺损伴少量的限制性心室水平分流；完全型房室间隔缺损即原发孔型房间隔缺损伴心室水平非限制性分流。

房室间隔缺损的血流动力学改变视其分流状况及瓣叶的发育畸形程度而定，可表现为心房水平分流、心室水平分流或房室瓣水平反流，也可表现为全心增大或以右心系统增大为主。

临床表现主要与缺损的大小、部位及瓣膜关闭不全的严重程度相关，以活动后心悸、气短、呼吸道感染、呼吸衰竭为主要症状，可伴有发绀。听诊可闻及心房、心室水平的分流所产生的收缩期杂音，心底部第二心音固定分裂。

【影像学表现】

X 线：与分型及血流动力学改变相关，基本 X 线征象与中到大量分流的继发孔型房间隔缺损相似，可见右心房、右心室增大，肺动脉段凸出，肺血增多等表现，并发肺动脉高压征象者也较多。由于二尖瓣关闭不全和（或）心室水平左向右分流，部分病例可见左心房和（或）左心室增大，表现为全心增大。

CT 和 MRI：直接征象包括①房间隔下部连续性中断；②房室间隔十字交叉结构消失及共同房室瓣环。不完全型房室间隔缺损有两个房室瓣环和两组房室瓣（图 5-4-2A）。完全型房室间隔缺损有一个房室瓣环和一组房室瓣，称共同房室瓣（图 5-4-2B），共同房室瓣可有两个独立的开口或仅有一个共同开口；③过渡型和完全型房室间隔缺损房室瓣下方室间隔流入道缺损，左室流出道狭长。间接征象包括左心房、右心房、左心室、右心室不同程度增大，各级肺动脉增宽等。MRI 电影序列还可显示左向右分流及房室瓣反流情况，并可行半定量分析。

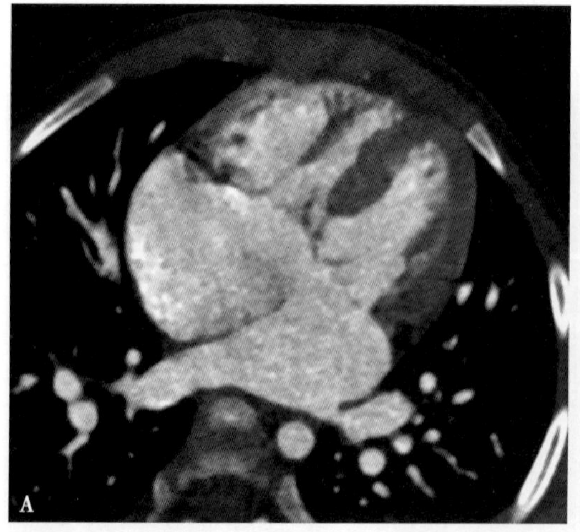

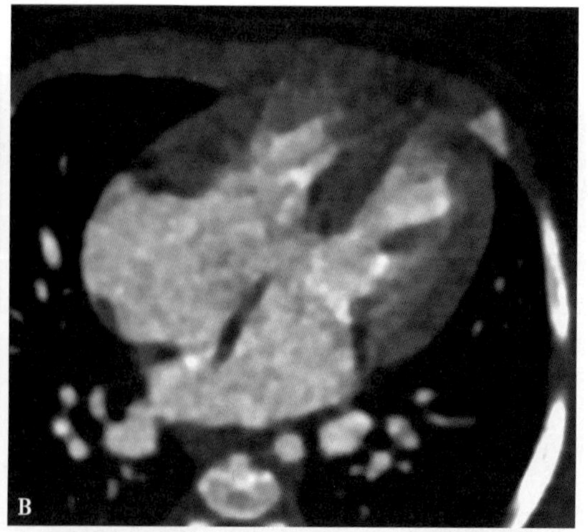

图 5-4-2 房室间隔缺损 CT 表现

A. 部分型房室间隔缺损 CT 表现，CT 轴位图像示部分型房室隔缺损，室间隔完整，两组房室瓣；B. 完全型房室间隔缺损 CT 表现，CT 轴位图像示房室间隔十字交叉结构消失，单组房室瓣

【诊断要点】

本病首选超声心动图检查，主要观察缺损的大小及部位、瓣环及房室瓣形态改变数量及形态以及是否合并其他畸形。CT 和 MRI 主要协助诊断心外大血管异常。MRI 可进行术后的随访，评估心功能和进行残余瓣膜反流量的定量分析。

【鉴别诊断】

X 线平片上，房室间隔缺损与中到大量分流的二孔型房间隔缺损及其他分流量大的左向右分流先天性心脏病不易鉴别，超声心动图、CT 和 MRI 可明确诊断。

3. 室间隔缺损

【病理生理与临床表现】

室间隔缺损（ventricular septal defect，VSD）是最常见的先天性心脏病，根据缺损部位不同，分为膜周部、漏斗部和肌部。膜部室间隔缺损又可分为单纯膜部型、嵴下型和隔瓣下型，漏斗部缺损又分为穿嵴型及干下型。

室间隔缺损可引起心室水平左向右分流，小型缺损分流量小，左心室容量稍增加，肺动脉压力正常。中型缺损时肺循环与体循环血流量之比为 2~3∶1，导致左心房、左心室、右心室及肺动脉容量性负荷增加。大型缺损时肺循环血流量可超过体循环 3 倍以上，当肺血管收缩产生肺动脉高压时，左向右分流的分流量减少甚至出现双向分流、右向左分流。

主要临床表现为易呼吸道感染，生长发育差，典型体征为胸骨左缘 3~4 肋间收缩期杂音。

【影像学表现】

X 线：平片表现与缺损大小有关。小型室间隔缺损，X 线平片表现可大致正常或左心室略增大。中型缺损时心影轻度增大，左心室增大，左心房、右心室也可轻度增大，肺动脉段稍凸出及肺血稍增加。大型缺损时，心影明显增大，肺动脉段凸出，肺血明显增加，左心房、左心室增大，右心室轻度增大。

CT 和 MRI：均可见室间隔相应部分中断、不连续。膜周部缺损表现为膜周部室间隔中断（图 5-4-3A）。漏斗部缺损显示为主动脉根部与右室流出道之间的圆锥部间隔消失，位置高于主动脉瓣下的膜部间隔缺损（图 5-4-3B）。肌部缺损多较小，多位于心尖部（图 5-4-3C）。对于分流量大者，还可观察到心室增大、肺血增多、肺动脉增宽等间接征象。此外，MRI 电影序列还可清楚显示心室水平左向右分流血液喷射情况，PC 成像可以测量分流的速度及流量等。

【诊断要点】

本病首选超声心动图检查，了解缺损的类型、大小及是否合并其他畸形。CT 和 MRI 主要协助诊断心外大血管异常，MRI 可进行功能评估及血流分析。

【鉴别诊断】

胸部 X 线平片不易鉴别室间隔缺损与动脉导管未闭，CT 和 MRI 可明确诊断。

4. 动脉导管未闭

【病理生理与临床表现】

动脉导管未闭（patent ductus arteriosus，PDA）是指出生后动脉导管呈持续开通的病理状态。动脉导管的肺动脉侧开口常位于靠近主肺动脉分叉的左肺动脉开口处，主动脉端常位于左锁骨下动脉开口处远侧方。正常情况下，整个心动周期中，主动脉与肺动脉之间有很大的压力差，引起连续性的左向右分流，导致体循环的血流量减少，肺循环及回流至左心的血流量增加，使左心房、左心室增大。当肺循环流量增加，肺血管扩张充血，肺静脉高压而使肺动脉压增高时，引起右室负荷增加，右室肥厚、增大。当肺动脉高压接近或超过体动脉水平时导致双向或以右向左为主的分流。

分流量小时可无症状，分流量较大时可出现咳嗽、气急、心悸等症状。当发生右向左分流时可出现发绀。典型体征为胸骨左缘第二肋间连续性杂音。

【影像学表现】

X 线：肺血增多，心影增大，左心房、左心室增大，主动脉结凸出或增宽，肺动脉高压的病例可见肺动脉段及肺内动脉较明显的凸出、扩张，部分病例还可见“漏斗征”（正位片上主动脉弓降部呈漏斗状膨凸，降主动脉在与肺动脉段相交处骤然内收）。

CT 和 MRI：可直接显示未闭的动脉导管，表现为将主动脉弓降部与主肺动脉的分叉部或左肺动脉起始部处相连的血管影（图 5-4-4）。未闭的动脉导管可呈管型、漏斗型或窗型，少数呈动脉瘤样膨大。CT 和 MRI 上可以测量动脉导管的内径及长度。MRI 电影序列还可显示血流的喷射情况，动脉导管较小时，心肺可无明显异常。动脉导管较大时可观察到左心房、左心室增大及肺动脉增宽等间接征象。

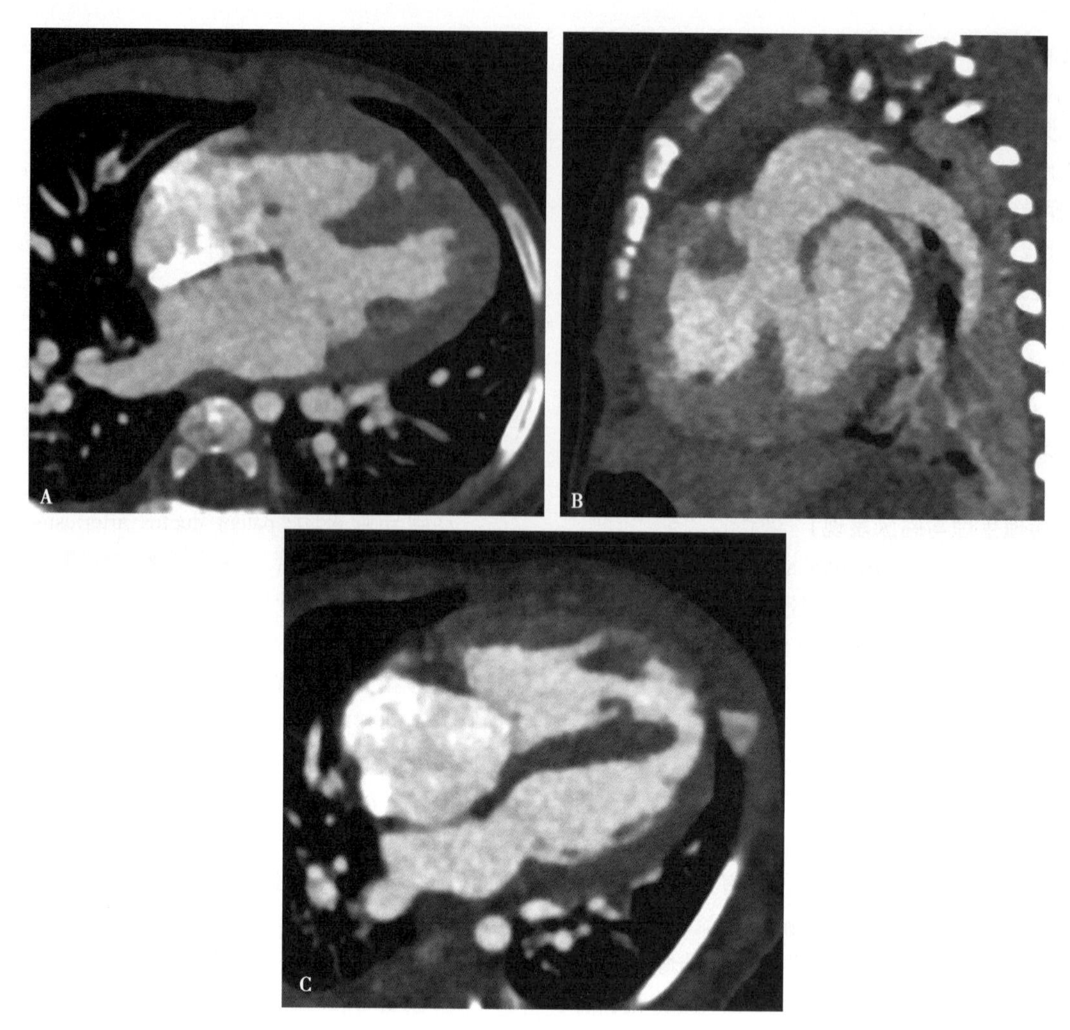

图 5-4-3 室间隔缺损 CT 表现

A. 室间隔膜部缺损 CT 表现,CT 轴位图像示室间隔缺损位于室间隔膜部;B. 室间隔漏斗部缺损 CT 表现,CT MPR 重组图像示室间隔缺损位于室间隔上部,紧贴肺动脉瓣下;C. 室间隔肌部缺损 CT 表现,CT 轴位图像示室间隔缺损位于肌部靠近心尖部

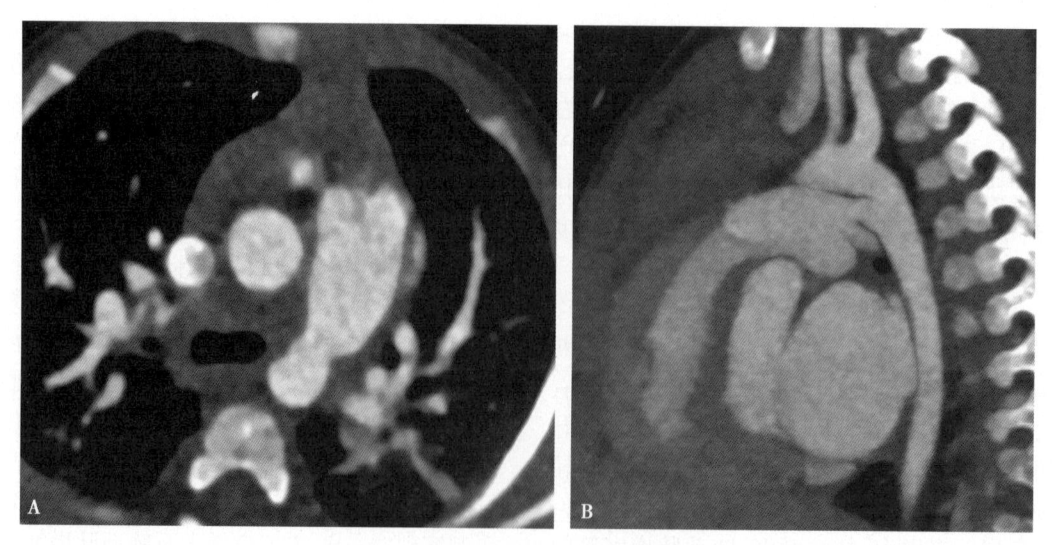

图 5-4-4 动脉导管未闭 CT 表现

CT 轴位(A)及 MIP 重组图像(B)显示主动脉弓降部与主肺动脉间漏斗状未闭动脉导管

【诊断要点】

超声心动图是本病的首选检查方法,要明确动脉导管的位置、大小、类型及是否合并其他畸形。CT 和 MRI 可以更为直观显示动脉导管未闭的形态,且 MRI 可进行血流量分析,计算肺体循环比值(Qp/Qs)。

【鉴别诊断】

X 线平片上,动脉导管未闭与室间隔缺损、主肺动脉隔缺损容易混淆,三者均容易导致左心房、左心室增大,但动脉导管未闭的主动脉结常凸出,如出现“漏斗征”则更有助于鉴别。CT 和 MRI 可明确诊断。

5. 主肺动脉隔缺损

【病理生理与临床表现】

主肺动脉隔缺损(aorto-pulmonary septal defect),又称主肺动脉窗,是指升主动脉与肺动脉干之间的异常沟通。根据主肺动脉隔缺损部位不同可分为三型:①Ⅰ型:近端缺损型,最常见,缺损位于半月瓣上方;②Ⅱ型:远端缺损型,缺损远离半月瓣上方,靠近主肺动脉分叉处;③Ⅲ型:完全缺损型,主肺动脉隔全部缺损,上、下边缘均很少。主肺动脉隔缺损为大血管水平左向右分流,肺血流量增加使左心负荷增加,左心房及左心室增大。因缺损常较大,分流量也较大,肺动脉高压也相对较早出现,当肺动脉高压超过主动脉压时则出现右向左分流。

临床上可出现咳嗽、气短、心悸等症状,右向左分流时可出现发绀。杂音变化较大,可从连续性杂音至完全无杂音,一般杂音位置较低,左侧第三肋间杂音最为明显。

【影像学表现】

X 线:表现与粗大的动脉导管未闭相似,可见肺血增多,心影增大,左心房、左心室增大为主,可伴有右心室增大,肺动脉段及肺内动脉凸出、扩张。

CT 和 MRI:可直接显示升主动脉与肺动脉干间分隔消失,通常为主动脉干左前壁与主肺动脉右壁直接相通(图 5-4-5)。依据其累及范围、与半月瓣距离可进行分型。MRI 电影序列可显示血流的喷射情况,明确升主动脉与主肺动脉间的分流情况。间接征象包括左心房、左心室增大,肺动脉高压时主肺动脉及左、右肺动脉增宽,并伴有右心室增大、肥厚。

【诊断要点】

明确主肺动脉隔缺损的诊断;了解缺损的类型及大小;是否合并其他畸形。心血管 CT 和 MRI 均可显示心内及大血管的结构,可明确诊断,并可进行分型及定量评估房室增大程度。

【鉴别诊断】

X 线平片上,主肺动脉隔缺损与粗大的动脉导管未闭难以鉴别,CT 和 MRI 可明确诊断。

(二)右心系统异常的先天性心脏病

1. 体静脉畸形

【病理生理与临床表现】

体静脉畸形(abnormal vena cava)是指先天性体静脉回流入心脏的路径或终点的连接异常。根据病理解剖可分为三类:上腔静脉异常连接、下腔静脉异常连接(肝静脉畸形连接)及全腔静脉异常连接。

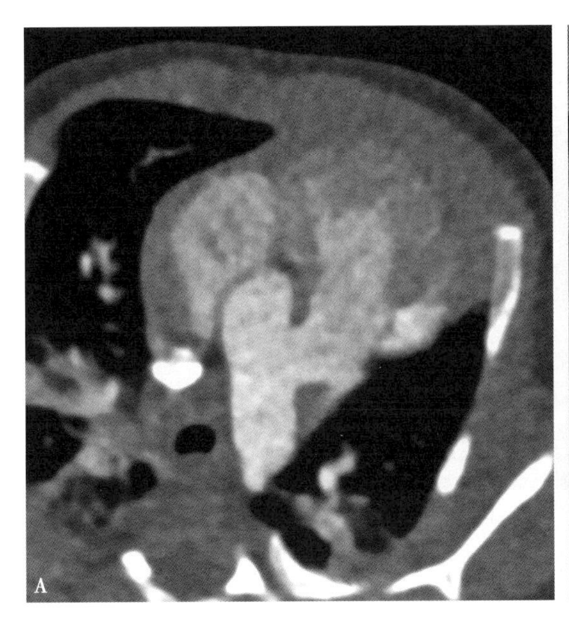

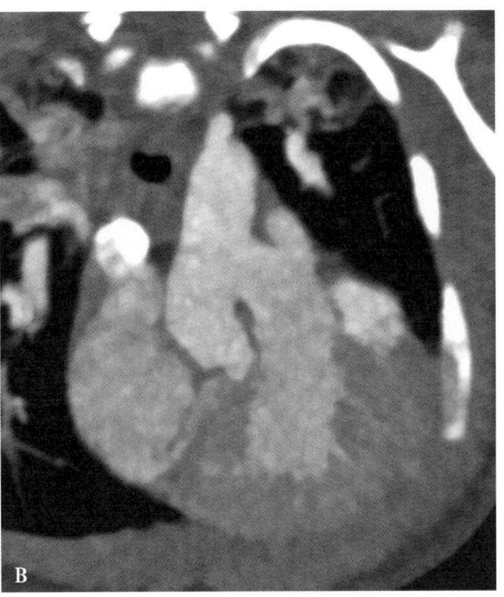

图 5-4-5 远端缺损型主肺动脉隔缺损 CT 表现
CT MIP 重组图像显示升主动脉左侧壁与主肺动脉远端右壁直接相通

上腔静脉异常连接包括永存左上腔静脉、右上腔静脉畸形及无名静脉低位；下腔静脉畸形是一类先天性下腔静脉发育畸形或异常引流，变化较多，主要分为下腔静脉直接连接畸形和间接连接畸形（下腔静脉中断）。

下腔静脉直接连接畸形者，可见下腔静脉直接与左心房或冠状静脉窦连接；下腔静脉间接连接畸形者，共同征象为下腔静脉与右心房无直接连接，本类畸形常伴发于复杂先天性心脏病，1/2 伴心脏位置异常，此外，需要注意多脾或无脾综合征等。

全腔静脉异常连接罕见，国内外文献仅见个案报道，多合并其他畸形。表现为上、下腔静脉引流入冠状静脉窦或上、下腔静脉、冠状静脉窦独立开口于左心房等。

【影像学表现】

CT 和 MRI：不同平面图像可直接显示畸形静脉（图 5-4-6）。

【诊断要点】

显示体静脉畸形连接部位、途径及与周围结构的关系。

【鉴别诊断】

本病经 CT 或 MRI 检查能基本明确诊断。

【回顾与展望】

CT 和 MRI 后处理三维重组技术，可直观显示体静脉畸形连接部位、途径及与周围结构的关系及其合并的心血管畸形，在病理解剖的显示方面，甚至可取代心血管造影。MRI 在患者术后复查时，能很好显示吻合口有无狭窄，比较手术前后心脏大小及血流动力学的改变。

2. 三尖瓣下移畸形

【病理生理与临床表现】

三尖瓣下移畸形（Ebstein's anomaly），也称 Ebstein 畸形，指三尖瓣叶附着缘自三尖瓣下移至右心室腔内，功能性三尖瓣孔向右心室下移，造成部分右心室心房化。发病率占先天性心脏病的 1%，男女发病率无差异。病情严重者可致充血性心力衰竭。

【影像学表现】

X 线：心脏中至重度增大，心影呈球形或烧瓶状；右心房、室，尤其是右心房包括右心耳增大；心脏左缘上段常见膨隆；主动脉结、肺动脉段正常或缩小。

CT：增强横断面图像显示三尖瓣隔瓣及后瓣细小，附着点下移；三尖瓣前瓣长且大（瓣叶形态在心电门控图像上显示更清楚）。右心房明显增大，“房化右心室”增大，右心房及房化右心室连在一起呈瘤样改变，功能右心室小（图 5-4-7）。

MRI：自旋回波序列或梯度回波电影序列轴位上示二尖瓣和三尖瓣隔瓣间距离明显增大，后者瓣叶多增厚。房化的右心室肌壁变薄，心腔扩大；梯度回波快速成像可显示房化右心室腔内无信号区，提示三尖瓣反流（ER-5-4-1），并能评估其病变程度；同时显示异常的房室瓣环位置（图 5-4-8）。

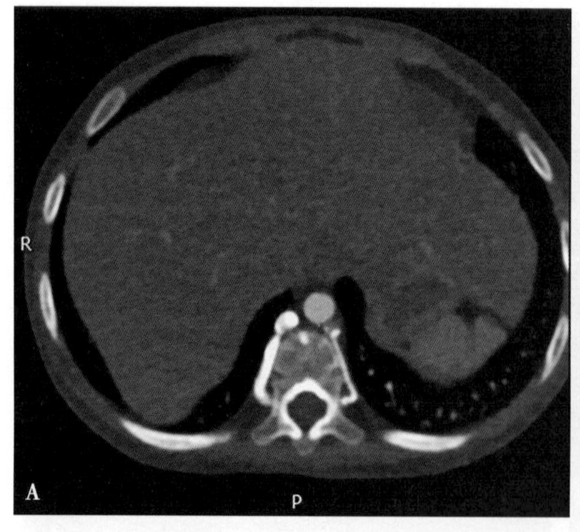

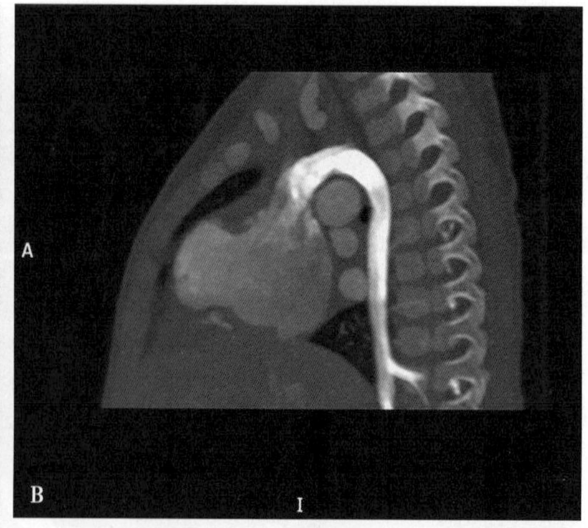

图 5-4-6 下腔静脉中断的 CT 表现

A. 轴位 CT 扫描显示下腔静脉肝段缺如，半奇静脉扩张、显影；B. 斜矢状位 MIP 重组，显示肾段以下血流经与下腔静脉异位连接的半奇静脉引流到右侧上腔静脉，并与右心房连接

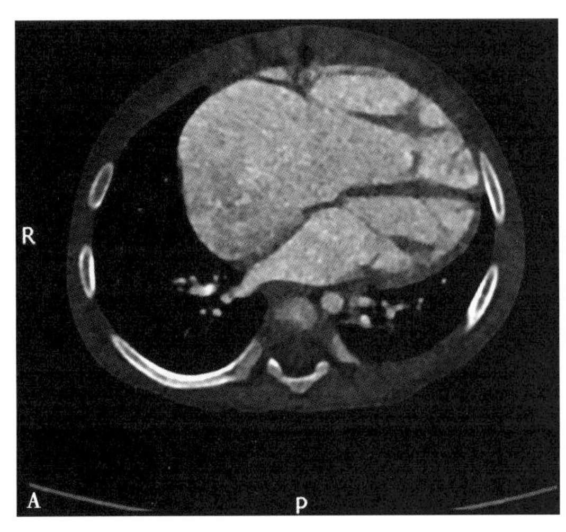

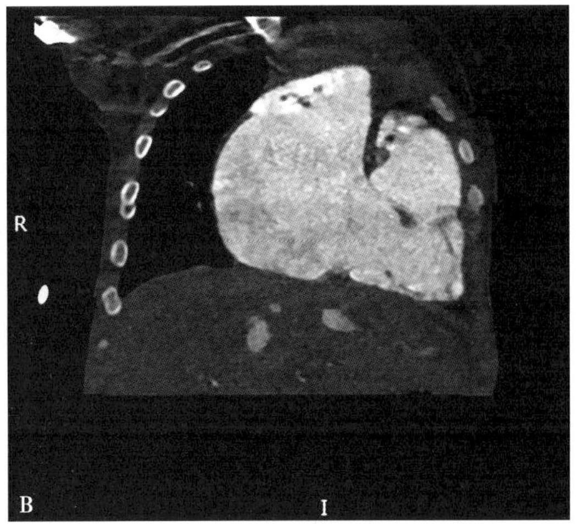

图 5-4-7 三尖瓣下移畸形的 CT 表现

CT 轴位(A)及右前斜多平面重组(B)显示三尖瓣附着点下移,房化右心室及右心房扩大

ER-5-4-1 三尖瓣下移畸形的 MRI 表现

MRI 梯度回波快速成像可显示房化右心室腔内无信号区,提示三尖瓣反流,且见"帆样征"

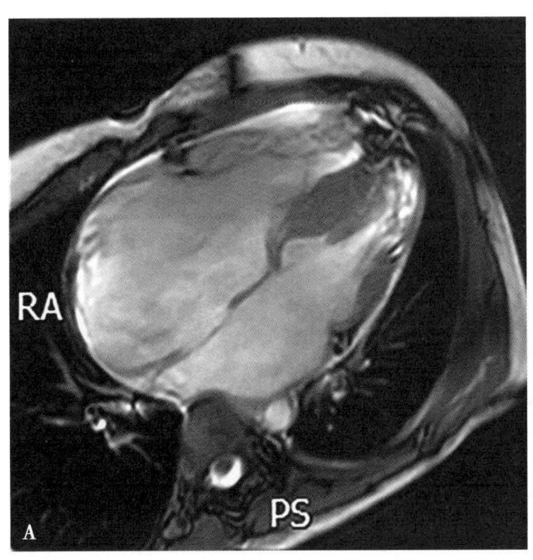

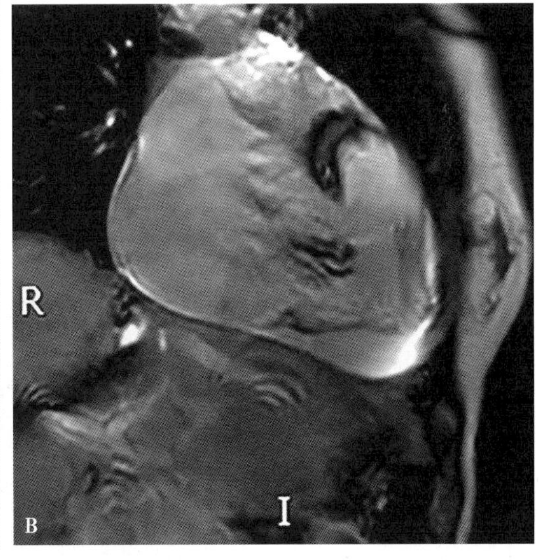

图 5-4-8 三尖瓣下移畸形的 MRI 表现

A. MRI 梯度回波电影序列心脏轴位;B. 右心室长轴位扫描显示三尖瓣附着点下移,房化右心室及右心房扩大,并显示三尖瓣反流信号,呈黑色

【诊断要点】

三尖瓣下移畸形直接征象主要有三尖瓣位置异常及形态改变。诊断三尖瓣下移畸形的难点在于对三尖瓣各瓣叶的认识及瓣叶附着点的判断,注意多角度观察心脏瓣膜的形态和位置改变,清楚、直观显示心脏瓣膜的疾病。

【回顾与展望】

超声心动图是三尖瓣下移的主要诊断方法,CT 和 MRI 对于 Ebstein 畸形及合并的心内外畸形,尤其对心外大血管畸形等具有重要补充诊断价值。

MRI优势还在于三尖瓣下移手术后随访,评估心功能及血流分析。

3. 右心室双腔

【病理生理与临床表现】

右心室双腔(double chamber right ventricle,DCRV),又称右心室异常肌束,是一种少见的先天性心脏异常,异常粗大肌束生长于右心室腔内,将右心室分割为两个心腔,造成右心室血流动力学梗阻,近端呈高压心腔,远端为低压心腔。根据异常肌束部位和肥厚程度不同,可引起较重的右心室排血受阻,临床表现为劳累后心悸、气促。

【影像学表现】

X线:基本征象为肺血减少和右心室增大,心影不大或轻度增大,呈靴形或近似靴形,肺动脉段平直或轻凹。

CT:右心室内见异常增粗的肌束将其分隔成双腔。异常肌束以轴位及左、右前斜位显示较佳。异常肌束形态、位置变异较大,可为紧靠漏斗部下呈水平走形的带状结构(高位型),斜行于右心室窦部的肌束至横跨右心室腔的巨大肌块(低位型),或两者均存在(混合型)(图5-4-9)。

MRI:冠状位及矢状位适于观察高位型异常肌束及其所形成的狭窄口。长轴位适合观察低位型异常肌束。梯度回波快速成像,心腔及大血管血流呈高信号,通过狭窄交通口的高速血流于其远端形成湍流呈无至低信号。

【诊断要点】

右心室内见异常增粗的肌束将其分隔成双腔,并造成右心室血流动力学梗阻。CT和MRI可检出右心室异常肌束,并可做出分型诊断,提示合并畸形。MRI有助于本病的血流动力学评价。

【鉴别诊断】

室间隔缺损合并肺动脉高压可在右心室普遍肥厚的基础上继发右心室流出道狭窄,其特点是室上嵴肌束及隔束肥厚,向腔内较均匀凸出;而右心室异常肌束主要累及右心室流入道、小梁部、漏斗入口,不累及流出道。正常的调节肌束靠近心尖部室间隔,不横跨右心室腔,终点在前乳头肌根部,不妨碍正常血流,不造成梗阻。

【回顾与展望】

除超声心动图,CT和MRI是目前诊断右心室双腔的主要方法,MRI的双期相3D稳态自由进动序列提高了空间分辨率,对心内结构的显示大大改善。

4. 肺动脉瓣狭窄

【病理生理与临床表现】

肺动脉瓣狭窄(pulmonary valve stenosis,PVS)是指肺动脉瓣先天发育不良的一种畸形,可单独存在或作为其他心脏畸形的组成部分,是引起右心室流出道梗阻的主要病变。肺动脉瓣狭窄是瓣叶及交界结构的发育异常所致,包括瓣叶数目增多或减少,瓣叶结构形态、大小变化。无联合的单叶瓣比较常见,瓣叶常常发育不良,瓣叶增厚、黏液样变性呈结节状,瓣叶粘连并在瓣膜上形成赘生物或钙化。

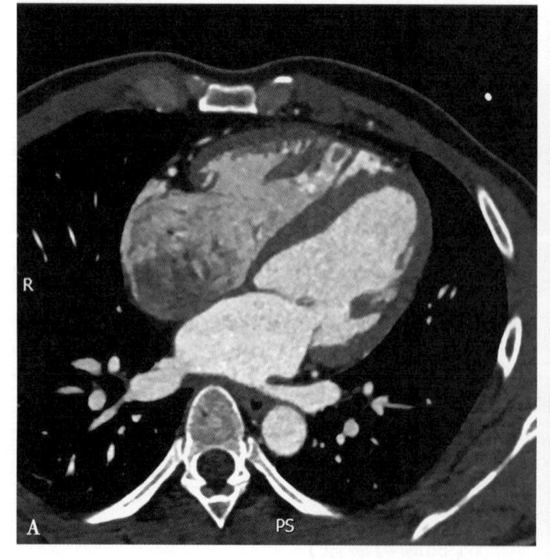

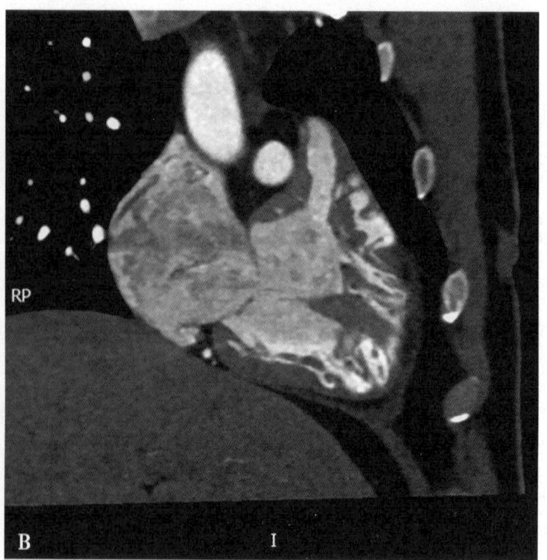

图5-4-9 右心室双腔的CT表现
轴位(A)及左前斜位(B)CT扫描显示隆起肥厚的肉柱将右心室分隔为两个腔

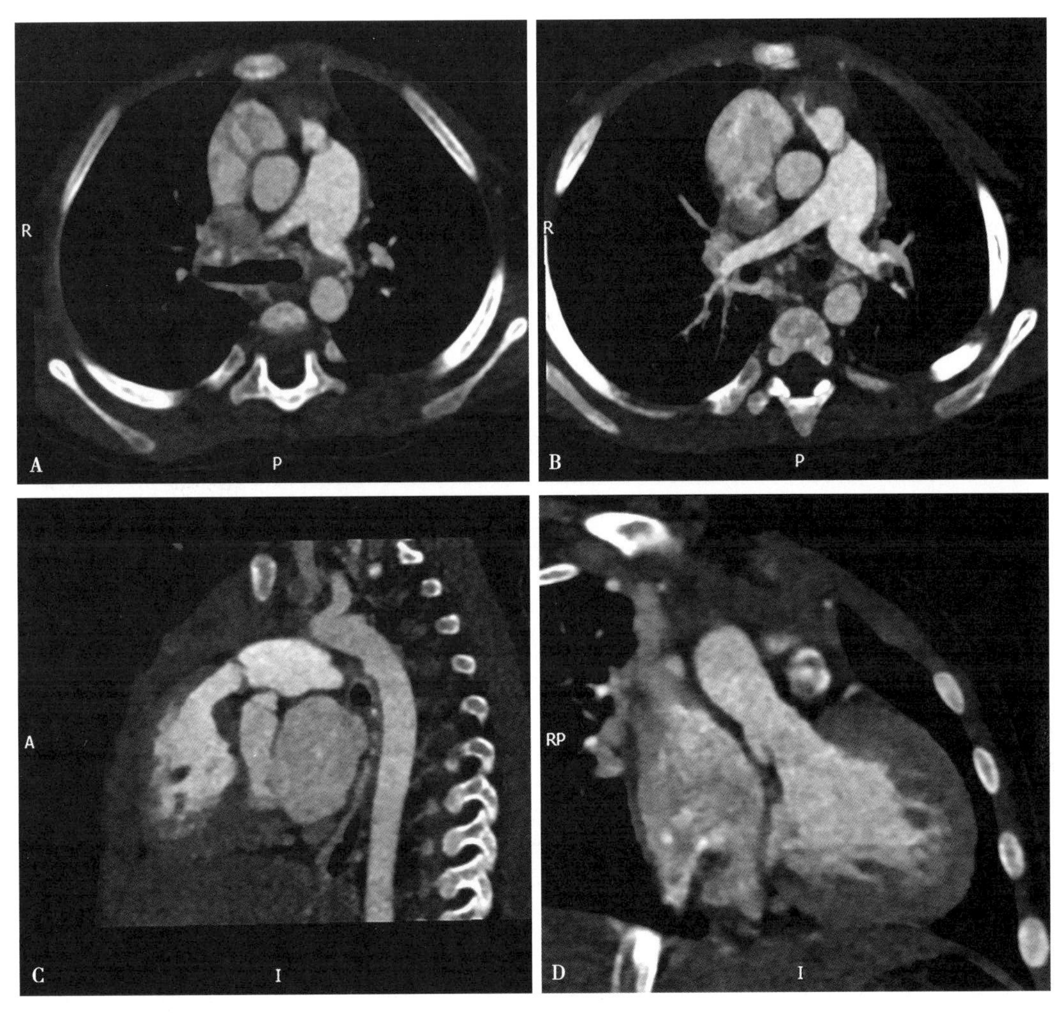

图 5-4-10 肺动脉瓣狭窄 CT 表现

A. 轴位显示肺动脉瓣增厚;B. 轴位 MIP 重组,显示肺动脉瓣增厚,肺动脉主干扩张,左右肺动脉较小;C. 矢状位 MPR 重组显示右心室流出道肥厚,肺动脉瓣增厚,肺动脉主干扩张;D. 肺动脉瓣轴位图像,显示肺动脉瓣增厚情况

【影像学表现】

X 线:典型征象为肺动脉段直立样凸出,主要是肺动脉狭窄后扩张所致;肺血减少。轻至中度狭窄者,心脏呈二尖瓣型。

CT:可显示肺动脉瓣叶位置及数目异常,肺动脉瓣增厚、变形及钙化。肺动脉主干常常出现狭窄后扩张。心脏增大,右心室增大为主,右心室壁增厚、右心室流出道肥厚(图 5-4-10)。

MRI:黑血及亮血序列可显示右心室流出道、主肺动脉及左右肺动脉的狭窄部位、程度和累及长度。MRI 电影序列可明确显示肺动脉瓣环发育情况,瓣叶数目及狭窄程度,可见“圆顶”征及低信号血流喷射征。

【诊断要点】

CT 和 MRI 发现肺动脉瓣叶数目增多或减少,瓣叶结构形态、大小异常。CT 可显示肺动脉瓣狭窄的主要征象,但由于主肺动脉的解剖方位导致 CT 轴位不能很好显示肺动脉瓣;对肺动脉瓣以外的狭窄,特别是肺动脉主干及其分支的狭窄 CT 检查可提供重要诊断依据。MRI 电影序列可明确显示肺动脉瓣环发育情况,瓣叶数目及狭窄程度。

【回顾与展望】

超声心动图是瓣膜病变诊断的首选,CT 和 MRI 对肺动脉瓣以外的狭窄,特别是肺动脉主干及其分支的狭窄可提供重要诊断依据。MRI 具有独特的优势,可评估肺动脉瓣狭窄的形态学、功能学改变,具有广泛的应用前景。

5. 法洛四联症

【病理生理与临床表现】

法洛四联症(Tetralogy of Fallot,TOF)是一种最常见的发绀型先天性心脏病。其基本病理改变包括:肺动脉狭窄、室间隔缺损,主动脉骑跨和右心室肥厚;其中肺动脉狭窄和室间隔缺损是本病的基本畸形,主动脉骑跨和右心室肥厚是继发改变。临床表现青紫、缺氧发作、蹲踞、生长发育迟缓、杵状指等。

【影像学表现】

X线:典型心影呈靴形改变,主要是由于肺动脉段-心腰部凹陷,心尖圆凸、上抬所致。可见肺血减少及侧支循环征象。主动脉弓呈不同程度增宽、突出。

CT:可显示肺动脉狭窄情况(瓣、瓣上及瓣下流出道)。TOF的室间隔缺损80%以上为膜周型室间隔缺损(连接不良型室间隔缺损),CT显示主动脉瓣下膜周部室间隔连续性中段。主动脉向右前移位骑跨于左、右心室之上。心室层面,可显示右心室壁增厚,肌小梁肥大(图5-4-11)。

MRI:自旋回波序列和梯度回波序列横轴位结合矢状位和冠状位适用于显示TOF解剖畸形。应用梯度回波电影序列显示肺动脉根部快速血流形成湍流导致的无信号区,提示肺动脉瓣狭窄存在;同时,可观察瓣膜运动情况。MRI对小的室间隔缺损的显示有一定困难。主动脉骑跨,以垂直于室间隔的短轴位显示最佳。

【诊断要点】

肺动脉狭窄、室间隔缺损、主动脉骑跨和右心室肥厚是诊断本病的直接证据。CT可对畸形做出正确诊断,特别是对肺动脉发育及狭窄部位、程度可做出准确评估。CT亦可显示有无单冠状动脉畸形、有无冠状动脉走形于右心室圆锥部前缘,对手术方案制订有重要指导意义。MRI除了显示解剖畸形,还能无创评估血流动力学情况。

【回顾与展望】

X线平片常规应用于临床,可大致估计病变程度。CT能准确显示心内结构畸形。目前影像学研究尤其是MRI研究更多的致力于TOF术后心脏功能、肺循环血流动力学的评价。

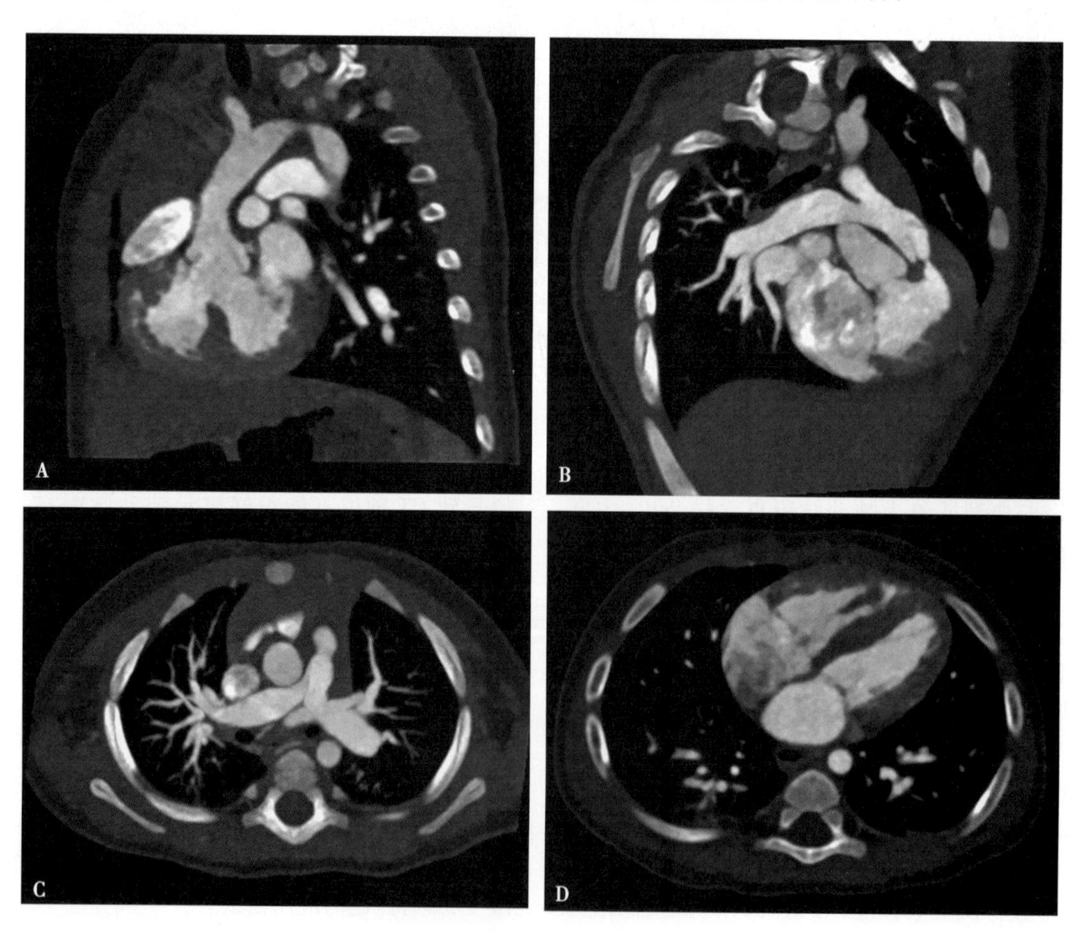

图5-4-11 法洛四联症的CT表现

A. 左前斜多平面重组,显示主动脉骑跨和室间隔缺损;B. 右前斜多平面重组,显示右心室漏斗部狭窄及右肺动脉起始部狭窄;C. 轴位,显示右肺动脉起始狭窄;D. 轴位显示右心室壁肥厚

6. 肺动脉闭锁伴室间隔缺损

【病理生理与临床表现】

肺动脉闭锁伴室间隔缺损(Pulmonary atresia with ventricular septal defect,PA/VSD)是一种少见的严重发绀型先天性心脏病。其主要病理改变有:肺动脉于肺动脉瓣水平闭锁,肺动脉干缺如或发育不良及左、右肺动脉纤细;主动脉瓣下连接不良型室间隔缺损;主动脉骑跨于室间隔之上,亦可完全起自右心室;肺动脉供血均来自体动脉系统。

根据肺动脉发育情况可分为四型:Ⅰ型,肺动脉瓣膜或漏斗部闭锁;Ⅱ型,主肺动脉缺如,左右肺动脉保持连续,肺循环表现为导管依赖型;Ⅲ型,真正的肺动脉严重发育不良,存在多条主肺动脉间侧支血管;Ⅳ型,真正的肺动脉缺如,肺血流完全由侧支血管供应。临床表现为新生儿期大部分可出现青紫,通常没有呼吸困难和心力衰竭。

【影像学表现】

X线:与法洛四联症平片相似,表现为双肺血不同程度减少,心尖圆钝上翘。不同之处在于心脏增大较明显,肺动脉段凹陷更明显。

CT:能清晰显示Ⅰ型、Ⅱ型、Ⅲ型(图5-4-12)及Ⅳ型。CT直观显示其基本病理改变:肺动脉与右心室流出道不连续,并显示肺动脉干的情况(闭锁的方式、残留血管形态及其主要侧支连接)及室间隔缺损情况;并发畸形,包括动脉导管未闭,评估粗大体肺循环侧支血管(Major aorta-pulmonary collateral arteries,MAPCAs)来源,及与周围结构如气管、支气管及食管的关系。

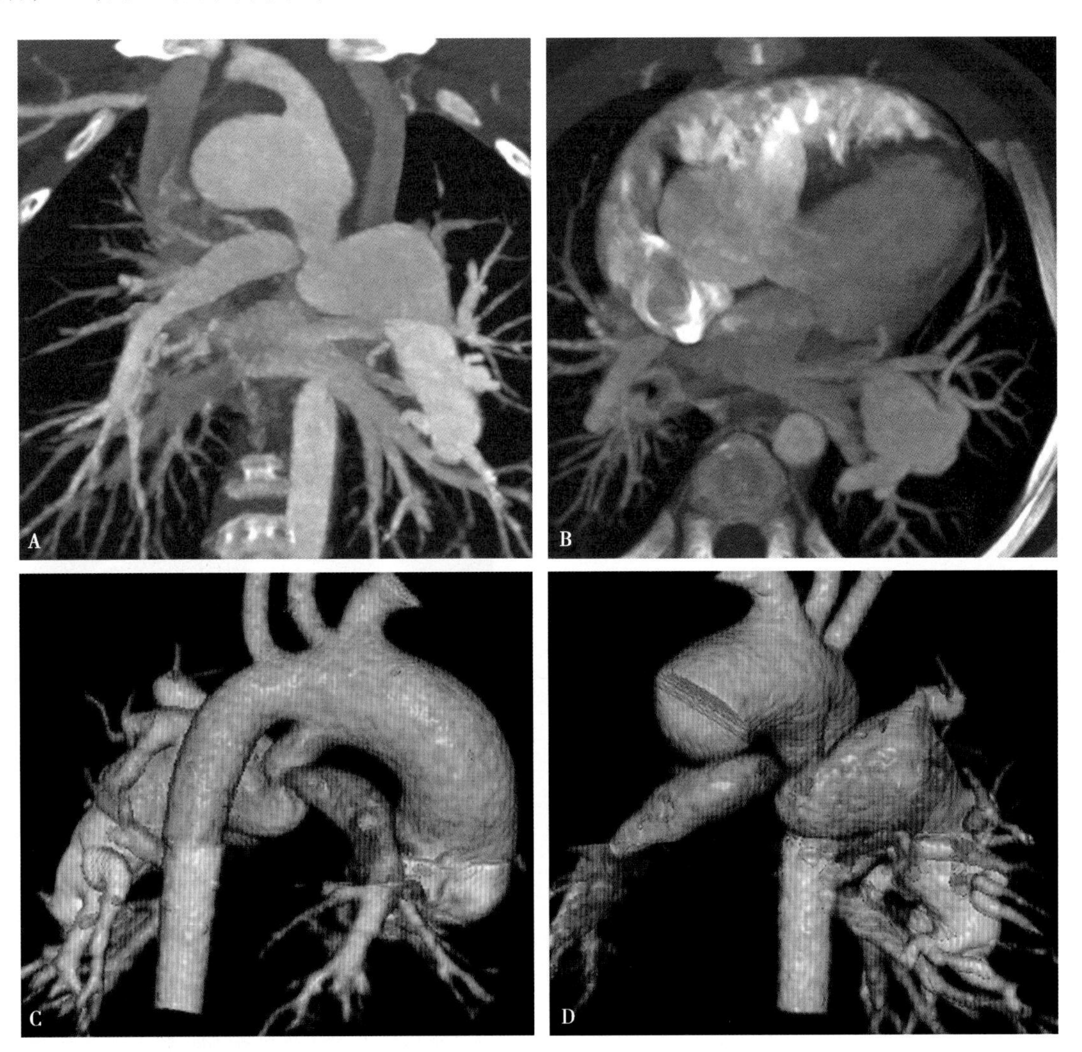

图5-4-12 肺动脉闭锁伴室间隔缺损CT表现

A. 斜矢状位MIP示肺动脉干闭塞;B. 轴位MIP显示室间隔缺损;C、D. VR显示主肺动脉缺如,左、右肺动脉保持连续,肺血供主要来自体肺粗大侧支

MRI：自旋回波和梯度回波电影序列，特别是CE-MRA序列可准确显示肺动脉闭锁部位、长度，中心肺动脉发育情况及有无左右肺动脉融合（如融合显示“海鸥征”）。MR电影可显示有无房、室水平分流及三尖瓣发育和开放情况。

【诊断要点】

CT和MRI发现肺动脉闭锁合并室间隔缺损是诊断本病的直接证据。CT、MRI均可对畸形做出正确诊断，但CT对侧支血管的显示更优于MRI。评估肺动脉发育情况及侧支循环形成情况，有助于指导治疗方案的选择。

【回顾与展望】

CT能准确显示心内结构畸形，尤其对心外结构的显示、侧支血管的显示具有优势，可作为首选检查。MRI可用于术后随访，评估心功能和左右肺血流比。

7. 肺动脉闭锁伴室间隔完整

【病理生理与临床表现】

肺动脉闭锁伴室间隔完整（Pulmonary atresia with intact ventricular septal，PA/IVS）发病率占先天性心脏病的1%，无性别差异。右心室内血流无出路而形成一盲端，体循环部分回心血流借房间隔水平交通（房间隔缺损或卵圆孔未闭）入左心，经未闭动脉导管和（或）体-肺动脉交通施行肺循环。患者均有发绀。

按右心室发育大小分2型（Grenwold），Ⅰ型：肺动脉闭锁伴右心室发育不良，右心室腔小而狭窄，右心室壁增厚；Ⅱ型：右心室腔正常大小或扩张，三尖瓣关闭不全，右心房增大。PA/IVS还有要注意冠状动脉与右心室心肌窦样间隙问题，肺动脉闭锁后，来自右心室腔的低氧合进入窦隙，到达冠状动脉循环，如果心肌还有来自主动脉-冠状动脉双重供血，影响不大，如果冠状动脉近端闭塞或狭窄，可导致心肌缺血。

【影像学表现】

X线：肺血显著减少，心脏进行性增大，主动脉结增宽，肺动脉段凹陷或平直。

CT和MRI：肺动脉闭锁多发生于肺动脉瓣水平，肺动脉血供来自动脉导管或主动脉侧支。CT和MRI均能清楚显示Ⅰ型和Ⅱ型的特点，心脏增大，心室肥厚；主动脉增宽、骑跨；肺血减少。

【诊断要点】

CT和MRI均可对畸形做出正确诊断，CT对肺动脉发育情况、侧支血管的显示更优于MRI。对于冠状动脉循环的判定需超声心动图或心血管造影检查。本病术前明确肺动脉发育情况、侧支循环形成及是否存在冠状动脉与右心室窦样间隙情况，是决定治疗方案的重点。

【回顾与展望】

CT、MRI能清晰显示肺动脉闭锁部位及范围，固有肺动脉发育状况，侧支血管起源及走行，为临床治疗策略的制订提供非常有价值信息。但是目前无法显示冠状动脉与右心室心肌窦样间隙，希望随着硬件的发展能非创伤性动态显示冠状动脉与右心室心肌窦样间隙的交通。

8. 肺动脉瓣缺如

【病理生理与临床表现】

肺动脉瓣缺如（Pulmonary valve absent，PVA）是一种少见的先天畸形，该病的特征是肺动脉瓣叶发育不全，形成环状，常呈环状狭窄，而并非瓣叶完全缺如。血流动力学特点是肺动脉瓣大量反流，肺动脉常显著扩张甚至呈瘤样扩张。本畸形少数独立存在，多数合并其他心血管畸形，以法洛四联症多见。

【影像学表现】

X线：肺血略增多，心脏增大，肺动脉段膨隆。

CT：轴位在主肺动脉层面不能显示肺动脉半月瓣，经多平面重组仍不能检出半月瓣，提示存在肺动脉瓣缺如可能，需要结合超声心动图。如果存在主肺动脉及左右肺动脉扩张、右心房室扩张征象，有利于诊断（图5-4-13）。

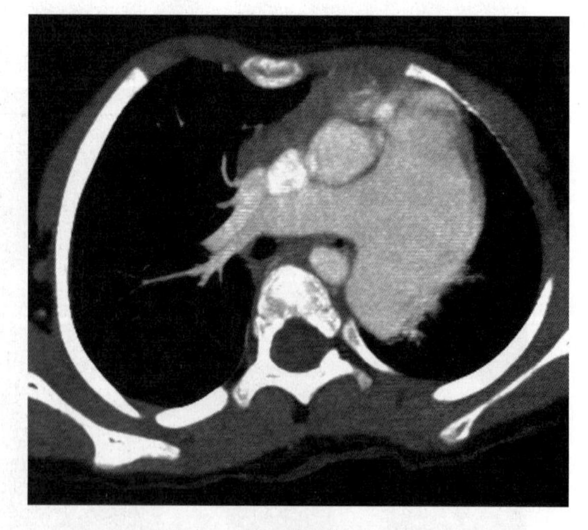

图5-4-13 肺动脉瓣缺如CT表现
CT轴位在主肺动脉层面未能显示肺动脉瓣，主肺动脉及左右肺动脉可见扩张

MRI：矢状位及轴位图像可显示中心肺动脉扩张，肺动脉瓣环处无瓣膜影，右心室流出道扩张。舒张期在右心室显示肺动脉瓣大量反流所致的大

片无信号区。

【诊断要点】

肺动脉瓣缺如诊断首选超声心动图,其可直观地显示是否存在肺动脉半月瓣;CT、MRI在显示半月瓣方面不如超声心动图,但对评估肺动脉发育情况具有优势。多平面观察,重点观察肺动脉半月瓣是否缺如,其次是显示重要的间接征象,如中心肺动脉扩张,右心室增大,还要关注气管支气管是否有压迫。

9. 肺动静脉瘘

【病理生理与临床表现】

肺动静脉瘘(pulmonary arteriovenous fistula, PAVF)是肺动脉与静脉的直接沟通而引起的血流的短路。可分为囊状PAVF和弥漫型肺小动静脉瘘,前者又分为单纯型及复杂型两个亚型。单纯型为一支供血肺动脉与一支引流肺静脉直接沟通,瘤囊无分隔;复杂型则为供血肺动脉与引流肺静脉均为两支以上,瘤囊常有分隔。肺动静脉瘘常累及肺内动脉分支,瘘道部呈瘤样扩张,瘤壁可由肺动脉、肺静脉两者构成,好发于肺的中、下叶。

肺动脉内的静脉血未经毛细血管氧合而直接由肺静脉回流到左心,血流动力学属于心外右向左分流,造成体循环的血氧饱和度下降,从而引起一系列缺氧临床改变。临床表现轻重取决于右向左分流量和动、静脉沟通的病理变化,常见的表现为劳累后呼吸困难,分流量大时可出现发绀、杵状指、红细胞增多等。肺动静脉瘘破裂可导致致命的咯血及胸腔积血。

【影像学表现】

X线:囊状PAVF表现为肺内单发或多发局限性密影,边缘清楚,呈圆形、椭圆形或多囊状。病变与肺门影之间有时可见迂曲扩张的血管纹理相连,患侧肺门血管有时可见扩张。弥漫型肺小动静脉瘘则表现为一侧或两侧肺野内弥漫性网状或粗细不均的杂乱纹理结构。

CT:囊状PAVF于CT平扫上表现为肺实质内圆形或椭圆形病灶,可呈分叶状,边界清楚,病灶边缘可见"血管蒂"征;增强扫描可显示瘤囊迅速强化与肺动脉血管充盈密度一致,呈同步强化(图5-4-14A)。重组图像可以明确动静脉血管间的解剖关系。弥漫型肺小动静脉瘘表现为双肺多发扩张的肺动脉与肺静脉通过畸形血管团相连(图5-4-14B、C)。

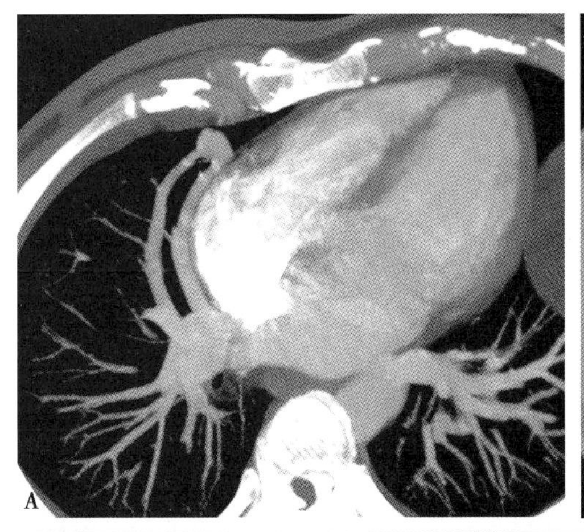

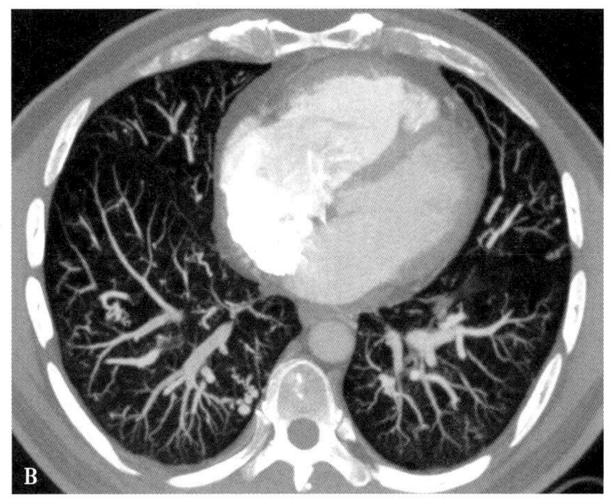

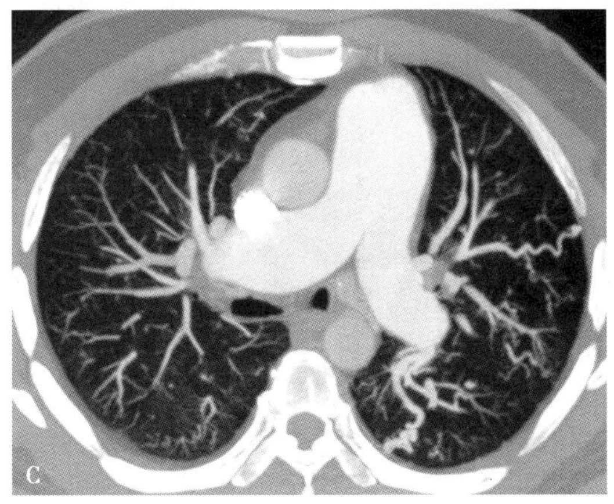

图5-4-14　肺动静脉瘘CT表现

A. 肺动静脉瘘(单纯型)CT表现,CT MIP重组图像示右肺中叶囊状动静脉瘘,供血肺动脉及引流肺静脉均为一支;B、C. 肺动静脉瘘(弥漫型)CT表现,CT MIP重组图像示双肺多处动、静脉远端迂曲扩张并见畸形血管团沟通

MRI:由于含气肺组织影响 MRI 的成像,对位于肺外周的弥漫型肺小动静脉瘘的诊断受到限制。对于个别较大的瘤囊,由于血液流空效应,可表现为无或低信号的囊状结构。CE-MRA 成像可以明确显示某一部位是否存在血管畸形或病变,可以明确动静脉血管间的解剖关系。

【诊断要点】

明确肺动静脉瘘的诊断、部位、形态及范围;明确供血动脉支、扩张血管团及引流肺静脉;是否合并其他畸形。CT 增强扫描可确诊并可清晰显示病变的大小、范围及动静脉血管间的解剖关系,可进行分型。由于含气肺组织影响 MRI 的成像,MRI 对于弥漫型肺小动静脉瘘的诊断受到限制,对于囊状 PAVF,MRA 亦可以明确动静脉血管间的解剖关系,但不如 CTA 清晰。

【鉴别诊断】

肺动静脉瘘于 X 线平片及 CT 平扫上需与肺部占位病变、感染性病变等鉴别,CT 增强扫描及 MRA 检查观察到畸形血管团即可明确诊断。

【回顾与展望】

对于囊状 PAVF,最初依靠 X 线平片、断层及透视检查也可做出正确诊断,但弥漫型病变则无法确诊。随着血管造影术的进展,心血管造影可明确动静脉血管间的解剖关系,但对于弥漫型病变,有时造影亦不能显示肺小动脉-静脉的连接。随着 CT 技术的不断进展,CTA 已取代有创的心血管造影检查成为肺动静脉瘘的首选检查方法。CT 迭代重组技术的不断进展,有望进一步降低 CT 辐射剂量及对比剂用量,实现最大限度地减少危害。高时间分辨率的磁共振血管造影(time-resolved contrast-enhanced MR angiography,TR-MRA)能显示动静脉瘘的特征性改变即肺静脉提前显影。

(三)左心系统异常的先天性心脏病

1. 肺静脉异位引流

【病理生理与临床表现】

肺静脉异位引流(anomalous pulmonary venous connections),是指全部或部分肺静脉直接或通过体静脉途径与右心房连接,而不与左房连接。全部肺静脉均直接或通过体静脉与右心房连接的称为完全性肺静脉异位引流(total anomalous pulmonary venous connection,TAPVC);一支或几支肺静脉但不是全部肺静脉直接或通过体静脉与右心房连接的称为部分性肺静脉异位引流(partial anomalous pulmonary venous connection,PAPVC)。

完全性肺静脉异位引流多根据异常连接的解剖部位分为:心上型、心内型、心下型和混合型,其中心上型最常见。根据肺静脉回流有无梗阻有分梗阻型和非梗阻型。

部分性肺静脉异位引流可分为:右上肺静脉直接引流入右上腔静脉、右肺静脉与右心房连接、右肺静脉与下腔静脉连接、左肺静脉与左无名静脉连接。其中以右肺静脉与右上腔静脉连接最常见,右肺静脉异常较左肺静脉常见。

完全性肺静脉异位引流由于心房水平右向左分流,造成体循环血氧饱和度下降。梗阻型完全性肺静脉异位引流由于肺静脉回流受阻,引起肺静脉高压,导致严重肺水肿。

完全性肺静脉异位引流由于心房水平右向左分流,早年即出现发绀。梗阻型完全性肺静脉异位引流患儿多于出生后数周或数月因肺水肿或缺氧而夭折。无梗阻型完全性肺静脉异位引流体征和心电图的表现与大量分流的房间隔缺损相似,胸骨左缘第 2~3 肋间可闻及较轻的收缩期杂音。

部分性肺静脉异位引流血流动力学改变、临床表现和体征都和心房水平的少至中等量左向右分流相似。

【影像学表现】

X 线:完全性肺静脉异位引流 X 线平片表现与其类型有关,最常见的心上型完全性肺静脉异位引流由于垂直静脉、无名静脉和右上腔静脉均扩张,再加上心影增大,形成特征性的"8"形心脏或"雪人"征。

大多数部分性肺静脉异位引流 X 线平片表现与房间隔缺损不能区别。

CT:多层螺旋 CT 能很好地显示和诊断肺静脉异位引流,多角度的最大密度投影重组显示肺静脉异位引流的直接征象(图 5-4-15),对判断肺静脉异位引流的类型和有无梗阻都很有帮助。CT 检查还可清楚地显示间接征象,如右心房、右心室增大及肺动脉扩张,左心室相对较小等;尚可显示伴发畸形如房间隔缺损等。

MRI:尤其是造影增强磁共振血管造影和 CT 一样能很好地显示和诊断肺静脉异位引流(图 5-4-16)。

【诊断要点】

MRI 和 CT 检查均能很好地显示其连接关系和并发畸形。CT 检查进行三维重组时常规逐支观察全部肺静脉的连接情况,并注意有无梗阻及梗阻的部位。

【回顾与展望】

由于CT和MRI硬件和软件的飞速发展，目前在肺静脉畸形诊断方面，CT和MRI已经完全取代心血管造影成为主要的影像诊断方法。

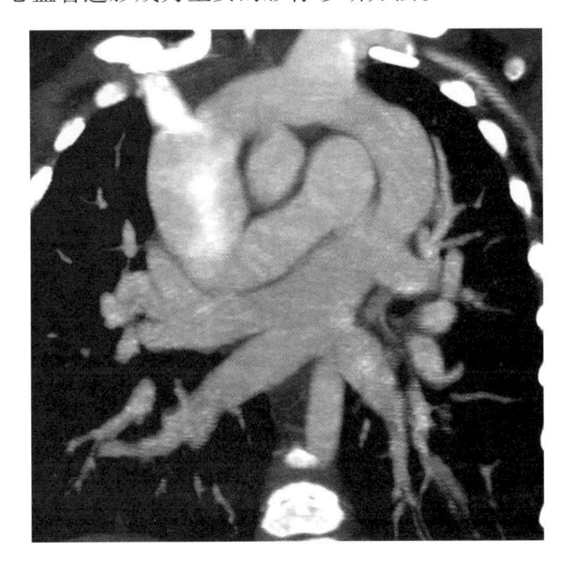

图5-4-15 完全性肺静脉异位引流CT表现
CTMIP冠状位重组显示四支肺静脉汇合后通过左垂直静脉入左无名静脉最终全部回流入上腔静脉（心上型）

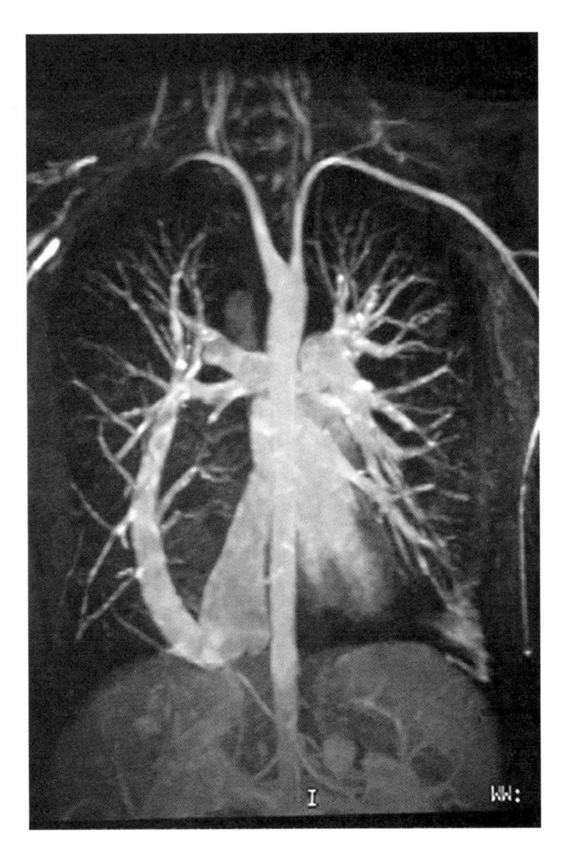

图5-4-16 部分性肺静脉异位引流MRI表现
CE-MRA冠状位重组显示右肺静脉回流入下腔静脉（弯刀综合征）

2. 左心发育不良综合征

【病理生理与临床表现】

左心发育不良综合征（hypoplastic left heart syndrome，HLHS）是一组以左心-主动脉严重发育不良为特征的心脏畸形，包括主动脉瓣和（或）二尖瓣闭锁、狭窄或发育不良，伴左心室显著发育不良或缺如，升主动脉和主动脉弓发育不良。

根据病理解剖，左心发育不良综合征分4型：①主动脉瓣与二尖瓣狭窄；②主动脉瓣与二尖瓣闭锁；③主动脉瓣闭锁与二尖瓣狭窄；④主动脉瓣狭窄与二尖瓣闭锁。

左心发育不良综合征生后不会立即出现循环系统的症状，但随后不久即出现充血性心衰和青紫。左心发育不良综合征的预后较差。自从20世纪80年代初开展Norwood手术等方法治疗后，预后有所改善。

【影像学表现】

X线：左心发育不良综合征X线平片变化很快。出生后心影呈进行性增大，形状似“球形”，表现为右心房室增大为主；肺静脉回流严重受阻继而产生肺静脉高压，终至肺动脉高压。

CT：术前主要诊断依靠超声心动图，CT检查多用于Norwood一期或二期手术后检查，提供术后重塑主动脉及肺动脉等形态学上的信息（图5-4-17）。

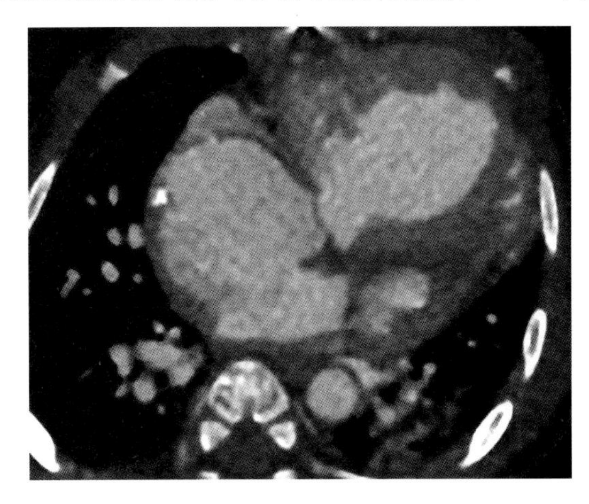

图5-4-17 左心发育不良综合征CT表现
CT轴位示二尖瓣闭锁伴左室发育不良

MRI：检查除了用于术前和Norwood一期或二期手术后作形态学上的评估，还可在Fontan术前术后进行功能及血流评估。

【诊断要点】

升主动脉与左室发育不良是本病的典型表现，左心室的大小是诊断左心发育不良综合征的基本依据。

左心发育不良综合征患儿病情重，变化快，术前主要依靠超声心动图检查，CT、MRI 检查使用较少。CT 和 MRI 检查多用于 Norwood 一期或二期手术后检查。

【回顾与展望】

心脏 MRI 检查是左心发育不良综合征 Fontan 术后的随访以及对心脏解剖和功能评估的主要方法，局部心肌功能评估及血流分析对判断疾病预后有着非常重要的意义。

3. 血管环

【病理生理与临床表现】

血管环（vascular rings）主要是先天性主动脉弓发育异常，导致异常血管包绕和压迫气管与食管。双主动脉弓（double aortic arch），右位主动脉弓伴迷走左锁骨下动脉（aberrant left subclavian artery）伴左侧动脉导管或动脉导管韧带是血管环中常见的类型。

主动脉弓发育过程中右侧第四对主动脉弓未退化，形成双主动脉弓；若胚胎时第四对主动脉弓吸收退化点位于左锁骨下动脉与左颈总动脉间，形成右弓迷走左锁骨下动脉，此时动脉导管或导管韧带一般是在左侧。

血管环可完整包绕气管与食管，也可部分包绕气管与食管。临床可产生喘鸣，呼吸困难和吞咽困难等症状；此类病儿如果不合并其他心内缺损而仅表现呼吸系统症状易被误诊，CT 和 MRI 检查可帮助确诊。

【影像学表现】

X 线：右位主动脉弓伴迷走左锁骨下动脉者，正位胸片主动脉结影位于气管的右侧，气管位置居中或略偏左；食管吞钡摄片除食管右缘有一压迹外，食管左后方另有一较小的压迹。

双主动脉弓如果双弓均衡发育，正位胸片气管的两侧均可见主动脉结影，食管吞钡摄片，食管两侧均有主动脉结压迹。

CT：是诊断本病的主要检查方法。双主动脉弓（图 5-4-18）可见升主动脉位置正常，在气管前分为左、右主动脉弓，右弓在右主支气管上方跨过并延伸至降主动脉，并与左弓汇合，形成血管环，完整地包绕气管与食管。左右主动脉弓分别发出颈总动脉及锁骨下动脉。多层螺旋 CT 检查最小密度投影重组可清晰显示气管受压狭窄情况（图 5-4-19）。

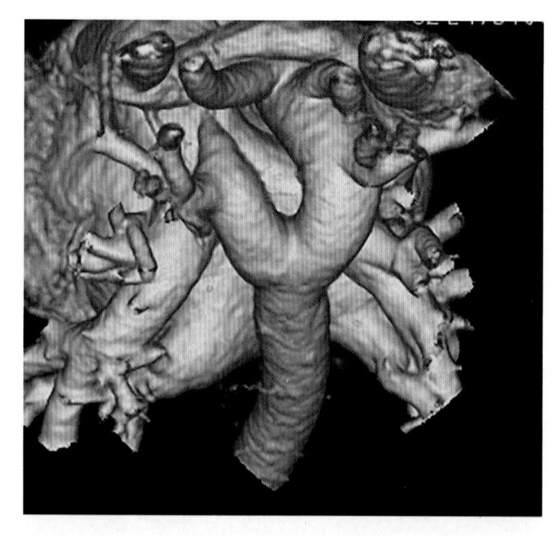

图 5-4-18 双主动脉弓 CT 表现
CT 容积再现（VR）重组示双主动脉弓。

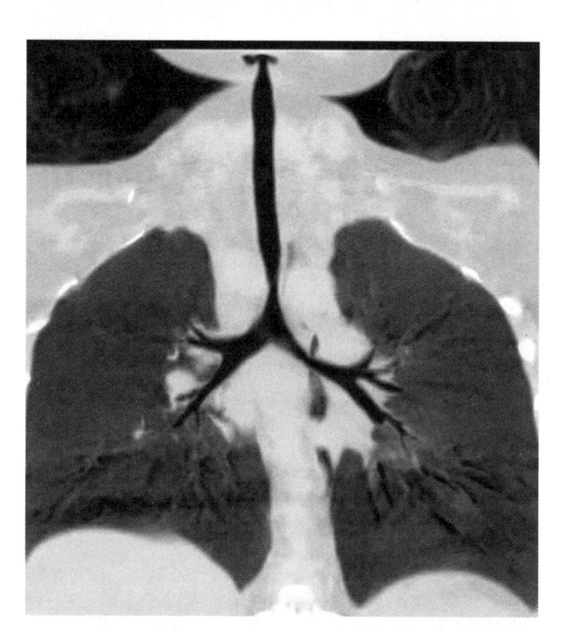

图 5-4-19 血管环压迫气管 CT 表现
CTMinIP 冠状位气道重组示由于血管环的存在，引起气管下段管腔狭窄

右位主动脉弓伴迷走左锁骨下动脉可见升主动脉正常，延续于右主动脉弓及右位降主动脉，迷走左锁骨下动脉起自右降主动脉上部，右锁骨下动脉起始部的远端，在食管后方向左沿行，在左肺动脉与左锁骨下动脉之间存在动脉导管或导管韧带则形成完整的血管环。

MRI：对血管环的诊断功能与 CT 相似，其中 CE-MRA 和三维稳态自由进动序列是诊断血管环最佳序列，可清楚地显示主动脉弓的形态、位置、各头臂动脉的发出部位与走向。

【诊断要点】

观察血管环的组成以及血管环与气管之间的关系、气管压迫情况。多层螺旋 CT 和 MRI 可同时显示异常血管和气管食管，为血管环诊断最理想的检查方法。

【回顾与展望】

血管环影像诊断目前首选 CT 检查，其可同时显示气管和血管环之间的关系。MRI 检查在肺及气管成像方面有突破，例如采用三维扰相梯度回波序列及三维超短回波时间序列也能显示肺组织及气管。

4. 主动脉狭窄

【病理生理与临床表现】

主动脉狭窄(aortic stenosis)是一组引起左心室流出道梗阻的先天性畸形。根据梗阻部位可分为主动脉瓣狭窄、主动脉瓣下狭窄、主动脉瓣上狭窄。主动脉瓣狭窄(aortic valve stenosis)是指主动脉瓣膜开放受限或发育不良引起的瓣膜水平的梗阻。主动脉瓣下狭窄(subaortic stenosis)是指主动脉瓣膜以下水平的梗阻。在三种类型主动脉狭窄中，发生率低于瓣膜狭窄而高于瓣上狭窄。主动脉瓣上狭窄(supravalvular aortic stenosis)是指主动脉乏氏窦上方的梗阻。主动脉瓣上狭窄伴发肺动脉分支狭窄、智力障碍、高钙血症、特殊面容时称为 Williams 综合征。

主动脉瓣两瓣畸形导致的主动脉瓣狭窄的患者临床症状较轻。伴有严重主动脉瓣狭窄和体循环依赖动脉导管的患者，如果动脉导管关闭，临床症状非常危重，表现为体循环灌注障碍、肾衰竭和代谢性酸中毒。

主动脉瓣下狭窄，1 岁以内临床症状较轻。随年龄增大，梗阻进行性加重。

先天性主动脉瓣上狭窄，新生儿和小婴儿较少出现梗阻表现，临床症状的严重程度与左室流出道压力阶差进行性加重相关。

【影像学表现】

X 线：先天性主动脉瓣狭窄、主动脉瓣下狭窄和主动脉瓣上狭窄的 X 线平片表现常为肺血正常，左心室改变以向心性肥厚为主，心影不大或轻度增大，以左心室增大为主。

CT：主动脉瓣狭窄诊断主要依据超声心动图，可显示狭窄后升主动脉扩张及鱼口样瓣口。主动脉瓣下隔膜或纤维嵴导致的管样狭窄，梗阻严重时 CT 可显示。CT 检查主要用于主动脉瓣上狭窄，可以发现可能伴有的外周肺动脉狭窄、冠状动脉扩张及头臂动脉起始部狭窄等(图 5-4-20)。

MRI：在形态学上的诊断价值与 CT 相同，主要应用造影增强磁共振血管成像(CE-MRA)序列及三维稳态自由进动序列主要显示瓣下管样狭窄以及瓣上狭窄伴外周肺动脉狭窄；二维稳态自由进动电影序列可以动态显示可在升主动脉内低信号的异常射流束及进行心功能评估；可通过相位对比法测得流速，计算压力阶差。

【诊断要点】

观察主动脉瓣环、瓣口大小，有无瓣下及瓣上狭窄及外周肺动脉、头臂血管起始部狭窄及冠状动脉有无扩张等改变。主动脉瓣狭窄诊断首选超声心动图检查。主动脉瓣下狭窄及主动脉瓣上的狭窄首选 CT 和 MRI 检查。

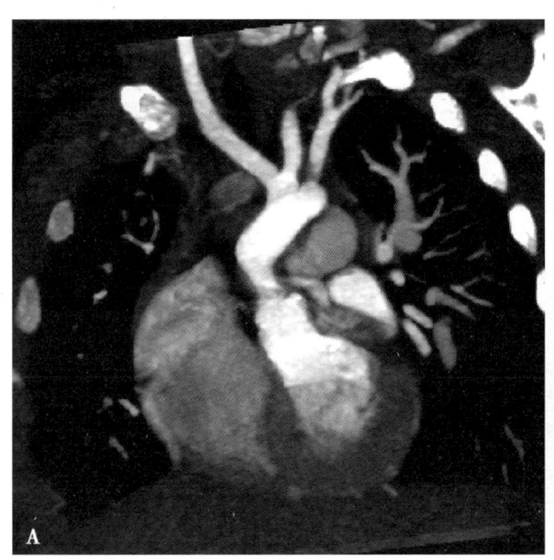

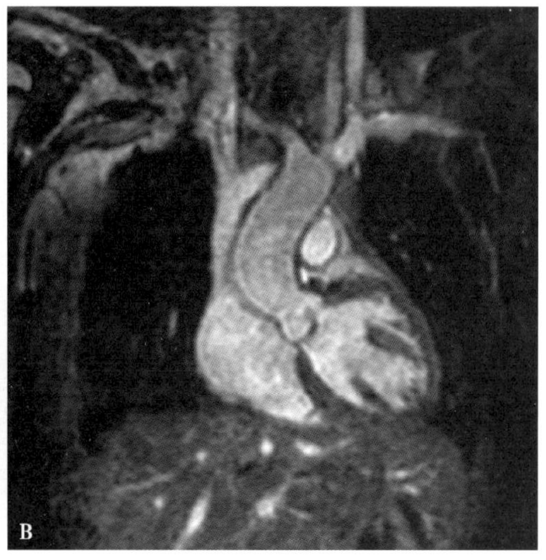

图 5-4-20 主动脉狭窄的 CT 和 MRI 表现

A. CTMIP 冠状位重组示主动脉瓣上狭窄；B. MRI 三维稳态自由进动序列冠状位重组示主动脉瓣狭窄，伴升主动脉扩张

【鉴别诊断】

由于治疗方法差别很大，主动脉瓣狭窄、主动脉瓣下狭窄、主动脉瓣上狭窄相互间鉴别比较重要。超声、CT及磁共振可清楚显示具体的狭窄部位，明确诊断。

【回顾与展望】

超声心动图、CT和MRI对于主动脉瓣狭窄、主动脉瓣下狭窄、主动脉瓣上狭窄的诊断基本取代心血管造影检查，目前心血管造影仅用于主动脉瓣狭窄等介入治疗中。

5. 主动脉缩窄

【病理生理与临床表现】

主动脉缩窄（coarctation of the aorta，CoA）是指先天性主动脉弓降部狭窄，占先心病的5%～8%。缩窄部位常发生在左锁骨下动脉起始点与动脉导管或导管韧带附着点之间，常合并动脉导管未闭、主动脉二瓣畸形、室间隔缺损及二尖瓣病变等畸形。分为单纯型（伴或不伴动脉导管未闭）和复合型（伴其他心内缺损）。

主动脉缩窄患者常有上肢血压高于下肢，双下肢动脉搏动减弱。心电图多为左心室肥厚。重度主动脉缩窄合并粗大的动脉导管未闭和室间隔缺损，常在婴儿期发生难以控制的肺部感染和（或）心力衰竭。

【影像学表现】

X线：典型表现为“3”字征和反“3”字征。“3”字征系指正位胸片上主动脉弓降部左缘呈“3”字样改变，其上部弧形代表主动脉弓，其下部弧形代表降主动脉狭窄后扩张，中间凹陷处代表主动脉缩窄的部位；反“3”字征系指正位食管吞钡片食管上段左缘有呈反“3”字样的压迹，其上部压迹代表主动脉弓，其下部压迹代表降主动脉狭窄后扩张，中间为主动脉缩窄的部位。

CT：多平面的最大密度投影重组可显示主动脉缩窄的直接征象，显示主动脉缩窄部位与程度和有无动脉导管未闭等，对判断主动脉缩窄的类型很有帮助（图5-4-21）。

MRI：影像表现与CT相同。磁共振多序列均能显示主动脉缩窄的直接征象。主要应用造影增强磁共振血管成像（CE-MRA）序列及三维稳态自由进动序列，其可清晰显示主动脉缩窄的直接征象及有无伴随畸形和左心室扩大肥厚征象。MRI相位对比法还可测量流速判断压力阶差，计算侧支血管流量。

【诊断要点】

MRI和CT应通过最大密度投影和容积再现重组更立体直观显示主动脉缩窄，全面显示缩窄的程度和范围。

【鉴别诊断】

主动脉缩窄要与主动脉弓中断、主动脉褶曲畸形（假性主动脉缩窄）和大动脉炎鉴别。主动脉弓中断患者升主动脉与降主动脉离断，降主动脉内的血流来自动脉导管和（或）侧支血管；主动脉弓褶曲畸形可能由于主动脉弓先天性延长造成，类似于主动脉缩窄但并没有造成真正的血流

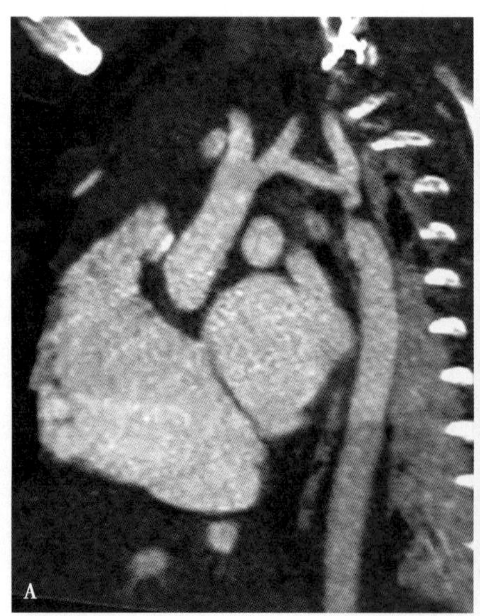

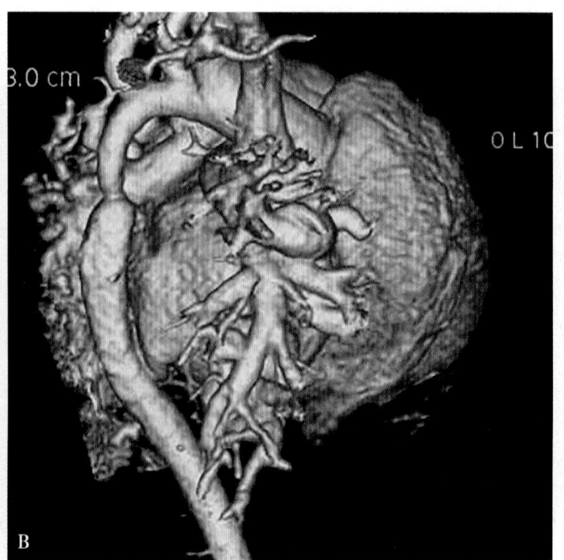

图5-4-21 主动脉缩窄CT表现
A. CT MIP矢状位重组显示主动脉弓降部局部管腔明显狭窄，主动脉弓较细；B. VR（容积再现）重组显示主动脉缩窄

梗阻。大动脉炎(Takayasu 动脉炎)为获得性炎症,主动脉壁增厚,欠光滑,主动脉分支血管可狭窄或闭塞。

【回顾与展望】

CT 和 MRI 可取代心血管造影进行主动脉缩窄的影像诊断,MRI 尚能进行术前心功能评估、侧支血管流量测定以及术后解剖和功能评估。

6. 主动脉弓中断

【病理生理与临床表现】

主动脉弓中断(interrupted aortic arch,IAA)也称主动脉弓离断,为升主动脉与降主动脉之间没有直接连接的先天性主动脉弓畸形,约占所有先天性心脏病的 1.5%。本病可合并其他心血管畸形,如室间隔缺损,动脉导管未闭等。根据中断的部位不同分为 3 型:A 型,中断位于左锁骨下动脉远端;B 型,中断位于左锁骨下动脉与左颈总动脉之间;C 型,中断位于左颈总动脉与无名动脉之间。

中断近端由左室供血,远端则由右心室经动脉导管供血,可出现差异性发绀。临床常于早期出现心衰。

【影像学表现】

X 线:主动脉弓中断 X 线平片表现比较缺乏特征性。

CT:多平面的最大密度投影重组可显示主动脉弓中断的直接征象,可显示主动脉弓的形态、中断位置和头臂动脉的关系,头臂动脉与中断部位的关系是病理分型的关键(图 5-4-22)。

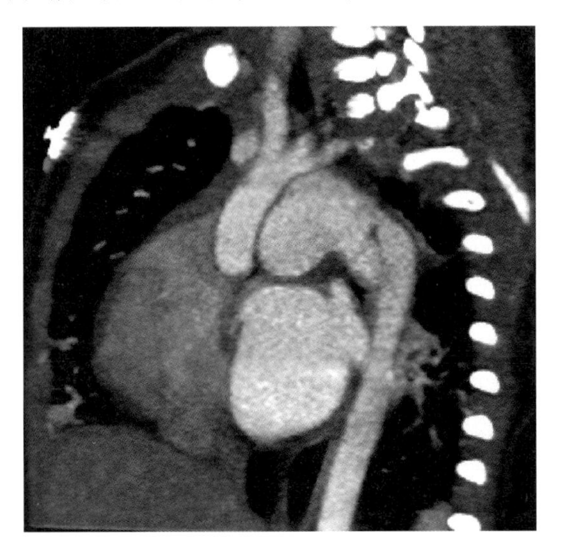

图 5-4-22 主动脉弓中断 CT 表现
CT MIP 斜矢状位重组显示主动脉弓中断于左锁骨下动脉远端(A 型)

MRI:磁共振多序列均能显示主动脉缩窄的直接征象,主要应用造影增强磁共振血管成像(CE-MRA)序列及三维稳态自由进动序列。

【诊断要点】

要清晰显示中断部位及动脉导管的直径,对治疗方法和治疗时机非常重要。

【鉴别诊断】

主动脉弓中断要与近似闭锁的严重的主动脉缩窄鉴别,CT 和 MRI 多平面重组可以鉴别。

【回顾与展望】

MRI 和 CT 是诊断本病的首选方法,可代替心血管造影。MRI 尚能对术后生理解剖和心功能进行评估。

7. 冠状动脉异常起源于肺动脉

【病理生理与临床表现】

冠状动脉异常起源于肺动脉(anomalous origin of coronary arteries from pulmonary artery)是一种罕见的先天性心血管畸形,常为左冠状动脉异常起源于肺动脉,占该畸形的 90%。冠状动脉异常起源于肺动脉主要分为婴儿型和成人型。婴儿型主要是出生后随着肺动脉压力进行性降低,肺动脉血不足以维持左冠状动脉的灌注压和血流量,出现"窃血"的现象导致左室心肌缺血,左右冠状动脉侧支血管尚未建立,如不及时手术,多于 1 岁以内死亡。成人型为左右冠状动脉侧支循环建立,左右冠状动脉扩张,慢性心肌缺血,可致猝死。

【影像学表现】

X 线:表现与血流动力学改变有关。侧支循环未很好建立时,可有肺淤血,心功能不全,心影以左室增大为主等表现。侧支循环充分建立时,常为肺血正常,心影大小趋于正常。

CT: CT 血管造影可多平面多角度的重组图像,清晰显示左冠状动脉异位开口的位置及其与肺动脉瓣、主肺动脉分叉的距离、右冠状动脉形态、有无扭曲扩张等(图 5-4-23)。

MRI:膈肌导航三维稳态自由进动序列除和 CT 一样显示直接征象外,还能进行心肌灌注及延迟强化成像,显示左心室心肌异常信号,提示心肌缺血表现。

【诊断要点】

CT 和 MRI 直接显示冠状动脉异常起源于肺动脉为诊断要点。

【鉴别诊断】

冠状动脉异常起源于肺动脉要与冠状动脉瘘鉴别。冠状动脉瘘以冠状动脉主干或分支远端与右心-肺动脉系统的连通畸形最为常见,形成左向

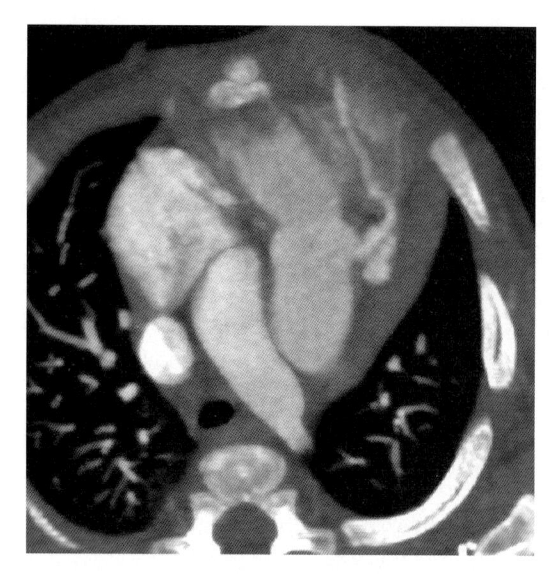

图 5-4-23 冠状动脉异常起源于肺动脉 CT 表现
CT MIP 轴位重组图像示左冠状动脉异常起源于肺动脉总干外侧壁

右分流。CT、MRI 冠脉造影及 DSA 均能显示受累的但开口位置正常的冠状动脉和瘘的入口部位。冠状动脉肺动脉瘘比较少见，其左冠状动脉起源正常。左冠状动脉异常起源于肺动脉由于心肌缺血，左心室扩大明显，易误诊为扩张性心肌病。

【回顾与展望】

冠状动脉异常起源于肺动脉 CT 为主要影像诊断方法，MRI 除了观察冠状动脉异常起源外，尚可观察到心肌缺血表现。

（四）心房心室、心室大动脉连接异常的先天性心脏病

1. 完全性大动脉转位

【病理生理与临床表现】

完全性大动脉转位（complete transposition of the great arteries），是指房室连接一致、心室大动脉连接不一致，即解剖右心室与主动脉连接，解剖左心室与肺动脉连接的先心病，占小儿先心病的5%~7%，主动脉常位于肺动脉右前方，也称 D 型大动脉转位（D-transposition of great arteries，D-TGA）。

本病患儿出生后即有发绀、气促、心力衰竭、生长发育迟缓，绝大多数在 1 岁内死亡。存活至 6 个月以上的婴儿几乎都有杵状指（趾）。

【影像学表现】

X 线：患儿刚出生时心影大小可正常，肺血改变也不明显，出生数日后，心影逐步增大，肺血逐渐增多。完全性大动脉转位平片表现还与是否合并或肺动脉狭窄而有关，①无肺动脉狭窄或肺动脉狭窄很轻者，心脏呈中度至重度增大，以向左增大为主，心影呈蛋型，左右心室增大，以右室增大为甚，左右心房也增大，肺动脉段不凸出但肺门血管扩张，呈明显肺充血改变，正位胸片上纵隔血管影狭小也是完全性大动脉转位 X 线胸片的典型表现；②合并明显肺动脉狭窄者，X 线胸片的表现较不典型，肺血减少，心影略呈靴形。

CT：可进行任意角度、任意层厚的最大密度投影重组，显示完全性大动脉转位的房室连接一致，心室大动脉连接不一致的特征性改变（图 5-4-24）。主动脉发自右心室，大多位于前方，肺动脉发自左心室，大多位于后方，可观察到是否肺动脉有狭窄，有无合并冠状动脉畸形、室间隔缺损、房间隔缺损和动脉导管未闭。

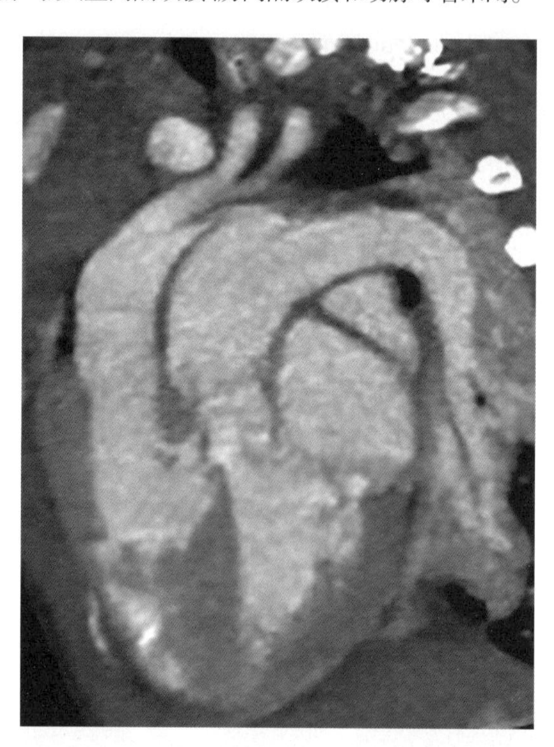

图 5-4-24 完全性大动脉转位 CT 表现
CT MIP 斜矢状位重组图像示心室大动脉连接不一致，解剖左心室与肺动脉连接

MRI：多序列均能显示此畸形，主要应用造影增强磁共振血管成像（CE-MRA）序列及三维稳态自由进动序列，可清楚地显示完全性大动脉转位房室连接一致，心室大动脉连接不一致的畸形以及伴随的畸形。

【诊断要点】

除明确房室连接一致、心室大动脉连接不一致外，还需要观察其他合并畸形，尤其是冠状动脉畸形，为手术治疗提供更多准确的信息。

【鉴别诊断】

完全性大动脉转位要与肺动脉下室缺不伴肺

动脉狭窄的右心室双出口鉴别。显示二支大动脉分别起自左、右心室和肺动脉下无圆锥可作鉴别。

【回顾与展望】

术前 CT 或 MRI 检查明确诊断,术后 MRI 评估解剖和功能,为预后评估提供准确的信息。

2. 纠正性大动脉转位

【病理生理与临床表现】

纠正性大动脉转位(corrected transposition of the great arteries)是指心房心室连接不一致伴心室大血管连接不一致,即主动脉与右心室连接,右心室与左心房连接,肺动脉与左心室连接,左心室与右心房连接,达到功能上"矫正",也称 L 型大动脉转位(L-transposition of the great arteries,L-TGA)。

纠正性大动脉转位的临床表现和体征取决于其并发畸形。最常见的是室间隔缺损合并肺动脉狭窄,患儿有早发发绀,杵状指(趾)。纠正性大动脉转位由于房室连接不一致,其传导束走向与正常心脏也不同,手术时很易损伤传导束,导致传导阻滞,有相当一部分病例需终生携带心脏起搏器。

【影像学表现】

X 线:纠正性大动脉转位由于升主动脉向左前移位,在正位胸片上构成心左缘的上段,表现为左心缘上段向左膨隆,左肺门影被部分遮盖,而心右缘无升主动脉影。由于患者心室左袢,可表现为中位心或右旋心。①不合并其他心内畸形者心脏影大小、肺血可正常;②合并室间隔缺损者心脏增大、肺血增多;③合并肺动脉狭窄者肺血减少;④合并三尖瓣关闭不全者可见肺淤血及左房增大的表现。

CT:可进行任意角度、任意层厚的最大密度投影重组,显示纠正性大动脉转位时房室连接不一致(右心房与解剖左心室连接,左心房与解剖右心室连接),心室大动脉连接不一致(主动脉发自解剖右心室,大多位于左侧,肺动脉发自解剖左心室,大多位于右侧),且可观察到是否有肺动脉狭窄,有无合并冠状动脉畸形、室间隔、房间隔缺损和动脉导管未闭。

MRI:多序列均能显示此畸形,主要应用造影增强磁共振血管成像(CE-MRA)序列及三维稳态自由进动序列可清楚地显示纠正性大动脉转位房室连接不一致,心室大动脉连接不一致的畸形以及伴随的畸形(图 5-4-25)。

三尖瓣关闭不全也为纠正性大动脉转位常见的伴随畸形,在稳态自由进动电影序列上更可显示房室瓣反流的有无及严重程度。

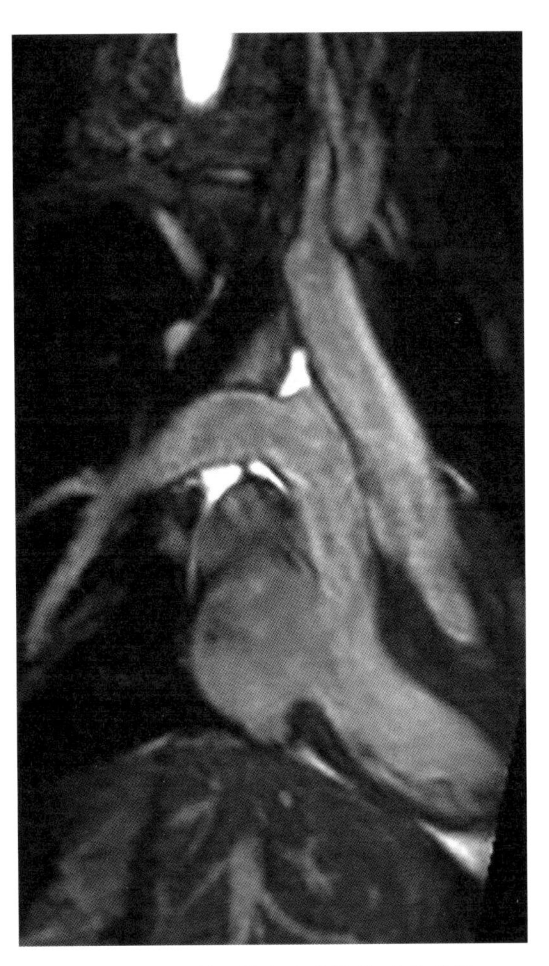

图 5-4-25 纠正性大动脉转位 MRI 表现

MRI 三维稳态自由进动序列斜冠状位 MIP 重组显示右心房与解剖左心室连接,解剖左心室发出肺动脉,解剖右心室发出主动脉

【诊断要点】

显示房室连接不一致,心室大动脉连接不一致是诊断关键。纠正性大动脉转位的诊断除明确心房、心室及大动脉连接关系外,必须明确是否合并其他心脏畸形。

【鉴别诊断】

本病需与房室不一致的右心室双出口鉴别,鉴别要点是观察肺动脉是否起于形态学右心室。

【回顾与展望】

本病为复杂性先天性心脏病,综合超声心动图、MRI 及 CT 检查,可为后续治疗提供更丰富的信息。

3. 右心室双出口

【病理生理与临床表现】

右室双出口(double-outlet right ventricle, DORV)是指两支大动脉完全或基本完全起自解剖学的右心室,两组半月瓣与房室瓣均无纤维连接。

也有学者认为两支大动脉均50%以上起自解剖学的右心室,即可称右室双出口。右室双出口几乎总并存室间隔缺损,可有或无肺动脉狭窄。

根据室间隔缺损与大动脉关系将本病分为四种类型:①伴主动脉下室间隔缺损的右心室双出口,此型最常见;②伴肺动脉下室间隔缺损的右心室双出口;③伴双动脉下室间隔缺损的右心室双出口;④伴远离大动脉室间隔缺损的右心室双出口。

根据室间隔缺损位置以及有无肺动脉狭窄,血流动力学及临床表现可类似室间隔缺损伴肺高压、法洛四联症或大动脉转位等。

【影像学表现】

X线:右心室双出口X线平片表现与其病理类型有关,①主动脉下室缺不伴肺动脉狭窄时,平片表现与大的室间隔缺损相类似,呈肺充血,肺动脉高压,左、右心室增大,左心房增大改变;②主动脉下室缺伴肺动脉狭窄时,平片表现与法洛四联症相类似,呈肺缺血,右心室增大改变;③肺动脉下室缺不伴肺动脉狭窄时,平片表现与完全性大动脉转位相类似,心影呈蛋形,肺充血,上纵隔血管阴影狭小。

CT和MRI:CT检查任意角度、任意层厚的最大密度投影重组图(图5-4-26),MRI的造影增强磁共振血管成像(CE-MRA)序列及三维稳态自由进动序列可清楚地显示心室大动脉连接情况,另外,是否有主、肺动脉下圆锥及可能存在的肺动脉狭窄、左上腔静脉,肺静脉异位引流、主动脉弓的发育不良异常也能很好地显示。

【诊断要点】

显示两支大动脉均完全起自右心室或有一支大动脉部分骑跨在室间隔上等右心室双出口特征性改变,两大血管下均有圆锥为诊断关键。右心室双出口类型较多,情况复杂,应综合超声心动图、CT和MRI检查,明确诊断及病理分型。

【鉴别诊断】

主动脉下室缺不伴肺动脉狭窄的右心室双出口,要与大的室间隔缺损鉴别。主动脉下室缺伴肺动脉狭窄的右心室双出口,要与法洛四联症鉴别。肺动脉下室缺不伴肺动脉狭窄的右心室双出口,要与完全性大动脉转位鉴别。

【回顾与展望】

右心室双出口分型诊断较难,CT或MRI检查有助于分型;目前有报道3D打印协助复杂先天性心脏病诊断及治疗,是未来发展的方向。

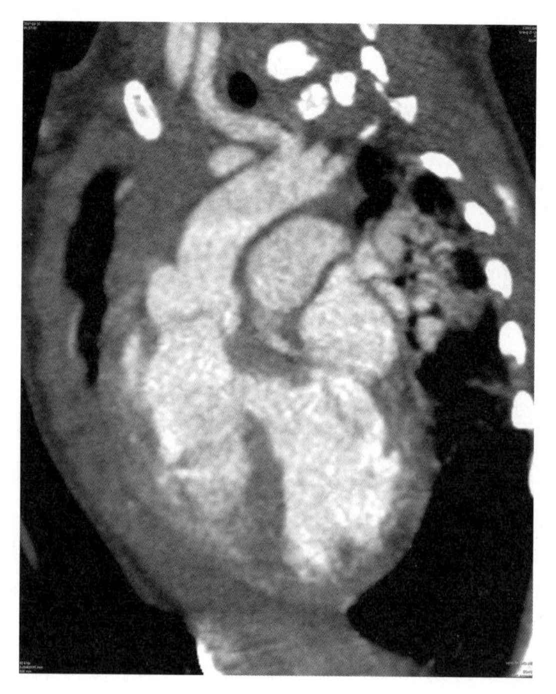

图5-4-26 右心室双出口CT表现
CT MIP斜矢状位重组显示主动脉及肺动脉均发自右心室,室间隔缺损远离大动脉

4. 三尖瓣闭锁

【病理生理与临床表现】

三尖瓣闭锁(tricuspid atresia)为三尖瓣叶完全未发育而缺如,右心房与右心室之间无直接交通的先天性心脏病,约占先天性心脏病的2%~3%。根据心室与大动脉连接关系分为三型:Ⅰ型,大动脉正常位,最多见;Ⅱ型,完全性大动脉转位;Ⅲ型,纠正性大动脉转位,最少见。Ⅰ型和Ⅱ型又根据是否合并室间隔缺损、肺动脉狭窄或闭锁进一步分为三个亚型。

血流动力学变化为腔静脉回流的静脉血经右心房直接入左心房,再经二尖瓣口流入左心室后入主动脉。部分通过室间隔缺损的进入右心室和肺动脉。

临床表现主要取决于三尖瓣闭锁的类型和有无肺动脉狭窄存在。多数患儿多在出生后即有发绀,多在1岁内夭折,存活的婴幼儿发育迟缓。

【影像学表现】

X线:三尖瓣闭锁各病理类型中以大血管位置正常伴肺动脉狭窄最为常见,平片表现为心脏大小正常或轻度增大,心腰凹陷,左心缘饱满,右心缘下段较平直,心影略呈方形;侧位胸片心影前下缘胸骨后三角区透亮度增加。其他病理类型平片表现变化较大,可有肺血增多,肺动脉段平直、突出等表现。

CT 和 MRI：CT 通过多平面多角度重组以及 MRI 造影增强磁共振血管成像（CE-MRA）序列、二维稳态自由进动电影序列及三维稳态自由进动序列可显示三尖瓣闭锁的直接征象（图 5-4-27），尤其是各型中如伴有肺动脉狭窄，CT 能很好地显示主肺动脉及外周肺动脉分支狭窄，对侧支血管也可很好地显示。对 Fontan 手术有重要影响的异常结构如左上腔静脉残存、肺静脉异位引流和左侧心耳并置等均能很好显示。

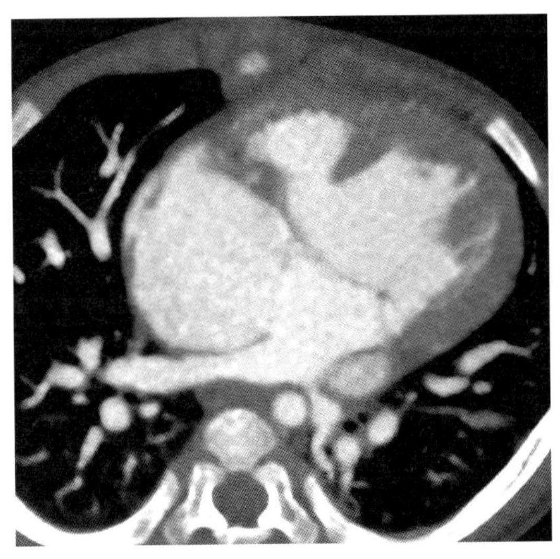

图 5-4-27　三尖瓣闭锁 CT 表现
CT MIP 轴位重组显示三尖瓣肌性闭锁，右心室发育小，左心室扩大

【诊断要点】

显示右心房与右心室之间无直接交通是诊断要点。三尖瓣闭锁类型很多，情况复杂，应综合超声心动图、CT 和 MRI 检查，明确诊断及病理分型。心导管和心血管造影主要用于某些解剖细节和生理参数的评估。

【回顾与展望】

CT 或 MRI 能在三尖瓣闭锁术前和术后提供更多的解剖和功能信息，尤其 MRI 对三尖瓣闭锁分期术后的解剖和功能评估、远期预后评估起到非常重要的作用。

5. 单心室

【病理生理与临床表现】

单心室（single ventricle）是一种严重复杂类型的先天性心脏病，单心室发生率约占全部先天性心脏病的 1%。单心室的定义与命名是心脏病理学家们长期争论的焦点，迄今为止，至少有 20 余种不同的单心室定义被提出，而且没有一种定义能得到所有人认可。Van Praagh 等主张的单心室仍以 single ventricle 命名，不包括二、三尖瓣闭锁和骑跨；Anderson 等主张单心室应称为单一心室（univentricle）或一室性房室连接心脏（univentricular atrioventricular connection），同时主张包括左或右侧房室连接缺如和二尖瓣或三尖瓣骑跨超过 50% 的病例（包括三尖瓣及二尖瓣闭锁）。由于二种分型方法最终手术方案是一致的，故先天性心脏病外科命名和数据方案（Congenital Heart Surgery Nomenclature and Database project）中提出功能性单心室（functional single ventricle）或功能性单一心室（functional univentricular heart）的概念，目前得到普遍认可。

Van Praagh 分型分三型，右室型单心室、左室型单心室和不定型单心室；根据大动脉位置分三个亚型，未将三尖瓣闭锁、二尖瓣闭锁均归入单心室的范畴。

单心室房室瓣均开口于同一心室，体静脉、肺静脉的回心血最终在心室内混合。血流从心室进入体循环及肺循环的比例则由体循环、肺循环的阻力所决定。体循环的阻力基本恒定，肺循环的阻力则变化很大。不伴肺动脉狭窄的单心室，大量的血流进入肺循环，患儿发绀常较轻，但由于容量负荷增加，可导致心力衰竭。肺动脉狭窄明显者，肺循环阻力增加，进入肺循环的血量减少，心力衰竭得以避免，但发绀明显。

临床表现变化很大，主要取决于单心室类型、大动脉的位置和有无肺动脉狭窄存在。多数患儿可有发绀。

虽然定义与命名有争论，但在治疗上分歧并不大。多数单心室需要分期手术，包括 B-T 或中央分流术、腔肺吻合术及 Fontan 手术。

【影像学表现】

X 线：①左室型单心室伴大动脉左转位者，心左缘上弓和中弓向左膨凸，系由于位于左侧的输出小腔和左位的升主动脉所致，肺血可明显增多也可减少，视有无肺动脉狭窄而定；②合并较重肺动脉狭窄的右室型单心室，常为心脾综合征，有心脏位置异常，支气管对称，肺血明显减少等改变。其他类型的单心室则较难依靠 X 线平片来做出诊断。

CT：通过显示单心室心肌小梁粗糙程度，明确分型。较好地显示两个房室瓣开口于同一心室（图 5-4-28）。对于是否存在肺动脉狭窄、其他侧支循环血管、是否存在左上腔静脉及有无肺静脉异位引流等对 Fontan 手术有重要影响的异常均可很好地显示。对伴有心脾综合征患者，清晰显示气管和心耳的形态，有助于诊断。

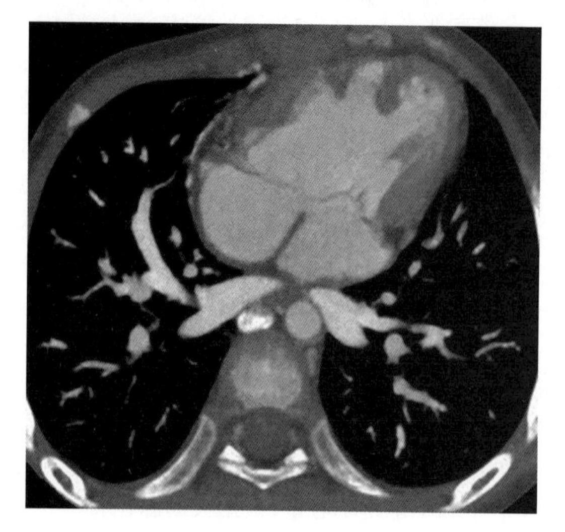

图 5-4-28 单心室 CT 表现
CT MIP 轴位重组显示房室瓣均开口于同一心室，心室肌小梁粗糙（右室型）

MRI：多序列均能很好显示单心室畸形，主要应用造影增强磁共振血管成像（CE-MRA）序列、二维稳态自由进动电影序列及三维稳态自由进动序列可清楚地显示单心室心肌小梁粗糙程度，区分右室型单心室和左室型单心室；电影序列还能显示房室瓣反流情况及对单心室进行功能评估，外周血管异常主要依靠 CE-MRA 和三维稳态自由进动序列。

【诊断要点】

单心室影像表现变化很大，主要取决于单心室类型、大动脉的位置和有无肺动脉狭窄存在。显示房室瓣均开口于单一心室是诊断的关键。单心室类型很多，情况复杂，应综合超声心动图、CT 和 MRI 检查。MRI 检查有助于改良 Fontan 矫治术或 Glenn 等手术术前、术后对于生理、解剖、心功能及血流动力学的评估。

【鉴别诊断】

三尖瓣闭锁、二尖瓣闭锁、右心室双出口等均需和单心室鉴别。

【回顾与展望】

单心室术前诊断目前 CT 和 MRI 已经逐渐取代心血管造影，单心室分期手术后的解剖和功能评估 MRI 将占据主要地位。

6. 永存动脉干

【病理生理与临床表现】

永存动脉干（persistent truncus arteriosus），又称共同动脉干，是指自心底部发出单一动脉干，由其直接供应冠状动脉、主动脉及肺动脉血液。病理分型有 Collett 和 Edwards 分类法与 Van Praagh 分类法。Van Praagh 分类法先按照伴或不伴有室间隔缺损分为 A、B 两型，再按照肺动脉起始部位分为四型：A1 型，肺动脉起自共同动脉干，并分出左右肺动脉；A2 型，不存在肺动脉总干，左、右肺动脉直接从共同动脉干发出；A3 型，一侧肺动脉起自共同动脉干，另一侧肺动脉缺如，由动脉导管或侧支血管供血；A4 型，肺动脉起自共同动脉干，主动脉弓发育不良或中断伴动脉导管未闭。永存动脉干只有一组动脉瓣，瓣膜数目不等，可有 2～6 个半月瓣，以三叶瓣最常见。

动脉干骑跨于室间隔上，左、右心室同时向动脉干内排血。体循环与肺循环的血流量主要取决于两者的血管阻力。肺循环直接承受体循环的压力，肺血流量明显增多，致左、右心室负荷增大而引起心室的扩张肥厚，容易发生心力衰竭，但发绀表现较轻。临床表现呼吸困难、心力衰竭、心动过速和肺部感染症状。肺血流量减少时出现发绀，伴杵状指（趾）。胸骨左缘 3～4 肋间可闻及响亮、粗糙的收缩期杂音和震颤，杂音和震颤可向右上传导。

【影像学表现】

X 线：心影形态则不尽相同，双侧心室增大者可似完全性大动脉转位时的“斜卵形”心，右室增大显著者可呈“靴型”心。“升主动脉”影明显增宽，几乎为正常升主动脉的两倍。双侧或单侧肺血增多，肺动脉高压的病例可见肺动脉段及肺内动脉较明显的凸出、扩张。

CT 和 MRI：可直接显示心底部发出单一扩张的动脉干骑跨于室间隔上，同时显示只有一组动脉瓣，冠状动脉、主动脉及肺动脉均由动脉干发出。根据肺动脉发生部位和形态可进行分型（图 5-4-29）。绝大多数永存动脉干患者均有室间隔缺损，表现为室间隔连续性中断。还可观察到心室增大、室壁增厚等改变。肺动脉高压存在时可表现为肺动脉增宽。部分患者可合并共同动脉瓣关闭不全，MRI 电影序列可清楚显示其反流情况，PC 成像可测量其反流量。

【诊断要点】

明确永存动脉干的诊断、分型及是否合并其他畸形。

【鉴别诊断】

X 线平片上与其他复杂先天性心脏病不容易鉴别，但如果观察到“升主动脉”影明显增宽时应想到此病可能。CT 和 MRI 可明确诊断，但应与主肺动脉隔缺损鉴别，主肺动脉隔缺损同时存在两组半月瓣，而永存动脉干只有一组动脉瓣。

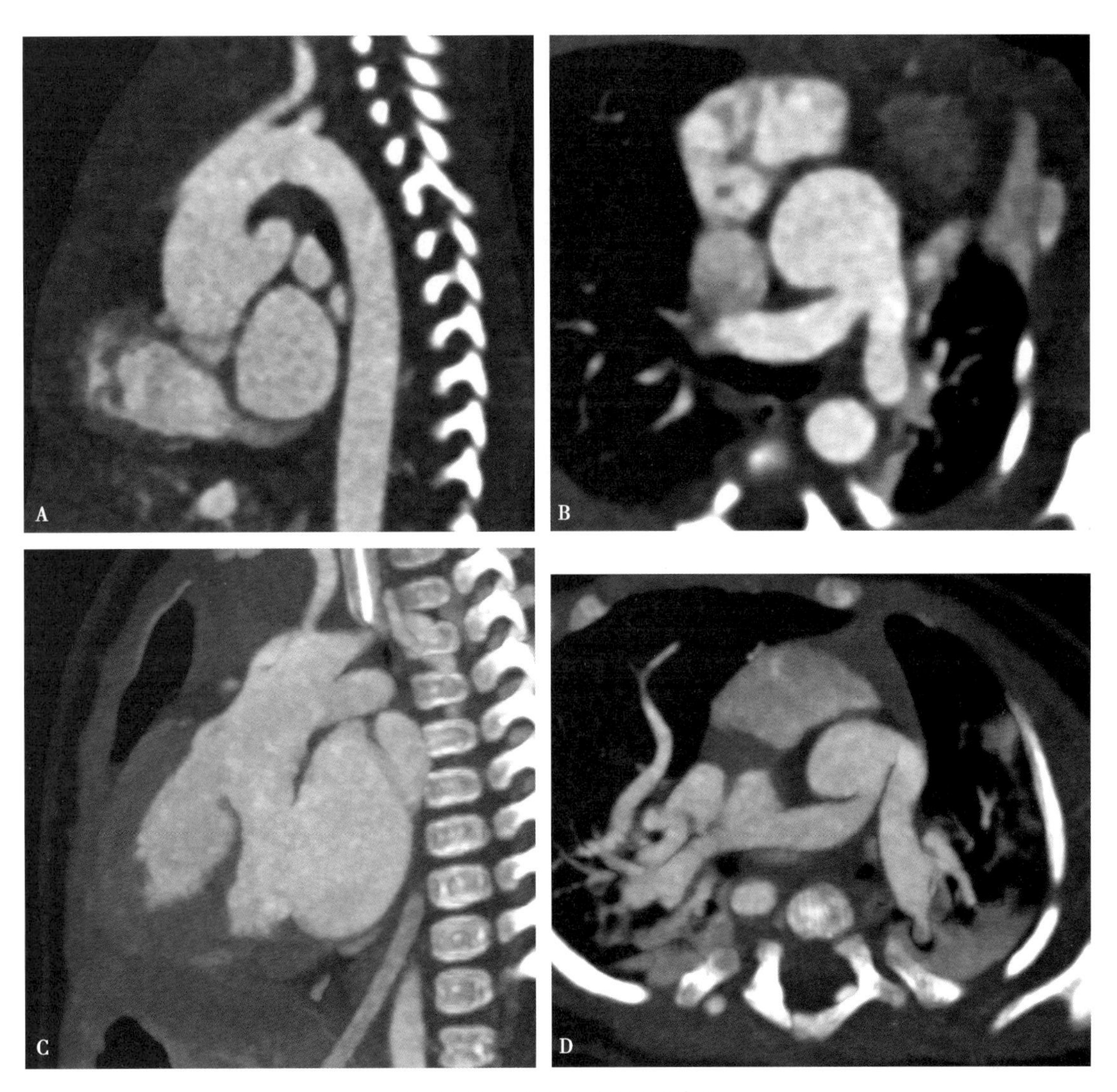

图 5-4-29 永存动脉干 CT 表现

A、B. 永存动脉干 A1 型 CT 表现，CT MPR 重组图像示肺动脉及主动脉发自一共同动脉干，有短的肺动脉主干（A），短的肺动脉主干发出左肺动脉、右肺动脉（B）；C、D. 永存动脉干 A2 型 CT 表现，CT MIP 重组图像示心底部发出单一的动脉干骑跨于室间隔之上（C），左肺动脉、右肺动脉分别起自共同动脉干左壁、后壁（D）

【回顾与展望】

以往确诊永存动脉干依靠心血管造影，随着 CT 和 MRI 技术的不断进展，心血管 CT 和 MRI 则成为诊断永存动脉干的主要影像方法。

7. 心脏异位及内脏异位症

【病理生理与临床表现】

正常心脏大部分位于左侧胸腔，如心脏不位于左侧胸腔或心脏虽位于左侧胸腔，但与其他脏器的对应关系明显改变，称心脏位置异常（cardiac malposition）。心脏部分或全部不在胸腔内，称胸外心脏。

心脏异位通常是指胸腔内心脏呈先天性的位置异常，可分为四类：①镜像右位心，是正常心脏的镜像位，内脏心房反位即心脏位于右侧胸腔，心尖指向右下，胃泡位于右膈下，肝脏位于左膈下。镜像右位心可伴及或不伴心脏结构异常，常见心脏畸形为室间隔缺损、法洛四联症等；②孤立性右位心（右旋心），内脏心房正位即心脏位于右侧胸腔，心尖指向右下。绝大多数孤立性右位心均为复杂性先天性心脏病，如完全性纠正性大动脉转位及房室不一致右心室双出口等；③孤立性左位心（左旋心），内脏反位，心房反位或不定位。几乎所有孤立性左位心均有心脏结构异常，通常为复杂先天性心脏病，其中以无脾综合征、多脾综合征较为常见；④中位心，心脏位置居中，心尖指向前方。绝大多数患者异常的心脏位置本身并无临床症状与体征，临床症状与体征与其合并畸形有关。

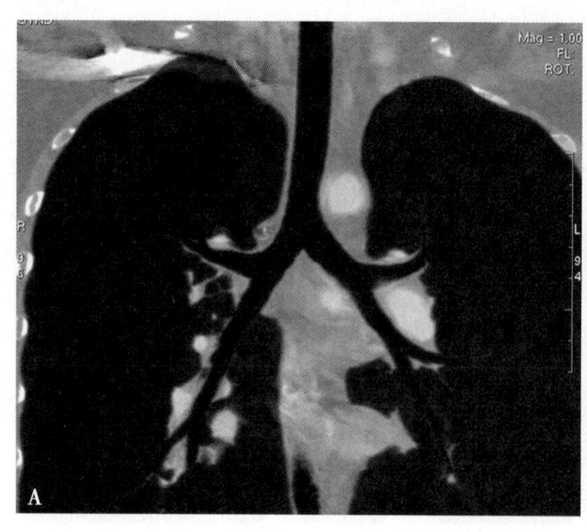

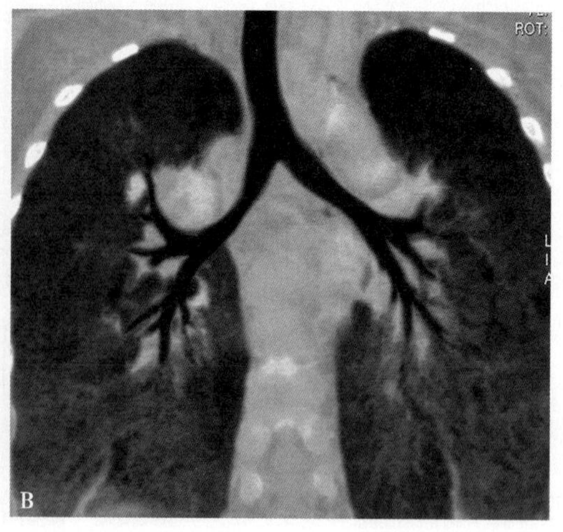

图 5-4-30 心脏异位的气道 CT 表现

A. CTMinIP 冠状位气道重组显示双侧支气管对称,均为形态学右支气管;B. CTMinIP 冠状位气道重组显示双侧支气管对称,均为形态学左支气管

【影像学表现】

X 线:可根据心脏大部位于哪侧胸腔以及肝、胃(泡)位于上腹部右侧或左侧的相对位置关系,来确定心脏位置异常的类型。

CT:可以清楚显示心耳形态,最小密度投影重组可清晰显示两侧支气管的形态,有助于判断心房位置(图 5-4-30);心耳对称以及支气管对称,多为无脾或多脾综合征。

MRI:扫描视野广,有利于复杂先天性心脏病的内脏心房位置的判断;黑血序列、稳态自由进动序列、造影增强磁共振血管造影等都能清楚显示心脏及内脏位置、心耳形态、心室及大血管形态及连接方式,对先天性心脏病做出正确诊断。目前除了传统的黑血序列能显示气管及支气管,三维扰相梯度回波序列、三维稳态自由进动序列均能显示气管支气管形态,有助诊断。

【诊断要点】

心脏与其他脏器的对应关系明显改变,为心脏位置异常,心房和心房位的确定是心脏位置异常诊断的关键。显示左/右主支气管的形态,有助于确定心房位置。

【鉴别诊断】

主要与获得性心脏移位鉴别。先天性心脏位置异常与心脏移位有所不同。后者系因胸肺疾患和畸形使心脏移离其正常位置。如一侧全肺不张、广泛的胸膜肥厚、大量胸液、一侧肺不发育或发育不全以及明显的脊柱侧后或 S 状隆凸等是心脏移位的主要继发疾病。一般都可找到产生心脏移位的疾病的影像学改变。

【回顾与展望】

心脏异位及内脏异位症几乎涵盖了所有的先天性心脏缺损畸形,超声心动图,CT 和 MRI 在此疾病诊断中起到重要作用,尤其是在复杂性先天性心脏病术后解剖和功能评估方面,MRI 检查必不可少。

第五节 心肌疾病

一、心肌炎

【病理生理与临床表现】

心肌炎(myocarditis)是心肌局限性或弥漫性的急性或慢性炎症病变,可分为感染性和非感染性两大类,最常见的病因为病毒感染,其他病原体感染少见。病理学变化主要为 HE 染色心肌组织中有炎性细胞浸润伴或不伴心肌细胞坏死,和(或)心肌细胞变性。心肌炎患者一般发现 1~3 周前或同时有上呼吸道感染和腹泻等病毒感染病史,依据病变的范围及严重程度,多数患者表现为亚临床型,可完全没有症状,严重者可并发严重心律失常、心力衰竭、心源性休克甚至猝死。实验室检查可有肌酸激酶、乳酸脱氢酶等升高。

【影像学表现】

X 线:因病变范围及严重程度不同,心肌炎 X 线表现差别较大,可为心影轻中度扩大,明显扩大者多伴有心包积液,心影呈球形或烧瓶状,严重者可发生心力衰竭而出现肺淤血、胸腔积液等征象。局限性或病变较轻患者，可无任何异常表现。

CT：极少单纯用于心肌炎的诊断，其可直观显示心脏各房室大小；少数急性心肌炎患者，增强扫描可见病灶延时强化，显示为高密度区域；其次，CT可直观显示心包积液。

MRI：急性期、亚急性期在 T_1WI 上表现为多发斑点状低信号，而在 T_2WI 上则呈高信号，此改变具有一定的特异性，反映了心肌组织炎性水肿。慢性心肌炎表现为室壁灶性局限性变薄、呈低信号。增强扫描可见延时强化，其与心肌坏死区域几乎完全一致，反映心肌不可逆性损害，包括心肌坏死和纤维化。CMR是评价心功能的"金标准"，急性心肌炎组患者左心室射血分数及心排血量均明显减低（ER-5-5-1）。

ER-5-5-1 心肌炎 MRI 表现

【诊断要点】

MRI能准确评估心脏大小、室壁厚度及射血分数，并显示炎症侵犯范围及水肿范围、心肌坏死和纤维化范围，是首选的影像学检查方法。心肌炎急性期、亚急性期在 T_1WI 表现为多发斑点状低信号，而在 T_2WI 则呈高信号；延迟增强扫描心肌层条、片状延迟强化。需要注意的是，儿童心室心肌较成人薄，容易遗漏病变，需要仔细观察。重症心肌炎患儿常合并心功能不全，导致心腔内血流速度减慢，黑血序列血流流空效应降低，易产生部分容积效应，影响心肌异常信号的判断。

【鉴别诊断】

原发性心内膜弹力纤维增生症与本病相似之处为心脏增大，但其心内膜弹力纤维大量增生及心肌变性等病变累及整个心脏。

【回顾与展望】

近年来MRI硬件和软件飞速发展，其良好的软组织对比度使其在心肌炎诊断中起到越来越重要的作用。欧洲心脏病学会于2013年制定了心肌炎最新综合诊断标准，将心脏磁共振纳入诊断标准的一部分。鉴于儿童心肌活检的风险较高，目前心肌炎的影像检查方面仍以非侵入性超声心动图和CMR为主。最近几年出现的Native T_1mapping序列，可以定量评价受累心肌的病变范围，尤其是对于弥漫病性病变及微小的局灶性病变，具有较高的敏感，但其与患者远期预后之间的关系需要进一步的研究。

二、心肌病

【病理生理与临床表现】

心肌病（cardiomyopathy）是一组多病因、慢性、进行性发展的心肌疾病，同时伴有不同形式的形态学、功能学及电生理方面的改变。WHO将心肌病划分为原发性和继发性心肌病。原发性心肌病指缺乏明确病因的心肌病变，据其形态学和病理生理学特征可分为肥厚型心肌病（hypertrophic cardiomyopathy，HCM）、扩张型心肌病（dilated cardiomyopathy，DCM）、限制型心肌病（restrictive cardiomyopathy，RCM）及致心律失常性右心室心肌病（arrhythmogenic right ventricular cardiomyopathy，ARVC）。继发性心肌病形成原因很多，包括感染性、内分泌和代谢性、中毒和药物过敏等。

【影像学表现】

X线：早期心脏可以正常，以后发生中至高度增大，一般以左心室显著，其次有右心室增大或双心室增大。左心衰时可以有肺静脉高压表现。

CT和MRI：扩张型心肌病表现为心室腔明显增大，心室横径增大较长径明显，但室间隔及心室游离壁不厚甚至变薄。心室壁心肌信号强度与正常心肌比较无明显改变，室壁运动普遍减弱。T_1WI 及 T_2WI 多表现为等信号，少数 T_2WI 上可有混杂信号。电影MRI显示心室腔显著扩大、房室瓣环扩大，室壁运动减弱，心室容积增大，射血分数显著下降；合并二尖瓣、三尖瓣关闭不全，可见房室间反流信号。

肥厚型心肌病在CT增强扫描时可准确测定心肌的厚度，并可显示粗大的乳头肌（ER-5-5-2）。MRI能显示心肌异常肥厚的部位、范围及程度。肥厚心肌在 T_1WI 及 T_2WI 一般表现为等信号，同正常心肌；少数情况下，T_2WI 上其内可见混杂信号，提示心肌缺血、纤维化；增强扫描可见局灶性异常增强区。电影MRI可显示左心室流出道内收缩期低信号的喷射血流（ER-5-5-2），左心室射血分数多正常或增加。

ER-5-5-2 肥厚型心肌病 CT 及 MRI 表现

限制型心肌病表现为心室壁增厚,且以心内膜增厚为主,右心室受累多见。心内膜面凹凸不平并可见钙化灶。电影 MRI 显示右心房、室在收缩-舒张期几乎无变化,并可见三尖瓣反流。

ARVC 表现为右心室扩大,常为流出道扩张;右心室肌小梁肥大,肌小梁和调节束可见脂肪变性;节段性室壁运动减弱,矛盾运动为主。

【诊断要点】

扩张性心肌病变表现为心室腔明显增大,心室横径增大较长径明显,但室间隔及心室游离壁不厚甚至变薄。肥厚型心肌病特点是心肌肥厚,心腔不扩张。限制性心肌病表现为心室壁增厚,且以心内膜增厚为主,右心室受累多见,收缩与舒张变化不明显。ARVC 表现为右心室扩大,常为流出道扩张,局部室壁运动异常。超声心动图简便、经济,应为首选,但其图像对比和空间分辨率均不如 MRI。CT 具有辐射,仅显示心脏形态学信息,软组织分辨率较低,不能充分显示心肌信息,少用于心肌病诊断。MRI 软组织分辨率高,可很好的显示心肌病变,其优于超声心动图及 CT,有助于缺血性心肌病与非缺血性心肌病的鉴别诊断;另外,可评估心脏收缩、舒张运动等功能信息。

【鉴别诊断】

儿童心肌病的鉴别诊断与成人有所不同,儿童主要是排除先天性心脏病。比如,在肥厚型心肌病中主要是排除导致左心室后负荷增加、左心室肥厚的先天性心脏病,如主动脉瓣狭窄、主动脉瓣上或瓣下狭窄、主动脉缩窄及大动脉炎。对于成人心肌病,需要与缺血性心肌病鉴别,心肌延迟增强有助于鉴别缺血性和非缺血性心肌病。心肌缺血或梗死相关的心肌病变,其心肌延迟强化模式为与冠状动脉分布区域对应的心内膜下或透壁强化,而非缺血性心肌病延迟强化的范围不符合冠状动脉供血区域,且常累及心肌中间层或心外膜下层。

【回顾与展望】

原发性心肌病是一组复杂的心脏疾病,临床对可疑心肌疾病患者行心脏 MR 检查,不仅能够早期发现心肌局部病变、提高诊断正确率,同时也将在评估疾病预后、监测疾病进展及评价药物治疗效果等方面发挥重要作用。采用相位对比技术测量流速相关相位位移可获得血流量和血流速度的定性和定量信息。原发性心肌病早期常仅表现为舒张功能障碍,而左心室收缩功能及舒张末期容积均正常,因此准确评价心室舒张功能显得尤为重要。通过血流测定技术对跨二尖瓣血流速度进行评估,结合左心房大小及肺静脉血流速度,是 MR 评估心室舒张功能的最佳组合。

第六节 川崎病

【病理生理与临床表现】

川崎病(Kawasaki disease,KD),又称皮肤黏膜淋巴结综合征(Mucocutaneouslymphnode syndrome,MCLS),是一种病因未明的、以全身性中、小动脉炎性病变为主要病理改变的急性热性发疹性疾病。KD 易合并冠状动脉病变,是婴幼儿后天性心脏病主要原因之一,可导致冠状动脉扩张、冠状动脉瘤形成或狭窄,严重者可致心肌梗死和猝死。部分急性期发生的冠状动脉瘤在恢复期或其后可逐渐消退,因此随访患者冠状动脉瘤的动态监测是非常重要的。

【影像学表现】

CT:累及心血管系统时,约 20% 表现为主动脉瘤或冠状动脉瘤。主动脉瘤常累及头臂动脉和主动脉弓部,表现为梭形或囊状动脉瘤。冠状动脉瘤呈梭形和囊状扩张(ER-5-6-1)。约 10% 的川崎病累及心包、心肌及二尖瓣,造成心包炎、心肌炎及二尖瓣关闭不全,表现为心包积液、左心房增大、室壁运动减弱。

ER-5-6-1 川崎病累及心血管系统形成冠状动脉瘤 CT 表现

MRI:可很好地显示心外大血管解剖结构,特别是冠状动脉瘤方面。还能显示心肌梗死所致的瘢痕,并可显示心内膜下梗死。电影 MRI 能很好显示室壁运动情况。

【诊断要点】

川崎病累及心血管系统时,约 20% 表现为主动脉瘤或冠状动脉瘤。CT 扫描速度快,空间分辨率高,可直观显示冠状动脉及瘤样扩张情况。MRI 也能同样显示冠状动脉及主动脉瘤样改变,且可显示心肌灌注异常及心肌缺血性改变。

【回顾与展望】

CT 作为川崎病并发冠状动脉损害的评估方法,特别是在血管内壁损害的诊断上值得关注。随着 MRI 硬件和软件的发展,近年来已经越来越广泛地应用于儿童心脏病的形态与功能诊断,对冠状动脉的显示已经取得巨大进步,但对远段血管显示仍不满意。

第七节 多发性大动脉炎

【病理生理与临床表现】

多发性大动脉炎(Takayasu Arteritis)是一种原发于大血管的慢性非特异性炎症,主要累及主动脉及其主要分支以及肺动脉,可引起血管腔的狭窄及动脉瘤形成。多数观点认为本病为自身免疫性疾病。该病多发于20~30岁的亚洲女性,在儿童血管炎的总体发病率中排行第三。临床上早期症状不典型,可表现为体重减轻、发热、乏力;晚期症状表现为血管损害,可出现大动脉搏动的消失;累及肾动脉可出现肾性高血压。

【影像学表现】

CT和MRI:作为非侵入性检查,CT和MRI血管造影已替代传统的血管造影成为该病诊断及随访的常用手段,并可以显示血管炎的早期病变。MRI因其无辐射及无创性,以及对血管壁病变优秀的显示能力,是该病首选的诊断及随访方法。MRI的T_2WI抑脂序列可用于观察血管壁的水肿,T_1WI增强序列可用于清晰观察血管壁的增厚及强化,CE-MRA则可清晰显示侧支血管的形成及管腔内病变。CT血管造影对小分支血管及钙化的显示更为优秀。管腔内的病变包括多节段的管腔狭窄、梭形的扩张及附壁血栓形成等(图5-7-1)。

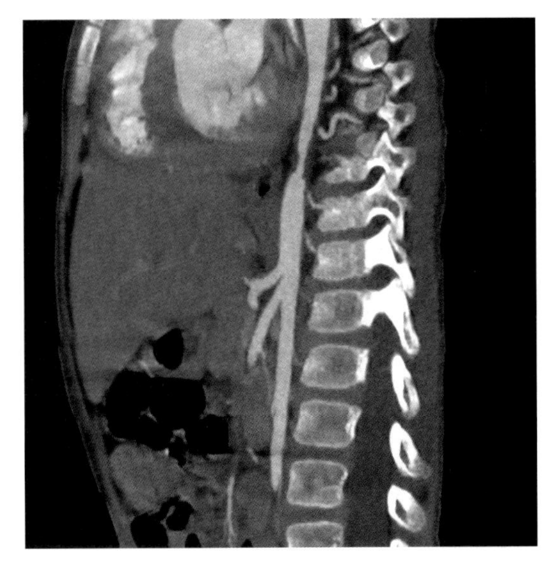

图5-7-1 多发性大动脉炎CT表现
CTMIP矢状位重组显示胸主动脉远端局部管腔狭窄,管壁增厚

【诊断要点】

主动脉及其主要分支以及肺动脉管壁增厚、水肿及强化是多发性大动脉炎活动期的典型表现。

【鉴别诊断】

应与纤维肌肉结构发育不良、神经纤维瘤病Ⅰ型及Williams综合征等鉴别,这些疾病同样可引起小儿腹主动脉狭窄,但影像学表现常无血管壁的水肿、增厚及强化。发生胸主动脉病变时要注意与主动脉缩窄鉴别,主动脉缩窄形态尚规则,无管壁的上述改变。

第八节 心脏肿瘤

【病理生理与临床表现】

儿童心脏肿瘤(cardiac tumor)少见,以原发性多见。大多数儿童原发性心脏肿瘤以良性为主,占原发性肿瘤的75%~80%,恶性肿瘤占20%~25%,转移性心脏肿瘤在儿童少见。心脏肿瘤可以无症状或出现杂音、心律不齐、心衰或猝死。良性肿瘤的临床表现取决于肿瘤的大小和位置。

文献报道在胎儿和新生儿心脏肿瘤中最为常见的良性肿瘤是横纹肌瘤,其次是畸胎瘤、纤维瘤、脉管性病变、黏液瘤等。恶性肿瘤主要有淋巴瘤、纤维肉瘤等。

小儿良性心脏肿瘤如出现明显的临床症状,外科手术为唯一的治疗方法,即便不能完全切除者,部分切除也能改善症状,获得长期生存。对无症状或轻微症状者,应定期随访。

【影像学表现】

X线:有时由于肿瘤所致心脏局部隆起,造成心影增大,但大多数心外形正常。也可有肺水肿的表现。

CT:平扫时能显示肿瘤是否含脂肪成分或有无钙化。CT增强扫描,心脏肿瘤可表现为心腔内的充盈缺损。CT增强扫描还可对心脏肿瘤引起的流出道梗阻程度做出评估。

MRI:心肌组织学特征的诊断能力决定了MRI是心脏肿瘤诊断最佳影像学诊断方法,首过灌注扫描、增强前后心电门控的自旋回波序列以及延迟强化序列,除能对心脏肿瘤定性诊断外,还可对心脏肿瘤引起的流出道梗阻程度做出评估。心肌肿瘤以累及室间隔和心室游离壁特别是左室游离壁为主。向心腔内或向心外突出,肿瘤处心肌运动减弱,心肌肿瘤与正常心肌可分界清楚也可分界不清楚。

横纹肌瘤常多发，通常发生于1岁以内，部分患儿有自行消退的趋势，部分患儿合并有结节性硬化症。体积大的肿瘤可使心室腔阻塞和扭曲。以 T_1WI 等信号，T_2WI 稍高信号为主（ER-5-8-1）。

纤维瘤 T_1WI 和 T_2WI 均以等低信号为主，通常较大，单个，位于心肌壁内，常侵及左室游离壁和室间隔。在造影增强磁共振血管成像序列表现为充盈缺损，延迟强化明显为其特点（ER-5-8-1）。

脂肪瘤 T_1WI 和 T_2WI 均以偏高信号为主，脂肪抑制序列时可为低信号。脉管性病变有时可见流空所致的低信号，但 T_1WI 和 T_2WI 均为低信号有时并非流空所致可能是钙化灶。

转移性心脏肿瘤儿童少见，转移性心脏肿瘤可为邻近心脏的肿瘤侵犯心脏所致，也可为血行或淋巴转移。病灶突向心腔内，肿块以 T_1WI 等信号，T_2WI 稍高信号为主，肿瘤处心肌运动减弱，与正常心肌分界不清，肿瘤注射对比剂后可有较明显的强化，一般伴有心包积液。

心脏肿瘤注射对比剂后可有不同程度的强化，恶性心脏肿瘤易伴心包积液，当心肌肿瘤影响房室瓣或半月瓣时，可引起明显的血流动力学改变。

ER-5-8-1 横纹肌瘤及纤维瘤 MRI 表现

【诊断要点】

儿童心脏肿瘤主要影像学诊断方法是超声心动图、MRI 和 CT。超声心动图主要用于筛查、随访；MRI 由于软组织对比佳，可对肿瘤进行组织定性，为首选的检查方法；CT 软组织对比度差，尽管采用低剂量扫描方案，电离辐射对儿童的伤害不容忽视。所以目前心脏肿瘤的影像检查方法主要以超声心动图和 MRI 为主。

【鉴别诊断】

右室腔内的肿瘤有时要和血栓形成鉴别，特别是在有右室流出道梗阻，如肺动脉瓣狭窄和肺动脉闭锁畸形时，右室腔内可有血栓形成，而右室肿瘤一般不伴先天性心脏病，可做鉴别。

【回顾与展望】

MRI 尤其对于肿瘤的定性优势明显，可以通过 MRI 弥散成像、灌注扫描和延迟强化帮助明确诊断。MRI 在心脏肿瘤诊断方面有很大的应用前景。

（钟玉敏 刘辉 郭辰 贾乾君）

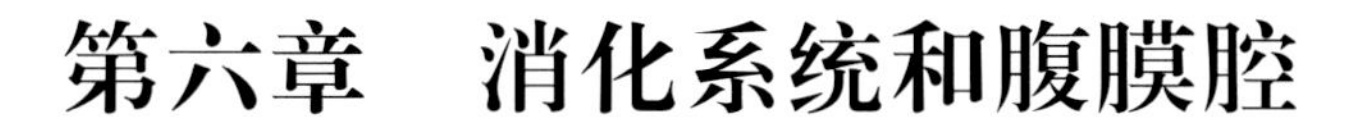

第六章　消化系统和腹膜腔

第一节　概　述

消化系统和腹膜腔为非常复杂的系统，包含了从食管到直肠肛门以及腹腔内肝胆、胰腺、脾脏等重要器官，多类疾病均可累及该系统和区域。小儿胃肠道疾病比较独特，有些仅见于新生儿或婴幼儿，如先天性胃肠道畸形、坏死性小肠结肠炎等，熟悉胃肠道的胚胎发育和这类病变的典型临床表现对于影像学诊断非常重要。即使是某些继发性病变，发生于儿童所表现的影像征象也有别于成人。对于不同的腹腔内脏器及其疾病，应根据患儿病情选择简便快捷、敏感性和特异性高的检查方法，必须熟练掌握各项检查方法的适应证和禁忌证，特别是小儿急腹症的诊断，应及时明确是否存在先天性消化道畸形、确定病变的部位和严重程度。

第二节　检查方法及适应证

传统的X线检查至今仍在小儿胃肠道的影像学检查领域内保持着重要地位，其侧重于观察管腔及管腔内壁的形态学改变，可以观察对比剂充盈和通过时胃肠道的功能性变化。但对于胃肠道外，比如确定肿瘤对胃肠壁的浸润程度和壁外侵犯及转移等尚有一定困难，还需与其他影像检查相结合。肝胆、胰腺和脾脏等腹腔内实质脏器疾病往往需要结合超声、CT和MRI表现进行诊断，特别是肿瘤性病变的定位、定性依赖于增强检查，以观察供血状况及邻近腹腔大血管有无受累。在具体情况下要充分利用各种影像学技术的优势，以便综合分析获得更佳的诊断效果。

一、X线

（一）平片

腹部X线平片用以观察腹部是否存在钙化、骨样结构及气腹、液气腹、门静脉积气等；用以观察是否存在肠道梗阻征象并判断梗阻类型、程度；以初步判断是否存在先天性胃肠道畸形。根据患儿年龄、病情和诊断需要采用不同的摄片体位，包括立位或卧位。新生儿肛门闭锁腹部倒立侧位片应在生后10h以后摄片。

（二）口服法胃肠造影

口服法胃肠造影通常使用钡剂作为对比剂，简称钡餐检查。检查时需要多体位、多角度地逐段观察钡剂在胃肠道内的充盈状态及黏膜影像，同时注意钡剂通过的时间以了解胃肠功能状态。适用范围较为广泛：①诊断胃肠道的先天性畸形及功能性病变；②鉴别胃肠道不全性梗阻的病因；③呕吐、呕血或黑便、腹痛原因待查者，注意胃肠道急性大出血时不宜做钡餐检查。

检查前新生儿需禁食4h，婴幼儿及儿童需禁食6~8h。服钡前常规胸腹部透视。新生儿一般服用钡剂约20~40ml。先天性食管闭锁可用30%泛影葡胺1ml，在透视下经导管注入，观察清晰后立即将对比剂吸出。对于可疑脏器穿孔或具有穿孔危险因素的患儿进行造影检查时，不应使用钡剂，而应采用低渗非离子型碘对比剂（如碘海醇等）。必须强调的是，目前任何对比剂在支气管中均具有潜在危害，对患呼吸疾病的婴幼儿进行检查时要认真、仔细操作，避免误吸。

（三）钡灌肠

主要用于检查结直肠病变，可显示结肠袋形态、管径、走行和位置。检查前应常规清洁洗肠，但当新生儿和婴幼儿疑为先天性巨结肠时，钡灌肠检查应在便秘期内进行，检查前3天内停止洗肠并禁用药物通便。检查时患儿取侧卧位，自肛门插入软管，注入钡剂，达肝曲后停止注入，用体位将钡剂引流至回盲部。观察对比剂充盈像及排钡后的黏膜像。

二、超声

与传统造影及CT相比，超声检查的优势在于无电离辐射、无需镇静、操作简便，易被患儿家长所接受。目前，超声已成为诊断幽门肥厚性狭窄和肠套叠的首选影像学检查方法；在阑尾炎、肠系膜淋巴结炎的诊断中，超声也发挥重要作用。多普勒超声可初步诊断肠旋转不良，并可有效评估克罗恩病的活动性。

超声在腹部实质脏器疾病中的应用已十分广泛，可清晰显示肝、脾、胰腺实质及其供血系统、肝内外胆道系统、胆囊的正常结构、先天变异及各种器质性病变，如可多切面观察判断肿物的性质（囊性或实性）、胆道结石等胆道梗阻性疾患。彩色多普勒可以更好地评估血管性病变或肿瘤内血供，可评估血流方向及流速；波形模式分析可识别门脉高压患儿的侧支血管、离肝血流以及血管狭窄或血栓。

三、CT 检查

儿童腹腔脂肪含量少，各实质脏器间密度差异小且组织对比度差，为权衡好图像质量与辐射剂量间的关系，对于践行"ALARA"原则的要求更高，如新生儿检查时管电压可低至 80KVp，通过调整 mAs 获得符合诊断要求的图像。CT 扫描主要用于诊断腹部包块、腹腔感染、腹部创伤及消化道肿瘤等。CT 可显示病变范围、形态、成分并判断邻近脏器有无受累、转移等，有助于诊断和评估累及多个器官或系统的复杂疾病。CT 后处理技术如二维或三维重建可多角度显示病灶全貌，全面观察病灶与周围结构的关系。CTA 可实现对血管分支的判断，观察血管位置、形态及走行。

观察消化道时，CT 检查前需口服对比剂。一般选用阳性对比剂（1～1.5%泛影葡胺），按不同年龄给予 60～300ml 分两次口服。第一次在检查前 30min，第二次在检查前 5～10min。但有研究表明，口服阳性对比剂将使黏膜产生强化假象，更适宜选择水性密度对比剂，在此问题上仍存在争议。

观察肝、脾、胰腺等实质脏器时，可联合应用 CT 平扫及增强检查。CT 平扫有助于发现肿瘤内钙化、胆系结石及外伤后出血。增强检查需静脉注射非离子型碘对比剂 1.5～2ml/kg，根据患儿年龄确定注射速度和方式。扫描延迟时间：动脉期婴幼儿开始注射后 10～15s，年长儿及青少年 20～25s；静脉期为开始注射后 50～60s；根据病情需要进行延迟期扫描。亦可通过对比剂示踪技术来确定动脉期扫描时间。值得注意的是，增强前平扫有时无助于提供诊断信息而增加了患儿的辐射剂量，如果需要（如确定腹部肿块的钙化），则应大幅度降低平扫时的 mAs，并将扫描范围限制在病变所在区域。

四、MRI 检查

儿童腹部脏器的 MRI 主要应用于实质脏器，多平面成像更加有助于病变定位和范围确定。T_2WI 和增强 MR 检查可更好地评估肝脏肿瘤，明确肿瘤的解剖边界、淋巴结转移、血管侵犯及胆管树受累情况，进而评估肿瘤分期及可切除性。MR 胰胆管成像（magnetic resonance cholanglopancreatography, MRCP）利用重 T_2WI 使胆汁和胰液呈高信号，而周围组织呈低信号，更清晰地显示胆管及胰管的解剖学形态与病变特点，在小儿胆道闭锁、胆石症、胆总管囊肿、胰腺炎等胆胰系统疾病中为不可或缺的检查方法。细致的检查前准备至关重要，包括镇静、禁食和口服对比剂。一般来说，6 岁以下不能屏住呼吸 20s 的患儿均需镇静；患者应在检查前 4～6h 禁食水，确保胆囊、胆管树扩张以及最大限度地减少肠蠕动伪影。

除了先天和后天性肝胆异常，MRI 越来越多地被应用于胃肠道疾病的诊疗中（如炎症性肠病和阑尾炎等）。

第三节 胚胎发育、应用解剖及生理

一、胚胎及生后发育

原始肠管于妊娠第 3 周末由内胚层卷曲形成。肠管的头端部分为前肠，将演化成咽部、食管、胃及十二指肠上段（至胆总管开口处）、肝、胆囊、胰和呼吸道；中肠发育成胆总管以下至横结肠右段肠管，于妊娠 5～10 周自脐部突出于腹腔外，经过旋转、增长并还纳腹腔；后肠则衍化为横结肠左段、降结肠、乙状结肠、直肠和肛管上段。

（一）食管

食管（esophagus）起源于原始前肠腹侧，以憩室形式出现。憩室伸长，其中出现分隔并于妊娠第 34～36 天将气管与食管完全分隔开来。食管纵向生长从头侧开始，在妊娠第 7 周时达到最终长度。最初，食管内的增殖上皮细胞完全堵塞管腔，而在妊娠第 8 周出现管腔再通。食管肌层来源于周围内脏的间充质细胞，故食管上 1/3 段横纹肌受迷走神经支配，而下 1/3 段平滑肌则由内脏神经丛支配。

（二）胃

胃（stomach）在妊娠 4～5 周期间以管状扩张

形式出现于原始前肠末端。背侧缘较腹侧增长迅速，使其在纵向轴线上出现 90°顺时针旋转，背缘转到左侧成为胃大弯，而腹侧缘向右旋转成为胃小弯。

（三）十二指肠

十二指肠（duodenum）起源于前肠尾部和中肠头端。十二指肠段迅速伸长形成“C”形并伴随胃转动而呈现十二指肠环转向右侧。由于来自前肠和中肠，十二指肠的血供亦源于腹腔动脉、肠系膜上动脉。在妊娠第 5~6 周期间，十二指肠腔内增殖的上皮细胞暂时填充肠腔，随后出现管腔再通并在妊娠第 10 周实现完全贯通。十二指肠在整个妊娠过程中不疝入胚外体腔。

（四）小肠和结肠

小肠（small intestine）和结肠（colon）均源于胚胎中肠结构，为原肠与卵黄囊相通的部分。中肠纵向生长迅速并于妊娠第 6 周形成 U 形环状结构突入胚外体腔，成为一个“生理”脐带疝。肠管在胚外体腔围绕肠系膜上动脉发生 90°逆时针旋转。在旋转过程中，空肠和回肠比结肠增长更迅速，中肠近段（空肠、回肠）位于右侧而远端（大肠）位于左侧。在约妊娠第 10 周时，肠管回纳入腹腔。小肠先进入并最终占据腹部中心部分；随后，结肠退入腹腔并发生 180°逆时针旋转，最终位于肝下并形成盲肠。升结肠继续生长，迫使盲肠进入腹腔右下象限（图 6-3-1）。

（五）直肠和肛门

直肠（rectum）和肛门（anus）源自原始后肠。妊娠第 13 天前后，后肠腹侧出现憩室-尿囊形成。妊娠第 6 周，尿囊远端消失，而尿囊茎与后肠交界处即为泄殖腔的位置。内衬内胚层的泄殖腔与内衬外胚层的原肛（肛窝）相接触，其间隔面即为泄殖腔膜。在尿囊与后肠的夹角处出现楔形间充质细胞团-尿直肠隔。尿直肠隔向泄殖腔膜方向生长，且泄殖腔侧壁内突形成皱褶，褶皱相向生长并彼此融合，最终将泄殖腔分为两部分：背侧的直肠和上部肛管部分及腹侧的泌尿生殖窦部分。泄殖腔膜将与尿直肠隔融合成为会阴体。妊娠第 8 周末，肛膜破裂，肠道与羊膜腔沟通。

（六）肝脏和胆道系统

妊娠第 4 周初，肝脏（liver）、胆囊（gallbladder）和胆管系统（biliary duct system）发生于前肠尾端腹侧突起（称为“肝憩室”），其延伸至横隔，形成未来的横隔膜。肝憩室生长迅速，分为头端和尾端。较

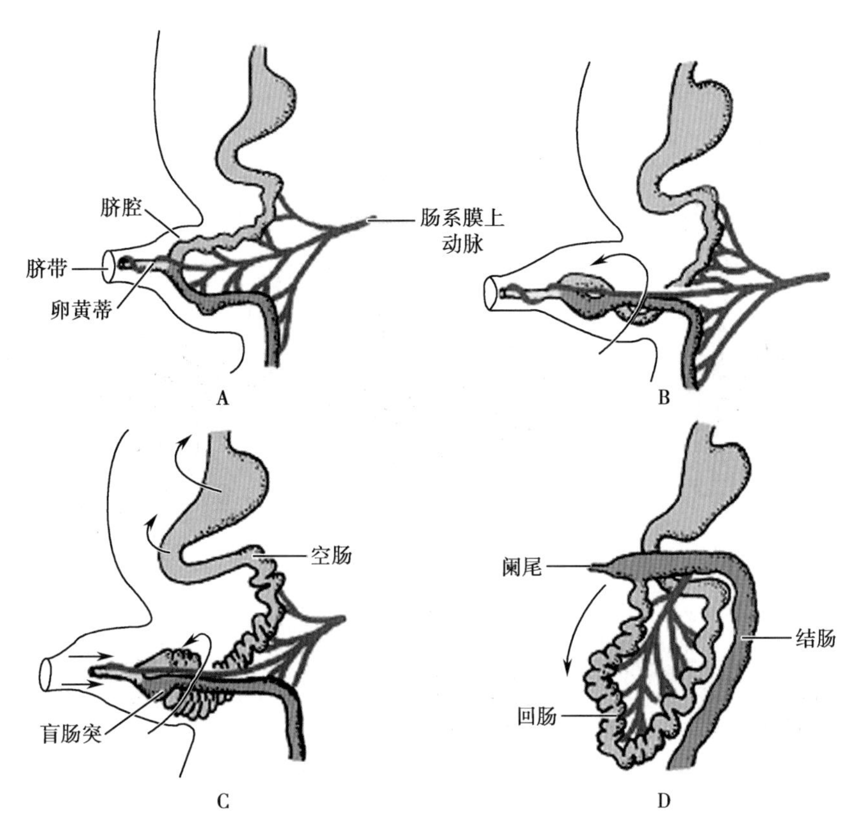

图 6-3-1　中肠袢旋转示意图

大的头端形成肝实质原基，其中增殖层细胞发育为肝细胞束和胆管系统上皮层。结缔组织、造血细胞和库普弗细胞则源于中胚层横隔。尾侧部延伸形成胆囊，其茎形成胆囊管。肝内两支主胆管汇合成肝总管并连接胆囊管与十二指肠，共同构成胆总管（图 6-3-2）。

肝脏生长迅速，右叶比左叶增长快。肝门区出现肝内胆管并向外围生长。至妊娠第 10 周，胆管系统形成。胆汁则出现于妊娠第 12 周。肝外胆管树最初为实性条索，妊娠第 10～12 周出现空腔化。胆汁经胆总管排泄到十二指肠，使得胎粪呈现特征性深绿色。

（七）胰腺

胰腺（pancreas）的发育与十二指肠发育密切相关。背胰芽产生于十二指肠背侧，腹胰芽则源自肝憩室。背胰芽较大且先出现，并向较小的腹芽生长。背侧胰芽形成胰腺尾、体和部分头部。腹胰芽在胆总管入口处发育，形成部分胰头部及钩突。随着十二指肠环的转动，腹芽向背侧旋转并在背胰芽后方与其融合。胰芽融合后，胰管系统吻合。近侧主胰管由腹芽形成，远侧主胰管则由背胰芽形成。妊娠第 2 个月末出现胰岛细胞，第 3 个月则可见腺泡细胞发育。

（八）脾脏

脾脏（spleen）于妊娠第 5 周开始发育。胃背侧系膜内的大量间充质细胞相互融合形成脾脏。如这些细胞未完全融合，则出现副脾。胃大弯转动带动脾脏进入腹腔左上象限。

（九）腹壁和腹膜腔

腹壁（abdominal wall）的发生始于妊娠第 3 周，胚胎中胚层在分化过程中形成侧板。妊娠第 6 周时，中胚层从椎旁肌节侵入侧板。侧板前缘将分化为左、右腹直肌。中胚层主体部分分为三层，形成腹外斜肌、腹内斜肌和腹横肌。妊娠第 12 周，除脐环外，右、左腹直肌几乎完全形成。

二、应用解剖和生理

（一）食管

食管为消化道最狭窄的部分，起始于 C_6 椎体下缘，于 T_{10}椎体水平穿过横隔，在 T_{11} 椎体水平与胃贲门相连。而新生儿无论是食管上端还是下端，其平面皆较年长儿或成人高 1 个椎体左右。在形态上，食管最重要的特点是具有 3 处狭窄：食管起始处、食管与左主支气管相交处和食管裂孔处，但小婴儿左主支气管对食管的压迫不明显，异物易停留在食管入口。

当食管充分扩张时，其远端扩张呈梭形，通常被称为"食管前庭"。婴幼儿食管前庭跨越食管裂孔，上部位于胸腔，下部位于腹部。钡餐检查钡剂排出后可见纤细平行光滑的黏膜影 3～5 条，至贲门

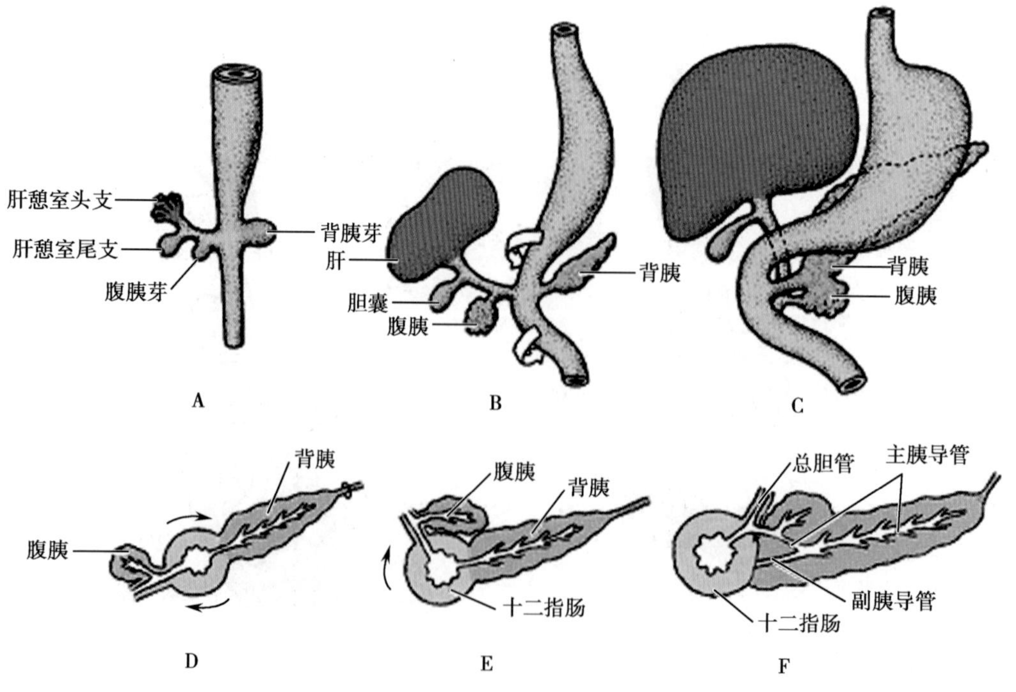

图 6-3-2 肝、胆、胰的发生示意图

处黏膜纹呈聚拢收缩状，婴儿黏膜影不如儿童明显。

（二）胃

胃是消化道各部中最膨胀的部分。胃分为四个区域：贲门部、胃底、胃体和幽门部，胃近端以贲门与食管相连，远端以幽门与十二指肠相连。胃形态、大小和位置因年龄、性别、体形、胃内容物的多少及体位的不同而异。新生儿及小婴儿胃因大量充气位置较高且多呈横位，学龄前后儿童与年长儿胃的形状多与成人相似，以钩形胃最常见。新生儿及小婴儿的胃黏膜皱襞较细少且蠕动较浅，胃排空时间的变化较显著，如仰卧位时钡剂沉于胃底可滞留 8h 以上，而侧卧位时钡剂可在 2~3h 排空。

（三）十二指肠

十二指肠呈"C"形弯曲，包绕胰头，可分为上部、降部、水平部和升部。上部与幽门管相连，降部中可见十二指肠大乳头和小乳头，为肝胰壶腹和副胰管的开口，降部下端位于 $L_{3\sim4}$ 水平，水平部在 L_3 水平，升部越脊柱后向左上延续于蔡氏韧带处弯曲向左下与空肠相连，肠系膜上动、静脉紧贴十二指肠水平部前下行。钡剂通过十二指肠较为迅速，一般采用正位及右侧卧位观察，但在肠系膜上动脉压迫升部时钡剂通过缓慢。

（四）空肠和回肠

空肠在 L_2 左侧起于十二指肠空肠曲，回肠通过回盲瓣连接盲肠，两者经肠系膜附着于后腹膜壁，并不存在明确的分界线。腹平片上，新生儿与小婴儿正常充气小肠遍及全腹，表现为多数互相紧贴且大小相似的钝角多角形或类圆形充气肠袢影，侧位片上小肠肠袢位于前中腹部。幼儿及年长儿小肠肠袢内气体逐渐减少。通常认为空肠占全部小肠近端 2/5，位于左腹部及中腹部，可见较密集的环形皱襞。钡剂通过迅速，钡柱较连续，钡剂通过后黏膜皱襞如羽毛状呈密集点状影。回肠位于右腹部和下腹部，钡剂下行较缓慢，肠管宽径较空肠小，黏膜皱襞稀少，回肠末端可见纵行黏膜皱襞。钡剂于服钡后 2~5h 达回盲部，如在 8~9h 后钡剂仍在小肠内停留，表明钡剂下行受阻或肠蠕动过缓。

（五）结肠和直肠

结肠自盲肠止于肛门。升结肠自盲肠向上至肝下形成结肠右曲（肝曲）。横结肠横过上腹部有系膜附着，中部下垂，在左上象限形成脾曲转成为降结肠。降结肠下行至髂骨嵴水平进入腹膜腔与乙状结肠相连。直肠始于腹膜返折部位，沿骶骨下行，止于肛管末端。婴儿盲肠位置较高，特别 2~3 个月小儿常可位于髂嵴水平以上，阑尾为盲肠伸出的一段盲端。小儿特别是婴儿结肠壁较薄，无明显结肠带与脂肪垂，升结肠及直肠与后腹壁固定较差，这是婴儿容易发生肠套叠的解剖因素之一。乙状结肠和直肠相对较长，直肠黏膜及肌层发育较薄弱。

腹平片上，新生儿与小婴儿结肠充气较多，于右侧卧位摄片时可与小肠肠袢相鉴别；年长儿于结肠内仅见少量气粪影，多位于盲肠、升结肠和直肠。钡灌肠检查可显示正常结肠袋结构，见于全部结肠，以横结肠最明显。结肠管径自右向左侧递减，乙状结肠远端最窄，直肠壶腹形成终末端扩张段。婴儿期结肠因肝、脾曲位置较低，结肠框开阔呈方形，年长儿常为长方形。

（六）肝脏和胆道系统

肝脏为腹部最大的器官，右叶大于左叶。新生儿及婴儿肝较年长儿和成人相对大。肝脏上部分与膈肌直接接触且无腹膜覆盖，后缘紧邻下腔静脉、右侧肾上腺，下缘与结肠、胆囊和右肾毗邻。肝左叶与胃邻接。肝门位于肝脏的脏面，其中包含胆管、门静脉和肝动脉。基于 Glisson 系统和肝静脉系统可将肝脏分为 8 段，其解剖分段与成人相似，每个肝段可视为功能和解剖上独立的单位（图 6-3-3）。超声示正常肝脏呈中度细致而均匀回声，其回声较胰腺弱，较肾皮质强。肝内血管为低回声管道结构，门静脉壁较厚，多普勒可区别伴行的肝动脉和胆管等结构。CT 平扫肝实质密度均匀，稍高于周围腹腔内脏器，CT 值为 50~80Hu；增强后可显示肝内强化的血管分支走行。MRI 可突出肝脏与周围组织间的良好对比，在 T_1WI 序列较脾实质信号强，T_2WI 序列较脾低。正常肝内血管表现为低信号，肝内胆管不显示。

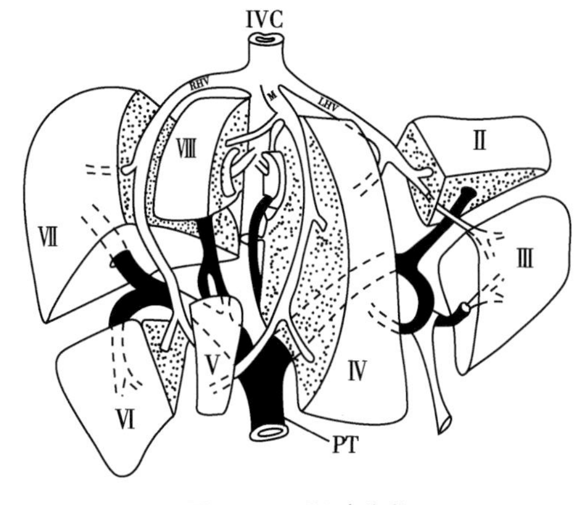

图 6-3-3 肝脏分段

胆囊为梨形囊状器官，位于胆囊窝内，上面由疏松结缔组织与肝相连，下面游离且被覆腹膜，与结肠脾曲及十二指肠上部相毗邻。正常胆管系统包括左右肝管、肝总管及胆总管，胆囊管上方连接胆囊，下方多以锐角与肝总管汇合为胆总管。CT平扫看不到正常管径的肝内胆管，分支直径一般不超过2~3mm；胆总管不超过5~7mm。胆囊壁光滑均匀，厚1~2mm。胆囊腔密度取决于胆汁浓度。MRCP可清晰显示胆管树及胆胰合流状况。

（七）胰腺

胰腺水平横卧于腹膜后，横过$L_{1\sim2}$前方。胰头宽大，位于中线右侧，在十二指肠框内，胰头下部较深处为钩突。胰颈连接胰体和胰头，后方为肠系膜上静脉及其与脾静脉汇合而成的门静脉起始部。胰体较长，前方隔小网膜囊与胃后壁相邻，后方靠近下腔静脉、脾静脉和腹主动脉。胰尾自体部逐渐变窄，有一定移动度。胰管起于胰尾，贯穿胰腺后止于胰头，与胆总管共同汇合成肝胰壶腹，开口于十二指肠大乳头。CT显示胰腺密度类似肝或稍低，比较均匀。

（八）脾脏

脾脏位于胃底大弯侧与左膈之间，其形态大小视个体差异和年龄而定。CT横断扫描脾正常长度不超过5个肋单元，实质密度均匀，低于肝而高于肾。

（九）腹壁和腹膜腔

腹壁为包绕腹腔的解剖结构。壁层腹膜和脏层腹膜之间的腔隙即为腹膜腔。腹膜腔又由腹膜返折形成的韧带、系膜、网膜、皱襞等结构分隔成大小不等的间隙、隐窝和凹陷。正常情况下，CT难以显示儿童脏层腹膜。

第四节 食管疾病

一、食管闭锁和气管食管瘘

【病理生理与临床表现】

食管闭锁和气管食管瘘（esophageal atresia and tracheoesophageal fistula）为一组先天性发育异常，发病率为1/3000~1/4500，两者并存约占90%，好发于男性。食管闭锁的形成机制尚存在争议，既往认为本病为原始前肠内的食管气管分隔形成障碍，导致食管闭锁伴/不伴气管食管瘘；但有研究表明胚胎期食管和气管的形成过程是前肠“折叠”的结果，在气管食管的头部和尾部管腔相向移动，从而形成腹侧气管和背侧食管。因此，食管闭锁合并气管食管瘘是背侧食管的腹侧皱褶位置异常所致；而单纯食管闭锁则为血管发育异常所致，而非消化和呼吸管腔分离障碍。

根据食管闭锁盲端的位置、有无气管食管瘘及瘘口位置，将本病分为五型（图6-4-1）：Ⅰ型：食管上下均为盲端，中间无连接或以纤维组织索条连接，无气管食管瘘；Ⅱ型：食管上段有瘘管与气管相通，而下部呈盲端；Ⅲ型：食管上段为盲端，下段上端有瘘管与气管相通；Ⅳ型：食管上下端均与气管相连有瘘管形成；Ⅴ型：食管畅通但有与气管形成的瘘管。Ⅲ型最多见，占90%以上，此型按照闭锁两盲端的距离，大于2cm或小于2cm又可分为Ⅲa型和Ⅲb型。新生儿口吐白沫，喂食时呕吐、呛咳、青紫、吞咽困难、进行性呼吸困难，应考虑本病可能。合并其他畸形的发生率为50%~70%，包括心脏、泌尿生殖系统、胃肠道、肌肉骨骼和神经系统异常。

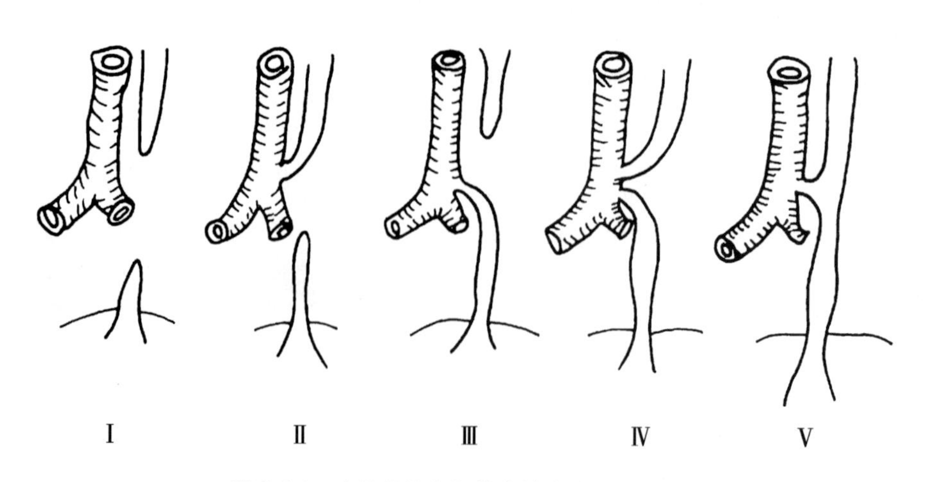

图6-4-1 食管闭锁和气管食管瘘分型示意图

【影像学表现】

X 线：胸腹联合平片上，食管上段闭锁表现为上纵隔内盲袋状充气扩张影，常位于 T_2 或 T_3 椎体水平。置鼻饲管者可见鼻饲管于盲袋内卷曲、折回，气管可受压前移。常伴有吸入性肺炎、肺不张，以右上肺多见。腹部如果缺乏肠气，提示食管闭锁远端无气管食管瘘，此时需内镜检查除外食管闭锁近端存在气管食管瘘；如果存在肠气，则提示食管闭锁远端存在气管食管瘘（图 6-4-2A）。Ⅴ型患儿气管食管瘘可位于气管的任何水平，但多位于气管上部，且瘘管于食管前壁向前、上与气管相通。

食管造影检查可进一步明确诊断，若临床高度怀疑食管闭锁，可将鼻饲管上提至食管上端，注入 1~2ml 碘油，观察食管闭锁盲端的位置和形态。

CT：采用薄层、小螺距的扫描方法，结合三维重组和仿真内镜等后处理技术可显示闭锁食管两盲端情况及气管食管瘘的位置（图 6-4-2B、C）。在不使用对比剂、不插入胃管的情况下对患儿进行检查，通过闭锁近端食管扩张积气、积液情况，显示闭锁食管的近侧盲端；通过多平面重组图像，完整显示气管食管瘘位置、类型以及闭锁食管近端与远端的距离，为诊断食管闭锁的分型和制订治疗方案提供依据。

【诊断要点】

食管闭锁可于产前诊断，表现为孕妇羊水过多、胎儿胃泡缺失或小胃泡。产前 MRI 检查可发现胎儿颈部盲袋状结构，进一步提高了产前诊断的敏感性。生后胸腹部 X 线平片见上纵隔内超过气管宽度的囊状充气影，大多数患儿同时伴有吸入性肺炎。胃泡及肠管的充气是判断有无气管食管瘘的重要征象，结合食管造影是否有对比剂进入气管，可对本病的分型做出诊断。CT 三维重建可明确显示食管闭锁部位、闭锁段长度和有无气管食管瘘及瘘口位置。

【鉴别诊断】

生后即出现呕吐一般见于新生儿消化道近端梗阻，除本病外常见疾病还包括食管裂孔疝、肥厚性幽门狭窄等，临床表现无特异性，影像学检查为重要确诊依据，超声及胸腹部 X 线平片可初步判断梗阻部位、性质，消化道造影可进一步做出鉴别诊断，上述疾病均存在较为典型的影像学表现。食管裂孔疝可见膈上区食管裂孔周围的含气胃泡影，上消化道造影见疝囊内胃黏膜皱襞，贲门与食管连接处形成幕状突起。肥厚性幽门狭窄通过超声检查可直接显示胃窦及幽门部形态学改变，上消化道造影可显示“线样征”“肩征”“蕈征”等多种特征性表现。如临床高度怀疑食管闭锁，可在患儿生后数小时内尝试放置鼻饲管，如导管返折则可基本明确诊断，鉴别诊断不难。

二、食管异物

【病理生理与临床表现】

食管异物（foreign bodies in the esophagus）多发生于 1~5 岁小儿，绝大多数见于 3 岁以下的婴幼儿。食管异物常滞留于生理狭窄部，以食管入口或支气管分叉处最常见。异物停留处食管可发生充血、水肿、溃疡甚至穿孔引起食管周围炎或纵隔炎，患儿出现哽噎、疼痛、进食困难等慢性异物嵌塞症状。较大异物压迫气管可发生咳嗽。常见误吞物包括硬币、电池或不慎摄入腐蚀剂，其中误食电池及腐蚀剂损害严重，最严重并发症为后期出现食管狭窄。

【影像学表现】

X 线：X 线平片和透视常能确定有无异物及异物的位置、大小、形态及有无合并症。异物可分 X 线不透性与可透性两类。

X 线不透性异物：多为金属异物如硬币、别针、图钉、电池等，具有特定形态的异物容易在平片上分辨出来，扁平状异物在食管中呈冠状位如硬币（图 6-4-3）。慢性异物嵌塞引起周围炎症时，侧位胸片可见食管气管间隙增厚；食管造影则往往用于慢性食管异物嵌塞发生穿孔或气管食管瘘的诊断中。

X 线可透性异物：如各种果核、鱼、骨片等，平片通常不能直接显示，需服用少量钡剂。异物较大时钡剂通过完全受阻，表现为食管管腔内位置固定的充盈缺损，梗阻水平以上食管柱状扩张并充盈钡剂；较小时钡剂分流经食管一侧通过，异物在钡剂通过后更易显示。

需要注意的是，摄入腐蚀性物质的急性期不宜进行食管造影，应尽快确定有无纵隔气肿并行内镜检查以便发现黏膜损伤。后期可行造影检查用以评估食管狭窄（图 6-4-4），食管受累程度和范围主要取决于摄入物质的性质，酸性物质常导致局灶性或短段狭窄，碱性物质则常引起长段狭窄。

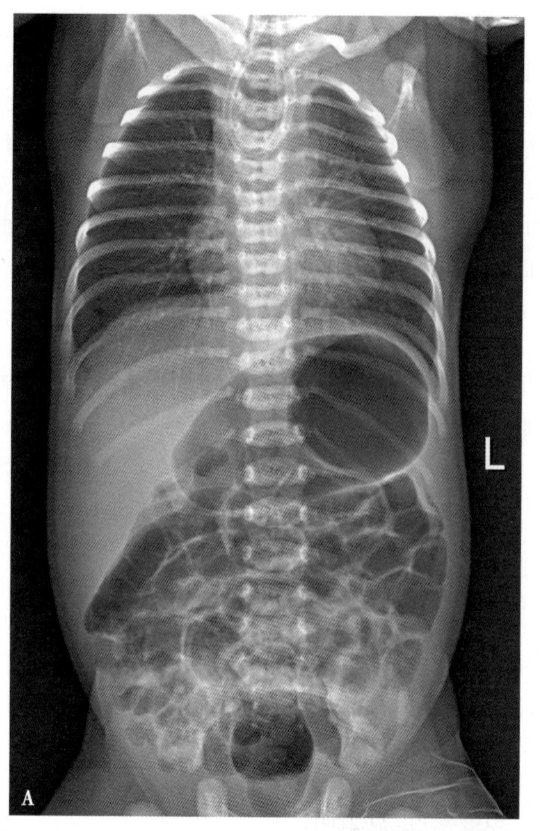

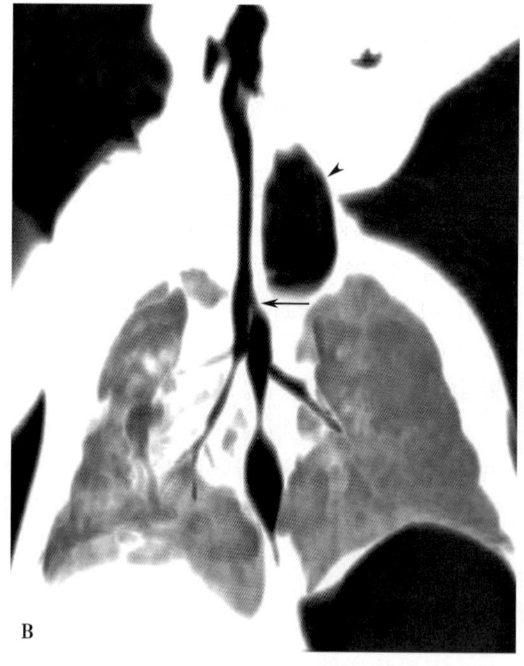

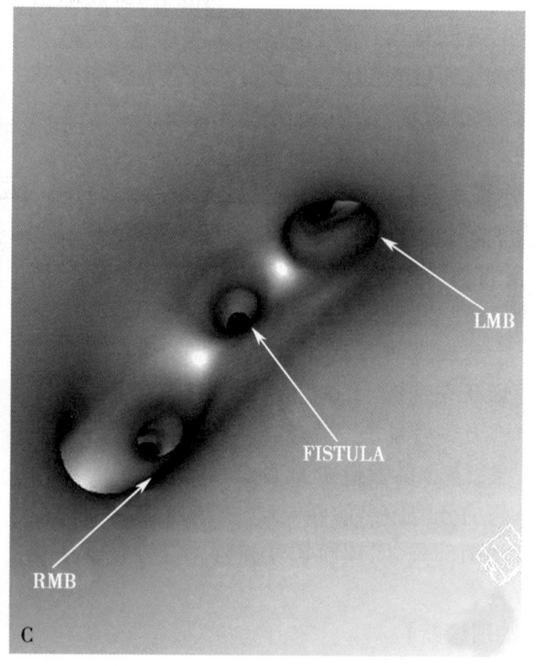

图6-4-2 食管闭锁(Ⅲ型)影像学表现

A. 食管闭锁(Ⅲ型)X线表现,胸腹联合X线平片显示鼻饲管于食管盲端返折,肺内未见吸入肺炎征象,提示上段食管闭锁;胃肠内充气提示食管下段与气管相通;B. 食管闭锁(Ⅲ型)CT表现,CT冠状面重组图像显示食管闭锁近端盲端扩张积气,气管食管瘘位于气管隆嵴上方;C. 食管闭锁(Ⅲ型)CT表现,支气管仿真内镜显示左右主支气管开口与位于中间的气管食管瘘口

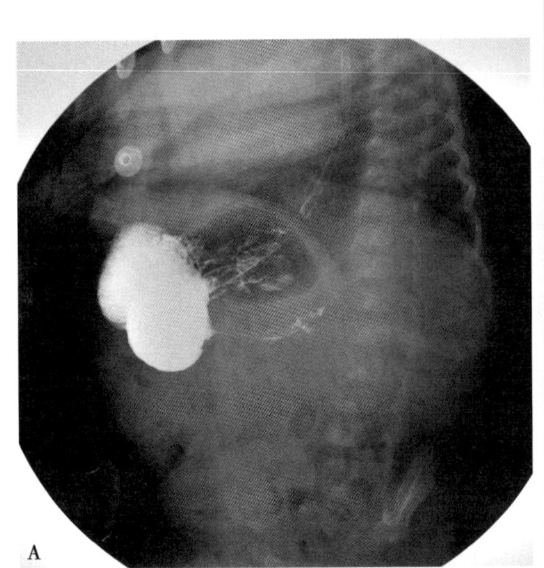

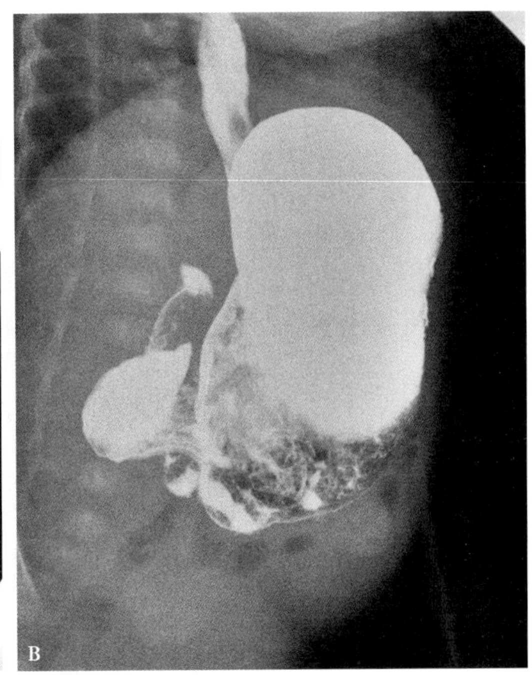

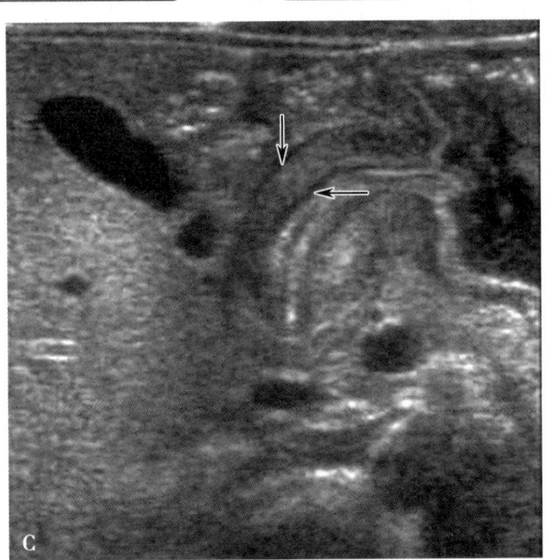

图 6-5-1 肥厚性幽门狭窄影像学表现
A. 上消化道造影,幽门管变细变长,呈“线样征”;B. 上消化道造影,十二指肠球基底部受压,呈“蕈征”;C. 超声表现,幽门肌肥厚程度,幽门管细长,管腔狭窄

上消化道造影:上消化道造影为本病主要的诊断方法,它可显示胃扭转类型及胃流出道梗阻的证据。①器官轴型:胃呈水平横位,胃的大、小弯位置互换,胃大弯贴近膈呈弧形上凸,胃小弯凹面向下。幽门高于十二指肠球部,胃食管交界部下移,与胃大弯交叉(图 6-5-2A)。②网膜轴型胃扭转:胃呈垂直位,胃窦部或幽门翻转至胃食管交界部上方,胃底在下,或表现为胃窦、十二指肠球近端与胃体部重叠或交叉(图 6-5-2B)。③混合型胃扭转:表现复杂,可随体位改变扭转类型。

【诊断要点】

胃扭转表现为胃移位及翻转,上消化道造影检查可以明确诊断。

【鉴别诊断】

小婴儿、新生儿正常胃可呈横行高位,但其贲门、幽门、十二指肠球部几乎位于同一水平,并无胃翻转的相应表现,与器官轴型胃扭转表现不同。而儿童瀑布型胃也可类似器官轴型胃扭转表现,但前者胃窦部低于胃底,无胃移位的相应表现,鉴别不难。

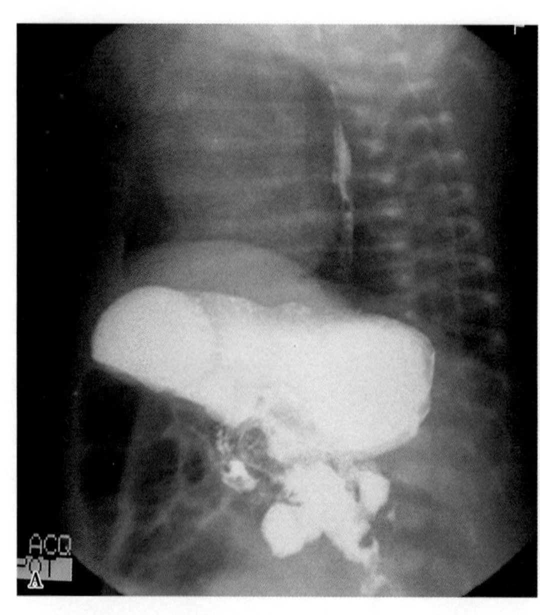

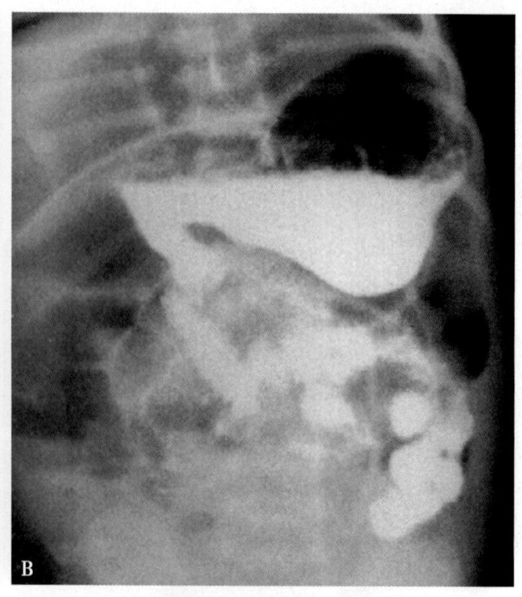

图 6-5-2　器官及网膜轴型胃扭转上消化道造影表现
A. 器官轴型胃扭转上消化道造影表现，胃贲门、胃体和幽门几乎处以同一水平；B. 网膜轴型胃扭转上消化道造影表现，幽门与贲门间距变小，胃窦部向胃底翻转

第六节　小肠疾病

一、十二指肠闭锁/狭窄

【病理生理与临床表现】

十二指肠闭锁与狭窄（duodenal atresia and stenosis）为新生儿常见的十二指肠梗阻原因，系胚胎初期十二指肠空化不全所致。发病率约为1/10000~40000，女婴略多于男婴。十二指肠闭锁多为膜性闭锁，少数为两段式或多发闭锁；狭窄多为膜性狭窄，以隔膜中间有一小孔最为常见。本病可见于十二指肠任何部位，以降段最为多见，约30%梗阻位于Vater壶腹近端。

本病好发于母亲羊水过多的早产儿或低体重儿，生后1~2天内或喂奶后即出现呕吐，如十二指肠闭锁/狭窄发生于壶腹部以远，表现为胆汁性呕吐；梗阻发生于壶腹部近端，则表现为类似于肥厚性幽门狭窄的非胆汁性呕吐。十二指肠狭窄患儿的临床症状出现稍晚，且主要依据狭窄程度而变化。反复呕吐可致病儿消瘦、脱水，常继发吸入性肺炎。本病同时可伴发肠扭转、环状胰腺、食管或肛门直肠闭锁、先心病等。

【影像学表现】

十二指肠闭锁：腹部X线平片显示，充气扩张的胃泡和十二指肠近端伴气-液平面形成，为典型“双泡征”（图6-6-1）；若十二指肠远端闭锁可为“三泡征”。闭锁十二指肠内充满潴留液体时，仅胃泡充气扩张呈“单泡征”，梗阻部位以下肠管无充气。上消化道造影显示，十二指肠呈盲端，盲端显著扩张、边缘光滑，呈“风兜状”，对比剂不能下行。钡灌肠显示结肠细小呈胎儿型，直肠壶腹存在。

十二指肠狭窄：腹部X线平片显示，狭窄以上十二指肠及胃腔呈不同程度扩张，各形成一个气泡并有气-液平，出现典型“双泡征”，狭窄部位较低时可表现为“三泡征”，而狭窄以下肠管仅有少量气体或无明显充气。上消化道造影检查显示，胃及梗阻以上十二指肠扩张，蠕动增强，幽门管增宽，狭窄部钡剂通过缓慢，可见隔膜状充盈缺损，呈细线样狭窄（图6-6-2）。钡灌肠检查结肠形态无异常。

【诊断要点】

X线平片是诊断十二指肠闭锁与狭窄的首选检查方法，明确梗阻部位（高位或低位）和性质（完全性或不完全性）。主要观察胃及十二指肠扩张情况，有无“单泡征”、“双泡征”、“三泡征”等，了解小肠内气体分布情况，可初步判断是否存在十二指肠梗阻。上消化道造影可进一步观察梗阻部位和梗阻端的情况。钡灌肠主要用以了解结肠形态、位置是否正常，有无细小结肠，从而为诊断和鉴别诊断提供帮助。

【鉴别诊断】

新生儿及小婴儿因胆汁样呕吐、腹胀等十二指

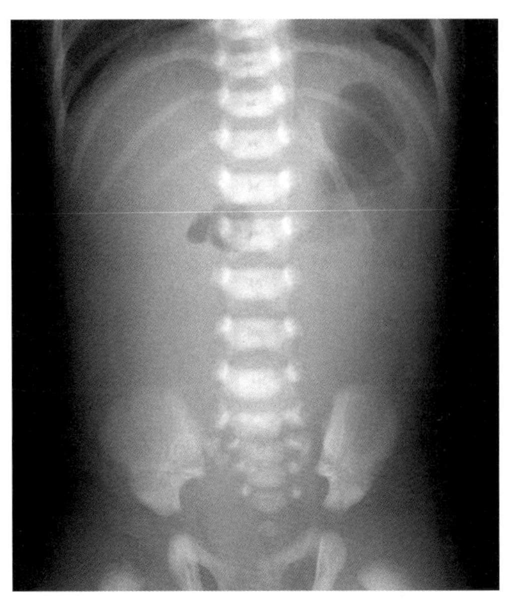

图 6-6-1 十二指肠闭锁 X 线表现
典型“双泡征”，梗阻以下未见充气肠管

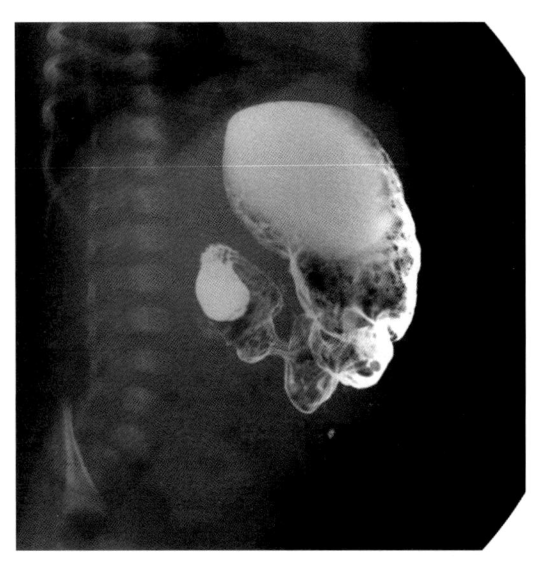

图 6-6-2 十二指肠狭窄上消化道造影表现
梗阻近端明显膨大，可见线样隔膜状充盈缺损，梗阻以下肠管内仅见极少量对比剂充盈

肠梗阻症状就诊者十分常见，十二指肠闭锁或狭窄需与环状胰腺、先天性肠旋转不良相鉴别。环状胰腺：环状胰腺压迫十二指肠第二段可引起完全或不完全性梗阻，完全性梗阻与十二指肠闭锁的鉴别点为钡剂灌肠造影显示结肠宽径正常。不完全性梗阻时上消化道造影显示十二指肠降部有长达 1~3cm 的狭窄段，而十二指肠狭窄多为隔膜状狭窄，狭窄段较短，对比剂可通过隔膜上的小孔。先天性肠旋转不良：肠旋转不良合并扭转时，十二指肠远端可表现不全性梗阻，钡剂通过困难，呈“鼠尾状”狭窄，其与十二指肠狭窄的鉴别点为，空肠上段位于右上腹，或全部小肠位于右腹部，盲肠或阑尾位于右上腹或中上腹部等异常位置。

二、先天性肠旋转不良

【病理生理与临床表现】

先天性肠旋转不良（congenital intestinal malrotation）指中肠未完成正常旋转而引起的一系列异常，不仅影响十二指肠-空肠结合部，还可导致盲肠位置异常，两者可独立发生，也可合并存在。正常情况下，中肠在胚胎时期逆时针旋转 270°，若突出的小肠未还纳、还纳的小肠未旋转、旋转过程中停滞或反方向旋转，生后可发生脐膨出、中肠未旋转或旋转不良。此外，由于小肠系膜未能从左上至右下固定于后腹壁而引起的肠管围绕肠系膜根部旋转，即为肠扭转（volvulus）。肠旋转不良时常伴有异常的腹膜带（即异常纤维性腹膜韧带），此带大多起于异位盲肠并附着于右侧腹壁，可压迫十二指肠。

60%~70%在新生儿时期出现症状，临床主要表现反复胆汁样呕吐，同时出现排便减少。如发生中肠扭转患儿症状重，表现喷射样呕吐、血便等，因肠管扭转而发生局部缺血的病例中，腹部膨胀且坚硬，随后出现腹膜炎体征，甚至发生心源性休克。部分患儿无任何症状，到较大年龄时才发现。婴幼儿及儿童期肠旋转不良多表现为阵发性胆汁性呕吐伴/不伴腹痛，腹部常无明显肠梗阻体征。

肠旋转不良还可并发多种其他畸形，包括先天性巨结肠和肛门直肠畸形、泄殖腔外翻、梅干腹综合征、巨大膀胱-细小结肠-肠蠕动迟缓综合征等。肠旋转不良还可见于 13、18 和 21-三体综合征患儿中。

【影像学表现】

X 线：平片根据腹膜束带压迫十二指肠的程度以及是否合并中肠扭转可出现不同的影像征象，表现为十二指肠不全性梗阻，即胃及十二指肠近端积液扩张伴气-液平面，梗阻点以下肠管充气减少。肠旋转不良早期或剧烈呕吐后，平片可无异常（ER-6-6-1）。梗阻较严重或扩张十二指肠内充满液体或内容物反流入胃内，仅显示胃扩张（ER-6-6-1）。若小肠无气或含气极少，但伴有腹胀或腹部压痛，提示绞窄性中肠扭转可能。如出现低位小肠梗阻如肠袢间隙增宽、肠袢呈长管状或“香蕉”状表现

(ER-6-6-1),则可能预示着肠袢坏死、预后较差。

上消化道造影:可明确诊断肠旋转不良及其并发症,但平片显示完全性十二指肠梗阻或病情危重病例应慎重检查。对比剂可采用钡剂,新生儿、小婴儿及梗阻较重病例则需采用水溶性碘剂。显示十二指肠降段或水平段呈完全或不完全性梗阻,呈外在性压迫狭窄。胃及近端十二指肠扩张,合并肠扭转时近端肠管呈“螺旋状”或“鼠尾状”(图6-6-3),若为完全梗阻则对比剂不能进入扭转肠袢,在扭转近端逐渐变细或呈“鸟嘴”状。十二指肠空肠曲位于脊柱右侧,十二指肠球部指向下方,远端小肠集中于右腹部。当Ladd带引起梗阻时,十二指肠形态类似于“Z”形,而非正常“C”形。“Z”形十二指肠为十二指肠固定和旋转异常所致,有时难与肠扭转鉴别。

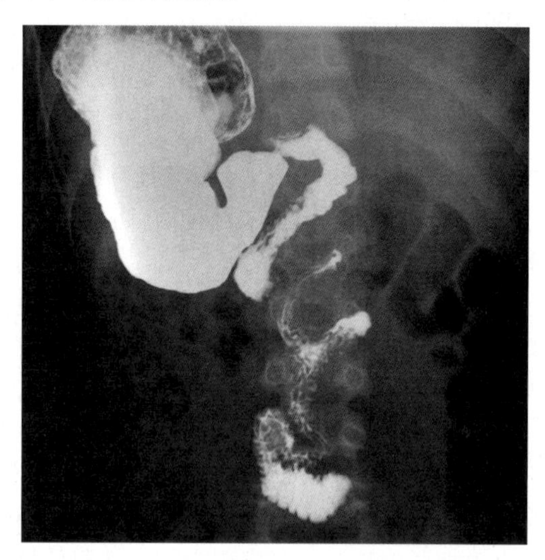

图6-6-3 中肠扭转上消化道造影表现
十二指肠以远肠管螺旋状延伸,呈“螺旋征”

钡灌肠:盲肠或阑尾不在右下腹部,位于上腹部或右上腹部。结肠大部分在左腹部迂回(图6-6-4)。

超声:可探及肠系膜上静脉与肠系膜上动脉的位置关系。中肠扭转时在肠系膜根部可探及螺旋样包块,中心为肠系膜上动脉,周围分层样结构由肠系膜及肠系膜上静脉构成。多普勒显示“漩涡征”中心为动脉样频谱,周围为多层血流信号,代表了肠系膜上静脉围绕肠系膜上动脉旋转。

CT:增强扫描显示肠系膜上静脉位于肠系膜上动脉的左侧。并发肠扭转时于肠系膜根部可见分层状软组织密度包块,呈“漩涡征”(ER-6-6-1)。严重扭转可发生肠坏死,表现为肠壁肿胀,可伴有肠壁积气。

【诊断要点】

本病X线造影表现具有特征性,十二指肠与空肠交界处位置异常,上组空肠位于右上腹部,盲肠或阑尾位置异常。合并肠扭转时十二指肠不全性梗阻,近端肠管呈“螺旋状”或“鼠尾状”改变。增强CT可显示肠系膜上静脉在肠系膜上动脉的左侧,并全面显示其他腹腔内合并症。

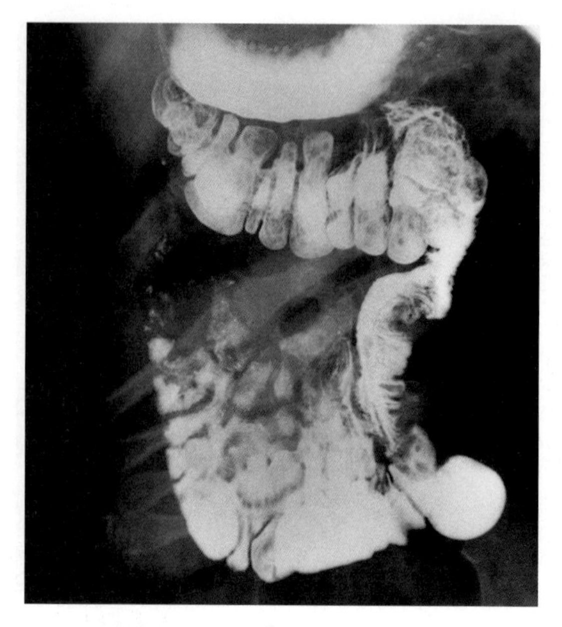

图6-6-4 肠旋转不良钡灌肠表现
盲肠位于左腹部,回盲部位于上中腹部

ER-6-6-1 肠旋转影像学表现

【鉴别诊断】

本病需与其他十二指肠梗阻性疾病相鉴别。十二指肠闭锁于上消化道造影表现为十二指肠降段或水平段盲端样改变,盲端扩张显著,呈“风兜状”,钡剂不能下行,同时钡灌肠示结肠细小。十二指肠隔膜状狭窄于上消化道造影见对比剂自膜上小孔缓慢通过下行,十二指肠与空肠交界处位置正常,上组空肠常位于左上腹部。环状胰腺表现出十二指肠降部呈“鼠尾状”狭窄,CT显示其周围见软组织密度影,增强后十二指肠降段周围为强化的胰腺组织包绕。

三、小肠重复畸形

【病理生理与临床表现】

小肠重复畸形(small intestinal duplication)占消化道重复畸形的66%~83%,发病率为0.025%~

1%，男女比例约 1.2 ∶ 1。肠重复畸形的病因存在有多种学说，包括原肠腔化障碍学说、憩室样外袋学说、脊索-原肠分离障碍学说以及原肠缺血坏死学说。目前认为该病可能为多源性，不同部位及不同病理变化的病因可能存在差别。本病可发生在消化道的任何部位，多见于回肠末端和回盲部，小肠系膜侧见球形或管状空腔结构，具有和正常消化道相应部位相同的黏膜，由共用血管供血，根据形态分为四型：①肠壁囊肿型，位于肠壁肌层或黏膜下，该段肠管壁向外突出形成卵圆形肿块，向腔内突出可引起肠套叠或肠梗阻。②肠外囊肿型，附着于肠壁一侧与肠腔不相通。③肠外管状型，在正常肠管的系膜侧有一平行的异常肠管，一端或两端与正常肠管相通。④憩室型，呈袋状与肠腔相通。

好发于婴幼儿，依据重复畸形的部位和大小而出现不同的临床症状，主要表现为呕吐、腹痛、血便，腹痛与囊肿扩张和囊肿内胃黏膜溃疡病有关，具有胃黏膜的囊肿如与胃肠道相通可出现消化道出血。严重者并发肠套叠、肠穿孔、腹膜炎。小肠重复畸形还可合并其他器官和系统畸形，如肠闭锁、肠狭窄、肠旋转不良等。另外，消化道重复畸形合并脊柱畸形被称为“脊索裂综合征”。

【影像学表现】

X 线：腹平片上，巨大重复畸形囊肿可对周围结构产生压迫，导致肠梗阻或诱发肠套叠，否则腹平片对发现本病无太大意义，有时可显示囊壁钙化。有时仅有腹部软组织包块影，梗阻征象不明显。部分病例可见脊柱畸形，对诊断有提示作用。

上消化道造影：直接征象为重复畸形与正常肠管相通，钡剂进入囊肿内，有时可见内衬的较粗大的胃黏膜。若能显示两者通道更利于诊断，重复畸形内钡剂可排空延迟。间接征象为肠外管状型压迫正常肠管使之变形、移位，造成相邻肠间隙增宽。肠壁囊肿型显示为肠管内充盈缺损。肠外囊肿型和憩室型表现为一段肠管环绕包块，两者不能分离，正常肠管可见弧形压迹，周围充盈钡剂的肠管可衬托出肿块的轮廓。

钡灌肠：结肠正常，如有小肠完全梗阻时，结肠干瘪无气。如囊肿位于回盲部，升结肠可见受压。如合并肠套叠，套叠复位后，钡剂或气体进入小肠，而回盲部仍有包块影，应提示本病的存在。

超声：肠重复畸形表现为无回声的液性暗区，周围有肠管包绕。有时可见囊壁的蠕动收缩改变。当囊肿出现感染时，可见双层征。当囊肿内出血或产生黏膜分泌物时，可见囊内高回声漂浮物影，其肠管回声特点有助于鉴别（图 6-6-5）。

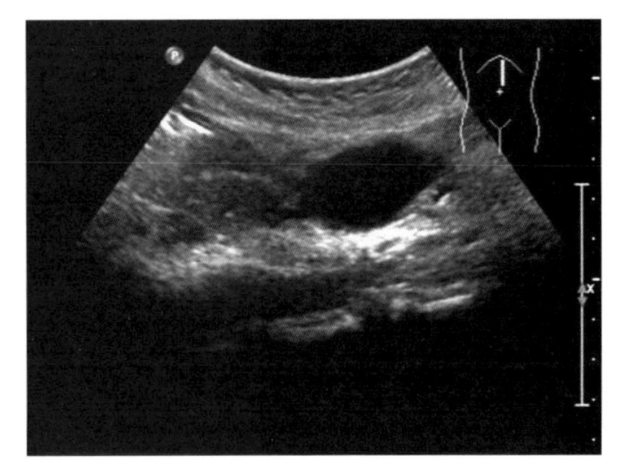

图 6-6-5 肠重复畸形囊肿超声表现
肠管旁的无回声液性暗区，其中可见等回声漂浮物影，周边可见薄壁结构

CT：可显示重复畸形的囊壁及内容物密度，可提示与邻近肠管的关系。畸形囊肿表现为单房囊性肿块，囊内无分隔，囊内 CT 值近似于水，合并囊内出血或感染时 CT 值可增高。增强后病变内无强化（图 6-6-6）。囊肿可位于肠腔内、肠壁内或肠腔外的系膜缘，肠内和壁内的囊肿多为球形，多与肠管不相通；肠腔外的囊肿多为管状，位于系膜缘，一端或两端与肠腔相通，亦有不相通的。囊肿与所附着的肠壁紧密相连，囊壁与邻近肠管壁厚度相近或稍厚，呈“晕轮征”。

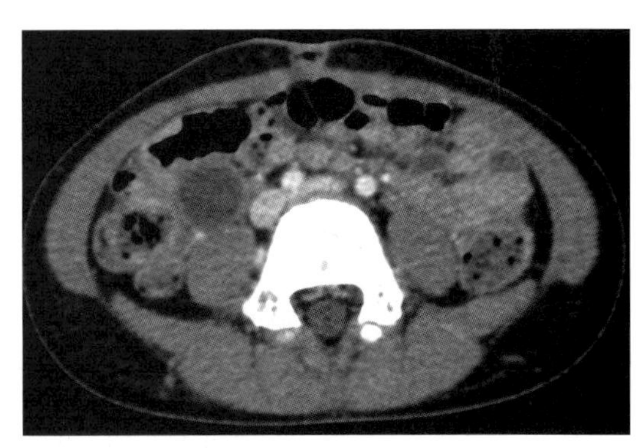

图 6-6-6 肠重复畸形 CT 表现
CT 增强检查显示腹腔内圆形低密度包块，壁稍厚，与肠管关系密切，囊壁可见强化

MRI：厚壁单房囊性肿块，囊液呈长 T_1、长 T_2 信号，囊壁在 T_1WI 与 T_2WI 上与周围正常肠壁信号一致，囊内出血或感染时呈短 T_1 信号。

放射性核素检查：部分病例畸形囊肿内含有异位胃黏膜，与正常胃黏膜一样对 $^{99m}TcO4^-$ 具有摄取和分泌的作用，典型的显像与胃同步或稍迟于胃显像，且和胃有相同变化的浓聚，可用于本病诊断。

【诊断要点】

腹部平片对本病虽不能直接诊断，但往往能提供有价值的线索，特别是腹部有软组织包块伴有脊柱畸形时应考虑到本病可能。消化道造影检查，当重复畸形肠管与消化道不相通，且囊肿较大时可有占位表现；当重复畸形肠管与消化道相通，对比剂能进入且排空慢，有特异性。超声可动态观察，探查到管状或球形囊状肿块伴有蠕动声像图是该病的特异征象，有鉴别诊断价值。CT 图像可进行三维后处理，直接显示重复畸形的肠管以及与周围肠管的关系，对本病诊断有较高价值。

【鉴别诊断】

本病需要与其他腹腔内囊性包块相鉴别：肠系膜囊肿的囊壁菲薄，囊肿内常伴分隔，而肠重复畸形囊肿壁厚，常为单房、无分隔。大网膜囊肿常紧贴于前腹壁，对肠管推挤明显，而肠重复畸形周围多有肠管包绕。囊性畸胎瘤以囊性成分为主，典型病例还含有软组织、脂肪和钙化，容易鉴别。

四、小肠闭锁与狭窄

【病理生理与临床表现】

小肠闭锁或狭窄（small intestinal atresia or stenosis）是新生儿时期最常见的肠梗阻原因之一。目前认为本病主要为狭窄或闭锁段肠管在胚胎期发生血运障碍所致，如肠扭转、内疝、肠套叠、胎粪性腹膜炎、肠穿孔坏死后形成的肠闭锁。空回肠闭锁的发生率在出生婴儿为 1～3/5000～20000，男孩略多于女孩，最多见于回肠及空肠下部（36%～43%），其次是十二指肠及空肠近端（37%），10%～25% 为多发闭锁；小肠狭窄则以十二指肠最多，回肠较少。

先天性小肠闭锁分五型（图 6-6-7）：① Ⅰ型为隔膜型闭锁，肠管外形连续性未中断，仅在肠腔内有一个或多个隔膜使肠腔完全闭锁；②Ⅱ型为闭锁两侧肠管均呈盲端，其间有索带状纤维束带相连接；③Ⅲa型为肠管近、远侧盲端间不连续，相邻肠系膜缺损；④ Ⅲ型为长段闭锁伴肠系膜宽大缺损，典型者呈“削苹果皮”或“圣诞树”样肠系膜，表现为残余远端小肠被脆弱的供血动脉环绕所致；⑤Ⅳ型为多发性闭锁。在各型小肠闭锁中以Ⅰ及Ⅱ型最多见。

肠闭锁患儿产前检查可见羊水过多。生后多无胎粪排出，且表现出呕吐、腹胀，而症状出现的早晚和轻重则取决于梗阻的部位和程度。高位肠闭锁呕吐出现早，吐乳凝块，多含胆汁且腹胀较轻；低位闭锁患儿常于生后 2～3 天开始出现呕吐，呕吐物呈粪便样并带臭味，腹胀明显并进行性加重。近 1/3病例可见其他器官或系统畸形。

【影像学表现】

小肠闭锁：腹平片显示高位肠闭锁可见中上腹部肠管积气扩张，胃及十二指肠扩张，下腹部肠管无气体，无胎粪影；低位肠闭锁表现全腹小肠充气扩张，可见阶梯状气液平面，胀气肠管显著处多为闭锁盲端，肠腔内可见胎粪影。因新生儿腹平片无法区分大肠和小肠，扩张小肠可占据结肠位置且类似扩张结肠，但直肠内无气体（图 6-6-8）。上消化道造影显示闭锁端以上肠管及胃腔扩张，闭锁处为一盲端，对比剂不能下行。若疑有多发小肠闭锁可行水溶性碘剂灌肠。空肠闭锁、回肠近端闭锁同十二指肠闭锁一样，结肠管径正常或接近正常，如为细小结肠则提示回肠近端以下闭锁（图 6-6-9）。

小肠狭窄：腹平片显示不全性小肠梗阻，梗阻以上肠管有不同程度扩张及气液平面，梗阻以下肠管充气较少，结肠内可有气粪影，严重肠狭窄时与肠闭锁的 X 线征象相似。上消化道造影显示狭窄以上肠管扩张，对比剂可自狭窄处缓慢通过。

【诊断要点】

腹平片可以了解小肠内气体分布情况、有无扩张及气液平面，对诊断肠闭锁和肠狭窄有很大价值。依据典型 X 线表现，结合胎儿型结肠表现可提示诊断肠闭锁。上消化道造影检查可确定狭窄及闭锁的部位，从而明确诊断。

【鉴别诊断】

小肠闭锁需要与全结肠型先天性巨结肠鉴别，后者表现结肠框短缩，结肠袋不清楚，结肠壁僵硬，直肠壶腹痉挛，无正常结肠的活动度和柔软性，而肠闭锁时结肠框不短缩，直肠壶腹存在，有助于鉴别。

五、梅克尔憩室

【病理生理与临床表现】

梅克尔憩室（Meckel diverticulum）为较常见的消化系统畸形。卵黄管为胚胎期中肠与卵黄囊间的一个通道，若在发育中出现障碍，则可引起卵黄管完全或部分开放，出现卵黄管囊肿或梅克尔憩室等畸形。梅克尔憩室为卵黄管脐侧端闭锁，而近回肠端开放，一般内衬回肠黏膜，部分可见胃黏膜组织。有些病例在梅克尔憩室与回肠系膜间存在憩室系膜带，该系膜带为引起内疝所致肠梗阻的重要原因。该类病变通常不出现症状，发生并发症时可引起急腹症。10 岁以下患儿占所有发生并发症者的一半左右，包括出现肠梗阻、憩室溃疡出血、憩室炎或穿孔。

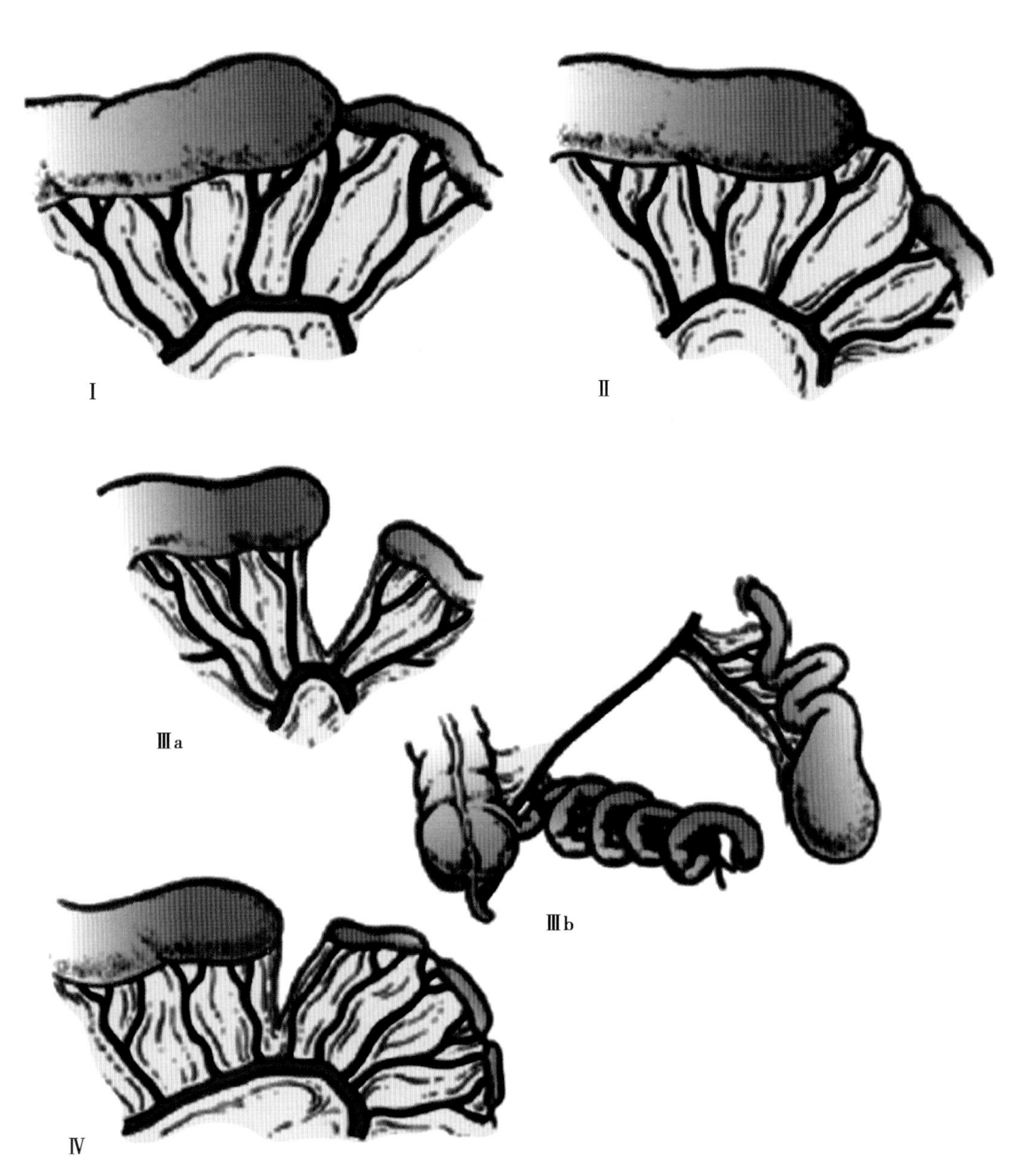

图 6-6-7　肠闭锁分型示意图

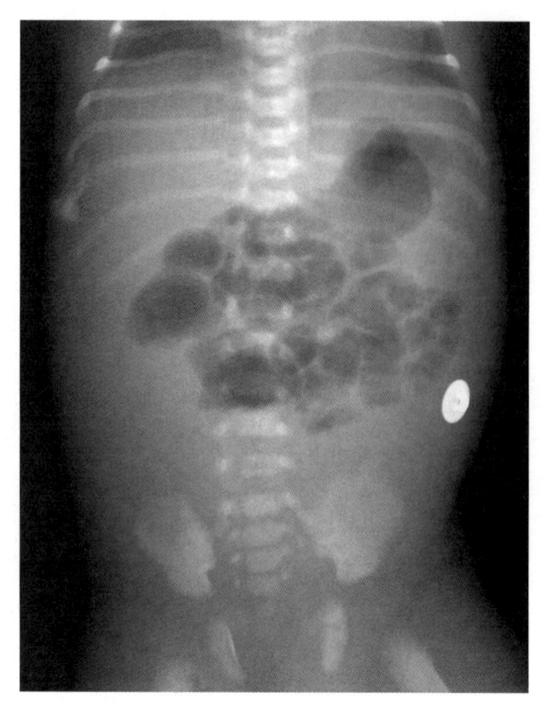

图 6-6-8 回肠闭锁腹部 X 线表现

中上腹可见充气肠管，下腹部和盆腔未见充气肠管，直肠无气体

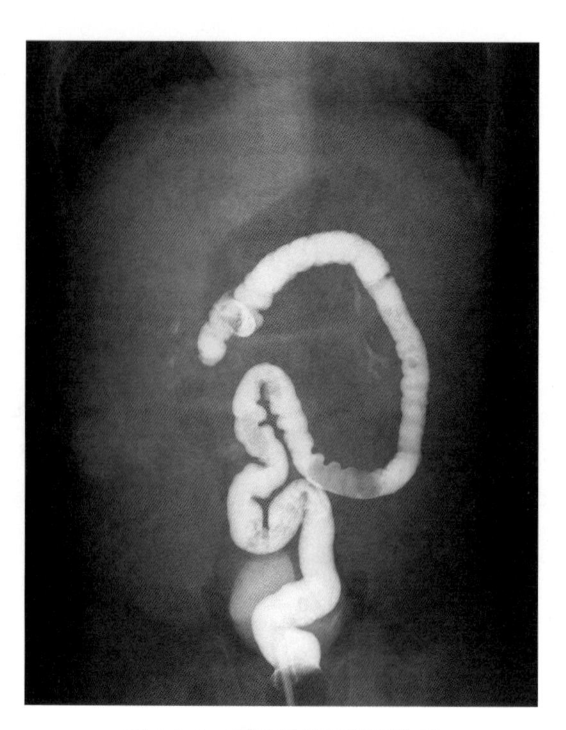

图 6-6-9 回肠闭锁钡灌肠表现

结肠细小，结肠框短缩

【影像学表现】

X 线：无症状患儿的平片检查无异常表现，极少数可发现憩室壁的钙化影。当出现并发症，腹部平片可显示出相应的征象，包括肠梗阻，甚至气腹。胃肠造影检查对本病的显示率也较低。部分病例在消化道造影中可见憩室或畸形发生部位出现充盈缺损区，内有少许对比剂充盈，周围黏膜水肿。

超声：梅克尔憩室表现为下腹部充液性管腔，可为圆锥形及圆柱形，呈囊袋样结构，该结构与正常肠管关系密切，并见细小开口朝向肠腔。囊壁与肠管壁的多层结构一致。憩室内部回声依其内容物不同可表现为无回声、杂乱的强回声、形态固定的强回声团伴声影。

CT：靠近腹壁或脐部的充盈液体的管状结构或软组织肿块，合并感染时密度增高或不均匀。增强后囊壁可强化，内容物不强化。

MRI：T_1WI 呈低信号、T_2WI 为高信号。增强后囊壁可强化，内容物不强化。

【诊断要点】

梅克尔憩室出现并发症后，超声、CT 和 MRI 除可显示病变本身之外，还可发现憩室炎、肠梗阻等。含有胃黏膜的梅克尔憩室也可通过放射性核素检查确诊。

【鉴别诊断】

本病需与急性阑尾炎、管型肠重复畸形、肠系膜淋巴结炎等疾病相鉴别。急性阑尾炎的临床表现有时与梅克尔憩室类似，寻找到明确的正常或异常阑尾有助于诊断。管型肠重复畸形为单房、厚壁囊性肿块，呈肠管状或“U”形走向，与肠管交通者囊内可见含气征，囊壁可见“晕轮征”特异性表现。肠系膜淋巴结炎表现为肠系膜淋巴结肿大，不与回肠相连，多呈均匀强化。

【回顾与展望】

腹部 X 线检查对憩室的显示价值有限，可显示憩室内的高密度肠石及伴发的肠梗阻。小肠插管灌肠可以充盈回肠远段而使梅克尔憩室的囊管状结构得以显示，结肠钡剂灌肠时偶尔钡剂反流至回肠可显示梅克尔憩室，缺点是操作复杂、患儿不适和辐射增加，临床应用少。超声、CT 和 MRI 是确诊小儿梅克尔憩室的主要检查方法，对单纯梅克尔憩室的检出率低，对憩室及并发症的整体检出效能高。$^{99}Tc^{m}$ 放射性核素扫描可准确诊断伴有异位胃黏膜的梅克尔憩室，可以确定胃肠道出血的部位。目前也有应用 DWI 技术诊断梅克尔憩室的报道，该技术可清晰显示憩室壁及周围结构异常（如炎性渗出、脓肿、系膜水肿、淋巴结增大），明显提高了诊断敏感性。

六、坏死性小肠结肠炎

【病理生理与临床表现】

坏死性小肠结肠炎（necrotizing enterocolitis，NEC）是新生儿期较常见的一种肠道炎症性疾病，发病率和死亡率均较同年龄段其他胃肠疾病高。多见于生后2~3周的新生儿，以早产儿或低体重小儿及人工喂养患儿多见，特别是胎膜早破产程延长或出生时有窒息史的新生儿。男女发病率相近。风险因素包括先天性心脏病和其他影响内脏血流的疾病（如孕产妇服用可卡因和产前脐血少），与肠管缺血、细菌侵入等多种因素有关。

本病最常见于回肠远端、盲肠和升结肠，病变特点为受累肠管出现散在或阶段坏死性炎性改变。早期病理表现为肠黏膜及黏膜下层充血、水肿、出血和坏死。随着病变的进展，晚期肠坏死累及肌层和浆膜层，导致肠蠕动功能障碍，腹腔渗液增多，肠壁黏膜坏死、破裂可致肠腔内气体可进入黏膜下层、肌层和浆膜下层。肠壁静脉破裂，肠壁积气可进入血管内并随血流进入门静脉系统即门静脉积气。

临床上基于小肠结肠炎的严重程度进行分期：Ⅰ期指临床可疑病例，表现为非特异性症状，包括呼吸暂停、心动过缓和体温不稳的全身症状以及腹胀、大便潜血等腹部症状；Ⅱa期可明确诊断NEC，患儿出现腹部压痛和血便；Ⅱb期为轻度NEC，患儿出现血小板减少和轻度酸中毒；Ⅲa期为进展期，患儿出现代谢性和呼吸性酸中毒；Ⅲ期时患儿出现休克和肠穿孔NEC。9%~36%NEC患者远期可出现肠狭窄，最多见于结肠（70%~80%），21%的狭窄位于结肠脾曲。

【影像学表现】

X线：临床Ⅰ期腹平片表现无特异性，肠管充气不均匀或仅出现轻度肠淤张（ER-6-6-2）；Ⅱa期出现动力性肠梗阻，肠管内可有分散的中小气液平面；疾病进展至Ⅱb期时，肠间隙增宽、肠壁广泛积气，伴或不伴门静脉积气和腹水；Ⅲa期患儿腹水量增多、肠管持续扩张；而气腹是Ⅲb期的标志，但约1/3肠穿孔病例可因穿孔较小、被包裹或被脓胎封闭，而不能被X线检出。定期复查腹部平片非常重要，对进展期患儿应多次检查。

肠壁内积气、门静脉积气为本病特征性X线表现。肠壁黏膜下积气大多呈囊状或小泡状透亮影，肌层或浆膜下积气为沿肠壁的线条状透亮影，或表现为围绕肠管的环状、半环状透亮影（图6-6-10）。门静脉积气显示为肝影内自肝门向外围伸展的树枝状透亮影（图6-6-11），为肠壁内气体经肠系膜静脉和（或）淋巴管进入门静脉内的结果，通常在数小时后即消失，预示病情重、预后差。当疑似消化道穿孔，常规腹部平片有时难以发现，此时水平侧位片对诊断少量游离气体至关重要（ER-6-6-2）。

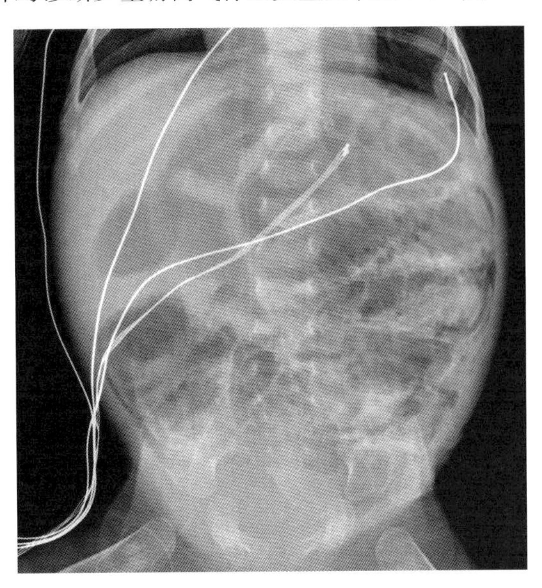

图6-6-10　坏死性小肠结肠炎肠壁积气X线表现
肠管排列不规则，形态欠佳，沿肠壁可见多发囊泡状及线状透亮影。

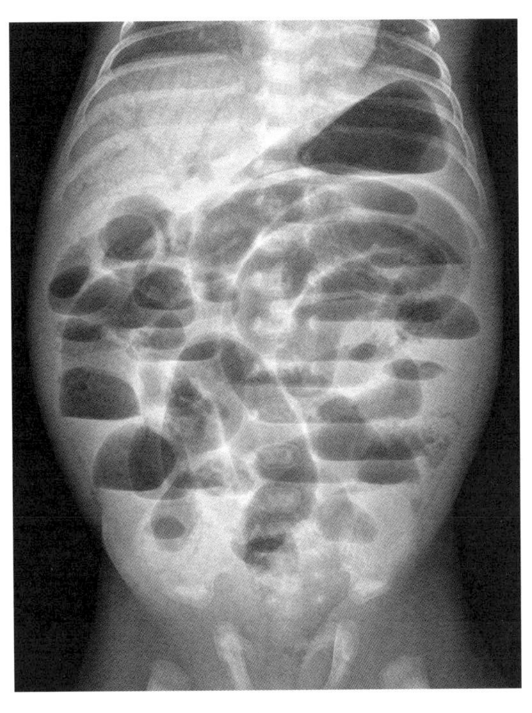

图6-6-11　坏死性小肠结肠炎门静脉积气X线表现
小肠及结肠均可见充气，伴散在小气液平，右上腹肝影内树枝状透亮影。

ER-6-6-2 坏死性小肠结肠炎 X线表现

超声：为腹平片的有效补充，可见肠壁和门静脉内游离气体并评估腹水量，还可判断肠蠕动是否存在、肠壁厚度以及血流等其他信息。门静脉积气显示为肝内弥漫分布的片状、树枝状或点状强回声，达肝包膜下，边缘不清，后方无声影。动态下门静脉主干或矢状部内可见随血液流动游动的强光点，后方无声影。彩色多普勒可评价肠壁血运，尤其在早期，若肠壁灌注缺乏提示可能发生坏死。

CT：节段性肠壁增厚，左侧为著，相应肠腔不规则狭窄。同时显示肠壁内积气、门静脉积气及腹水。

【诊断要点】

新生儿出现腹胀、呕吐伴腥臭味血便需高度怀疑本病。腹部X线平片早期表现为肠管充气不均或动力性改变；晚期出现特异性征象包括肠壁积气、门静脉积气及肠穿孔造成的气腹。影像学表现具有特征性，结合临床可做出正确诊断。

【鉴别诊断】

本病需要与胎粪性腹膜炎鉴别，胎粪性腹膜炎是由于母亲在妊娠期胎儿胃肠道发生穿孔，胎粪溢出引起的无菌性化学性腹膜炎，导致腹腔渗出、肠粘连和胎粪钙化，腹部平片可见右下腹肥皂泡征，腹腔内出现胎粪钙化影，可资鉴别。

七、肠系膜上动脉综合征

【病理生理与临床表现】

肠系膜上动脉综合征（superior mesentery artery syndrome，SMAS），或称慢性十二指肠淤滞症，是指十二指肠水平部或升部被肠系膜上动脉和腹主动脉压迫引起十二指肠部分或完全的梗阻，发病率在上消化道造影检查患者中占0.013%～0.3%之间。目前病因尚不十分清楚，但多数观点认为主要是局部解剖因素改变所致，如先天解剖变异、脊柱前突、内脏下垂等，导致腹主动脉与肠系膜上动脉间夹角变小和间距缩小。

本病多发生于青少年，患者以瘦长体型多见，女性略多于男性。儿童以急性发病为主，症状相对较重。主要表现为十二指肠淤滞和胃潴留引起的呕吐、体重减轻、餐后上腹部胀痛或绞痛，反复发作。可并发消化性溃疡、胰腺炎、胆囊炎、十二指肠炎等。

【影像学表现】

X线：腹平片可显示胃及十二指肠扩张，有时可见液-液平面，可通过呕吐或胃肠减压得到缓解。上消化道造影显示对比剂于十二指肠水平部通过受阻，经梗阻部时呈上下笔直的线样中断，称“笔杆征”（图6-6-12）。梗阻近端肠管逆蠕动增强甚至合并反流。经按摩或变换体位（保持左侧位或俯卧位）可使对比剂顺利通过梗阻点，近段肠管扩张明显减轻。

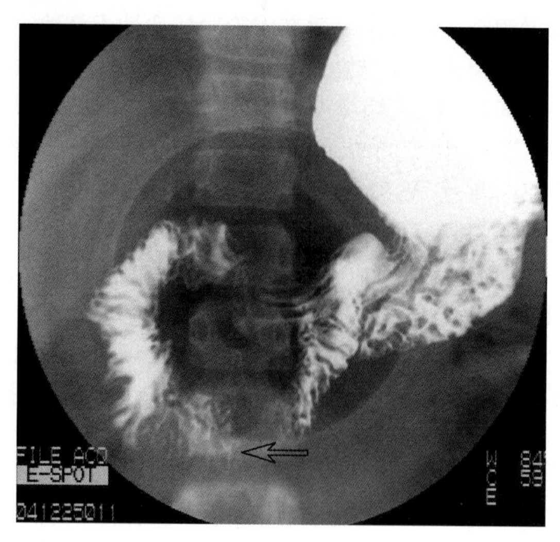

图6-6-12 肠系膜上动脉压迫综合征上消化道造影表现
十二指肠水平段出现笔直的横断压迹，称为“笔杆征”，提示十二指肠上动脉压迫

超声：彩色多普勒可直接清晰地显示肠系膜上动脉和腹主动脉间夹角变小，改变体位后夹角可发生变化。

CT：十二指肠近端及胃扩张，胃内容物潴留，十二指肠水平段突然变细。CT血管造影显示肠系膜上动脉和腹主动脉之间的角度较正常变小，通过两者之间的十二指肠明显受压。

【诊断要点】

反复发作的上腹不适伴恶心呕吐、体重减轻，症状随体位变化能缓解时应怀疑本病。腹部平片结合上消化道造影是目前该病首选检查方法，特征性表现为“笔杆征”。彩色多普勒超声及CT血管造影可直接显示肠系膜上动脉和腹主动脉之间的关系，凡符合以下三条标准者可诊断该病：①肠系膜上动脉和腹主动脉夹角变小，一般小于22°；②肠系膜上动脉和腹主动脉距离缩短，小于 8mm；③十二指肠水平部梗阻引起的十二指肠近端及胃淤积、扩张。

【鉴别诊断】

本病应与其他引起十二指肠梗阻的病变鉴别，如上腹部肿瘤、结核、克罗恩病、环状胰腺、肠粘连等，根据临床特点及典型影像学表现，一般不难鉴别。

第七节　结肠疾病

一、先天性巨结肠

【病理生理与临床表现】

先天性巨结肠（congenital megacolon），或称希尔施普龙病（Hirschsprung disease，HD）、肠神经节细胞缺失症（aganglionosis），是病变肠壁神经节细胞缺如的一种肠道发育畸形，发病率居先天性消化道畸形第二位，为小儿最常见的结肠病变。

本病病因复杂，一般认为在遗传因素、微环境的改变及其他因素如局部缺血、感染等作用下，神经嵴细胞迁移障碍，远端肠管肠壁肌间神经节丛和黏膜下神经丛内神经节细胞缺如使病变肠管呈痉挛状态，继发近段肠管逐渐扩张和肥厚。多数病例痉挛段肠管限于直肠和乙状结肠远端，少数病例痉挛段较短或较长可累及结肠更高部位，甚至全结肠和小肠均可受累。痉挛段以上肠管神经节细胞稀少，为移行段。移行段以上肠管神经节细胞分布正常，肠管明显扩张、肥厚，为扩张段。黏膜常有水肿，有时发生溃疡和坏死，肠管扩张加重可致穿孔及腹膜炎。

本病男女之比为 4∶1，多见于足月儿，偶有家族史。主要症状为生后胎便排出延迟或障碍、便秘、腹胀和呕吐，生后 1~2 日内即可发病。排便间隔长达 1~3 周，腹胀自生后逐渐加重。并发肠炎时可有腹泻或腹泻与便秘交替、发热、败血症。患儿常有营养不良和发育延迟。腹部膨隆，可见结肠肠形及蠕动波。肛门指诊直肠空虚，裹手感或狭窄环，肛查后常有气体和粪便“爆破样”排出。本病可合并其他畸形如唐氏综合征、泌尿系畸形、直肠肛门畸形等。

【影像学表现】

X 线：表现为低位不全性肠梗阻征象，直肠充气少或无气影。结肠与小肠有不同程度扩张，有时有气液面。随年龄增长，扩张肠管多限于结肠，内有大量粪便存留（图 6-7-1）。

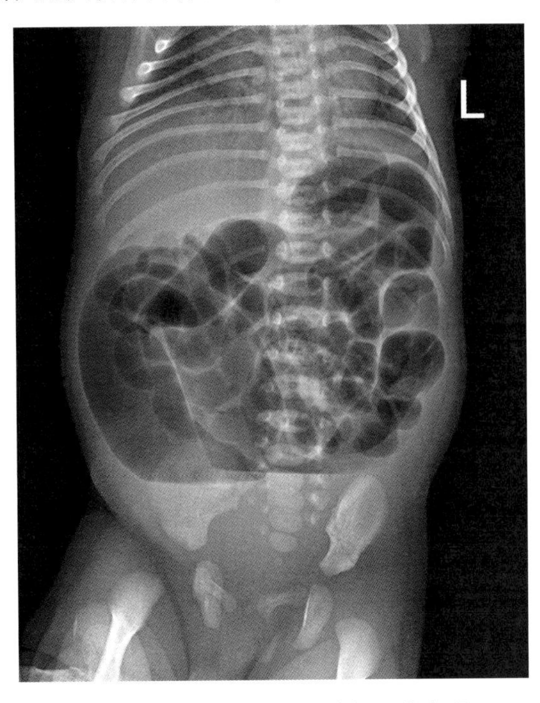

图 6-7-1　先天性巨结肠腹部 X 线表现
结肠与小肠扩张、积气明显

钡灌肠：为本病确诊的主要方法。检查前需要注意以下几点：①严格掌握适应证，一般情况差的重症患儿禁行检查，合并明显小肠结肠炎及其他能够影响胃肠道功能的较严重疾病者应推迟检查，对于新生儿及小婴儿尤其重要。②禁用泻药，检查前不洗肠。③用生理或等渗盐水调制钡剂，浓度宜低。④采用软细导管，插管以刚好越过肛门为宜。⑤采用可以控制钡剂灌注速度和量的灌肠器械，灌肠前须行透视或摄片。⑥灌肠应用低压力使肠管缓慢充盈，并结合体位控制。⑦检查完毕应拔出肛管，停留 3~5min 再摄正侧位片，便于确切观察痉挛段的形态和长度。多数病例不能自动排钡，诊断明确者要及时清除钡剂，小婴儿尤其新生儿检查当时诊断难以明确者视患儿实际情况可延时 24h、48h 观察。

钡灌肠能很好地显示痉挛段、移行段与扩张段。①痉挛段：即狭窄段，肠管管径小于正常，新生儿 0.5~1.5cm，病变长短不一，一般下端均起自直肠远端。②移行段：痉挛段与扩张段之间的区域，多呈漏斗状，为本病特征性表现。③扩张段：肠管被动扩张部分，此段长短、管径扩张程度不一，肠壁增厚，黏膜增粗。

本病依据痉挛段范围可分为以下 6 型：①超短段型：肛门内括约肌失迟缓，钡灌肠检查时肛门插管略紧，但看不到痉挛段，直肠明显扩张，也称巨直肠型。②短段型：痉挛段位于直肠远段（ER-6-7-1）。③常见型：痉挛段多位于直肠及乙状结肠远段，约3/4病例属此型（图6-7-2）。④长段型：痉挛段在乙状结肠以上至升结肠远段的任何部位（ER-6-7-1）。⑤全结肠型：痉挛段累及全部结肠，部分患儿还累及末段回肠（ER-6-7-1）。⑥全肠型：全部结肠和小肠均为痉挛段，此型非常罕见。

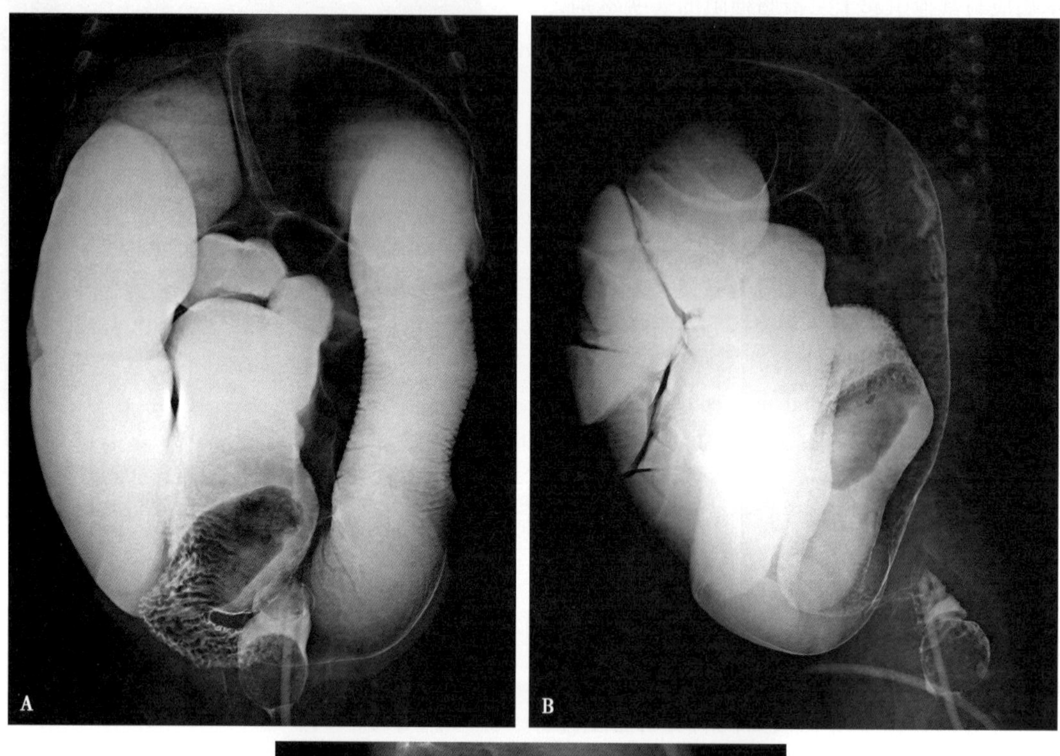

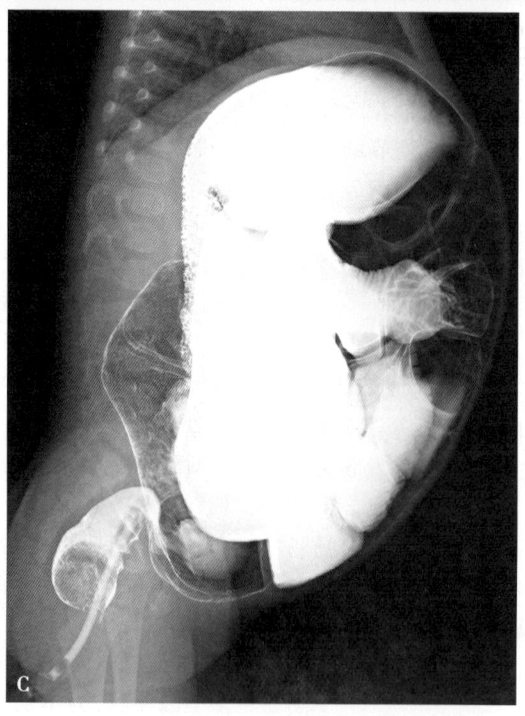

图6-7-2　先天性巨结肠（常见型）钡灌肠表现
痉挛段位于直肠、乙状结肠远段，近端结肠扩张，两者之间为移行段

全结肠型和全肠型占先天性巨结肠10%,临床症状重、出现早。钡灌肠典型表现:①结肠框短缩,尤其乙状结肠短缩明显,肝曲、脾曲钝化,盲肠高位,直肠壶腹消失,整个结肠呈“?”状,称为问号征(ER-6-7-1)。②多数病例表现为结肠管径细小;另一部分病例结肠宽径正常或轻度扩张,钡剂易逆流入小肠,小肠扩张,痉挛段累及小肠时,可见小肠狭窄及狭窄后扩张。③钡剂排空延迟,数日后仍可见钡剂滞留。

ER-6-7-1 先天性巨结肠钡灌肠表现

【诊断要点】

先天性巨结肠通常有典型临床表现,腹平片表现为低位肠梗阻,钡灌肠典型表现为痉挛段、移行段、扩张段,尤其移行段为特征性表现,狭窄为功能性且从直肠远端始向上延伸至一段肠管,据此影像学表现可明确诊断。部分新生儿期患者肠管扩张可能不明显,可于24h后复查,发现钡剂残留时,提示诊断。

【鉴别诊断】

本病需要与以下疾病鉴别:①胎粪黏稠综合征:表现为排胎便延迟、腹胀、呕吐。直肠及乙状结肠内有多量胎便。钡灌肠显示结肠内有胎粪的充盈缺损,结肠无扩张,直肠无痉挛段。经洗肠后胎便排出,症状消失。②结肠先天性或后天性狭窄:为器质性狭窄,常局限于结肠的某一部位,狭窄部位以下结肠管径正常与先天性巨结肠不难鉴别。③特发性巨结肠:发病较晚,通常自2~3岁始出现便秘,钡灌肠显示直肠结肠普遍扩张,无狭窄段及移行段,与多数先天性巨结肠可以鉴别。④胎粪性肠梗阻及小肠闭锁的细小结肠:需与全结肠型先天性巨结肠相鉴别,细小结肠延时观察钡剂易于排空。

二、先天性肛门直肠闭锁

【病理生理与临床表现】

先天性肛门直肠闭锁(congenital ano-rectal atresia)是常见的消化道畸形,胚胎第7~8周时,中胚层发育异常或后肠与肛膜未能贯通或发育不全,即形成肛门直肠闭锁和狭窄。如后肠与泌尿生殖窦分隔不全,即可形成直肠与泌尿生殖系之间瘘道,50%~80%患儿可合并各种瘘管。根据直肠肛管畸形Wingspread分类,直肠盲端位于肛提肌以上为高位,位于肛提肌水平或稍下方是中间位,穿过肛提肌位于其下方为低位。

临床表现与有无瘘管及并发畸形有关。单纯闭锁出生后无胎便排出,腹胀呕吐,进行性加重后继发肠坏死穿孔、腹膜炎。合并泌尿系瘘时,腹胀可减弱,尿液中可混有胎便。瘘口狭小时出生后可呈急性低位肠梗阻表现,瘘口宽大时可于出生后数周至数年后出现便秘腹胀。本病常合并泌尿生殖、骨骼、神经、心血管系统畸形,也可并发消化道本身畸形,如食管闭锁、十二指肠闭锁等。

【影像学表现】

X线:出生后12h以后,腹部倒立侧位片为肛门闭锁的常规检查方法。倒立位需持续1min以便足够气体升入直肠内。皮肤肛窝处应放置金属标记。直肠充气盲端与肛门隐窝距离大于2cm为高位闭锁,小于2cm为低位闭锁(图6-7-3)。此法适用于无瘘管或临床未发现明显瘘管患者,若胎粪阻塞直肠盲端、瘘管减压、肛提肌收缩等会影响直肠盲端位置高低的判断。如临床疑为隔状低位闭锁时,可穿刺注入少量造影剂(30%泛影葡胺)观察盲端位置。

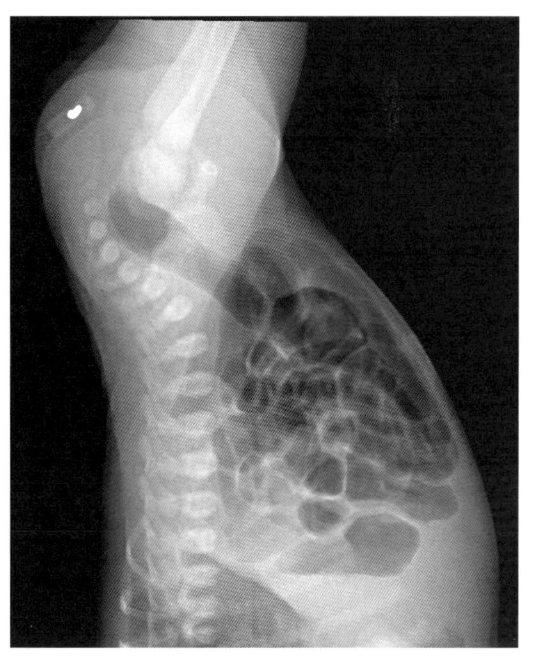

图6-7-3 肛门闭锁倒立侧位X线表现

直肠闭锁近端充气,通过倒立侧位可测量闭锁远端与肛门穴(图中铅标)间距

腹部倒立侧位片除测量直肠盲端位置外,还应观察:①肠管充气状态,有无其他肠梗阻;②腹腔内

有无钙化；③腹腔内有无游离气体；④膀胱区有无气影或气液面，可提示直肠膀胱瘘。必要时加照腹部正位片观察并发症或其他畸形。先天性肛门直肠闭锁合并瘘管时，通过瘘口插管注入水溶性碘剂，必要时在瘘口及肛门穴处放置金属标记，可显示直肠盲端轮廓及其扩张程度（有无巨结肠），并可了解瘘管的位置、走行、粗细长度以及与直肠的关系。

MRI：可直观显示直肠盲端并准确判定畸形的程度和类型。新生儿直肠闭锁盲端的胎粪因含有高蛋白黏液及脂质成分，于 T_1WI 表现为高信号，矢状面 T_1WI 成像能够准确地显示闭锁位置的高低，有助于判断肛管的准确位置与括约肌复合体的关系。低位闭锁时，直肠肛管黏膜于 T_2WI 显示为高信号，能与括约肌复合体及会阴部组织形成良好的显像对比。矢状位及轴位 FSET_2WI 成像，可明显提高瘘管检出率。30%～40%的直肠肛门畸形患儿合并泌尿生殖系畸形，包括肾发育不全、异位肾、马蹄肾、多囊肾及巨输尿管症等病变，MRI 均可全面显示和评估。

【诊断要点】

根据会阴部肛门缺如，出生后不排胎便等临床表现，倒立侧位片能直观准确地显示直肠盲端位置，MR 还全面评估盆底相关肌肉形态及其并发的其他系统畸形。

【回顾与展望】

目前 MRI 已广泛应用于诊断先天性直肠肛门畸形，除能明确诊断之外，可通过评估肛周括约肌来指导临床制订治疗方案并有助于预后的判断。冠状面可显示肛提肌及其与肛管外括约肌的关系，轴面能充分显示耻骨直肠肌、肛管外括约肌的发育状况。多数学者将耻骨直肠肌相对厚度<0. 18，外括约肌相对厚度<0. 15，作为括约肌发育差的诊断标准。

三、结肠闭锁和狭窄

【病理生理与临床表现】

结肠闭锁和狭窄（atresia and stenosis of the colon）皆为罕见的先天畸形。通常认为可能系胚胎期原肠实心期空化不全所致，或供血不足，局部缺血的结果。

先天性结肠闭锁可单发或多发，可发生于结肠的任何部位。可分为 3 型：Ⅰ型，隔膜型；Ⅱ型，闭锁肠管两端为盲端，中间有纤维索带连接；Ⅲ型，闭锁肠管两端为分离的盲端。临床表现为出生后无胎便排出，渐进性腹胀、呕吐。约 12%病例合并胎粪性腹膜炎，也可并发部分结肠缺如、梅克尔憩室等。结肠狭窄较结肠闭锁少见，狭窄可为管状或膜状。临床表现取决于肠腔狭窄程度，严重狭窄出生后即出现进行性腹胀、呕吐，类似于结肠闭锁，但胎便排出正常。狭窄较轻者表现为低位不全性肠梗阻，症状可时轻时重。婴儿结肠狭窄常为后天坏死性结肠炎的后遗症。

【影像学表现】

结肠闭锁：腹平片显示为完全性低位肠梗阻，胀气肠管充满全腹。闭锁近端结肠显著扩张，其内可见胎粪影，常伴宽大气-液平面。小肠常扩张不明显，闭锁以下肠管无气（图 6-7-4）。结肠闭锁禁忌钡餐检查，造影宜用水溶性碘剂低压缓慢注入。可见闭锁远端结肠细小，远端与近端扩张结肠不相通，膜状闭锁可见突向闭锁近端的“风兜征”。

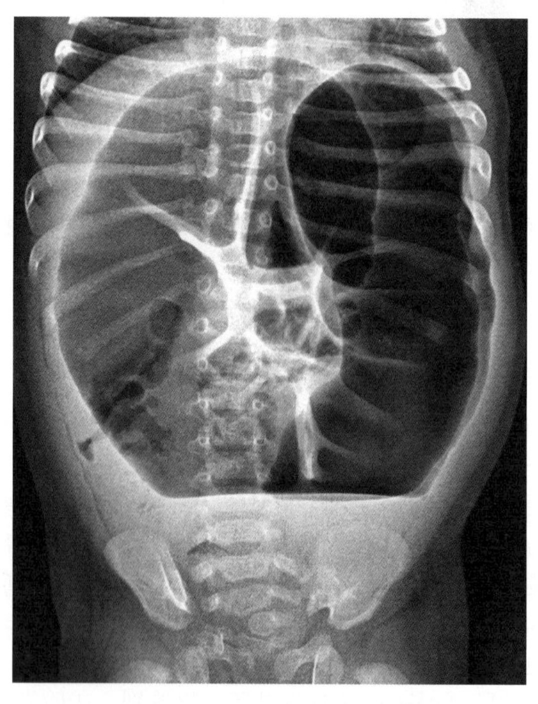

图 6-7-4　结肠远端闭锁 X 线表现
结肠明显充气扩张，下腹部可见气液平面，小肠充气但未见扩张

结肠狭窄：腹平片表现取决于病变肠管狭窄程度，狭窄较重者表现为不全性低位肠梗阻，狭窄较轻者可显示正常或不同程度肠胀气。钡灌肠显示病变肠管呈恒定性狭窄，狭窄以下肠管管径正常，狭窄以上结肠可有不同程度肠管扩张（图 6-7-5）。狭窄呈管状或膜状，隔膜狭窄可见膜状充盈缺损，中间有孔。

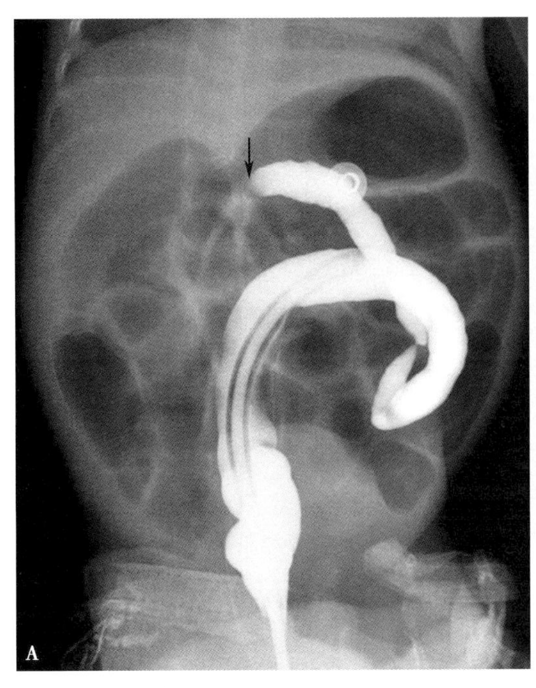

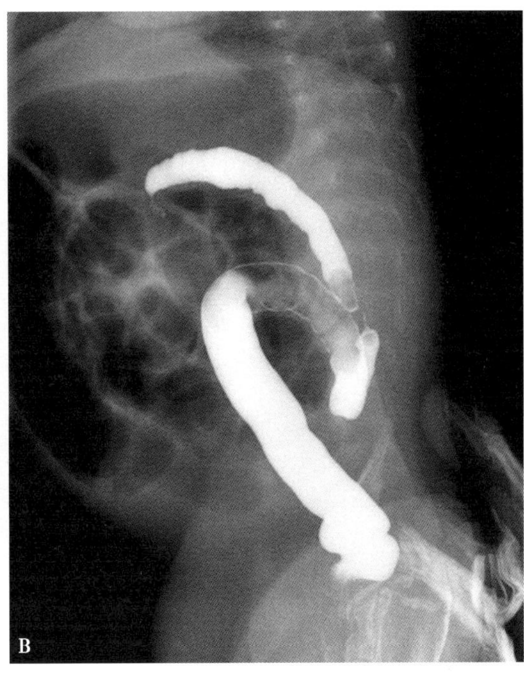

图 6-7-5　结肠狭窄钡灌肠表现
钡灌肠(A. 正位、B. 侧位)显示远端结肠狭窄,肠管形态僵硬

【诊断要点】

超声是产前筛查的重要检查方法。结合患儿临床表现,生后腹平片可提示结肠闭锁诊断,结肠造影可明确结肠闭锁及狭窄的诊断。

四、肠套叠

【病理生理与临床表现】

肠套叠(intussusception)是指肠管的一部分及其相应的肠系膜套入邻近肠腔内。本病是婴幼儿肠梗阻最常见的原因,可分为原发性和继发性。婴儿期肠套叠95%以上为原发性,与婴儿时期回盲部系膜固定差且活动度大有关。继发性肠套叠多见于梅克尔憩室、肠息肉、肠重复畸形、腹型过敏性紫癜、淋巴瘤等。一般是近端肠管套入远端肠管,肠套叠的外管部分称肠套叠鞘部,肠的近端套入其中,进到里面的部分为套入部。根据套入部位的不同肠套叠可分为不同类型,其中以回结型最多见,占85%;其次为回回结型,占15%;其他如空回型、回回型、结结型及多发性肠套叠总计不足10%。

原发性急性肠套叠多见于2岁以下肥胖儿,男女比例为2~3 ∶ 1。常突然发病,临床表现阵发性哭闹、呕吐、果酱样血便,体检腹部可触及腊肠样包块,右下腹部有空虚感。随病情进展,患儿出现精神萎靡、嗜睡、反应迟钝、脱水、休克等。

【影像学表现】

X线:腹部平片:发病数小时内由于呕吐和肠痉挛表现出腹部均匀致密,肠管无气或充气减少。随着病情进展小肠充气扩张伴大小不等气-液平面,呈不全性梗阻表现。此后出现阶梯状气-液平面,结肠无气,呈完全性梗阻表现。部分患儿伴有腹水,约1/3病例可见腹部软组织包块影。

空气灌肠:适用于发病48h内,全身情况较好、腹部无压痛及肌紧张的患儿,有明显肠梗阻、腹膜炎、肠坏死征象者不宜行空气灌肠。由肛门插入球囊导管后选择适当压力向结肠内注气,透视下可见气体沿结肠逆行充盈到达套入部时通过受阻,可见肠腔内有弧形边缘,并可见圆形或类圆形软组织肿块影。连续注气中,套入部沿结肠向回盲部退缩,随后变小消失。大量气体进入小肠呈沸腾状(图6-7-6)。

超声:横切面见环状低回声区包绕高低相间的混合回声区或呈一致性高回声的圆形中心区,即“同心圆”征;纵切面显示套入端呈圆头结构,周围为低回声区,即“套筒”征,近端肠腔扩张。

CT:套叠肠管垂直于CT扫描层面时,肿块表现为圆形或环形,称为“靶征”、“同心圆征”或“牛眼征”。套叠肠管平行于CT扫描层面时,肿块表现为柱状或椭圆形,套入的肠系膜血管及脂肪偏于一侧,血管呈线样改变,肠套叠近端肠系膜牵拉聚拢,称为“彗星尾征”或“假肾征”(ER-6-7-2)。

图 6-7-6　肠套叠腹部 X 线平片和空气灌肠表现

A. 空气灌肠前，平片显示腹部小肠充气减少，结肠内可见气体影；B. 空气灌肠后，气体于升结肠通过受阻，并见一软组织包块影；C. 连续注气，套入部沿结肠向回盲部退缩；D. 复位后，软组织包块影消失，大量气体进入小肠内

ER-6-7-2　肠套叠 CT 表现

大多数病变近端肠管扩张，并伴有肠梗阻表现。随着病情加重，肠壁出现血运障碍，表现为肠壁水肿和积气。增强 CT 扫描可反映肠壁血运情况并判断有无肠壁坏死，肠壁出现异常强化，呈"双晕征"。继发性肠套叠 CT 表现与原发性肠套叠相同，但需积极寻找原发病灶。

【诊断要点】

2 岁以下婴幼儿常见，阵发性哭闹、呕吐伴果

酱样大便，体检可触及腊肠样肿块。腹部X线平片早期表现为肠管充气减少，进展后出现机械性小肠梗阻的表现。空气灌肠显示空气到达套入部通过受阻，呈“杯口状”的典型改变，继续注气后，软组织肿块消失、小肠内充气提示复位。超声检查能对肠套叠做出早期诊断，且诊断准确率可达100%。患儿反复发生肠套叠时，CT可用以诊断继发性肠套叠，有助于病因的诊断。

【鉴别诊断】

肠套叠的影像学表现具有特异性，需与临床表现相似的疾病相鉴别：急性坏死性肠炎可表现为腹痛、呕吐和血便，但坏死性肠炎的血便常呈洗肉水样，量较多，具有特殊的腥臭味，早期即可出现腹胀、高热和频繁呕吐。腹部平片常呈动力性肠梗阻，肠管形态僵直，肠间隔增宽可见肠壁积气，重症患儿可有门静脉积气。

五、克罗恩病

【病理生理与临床表现】

克罗恩病（Crohn disease，CD）为胃肠道非特异性节段性肉芽肿性炎性病变。1932年美国学者Burrill Bernard Crohn将其命名为局限性回肠炎，世界卫生组织（WHO）于1973年正式将该病命名为克罗恩病。病因迄今不明，目前多数观点认为CD的发生与易感基因、环境因素、肠道微生态及肠道免疫系统密切相关。

本病镜下的病理特征主要包括：①节段性溃疡，病变早期可见黏膜上皮细胞内的中性粒细胞浸润，侵犯隐窝后可发展为隐窝炎和隐窝脓肿，最终导致腺体破坏；早期黏膜溃疡较小，随着病程进展，逐渐形成纵行、裂隙状溃疡，甚至发展为炎性息肉。②透壁性炎症，病变肠壁全层可见淋巴细胞和浆细胞浸润，黏膜下层可见较明显水肿增厚，局部淋巴管、血管和神经节细胞增多；同时可伴有不同程度的纤维化，可引起肠壁增厚变硬和肠腔狭窄。③肉芽肿形成，典型的CD镜下可见非干酪样肉芽肿，体积小而孤立，主要由类上皮细胞构成，周围可见多核巨细胞，肉芽肿可存在于肠壁各层，也可出现于肠系膜、淋巴结甚至肝脏。

本病好发于青年期，男性略多于女性。腹痛、腹泻与体重减轻是常见临床症状。本病可累及胃肠道任何部位，但以末端小肠和结肠最为常见。此外还可发生肠外表现、全身性表现及多种并发症。肠外表现可发生于皮肤、黏膜、眼、关节等部位；全身性表现包括发热、食欲缺乏、贫血和疲劳等；常见的并发症有腹腔脓肿、肠内瘘、肠腔狭窄或梗阻、肛周病变等。

【影像学表现】

X线：钡餐造影尤其是小肠双对比造影检查可显示肠壁黏膜面的改变，对有肠腔狭窄无法继续进镜者有明确诊断价值。据其病程的早晚与受累部位的不同，可有不同的表现。正常肠曲与病变肠段相间，呈节段性或跳跃性分布。早期仅有黏膜粗乱变平，钡剂涂布不良，为口疮样溃疡的表现。发展到一定阶段出现特征性的表现，肠管由于水肿、痉挛而狭窄，呈长短不一、宽窄不等的“线样征”；深而长的纵行线状溃疡，与肠纵轴一致，多位于肠管的系膜侧，常合并横行溃疡形成“卵石”征，可弥漫分布于病变肠段。发展至晚期可见瘘管影像，可有肠间瘘管、肠壁瘘管或通向腹腔或腹膜外的窦道形成的钡剂分流表现。腹部X线平片主要适用于诊断CD并发症如肠穿孔、肠梗阻等。

超声：可对回肠末端、结肠的病变显示清楚。经直肠腔内超声可显示克罗恩病肛瘘的情况。

CT：主要表现为节段性肠壁增厚，一般厚度在15mm以内。急性期，肠壁呈分层现象，增厚的肠壁黏膜层及浆膜层强化明显，黏膜下层因水肿而强化减低，从而可表现为“靶征”。慢性期，随纤维化程度加重，肠壁呈均匀增厚，增强扫描时呈均匀性强化，可见肠腔狭窄。透壁性炎症累及周围系膜时，形成渗出，表现为肠系膜脂肪密度增高，边缘模糊，增强后可见强化，称“脂肪爬行征”；炎症导致病变肠段周围肠系膜动脉末梢小血管增多增粗，称“梳样征”，此征常说明病变处于活动期。CT可清晰显示肠间瘘、肠皮瘘、腹腔及腹壁脓肿（图6-7-7A、B）。

MRI：可提供的诊断信息基本上与CT一致，可全面显示出CD的病变部位、范围、活动度、严重程度以及是否存在并发症。DWI序列可用于评估其活动性（图6-7-7C、D）。

【诊断要点】

X线造影检查能够反映克罗恩病好发于回肠末端的特征，并可显示病变呈节段性非对称性分布，卵石征和纵行溃疡、肠管狭窄及内、外瘘形成的特点。CT和MRI可明确显示病变肠管肠腔、肠壁及肠外异常，评估是否存在并发症，并能及时判断是否处于活动期。影像学表现结合临床症状较易确诊，但早期诊断尚有一定困难。目前CD常用的影像学检查方法较多，各种检查均有各自的优势及不足，因此应针对不同人群、病情严重程度以及是

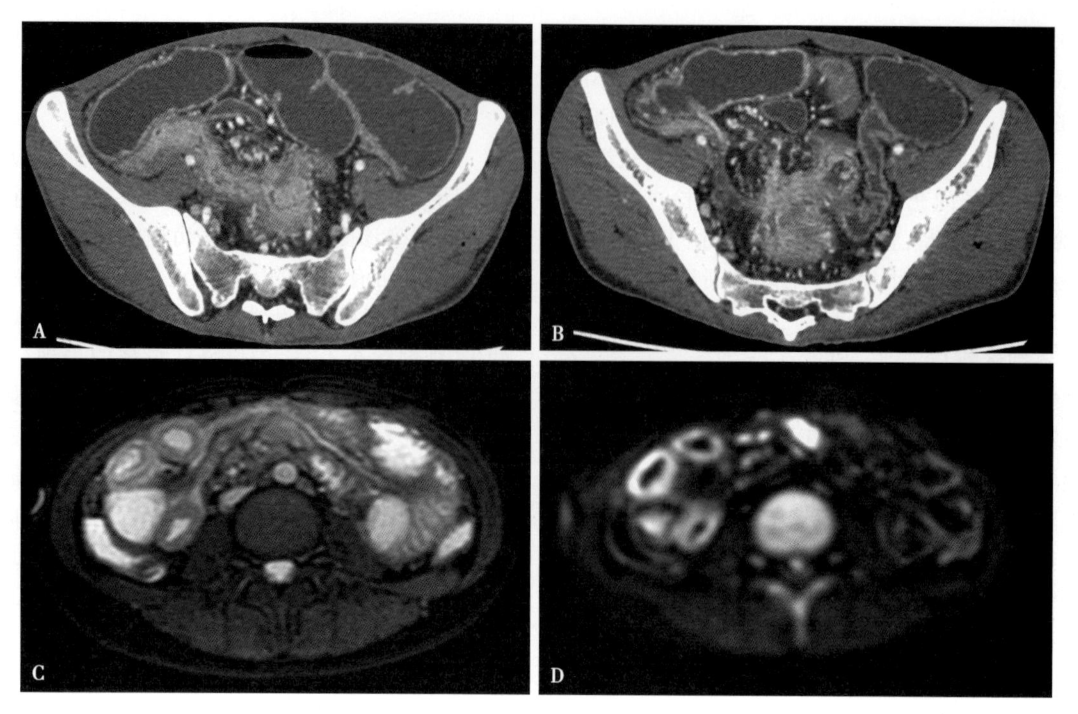

图 6-7-7　克罗恩病 CT 及 MRI 表现

A、B. CT 增强扫描静脉期示第 6 组小肠、回肠末端、乙状结肠肠壁节段性增厚、分层强化，并回肠末端、乙状结肠粘连及肠间瘘形成；C. T_2WI 压脂图像示右下腹小肠多节段性增厚，分层（靶征）样改变伴信号增高；D. DWI 序列上呈高信号

否存在并发症合理选择。

【鉴别诊断】

本病确诊需要结合临床表现、组织病理学、内镜检查、影像学检查等多种方法进行综合分析。典型疾病通过上述检查多可确诊，部分病例需要与溃疡性结肠炎、肠结核、肠淋巴瘤相鉴别。

溃疡性结肠炎少见于儿童，以结肠远端最显著，但可侵犯全部结肠，小肠很少受累。钡灌肠显示早期受累肠管反复痉挛收缩呈激惹状态。排钡后黏膜水肿增厚伴溃疡出现，肠管外形呈锯齿状。病变加重后结肠袋形减少形成铅管征，黏膜破坏以后形成小息肉状增生。慢性期结肠短缩、僵硬甚至袋形消失。

肠结核临床表现与本病类似，通常有腹痛、腹部包块、肠梗阻等症状，常伴有结核中毒症状和肺部结核改变。肠结核溃疡多呈环形且较深，可见回盲瓣变形及腹腔内淋巴结钙化。

肠淋巴瘤临床常以不明原因发热起病，血象多为正常。好发于末端回肠，病变范围较长，呈节段性肠腔狭窄或扩张，晚期肠腔肿块和肠系膜、腹膜后淋巴结融合并包绕肠系膜血管则形成“夹心面包”征。

【回顾与展望】

CT 小肠造影（CT enterography，CTE）可全方位观察肠腔内、外病变，从而对小肠和结肠病变以及腹腔并发症进行准确评估，易于检出 CD 病灶，特别是能够较早地发现小病灶，因而近年来得到了广泛的应用。检查前需要做相应准备工作，一般口服 2.5% 甘露醇溶液，患儿需于检查前分次饮用1000~2000ml，使远端小肠充分充盈。为了防止肠道蠕动产生伪影，检查前可注射肠道解痉剂。MR 小肠造影（MR enterography，MRE）具有比 CTE 更高的软组织分辨率，此外还具有无电离辐射、多参数、多序列、多方位成像、获取信息量大等优点，因此具有非常广阔的应用前景。

与 CTE 所需肠道准备相类似，不同的是 MRE 口服的对比剂可包括阳性对比剂、阴性对比剂和双向对比剂，阳性对比剂常见于钆螯合物类的顺磁性物质，其在 T_1WI 表现为高信号，也称为“亮腔”技术，可以很好地显示肠壁增厚的情况；阴性对比剂是含有铁氧化物粒子的超顺磁性物质，在 T_1WI 和 T_2WI 上均表现为低信号，也称为“黑腔”技术，对于肠腔的情况显示较佳；双向对比剂在 MRE 上应用较为广泛，如与 CT 对比剂相似的 2.5% 甘露醇溶液，在 T_1WI 为低信号，T_2WI 为高信号。

六、结肠息肉

【病理生理与临床表现】

结肠息肉(polyps of the colon),是起源于结肠黏膜上皮隆起于黏膜表面的局限性病变,是儿童便血的主要原因之一。最常见于学龄前期及学龄期,5~6岁为高峰,男女发病率接近2 : 1。以幼年性息肉为主,其次为腺瘤性息肉,后者有恶变的倾向。好发于直肠、乙状结肠,其次为降结肠。息肉直径为0.5~3cm,数目1~3个多见,呈圆形、椭圆形或分叶状,分为有蒂及无蒂广基底两类,顶端表面常有充血水肿及浅小溃疡。

临床表现主要为无痛性反复血便,常为鲜红色覆盖于大便表面,息肉位置较高时可与大便混和。继发感染时可有黏液脓血便,回盲部息肉可继发肠套叠。

【影像学表现】

X线:钡灌肠及气钡双对比检查为诊断本病主要方法。钡灌肠检查表现为结肠内圆形或类圆形充盈缺损,边缘光滑,息肉较小时容易漏诊。气钡双对比灌肠对肠壁的细微病变显示更加清晰,能够发现较小的息肉。息肉表面涂有钡剂,呈光滑的软组织结节影与肠壁相连,其周围有钡剂形成的环形钡影(图6-7-8)。诊断时应注意与气泡及粪块辨别,前者呈正圆形,后者形状不规则,转动体位两者均可移动,加压时粪块可变形或碎裂。

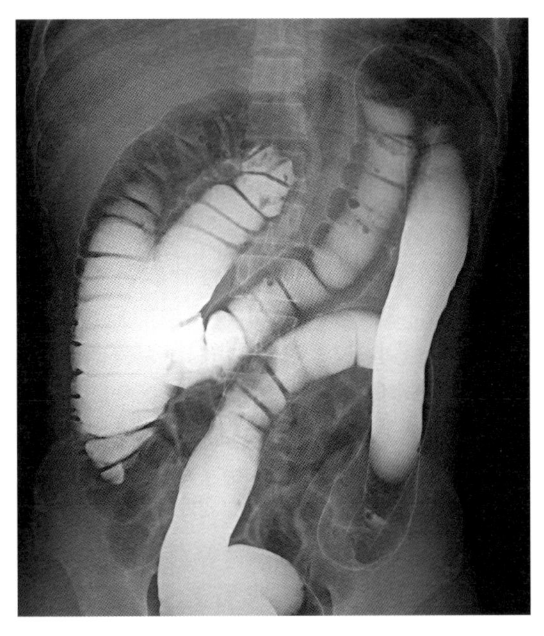

图6-7-8 结肠多发息肉钡灌肠表现
横结肠及结肠肝曲见多个小圆形充盈缺损影,边界清楚,周围见钡剂环绕

超声:在结肠充盈状态下用超声对结、直肠进行连续检查,能够检出大多数肠壁息肉,敏感性较高。

CT:经肠道准备、逆行结肠注液或注气后,采用低剂量CT可清晰显示结直肠黏膜、肠壁、结肠外的情况。结肠息肉表现为结肠腔内息肉状隆起,呈长蒂状、短蒂状或广基底状形态,边缘光滑,相邻肠壁无增厚及肿胀。增强检查可见息肉呈均匀强化,边缘显示更加清晰。螺旋CT仿真内镜技术亦可更加清晰显示结肠管腔及内壁情况,对于小息肉的检出率明显提高。

MRI:通过冠状位稳态进动快速成像、快速扰相小角度梯度回波T_1WI序列可获得MR仿真内镜、多平面重组图像。可观察结肠内壁分布的息肉样改变,表现为大小不等的充盈缺损。同时可显示息肉与肠壁关系及相邻组织受累情况。

【诊断要点】

钡灌肠是本病的主要检查方法之一,病变表现为结肠管腔内的充盈缺损影像。充盈状态下超声检查对本病的敏感性亦较高。CT及MR仿真内镜检查可清晰显示结肠管腔及内壁情况,有利于小息肉的检出,但检查前肠道准备相对要求较高。

【鉴别诊断】

儿童结肠息肉多单发,多发者数目不等,呈散在分布,应与以下息肉综合征鉴别:

色素沉着息肉综合征(peutz-jeghers syndrome),又称黑斑-胃肠息肉综合征,系常染色体显性遗传性疾病,以多发胃肠道错构瘤性息肉为特征,可发生在胃、十二指肠、小肠和结肠,表现为消化道出血、腹痛,可继发肠套叠。此外,位于口唇、口腔颊黏膜、指(趾)端和手掌的皮肤黏膜的黑褐色色素斑为其另一特征,呈线状、点状或斑状,压之不消失,这一点有助于鉴别诊断。

家族性结肠腺瘤性息肉病(familial adenomatous polyposis of the colon),系常染色体显性遗传性疾病,息肉通常在5~10岁后开始出现,随年龄增长,数目增多,体积变大,数目常为300~3000个不等,大小自数毫米至数厘米,密集分布于结肠,尤以左半结肠最多。

加德纳综合征,系常染色体显性遗传疾病,与家族性结肠腺瘤性息肉病区别在于有肠外病变,典型三联症包括结肠息肉、软组织肿瘤、骨瘤,也可只具备二联症。息肉最常见于直肠、乙状结肠,也可分布于全部结肠。

第八节 肝、胆疾病

一、肝母细胞瘤

【病理生理与临床表现】

肝母细胞瘤(hepatoblastoma,HB)是儿童最常见的肝脏原发恶性肿瘤,起源于胚胎早期未成熟的肝胚细胞,占3岁以下肝脏原发恶性肿瘤发病率的85%~90%。

HB在11号染色体常有*11P15.5*的杂合子丢失,易发生先天性发育异常和胚胎性肿瘤,包括肝母细胞瘤可伴发贝-维综合征(Beckwith-Wiedemann Syndrome,BWS)、肾母细胞瘤、家族性多发性结肠息肉和加德纳综合征等。家族性多发性腺瘤病、母亲使用口服避孕药易发生肝母细胞瘤。说明性激素与肝母细胞瘤的发生密切相关。同时,也有报道肝母细胞瘤可致儿童性早熟。

2014年儿童肝脏肿瘤国际协作组以及Meyers等对儿童HB的术前分期标准、组织学形态分型以及各协作组关于诊断以及危险分级做了详细的论述。HB从胚胎期起病至发病需要2年左右时间,所以发病通常在1~3岁。一般认为其自然病程分为4个阶段①原位肿瘤期:AFP等各项检查均无异常。仅病理检查可见胚胎肝、未分化细胞。②亚临床期:此期虽无症状,但AFP、肝CT、MRI扫描、血管造影、彩色B超等均能提示肿瘤。③临床期:临床出现症状,诊断容易。④晚期:常有黄疸、腹水,生存率较低,多在短期内死亡。

组织学上,多数学者将其分为两型:①纯上皮型,含胎儿细胞或胚胎细胞或两者均有;②混合型,含间质组织及上皮成分。有学者又细分为6个类型:胎儿上皮型、胚胎和胎儿上皮型、巨柱型、小细胞未分化型、上皮和间叶混合型、伴畸胎特征的上皮和间叶混合型。其中,高分化的胎儿上皮型预后最好,胚胎、未分化型预后较差,而上皮与间叶组织混合,含有胆管、骨骼、软骨等组织,伴畸胎特征的预后相对较好。其生长有内生和外生两种方式,在病理形态学上表现为单块型、结节融合型、多灶型、弥漫型和囊肿型,是影像学表现的基础。外生型预后较好,这与之在肝外生长,较少破坏肝细胞及肝内血管结构有关。

本病好发于婴幼儿,3岁以前占90%,5岁以上很少见。男女之比为3∶2~2∶1。小儿多以右上腹无痛性肿块或进行性腹胀就诊。大多数病例AFP明显增高对诊断有一定的特异价值。10%~20%的病例有转移,主要转移至肝门和肺,其次为骨和脑。

【影像学表现】

超声:二维声像图表现为肝脏增大,肝内可探及形态不规则的实性包块,多位于右叶,肿块无包膜,但与肝实质分界较清晰。上皮型成分较单一,多呈高回声;混合型因有间叶成分呈不均匀低回声。肿瘤过大时内部可出现坏死、出血,声像图表现为不规则低回声区或无回声区。彩色多普勒显示肿瘤周边和肿瘤内部血供丰富,血管内径粗细不一,肿瘤中心血供偏少。当肿瘤压迫周围血管时,附近的血管绕行、抬高、血管壁有压迹、血管狭窄或中断。

CT:平扫瘤体多表现为单一巨大肿块(图6-8-1A、B),多结节融合少见。病灶多有假包膜形成,边界多清楚,内部呈等、低混杂不均匀密度,并可见出血、坏死及囊变区,大小不等结节状相对稍高密度区位于低密度区的周边,钙化多见。CT增强扫描病灶强化程度稍低于周围肝实质,肿瘤与正常肝组织的分界更明显,假包膜显示较平扫清晰,瘤内坏死区无强化。瘤周可见受压变形的肝静脉和门静脉,血管受侵或癌栓形成少见。

MRI:瘤体形态、大小、分布与CT相同。MRI表现依肿瘤组织学类型而有所不同,上皮型表现为均匀长T_1、长T_2信号包块;而混合型信号混杂,T_2WI见瘤内多个细小囊状高信号影,周围有低或等信号线样间隔,似"石榴样"改变,T_1WI中局灶性高信号可能为肿瘤内脂肪成分或出血(图6-8-1C、D)。钙化灶在MRI上常不易显示。动态增强扫描显示肿瘤早期强化,40%病变可见周边晕环强化,且消除迅速。

【诊断要点】

3岁以下儿童发现肝脏实性肿瘤者,应首先考虑本病可能。超声、CT、MRI检查均能显示病变的形态、范围、大小和数目。超声、CT易于显示钙化灶,MRI则对瘤体的假包膜、血管内瘤栓显示较CT明显。具有快进快出富血供的强化特点且强化程度总是低于正常肝实质为本病主要影像学特征。

【鉴别诊断】

本病需要与以下几种疾病鉴别:原发性肝细胞癌,偶见于5岁以上小儿,常有先天性疾病如胆管闭锁、肝炎或并发于遗传性酪氨酸血症、遗传性毛细血管扩张症、白血病长期化疗缓解后等。肿块边缘不如肝母细胞瘤光整,钙化少见。瘤旁常见子灶,

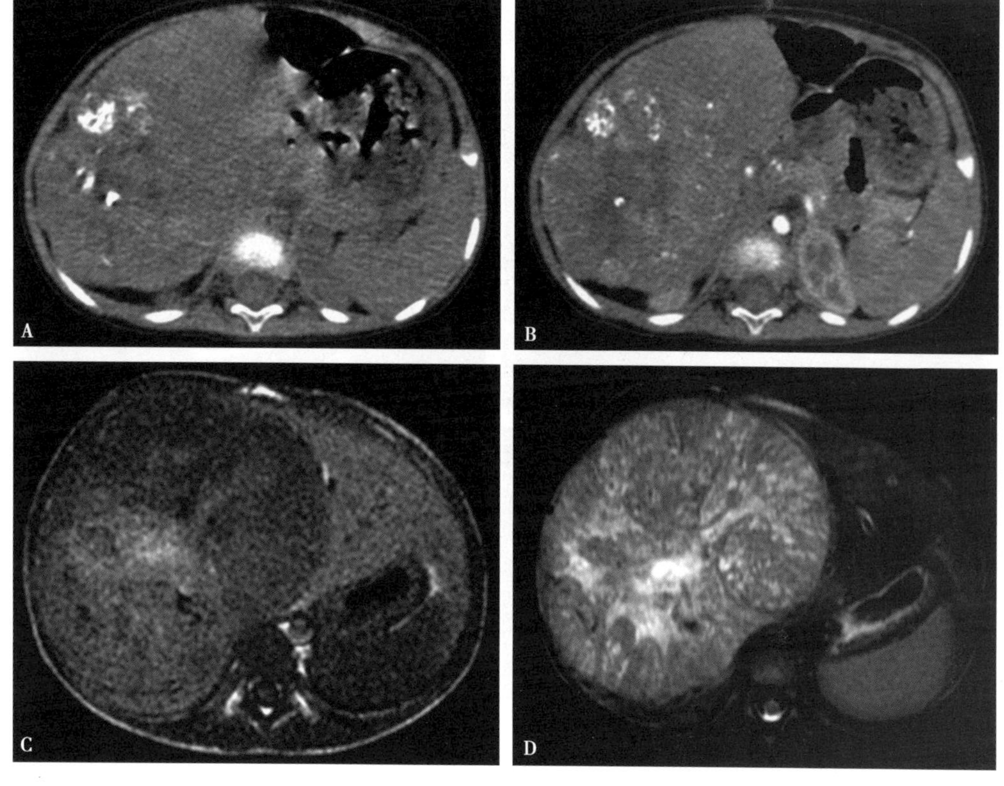

图 6-8-1 肝母细胞瘤 CT 及 MRI 表现

A. CT 平扫显示肝右叶巨大包块，密度不均匀伴斑点状钙化影；B. 增强后呈不均匀强化，中央可见片状无强化坏死区，肿瘤内散在点状和颗粒状钙化灶；轴位 T_1WI(C)、轴位 T_2WI(D) 显示肝右叶巨大包块，呈长 T_1、长 T_2 信号，肿瘤内部信号不均匀，呈桔瓣样改变。中央可见短 T_1、等 T_2 信号区域，呈分叶状，代表肿瘤内出血

门静脉瘤栓较多见，常有脂肪肝或肝硬化等表现。肝未分化胚胎性肉瘤，年长儿多见，肝内肿块呈浸润性生长，境界不清楚，形态不规则，罕见钙化，AFP 阴性等可资鉴别。间叶错构瘤，主要应与囊性肝母细胞瘤鉴别。前者以 2 岁以下男孩多见，囊性肿块常有间隔，囊壁光整，边缘清晰。与后者不同，可资鉴别。

二、婴儿型肝脏内皮血管瘤

【病理生理与临床表现】

婴儿型肝脏内皮血管瘤（infantile hepatic hemangioendothelioma，IHH）是婴儿期最常见的肝脏血管瘤，多见于 6 个月以内的小婴儿，女性好发，生长缓慢，有潜在恶性。病理分型主要可分为两型：Ⅰ型最常见，肿瘤组织由大小不等的血管构成，管腔内壁可见肿胀增生的血管内皮细胞，有黏液基质和胆小管成分，核分裂相少见。Ⅱ型少见，主要表现血管内皮细胞明显增生，不形成管腔或管腔结构不清楚，部分可形成乳头样结构，无散在胆小管成分。Ⅰ型和Ⅱ型在同一患者可以混合存在。

临床表现无特异性，部分病例为产前超声提示肝脏占位就诊。主要表现包括腹部肿块、肝大、腹胀、血小板减少伴有消耗性凝血病（Kasabach-Merritt 综合征），肿瘤破裂可出现腹腔大量积血。无症状者偶尔被发现。20%伴皮肤血管瘤。

【影像学表现】

超声：常表现为肝内多发大小不等实性肿块，边界清晰，包块周围可见低回声晕圈。内部回声多样，不均匀，以低回声多见。不均质回声中可以表现为中心低回声并散在强回声钙化点。彩色多普勒表现为血管扩张和血流信号增多。

CT：可为多发结节型或单发结节型。平扫时病灶内部多呈低密度，常伴有钙化；较大病灶由于出血、坏死、纤维化或血栓形成而密度均匀。增强 CT 扫描具有一定特点，动脉期病灶多自边缘开始强化，中心区可见斑点状或结节状强化区，较小病灶则出现全瘤强化，此期病灶强化程度高于周围肝实质；门静脉期可见病灶强化由边缘向中心部分延伸；延迟期呈现全瘤强化，密度稍高于或等于肝实质；出血、坏死、纤维化或血栓区域不强化（图 6-8-2）。

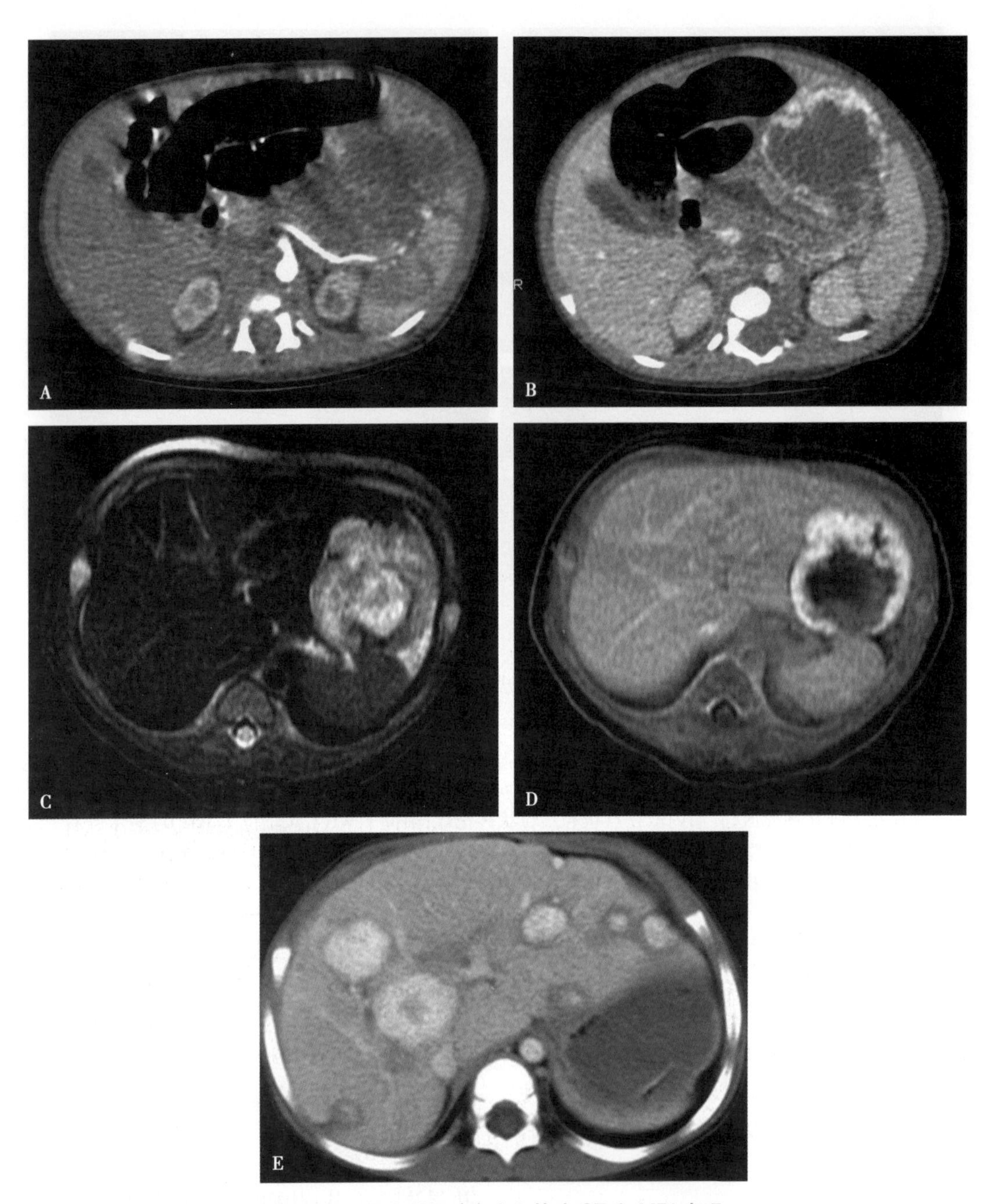

图 6-8-2 婴儿型肝脏内皮血管瘤 CT 和 MRI 表现

A~D 为单发型影像学表现；A. 动脉期显示可见肝左叶巨大低密度包块，边缘不完全强化，肿瘤内部密度不均匀；B. 门静脉期可见肿物边缘强化趋于完整且范围增大；C. 轴位 T_2WI 显示，肝左叶巨大包块呈长 T_2 为主的混杂信号；D. 轴位 T_1WI 增强显示肿瘤边缘呈结节状强化，中央未见强化；E. 婴儿型肝脏内皮血管瘤（多发型）CT 表现，门静脉期显示肝内多发明显强化的结节影，部分结节内还可见中央低强化灶，外周可见低密度环

MRI：瘤体形态、大小及分布与 CT 相似，MRI 上呈 T_1WI 低、T_2WI 高信号，STIR 上呈高信号。随着 TE 时间延长，血管瘤的信号逐渐增高，于 T_2WI 上信号极高，呈"亮灯征"，即使较小的病灶也可以显示异常高信号，是肝血管瘤特征性表现。MRI 增强扫描的强化方式、表现与 CT 相似，表现为边缘结节状强化并逐渐向中心扩展，直至完全填充的"慢进慢出"强化特征。但大的瘤体中心信号不均匀，延迟扫描也不能完全填满，与其中央部含有纤维瘢痕、出血或血栓形成有关。急性出血时，在 T_1WI 上局部可见高信号影，而低信号区常为纤维化或含铁血黄素沉着所致。纤维瘢痕影在 T_1WI、T_2WI 上均为低信号。

【诊断要点】

6个月内小婴儿发现肝内实性包块需考虑到本病的可能性，尤其是孕期检出病变的患儿。超声上瘤体内部回声有所不同，彩色多普勒表现为血管扩张和血流信号增多。MRI于T_2WI上信号极高，呈“亮灯征”，是其特征性表现。CT与MRI增强扫描具有“慢进慢出”的特点，从病灶边缘开始向病灶中心扩展直至完全充填，是诊断肝血管瘤的可靠征象，也是鉴别于其他病变之处。

【鉴别诊断】

本病与海绵状血管瘤均属于血管瘤，前者绝大多数在婴儿期发病，后者则多见于年长儿或成人，且病灶多为单发，若仅依靠影像学表现，两者很难区别。此外，单个病灶须与肝母细胞瘤鉴别，多个病灶应与肝转移瘤鉴别。

1. 肝母细胞瘤多见于5岁以下的儿童，约50%见于1岁以内婴儿，AFP阳性。CT平扫肿瘤呈低密度肿块，其内可见不规则小片状坏死区，有假包膜。增强扫描肿瘤早期明显强化，但强化程度总是低于正常肝实质。

2. 肝转移瘤在儿童期最多见于神经母细胞瘤转移。CT平扫大多数为肝内多发低密度灶，呈“靶征”或“牛眼征”。T_1WI上为低信号，T_2WI上呈高信号，但T_2WI上其信号强度明显低于肝血管瘤。增强扫描瘤体周边常有环状强化，延迟后无对比剂填充。

三、肝间叶性错构瘤

【病理生理与临床表现】

肝脏间叶性错构瘤（hepatic mesenchymal hamartoma，HMH），又称囊性间充质错构瘤、海绵状淋巴管瘤、胆汁细胞纤维腺瘤，是一种门管区内原始的间叶组织异常发育增生的良性肿瘤，是儿童期第2常见的肝脏良性肿瘤。该肿瘤主要发生于婴幼儿和儿童期，约80%见于2岁以下婴儿，极少见于成人。男性稍多见。

HMH的发病机制尚存在争论。目前多数学者认为与胆管畸形引起的小胆管囊样扩张、血管损伤、肝细胞毒性损伤有关，另有研究发现本病患儿染色体异常及DNA出现非整倍性等特点，表明HMH可能为一种真性肿瘤。但无论哪种观点均支持本病是良性病变。多由大小不等囊腔构成，囊内液体与黏液相似。镜下观肿瘤主要是由胆管、肝细胞、簇状小管、丰富的黏液基质、散在的星状细胞按不同的比例构成不同的图像。囊壁由致密的间质组织组成，无内衬上皮。

临床多表现为无痛性腹部包块，肿瘤较大压迫相邻结构时，可出现腹水、黄疸或充血性心力衰竭。5%病例可见AFP升高，有研究表明，其升高水平与肿瘤实性成分多少有关。

【影像学表现】

超声：病变以实性或囊实性为主。实质性为主的包块，边界多清晰，以高回声多见，呈密集均匀的细小光点回声。囊实性为主的包块，表现为瘤体内纤维组织及微小囊腔形成的混杂回声，囊性部分呈无回声或极低回声，多有分隔，主要与内部结构成分比例不同有关（ER-6-8-1）。

CT：平扫多表现为巨大囊实性肿块，其内有多个大小不一的囊腔，囊壁光整，其内有多房分隔，囊内液体密度不一定相等，间隔厚薄不均。钙化少见。有时可见囊中囊。少部分病灶以实性为主，内含多个小囊肿。增强扫描病灶实性成分和分隔可强化，而囊内容物不强化（图6-8-3）。

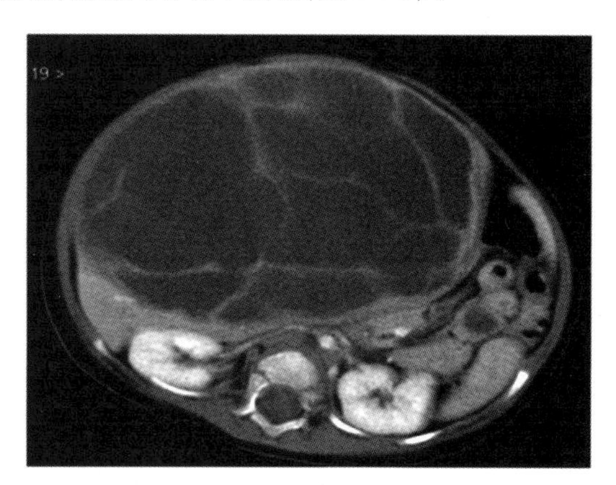

图6-8-3 囊性肝脏间叶性错构瘤增强CT表现
肝内巨大囊性肿瘤，其中可见强化的分隔。肿物边缘清晰，周围肝实质受压形成假包膜

MRI：囊性多房性病灶各房内信号强度取决于囊液成分，蛋白含量高则T_1WI信号强度高；囊内出血时可见液-液平面，房间隔信号不一，与实性成分相似，肿块的边缘为厚薄不均的软组织信号区，而不是典型的包膜。增强扫描囊内容物无强化，间隔可有强化。实性成分为主肿块单发多见，体积较大，可累及两叶。实性部分在T_1WI为略低信号，T_2WI为不均匀稍高信号，包膜为低信号（ER-6-8-1）。肿块内可有大小不等、分散或相连的高信号区，似“瑞士干酪”样。增强扫描早期瘤周呈轻度环形强化，延迟后瘤体强化明显，与肝实质信号一致，由此可见早期瘤周环形强化的部分系瘤周受压的正常肝组织。

ER-6-8-1　肝脏间叶性错构瘤 MRI 表现

【诊断要点】

CT 与 MRI 可显示肝内实性或囊实性肿块，多房囊性更为常见，囊腔内可见多发分隔。增强扫描可了解肿瘤与血管关系以及肿瘤血液供应情况。

【鉴别诊断】

囊性 HMH 需与肝未分化胚胎性肉瘤和肝脓肿鉴别：肝未分化胚胎性肉瘤多见于年长儿，肿块内有厚薄不等的间隔及内壁软组织结节，壁结节强化明显。肝脓肿一般伴明显发热，病灶边界模糊，增强扫描呈环形强化，而中心低密度区不强化，可出现“晕征”，为影像学鉴别依据。

四、肝未分化胚胎性肉瘤

【病理生理与临床表现】

肝未分化胚胎性肉瘤（undifferentiated embryonal sarcoma，UES）是发生于肝原始间叶组织的恶性肿瘤，为第 3 位常见的儿童肝脏原发恶性肿瘤，其生存时间大多<1 年。

未分化的胚胎性肉瘤的病因尚不明确。瘤体多为囊实性，直径常常> 10 cm，常无包膜，但与周围肝组织分界尚清。肿瘤切面灰白色胶冻样，大部分肿瘤见坏死、囊性变和囊腔形成。肿瘤广泛坏死达 80%以上，仅边缘见少许肿瘤成分。肿瘤远处转移较少见，肺为最常见的转移部位。在组织学上，未分化胚胎肉瘤显示原始纺锤形，肉瘤卫星细胞密集成片或分散，背景为疏松黏液样组织，50%左右含造血细胞。

本病好发于 5～10 岁的儿童。UES 早期缺乏特异性症状和体征，大部分患者仅表现为上腹部疼痛不适，伴有可触及的肝脏包块。临床表现为迅速增长的腹部包块，常转移至肺和骨骼。AFP 水平多正常。

【影像学表现】

超声：表现为肝内巨大单发病灶，为不均匀回声实性团块，内含多个大小不等囊腔或可见分隔（图 6-8-4A）。彩色多普勒于肿块内及分隔上可见少量点状血流信号。

CT：囊性为主的单房或多房病灶。单房者肿瘤表现单一的大囊腔，内含不规则软组织密度影瘤内有时可见新鲜出血。多房者肿瘤内可见厚薄不均的分隔，囊腔大小不一，有时分隔周围可见不规则软组织密度影。UES 中钙化少见，多表现为病灶边缘针尖样钙化。增强扫描可见分隔及软组织密度区强化，囊性低密度区不强化（图 6-8-4B）。

【诊断要点】

UES 的超声和 CT、MRI 表现不一致，是由于黏液样基质富含亲水的酸性黏多糖，在超声图像中此黏液样基质形成反射，故表现为实性包块的声像学特点；而在 CT 和 MRI 平扫中则显示为液体密度，呈多房囊性病变，增强扫描可见分隔强化。

【鉴别诊断】

在小儿肝脏恶性肿瘤中，囊性肝母细胞瘤易于与之混淆，囊性肝母细胞瘤钙化和出血多见，患儿年龄及 AFP 值对鉴别诊断极有帮助。在小儿肝脏良性囊性占位中，最易与 UES 混淆的是间叶错构瘤。HMH 发病年龄小，多见于 4 个月至 2 岁的幼

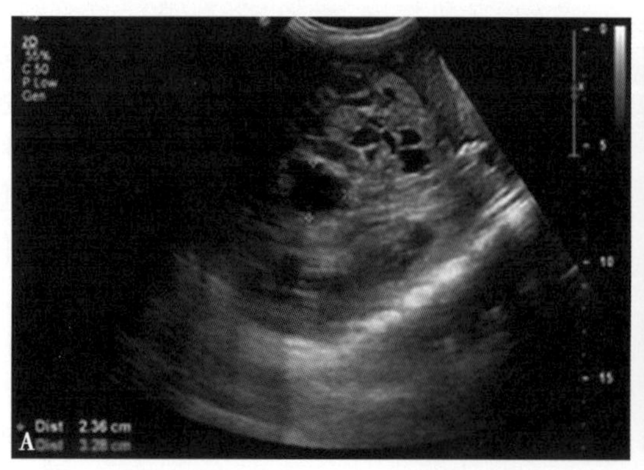

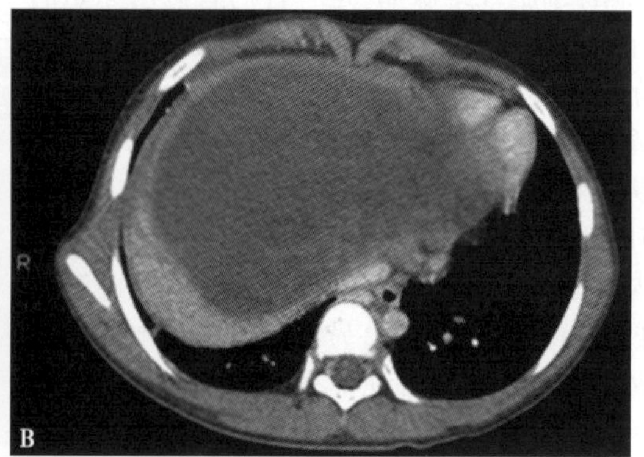

图 6-8-4　肝未分化胚胎性肉瘤影像学表现

A. 超声表现，肝右叶不均匀回声包块，其中出现散在的无回声液性暗区；B. 增强 CT 表现，肝右叶巨大低密度肿物，静脉注入对比剂后无强化，其中可见少许分隔轻度强化

儿,病灶分隔较薄,囊内少见软组织密度影或壁结节。肝包虫病多见于流行区,囊内囊及囊壁环形或弧形钙化是其特征表现。肝囊肿的囊壁薄而光滑,囊内为均匀的水样密度,与UES不难区分。

五、肝创伤

【病理生理与临床表现】

小儿肝占腹腔空间大,质地脆弱,缺乏弹性,轻微外伤即可引起损伤,如剧烈振动可致韧带附着周围肝损伤。同时,由于小儿的肋骨尚未发育成熟,肝右叶前区被肋弓遮护不完全,腹部肌肉及腹膜均比较薄弱,缺乏对肝的保护和对外来致伤力的缓冲作用,非常容易导致损伤。小儿肝创伤的发生率和检出率较成人高,占儿童腹部损伤的10%~30%。绝大多数肝脏损伤发生于右叶后段。由于右叶后段被冠状韧带所固定,而肝脏其他部分则活动相对自由,故钝伤会最大限度地损害该区域。由于肝脏双重供血,血运丰富,故肝脏外伤后以出血为主要特征。

根据肝脏损伤的部位和程度,常分为3型:Ⅰ型,包膜下破裂:肝实质破裂在包膜下,包膜完整,在包膜下形成血肿;Ⅱ型,中心破裂:肝实质中心破裂,呈线样、星状或多发性肝裂伤,出血发生在肝内,可压迫肝细胞发生坏死;Ⅲ型,完全破裂:肝实质和包膜同时破裂。根据损伤程度,则可被分为包膜撕裂、小裂伤、大裂伤和破裂。

临床上,患儿常有明确的外伤史,起病急,严重出血可发生休克症状,面色苍白、出汗、口渴、气急、脉速、血压下降等。腹腔出血或因血液、胆汁可引起急性腹膜刺激症状。腹部穿刺抽出不凝固血液。

【影像学表现】

超声:Ⅰ型,包膜下肝表面实质破裂,而包膜完整,出血积在包膜下,使包膜与脏器实质分离。伤区局部包膜光带向外隆起,包膜与肝实质之间见梭形或带状液性无回声区,伴后方回声增强效应。Ⅱ型,肝实质破裂,肝脏中心部实质破裂,有血肿形成和(或)凝血。早期表现为不规则或圆形回声稍强区。随出血量增多,局部多表现为不规则的液性暗区及强弱不均的回声区,边界不规整。Ⅲ型,真性肝破裂。肝包膜轮廓线连续性中断,包膜不完整、断离、缺损,断离口周围常伴有不规则混合性强回声区,边界模糊。彩色多普勒为破裂区有血流中断现象,由于病灶区血肿对周围组织的压迫,可使其周围血管变细,流速减慢。

CT:Ⅰ型肝挫伤,CT平扫为边界不清的低密度区,增强后可强化,但比周围组织密度略低,局部结构可轻度扭曲。Ⅱ型肝撕裂伤,CT平扫见肝实质内有线状或星芒状的低密度影,增强后不强化,可合并包膜下出血(图6-8-5)。Ⅲ型肝破裂,侵及肝表而使包膜破裂,形成肝包膜下血肿及实质内血肿。CT平扫为不规则低密度带,增强后呈明显的低密度区,周围有强化,边界清楚。当断裂的肝失去血液供应,或见门静脉截断征,增强时该肝组织可不强化。肝包膜下血肿表现为肝边缘新月形或双凸镜样的等密度或低密度影。肝实质内血肿表现为肝内境界模糊的类圆形影,新鲜血肿密度略高于或等于肝实质。当肝三联结构中的小血管破裂出血,血液沿门静脉周围阻力较小的结缔组织鞘蔓延,形成门静脉周围轨迹(周围晕)征。CT增强扫描见门静脉及其分支周围有管状低密度影。长轴断面上呈树枝状轨迹征,横断面上呈环形影,此征象在小儿腹部钝伤中并非罕见,提示损伤的严重性。

如肝脏损伤未延伸至肝脏表面或肝包膜未撕裂,通常不合并腹腔内出血。当损伤达到延伸至肝裸区,可导致腹膜后出血,表现为右侧肾上腺周围积血。肝钝伤还可合并胆汁瘤、胰腺炎、胆汁性腹膜炎、延迟出血或感染。

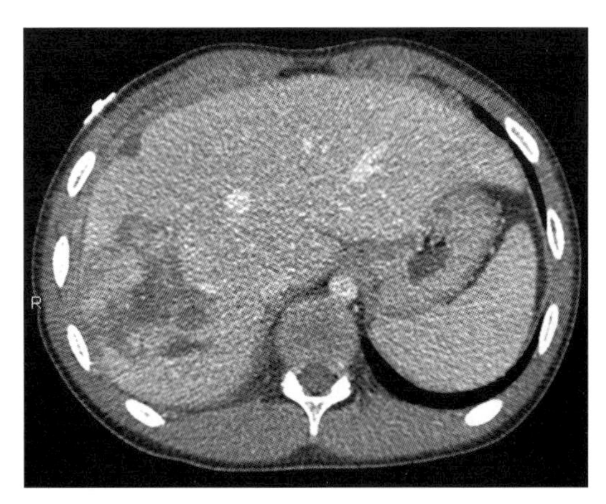

图6-8-5 肝创伤CT表现
肝右后叶见不规则片状未强化区,肝包膜下可见少量积液

MRI:由于检查时间长,一般不作为肝脏创伤的必需检查手段。受损区域肝组织通常呈长T_1长T_2信号,伴或不伴有出血信号。MRCP可显示胆胰管状况。

【诊断要点】

超声及CT诊断肝创伤不难,可全面评估肝脏损伤程度,明确了损伤累及的解剖范围,包括包膜的完整性、包膜下积液的多少、肝实质撕裂的范围以及血管蒂的状况。同时,肝钝伤后 CT 动态复查对于评定治疗有重要价值。

六、肝内胆管囊性扩张症(Caroli's 病)和 Caroli's 综合征

【病理生理与临床表现】

Caroli's 病也被称为"Todani Ⅴ 型胆总管囊肿",即先天性肝内胆管囊状扩张症。目前认为是一种常染色体隐性遗传病,发病机制不清,病因主要学说为肝内胆管板畸形,其他假设的机制还包括新生儿期肝动脉阻塞致胆管缺血、胆汁上皮异常增长和缺乏支持结缔组织正常退化的胆管板。

通常根据有无肝纤维化和门静脉高压将其分为两型:Ⅰ型,单纯型,只有肝内胆管扩张,无纤维化和门静脉高压,常伴有胆囊炎、胆结石。病理上病变多为局限性,以肝内胆管扩张、纤维增生和大量纤维组织细胞反应为特征,胆管周围的炎细胞浸润明显,部分上皮可呈乳头状生长,可发生上皮的不典型增生甚至癌变。Ⅱ型,合并肝纤维化型,除肝内胆管扩张外尚有肝纤维化和门静脉高压,而缺乏肝内近端大胆管扩张和胆管结石或胆管炎变化,严重者可继发肝硬化。病理上以肝内末端小胆管扩张为其特征,常为双侧广泛的病变,可见胆管扩张性变化或肝内纤维化伴末端小胆管增生,但肝实质细胞是正常的。

本病多在儿童、青少年时期发病,男女比例约为2∶1。部分病例出生时即可被发现,典型者可表现有腹痛、黄疸和腹部肿块三联征。常因胆汁淤滞而导致反复发作的持续性胆管炎,继发感染者伴有发热。Caroli 病常伴发多囊肾、肾小管扩张。

【影像学表现】

超声:表现为与门脉走行一致的囊状或管状无回声区,可清晰显示门静脉周围绕行的扩张胆管,与肝内胆管树相通。囊肿呈圆形或梭形无回声区,也可表现节段性或较均匀的扩张。囊腔的长轴通常与胆管一致。囊壁不规整,菲薄,有时腔内可见结石回声。彩色多普勒可用以证实扩张胆管腔内的血液流动。

CT:肝内胆管呈囊状、柱状扩张,大小不一,囊状与柱状影相连接,呈"串珠状"或"分节状"水样密度影(图 6-8-6)。增强扫描其内见"中心点征",即异常扩张的胆管包绕相伴的强化门静脉小分支的投影所致(图 6-8-7)。此征象被认为是 Caroli's 病的特异性表现。此外,扩张的小胆管内可见有小结石影,伴明显肝纤维化的病例还可见肝硬化的CT 表现。

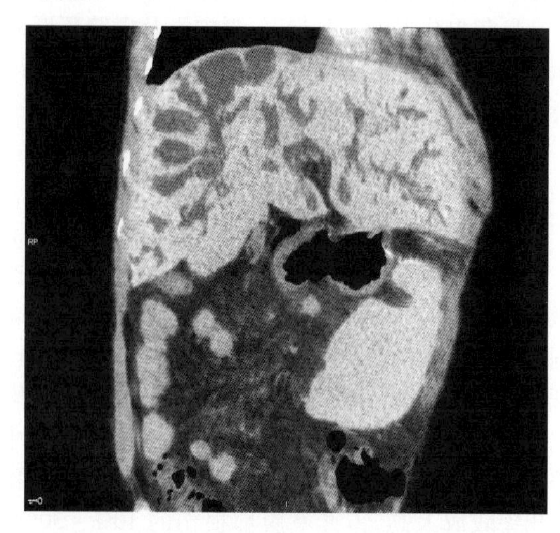

图 6-8-6 Caroli's 病 CT 表现
CT 多平面重建图像显示肝内弥漫性胆管扩张,与胆管树相通

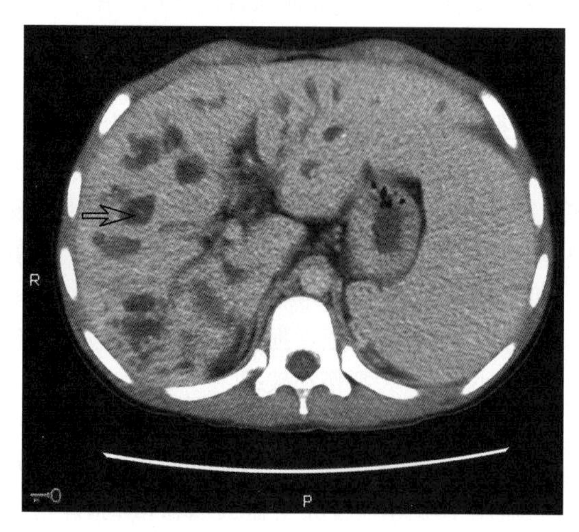

图 6-8-7 Caroli's 病 CT 表现
肝内胆管弥漫性囊样扩张,部分扩张胆管内可见点状强化圆点影(空心箭头)

MRI:肝内胆管呈"串珠状"或"分节状"改变,呈长 T_1 长 T_2 信号影。Gd-DTPA 增强扫描不强化。MRCP 能够很好显示胆管树的形态和全貌,明确扩张胆管与正常胆管之间的关系。

放射性核素检查:开放性胆道 HIDA(肝亚氨基二乙酸)扫描被用以证明扩张胆管与胆道树连接。

【诊断要点】

超声检查可发现肝内多发性囊肿,常呈簇状分布,若发现囊肿内合并结石,则诊断多可确定。CT 与 MRI 可显示肝内胆管呈大小不一、囊状与柱状扩张,且相互连接呈"串珠状"、"分节状",尤其是"中心点征",非常具有诊断价值。MRCP 不仅可以很好地显示胆道与囊肿的关系,对于判断侵及范围,

明确肝实质、血管及胆管的改变都具有重要的价值。值得注意的是，对证实为 Caroli’s 病的患儿应进行肾脏检查，本病可能合并多囊肾或髓质海绵肾。

【鉴别诊断】

本病主要应与下列疾病鉴别：多囊肝常见于成年人，鉴别的关键是囊肿不与胆管相通，不并发胆管炎或肝硬化，常合并多囊肾。梗阻性肝内胆管扩张具备梗阻因素，其肝内外胆管扩张的程度与临床的表现一致，而 Caroli 病肝内外胆管扩张的程度与临床不一致。

七、胆管闭锁

【病理生理与临床表现】

胆道闭锁（biliary atresia，BA）是指新生儿或婴幼儿不明原因的胆道梗阻性疾病，是新生儿胆汁淤积性黄疸常见的病因之一，也是儿童肝移植的主要适应证之一。胆道闭锁的发病机制尚不明确，该病起源于病毒感染、基因、自身免疫的可能性均已被提出。最近有作者提出胆道闭锁和新生儿肝炎为胆道炎症的两种表象。重度胆道炎症可导致胆道闭塞，从而发展为胆道闭锁。轻度炎症不引起胆道闭塞，而常导致肝炎。

病理表现为肝外胆管的纤维增殖性改变。肝门区出现不规则形或三角锥形的纤维组织团块，包含血管、淋巴管、神经和不同程度的炎性浸润，同时其内部还可见到不规则形的胆管样结构，伴有部分或完全的立方上皮或柱状上皮。肝门区结缔组织团块内部所含胆管样结构为胚胎早期囊样扩张的胆管残留所致。

胆道闭锁通常在生后 1 个月出现严重或持续的梗阻性黄疸，白陶土色大便和高胆红素血症。如果未经治疗，胆道闭锁多进展为肝病末期。

【影像学表现】

超声：为新生儿黄疸的首选筛查手段。表现为胆囊缺如或体积小、左右肝管汇合部高回声纤维条索样板块（TC 征）并结合胆囊收缩功能诊断 BA，其中 TC 征诊断胆道闭锁的准确度高达 96%。

CT：胆系成像技术（CTC）包括静脉法 CT 胆系成像和口服法 CT 胆系成像，两种方法都是通过对比剂经胆道系统排泄来使肝外胆管显影，如果不能观察到正常的胆道结构，则有助于诊断胆道闭锁。利用 CT 三维重组技术可清晰显示胆总管、肝总管、左右肝管、胆囊和胆囊管。

MRI：表现包括：①正常肝外胆道结构消失或不完整，沿门静脉右支、肝门区及十二指肠上部、胰头部后方追踪，未见胆管走行或部分胆管未显影；②胆囊形态小或不显影；③肝门区出现不规则形或三角形长 T_2 信号。囊肿型的肝外胆道闭锁可见肝门区囊性肿块，此种情况与先天性胆总管囊肿鉴别有困难。MRCP 可细致显示胆道解剖结构和各级分支，整体观察病变全貌，了解是否合并其他脏器异常等方面信息。

放射性核素：锝 99 亚氨基二乙酸和苯巴比妥标记胆汁闪烁扫描术显像可被用来诊断胆道闭锁。胆道闭锁患儿由于示踪剂不能经胆道排泄至肠道内，因此表现为肠道无放射性。在实际应用中，如果 24h 肝胆动态显像发现功能性肠道放射性存在即可明确排除胆道闭锁。

【诊断要点】

MRI 是目前诊断新生儿胆道闭锁最为广泛的影像学检查方法，可全面直观显示整个胆管系统结构，对诊断 BA 具有重要价值。直接征象为胆囊形态小或不显影，正常肝外胆道结构消失或显示不完整，间接征象为肝门区出现不规则形或三角形长 T_2 信号。

【鉴别诊断】

主要与新生儿肝炎相鉴别，两者可通过放射性核素检查来区分。胆道闭锁患儿由于示踪剂不能经胆道排泄至肠道内，因此表现为肠道无放射性。

【回顾与展望】

薄层冠状 T_2WI 图像结合 MRCP 三维重组技术已被广泛应用于诊断新生儿胆道闭锁。MRCP 可以准确地诊断胆管梗阻及梗阻的部位，但不能非常有效地判断胆管梗阻的程度，因此 MR 肝胆功能性成像越来越受到关注。这种功能成像能够可靠地提供胆汁流动动力学的信息，其中一种对比剂为 Mn-DPDP，它主要经肝脏代谢、胆道系统排泄，静脉注射此种对比剂后，10～20min 对比剂到达胆道系统，可在 T_1WI 上清晰显示胆道结构。若注射 1～3h 后胆道或十二指肠内仍无对比剂排泌，则证明胆道系统梗阻，且胆道闭锁的可能性非常大。另一种对比剂为 Gd-EOB-DTPA，常规静脉注射 5～16min 后肝内外胆管及胆囊开始显影，注射对比剂 20min 后，胆道系统成像中胆道树的显示较满意，若注射 20min 后胆道或十二指肠内仍无对比剂显影，则证明胆道系统梗阻，且胆道闭锁的可能性非常大。肝胆功能性 MR 成像对肝胆系统疾病的诊断具有明显的优势，对显示肝内外胆道系统的解剖结构与通畅情况等亦可提供更多信息，对于细小胆管分支的显示能力较高。

第九节 胰腺疾病

一、环状胰腺

【病理生理与临床表现】

环状胰腺(annular pancreas)为胰腺组织以环形或钳状包绕十二指肠第二段,是先天性十二指肠梗阻原因之一,占10%~30%。关于环状胰腺的形成,出现了几种胚胎发育不全理论。大部分研究者认为本病系胰腺腹侧芽旋转异常所致。腹侧胰芽与背侧胰芽融合位置不正常,将十二指肠降部呈环形或钳状包绕,导致十二指肠管腔狭窄,狭窄大多位于十二指肠乳头即胆总管开口的壶腹部附近。

本病产前常可见羊水过多,约半数患儿出生体重低于2500g。轻者可无临床症状。严重者新生儿期发病,临床表现为顽固性呕吐,呕吐物多含胆汁。患儿可出现胎便排出延迟。体检可见上腹部膨隆,有时发现胃型和胃蠕动波,频吐后消失。如为不全梗阻型,则呕吐出现较晚且呈间歇性。病史较长的年长儿还可见消化道溃疡、胰腺炎等。患儿可合并十二指肠闭锁或狭窄、肠旋转不良、气管食管瘘、肛门闭锁和心脏异常。

【影像学表现】

X线:立位腹平片显示胃泡及十二指肠积气、扩张,可见气-液平面呈"双泡征",梗阻平面以下肠管内生理性气体减少或无气,部分病例腹部平片可正常。

上消化道造影显示十二指肠降部梗阻,狭窄大多数起于十二指肠球后部,对比剂通过困难,狭窄段较长呈"细线状",胃、幽门管和十二指肠球部扩张,蠕动增强,有逆蠕动波(图6-9-1)。

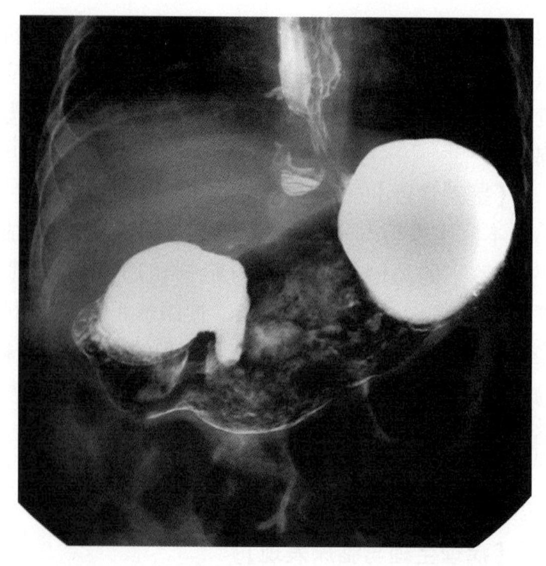

图6-9-1 环状胰腺上消化道造影表现
十二指肠球部及球后部明显扩张,可见极少量钡剂通过其远端进入远端肠管

超声:可探及胰头扩大或胰腺组织呈环带状包绕十二指肠,同时可见胃泡扩张。产前检查显示为十二指肠梗阻,孕妇羊水增多。

CT:表现为十二指肠降部管腔狭窄,周围见软组织密度影,胃、幽门管及十二指肠球扩张,在对比剂衬托下见狭窄处呈"鼠尾状"表现,其远端肠腔内生理性积气减少甚至无气。增强扫描可见十二指肠降部周围的软组织密度影明显强化,与正常胰腺组织强化程度一致(图6-9-2)。

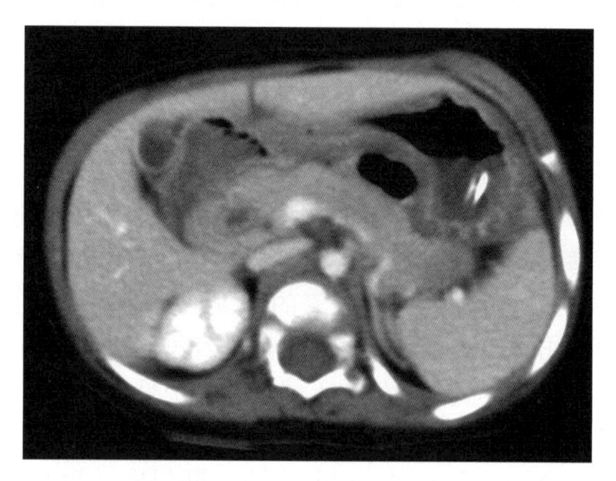

图6-9-2 环状胰腺CT表现
增强CT扫描显示十二指肠降段周围胰腺组织包绕,近段十二指肠扩张

MRI:表现为十二指肠降段周围有正常的胰腺组织环绕,信号均匀。增强扫描环状胰腺组织与正常胰腺组织强化程度相同,十二指肠环变细,肠腔狭窄。

【诊断要点】

环状胰腺特征性表现为十二指肠球后狭窄,狭窄段较长。CT和MRI检查可见十二指肠周围环状软组织密度影包绕,增强扫描明显强化,与正常胰腺组织强化程度一致,结合临床可诊断为环状胰腺。

【鉴别诊断】

环状胰腺可引起十二指肠降段完全或不完全性梗阻。完全性梗阻需与十二指肠闭锁相鉴别,后者闭锁部位常见降段和水平段,腹平片表现为"三泡征",上消化道造影可见显著扩张的闭锁盲端,呈"风兜状"改变,对比剂不能下行。钡剂灌肠造影可见结肠细小,而环状胰腺的结肠宽径正常,两者鉴别不难。不完全性梗阻时需与十二指肠狭窄、肠旋转不良相鉴别。十二指肠隔膜状狭窄的狭窄段较短,对比剂可通过隔膜上的小孔;而环状胰腺的狭窄段较长,大多数起于十二指肠球后,呈“细线状”改变。肠旋转不良时十二指肠与空肠交界处位置异常,常位于脊柱的右侧,且位于十二指肠球部水平下方,上组空肠常位于右上腹部,钡剂灌肠显示阑尾不在右下腹部,与环状胰腺容易鉴别。

二、胰腺假性囊肿

【病理生理与临床表现】

胰腺假性囊肿(pancreatic psaudocyst)是最常见的胰腺囊性病变,多继发于急慢性胰腺炎和胰腺损伤后。胰腺组织坏死,大量渗出液和胰液外溢,经周围纤维组织包裹形成囊肿,其囊壁为非上皮成分的炎性纤维结缔组织构成,而并非先天性囊肿,称为“假性囊肿”。60%儿童胰腺假性囊肿因外伤所致,30%为急性胰腺炎所引起。约2/3胰腺假性囊肿发生于胰尾部,1/3发生于胰头部。

临床症状与囊肿大小和部位有关,主要包括腹痛(80%~90%)、胃肠道症状、腹部包块(95%)和体重下降、黄疸等症状。按病理发展构成可分为坏死性及潴留性假性囊肿,从解剖角度可分为胰腺内和胰腺外假性囊肿两种。

【影像学表现】

X线:胰腺假性囊肿可对相邻结构产生占位效应,特别是胃和十二指肠。上消化道造影偶可显示胰头部囊肿压迫引起的十二指肠降段偏心性狭窄。腹平片价值不大。

超声:通常显示为无回声或不规则低回声区,可见囊壁,部分病例合并出血或感染时囊内可含有碎片样高回声影。

CT:可直接显示胰腺假性囊肿,表现为均匀、水样密度囊性病变,呈圆形或椭圆形,绝大多数为单房,偶为多房,感染或出血时囊肿内密度升高。囊壁可厚可薄,早期囊肿壁较薄,慢性期或合并感染时可增厚。增强后囊壁有不同程度强化,囊内成分不强化(图6-9-3)。

MRI:假性囊肿在MRI上一般为圆形或椭圆形囊性肿块,囊内为均匀长T_1、长T_2信号,绝大多数为单房,囊壁均匀,囊内合并感染或出血时信号不均匀。增强后囊壁不同程度强化,囊内成分不强化(ER-6-9-1)。MRCP常可见慢性炎症所致的胰管不规则扩张。

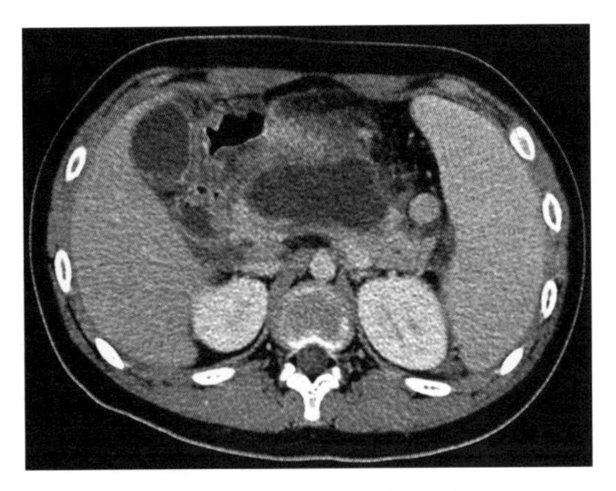

图6-9-3 胰腺假性囊肿CT表现
轴位CT增强检查显示胰体部囊性低密度影,未见明显强化,胰周脂肪密度增高

ER-6-9-1 胰腺假性囊肿MRI表现

【诊断要点】

多继发于炎症、外伤及肿瘤后,可发生于胰腺实质内或胰周,胰内以体尾部居多,胰周多发生在小网膜囊及左肾旁间隙。影像学上主要依靠CT和MRI检查,对病灶大小、部位等均有很大价值。主要表现为囊性包块的特点,内部较均匀,合并出血或感染时可不均匀。增强后囊壁可见强化,囊内部分无强化。结合病史诊断不难。

【鉴别诊断】

胰腺假性囊肿需与胰腺囊性肿瘤进行鉴别,后者囊壁常较厚且不规则,增强后囊内可见强化的分隔影像,可呈多房蜂窝状,有时囊壁、分隔内可有不规则钙化。另外,影像学难以区别胰腺真性囊肿和假性囊肿,需依靠手术病理证实。患者如伴有胆道疾病、胰腺炎病史,则假性囊肿可能性较大;如伴有多发肝、肾囊肿,又无上述病史者,则考虑真性囊肿可能性大。

三、胰母细胞瘤

【病理生理与临床表现】

胰母细胞瘤(pancreas blastoma)来源于胰腺腺泡细胞,是最常见的儿科外分泌肿瘤之一,约占所有胰腺上皮性肿瘤的0.5%。好发年龄1~8岁,男女比例约3∶1。好发于胰头或胰尾。大体病理上肿瘤呈球形或卵圆形,可呈分叶状,常有纤维包膜,切面

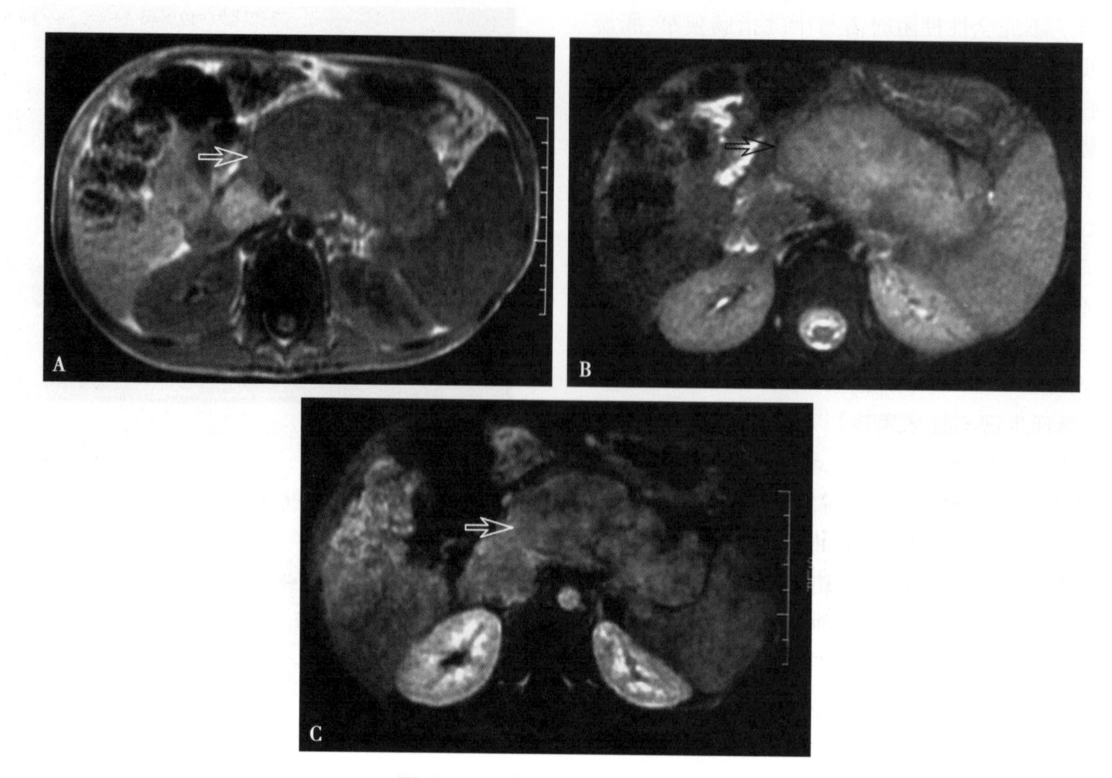

图 6-9-4 胰母细胞瘤 MRI 表现

轴位 T_1WI(A)、轴位 T_2WI(B)显示，胰尾部椭圆形等 T_1 等 T_2 信号包块，边缘清晰，信号欠均匀；C. 轴位压脂 T_1WI 增强检查可见瘤体轻度不均匀强化，肿瘤中央强化程度更低(空心箭头)

为黄色、浅褐色或灰白暗红，多有沙样钙化、出血坏死及囊变，亦可见不完整的纤维间隔。儿童胰母细胞瘤生长相对较慢，临床表现主要包括腹部包块、腹痛，25%~55%的患儿血 AFP 可增高或正常。肿瘤易侵犯门静脉及属支，易转移至肝脏。

【影像学表现】

X 线：腹平片见上腹部软组织密度增高，其内可见不规则钙化灶，肠管受压移位等间接征象。

超声：表现为实性肿块或复杂的多房性囊性不均匀回声区，边界较清楚，肿瘤乏血供。可有门静脉及属支侵犯，常见肝转移。

CT：表现为呈等密度实性或低密度囊性包块，有完整包膜，边缘清楚，极少数呈浸润性生长，常伴有区域性簇状钙化、出血、坏死及囊变。增强后肿块不均匀强化或分隔及包膜强化(ER-6-9-2)，肿瘤侵犯周围血管时，常累及下腔静脉或肠系膜血管。胰母细胞瘤多发生肝转移，腹膜后淋巴结、大网膜、腹盆腔等转移亦常见。极少数发生于胰头部的肿瘤可引起胆管、胰管及十二指肠梗阻征象。

MRI：表现为实性混杂信号包块，呈长 T_1、不均匀等 T_2 信号为主，可有包膜，极少数呈浸润性生长。增强后肿块呈不均匀强化，坏死区不强化(图 6-9-4)。影像上可提示恶性肿瘤的征象，并有助于排除肾脏和肾上腺来源的肿瘤。

ER-6-9-2 胰母细胞瘤 CT 表现

【诊断要点】

儿童期胰腺最常见的恶性肿瘤，发病高峰年龄 4 岁左右，男性多见。胰头及尾部多见，瘤体一般较大，有明显分叶及厚薄不一的纤维包膜。肿瘤可破坏包膜侵犯胰腺和胰周组织，并经血管或淋巴管转移。影像学表现为单发巨块或不规则分叶状，边缘清楚，常有坏死、囊变及钙化。增强扫描呈不均匀强化，肿瘤包膜破坏后，与邻近脏器间脂肪间隙消失，甚至包绕腹膜后血管。胰头部肿瘤可致胆管和胰管扩张，呈“双管征”表现。

【鉴别诊断】

本病影像学缺乏特征性，尤其当肿块较大、难以判断发病部位时，与好发于儿童的其他腹膜后肿块较难鉴别。其中与神经母细胞瘤鉴别较重要，神经母细胞瘤常位于肾上腺区，位置相对胰腺肿瘤偏后，肾脏可受压下移，肿块与腹主动脉及下腔静脉的关系更为密切，其边缘常不及胰母细胞瘤清楚。本病与小儿原发胰腺癌、原发性胰腺淋巴瘤难以区别，影像学缺乏特征性，临床发现时多为中晚期，预后很差，主要靠病理确诊。

四、胰腺实性假乳头状瘤

【病理生理与临床表现】

胰腺实性假乳头状瘤（solid-pseudopapillary tumor of the pancreas，SPTP）一种胰腺罕见肿瘤，占胰腺肿瘤的 1%～2%。之后又称实性-囊性肿瘤、乳头状囊性肿瘤、实性囊性乳头状上皮性肿瘤、实性乳头状瘤等，1996 年 WHO 将其统一命名为“胰腺实性假乳头状瘤”，并将 SPTP 新分类为生物学行为未定或交界性恶性潜能的肿瘤。大体病理观察，瘤体较大，边界清楚，多数有完整包膜，切面囊实性多见，囊腔内壁附大量咖啡样絮状物。部分区域呈实性，灰白灰红色，鱼肉状。镜下观察有实性和假乳头两种排列方式。实性区域瘤细胞绕血管排列成巢状。假乳头区显示特征性的有纤维血管轴心的分枝状乳头。

SPTP 在儿童中主要发生在 10 岁以上，女性多见，亚洲人种多发。儿童期肿瘤少见转移，较成年人预后好。多以腹痛、腹部包块为主要症状，个别患儿无症状，因偶然发现腹部肿物就诊。肿瘤位于胰头或胰尾，尽管瘤体较大，却很少引起胆道梗阻而发生黄疸。

【影像学表现】

超声：肿瘤为边界清晰的低回声占位性病变，内部回声不均，与胰腺密不可分，肿瘤可以囊性为主或呈囊实混合性。

CT：表现为囊性结构为主或囊实性肿块，可见小片状实性部分漂浮在低密度的囊性部分中，或实质部分呈附壁结节或实囊部分相间分布。少数实性结构为主者，可见囊性成分分布在实质中或包膜下。囊性成分通常代表坏死，与肿瘤大小无关。可能存在钙化。增强扫描后可见“浮冰征”，较具特点（图 6-9-5A、B）。

MRI：主要表现为椭圆形或分叶状软组织团块，包膜较完整，与胰腺分界清晰。肿瘤内实性成分呈等或稍长 T_1、稍长 T_2 信号，其内可见长 T_1、短 T_2 纤维分隔。T_1WI 中的低信号环可能为纤维囊壁或被压缩的胰腺实质，中央高信号区则为囊中的碎屑或出血所致（图 6-9-5C）。注射 Gd-DTPA 后实质部分强化较明显。

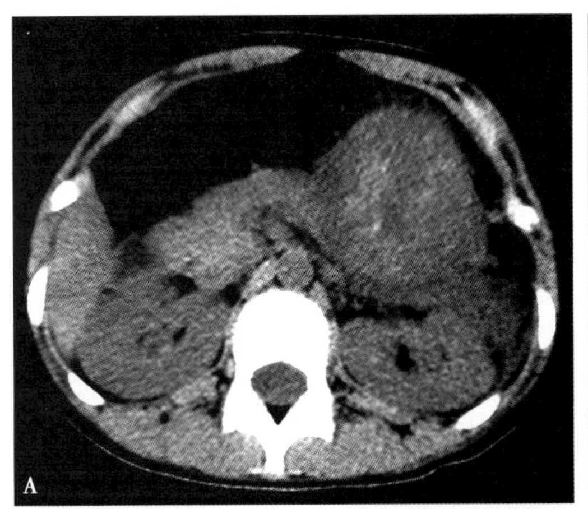

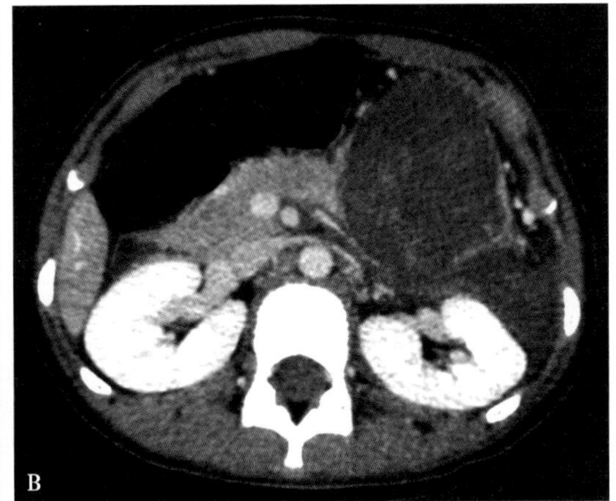

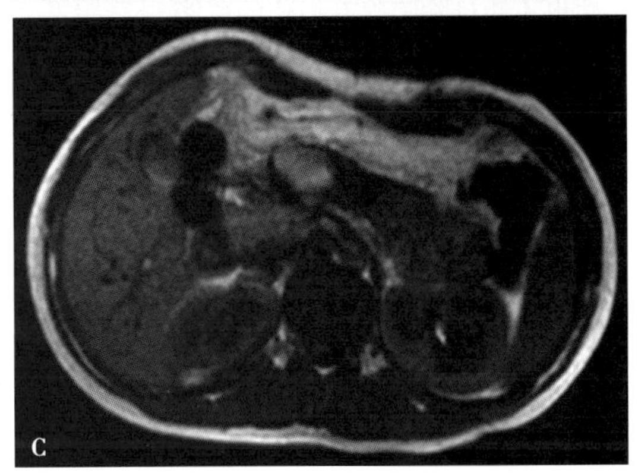

图 6-9-5　胰腺实性假乳头状瘤 CT 及 MRI 表现
A. 轴位 CT 平扫显示胰尾部类圆形软组织包块，密度较均匀；B. 轴位 CT 增强检查显示肿块强化不明显，其中可见片状轻度强化灶，即“浮冰征”，周围可见肠系膜水肿；C. 轴位 T_1WI 显示胰头部类圆形短 T_1 信号病灶，代表肿瘤内出血；周边可见低信号环，代表纤维囊壁

【诊断要点】

本病主要发生于年轻女性,CT 和 MRI 检查显示胰腺实质内囊性结构为主或囊实性肿块。影像学可明确肿瘤发生的部位、成分及其与周围血管、脏器之间的关系,动脉期和门静脉期双期增强扫描对本病的诊断有决定意义。

【鉴别诊断】

由于缺乏特异性的实验室检查和影像学检查方法,术前难以准确诊断,必要时可经超声针刺活检于术前诊断。主要需与胰母细胞瘤、胰腺假性囊肿、胰腺囊腺瘤相鉴别。胰母细胞瘤多为乏血供肿瘤,增强扫描无明显强化,中心常有坏死。胰腺假性囊肿常有胰腺炎病史,病灶位于胰腺内或外,CT 表现为均匀一致的液体密度影,壁薄而均匀,静脉内注射对比剂后囊壁均匀强化。当假性囊肿内有出血、感染、坏死组织或囊壁增厚时鉴别困难,必须依靠活检确定诊断。胰腺囊腺瘤多见于胰体尾部,包膜较薄,单房或多房,可见放射状排列的纤维瘢痕和蜂窝状分布的囊内分隔,有时肿瘤壁厚薄不均或见壁结节突入囊内,囊壁、中心瘢痕可见钙化。

五、胰腺创伤

【病理生理与临床表现】

儿童胰腺创伤(pancreatic trauma)大多为腹部闭合性损伤所致。钝性胰腺损伤也为儿童急性胰腺炎的病因之一,常伴腹部其他内脏损伤。胰腺单纯挫伤可发生胰腺充血、水肿、出血和血肿。重症者可见坏死性胰腺炎病理改变,胰管损伤较轻者可自愈,也可导致假性胰腺囊肿。

胰腺钝性伤的典型临床表现为与体征不相称的腹部疼痛,这种腹痛突然发生而且位于上腹部。由于胰腺位于腹膜后,常无腹膜刺激症状。胰腺钝性伤的受力方向常决定胰腺的受伤部位。脊柱右侧的猛烈撞伤常使胰头受伤,而脊柱左侧创伤易致胰腺体尾部损伤。当胰腺被上腰椎严重挤压时,可能引起胰腺的横断伤。胰腺撕裂伤多发生于左侧肠系膜血管前方的胰腺尾部与体部之间的交界处。

【影像学表现】

超声:胰腺挫裂伤时,胰腺肿大,回声减弱,分布不均匀,胰腺实质内可见不规则液性暗区,内见散在点状和片状回声,腹腔少量液性暗区。胰腺断裂时,超声所见完整的胰腺形态消失,边缘不规整。腺体内部回声紊乱,可见中、低、强回声不均匀分布,胰腺实质回声中断,断端不规则,断裂端处见不规则无回声区,同时胰周、小网膜区有无回声的积液。彩色多普勒示损伤区内无明显血流信号。部分病例可形成胰腺假性囊肿,表现为局部无回声区,后壁回声增强,可见侧边声影。囊肿合并感染时,其内见细密的点状回声。

CT:表现为胰腺局灶性或弥漫性增大,轮廓不规则以及邻近脂肪界限消失。若胰腺周围、或小网膜囊积液则高度提示胰腺创伤的可能。胰腺实质内可见局限性或弥漫性低密度影,合并血肿时密度混杂。增强后损伤部分较正常胰腺组织强化程度减低(图 6-9-6)。胰腺横断性损伤在 CT 上表现为胰腺包膜的延续性中断并在胰腺内有分离性带样低密度影。此外,CT 可较好地显示腹腔积液、包膜下血肿、外伤后胰腺假性囊肿及胰腺炎。十二指肠血肿、脾静脉前方积液及左侧肾前筋膜增厚对于胰腺损伤有一定的提示意义。

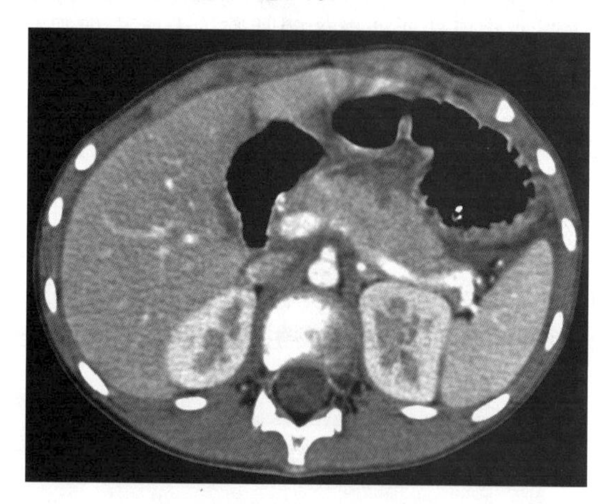

图 6-9-6 胰腺创伤 CT 表现
增强 CT 显示胰腺体部前缘局部强化程度减低,周围可见渗出影

【诊断要点】

根据临床病史、症状和体征及影像学表现,一般都可明确诊断。关键是对胰腺损伤的分度,对临床治疗方案的制订有很大价值。同时,由于影像学对儿童胰腺损伤的检出率和准确性较低,即使是阴性也不能排除胰腺有损伤的可能。

第十节 脾疾病

一、游走脾

【病理生理与临床表现】

游走脾(wandering spleen),又称异位脾,系脾位于正常位置以外的腹腔内其他部位,多因脾蒂及脾有关的韧带松弛或过长所致。早期游走脾在腹腔活动范围很大，可由膈肌疝入胸腔或移到盆腔内，甚至进入巨大的腹股沟管内。晚期与周围组织发生粘连时可使之固定。临床症状无明显特异性，当合并有脾扭转时可产生腹痛，严重扭转时可产生急腹症症状。体检可在腹部扪及一个可移动性包块。

【影像学表现】

CT：左侧腹腔内未见正常脾脏，异位的脾脏可位于胸腹盆腔内的各个位置，其密度与强化表现与正常位置的脾相同。脾扭转时需要增强CT进行诊断，可了解扭转后脾脏的血运情况，表现为异位的脾脏实质强化程度降低或无强化（图6-10-1）。

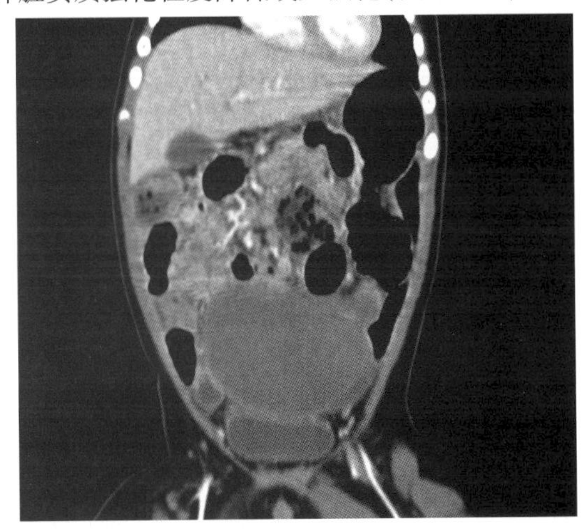

图6-10-1　游走脾伴扭转CT表现
增强CT显示左侧膈下未见脾脏影像，膀胱上方异位脾脏实质无明显强化

MRI：与CT表现基本一致，异位脾的信号强度与正常位置脾相同。脾扭转时同样需要增强MRI进行诊断。

【诊断要点】

左侧膈下脾窝内未见正常脾脏影像。CT与MRI检查可清楚显示异位脾的位置与形态，诊断不难。当发生脾扭转时需要利用CT或MRI增强检查来了解扭转后脾脏的血运情况，以便临床制订治疗方案。

二、脾外伤

【病理生理与临床表现】

脾外伤（trauma of spleen）在闭合性腹部外伤中约占30%，多见于年长儿，亦可发生在新生儿，尤其是人工助产的婴儿。临床表现主要包括腹痛、腹膜刺激征、腹腔内出血和出血性休克。临床表现的凶险程度与致伤时力的强度，就诊的早晚、出血量的多少以及有无合并伤等有关。

【影像学表现】

X线：脾损伤患者可有左膈肌抬高、左侧肋膈角变钝，左上腹致密、脾区阴影扩大、左侧肾脏、腰大肌及腹脂线阴影不清等征象。若发现左下胸肋骨骨折或左侧胸腔积液，应警惕有脾损伤的可能性。

超声：可直接判断脾脏有无损伤及腹腔内有无积血。常表现为脾周出现液性暗区、脾包膜断裂、脾实质内不规则的裂隙暗带。

CT：脾实质内血肿一般呈圆形、椭圆形或不规则形，早期密度较脾组织稍高或呈等密度，凝血块则呈高密度，随着时间延长逐渐转变为低密度。脾撕裂伤表现为脾外形不规则，实质内可见低密度裂隙区。脾包膜下血肿表现为脾边缘半月形阴影，脾脏可受压、变形，与血肿相邻脾脏边缘常模糊。脾破裂表现为脾大，脾实质内线状、圆形、规则或不规则低密度区，严重破裂可见脾的连续性中断，撕裂部位大量血液使脾边缘模糊。增强扫描脾实质强化而血肿不强化。部分病例可合并腹腔积血、肋骨骨折、腹壁穿通伤及胸腔积液及肺挫裂伤等（图6-10-2）。

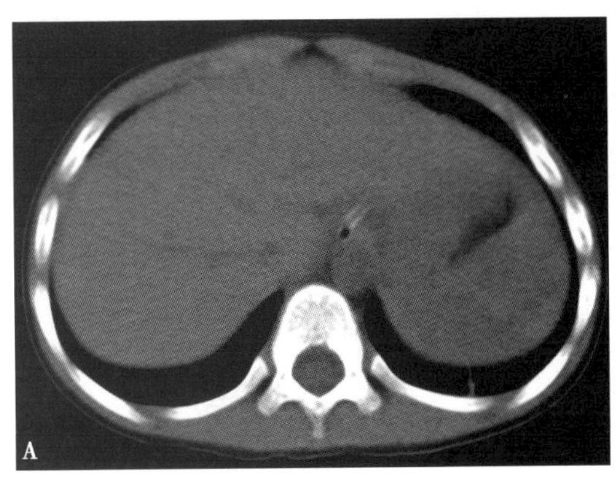

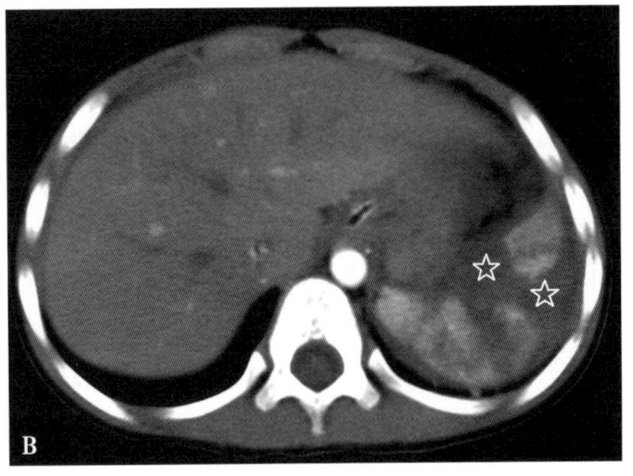

图6-10-2　脾创伤CT表现
A. 轴位CT平扫显示脾实质密度不均匀；B. 轴位CT增强检查可见不规则片状、带状无强化区（空心星号），局部延伸至脾脏表面，包膜下可见少量积液

【诊断要点】

根据外伤史和伤道的方向，结合临床表现诊断不难。对临床表现不典型，经腹部超声检查未能明确诊断的闭合性腹部损伤病例，应进一步行 CT 检查。CT 检查可清楚显示脾脏外形与解剖结构，对脾损伤的诊断准确率达 90%以上。CT 检查不仅能判断腹腔内的出血量，还能对脾脏的损伤程度进行伤情分级，并同时发现肝、肾等脏器有无合并伤。

第十一节 腹膜腔疾病

一、胎粪性腹膜炎

【病理生理与临床表现】

胎粪性腹膜炎（meconium peritonitis）是指胎儿期胃肠道穿孔，胎粪溢出引起的化学性腹膜炎。是新生儿期常见的急腹症。胎粪溢入腹腔后引起腹腔渗出、肠粘连及胎粪钙化，如肠穿孔未愈合生后可发生气腹、液气腹、继发细菌感染。肠粘连可导致肠梗阻。临床表现主要为呕吐、腹胀、便秘等肠梗阻症状。少数患儿可无临床症状。

【影像学表现】

X 线：腹部平片显示以腹部胎粪钙化及粘连性肠梗阻为其特点，可分为腹膜炎型、梗阻型和单纯钙化型三型。

腹膜炎型包括三个亚型：①单纯性腹膜炎型：出生时肠穿孔已愈合。主要表现为胎粪钙化，右下腹最多见；肠管广泛粘连聚集成团，有时可见大量腹水（图 6-11-1）；②自由气腹型：出生时穿孔未愈合。腹腔内可见大量积气、积液。胎粪钙化散在于腹腔各处；③包裹性气腹型：肠穿孔于出生时未愈合，但周围有较多的粘连。气体和渗液局限于腹腔的一处或几处。可有钙化，充气肠管受压移位，亦可有粘连。

梗阻型：又可分为单纯索带粘连、局部粘连、广泛粘连及粘连绞窄 4 种表现。单纯索带粘连，有阶梯状气液面，梗阻附近可见成团的钙化影。局部粘连可见局限性肠管聚集成团，其近端肠管扩张，有肠梗阻表现。广泛肠粘连时肠管扩张不连续，气液面大小不等。绞窄性肠梗阻有时可见特殊形态的肠袢，有占位效应及腹水（图 6-11-2）。

单纯钙化型：腹部平片见胎粪钙化及轻度肠粘连表现，临床多无症状。

CT：腹腔内斑片状或弧形高密度钙化灶，常以右下腹最多见。腹腔内可见大量积气、积液，或形成包裹性、多房分隔性液气腹，囊壁稍厚、常有弧形钙化，囊内可见气-液平面（ER-6-11-1）。

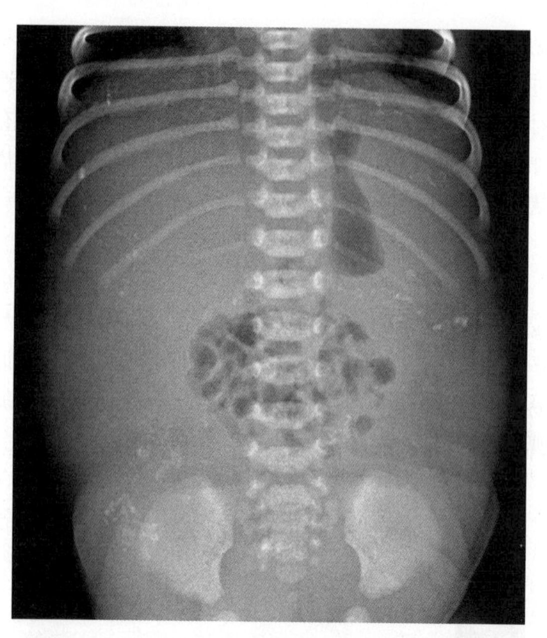

图 6-11-1 胎粪性腹膜炎（单纯性腹膜炎型）X 线表现

腹外形膨隆，充气肠管聚集于中腹部，余腹部致密，腹腔内可见多发不规则钙化影

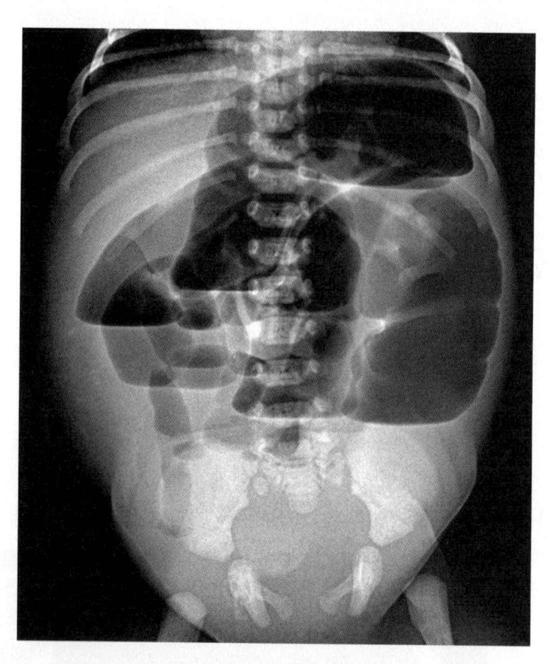

图 6-11-2 胎粪性腹膜炎（梗阻型）X 线表现

中上腹肠管明显充气扩张，多发阶梯状气液平面，右中腹可见片状钙化；下腹部致密

ER-6-11-1 胎粪性腹膜炎（包裹性）X 线和 CT 表现

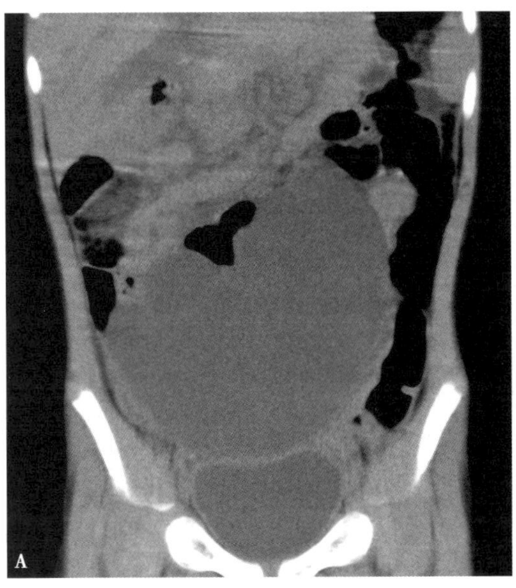

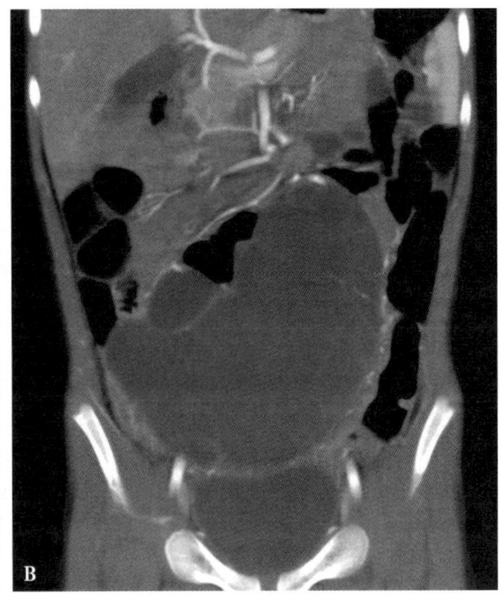

图 6-11-3 肠系膜囊肿 CT 表现

A. CT 平扫示中下腹部一巨大的多房囊状低密度肿块，内见分隔，边界清晰，周围小肠呈受压移位改变；B. CT 增强示病变囊壁及分隔均匀强化，囊内未见强化

【诊断要点】

腹部平片显示胎粪性钙化、穿孔后腹膜炎及粘连性肠梗阻等表现为本病特点，结合临床病史诊断并不困难。

【鉴别诊断】

本病须与新生儿胃穿孔、新生儿急性坏死性小肠结肠炎鉴别。新生儿胃穿孔，常由先天性胃壁肌层缺损引起，穿孔多位于胃前壁大弯侧，常于生后 2~3 天内发病，有典型的腹膜炎症状及体征，X 线表现为腹腔内有大量游离液气体，一般无粘连、包裹，胃泡影多消失，腹腔内常无钙化影。新生儿急性坏死性小肠结肠炎，多见于早产儿，出生后常有窒息、缺氧、休克病史，特别是人工喂养的患儿，常于生后 7~10 日发病，临床有血便，呈洗肉水样，量较多，具有特殊的腥臭味，较具特征性的表现是肠壁积气或伴门静脉积气，具有重要诊断价值。

【回顾与展望】

本病检查首选 X 线立位和卧位腹部平片，可显示胎粪钙化，腹腔积气、积液和肠梗阻征象。CT 对于胎粪钙化的检出率明显高于 X 线腹部平片，有利于确定诊断。MRI 对于胎粪颗粒的显示比较敏感，但能否直观反映穿孔的部位、肠管受累的范围还有待进一步研究。

二、肠系膜囊肿

【病理生理与临床表现】

肠系膜囊肿(mesenteric cyst)，为小儿腹腔内较常见的囊性肿物。临床可无症状，或继发感染、并发肠扭转时发现腹部囊性包块。主要病理改变为肠系膜淋巴管发育异常，淋巴管扩张形成大小不等的囊肿。位于肠系膜一侧或两侧，可为单房或多房病变，内含淡黄色透明液体。

【影像学表现】

X 线：腹平片显示囊肿呈水样密度软组织包块影，邻近肠管受压移位，受囊肿牵拉的肠管可发生扭转，出现肠梗阻征象。

消化道造影检查显示较大囊肿可占据半个腹腔，压迫肠管向一侧或周围移位。邻近肠管可有弧形压迹或被牵拉变直(ER-6-11-2)。

CT：肠系膜囊肿为位于肠管之间囊性病变。囊壁薄、光滑。囊内无实质结构，密度均匀，CT 值近于水。MSCT 已成为诊断本病的重要方法(图 6-11-3)。

MRI：肠系膜囊肿主要表现长 T_1、长 T_2 信号，也可为 T_1WI 上从水样低信号到脂肪样高信号不等(ER-6-11-2)。

ER-6-11-2 肠系膜囊肿影像学表现

【诊断要点】

腹部单房或多房囊性肿块，囊肿与肠腔不相

通,分布与小肠或结肠系膜密切相关,确立诊断并不困难。

【鉴别诊断】

1. 大网膜囊肿 本病与大网膜囊肿不同点是它位于腹腔内肠管之间而不是位于腹腔前方,囊肿与前腹壁之间可有充钡小肠(大网膜囊肿无此征象)。其次它对邻近肠管有压迫、移位,关系密切,而大网膜囊肿仅对小肠有表浅压迹,肠管变形不明显。

2. 肠重复畸形 肠重复畸形囊肿型与本病可十分相似。它可压迫相邻肠管使肠管变形,肠腔狭窄甚至梗阻,可诱发肠套叠。通常肠重复畸形囊肿,小于肠系膜囊肿,而肠重复畸形常伴有腰骶椎畸形有助于鉴别。

3. 卵巢囊肿 若女孩肠系膜囊肿位于下腹部则与卵巢囊肿不易鉴别。

【回顾与展望】

超声可证实腹部囊性包块,并提供囊肿的大小范围以及单房或者多房。CT与MRI可确定肠系膜囊肿的发生部位、结构特点、与周围器官组织的关系,借助增强检查可发现有无继发感染或腹腔脓肿形成,为外科手术提供重要依据。

(袁新宇 周智洋 杨 洋 李芳倩)

第七章 泌尿生殖系统、腹膜后间隙

第一节 概 述

小儿泌尿生殖系统疾病以先天发育异常、感染、外伤和肿瘤较常见，尤其是泌尿系统，熟悉其胚胎发育过程及不同年龄阶段解剖生理特点是准确诊断疾病的前提。泌尿系统影像学检查方法较多，如X线（含器官结构造影和血管造影）、US、CT、MRI以及核素扫描等，掌握各种影像检查方法的特征，选择优化的检查方法和流程，才能达到精准诊断的目的。

第二节 检查方法及适应证

一、检查方法

泌尿系统的影像检查方法目前主要有X线、CT、MRI、超声和核医学等。生殖系统US作为首选及主要的检查方法，MRI在生殖系统的价值越来越受到重视，对一些疾病的定性诊断起着很重要的作用，X线和CT应用较少，尤其儿童更少。对于腹膜后间隙的病变，US和CT常作为主要的影像检查方法，MRI作为两者的补充方法，检查方法同腹部，CT是目前公认的肾上腺最佳检查方法。儿童中常用的检查方法如下：

（一）X线检查

新生儿及小婴儿一般不需特别肠道准备；年长儿及青少年，检查前1~2天吃易消化的食物，必要时用开塞露或清洁灌肠促进排便，减少肠道气体和肠内容物。生殖系统很少用。常用的方法如下：

1. 腹部平片　主要用于泌尿系统阳性结石及大的占位性病变的初筛，泌尿系统造影检查前的参考对比片。

2. 尿路造影　用于显示肾盂肾盏、输尿管和膀胱的内腔、形态及走行，了解双肾排泄功能。分为排泄性和逆行性造影三种。

（1）静脉尿路造影（intravenous urography，IVU）：将碘对比剂注入静脉后，经肾小球滤过而排入肾盂肾盏内。主要用于了解肾脏分泌功能，显示肾盂肾盏、输尿管及膀胱基本形态结构。现在多用非离子型对比剂，1.5~2ml/kg。检查中，传统的腹部加压法尿路显影已很少用，多采用头低脚高位，根据显影情况变换不同体位显示更清楚。已摒弃传统的每隔几分钟点片，采用间断性透视下，观察尿路显影情况，选取显影最佳时间摄片，并根据情况适当延迟摄片时间。

（2）排泄性膀胱尿道造影（voiding cystourethrography，VCUG）：经尿道插入导管将对比剂注入膀胱，尿道狭窄或其他原因不能插导管时，可经膀胱穿刺或经膀胱造瘘口注入对比剂进行检查。VCUG是检查下部泌尿道疾病及膀胱输尿管反流最好的方法。检查时动态观察并摄片于对比剂充盈尿路前、充盈时及排尿后的形态。检查女孩尿道取斜位像和（或）侧位像，男孩尿道取斜卧位。

（3）逆行肾盂造影（retrograde pyelography，RP）：膀胱镜引导下插管入输尿管内并注入碘对比剂，使肾盂肾盏及输尿管显影，应避免因注射压力过高致对比剂肾脏回流。

3. 选择性肾动脉造影　为有创的血管造影检查术，主要用于肾血管病变、肾肿瘤的血管介入诊疗等。

（二）CT检查

采用多排螺旋CT（multiple detector spiral CT，MDCT）进行容积数据采集，扫描范围包括肾上极至耻骨联合。采集层厚5~10mm，螺距1.0。采用软组织算法重建，必要时行冠状面、矢状面及三维重组。CT平扫和静脉增强扫描同次完成。增强扫描采取静脉团注的方法，注射剂量1~2ml/kg。肾脏扫描需要进行三期扫描：即动脉期（肾皮质期）、静脉期（肾实质期）和延迟期（分泌期、肾盂期）。同时利用后处理重建技术做任意角度和平面成像，显示泌尿生殖系统及腹膜后病灶定位、定量及其与周围结构的关系。适用于先天性畸形、炎症、肿瘤、外伤及血管性病变等。

此外,CT 血管造影(CT angiography,CTA)可显示肾血管有无狭窄,血管壁有无钙化等;CT 尿路成像(CT urography,CTU),类似 IVU 的效果,因是三维重组图像,可以多角度进行尿路结构分析;CT 仿真内镜(CTVE)可无创性多角度虚拟显示肾盂肾盏、输尿管及膀胱空腔内表面情况,但不能进行活检;新出现的能谱 CT 扫描,对增强扫描数据进行后处理,可获得虚拟平扫 CT 图像。

(三) MRI 检查

无创检查,尤其适合于不宜使用碘对比剂检查的患者。目前 MRI 检查序列较多,常作为泌尿生殖系统及腹膜后疾病诊断的重要的补充手段。采集层厚 5~10mm,可行轴面、冠状面、矢状面扫描及三维重组。

磁共振尿路造影(MR urography,MRU),不用静脉注射对比剂即可显示尿路积水、肾脏囊性病灶等;在生殖系统疾病诊断中具有明显的优势;磁共振血管造影(MR angiography,MRA),有两种方式,一种不用对比剂,利用血液流动与静止的血管壁及周围组织形成对比而直接显示血管;另一种用对比剂(为钆制剂),类似于 CTA,称为增强 MRA(contrast-enhanced MRA,CE-MRA)。MRA 与 CTA、DSA 比较更具有无创性、安全性,其优点是无需注射对比剂,对患者无创伤性、无痛苦,亦无辐射性损害,对比剂反应和并发症显著减少。

功能磁共振成像(fMRI)方法如扩散加权成像(DWI)、血氧水平依赖(BOLD)成像、扩散张量成像(DTI)等方法对肾脏功能评估及对肿瘤病变的定性有一定价值。对于阳性结石、钙化灶的检出不如 X 线和 CT。

二、检查方法适应证

超声无电离辐射,不需注射对比剂,操作方便,仍作为泌尿生殖系统、肾上腺及腹膜后疾病首选检查方法,对大多数疾病能做出准确诊断,也是妊娠监测主要检查技术。

X 线平片应用价值有限,常作为泌尿系结石初查方法。X 线造影检查包括 IVU 和 VCUG 能显示泌尿系统腔内及管壁的情况,对于腔外腹部及实质脏器疾病诊断价值有限。DSA 主要用于介入治疗,是诊断肾动脉狭窄的"金标准"。

CT 常作为 US 和 IVU 诊断不清或显示病变细节及准确定位定性诊断时的补充手段,多能敏感地检出病变,提高了诊断的准确率。对于生殖系统疾病,一是 CT 辐射剂量相对较大,二是对男性生殖系统疾病有较大的限度。

MRI 常作为 US 和 CT 之后的补充检查技术。软组织分辨力高、多参数、多序列及多方位成像,利于疾病的诊断。对于生殖系统的疾病,MRI 检查已成为主要的影像检查技术。

核医学检查能获得肾功能定量信息,尤其对于肾脏畸形或梗阻性积水等分肾功能的检测有着重要的临床价值。目前动态增强 CT 灌注成像及 MRI 多种功能成像也用于临床研究中。

三、检查原则与注意事项

影像检查时,根据不同疾病常需要综合两种或以上的检查方法,才能发现病变,提高对病变的定位及定性诊断,利于临床制订合理有效的诊治方案。但也不能将所有的检查方法都做完,再综合分析,尤其泌尿系统,几乎涉及所有常用的影像检查方法。选择任何一项检查前都必须先了解患儿年龄、性别及相关的临床病史,仔细分析已有的影像学检查资料,初步判断疾病的性质,再结合医院设备配置等实际情况,制订合理的检查流程。

US 虽然作为泌尿生殖系统首选检查方法,但对于较小病灶检出和疾病的定性诊断仍有一定限度,同时受到肠道气体、骨骼及操作者本身的技能而影响检查结果。X 线对于泌尿系统外腹部及实质脏器疾病诊断价值有限。X 线造影或 CT 和 MRI 增强均需要注射对比剂,做检查时注意对比剂的禁忌证和高危因素。尽量选用 US 和 MRI 解决问题,如 MRU 不需要对比剂,能直观显示尿路积水扩张情况,尿路畸形积水检查有望于取代 X 线造影或 CTU。若要了解有无膀胱输尿管反流,则再行 VCUG。生殖系统检查首选 US 和 MRI,尤其 MRI 对软组织的解剖层次显示清楚,结合其多种功能成像明显提高了病变的定位及定性诊断。

第三节 胚胎发育、应用解剖及生理

一、胚胎及生后发育

腹膜后结构主要包括肾、输尿管、肾上腺及血管淋巴结等,盆腔及会阴区主要为膀胱、男性和女性生殖系统结构等。

（一）肾脏

1. 肾脏胚胎发育 分前肾、中肾及后肾三个阶段。

（1）前肾阶段：始于人胚第4周初，包括前肾小管和前肾管，前肾小管随后退化，前肾管大部分保留向尾部延伸，前肾无泌尿功能。

（2）中肾阶段：始于第4周末，也包括中肾小管和中肾管，中肾小管内侧端膨大，包绕来自背主动脉的毛细血管球，构成肾小体；外侧端通入前肾管，此时称为中肾管，其末端开口于泄殖腔。中肾在后肾出现之前可有短暂功能。至第2个月末，中肾大部分退化。

（3）后肾阶段：胚胎第5周起，中肾管末端近泄殖腔处向后肾间质中长出输尿管芽，随后向后上伸长，形成左、右输尿管，上端膨大并多级分支，分别形成肾盂、肾盏及集合小管等。后肾起源于输尿管芽与生后肾原基之间的相互作用，生后肾原基呈帽状包绕在输尿管芽的上端，逐渐演变成肾被膜、肾小体或肾小管。后肾最初位于盆腔，后因输尿管伸长及胚体直立，后肾移至腰部。肾脏上升过程中，也伴随着转位，肾门由面向腹侧转至内侧，同时肾脏供血血管也发生了改变。未上升时，血供来自盆腔，上升时，新的供血血管在相应的较高平面出现，所以异位肾通常具有异常的血供。

2. 肾脏生后发育 新生儿肾脏体积大，与腹腔容积比大于年长儿及成人，因此肾脏大小可根据受检儿童肾脏长径与相应平面椎体及椎间隙高度之间的关系用作诊断标准：新生儿期的肾脏长径相当于所处平面的5或6个椎体及椎间隙的高度，正常肾脏的下极可低于双髂嵴连线；婴儿期相当于4个椎体加其间的椎间隙高度；而年长儿逐渐与成人相似，约相当于3个椎体加其间的椎间隙高度。新生儿和小婴儿肾脏形态趋向于呈球形，两侧肾脏长径的长度大体相似。年长儿两侧肾脏横径的长度约为同侧长径的一半，而新生儿肾横径相对比年长儿宽。

（二）膀胱和尿道

胚胎第4~7周，泄殖腔被尿生殖膈分为直肠（后部）和尿生殖窦（前部）两部分。尿生殖窦继续发育，上方发育成为膀胱，顶端接尿囊，从脐到膀胱顶的尿囊以后形成脐尿管，在妊娠4~5个月时脐尿管闭锁形成脐中韧带；中下部分别发育成为尿道及部分外生殖器。三角区的前身由输尿管芽尾端的中肾管扩大形成，膀胱与三角区的分别发生，说明三角区的肌肉和输尿管的肌肉相连，而不连接于膀胱逼尿肌。

（三）肾上腺

肾上腺实质由皮质和髓质两部分构成，皮质来自泌尿生殖嵴的中胚层，髓质来自交感神经节的神经外胚层。胚胎早期在下部胸椎水平发育成肾上腺，接着向尾侧移行而与上升的肾脏相会合，其下缘紧贴肾脏上极。胚胎早期，肾上腺的大小与同侧肾脏大小相似，出生时为同侧肾脏的1/3左右，长0.9~3.6cm，平均1.5cm；厚2~4mm。随年龄增加，肾脏随身体发育逐渐增长，而肾上腺不增大，其侧支在新生儿明显较年长儿增厚、增粗，可超过膈肌脚的厚度，年长儿约相当于膈肌脚的厚度。

（四）生殖系统

1. 胚胎发育 胚胎第7周才能辨认生殖腺性别，第12周时可区分外生殖器的性别。

（1）睾丸和卵巢：生殖腺由生殖腺嵴表面的体腔上皮、上皮下的间充质和迁入的原始生殖细胞共同发育而成。第6周之前的生殖腺无性别特征，称为未分化性腺。原始生殖细胞携带XY或XX性染色体，第7周开始，Y染色体短臂上有性别决定区编码睾丸决定因子，能使未分化性腺向睾丸方向分化。女性其未分化腺发育为卵巢，第3个月时形成原始卵泡，胎儿出生时，卵巢中有100万~200万个原始卵泡。

（2）生殖管道：第6周未分化期时，胚体内已先后出现左、右两对生殖管道，即中肾管和中肾旁管（又称米勒管）。睾丸和卵巢形成后，其产生的性激素促使生殖管道分别演化为男性的附睾管、输精管、精囊和射精管及女性的输卵管、子宫及阴道等。

（3）外生殖器：妊娠第3周形成泄殖腔褶，第6周时，泄殖腔褶被分隔为腹侧较大的尿生殖褶和背侧较小的肛褶。男性尿生殖褶在雄激素作用下，形成阴茎、尿道海绵体及阴囊。而女性，无雄激素作用，外生殖器自然分化为阴蒂、小阴唇、大阴唇及阴阜等。

（4）睾丸和卵巢的下降：生殖腺最初由厚而短的系膜引带悬吊于体腔腰部，后突入腹膜腔。随着胚体生长、腰部直立、引带相对缩短而牵拉生殖腺下降，第3个月时，卵巢停留在盆腔；睾丸继续下降，停留在腹股沟管内口，第7~8个月时，睾丸与包绕它的双层腹膜经腹股沟管降入阴囊，双层腹膜构成鞘膜。出生前后，鞘膜腔与腹膜腔之间的通路逐渐闭合。

2. 生后的发育 睾丸随性成熟迅速生长。小儿前列腺甚小，腺部不明显，性成熟期腺部迅速增大。卵巢、子宫形状和大小因年龄而异。幼女卵巢表面光滑，青春期开始后，因多次排卵，卵巢表面出现瘢痕而凹凸不平。卵巢大小常以体积评估。新生儿因母体和胎盘激素影响致子宫较大，高出小骨盆口上缘，子宫颈较子宫体长而粗。生后一个月，外源性激素减少，子宫体积明显缩小。青春前期子宫呈管状，青春期子宫迅速发育，壁增厚，接近成人，宫体大于宫颈（两者比例为2 ∶ 1~3 ∶ 1）。

二、应用解剖及生理

（一）正常解剖及变异

1. 肾脏

（1）位置及大小：肾脏位于腹膜后脊柱两旁，呈“八”形、“蚕豆样”。年长儿左肾平胸11椎体水平下缘至腰2椎体水平下缘，右肾平胸12椎体上缘至腰3椎体上缘。两肾脏高度差别的正常范围小于1个椎体的高度。

（2）肾脏外形变异：可表现为先天性分叶肾和驼峰状肾。前者系胎儿期正常肾脏的分叶状外形延续至新生儿、婴儿甚至儿童期所致。后者常见于左肾，由于脾脏压迫左肾上极外缘以致局部变平而其下方呈驼峰状凸出。肾窦内为肾盂肾盏、肾血管、淋巴管及脂肪组织等，新生儿及婴儿肾窦体积较年长儿小。

（3）肾脏实质：由皮质与髓质组成。肾皮质位于外围，正常新生儿、婴儿肾皮质较薄而髓质较厚，正常年长儿肾上、下极的皮质较厚。肾髓质间出现增厚的肾皮质称为Bertin肾柱。肾皮质正常变异可有局部皮质肥厚，有的可明显膨大。

（4）肾盂及肾盏：大小、形态在个体间及个体内都有差别。按形状分为常见型、分支型与壶腹型；按位置分为肾内型、中间型与肾外型，以中间型多见，即肾盂同时分布于肾窦内、外。每个肾脏有2~4个肾大盏，6~14个肾小盏。

（5）正常影像学表现：

1）KUB平片肾脏影像位于脊柱两侧，呈“八”形软组织密度类蚕豆状。可初略判断邻近器官如肝脾有无明显增大或明显钙化灶。IVU显示肾实质显影，密度均匀增高，随后肾盏、肾盂、输尿管及膀胱显影。正常肾盂多呈喇叭状，也有变异，肾盏的数目、形态变异也多，肾盏呈杯口状显影。

2）在CT平扫横轴位上肾脏圆形和椭圆形影，肾门内凹，新生儿及婴幼儿肾脏呈分叶状。平扫肾实质呈软组织密度影，肾盂水样密度影，肾窦脂肪低密度影，肾脏周围间隙脂肪低密度影，勾勒出肾脏轮廓清楚。肾脏三期增强扫描显示侧重点不同，皮质期：肾血管及肾皮质（包括肾锥体间的肾柱）强化明显；髓质期：髓质密度增高，皮质强化密度下降；排泄期：肾实质强化下降，肾盂肾盏见浓缩对比剂。

3）MRI平扫上肾髓质含水量高，T_1WI信号稍低于皮质，T_2WI肾皮、髓质信号均较高，髓质信号较皮质更高。增强后肾实质强化方式同CT增强。膀胱内尿液呈均匀长T_1、长T_2信号影，壁呈厚薄一致的环状影，T_1WI和T_2WI上同肌肉信号。

2. 输尿管与膀胱 儿童输尿管活动度较大，可向外侧或内侧轻度移位。新生儿及婴儿期膀胱位置与胎儿期相近，位置较高，底部稍高于耻骨联合平面，年长儿低于或相当于此平面。膀胱底后方是膀胱三角区，三角区两侧角是双侧输尿管口，正中下方是尿道内口。

IVU检查显示输尿管与肾盂相连，沿脊柱两侧下行，入盆后在骶髂关节外侧走行，越过骶骨水平再弯向外，最后向前内斜行进入膀胱底。输尿管有三个生理狭窄区：与肾盂连接处，通过骨盆缘处和进入膀胱前。输尿管可以折曲，边缘光整，走行柔和，儿童输尿管活动度较大，可因肠袢扩张向外侧或内侧移位。充盈态的膀胱呈椭圆形，位于盆腔耻骨联合上方，边缘光整、密度均一。CT平扫显示膀胱壁厚薄均一，内外缘较光整。CT增强检查排泄期可见输尿管膀胱内充盈对比剂，膀胱壁强化。

3. 尿道 男性尿道分前后两部分，前尿道包括球部、海绵体部和舟状窝部，后尿道包括前列腺部和膜部。在前列腺部可见前列腺小囊，是尿道嵴最凸出部分的精阜顶部有一微小的尿道憩室样向尿道后壁凸出形成。膜部是尿道中最狭窄和最短的一段，也是易受伤的部位。球部是最宽的部位，海绵体部稍细，至阴茎头部尿道增宽形成舟状窝部。女性尿道较短，自膀胱颈部向前下走行，其形状似圆柱状或倒置的锥形。尿道造影检查可显示尿道管径大小、长度及走行。

4. 肾上腺 正常肾上腺位于约T_{12}水平，肾上极内上方，其形状多样，典型的呈“人”形或倒“V”形等，肾上腺两支常长短不等。肾上腺可有各种变异，位置异常，形态异常如环形肾上腺和马蹄形肾上腺。

CT平扫上肾上腺呈软组织密度影，类似肾脏密度。形态因个体差异不同，多呈“人”形或倒“V”形。其侧支厚度在年长儿相当于膈肌脚的厚度，在新生儿可超过膈肌脚厚度。增强后均匀强化。MR

平扫上肾上腺 T_1WI 呈低信号，T_2WI 类似肝实质。增强后肾上腺均匀强化。

5. 生殖系统

（1）女性生殖器官：卵巢在胎儿期就降至盆腔，位置较固定。极少数位于阔韧带以下或腹股沟处。输卵管连于子宫底两侧，由内向外分为子宫部、输卵管峡部、输卵管壶腹和输卵管漏斗部。子宫位于小骨盆内。阴道上端较宽包绕子宫颈阴道部，下端较窄以阴道口止于阴道前庭。

CT平扫上子宫横断面为椭圆或圆形软组织密度影，中心较小的低密度影为宫腔。年龄不同，其大小不一样。增强后肌层和内膜明显均匀强化，中央低密度影为分泌物。卵巢为卵圆形实质结构，因年龄及激素状态而改变。青春期前常为均匀软组织密度影，青春期因卵泡存在而密度均匀或不均匀。

卵巢、宫体、宫颈及阴道在MRI上解剖结构显示清楚。T_1WI 上均为低信号，T_2WI 上卵巢因有卵泡呈高信号，中心见不规则低至中等信号；子宫体分三层：由内向外依次呈高信号（子宫内膜和分泌物）、低信号带（子宫结合带）和中等信号（子宫肌层），新生儿期结合带与肌层常分辨不清；宫颈分四层：由内向外依次呈高信号（宫颈管内黏液）、中等信号（宫颈黏膜）、低信号（宫颈的纤维基质）和中等信号（宫颈肌层），儿童期常只能显示高信号内带（黏液）和低信号外带（宫颈实质部）；阴道分两层：由内向外依次高信号（分泌物）和低信号（阴道壁），婴幼儿阴道小不易看清。

（2）男性生殖器官：前列腺位于膀胱和尿生殖膈之间，精囊腺位于膀胱底之后，为长椭圆形囊状结构。睾丸位于阴囊内，附睾紧贴睾丸，由头、体和尾部组成。

CT平扫上前列腺横断面呈椭圆形软组织密度影，大小随年龄而增大。青春期体积增大则较容易显示，一般不能观察到解剖分区。精囊位于膀胱底后方，呈八字状对称软组织密度影。睾丸和附睾呈软组织密度，在CT上两者不能区分。MR平扫，睾丸和附睾 T_1WI 上为均匀中等信号，T_2WI 睾丸为高信号，包膜为很薄的低信号，附睾头与睾丸相比呈低信号。前列腺 T_1WI 上呈均匀低信号，类似肌肉信号，T_2WI 上外周带信号增高，移行带和中央带呈低信号，包膜呈低信号。精囊 T_1WI 上低信号，T_2WI 上高信号。

（二）生理功能

1. 肾脏　肾小球的滤过和内分泌功能，肾小管重吸收和分泌作用，生成尿液，调节电解质酸碱平衡，稳定机体内环境等。第11~12孕周，后肾开始产生尿液，成为羊水的来源之一。胎儿时期肾脏排泄功能极微弱，代谢产物主要经胎盘排出，所以胎儿期即使无肾或严重肾脏先天畸形，出生前均可以存活。正常新生儿出生后24h内排尿。

2. 肾上腺　肾上腺皮质细胞分泌的激素均属类固醇，调节 Na^+ 和 K^+ 代谢，促使蛋白质和脂肪分解及转化成糖，抑制免疫应答及抗炎等作用。髓质细胞分泌肾上腺素和去甲肾上腺素，调节心率、血压及血管舒缩等。

3. 生殖系统　睾丸主要分泌雄激素和产生精子，精子在附睾内发育成熟。卵巢主要产卵、分泌雌激素和孕激素。

第四节　泌尿系统疾病

一、先天性肾脏及尿路畸形

（一）肾脏畸形

1. 异位肾

【病理生理与临床表现】

异位肾（ectopic kidney），系胎儿期肾脏由盆腔上升和旋转过程发育障碍所致，常伴肾轴及肾脏形态异常。可在膈上、或膈下腹腔内任何较正常低的位置，形成胸腔异位肾或盆腔异位肾，甚至越过中线至对侧形成横过异位肾。

临床常无明显症状，多是偶然发现，若并发感染或对周围组织压迫可引起相应的症状。输尿管绞痛是常见症状，易与急性阑尾炎混淆，可并发结石及肾性高血压。

【影像学表现】

X线：异位肾有显影功能，IVU直接显示肾脏位置异常即可确诊。

CT：肾脏位置异常，形态和密度可同正常肾脏，也常伴肾轴异常旋转、体积偏小、发育不良等。盆腔异位肾，输尿管短，或迂曲扩张、开口异常；CTA显示盆腔异位肾肾动脉供血多源自髂动脉、主动脉远侧或其分叉处（图7-4-1），伴一条或多条迷走血管。

MRI：肾脏位置异常，其信号强度和强化表现与正常肾脏一致。同时可发现肾发育不良、旋转不良、脊柱异常等征象。MRU直接显示肾盂肾盏及输尿管积水。

【诊断要点】

影像检查发现肾脏的位置异常，即可诊断。

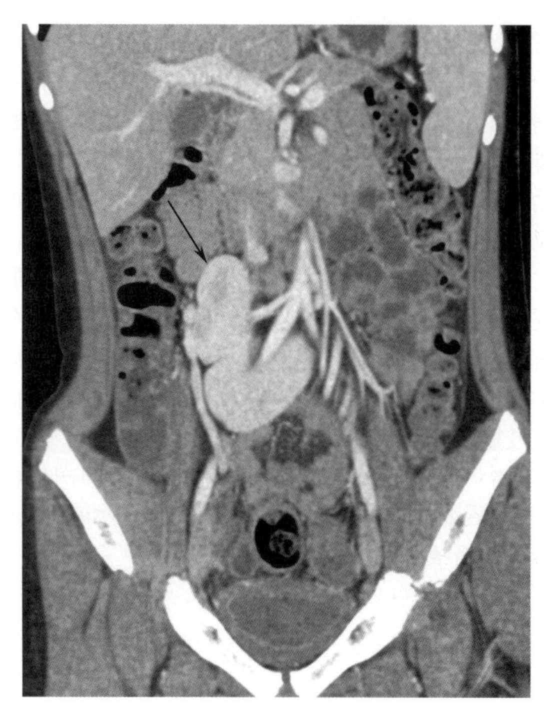

图 7-4-1　右侧异位肾 CT 表现
右侧肾脏位置下移，肾轴旋转(箭)，右肾动脉发自腹主动脉远端分叉处

【鉴别诊断】

盆腔异位肾需与盆腔肿瘤、胸腔异位肾需与纵隔肿瘤鉴别，凭典型的影像学表现可以明确诊断。另外，需要与游走肾相鉴别，游走肾可随体位左右、上下活动，输尿管长度正常；异位肾则无明显变动，输尿管常异常。

2. 融合肾

【病理生理与临床表现】

融合肾(renal fusion)即双侧肾脏异常融合，根据融合部位常分为两类：非交叉性融合肾和交叉融合性异位肾。非交叉性融合肾最常见的是马蹄肾，在胚胎早期，由两侧肾脏胚胎在脐动脉之间被挤压融合所致。融合的部位可在两肾下极或上极，以下极多见(约 90%)，称为峡部，为肾实质或纤维结缔组织。峡部位置位于髂总动脉分叉水平以上，主动脉前方或后面，可形成双肾旋转不良，伴输尿管走行异常，导致肾积水，从而继发结石、感染等。交叉异位融合肾为胎儿肾脏自盆腔上升和旋转过程中跨过中线至对侧并与对侧肾发生融合。异位肾可位于对侧肾上方或下方，多位于对侧肾下极，约占 2/3。输尿管也跨越脊柱到对侧，膀胱开口位置可正常或异常。

融合肾的血供常有异常，肾动脉可来自髂总动脉、腹主动脉、髂内动脉，骶正中动脉，甚至肠系膜下动脉，动脉的数目、长短、粗细及分布也不一样，常为多支动脉供血。马蹄肾还容易合并肾静脉、腔静脉等血管变异。临床症状多由压迫致合并症引起，压迫神经、血管或输尿管，或因腹部肿块就诊，无特异性，间歇性腹痛是较常见的症状。

【影像学表现】

X 线：IVU 对大多数肾功能良好的融合肾能清楚显示肾盂肾盏形态及走行。

CT：能直接显示双肾融合的峡部组织，增强扫描能清楚显示肾盂肾盏形态及走行，峡部强化程度与肾实质相同时考虑为肾实质组织(图 7-4-2)，当强化程度低于肾实质时考虑为纤维结缔组织。CTA 可显示融合肾的血供特点。

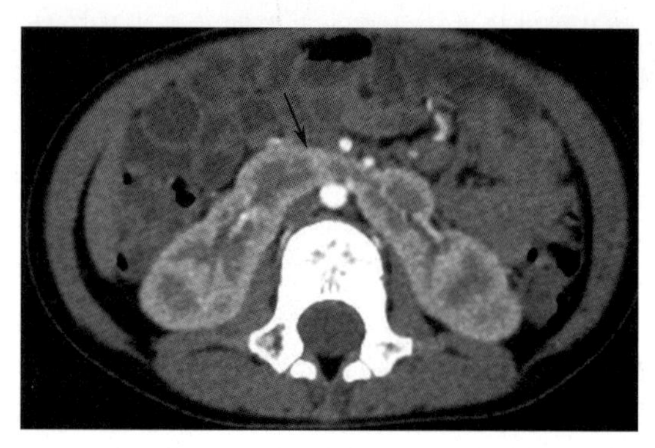

图 7-4-2　马蹄肾 CT 表现
双肾下极在脊柱前方融合，肾轴有旋转，增强后示峡部为肾实质(箭头)

MRI：不用增强可直接显示双肾融合的实质部分；MRU 可显示各自肾盂肾盏及输尿管影；MRA 可显示肾融合的血管情况。另外，可发现合并的脊柱脊髓畸形。

【诊断要点】

发现双肾融合，排除单侧重复畸形并对侧肾缺如，即可诊断。

【鉴别诊断】

重复肾、重复输尿管畸形伴对侧肾缺如：与交叉异位融合肾相鉴别。重复肾肾盂多呈上下排列，发育多不正常；重复输尿管于同侧下行，输尿管口常异位开口，并输尿管囊肿等畸形。

3. 孤立肾

【病理生理与临床表现】

孤立肾(solitary kidney)指一侧真性完全肾缺如，在胚胎发育中，一侧生肾组织和输尿管芽不发育，后肾逐渐萎缩、消失，致该侧肾脏完全缺如。孤立肾功能正常，可以不影响患者的健康。50% 患者合并生殖器官畸形，还可合并心血管、胃肠道、骨骼肌肉等畸形。如果孤立肾正常时,没有临床症状,常被遗漏。

【影像学表现】

X线:IVU仅见一侧正常代偿增大的肾盂肾盏,同时排除胸腹部其他位置的异位肾。

CT:缺如侧肾窝内未见肾组织显影,被邻近脏器填充,孤立肾常代偿增大,密度及强化多正常(图7-4-3)。CTA示缺如侧未见肾动、静脉。

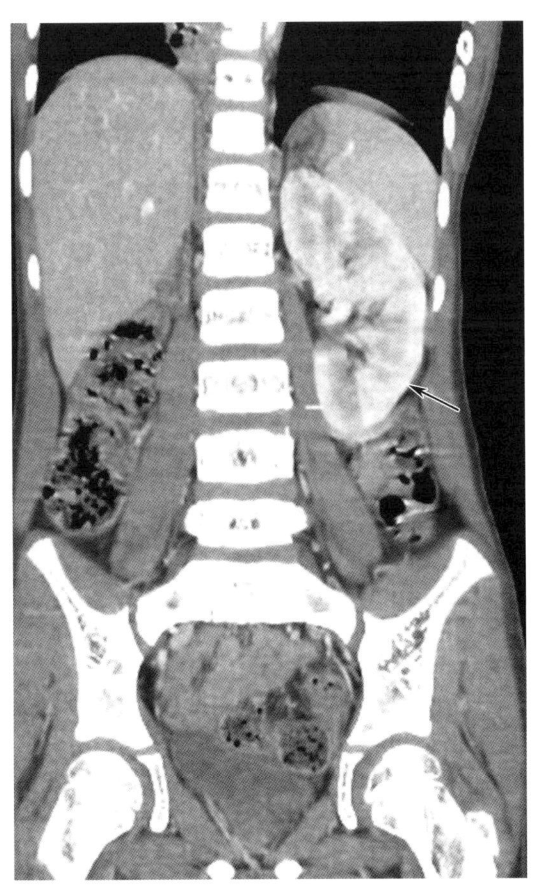

图7-4-3 左侧孤立肾CT表现
右侧肾窝内未见肾脏,左侧孤立肾(箭)

MRI:多数孤立肾信号正常,形态增大。增强示患侧肾动、静脉缺如,输尿管缺如或近端闭锁。

【诊断要点】

影像学检查仅见一侧肾脏显影,且代偿性增大,常诊断明确。

【鉴别诊断】

需要与术后肾缺如相鉴别,明确的手术史是鉴别诊断的重要依据。

4. 额外肾

【病理生理与临床表现】

额外肾(supernumerary kidney),较少见,指两个正常肾脏之外的第3个有功能的肾脏,称为副肾,与同侧肾有各自的包膜及独立的血供且完全分离,多靠近主肾的尾侧,少数可位于主肾的头侧或后侧甚至处于大血管前。副肾一般具有正常的外形,但较同侧肾脏要小,输尿管可以与主肾输尿管汇集成一主干或完全独立,极少数输尿管开口异位。副肾的血液供应随副肾的位置而异。

一般无临床表现,合并感染、肾盂积水等出现症状,常偶然发现。

【影像学表现】

X线:IVU示肾功能较好时在额外肾一侧有两套集合系统显影。如积水严重不显影。

CT和MRI:两侧正常肾脏显影的同时,在腹膜后发现一个额外肾影,且与正常的两个肾脏强化程度、密度或信号强度一致。额外肾输尿管可与同侧正常肾的输尿管相连呈分叉状,也可独自进入膀胱。

【诊断要点】

两个正常肾脏存在,副肾与主肾完全分开,有独立的集合系统、血管及肾被膜。

【鉴别诊断】

需要与肾重复畸形相鉴别,后者与同侧正常肾实质融合在一起,在同一被膜内,但肾盂及输尿管上端、血管是分开的。

5. 先天性肾发育不全

【病理生理与临床表现】

先天性肾发育不全(congenital renal hypoplasia),又称侏儒肾。指胚胎发育中生肾组织或输尿管芽发育障碍及供血不正常使肾脏不能充分发育所致,肾叶数目及肾单元数量减少而肾单元及导管分化正常。多数单侧,约3/4同侧肾上腺缺如,肾脏体积显著缩小,甚至仅为蚕豆大小,但仍有肾盂、肾窦脂肪和肾实质,且输尿管细或发育正常。可位于正常肾窝或异位,对侧肾多代偿性肥大;若双肾发育不全,常一侧轻一侧重;若双肾严重发育不全出生后很快死亡。

临床可因肾血管畸形或并存输尿管异位开口而表现高血压或尿失禁、感染等症状。

【影像学表现】

X线:IVU示患侧肾影小或不显影,肾盂肾盏均小,或肾盏数目减少,输尿管多较细,下端可异位开口。对侧肾影大。

CT:患肾体积小,肾脏表面呈分叶状,肾实质薄,皮髓质分界不清,增强后肾实质强化同正常肾脏,肾盂肾盏较小。CTA示患肾肾动脉发育细小。对侧肾代偿性肥大。

MRI：肾体积缩小，肾实质较薄，信号基本正常。MRU示肾盂肾盏缩小，输尿管细，有时可显示细小的输尿管异位开口。

【诊断要点】

肾体积虽小，肾盂肾盏显影可见，肾动脉及输尿管均细小，增强CT或MRI显示更清楚，诊断更明确。

【鉴别诊断】

需要与慢性萎缩性肾盂肾炎、先天性肾动脉狭窄相鉴别。慢性萎缩性肾盂肾炎：临床有泌尿系感染或反流性肾病史。患肾常有较明显缩小，其轮廓常不光滑，边缘凹凸不平。肾实质厚薄不均，肾盏数目无明显减少，但有变形。先天性肾动脉狭窄：患肾缩小较轻，肾脏轮廓较光整，肾盏数目无明显减少，伴继发性高血压。

6. 先天性肾发育不良

【病理生理与临床表现】

先天性肾发育不良（renal dysplasia），是指胚胎期中胚层发育异常导致肾脏未能正常生长发育而形成的先天性疾病。可单独发生或并发于其他发育畸形如尿道梗阻性病变。发育不良的肾以实性或囊性为主，囊性为主的称为多囊性发育不良肾（multicystic dysplastic kidney，MCDK），呈不规则分叶多囊状或呈葡萄状，肾脏形态失常，囊间见结缔组织分隔；实性的为一小块软组织，肾盂肾盏及输尿管缺如或闭锁，也可输尿管近端为盲端，远侧细小，可有开口异位。

临床症状无特异性，常由伴发泌尿系其他畸形或并发症所致，主要表现为滴尿、间歇性腰腹痛、尿路感染等。

【影像学表现】

X线：IVU患肾一般不显影。残留肾组织在延迟期显示为分散的小片状阴影，或在囊肿边缘显示弧形细曲线，称为边缘征。

CT：平扫实性结节为主时，表现为蚕豆大小软组织结节影，增强后呈轻或中等强化，无完整的集合系统显影，肾实质厚薄不均，皮髓质界限不清；囊性为主时，平扫肾脏被多发、大小不等、成簇状的囊状影代替，囊间可见厚薄不一间隔，增强分隔强化，集合系统残缺，输尿管缺如或呈纤维索状。对侧肾代偿性增大，常合并其他泌尿生殖系统畸形。CTA可见患肾血管发育不良、缺失或伴侧支循环形成。

MRI：对多囊性成分为主的病变显示优于CT，平扫呈T_1WI低信号、T_2WI高信号，各囊状影有间隔，互不相通（图7-4-4），增强分隔强化。MRU三维旋转多角度显示囊性病变，未见集合系统及输尿管显示。

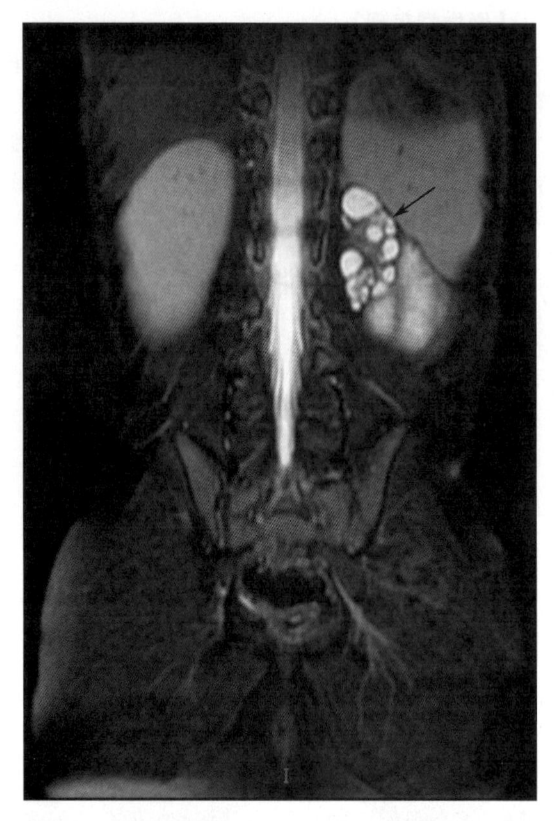

图7-4-4 左侧多囊性发育不良肾MRI表现
左肾窝见多个大小不一、呈葡萄样囊状影（箭），囊间有间隔，未见正常的肾实质及集合系统

【诊断要点】

患肾体积小，呈实性结节或多囊状改变，输尿管闭锁，CTA示肾血管缺如或发育不良。

【鉴别诊断】

实性结节为主的肾发育不良与肾发育不全、肾萎缩相鉴别，肾发育不全的肾实质、肾窦脂肪和肾盂均能显示，且输尿管发育细或正常。肾萎缩系多种不同疾病对肾脏损害的结果，也称终末期肾脏，如尿毒症、慢性肾盂肾炎等。肾脏体积缩小不成比例、肾动静脉较粗、肾功能减弱，且有基础疾病表现，不难区别。

MCDK需要与肾积水鉴别，前者不能显示集合系统，延迟扫描囊内无对比剂充盈；而后者无论肾积水程度如何，均可以显示肾实质变薄、肾集合系统扩张但形态完整，延迟扫描有不等量的对比剂充盈。

【回顾与展望】

肾脏先天畸形，其临床症状不典型，常由并发症偶然发现。US和IVU作为泌尿系统常规的影像检查方法,对大多数肾脏先天畸形都能提示或明确诊断。对于体积较小、肾脏发育不良或肾功能有异常时,两者的误诊或漏诊率增高。如仅靠 IVU 不能诊断孤立肾、马蹄肾或重复肾还是额外肾。对于较小的发育不良肾,IVU 和 US 显示欠佳,都易误诊为孤立肾。

CT、MRI 能直接显示肾脏畸形,尤其增强检查更能进一步明确诊断。还可了解肾脏的血供来源及肾功能情况。肾脏畸形可并肾脏外畸形,尤其生殖系统畸形常见。CT 多种后处理技术能更加清晰显示畸形肾脏的结构和血供情况,同时能显示合并脊柱畸形等骨骼情况。影像学全面检查对于临床手术治疗起着很重要的指导作用。

目前,US 联合 MRI 大大提高了泌尿系统先天畸形产前诊断的准确率。

(二)肾囊肿性疾病

1. 常染色体隐性遗传性多囊肾

【病理生理与临床表现】

常染色体隐性遗传性多囊肾病(autosomal recessive polycystic kidney disease,ARPKD)属于常染色体隐性遗传性疾病。发病率约为 1/20000 活产儿,基本病理改变为远端肾小管与集合管呈梭形囊状扩张,常伴有肝内胆管扩张、门静脉周围纤维化,部分病例伴有胰腺纤维化或胰腺囊肿。

根据患者年龄、肝脏和肾脏病变程度,临床分为四型:①围生期型:表现为羊水少,双肾增大,是正常同胎龄肾脏的 10~20 倍,75%的胎儿在产后数小时到数天内死亡;②新生儿型:主要表现为双肾增大、肺发育不良,肺功能不全是新生儿期最主要的死亡原因;③婴儿及儿童型:肾脏、肝脏病变掺半或肾脏囊性病变较突出,临床表现肾脏肿大,可伴高血压,肾功能低下,肾钙化、肾性骨营养不良,少数病例以肝脏增大或早期门静脉高压症状为主。④青少年型:先天性肝纤维化引起的肝脾肿大,门脉系统高压,部分病例并发肝内胆管扩张(caroli 病)或其他肝外胆管异常,肾小管扩张较轻且局限。临床主要表现为肝、脾增大,门脉高压腹壁静脉曲张。

【影像学表现】

X 线:IVU 示双肾外形随年龄增长其体积逐渐变小或正常,双侧肾实质及肾盂肾盏显影延迟,肾盏可呈分离、变形。

CT:平扫肾脏形态增大,肾实质密度明显减低,皮质与髓质分界不清(图 7-4-5A)。增强扫描肾实质显影浅淡、延迟,自肾髓质至皮质见肾小管扩张的低密度管状影,呈放射状排列,远端可见细小囊状影(图 7-4-5B、C)。肝内胆管扩张征象。

MRI:显示双肾增大、皮髓质分界不清,T_2WI 双肾信号明显增高,肾脏皮髓质内见弥漫性信号增高的囊泡影,呈放射状排列见(ER-7-4-1),增强后囊泡影未见强化。肝内胆管扩张征象。

ER-7-4-1 双侧常染色体隐性遗传性多囊肾 MRI 表现

【诊断要点】

胎儿期即可发现,双侧对称性肾脏增大,CT 或 MRI 见自肾脏髓质至皮质内肾小管扩张影,呈放射状排列。肝脏增大,早期可有门静脉高压症表现。

【鉴别诊断】

需要与常染色体显性遗传性多囊肾、髓质海绵肾相鉴别。常染色体显性遗传性多囊肾,若父母有一方患病,其子女一半患病;若父母两人均患病,75%子女可能患病。而 ARPKD 患者家族史呈阴性,其父母(一般大于 30 岁)检查正常。髓质海绵肾病理改变及影像表现与 ARPKD 有许多相似之处,只能依靠间接征象及发病时期鉴别。ARPKD 多伴有肝、脾肿大、肝内胆管囊状扩张、门静脉纤维化,而髓质海绵肾无此类间接征象。ARPKD 多见于婴幼儿,成人罕见;而髓质海绵肾多为青壮年发病,系先天性疾病,有家族史。

2. 常染色体显性遗传性多囊肾

【病理生理与临床表现】

常染色体显性遗传多囊肾(autosomal dominant polycystic kidney disease,ADPKD)是一种常见的遗传性肾病,是导致肾衰竭的重要疾病。发病率为 1/1000~1/400。ADPKD 病变以双肾多发性、进行性充液囊泡为主要特征,常累及肾单位及收集小管的壶腹部与间质,两侧受累,程度不等。囊泡损伤肾组织,引起肾功能改变,出现血尿、蛋白尿等临床症状,最终导致肾脏衰竭。ADPKD 还可引起肝脏囊肿、胰腺囊肿、心脏瓣膜病、结肠憩室和颅内动脉瘤等肾外病变。

【影像学表现】

X 线:IVU 显示双肾轮廓稍大,肾实质显影延迟,肾实质集合管内见对比剂存留形成的条状影。

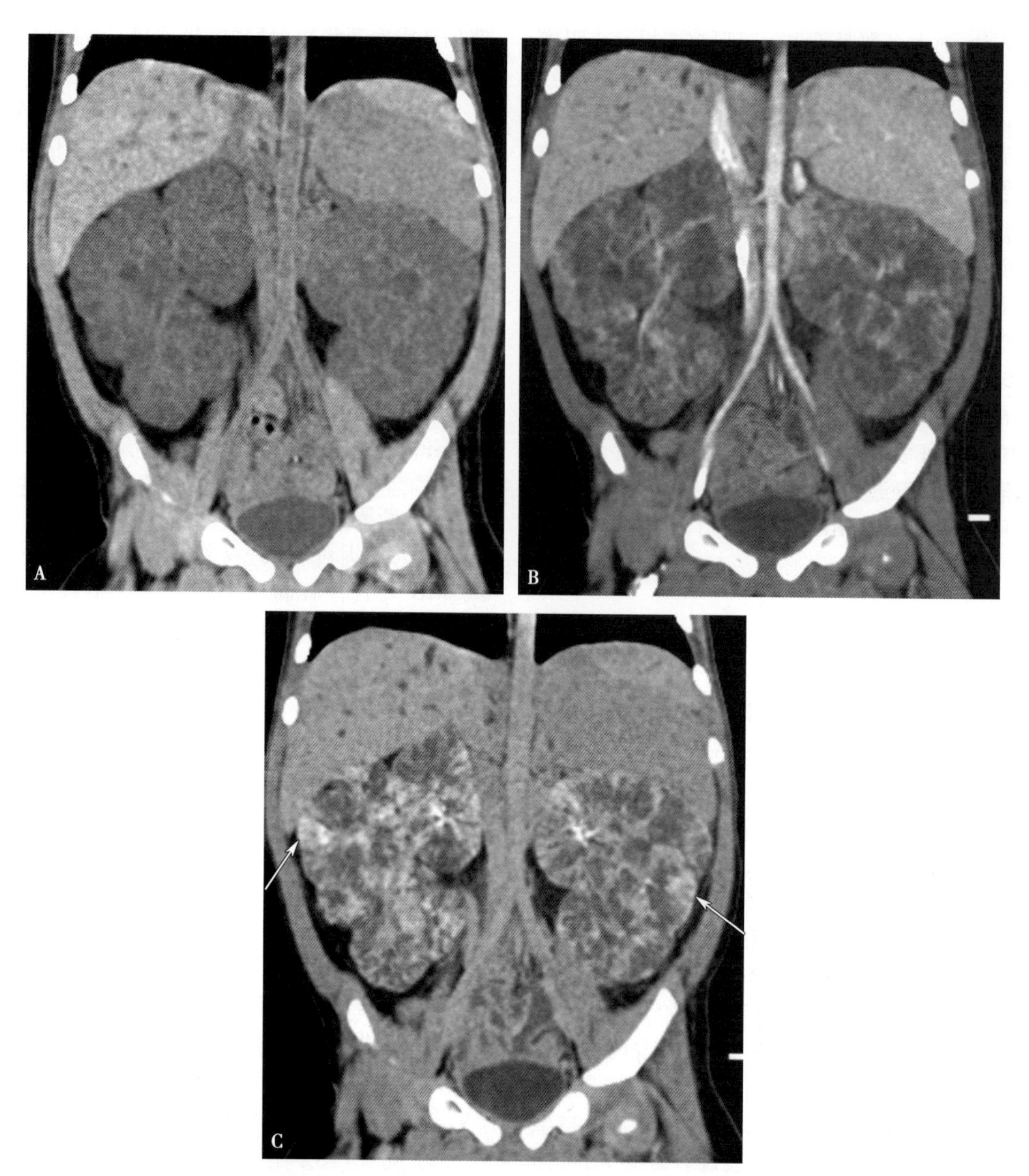

图 7-4-5 双侧常染色体隐性遗传性多囊肾 CT 表现

A. CT 平扫双肾增大，轮廓不规整，皮髓质分界不清，密度减低；B、C. 增强后双肾皮髓质分界不清，皮层变薄，多发片状低密度影且不规则，残余肾实质有强化（箭头）

CT：平扫肾脏形态增大，肾实质内见多发、大小不等、圆形水样密度影，部分囊液密度高，还可伴钙化、出血、小结石等。增强后残存的肾实质有强化，囊肿无强化。可合并腹部实质脏器如肝脏、脾脏及胰腺囊肿，增强检查显示更清楚。

MRI：肾实质内多发、大小不一的囊肿影，单纯囊肿 T_1WI 低信号、T_2WI 高信号，若出血性囊肿囊内可见 T_1WI 和 T_2WI 上呈混杂信号团块。若合并腹部实质脏器如肝脏、脾脏及胰腺囊肿，也可直接显示。

【诊断要点】

US、CT 和 MRI 发现肾脏多个囊性病变是诊断的直接征象。同时可有肾外囊肿如肝囊肿、胰腺囊肿等。注意早期不一定可以显示，多在年长儿发现，确诊依靠分子诊断方法。

【鉴别诊断】

ARPKD：除影像表现外，患者的年龄及家族史是鉴别重点。ARPKD 患者家族史呈阴性。

【回顾与展望】

US 是诊断多囊肾首选方法，但其特异性和敏感性不高，CT 或 MRI 常作为补充检查，尤其 MRI 在胎儿和新生儿期联合 US 大大提高诊断准确率。MRI 对于囊肿性质具有较高的特异性，测量肾脏体积及计算囊肿与正常肾组织截面积比值，能敏感地反映 ADPKD 进展，动态增强可以间接评价肾功能情况，未来可作为观察药物疗效的重要指标。

诊断多囊肾时要注意患者的年龄、遗传谱系的排查。ADPKD 在胎儿期甚至儿童期不一定能被诊断，肾脏大小可正常，几乎或根本没有囊肿存在，所以需要追踪诊断。对直系亲属的排查，阴性结果也不能完全排出少数散发病例。最后确诊需要进行分子诊断。

ARPKD 致病基因 *PKHD1* 位于 6 号常染色体。基因的编码蛋白在肾脏大量表达，也高表达于肝脏和肺组织等，导致肝内胆管扩张、中央胆管缺如、门静脉发育不良、肝纤维化和肺发育不良等。*PKHD1* 在肾脏上皮初级纤毛中有表达，与 *PKD2* 共定位，所以也称为单基因纤毛病。

ADPKD 由于其延迟显性，过去一直将 ADPKD 定义为一种成人疾病。实际上，作为一种遗传性疾病，ADPKD 在儿童期甚至胎儿期也可被诊断，早期诊断的患儿往往病情严重。另一个显著特点是遗传异质性，不同家族间、不同患者的临床表现均存在较大差异。

该病为单基因遗传病，存在遗传异质性，现在已经发现 3 个基因（*PKD1*、*PKD2*、*PKD3*）与此病有关，其中 *PKD1* 定位于染色体 16p13.3，其突变而导致 ADPKD 约占 85%，*PKD2* 定位于染色体 4q21-23，其突变约占 15%。*PKD3* 突变仅在几个家族中发现，目前尚未定位。*PKD1* 和 *PKD2* 编码的蛋白质分别称为多囊蛋白 1（polycy stin-1，PC1）和多囊蛋白 2（polycy stin-2，PC2）。临床观察到无论 *PKD1* 还是 *PKD2* 突变，患者临床表现及病理改变相似。这提示多囊肾病基因突变可能通过共同途径致病。

纤毛致病学说，是当前多囊性肾病研究的热点问题。该学说认为肾脏纤毛为无运动功能的初级纤毛，通过多囊蛋白复合体感受尿流率，以此调控肾小管的直径和分化。基因突变引起纤毛功能障碍，使肾小管不断扩大并形成囊肿。

肾囊肿性病变多种多样，表现不一，可以是单发的，如单纯肾囊肿、综合征并发肾囊肿；获得性肾囊肿如慢性肾病长期透析史的患者；遗传病变如髓质海绵肾、肾髓质囊性病等。大部分肾囊肿性病变常无临床症状，常常偶然发现。年长儿或成人发病多见，都有各自较典型的影像表现。未来诊断关键主要依赖分子诊断方法。

（三）肾盂肾盏畸形

1. 肾盂输尿管连接部梗阻

【病理生理与临床表现】

肾盂输尿管连接部梗阻（ureteropelvic junction obstruction，UPJO）是小儿先天性肾盂积水常见原因，发病率为 1/800～1/600，肾盂输尿管连接部狭窄约占 90%。发病原因包括：胎儿时期局部血管损伤及肌肉发育不良或瓣膜、息肉形成；胚胎时期输尿管芽迷走高位附着；肾脏旋转异常致肾盂输尿管交界处产生扭曲、狭窄；肾下极的迷走血管或副血管，压迫局部输尿管管腔；管外纤维束带牵拉和压迫使输尿管扭曲成角或缠结导致狭窄。此外，还有输尿管瓣膜、输尿管息肉、胎生残留结构等造成梗阻。根据梗阻程度不同常分为轻、中、重度积水。

临床梗阻可单侧或双侧发病，左侧多见，梗阻越严重，症状出现越早，表现为腹部肿块、间歇性腹痛、尿路感染等。

【影像学表现】

X 线：IVU 显示肾盂肾盏积水程度，肾小盏杯口从变平-凸出-囊状扩张；梗阻部位及类型（图 7-4-6）；输尿管对比剂通过和潴留状况。

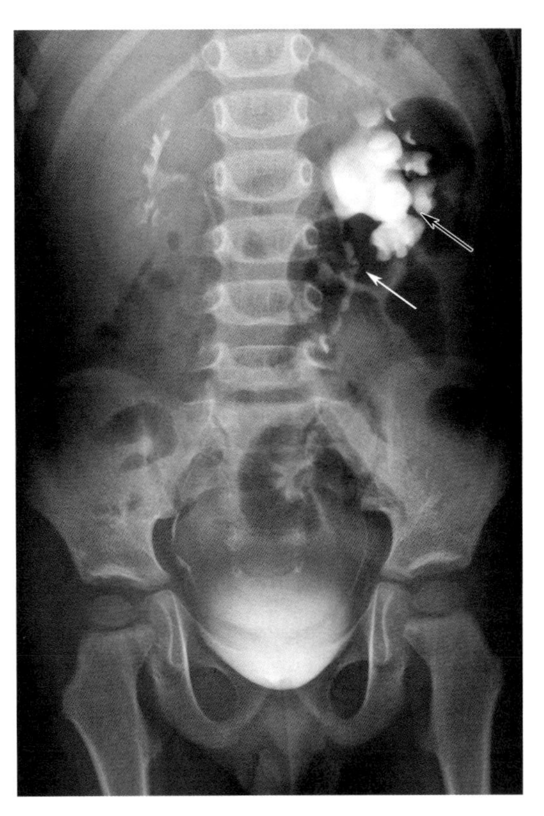

图 7-4-6　左侧肾盂输尿管连接部梗阻 IVU 表现
左侧肾盂肾盏扩张（黑箭头），左肾肾盂输尿管连接部变窄，上段输尿管迂曲走行变细（白箭头）

CT：平扫直接显示肾盂肾盏扩张，受压肾实质变薄，有时肾周脂肪囊内见少量渗液。增强延迟后肾盂肾盏内可见对比剂沉积形成液-液平面，梗阻远端输尿管多不显影。CTA 可见迷走血管压迫输尿管。

MRI：不用对比剂可清晰显示肾盂肾盏积水扩张的征象，发现梗阻部位，尤其适于肾功能不良者。MRU 可以显示整个尿路。

【诊断要点】

一是明确是否存在肾盂肾盏积水及肾功能状况；二是找出梗阻点及其原因。

【鉴别诊断】

需要与多囊性发育不良肾、壶腹型肾盂相鉴别。多囊性发育不良肾，其肾脏失去正常形态，肾实质被多囊病变代替，集合系统闭锁或缺如。壶腹型肾盂，肾盂稍大，随访无变化。

【回顾与展望】

UPJO 过去又称为先天性肾盂积水，胎儿期就可诊断。梗阻原因多种，目前的影像学检查方法对部分病因诊断尚困难。影像学检查目的在术前术后不仅观察随访其形态学的变化，还要注意肾功能的监测。US 是首选筛查及随访的方法。IVU 是诊断 UPJO 梗阻的常用方法，集合系统是否显影取决于肾积水程度及肾功能损害情况，可直接显示梗阻部位、评估肾功能。CT 作为 IVU 补充手段，对一些重度积水病例，IVU 显影较差时立即加做 CT 扫描，通过全尿路重建，可显示梗阻平面及梗阻特点。MRU 对有严重肾功能损害、碘对比剂过敏者，以及不能耐受逆行尿路造影者可以直观显示整个尿路。较严重的肾积水，常伴肾功能异常，术前需要评估肾功能情况，核医学扫描仍然是目前诊断分肾功能的“金标准”。尽管目前 CT 或 MRI 功能成像测定的功能值与核医学检查的结果有明显相关性，仍处于起步阶段。

在临床诊断中，注意梗阻性囊性发育不良肾（obstructive cystic dysplastic kidney，OCDK）和梗阻性肾病。前者强调早期，胚胎时期尿路因各种原因导致梗阻积水，影响肾脏发育不良或破坏呈囊性改变。后者是尿路梗阻积水所致的并发症，影像上见肾脏瘢痕形成，体积缩小。多数梗阻性肾病是可逆的，及时解除梗阻可部分或完全恢复正常。梗阻部位越高，持续时间越长，出现肾损害时间越早，肾损害程度越重，肾功能恢复正常的机会就越小。若本病诊治不当，会进一步加重肾衰竭甚至发生尿毒症。

2. 肾盂输尿管重复畸形

【病理生理与临床表现】

肾盂输尿管重复畸形（duplication of kidney）是小儿泌尿系统较常见的先天性发育异常，发病率为0.7%～0.8%，单侧发病率高，左右侧发病率相同。重复肾多发生于上肾部，有共同被膜，常融合为一体，表面有浅沟，呈上下排列，也有左右、前后排列，肾盂、输尿管及血管各自分开。一般上极肾体积较小，功能较差，易合并积水。

重复肾盂分为三型：①发育型；②积水型；③发育不良型。重复输尿管分为两型：①完全型重复输尿管畸形：两个输尿管分别开口于膀胱；②不完全型重复输尿管畸形：两个输尿管在中途不同部位汇合，呈“Y”型或“倒 Y 型”及“V 型”。一般上部肾盂输尿管开口于下部输尿管开口的内下方。重复肾及输尿管和输尿管开口异位往往同时存在。

临床常因重复肾段发育、肾积水程度不同，以及重复肾输尿管是否合并扩张、狭窄、囊肿或异位开口等，出现不同的临床表现。本病有家族倾向，10%～42%的病例合并其他泌尿畸形。

【影像学表现】

X 线：重复肾功能存在时，IVU 示一侧肾影长轴延长，上下两套集合系统显影。上位肾盂常发育不良，呈小肾盂肾盏或囊状影；若伴重度肾积水或发育不良，肾功能受损就不会显影，需从下位肾脏肾盂输尿管的形态位置来提示双肾盂输尿管的存在，下肾盂肾盏及输尿管常被推挤在外侧。输尿管可独立汇入膀胱，也可汇合后再入膀胱。重复肾常伴输尿管异位开口，或输尿管囊肿征象。

CT：重复肾位于同一包膜内，上肾小，与固有肾之间有浅沟状分界或无明显分界（图 7-4-7）。重复肾积水时，肾皮质变薄，体积增大，与下肾之间明确分界，也可直接显示重复肾发育不良；重复输尿管积水扩张或异位开口。

MRI：影像学表现与 CT 相似，MRU 不用对比剂可显示重复肾肾盂肾盏积水扩张的征象，以及重复输尿管走向、形态。但对于异位开口的显示有时不如延迟增强 CT。动态增强 CT 或 MRI 还可以了解肾功能情况。

【诊断要点】

直接显示重复肾的异常形态和收集系统即可准确诊断。

【鉴别诊断】

需要与额外肾相鉴别，额外肾两个正常肾脏存在，副肾与主肾完全分开，有独立的集合系统、血管

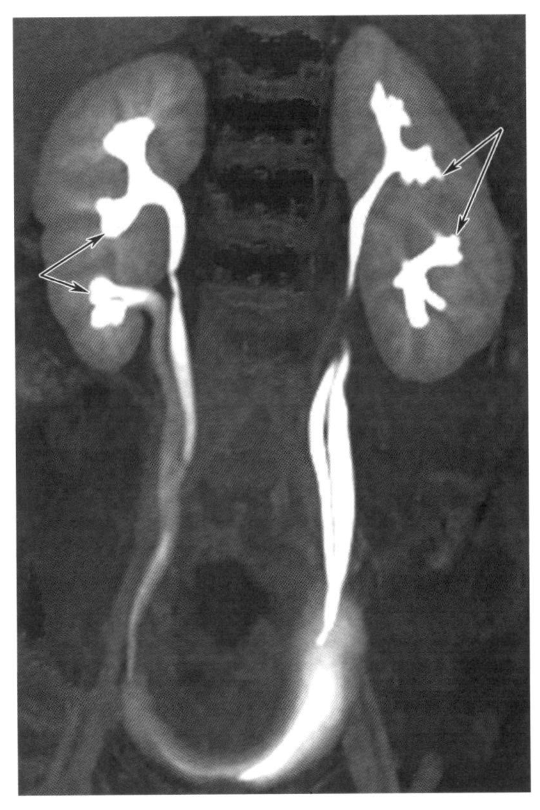

图 7-4-7 双侧肾盂输尿管重复畸形 CT 表现
双肾两套集合系统及输尿管,肾实质有融合(箭头)

及肾被膜,额外肾输尿管可与同侧正常肾的输尿管相连呈分叉状,也可独自汇入膀胱。

【回顾与展望】

肾盂输尿管重复畸形过去的诊断主要依赖于 IVU 检查,但对于严重肾盂积水、上肾盏不显影或伴巨输尿管积水者,往往难以明确诊断。US 只能显示重复肾,对无扩张积水的输尿管显影不佳。CT 和 MRI 可弥补传统 IVU 检查的不足,不仅对肾盂输尿管重复畸形本身病变清晰显示,还可以发现合并疾病或并发症。MRU 不用对比剂可显示重复肾肾盂肾盏积水扩张情况。未来将更多应用尿动力学、功能 MRI 以及核医学等方法综合评估肾盂输尿管重复畸形患者的肾功能水平。还要注意随访观察其并发症,如有明显临床症状,影响了同侧另一半肾脏的功能时,对重复肾功能进行评估,并进行手术切除。

(四) 输尿管畸形

1. 输尿管开口异位

【病理生理与临床表现】

输尿管开口异位(ectopic ureteral orifice)系小儿常见的输尿管畸形。正常输尿管开口位于膀胱三角区两上侧角,若开口于其他部位则为异位开口。包括膀胱内型开口和膀胱外型开口。单侧多见,双侧少见,75%~85%的异位输尿管合并肾盂输尿管重复畸形,多见于上位肾。

临床表现为生后即有持续性滴尿病史;女性患者占绝大多数,输尿管异位开口多位于尿道外括约肌远端,少数前庭、阴道、子宫、直肠等处。男性异位开口极少见,多位于后尿道、精阜等处,受外括约肌控制,一般无尿失禁、湿裤现象,但是可有附睾炎、前列腺炎、精囊炎等表现。

【影像学表现】

X 线:IVU 显示开口异位的输尿管所连接的肾脏常有发育不良或肾脏畸形,且多与重复肾上位肾相连。由于异位开口多有狭窄,输尿管可有不同程度的扩张及肾盂积水,输尿管下端有时可见与尿道相连。但多数不易发现开口位置。

CT:可以直观显示重复肾,发育不良肾等。重建后处理技术,也可显示输尿管开口位置及周围解剖结构以及合并的其他畸形。

MRI:可较好显示输尿管异位开口、复杂肾盂输尿管重复畸形或周围解剖结构。

【诊断要点】

首先明确正常膀胱三角区两侧角处有一侧可能无正常输尿管开口,同时要找出异位开口的输尿管,分析其走向、开口部位。注意其并发症。

【鉴别诊断】

关键找出异位开口的输尿管及其上方连接的肾脏结构,诊断不难。

【回顾与展望】

胚胎 4 周末输尿管芽长出后在发育过程中出现障碍,致输尿管远端不能正常开口于膀胱三角区的侧角。膀胱外型开口异位在临床常见,并有重要的临床意义,而膀胱内型开口异位常被忽略或遗漏,若同时伴双肾盂双输尿管,则膀胱内型异位开口的输尿管常引流下位肾,膀胱外型异位开口的输尿管常引流上位肾,上位肾常发育不良。

IVU 和 US 都易漏诊输尿管异位开口。IVU 可初步估计输尿管异位开口处,多数输尿管开口异位显示不良或不显示,对合并肾盂输尿管重复畸形的患者往往由于肾积水、肾功能低下而不显影,易造成漏诊。CECT(CTU)或 MRU 绝大多数能做出明确诊断,经多方位、多角度细致观察,对于显示输尿管开口位置及周围解剖结构以及合并的其他畸形起着很重要的作用。

2. 输尿管囊肿

【病理生理与临床表现】

输尿管囊肿(ureterocele),也称输尿管膨出。

指膀胱内黏膜下段输尿管末端囊性扩张并突入膀胱内所致,不是真正囊肿。常分为两型:①膀胱内型:囊肿完全位于膀胱内;②异位型输尿管囊肿:囊肿的一部分位于膀胱颈部或尿道,开口可位于膀胱内、膀胱颈或尿道内,囊肿一般体积较大,造成尿路梗阻。多伴泌尿系统其他畸形,肾功能损害较重。

临床表现主要有尿频、尿痛、尿漏、尿失禁、反复尿路感染等。

【影像学表现】

X线:膀胱内型输尿管囊肿表现为膀胱内边界光整的充盈缺损或低密度环状影或"蛇头征"(图7-4-8A)。当囊肿过小,会因与输尿管重叠不易显示;异位型输尿管囊肿多位于膀胱颈部和颈部以下尿道,囊肿通常体积较大,造成继发性尿路梗阻。

CT:平扫见突入膀胱的囊肿影,呈囊中囊(图7-4-8B),增强后囊肿无对比剂时,在充盈对比剂的膀胱内形成充盈缺损;若膀胱和囊肿内均有对比剂,囊壁呈线状软组织密度影。当膀胱充分充盈后,往往不易显示小囊肿影。

MRI:膀胱内见囊状 T_1WI 呈低信号,T_2WI 呈高信号,信号均匀同尿液,囊壁呈线样等信号。同时显示相连的重复肾及输尿管结构。

【诊断要点】

膀胱内见囊状输尿管充盈缺损影,其内可见对比剂充填。

【鉴别诊断】

膀胱内充盈缺损影应与直肠内气体、膀胱肿瘤、阴性结石、膀胱内血块等鉴别。直肠内气体可随体位改变,且无对比剂充盈;膀胱肿瘤充盈缺损多不规则,膀胱壁僵硬,除发生于膀胱三角区外还见于膀胱各部;阴性结石不规则,增强无强化;膀胱内血块 MRI 有特别征象,可资鉴别。

【回顾与展望】

输尿管囊肿临床表现无特异性,常需影像学检查。IVU 作为本病常规重要的检查方法,对肾功能依赖性较强,易漏诊或误诊。US 不依赖肾功能,可动态观察囊肿随尿液充盈与否而变化,但对发育较小的重复肾不易辨别。多排螺旋 CT 和 MRI 的应用,诊断正确率可达到 100%。IVU 和 CT 可明确显示囊肿部位、大小及形态;了解双侧肾功能情况及患侧肾脏功能损害程度;患侧有无畸形及是否有并发症;还可以观察膀胱有无逆流,但较小的囊肿常常被膀胱内对比剂掩盖而漏诊。MRI 及 MRU 检查可清楚显示肾脏、输尿管、囊肿大小及囊壁厚度。

3. 巨输尿管

【病理生理与临床表现】

巨输尿管(megaureter),包括一组功能性及梗阻性输尿管扩张疾病。1976 年国际小儿泌尿外科会议将其分为:反流性、梗阻性、非反流非梗阻性三

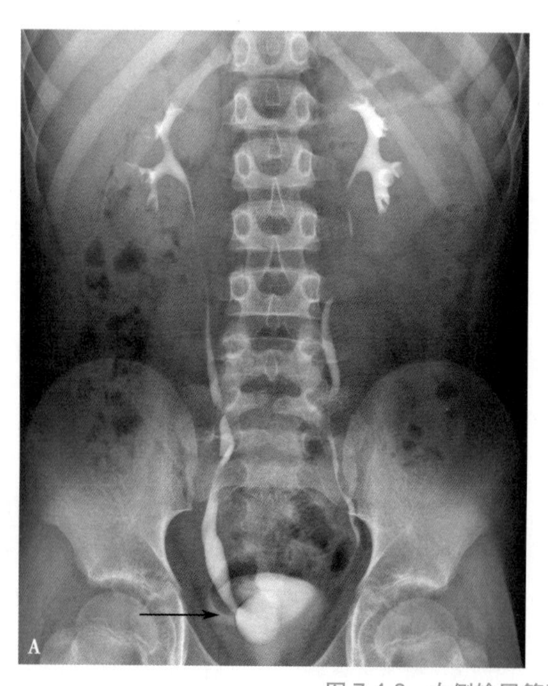

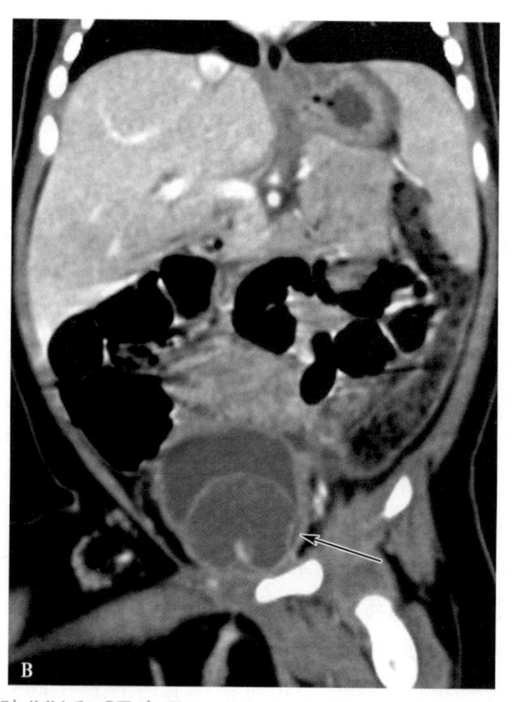

图 7-4-8 右侧输尿管囊肿 IVU 和 CT 表现
A. IVU:膀胱底偏右侧见囊肿,呈典型"蛇头征"(箭头);B. CT:膀胱内见囊中囊,囊内见少量对比剂(箭头)

类，分别包括原发及继发性病变，共 6 型。原发性巨输尿管属于输尿管内因性梗阻；反流性巨输尿管的输尿管膀胱连接部防反流功能失常，也可以由后尿道瓣膜和神经源性膀胱引起；梗阻性巨输尿管由输尿管远端狭窄，输尿管开口异位及囊肿所致；继发性非反流非梗阻性巨输尿管多由糖尿病、尿崩症等引起。

临床表现主要与原发的基础疾病相关。

【影像学表现】

X 线：IVU 是本病的首选方法，有助于诊断和分型。原发性巨输尿管扩张明显，有时仅见下半段梭形扩张，肾盂肾盏可轻度扩张或正常，与扩张的输尿管不成比例。输尿管对比剂显影慢，排空缓。

CT：平扫及三维重建均能清楚显示输尿管全貌及扩张的程度、走向，同时可以了解肾盂及肾实质的改变，间接评估肾功能情况。

MRI：MRU 无需对比剂，直接利用输尿管内的尿液成像，清晰显示肾实质、扩张的输尿管和膀胱情况，若显示神经源性膀胱或输尿管囊肿则有助于判断巨输尿管类型。

【诊断要点】

排出后天性梗阻如结石、炎症及肿瘤等，影像检查显示输尿管扩张明显即可诊断。原发性巨输尿管与肾盂肾盏积水程度不相称，是其主要表现。继发输尿管扩张常是其他泌尿系病变中表现的一部分。

【鉴别诊断】

需要与输尿管下段结石、输尿管炎症相鉴别。结石者，US、平片和 CT 可明确显示输尿管有无阳性结石，且 US 能显示阴性结石。输尿管炎症，狭窄范围一般较广，管壁增厚，周围组织有炎性浸润。

【回顾与展望】

原发性或先天性巨输尿管是由于输尿管末端肌肉结构发育异常，导致输尿管末端功能性梗阻，输尿管甚至肾盂严重扩张、积水。该病的特点是输尿管末端功能性梗阻而无明显的机械性梗阻，梗阻段以上输尿管扩张并以盆腔段为最明显，又称为先天性输尿管末端功能性梗阻。轻度扩张无肾积水，可影像随访保守治疗。扩张严重并肾功能损害，需考虑手术。

IVU 为诊断本病的首选方法，可以显示肾盂及输尿管的扩张程度，输尿管的蠕动及整体形态，还可以根据其显影的快慢评估肾功能。不显影时可采用膀胱逆行造影。增强 CT 和 MRI 重要的补充手段，可观察肾脏位置、形态、肾实质厚度、输尿管的走向与扩张、管腔内对比剂充盈状态及与输尿管周围组织结构的关系。CTU 和 MRU 对扩张的输尿管显示更清晰。

（五）膀胱畸形

1. 膀胱重复畸形

【病理生理与临床表现】

膀胱重复畸形（bladder duplication）为胚胎 5～7 周膀胱开始发育时出现不同方向额外尿直肠隔或膀胱始基发育过程中黏膜皱襞过多并融合所致，也可能与后肠重复有关。重复的膀胱都有正常的膀胱壁结构，可分为完全重复型、不完全重复型和多房型重复。本病常合并结肠重复畸形，泌尿系严重畸形，脊柱畸形，女性可有双子宫、双阴道，并可继发感染，梗阻和结石。

【影像学表现】

X 线：IVU 和 VCUG：完全重复型两个膀胱，等大或一大一小，大多为左右并列，有各自的输尿管和尿道，90%有双尿道。少数一侧也可不与尿路相通而形成肿块，同侧肾萎缩。不完全重复型两个膀胱不能分开，共一尿道。膀胱分隔为完全性和不完全性分隔。分隔可呈冠状、矢状和水平位。矢状分隔时膀胱分为左右两个腔室，冠状分隔时膀胱分为前后两室，均可交通或不通。水平隔为上下两腔，有口连通。

CT 和 MRI：可显示上尿路异常和尿道不通的重复膀胱，显示膀胱壁各层。女性可发现双子宫，双阴道畸形。还要注意有无肠重复畸形。

【诊断要点】

影像检查示两个膀胱，可以完全重复或不完全重复。

【鉴别诊断】

膀胱憩室：腔室可随排尿改变大小，无单独的输尿管或尿道相连。

【回顾与展望】

膀胱重复畸形极少单独发病，最常合并的先天畸形来自泌尿、生殖和胃肠道系统，这与胚胎分化和共同的发育时机有关。胚胎 4 周左右，泌尿生殖嵴是肾、生殖腺和生殖道的共同原基，同时尿生殖膈将泄殖腔分为背侧的后肠（以后分化为直肠和肛管）和腹侧的尿生殖窦（分化为膀胱、尿道、阴茎和阴道）。

膀胱重复可合并如此多而且复杂的畸形，术前进行全面的影像检查及评估。IVU 和 VCUG 是诊断本病首选的影像学方法。CT 或 MRI 可显示分隔形态及伴发的其他泌尿生殖系统畸形。完全重复的膀胱,少数一侧不与尿路相通而形成肿块,同侧肾萎缩,不要漏诊和误诊。

2. 膀胱憩室

【病理生理与临床表现】

膀胱憩室(bladder diverticula)是由于膀胱肌层的缺陷或肌纤维排列异常,而膀胱局部向外膨出形成的囊袋结构,经一小圆口与膀胱相通,多位于膀胱底部及两侧三角区,男性及单发多见。在儿童均为先天性,在成人多继发于梗阻。可并发结石、感染、肿瘤。

临床表现可无异常,或为分段排尿、膀胱刺激症状等。

【影像学表现】

X 线:VCUG 或 IVU:憩室表现为自膀胱壁外突的囊状阴影(图 7-4-9)。大多位于三角区,与膀胱壁相连。憩室可大或小于膀胱,随膀胱收缩,憩室内对比剂增多,憩室增大,膀胱对比剂排空后憩室内对比剂再进入膀胱。下尿路梗阻及神经性膀胱时,在肥厚的肌小梁间有多个小囊,为继发性假性憩室。

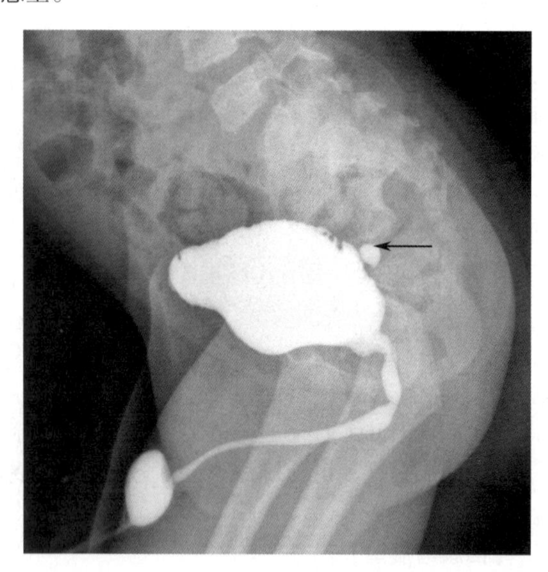

图 7-4-9 膀胱憩室 VCUG 表现
膀胱后壁膀胱三角区见一囊状显影(箭头),壁光整,一细颈与膀胱相通

CT:平扫见膀胱壁局部向外突出,呈水样密度单发或多发的囊袋影,壁多光滑,增强后憩室内见对比剂充盈,排尿后有尿液残留。

MRI:膀胱壁局限性向腔外突出的囊袋影,信号同膀胱内尿液一致。憩室内并发结石时,CT 见高密度圆形或椭圆形影,T_1WI、T_2WI 均为低信号。并发肿瘤时,憩室腔内出现不规则的异常密度或信号影。

【诊断要点】

造影检查膀胱壁见囊袋样相通的结构,形态大小随排尿发生改变,排尿时憩室增大,排尿后憩室内见对比剂残留。

【鉴别诊断】

需要与膀胱耳、膀胱重复畸形相鉴别。膀胱耳见于婴幼儿,因对比剂充盈不全或部分膀胱一过性疝入腹股沟管所致。膀胱重复畸形,重复膀胱与尿道、输尿管相连,而憩室不通,膀胱憩室在排尿过程中膀胱缩小而憩室增大。

【回顾与展望】

膀胱憩室多行 VCUG 和 IVU 诊断,摄片时尽管多角度变换体位观察,对小憩室或因重叠仍有漏诊。膀胱憩室多并发结石、感染,年长者可伴癌变。CT 或 MRI 更能反映病变的细节。原发性膀胱憩室在膀胱憩室中最常见,最常见于膀胱三角区,也常多发,主要见于一些综合征的组成部分。继发性憩室有基础疾病,常为多发性假性小憩室。

(六) 尿道畸形

包括尿道瓣膜、尿道憩室、巨尿道、先天性后尿道息肉、尿道重复畸形及前列腺囊等,其中尿道瓣膜临床最常见。

尿道瓣膜

【病理生理与临床表现】

尿道瓣膜分前尿道瓣膜和后尿道瓣膜,而后者是引起小儿下尿路梗阻最常见的原因。

后尿道瓣膜(posterior urethral valves, PUV)是后尿道内的软组织瓣膜导致尿道梗阻,瓣膜可呈双叶状、隔状或仅为黏膜皱襞,仅发生于男性。瓣膜起自精阜远端止于膜部尿道的前外侧壁,中间仅一间隙。

前尿道瓣膜(anterior urethral valve, AUV)发生于尿道球部(40%)、阴茎阴囊交界处(30%)及悬垂部(30%),偶见于舟状窝。约 1/3 并发尿道憩室。

临床主要为排尿困难、滴尿、尿失禁,可继发泌尿系感染及上尿路发育不良和功能障碍。

【影像学表现】

X 线:VCUG 和 IVU:尿道内见斜行或横行线状充盈缺损影,瓣膜梗阻以上尿道明显扩张呈囊状,前尿道充盈不良变细,扩张的尿道远侧圆钝,凸面指向远侧,严重瓣膜狭窄致膀胱壁肥厚,多发憩室形成,约半数合并膀胱输尿管反流。双肾及输尿管积水扩张,若肾功能受损,则显影延迟或不显影。有时并发其他肾发育畸形。

CT 和 MRI:后尿道瓣膜梗阻见膀胱扩张积水,

后尿道起始部见“匙孔征”，双肾盂可积水。主要了解有无上尿路继发损害以及并发症。

【诊断要点】

尿道内见斜行或横行线状充盈缺损影，梗阻点以上尿路扩张，以下尿道变细，扩张的尿道远侧圆钝，凸面指向远侧。

【鉴别诊断】

尿道狭窄：继发征象相似，先天性尿道狭窄罕见，无瓣膜影像；外伤后尿道狭窄多见于尿道膜部和球部，尿道狭窄处轮廓不光滑或伴瘘道，往往伴骨盆骨折。

【回顾与展望】

PUV 畸形是男性新生儿下尿路梗阻最主要、最常见的原因，病因不明，可能为多基因遗传，与尿生殖膈分化不全有关。PUV 在胚胎早期就已出现，可引起泌尿系统及其他系统发育不良和功能障碍，如上尿路扩张、肾脏功能异常以及因羊水过少导致的胎肺发育不全。

VCUG 是确诊后尿道瓣膜最可靠的检查方法，不能因导管能顺利插入尿道而否认尿道瓣膜的存在。IVU、US、CT 和 MRU 常只能发现梗阻以上尿路情况，对病因诊断难以确定。产前诊断 PUV 主要依靠超声，其敏感性为 95%，特异性为 80%。当羊水过少使得超声的应用受限时，MRI 就显示出了它独特的优势。后尿道瓣膜术后可以很快消除排尿障碍，但后尿道扩张短时间内或更长时间难以恢复，甚至肾盂、肾盏扩张持续多年。

（七）脐尿管病变

【病理生理与临床表现】

脐尿管为膀胱顶部向脐部延伸的管状结构，是尿囊胚内体腔部分的退化残余，一般在出生前及婴儿期管状结构消失退化成无功能的纤维条索，称为脐正中韧带。当脐尿管退化不全时可导致多种先天性脐尿管异常疾病，分 4 型：①脐尿管窦道：位于脐部，指脐尿管仅在脐部未闭；②脐尿管憩室：位于膀胱顶部，指脐尿管仅近膀胱处未闭；③脐尿管囊肿：位于脐部与膀胱顶部之间，指脐尿管两端闭合而中间段管腔未闭，管壁上皮层分泌液的积聚致管腔扩张；④脐尿管瘘：位于脐部与膀胱顶部之间，脐部有管道与膀胱相通，指脐尿管完全不闭锁。在儿童较常见，成人则发生较少。

临床表现：脐尿管窦和脐尿管瘘主要表现为脐部流液，反复潮湿，经久不愈。脐尿管囊肿较小时多无明显临床症状，较大时可触及脐下腹部囊性包块。脐尿管各种病变累及膀胱壁时均可出现尿频、尿急、尿痛、血尿等炎性症状。男性多见，约 2/3 为男性。

【影像学表现】

X 线：在脐瘘口或膀胱造影时，脐尿管瘘见对比剂自脐部向下进入膀胱或自膀胱内上行至脐瘘处；脐尿管窦仅见脐部对比剂存留；脐尿管囊肿不显影，见膀胱顶部囊肿形成弧形压迹；脐尿管憩室见膀胱顶部一指状或尖角状突起，壁光滑。

CT：脐尿管囊肿见脐尿管走行区囊性病灶，常呈椭圆形或长条状，腔内密度均匀（图 7-4-10），囊壁光整、无强化，合并感染时，囊壁增厚，增强后多强化明显。脐尿管膀胱憩室见膀胱前壁外囊腔影，与膀胱相通，囊内密度均匀，同尿液密度；脐尿管未闭或瘘口扩张明显，在脐与膀胱顶部间见管腔影，若扩张较轻，无阳性发现。

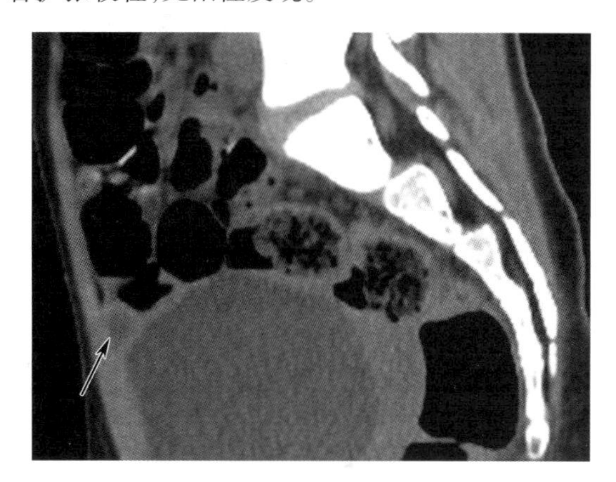

图 7-4-10 脐尿管囊肿 CT 表现

膀胱前上壁与腹壁间见一囊状影（箭头），与邻近膀胱和腹壁分界不清，壁光整

MRI：矢状位显示囊肿部位、大小与膀胱和腹壁的关系，不伴感染时囊肿信号均匀，同尿液信号，壁光滑，伴感染时，囊壁增厚强化，囊肿信号不均匀。

【诊断要点】

脐尿管窦或瘘有特殊临床表现，脐部流液或潮湿，病变在脐部、膀胱或脐部与膀胱顶之间，脐部窦道造影见局部对比剂存留，脐尿管瘘见脐部与膀胱之间见对比剂交通显影，可直接诊断。脐尿管憩室则膀胱造影能直接显示。

【鉴别诊断】

1. 脐尿管肿瘤　脐尿管囊肿合并感染时，壁可显著增厚和出现囊壁及周围强化，甚至出现类似肿瘤样软组织团块，因此需与脐尿管肿瘤相鉴别。

2. 脐窦　是卵黄管回肠端已闭合，脐端未闭，造影时脐窦与肠道不相通，脐尿管窦与膀胱不相通时，两者鉴别困难。

【回顾与展望】

脐尿管窦或脐尿管瘘选择X线造影，脐尿管囊肿US、CT和MRI均能显示囊肿与膀胱两者关系，MRI相对更清楚，但现在的影像检查方法在术前都很难清楚显示膀胱与囊肿的连接部。

二、膀胱输尿管反流

【病理生理与临床表现】

膀胱输尿管反流（vesicoureteral reflux，VUR）指尿液间隙性从膀胱逆流入输尿管、甚至肾盂肾盏系统，分为原发性VUR和继发性VUR。原发性是最常见的类型，主要是膀胱输尿管交界部（vesicoureteral junction，VUJ）发育异常。继发性VUR，发生于下尿路解剖异常和（或）膀胱内慢性压力升高致VUJ肌肉系统变薄且功能削弱，如下尿路梗阻，神经源性膀胱等；另一类少见的为医源性VUR。按照反流程度的不同，依次分为Ⅰ～Ⅴ级：Ⅰ、Ⅱ级属低级别反流，Ⅲ～Ⅴ级属高级别反流。

临床主要表现为反复的尿路感染，肾脏受损形成肾瘢痕，甚至出现反流性肾病、高血压和终末期肾病等。

【影像学表现】

X线：IVU显示肾盂肾盏输尿管积水。VCUG对VUR高度敏感，将VUR分五级。Ⅰ级：反流至输尿管，未达肾盂、肾盏。Ⅱ级：反流至输尿管及肾盂、肾盏，但不扩张，肾盏杯口及穹窿正常（图7-4-11）。Ⅲ级：反流至输尿管及肾盂、肾盏，轻度扩张，输尿管和（或）轻度迂曲，肾盏穹窿正常或轻度变钝。Ⅳ级：反流至输尿管及肾盂、肾盏，中度扩张，输尿管和（或）中度迂曲，肾盏穹窿可完全消失，大多数仍保持肾乳头的压迹。Ⅴ级：反流至输尿管及肾盂、肾盏，显著扩张，输尿管和（或）重度迂曲。肾盏穹窿完全消失，大多数肾盏已不见乳头压迹。重度VUR时常有肾盏的肾内反流。

CT：CTU根据反流程度不同，显示输尿管及肾盂肾盏不同程度的扩张，如并有反流性肾病，可见肾实质变薄并肾脏瘢痕，重者体积缩小。

MRI：肾盂肾盏及输尿管积水。若并反流性肾病，肾局部实质变薄，瘢痕呈等信号。

【诊断要点】

任何年龄段只要出现膀胱输尿管反流即诊断，正常健康儿童VUR不足1%，且较轻微。

【鉴别诊断】

一般诊断明确，鉴别不难。

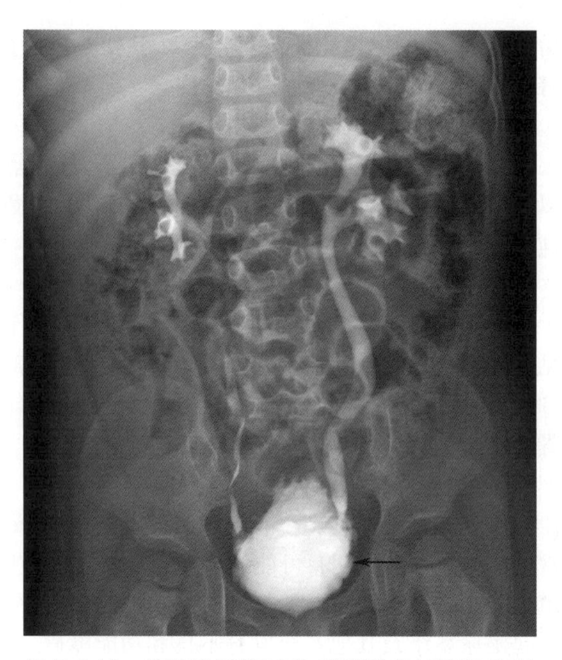

图7-4-11 膀胱输尿管反流，膀胱憩室VCUG表现
左侧肾盂肾盏及输尿管较右侧稍扩张，膀胱壁边缘不规则，见多发小囊状突起（箭头）

【回顾与展望】

原发性VUR是一种较为常见的肾脏和泌尿道先天畸形，影像学检查主要对VUR确诊和分级。目前VCUG是直接诊断VUR的唯一准确可靠方法，能对VUR轻重程度进行分级，也常用作选择治疗方案和评估疗效的依据。US、IVU、CT或MRI不能动态显示VUR，只能显示尿路扩张程度。行X线造影检查时为防止泌尿道感染加重，易忽略反流性肾病及重复输尿管畸形。反流性肾病指尿液反流导致急性或慢性泌尿道感染致肾脏瘢痕或慢性萎缩性肾盂肾炎，主要表现为肾脏萎缩体积缩小，并瘢痕形成，CT和MRI对肾实质病变如瘢痕显示较X线清楚。

原发性VUR据研究是一种遗传性疾病，学者们开展了大量的研究，希望找到致病易感基因，从基因水平揭示其发病机制，为临床诊治找到新的靶点。然而由于该病具有种族差异性、遗传异质性等特点，迄今为止尚没有被国际一致公认的主要致病基因。

三、神经源性膀胱

【病理生理与临床表现】

神经源性膀胱（neurogenic bladder）是由于神经系统病变导致膀胱排尿功能障碍。分为先天性和后天性，大多数儿童神经源性膀胱属先天性，与脊髓脊柱发育异常有关，少数因脊髓及脊神经根损伤或脑瘫引起。常分为五型：①无抑制性神经源性膀胱；②反射性神经源性膀胱；③自主性神经源性膀胱；④感觉神经麻痹性神经源性膀胱；⑤运动神经瘫痪性神经源性膀胱。膀胱扩大呈“气球样”或膀胱肌束增粗，肌小梁间可见多发憩室样隆起，可伴膀胱输尿管反流。

临床表现为排尿困难、尿失禁和尿潴留等。部分伴与脊髓脊柱发育异常有关的神经病变症状和体征。

【影像学表现】

X线：IVU在轻型病例表现正常，较重的病例，膀胱主要有两种表现：一是膀胱大，缺乏张力，膀胱中大量残余尿。二是膀胱小而壁厚，有粗大的小梁形成或边缘呈多发小憩室样凸出，可见膀胱输尿管反流，肾盂输尿管积水扩张。

CT：膀胱呈“气球样”或“宝塔状”扩张增大，边缘光滑或体积小，膀胱壁不规则增厚，可见结节样或乳头状凸起，黏膜凹凸不平及膀胱壁多发憩室；严重者可出现输尿管反流，使输尿管、肾盂发生扩张、积水。

MRI：膀胱形态同CT，且矢状位可将全貌清晰显示出来。膀胱壁不规则增厚，T_1WI和T_2WI呈等信号(图7-4-12)。对神经源性膀胱病因进行诊断，显示脊髓有无先天畸形，椎管内有无病变。

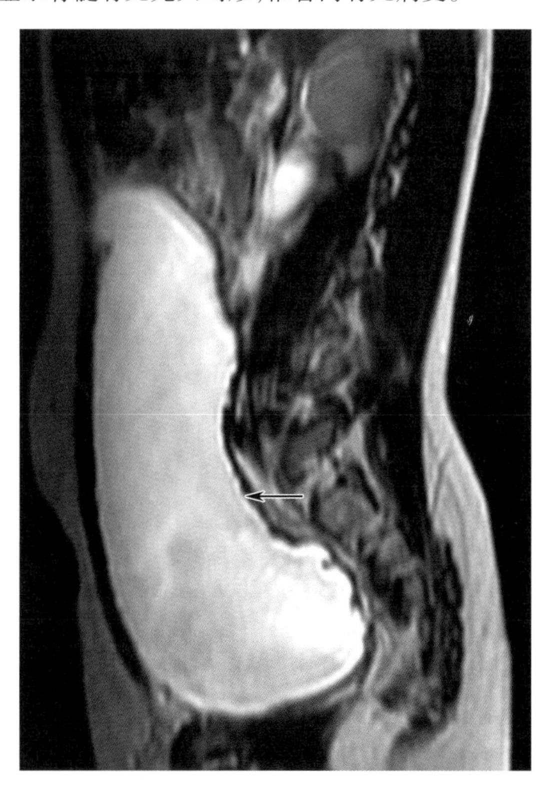

图7-4-12　神经源性膀胱MRI表现
矢状位T_2WI示膀胱体积增大，大量残余尿，膀胱壁不规则增厚(箭头)，呈等信号

【诊断要点】

膀胱形态异常，呈“气球样”或“宝塔状”扩张增大，或体积小，壁增厚，见多发憩室。排除其他尿路异常病变。

【鉴别诊断】

尿路梗阻性疾病：尿道瓣膜或尿道狭窄引起的尿潴留。

【回顾与展望】

诊断神经源性膀胱最重要的是尿动力学检查，影像学尿动力学检查较常规有明显优势，同时还能进行病因诊断。膀胱显影正常也不能完全排除神经源性膀胱。

US操作简单，及时发现病变并测定残余尿量，为临床诊断提供客观的依据。IVU和VCUG可显示膀胱的形态，IVU可了解双肾功能和形态，VCUG有无膀胱输尿管反流，有助于诊断神经源性膀胱尿道功能障碍，仅能观察腔内情况，对病灶周围结构难以显影。CT及后处理重建能全面清楚显示泌尿系结构形态、膀胱壁细节，同时也能发现脊柱脊髓病变情况。MRI能清晰显示脊髓损伤程度及脊髓发育异常，这对制订治疗方案十分重要。

未治疗的神经源性膀胱患儿，其上尿路损害及死亡率均较高，是迄今尚未解决的医学难题。

四、泌尿系统感染

(一) 肾盂肾炎

1. 急性肾盂肾炎

【病理生理与临床表现】

急性肾盂肾炎(acute pyelonephritis，APN)通常是指肾盂、肾盏及肾实质由非特异性细菌感染所致的炎症病变，分局灶性和弥漫性，少数经血行播散，大多数是由尿路上行感染而来，故APN常合并肾盂炎。肾盂炎进一步扩散，造成肾间质化脓性炎和肾小管坏死，形成大小不等的肾脓肿，甚至肾周脓肿，还可合并急性坏死性乳头炎和肾周炎。

临床表现：可发生于任何年龄组，多见于年长儿，发病急骤，发热、尿频、排尿困难、胁腹部疼痛与触痛等，新生儿及小婴儿仅是全身性症状。

【影像学表现】

X线：VCUG诊断有无膀胱输尿管反流及程度，下尿路梗阻等致上尿路扩张。IVU早期表现正常，感染重的病例，肾影增大，轮廓模糊，显影延迟，密度浅淡，肾盂肾盏可细长或扩张，部分病例不显影。

CT：若没累及肾实质或病变早期，平扫肾实质密度基本正常，而肾盂炎常引起肾盂内积脓，肾盂轻度扩张，密度较健侧尿液密度高，增强后表现为肾盂壁弥漫性轻度增厚，呈线样强化，可作为肾盂炎的直接征象；若累及肾实质，受累肾实质局部肿胀，见边界模糊的楔形低密度区域（图 7-4-13），从集合系统向肾包膜发散，增强呈轻度或无强化表现。随病变发展，炎症最终波及整个肾脏，甚至肾周间隙，表现为肾包膜毛糙，肾前后筋膜增厚，肾周脓肿形成，脓腔不强化。

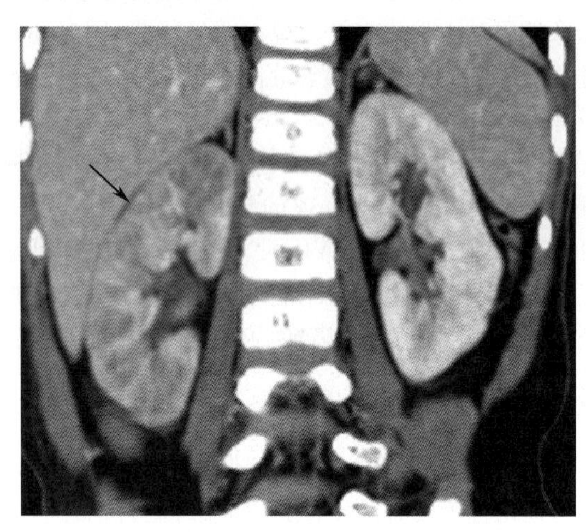

图 7-4-13　右侧肾盂肾炎 CT 表现
增强 CT 显示右侧肾实质多发低灌注区（箭头），强化程度低于正常肾实质

MRI：肾实质病灶由于间质水肿，常规 T_1WI、T_2WI 分别表现为低、高信号，DWI 为高信号，而脓肿则为更高信号。肾实质急性炎性灶增强后其病灶的灌注不良同 CT，动态增强可间接反映肾功能，连续复查可以评价治疗效果。

【诊断要点】

注意尿路有无先天结构异常及膀胱输尿管反流。早期肾实质可正常，病变进展后肾盂积脓，密度增高，肾实质水肿征象并脓腔形成，结合临床病史即可诊断。

【鉴别诊断】

肾梗死：肾梗死灶的病理变化是间质水肿、出血及凝固性坏死，DWI 可呈扩散受限表现，在诊断中具有重要价值，T_2WI 多为低信号。其起病及临床表现与 APN 有相似之处。影像诊断依据是 CTA 或 DSA 发现闭塞的动脉血管。

【回顾与展望】

US、CT 和 MRI 对 APN 诊断价值均较高，MRI 对病变更敏感，结合其功能成像可以间接反映肾功能。APN 病灶 DWI 呈高信号，认为是细胞毒性水肿或者炎性细胞在肾小管蓄积，细胞密度增大，导致水分子扩散受限。APN 病灶合并脓肿时，脓腔 DWI 更亮、ADC 值更低。

DWI 评价 APN 具有较多优势，要注意 b 值的选择，b 值可影响 DWI 影像质量及 ADC 值测量，不同 b 值得出的 ADC 值必然不同；肾肿瘤、肾动脉狭窄及肾功能不全时，其 ADC 值均会降低，不能通过单纯 DWI 技术鉴别 APN 与上述疾病。

APN 早期影像学可表现正常，需动态随访观察病变进展及治疗效果。

2. 慢性肾盂肾炎

【病理生理与临床表现】

慢性肾盂肾炎多发生于尿路解剖或功能上有异常，伴发感染引起的慢性间质性肾炎。少部分学者认为由急性肾盂肾炎反复发作演变而来。主要病变是肾组织破坏、纤维化及瘢痕形成与收集系统扩张。病变可累及一侧或两侧肾脏，多为两侧，但其损伤程度不相同，病变分布不均，皮髓质萎缩。瘢痕致局部实质厚度变薄，局部凹陷使肾脏边缘不平，最常见肾脏上、下极。

临床有反复尿路感染症状，反复发热、尿频、尿痛等尿路刺激症状，伴高血压及肾功能不全等。

【影像学表现】

X 线：IVU 患肾显影延迟，密度低，有时不显影。病肾有缩小，边缘不光整，肾盏多扩大、扭曲，肾盂也可变形。输尿管因梗阻或反流可显示狭窄或扩张。VCUG 检查是否有膀胱输尿管反流，神经源性膀胱，或下尿路梗阻及畸形等。

CT：病肾缩小或局限萎缩，肾实质普遍或不均匀变薄，有瘢痕形成时可见凹陷区，轮廓不规则呈分叶状改变，梗阻或反流较重时可见肾盂、肾盏积水扩张。

MRI：同 CT，肾脏小，肾实质普遍或不均匀变薄。

【诊断要点】

临床表现结合尿路结构异常，梗阻或反流，患侧肾体积缩小，局部肾实质变薄，瘢痕及凹陷形成。

【鉴别诊断】

需要与肾结核后期、肾发育不全和肾血管性狭窄引起的肾萎缩相鉴别。肾结核后期肾外形可萎缩，肾盏变形和肾功能减退可类似慢性肾盂肾炎，但脓肿和钙化以及输尿管壁的增厚为肾结核的特征性表现，有助于鉴别。肾发育不全分单纯性和节段性，单纯性显示患肾均等缩小，功能无改变，鉴别不难。节段性肾发育不全形态学表现和慢性肾盂肾炎极其类似，需结合临床病史，有时需作肾穿刺予以鉴别。肾血管性狭窄引起的肾萎缩，肾外形缩小，显影延迟，肾动脉造影检查可明确诊断。

【回顾与展望】

对于尿路结构异常的患儿，尤其并有临床反复尿路感染病史。注意肾实质有无病变。US 和 CT 诊断价值较高，IVU 诊断慢性肾盂肾炎有一定的局限性，对肾内瘢痕所致的轮廓改变以及尿路梗阻和肾盂积水可以显示，但对肾功能明显减退常显示欠佳。肾功能低下或不显影时，CT 或 MRI 多期扫描可清晰的显示肾轮廓的改变、肾实质和肾盏、肾盂的病变、残留增生的肾实质体积，是诊断慢性肾盂肾炎的最佳影像学检查方法。由于 MRI 软组织分辨率高及多种功能成像，MRI 功能成像对肾功能的研究可能成为今后研究的方向。

3. 肾及肾周脓肿

【病理生理与临床表现】

肾脓肿是肾实质急性局限性化脓性病变，可以是金黄色葡萄球菌经血行感染而来，儿童多见大肠杆菌为主的细菌上行性感染到肾脏。病理表现肾内脓肿，部分病例可穿破肾被膜侵及肾周，也可向内侵及肾盂、肾盏。肾周脓肿一旦形成，可向几个方向发展，如向后侵及肾后旁间隙及腰大肌，向下扩展可形成髂窝脓肿，向前可穿入腹腔，向上扩展可形成膈下脓肿或穿破膈肌引起脓胸。

临床上肾脓肿常突然发病，具有显著的脓毒症表现，如寒战、高热，患侧腰痛和叩击痛。腰大肌受刺激后可出现髋部、股部、腹股沟区或外生殖器疼痛，部分有排尿困难、尿频、尿急。最常见的体征为腰部或脊肋角触痛，腹部压痛，少数可扪及包块。由于肾周脓肿局部症状常不甚明显，因此临床上易误诊。

【影像学表现】

X 线：小脓肿在 IVU 常显示正常，若脓肿较大，病肾可见局部增大，类似占位使肾盏移位变形。

CT：早期难以与局限性肾盂肾炎鉴别，平扫见边界模糊较低密度影，坏死囊变区呈更低密度影，脓肿呈圆形或椭圆形，增强后中央坏死区不强化，内部可有间隔，脓肿壁厚伴强化，壁外的肾实质也有强化。多伴有局部肾轮廓变形和肾筋膜增厚，边界不清，如脓肿穿破肾皮质可形成肾周脓肿。

MRI：病变呈等/长 T_1、长 T_2 信号，脓液 T_2WI 信号更高，DWI 呈高信号，周围组织见水肿征象。增强脓肿壁有强化，中央坏死区不强化。

【诊断要点】

肾实质及肾周见脓腔病变，脓肿壁强化，伴邻近组织肿胀，即可诊断。

【鉴别诊断】

需要与肾囊肿、肾结核相鉴别。肾囊肿，壁较薄，无明显强化；肾结核空洞常伴钙化。

【回顾与展望】

IVU 对肾脓肿诊断较局限，US、CT 或 MRI 能直接显示病变，确定病变范围和周围的解剖关系，且不同部位、不同发展阶段的脓肿影像表现不尽相同，增强检查常常能明确诊断。肾脓肿注意随访，治疗效果不好需要及时手术治疗，同时需排除邻近脏器及组织的感染。

（二）泌尿系统结核

【病理生理与临床表现】

泌尿系结核最先是肾结核，后下行蔓延到输尿管、膀胱及尿道，肾结核最常见。绝大多数由肾外远部位结核（主要肺结核）经血行播散至肾脏形成，少数由邻近的脏器组织蔓延而来。分为：病理型肾结核（早期肾结核）和临床型肾结核（中晚期肾结核）。典型的病理变化为肾皮质变薄，肾实质干酪样坏死、空洞或冷脓肿形成，肾盂肾盏及输尿管壁增厚以及钙化，膀胱壁增厚，体积缩小。结核球为纤维包裹的、境界分明的干酪样坏死灶。

临床常见症状有尿频、尿痛、尿急、血尿、尿液浑浊、腰痛等，如并发活动性结核或其他器官结核时则可能出现全身中毒症状（包括发热、盗汗、体重下降、乏力等）。肾结核晚期还可能出现尿失禁、排尿困难、肾功能不全等表现。

【影像学表现】

X 线：尿路平片肾区可见絮状或斑片状高密度钙化影；IVU 可见肾小盏轮廓不规则，牵拉移位改变，肾大盏不均匀扩张、积水；输尿管呈串珠样改变（狭窄与扩张交替），管壁僵直增厚可见钙化；膀胱轮廓不规则、僵硬、体积缩小固定，可见小梁形成。

CT：早期肾内多发低密度灶，随病程进展肾积水、多发钙化、肾盂肾盏、输尿管及膀胱壁的增厚，伴随肾周筋膜模糊。增强后肾实质强化不均，可见干酪空洞，与肾盏相通，对比剂进入空洞中；当肾脏完全钙化或呈囊袋样，无强化。

MRI：早期肾结核的表现缺乏特异性，肾脏局限性肿胀，皮髓质分界和肾包膜变模糊。中晚期肾结核表现颇具特异性，肾皮质变薄，肾实质内脓腔或空洞形成，呈长 T_1、长 T_2 信号，空洞壁不光滑；钙化在 T_1WI 和 T_2WI 中均为低信号，很易漏诊。结核球一般在 T_1WI 和 T_2WI 上均为低信号，边界较清。若肾功能受损较严重，增强后实质强化不如对侧正常肾脏明显，脓腔壁强化，结核球呈结节样、环状强化或不强化。MRU 肾盂、肾盏破坏变形，扩张不成比例，输尿管粗细不均、局限性扩张或僵直。

【诊断要点】

肾实质见多发空洞和钙化影，空洞内可见对比剂充填，肾盂肾盏积水扩张不成比例，也可全肾钙化或囊袋样肾；输尿管粗细不均，管壁僵硬增厚；膀胱壁缩小，形态不规则，壁增厚或见结节影。

【鉴别诊断】

1. 肾积水　表现为肾盂肾盏均匀扩张，与肾实质分界清晰，肾外形多匀称性增大，沿输尿管走行常能找到梗阻部位和梗阻原因。积水型肾结核，肾盂肾盏分界不清，肾实质空洞与肾盏沟通，肾盂壁增厚粗糙，结核性肾积水的 CT 值高于水，如有肾盂输尿管壁增厚，一般可明确诊断。

2. 多囊肾　两肾外形增大，其皮髓质区见多个大小不等的圆形或椭圆形的囊，分界清楚，少数囊壁可钙化。

【回顾与展望】

尿路平片及 IVU 检查仍为肾结核首选检查手段，若肾功能严重破坏，IVU 不显影或显影不良，诊断价值有限。CT 为肾结核的重要检查方法，对细小的病灶及小空洞及肾内钙化的检出率明显高于其他检查方法，增强检查对肾结核的诊断、临床治疗及预后评估均有重要参考价值。在增强延迟扫描中，如果对比剂进入囊腔，说明囊腔与肾实质及集合系统相通，此时给药治疗效果较好；如对比剂未能或很少进入囊腔，说明囊壁较完整，脓液不易排出，抗结核药物亦不易进入囊腔，治疗效果不显著。CTU 对泌尿系整个结构轮廓从多方位、多角度更清晰地显示。MRI 可以清楚地显示肾脏受累的范围，当肾功能严重受损、积水严重时，MRU 无需对比剂、无肾功能依赖性、能较好显示尿路解剖结构等优点，但 MRU 分辨率不高，对钙化及输尿管壁改变的显示不如 CT。

诊断肾结核时，同时注意有无输尿管及膀胱结核，常规对肺结核进行筛查。

（三）膀胱炎

膀胱炎主要由特异性和非特异性细菌感染引起，还有化学性因素等。病理表现，急性期膀胱壁黏膜水肿增厚，重者黏膜溃疡出血。慢性者黏膜增生，膀胱纤维化，累及肌层，形态缩小，如果远端有梗阻，膀胱容量大，肌肉肥厚，并多发小憩室样突起。

临床表现有急性与慢性两种，前者发病突然，排尿时有烧灼感，并在尿道区有疼痛，有尿急和尿频，女性常见。慢性膀胱炎的症状与急性膀胱炎相似，但无高热，症状可持续数周或间歇性发作，使病者乏力、消瘦，出现腰腹部及膀胱会阴区不舒适或隐痛。

各种原因致膀胱炎性病变影像表现大致相同：膀胱形态正常、痉挛缩小或扩大，边缘不规则，若远端有梗阻则膀胱边缘多发、大小不等憩室样改变，伴输尿管反流。也有特殊类型膀胱炎有特殊影像改变：

腺性膀胱炎（cystitis glandularis，CG），或称囊肿性膀胱炎（cystitis cystica），发病率较低，是一种膀胱黏膜增生性疾病，临床上较少见。囊肿性膀胱炎和腺性膀胱炎是同一疾病的不同过程，病变好发膀胱底及膀胱三角区，也可发生于其他部位。

【影像学表现】

X 线：造影检查见膀胱形态大小正常，病变处不规则较浅的充盈缺损影，边缘不整。

CT：膀胱壁的弥漫性增厚或内壁结节样隆起，病灶基底宽，边缘光滑，与邻近正常膀胱黏膜分界截然，膀胱外壁光滑，无盆腔淋巴结转移等特点。增强后轻度均匀强化，部分病变表面呈线样强化。

MRI：T_1WI 上病变为等信号，在 T_2WI 上病变为稍高信号，增强扫描示病变轻度强化。

【诊断要点】

膀胱壁增厚或内壁结节样隆起，边缘光滑，增强后轻度均匀强化，要注意与膀胱息肉等鉴别，确诊需要活检。

【鉴别诊断】

需要与膀胱息肉或乳头状瘤、慢性膀胱炎相鉴别。膀胱息肉或乳头状瘤增强后有较明显强化，MRI 上膀胱息肉 T_2WI 呈明显高信号，且较均匀，中央可见低信号纤维索，可以作为鉴别点。慢性膀胱炎要与弥漫型腺性膀胱炎鉴别。前者 CT 图像上常表现为整个膀胱壁增厚，但是一般厚度 <5mm，膀胱黏膜表面毛糙高低不平，膀胱容积减少，中度强化

等征象;CG 的膀胱壁增厚均>5mm。通常不伴有膀胱容积的缩小,病变的边缘通常较光整,强化不明显、慢性起病等特点。

【回顾与展望】

腺性膀胱炎有多种名称,肿瘤样膀胱炎,大泡性膀胱炎,囊肿性膀胱炎,增生性膀胱炎,滤泡性膀胱炎,嗜酸性膀胱炎等。有的学者认为是细菌或病毒感染的结果,儿童反复的尿路感染起很大作用。有的学者则认为与变态反应、过敏反应有关,至今确切病因不明。研究也发现腺性膀胱炎与其他肿瘤并存现象,腺性膀胱炎可以作为膀胱癌的癌前病变之一。

US 分四型:草坪状增厚型、弥漫增厚型、结节隆起型和混合型。CT 分三型:弥漫增厚型、结节样增厚型、片状增厚型,可以混合存在。两者均根据病变形态分型,基本相似。膀胱造影见膀胱壁局限充盈缺损,定性困难,CT 或 MRI 可以了解病变形态,与正常膀胱壁的关系及增强后特点,有助于定性诊断。US 在诊断和随访 CG 时有很高的敏感性及特异性。

五、肾血管性病变

(一)肾动脉狭窄

【病理生理与临床表现】

肾动脉狭窄指肾动脉起始部、主干或分支的狭窄。分三级:轻度狭窄小于 50%,中度狭窄 50%~70%,重度狭窄大于 75%。在儿童占比例较高,肾动脉纤维肌性结构发育不良(Fibromuscular dysplasia,FMD)是最常见的原因之一,其他病因包括大动脉炎,血栓栓塞,肾动脉瘤,动静脉瘘,神经纤维瘤病,外伤及肾动脉周围疾病压迫等。肾动脉狭窄主要引起继发性高血压和缺血性肾病。

肾动脉狭窄常导致肾血管性高血压,缺乏典型临床症状,儿童无原因的血压突然升高,而且迅速较严重,腰腹部创伤后发生高血压等。

【影像学表现】

X 线:IVU 患肾可延迟显影或密度低于正常,其肾盂、肾盏可相应地缩小且显影延迟,排空延迟,也可显影正常。DSA 是诊断肾动脉狭窄的“金标准”,可显示狭窄部位及范围,肾动脉主干可以不显影,形成盲端,部分可有丰富的侧支形成。

CT 和 MRI:患肾体积正常或缩小,显影延迟。CTA 或 MRA:显示肾动脉主干及主要分支,对于 4 级以下的分支血管显示不清。

【诊断要点】

血管造影示肾动脉狭窄即可诊断。

【鉴别诊断】

先天性肾发育不全:肾动脉细,肾体积小较肾动脉狭窄更明显。

【回顾与展望】

IVU 诊断价值不大。US 显示肾动脉内径、肾脏大小及血供情况,对分支狭窄显示很困难,可作为肾动脉狭窄筛查诊断方法。DSA 创伤性重,价格贵。CTA 可以显示 DSA 无法观察到的血管壁及管壁外的情况,缺点是难以显示肾动脉的小分支,尤其 4 级以下分支,对较细副肾动脉显示有时不够满意。CE-MRA 也可清楚显示肾动脉主干及主要分支血管,对高度血管狭窄病变信号易丢失且高估狭窄程度,其空间分辨率不足,显示小血管难。可以做动态增强 MRA 评估肾动脉狭窄伴肾功能不全,具有较高的临床应用价值。

综合考虑,多排螺旋 CTA 无创、安全、经济、简便易行、扫描速度快,可作为肾动脉狭窄疾病首选方法,指导临床诊治。

(二)胡桃夹综合征

【病理生理与临床表现】

胡桃夹综合征(nutcracker syndrome,NCS)又称左肾静脉压迫综合征,是左肾静脉在腹主动脉(abdominal aorta,AA)和肠系膜上动脉(superiormesentericartery,SMA)所形成的夹角或腹主动脉和脊柱之间的间隙处,受机械挤压后导致左肾静脉回流受阻从而引起左肾、输尿管及生殖腺静脉内压增高所产生一系列临床症候群的现象。关于夹角正常范围,报道有 45°~60°,或 30°~41°。

Shokeir 等认为,大多数情况下,肠系膜上动脉以 90°从腹主动脉发出。夹角之间有脂肪、腹膜、神经纤维丛和淋巴结填充,从而左肾静脉不易受压。左肾静脉位置变异、肠系膜上动脉的异常分支或起源异常、腹腔脏器下垂、部分青少年生长过快、脊柱过度伸展而导致夹角变小、腹主动脉旁纤维组织压迫等致左肾静脉受压。临床最常见血尿、蛋白尿、疼痛及生殖静脉曲张导致的系列症状。

【影像学表现】

X 线:平片没有价值,DSA 直观显示左肾静脉受压变窄及扩张情况,并能显示左肾静脉及下腔静脉的压力。

CT:了解腹部有无占位及其他病变对肾周血管的压迫。CTA 显示左肾静脉位置、狭窄及扩张,肠系膜上动脉有无异常分支及起源是否异常,肾静脉受压后侧支循环开放情况;同时测定 SMA 和 AA 形成的夹角大小(图 7-4-14A),左肾静脉受压前及受压处血管直径的比值(图 7-4-14B)。

MRI:排除其他病变对肾周血管的压迫。MRA 不需要对比剂可显示腹部大血管,多方位显示肠系膜上动脉和腹主动脉间夹角。腹部伪影多,血管显示有时不满意。

【诊断要点】

左肾静脉受压前及受压处血管直径的比值大于 2 要考虑,大于 3 能明确诊断。SMA 与 AA 的夹角大小有争议,小于 40°高度怀疑,需结合临床综合评估。

【鉴别诊断】

需要与泌尿系肿瘤、炎症、结石及血管畸形等所致血尿鉴别,影像学检查能明确血尿的病因。

【回顾与展望】

US 为检查的首选,尤其彩超可以观察到 SMA 和 AA 形成夹角;测量左肾静脉受压处及扩张段的左肾静脉内径及其血流速度并计算其比值,立位时血液流速及其比值的意义比较大。彩超主观性强,易受到检查者的手法、判断水平及患者的体位影响,可能造成误差。

CTA 和磁共振血管造影(magnetic resonance angiography,MRA)可显示肠系膜上动脉、腹主动脉和左肾静脉的空间结构和立体走向,SMA 和 AA 之间夹角、左肾静脉受压情况及其引流静脉曲张和侧支建立的情况。由于 CT 扫描时间短、无创伤、图像质量清晰并提供任何方位的重建,临床上较常用 CTA 诊断胡桃夹综合征。

NCS 注意与“胡桃夹”现象(nutcracker phenomenon,NCP)区别。NCP 是指 LRV 在汇入下腔静脉(inferior vena cava,IVC)过程中受到 AA 和 SMA 的挤压,血流受阻,伴有远段肾静脉扩张的现象。在临床实践和一些文献中,NCP 和 NCS 常被混用,NCP 强调一种解剖结构上的特点,而 NCS 则更着重指与 NCP 有关的临床表现和并发症,NCS 是以临床症状为诊断前提的疾病,测定 SMA 与 AA 之间夹角大小的意义和目的,是从影像学上帮助判断是否存在 NCP 这种解剖现象。部分学者认为左肾静脉受压前与受压处管径横截面积之比>2,也应作为诊断 NCP 的一个重要依据。

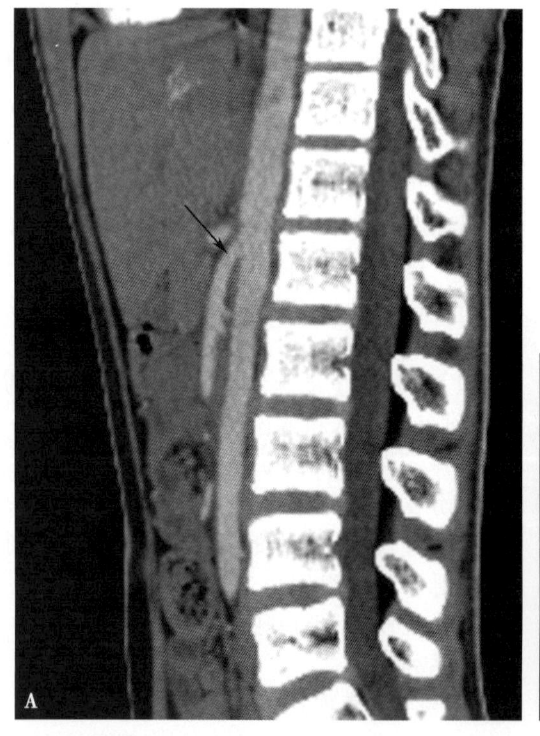

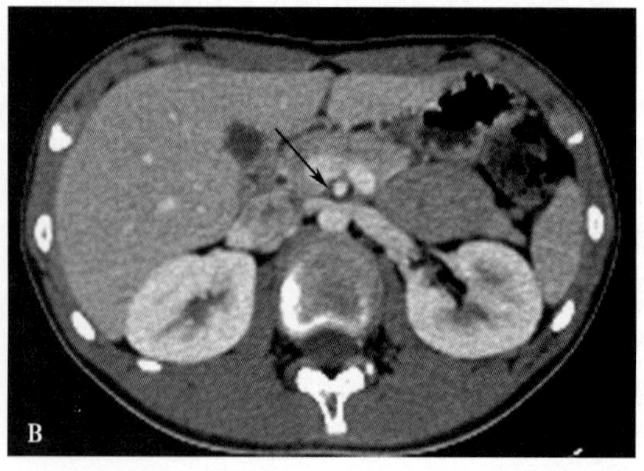

图 7-4-14 胡桃夹综合征 CT 表现

A. SMA 与 AA 夹角减小,约 24°(箭头);B. 左肾静脉于肠系膜上动脉夹角处受压变窄(箭头),受压前及受压处血管直径的比值大于 3

六、泌尿系统创伤

（一）肾创伤

【病理生理与临床表现】

肾脏创伤的发病率与致伤原因、性别、年龄有关。其中闭合性肾创伤远多于开放性肾创伤，男性发病率高于女性，儿童较成人更易发生创伤，常见车祸、高处坠落等意外事故。

按病变部位，分为三种类型：①肾实质创伤：又包括肾挫伤、肾裂伤和肾粉碎伤。表现为包膜下血肿、肾周血肿及肾实质的多处裂伤、破裂伴发严重肾脏内、外出血及尿外渗。②肾盂裂伤：常有大量外渗尿液积存于肾周间隙，形成尿性囊肿，但单纯肾盂裂伤十分罕见。③肾蒂伤：易被忽略，因其出血迅猛、量大，可同时伴有合并伤及休克，若不迅速明确诊断，及时手术，死亡率极高。

常见的临床表现是腰痛、腹痛、血尿及骨折，严重者多有合并症及休克，特别是合并其他脏器损伤或肾蒂撕裂时，可由于大量失血致休克，甚至致肾脏完全性损害。

【影像诊断】

X 线：平片：轻度肾创伤可无阳性发现，中度及重度肾创伤可见肾轮廓一致性增大或局限性肿大。IVU：双肾显影正常，多见于肾挫伤或轻度裂伤；对比剂外溢，多见于肾裂伤；集合系统内见充盈缺损，多因血块积聚所致；伤肾显影浅淡或不显影，可能肾蒂或肾功能受到严重损害。肾实质血肿可致肾盂肾盏受压推移。DSA：肾动脉造影利于发现破裂的血管，同时进行栓塞治疗。

CT：平扫显示肾包膜下和肾实质及肾周出血，肾盂肾盏积血，尿外渗。急性出血为高密度，随后为混合密度或等密度及低密度影。若严重肾实质裂伤或粉碎伤，可见肾脏内裂缝、肾实质不连续或错位（图 7-4-15）。增强 CT 可见患肾显影延迟、浅淡、密度不均、对比剂外渗等，肾血管伤或严重肾功能损害可无强化。

MRI：不适于检查急性肾创伤。对于亚急性和慢性肾损伤，显示出血和水肿范围较 CT 敏感，而且出血时间不同，其信号不同，亚急性血肿呈中间低外周高的混杂信号。MRU 显示集合系统有无血块及通畅情况。

【诊断要点】

外伤史，影像提示肾实质及肾周出血、渗尿、肾形态失常和破碎、密度不均，尤其增强 CT 更能明确诊断。

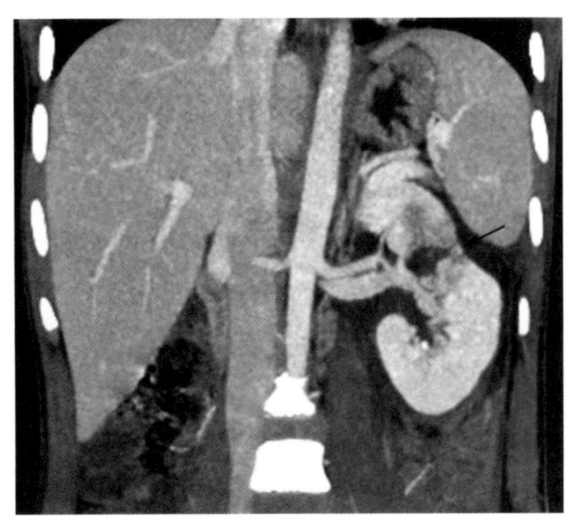

图 7-4-15 左肾创伤 CT 表现

左肾实质断裂，强化不均匀，局部可见低灌注区（箭头）

【鉴别诊断】

结合病史和影像检查，诊断明确。

（二）输尿管创伤

【病理生理与临床表现】

输尿管创伤分为外源性创伤及医源性创伤两大类。单纯的外源性输尿管创伤很少见，医源性输尿管创伤较为多见，多见于器械损伤如泌尿外科输尿管插管及输尿管镜检术，致局部输尿管不全性或完全性断裂。

临床可见尿瘘或尿外渗、无尿、感染、血尿、梗阻等。

【影像学表现】

X 线：IVU 或逆行尿路造影示局部有破裂口时，见对比剂外溢；若损伤时间长，局部粘连或瘢痕致局部狭窄或输尿管梗阻，病变上方输尿管、肾盂、肾盏扩张。

CT：小破裂口平扫不易发现，若外漏较重，在损伤输尿管周围形成尿液囊肿。CTU 见破裂口周围对比剂外渗，尿液囊肿内见对比剂渗入，若并发感染，似脓肿样表现。也可见局部输尿管梗阻征象。同时可显示肾脏是否损伤或损伤程度及范围。

【诊断要点】

结合临床病史，造影检查示输尿管破裂口处见对比剂外渗即可诊断。

【鉴别诊断】

有明确创伤史，再结合造影检查，诊断明确，不需要鉴别诊断。如果显示输尿管梗阻征象，需排除先天性异常。

（三）膀胱创伤

【病理生理与临床表现】

膀胱创伤在小儿少见，儿童膀胱创伤的原因是下腹部钝器伤或穿通伤，也可伴骨盆骨折。按创伤程度可分为膀胱挫伤与膀胱破裂，挫伤仅见黏膜和肌层受累，可无明显症状或仅轻微血尿。膀胱破裂时分为腹膜内型与腹膜外型两类，临床表现下腹疼痛与压痛，不能排尿，延误诊断可有明显腹膜炎症，腹膜外型多局限于下腹部。

【影像学表现】

X 线：IVU 或 VCUG 示破裂口较小时，可被网膜或肠管堵住，少量对比剂即使漏出也易被掩盖。有时仅膀胱充满时或正排尿时能显示对比剂外溢。若外溢较多时对比剂进入膀胱周围间隙，范围常较局限，边界不规则（图 7-4-16）。常伴骨盆骨折。

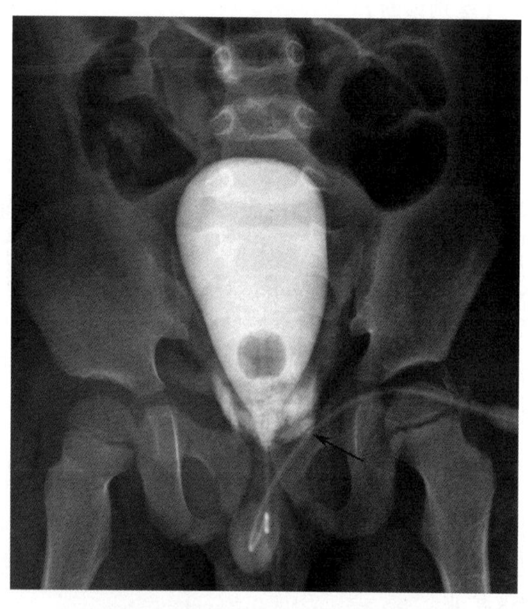

图 7-4-16　膀胱创伤 VCUG 表现
膀胱颈周围间隙见对比剂外溢（箭头）

CT：腹膜外膀胱破裂，几乎都伴骨盆骨折，膀胱周围脂肪间隙积液，可扩展到阴囊或大腿根部；腹膜内膀胱破裂多在膀胱顶部，呈腹腔较广泛积液。见对比剂自破裂口处外溢则能明确诊断膀胱破裂。

MRI：能清楚显示膀胱壁，T_1WI 呈中等信号，T_2WI 呈低信号或中等信号。膀胱破裂示膀胱壁信号连续中断，破裂口处或膀胱内血块形成，膀胱周围见积液。

【诊断要点】

临床有创伤病史，排除腹部其他脏器的损伤，腹腔积液伴骨盆骨折，要高度怀疑膀胱破裂，膀胱造影见对比剂外渗即可诊断。

【鉴别诊断】

结合临床病史，影像检查对比剂外渗，诊断明确，不需鉴别诊断；若仅损伤黏膜或肌层，没有破裂，注意与急性膀胱炎鉴别。

（四）尿道创伤

【病理生理与临床表现】

较常见，几乎总伴有严重外伤，儿童最常见骨盆骨折及骑跨伤等意外伤，好发尿道膜部。男性儿童可发生医源性损伤。

临床症状尿道口血迹，会阴、阴囊及阴茎处可见渗血、肿胀等。部分排尿困难、尿潴留，尿道破裂时尿液外渗等。陈旧性尿道损伤致局部尿道狭窄或闭锁也不少见，产生排尿困难和尿潴留。

【影像学表现】

X 线：RP 示后尿道连续性中断，对比剂从损伤出外溢。前尿道损伤低于尿生殖膈时尿液渗到阴茎、阴囊，女孩有时可产生尿道-阴道瘘。若损伤局部瘢痕形成，则尿道狭窄或完全中断。

CT 和 MRI：很少用于尿道检查，主要用于腹腔内损伤及骨盆骨折的判断。

【诊断要点】

有外伤的临床病史，逆行尿道造影显影不连续，有对比剂外渗，局部狭窄或扩张。

【鉴别诊断】

临床病史结合影像表现，诊断明确。陈旧性损伤，注意与先天性尿道狭窄或梗阻鉴别。

【回顾与展望】

US 是腹部外伤首要检查方法，危重患者可行床旁 US 检查。初步判断肾损伤的程度及有无并发其他腹腔脏器损伤。对集合系统损伤程度不能准确判断，也不能区分是尿液外渗还是血液外渗。IVU 可以动态显示整个尿路的概况。CT 提高了对损伤部位、程度及范围的判断，对于集合系统破裂伤和肾蒂血管伤有明显优势，尤其适用于严重肾创伤。增强 CT 诊断准确率达 100%，若增强后不显影者，高度警惕肾蒂破裂。CTU 对输尿管病变检诊是一种理想的选择。MRI 不适于危重急诊患儿，对亚急性或慢性损伤及碘过敏患者，MRI 具有较大的优越性。

逆行尿道造影一直是尿道损伤首要检查方法，若损伤严重，行 IVU 充盈膀胱再监测患儿排尿情况。

美国创伤外科学会根据尿道造影将尿道损伤

分为 5 类：Ⅰ：挫伤（尿道外口出血，尿道造影正常）；Ⅱ：牵拉伤（尿道被拉伸，无对比剂外渗）；Ⅲ：部分断裂（损伤处对比剂外渗，也能进入膀胱内）；Ⅳ：完全断裂（损伤处对比剂外渗，未进入膀胱，断间距小于 2cm；Ⅴ：尿道断间距大于 2cm，或损伤延伸到前列腺或阴道。

中华医学会泌尿外科分会将尿道损伤分 6 类：Ⅰ：牵拉伤（尿道延长无对比剂渗出）；Ⅱ：钝挫伤（尿道口滴血，无对比剂渗出）；Ⅲ：前后尿道部分断裂（损伤处对比剂渗出）；Ⅳ：前尿道完全断裂（损伤处对比剂渗出，无法见到邻近的尿道或膀胱）；Ⅴ：后尿道完全断裂（损伤处对比剂渗出，膀胱不显影）；Ⅵ：后尿道完全或部分断裂并膀胱颈或阴道撕裂。

上述两种分类方式相近，利于判断程度及指导临床诊治。尿道损伤治疗后注意随访，防止尿道陈旧性损伤致狭窄，影像检查随访起着重要的作用。

七、泌尿系统肿瘤

（一）肾母细胞瘤

【病理生理与临床表现】

肾母细胞瘤（nephroblastoma）又称 Wilms 瘤（WT）、肾胚细胞瘤，是最常见的儿童腹部恶性肿瘤，由持续存在的肾脏原始胚胎组织发生而来，其发病是多基因协同作用的复杂过程。病理学分为 3 型：外生型、肾外迷走型和中心型（肾盂）。可有直接侵入、淋巴及血行转移扩散途径。

临床发病高峰年龄为 2～3 岁，新生儿及 15 岁后罕见，无种族或性别差异。具有家族性、多发性、双侧性及早发性等遗传性肿瘤的特点。可合并隐睾、尿道下裂、马蹄肾、多囊性发育不良肾等多种畸形。

【影像学表现】

CT：一侧肾上极多见，瘤体直径往往在 4cm 以上，呈圆形混杂密度包块，有假包膜，边界清晰（图 7-4-17）。易发生坏死、出血、囊变，钙化少见。放疗、化疗后瘤体易发生多房性囊变。肿瘤可突破假包膜侵犯肾盂、输尿管及远侧尿路（ER-7-4-2）。腹膜后淋巴结可肿大，在下腔静脉、右心房内形成低密度结节状瘤栓。增强扫描呈不均匀强化，坏死和囊变区不强化，假包膜可强化。残肾强化呈新月形、半环形样的“边缘征”（ER-7-4-2）。肿瘤可在肾盂内生长。肺转移最常见，呈大小不一结节状影，其次为肝、骨、脑及血管。

ER-7-4-2 肾母细胞瘤 CT 表现

MRI：肿瘤 T_1WI 上呈中等信号，T_2WI 高信号，伴坏死、囊变，T_2WI 信号更高，出血 T_1WI 信号增高。增强后，肿块与正常残余肾组织分界更清楚。

【诊断要点】

患肾失去正常形态，瘤体多呈单发圆形，有假包膜，影像学表现有一定特点，结合临床、年龄不难诊断。

【鉴别诊断】

1. 肾透明细胞肉瘤，3～5 岁，瘤体大，钙化多，早期易发生骨转移，有“骨转移性肾肿瘤”之称。

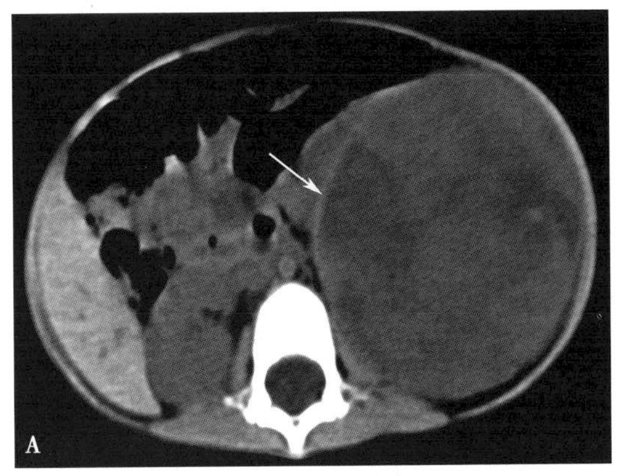

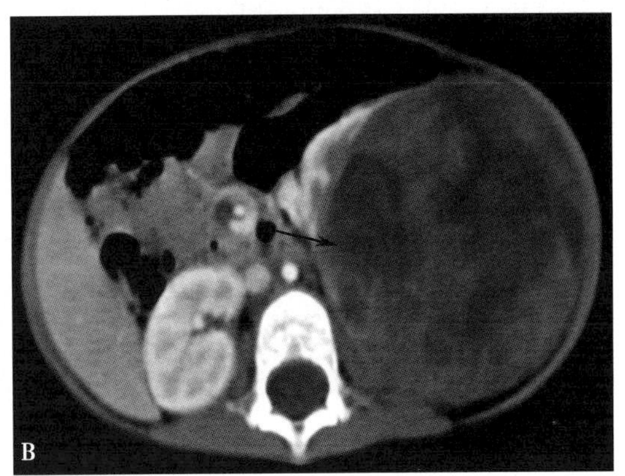

图 7-4-17 左肾母细胞瘤 CT 表现

A. CT 平扫示左肾区一巨大类圆形等密度实质性肿块，无钙化，边界整（白箭头）；B. 同一患儿，增强扫描，瘤体轻度强化，中心有低密度未强化区（黑箭头），包膜强化呈线样

2. 肾细胞癌，多为10岁以上，瘤体不规则、无假包膜，瘤内及其转移性病灶中常出现钙化。

3. 肾横纹肌样瘤，较罕见，80%在2岁内，多为男孩。肿瘤大，常有出血、坏死和特征性的新月形包膜下积(血)液影。

（二）先天性中胚叶肾瘤

【病理生理与临床表现】

先天性中胚叶肾瘤（congenital mesoblastic nephroma，CMN），也称胎儿肾错构瘤、平滑肌错构瘤和婴儿间叶性错构瘤，是一种少见的先天性纯间叶性错构瘤。瘤体较大，直径6～20cm，质硬，包膜完整，瘤内可见囊变、钙化及脂肪成分。组织学主要分为平滑肌瘤型和细胞型，两型可重叠过渡。

临床好发于新生儿和婴儿早期，男性多见，生后3月内的小儿肾肿瘤绝大多数为中胚叶肾瘤。临床无疼痛，多为无意中发现包块。

【影像学表现】

CT：平扫肾内见单个巨大低密度肿块，患肾变形、增大，常侵犯肾窦，60%可囊变，呈低密度（ER-7-4-3），可有包膜下积液。瘤内小钙化多见，个别含有大量脂肪成分。增强呈斑片状强化（图7-4-18），以平滑肌瘤型多见。

ER-7-4-3　先天性中胚叶肾瘤CT表现

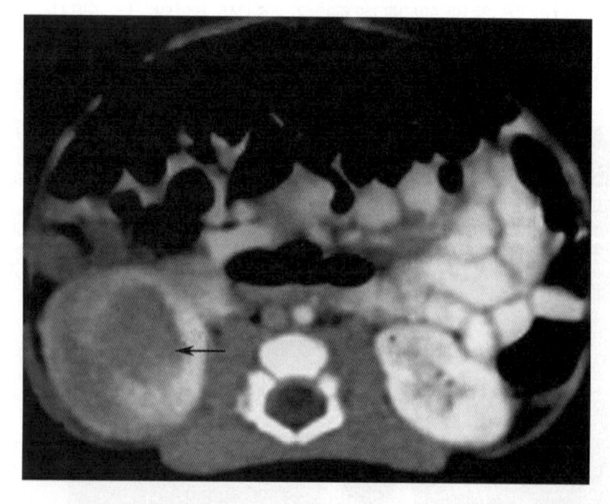

图7-4-18　先天性中胚叶肾瘤CT表现
右肾增大，其内见一较大等密度肿块，对比剂进入肿瘤内部，呈淡薄斑片状强化灶（箭头）

MRI：瘤体T_1WI呈等信号、T_2WI为等或稍高信号，含脂肪成分T_1WI呈高信号，坏死、囊变区T_2WI呈不均匀高信号。增强扫描瘤体内可见小斑片状强化影。

【诊断要点】

患儿年龄小于3个月，肾内肿瘤、易囊变、有假包膜、瘤周血供丰富，CT或MRI增强扫描见少许对比剂进入肿瘤内呈斑片状强化。

【鉴别诊断】

主要与肾母细胞瘤鉴别。本病多发生在新生儿及婴儿早期，尤其3月左右的婴儿，肿块大，包膜完整，边界清楚，增强可见少许对比剂分泌进入瘤体内，这是与肾母细胞瘤不同之处。后者更易发生坏死、囊变，且下腔静脉、右心房内易形成瘤栓，肺转移常见，预后差。

（三）肾横纹肌样瘤

【病理生理与临床表现】

肾横纹肌样瘤（malignant rhabdoid tumor of kidney，MRTK），高度恶性，与中枢神经系统的不典型畸胎样横纹肌样瘤属于同一肿瘤谱系。肿瘤多位于肾中间，96%单发，无包膜，浸润性生长，与正常肾组织无界限，破坏肾盂、肾盏的形态。残肾组织内常见由脉管癌栓构成的卫星癌结节。

临床男孩多见，80%患儿小于2岁，常见血尿和高钙血症，常见肺、脑和骨转移。发展迅速、转移快、预后差、病死率高。

【影像学表现】

CT：瘤体大，直径常在9～11cm以上，平扫呈混杂密度，瘤中心常有出血、坏死，呈溶冰状，残肾见卫星状瘤结节，肾静脉常受侵犯。70%肿瘤包膜下有新月形的出血（积液）（图7-4-19A）。瘤体边缘区常见点状及线条状钙化。增强扫描瘤体呈不均匀强化，实质中等强化，坏死区未见强化（图7-4-19B），血管和局部受累，可见肺、肝、脑多发性结节性转移灶。

MRI：因瘤内常有出血、坏死，T_1WI呈不均匀等、略高信号，其间混有片状略低信号灶；T_2WI呈不均匀略低、等信号，其间混有低信号与小斑片高信号灶；增强见轻度斑片状强化，程度低于周围肾组织。肾窦可受侵，上部肾盂肾盏可扩张、变形及移位，肾包膜下出血（积液）改变较有特点。

【诊断要点】

本病仅见于儿童期。肾内单发、瘤体大，常位于肾中央及肾门区，侵犯肾髓质及收集系统，常有出血、坏死，肾包膜下新月形积血（液）征象可帮助诊断。此外，15%的患者同时存在原发性和继发性颅内中线附近、后颅窝的肿瘤。

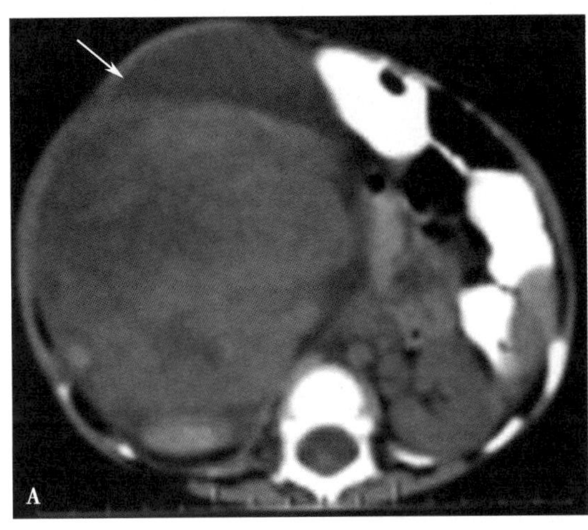

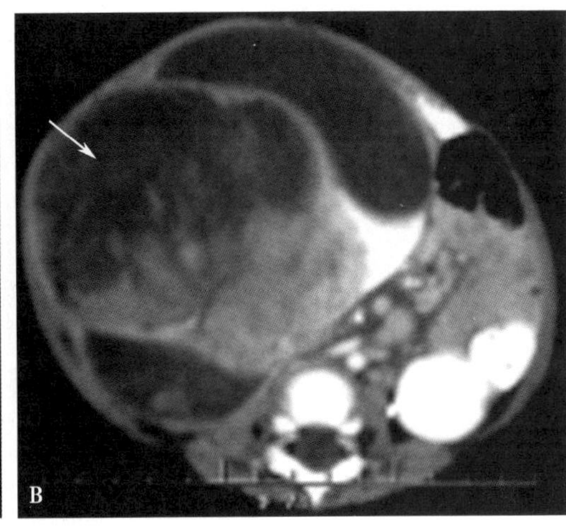

图 7-4-19 肾恶性横纹肌样瘤 CT 表现

A. CT 平扫:右肾巨大肿块,其内见溶冰状坏死及高张力囊变区,肾包膜下见新月形积液(箭头);
B. CT增强:肿块不均匀强化,实质中等强化,坏死区未见强化(箭头)

【鉴别诊断】

主要与肾母细胞瘤鉴别:①部位不同。本病位于肾脏中心部,累及肾门,而肾母细胞瘤多在肾上极;②本病 70%有典型的肾包膜下出血形成的新月形积血(液)征象;③可有线条状钙化,而肾母细胞瘤钙化发生率不到 10%;④肿瘤呈浸润性生长,分叶状,而肾母细胞瘤有假包膜,呈圆形,只有当包膜破坏后,瘤体形态不规则。最具特征的分子病理改变是位于第 22 号染色体上的 SWI 染色质重塑复合物核心亚基 *SMARCB1*(*INI1*)的双等位基因失活,导致 *SMARCB1* 免疫组织化学表达缺失,也是 MRTK 相对敏感和特异性标志物,对诊断尤为重要。

(四) 肾透明细胞肉瘤

【病理生理与临床表现】

肾透明细胞肉瘤(clear cell sarcoma of kidney, CCSK),又称骨转移性肾肿瘤,占儿科原发性肾肿瘤的 4%~5%,是肾母细胞瘤之外肾脏第二常见的恶性肿瘤。多见于单侧肾髓质和中间部,体积大(平均直径可达 11cm),可有包膜、出血、坏死、囊变常见,肝门淋巴血管易浸润。

临床以 7 个月至 6 岁儿童多见,高峰年龄为 2 岁左右,男女之比为 2 ∶ 1。未见双肾同时受累报道。首发症状为腹部肿块,伴或不伴血尿,病死率高,预后差,有广泛转移和复发倾向,年龄较大的患儿尤为显著,某些病例甚至在治疗 10 年后仍可发生转移。肾周淋巴结转移率 29%,可转移至骨、脑、软组织、眼眶等。

【影像学表现】

CT:瘤体呈软组织肿块、密度欠均匀,体积大,呈类球形,部分分叶状,可有囊变,25%有钙化(图 7-4-20A)。增强扫描中等强化(图 7-4-20B),或不明显,肾皮质期见较多点状和条状高密度血管影,后腹膜大血管呈受压推移改变。延时扫描,瘤体周围肾皮质明显强化呈“环状”(图 7-4-20C),或瘤体实性部分强化明显,与坏死灶相间形成虎斑样条纹,较有特征。最具特征的是 40%早期可发生骨转移,表现为溶骨破坏或成骨性改变,可累及淋巴结、脑和肺。

MRI:瘤体表现为不均匀信号强度的肾内肿块,与肾母细胞瘤表现相似,很难鉴别。对于骨转移病变显示不如 ECT 敏感,但可发现骨髓转移病变的信号改变。

【诊断要点】

肾内类球形较大的实质性肿块,可有出血、坏死、囊变,最具特征的是早期可发生骨转移,表现为溶骨破坏或成骨性改变。

【鉴别诊断】

CCSK 的临床和影像学表现缺乏特异性,术前常被诊断为肾母细胞瘤、肾错构瘤等,与肾母细胞瘤不同的是,本病未见与散发性虹膜缺如、偏身肥大或者肾母细胞增生症并发的报道。本病钙化约 25%,如果存在骨转移则多提示 CCSK,而不是肾母细胞瘤。

(五) 肾血管平滑肌脂肪瘤

【病理生理与临床表现】

肾血管平滑肌脂肪瘤(renal angiomyolipoma, RAL)是最常见的肾脏良性肿瘤,属于错构瘤,由不同比例的异常厚壁血管、平滑肌和成熟脂肪组成,

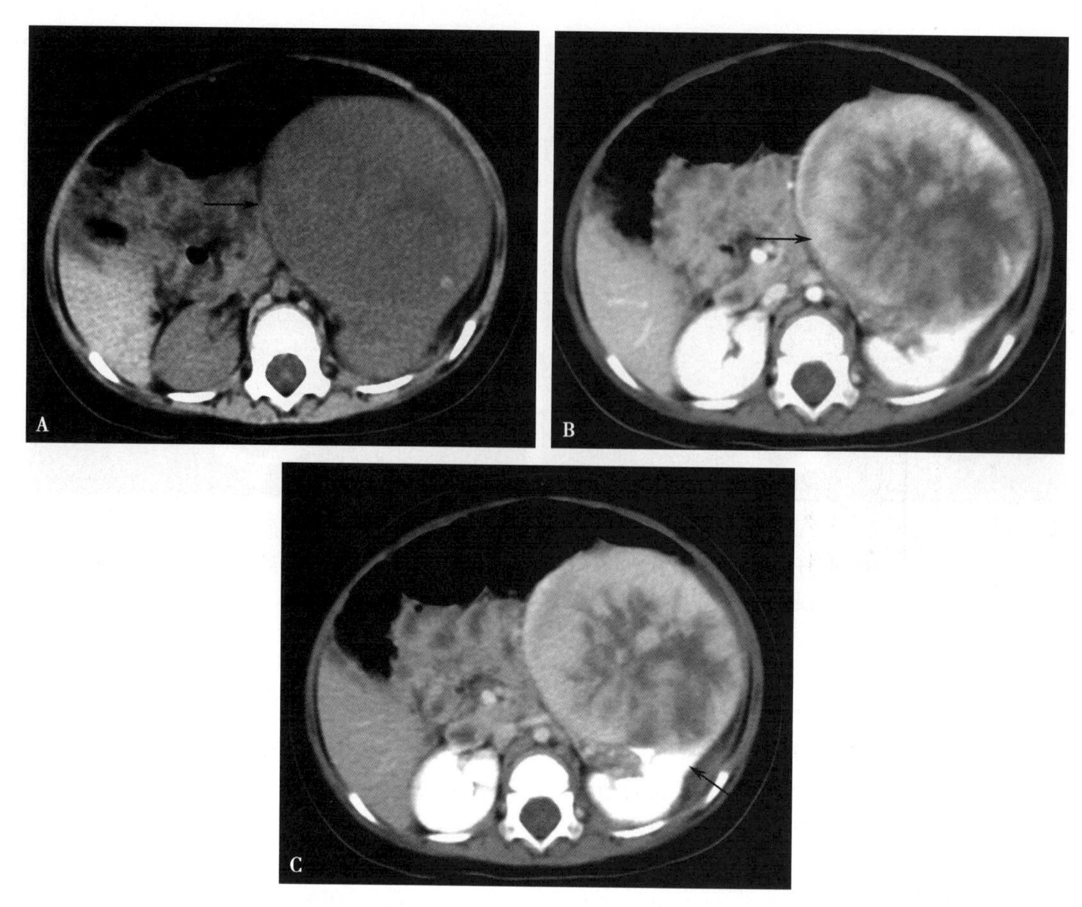

图 7-4-20 左肾透明细胞肉瘤 CT 表现

A. CT 平扫示左肾中部(髓质为主)一实体类圆形肿块(箭头);B. CT 增强示肿瘤不均匀强化(箭头);C. CT 延迟扫描示瘤体中等强化,周围肾皮质明显强化呈"环状"(箭头)

系胚胎组织发育异常畸形所致,约占全部肾肿瘤的0.7%~2.0%。RAL 内血管为肿瘤性血管而非营养性血管,发育畸形,缺乏弹膜,可形成动脉瘤或动静脉瘘,有自发或微外伤后出血倾向,出血及自发性肾破裂是本病最常见的严重并发症。15%~25%的病例肿瘤向肾外扩展,可以有淋巴结侵犯,但不认为是转移。

RAL 有 2 种类型:一种合并结节性硬化症,多见于儿童和青少年,双肾发病,病灶较小,约占所有的 RAL 20%;另一类型无结节性硬化症,单肾发病,病灶较大,约占 80%。以中青年女性为主,临床可有血尿、腰痛等症状。此外,还有一种特殊类型,肿瘤只有血管、平滑肌 2 种成分构成,不含脂肪成分,称为肾血管平滑肌瘤。

【影像学表现】

CT:双肾见多发小结节灶,也可为单发、较大软组织肿块,境界清楚,平扫呈低、等混合密度(ER-7-4-4),当肿瘤直径超过 4cm 时,应考虑有出血的可能,当合并大量出血时,易掩盖脂肪成分的显示,少数可见瘤内、肾包膜下及肾周脂肪间隙出血征象。增强扫描病灶内的血管及肌组织部分明显强化,脂肪组织不强化(ER-7-4-4)。肿瘤早期强化表现为"快进快出"的一过性明显强化模式;延迟后瘤内可见条索状或点状数量不等的血管影。

ER-7-4-4 左肾血管平滑肌脂肪瘤 CT 表现

MRI:表现主要取决于三种组织成分的比例差异。三种组织成分的比例混杂者,在 T_1WI、T_2WI 上均表现为高、低混杂信号,脂肪抑制后为低信号。缺乏脂肪的 RAL,在 T_1WI 等或稍低信号,尤其是 T_2WI 低信号有重要鉴别价值。增强扫描实质部分有强化,呈高、低混杂信号(图 7-4-21)。

【诊断要点】

儿童 RAL 特点:双肾发病、多中心生长、含脂肪性肿块、沿肾包膜下向肾外生长呈"轮齿状"缺损征。80%合并结节性硬化症,瘤内、肾包膜下及肾周脂肪间隙可见出血征象。

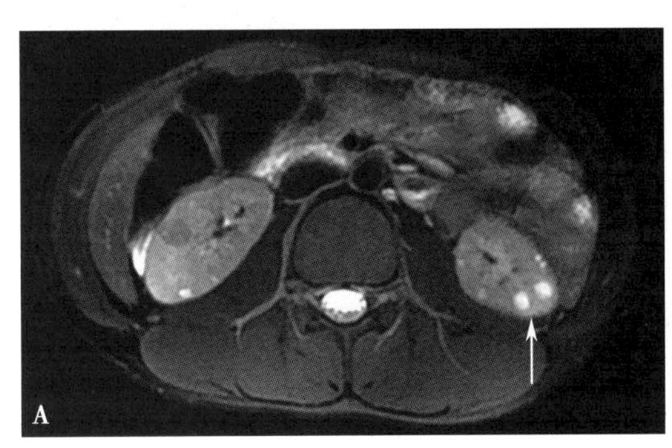

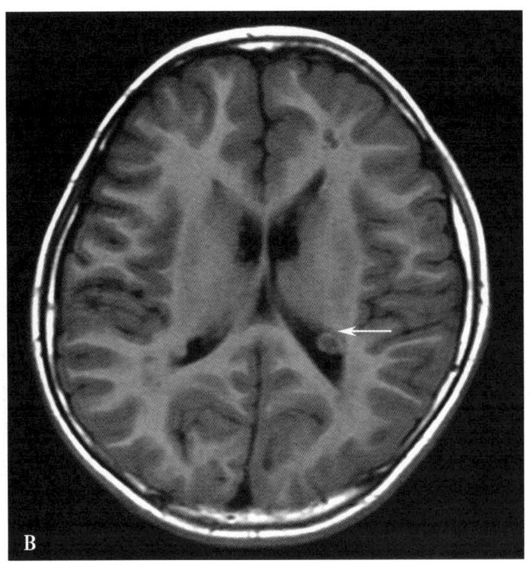

图 7-4-21 结节性硬化症合并双肾错构瘤 MRI 表现
A. 双肾区多个长 T_2 信号结节(箭头);B. 颅内室管膜下多个烛滴样结节(箭头)

儿童不典型 RAL,须注意以下几点:RAL 往往呈膨胀性生长,早期肿块即突出于肾轮廓外;血管平滑肌成分为主时,增强扫描呈典型的网格状强化,因异常血管的存在,可见束状或动脉瘤样强化;缺乏脂肪的 RAL,T_2WI 低信号是其特点,具有重要的鉴别诊断价值。

【鉴别诊断】

对于单发病灶,或者缺乏脂肪的 RAL,或青少年患者,应与下列病变鉴别:

1. 脂肪瘤或脂肪肉瘤 肿块内为脂肪成分,境界清晰,CT 呈脂肪密度值,可显示其中网格状软组织成分;增强扫描见多少不一的条索状强化血管影。MRI 脂肪抑制的 T_1WI、T_2WI 均为低信号,增强扫描亦无强化。

2. 畸胎瘤 除了有软组织及脂肪成分外,往往有钙化或骨化组织成分。

(六) 多房囊性肾瘤

【病理生理与临床表现】

多房囊性肾瘤(multilocular cystic nephroma, MCN)是一种非遗传性的少见的肾囊性病变。囊肿边缘光整,其内伴增厚的、相对均匀的纤维间隔,将其分成许多互不交通的囊腔,囊腔大小从几毫米到几厘米不等。新版 WHO(2016)肿瘤分类将 MCN 又细分为幼年性囊性肾瘤和囊性部分分化型肾母细胞瘤两类,前者是一种独立的幼年性囊性肾肿瘤,大部分患者小于 2 岁,男性多见;当病变内发现任何不成熟的肾母细胞瘤成分,应诊断为后者,即囊状部分分化性肾母细胞瘤。

MCN 发病年龄、性别具有双相分布特点,即男性婴儿和儿童(3 个月~4 岁)和成年女性(40~90 岁)为两个发病高峰。临床上儿童常表现为无症状的腹部较大肿块,偶尔出现疼痛、血尿、高血压或尿路感染等症状,成人可有腹痛和血尿。

【影像学表现】

CT:平扫肾脏一侧或一端见较大圆形或椭圆形低、等混杂密度肿块影,边缘光整,可突出于肾包膜外,向内压迫肾盂引起积水,少数可位于肾门。大部分瘤内可见完整分隔,将其分成数量不一、大小不等的囊腔、囊间互不交通,间隔粗细不等,无明显结节影(图 7-4-22A)。囊壁可见多种形态钙化影,若钙化外带有软组织成分,多提示恶性。增强扫描间隔明显增强,囊内无强化(图 7-4-22B)。

MRI:囊状肿块在 T_1WI 呈低信号,当囊内含蛋白或出血则为高信号。T_2WI 呈高信号,与水信号类似,但程度不同。囊间隔表现为厚薄不一线条样稍低或等信号,较 CT 显示清晰,囊腔分隔完整,互不交通(ER-7-4-5)。增强扫描,间隔强化明显,强度低于正常肾实质。

ER-7-4-5 右肾囊性部分分化型肾母细胞瘤 MRI 表现

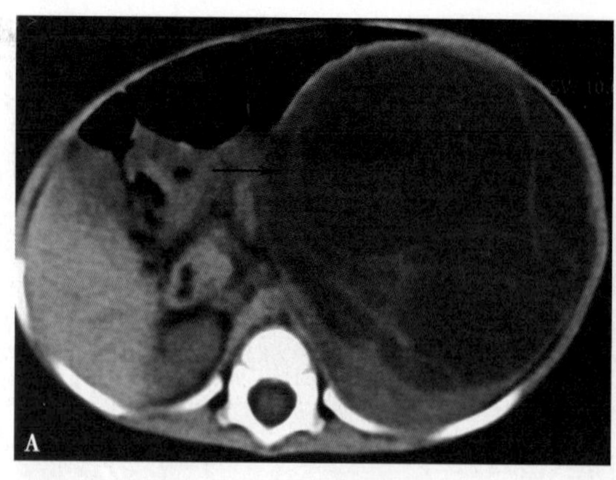
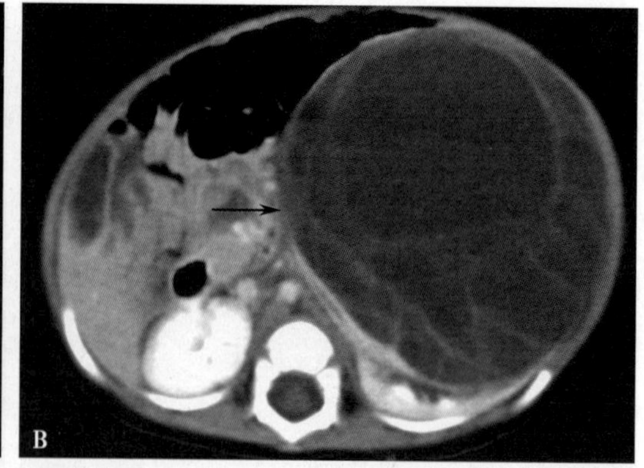

图 7-4-22 左肾囊性部分分化型肾母细胞瘤 CT 表现

A. CT 平扫示左肾区一巨大圆形多房囊状低密度肿块(箭头),囊腔间互不交通;B. 增强扫描示间隔强化,囊腔内容则无强化(箭头)

【诊断要点】

本病影像学上有以下特点:单侧肾内多房囊性肿块,与肾组织分界清楚,囊间无联通,间隔可强化,残余肾组织结构正常。最后确诊依靠病理学检查。

【鉴别诊断】

1. 多囊肾 为家族遗传性疾病,囊肿病变累及全肾,囊壁间隔为成熟肾实质或完全呈纤维性,常伴有多囊肝;

2. 多发性单纯性肾囊肿 多见于成年人,儿童少见,囊间亦为正常肾组织;

3. 囊性肾母细胞瘤 多为单囊,囊内有较厚软组织影;

4. 多囊性肾细胞癌 较罕见,其形态特征和多房囊性肾瘤有许多类同点,总体上囊壁和分隔的实质性强化成分较多房囊性肾瘤明显增多,且边缘较模糊,但有时可能难以明确其界限,极少数在病理上也难以鉴别。

（七）泌尿生殖系统横纹肌肉瘤

【病理生理与临床表现】

儿童横纹肌肉瘤(Rhabdomyosarcoma,MRS)占全部 RMS 的 50%,居儿童颅外实体肿瘤发病率的第三位,仅次于神经母细胞瘤和肾母细胞瘤。由于横纹肌肉瘤源自未分化的间充质细胞或胚胎肌肉组织区,故可发生在无横纹肌解剖区域。

国际病理协作组依据临床表现、病理学、组织发生学及生物学行为的不同,分为四种类型:①胚胎性 RMS,最常见,占 50%~60% 以上,绝大多数发生在婴幼儿;②梭形细胞性 RMS,预后好,切除后局部复发率高,转移率较低;③腺泡状 RMS,10~20 岁青少年多见;④多形性 RMS,儿童罕见,发生于中老年人。

临床以肿块多见,其次可有血尿,尿路梗阻等。初诊 25% 患儿已发生远处转移,单一部位多见,如肺(40%~45%),骨髓(20%~30%),骨(10%)。复发患者以内脏器官转移多见。

【影像学表现】

X 线:IVU 显示膀胱显示扩大,底部见充盈缺损,呈分叶状或葡萄串状,少数为圆形(ER-7-4-6)。斜位见肿块位于膀胱后下部,三角区尿道入口。

当肿块巨大填充膀胱时,膀胱轮廓显示不完整,似网带状。当膀胱壁受侵犯,表现为毛糙、不规则及僵直。前列腺、尿道侵犯时,膀胱底部可上移,后尿道延长、扩张及分叶状充盈缺损(ER-7-4-6)。有时见穿过骨盆底累及外生殖器和会阴部。

CT:膀胱息肉型 RMS 表现为突入膀胱内的乳头状软组织肿块(ER-7-4-6),CT 值范围 30~80Hu;实质型表现为膀胱壁厚薄不均,增强扫描膀胱内见葡萄串状充盈缺损,边缘光滑、锐利,轻到中度强化。向膀胱外直接侵犯时膀胱或骨盆腔周围脂肪组织不对称、模糊、或有软组织块。发生在前列腺者,表现为骨盆内实性软组织肿块或前列腺弥漫性增大(ER-7-4-6),易侵犯膀胱颈,后尿道、直肠周围组织,膀胱精囊角消失。瘤体较大时易出现坏死和囊变。阴道 RMS,通常是葡萄状软组织肿块,有时见钙化和坏死。常伴有肾盂肾盏积水和子宫积液。睾丸 RMS,单侧阴囊肿大,腹股沟区,腹膜后可见淋巴结肿大。

ER-7-4-6 泌尿生殖系统横纹肌肉瘤影像学表现

MRI：瘤体 T_1WI 呈等低信号，T_2WI 呈高信号。增强扫描明显强化或中度强化。T_2WI 可较好显示睾丸、淋巴结和精索结构，利用 STIR 序列可区分正常睾丸与淋巴结。

【诊断要点】

儿童泌尿生殖系统 RMS 的影像表现具有一定特征，结合患儿年龄、临床表现及免疫组化等可明确诊断。

【鉴别诊断】

1. 膀胱息肉　多为单发，向腔内生长、密度较高，膀胱壁无增厚，不向邻近组织侵犯。

2. 膀胱阴性结石、膀胱内血凝块　两者往往随体位改变而病灶位置有变化，增强扫描无强化。

3. 海绵状血管瘤　儿童常见，膀胱内软组织团块，边缘清晰，沿膀胱壁生长，增强后明显强化。

4. 内胚窦瘤　生长迅速，常伴出血坏死。瘤体较大，类圆形、融雪状，常有坏死灶，中等强化，甲胎球蛋白（AFP）增高。

【回顾与展望】

小儿肾肿瘤较为常见，由于多种原因后肾胚芽未能分化成肾组织而残存于肾内，是肾内肿瘤发生的潜在因素，肿瘤重现了肾胚胎发育过程，呈现不同分化阶段的特点。目前，儿童肾肿瘤分为良性和恶性两大类，前者较少见，多来自肾的上皮和间叶组织，如血管平滑肌脂肪瘤和肾内畸胎瘤等；后者多见，婴幼儿与年长儿有较大差别。如：肾母细胞瘤、肾横纹肌样瘤、透明细胞肉瘤、多房囊性肾瘤、泌尿生殖系统横纹肌肉瘤等。

肾母细胞瘤是最常见、最具有代表性的儿童腹部恶性肿瘤，也是综合治疗最早和效果最好的恶性实体瘤。由 Max Wilms 医师于 1899 年首先予以描述，又称肾母细胞瘤。从 20 世纪 20~30 年代的死亡率达 80%以上到目前转变为存活率达 80%以上。*WT1* 基因的缺失是本病重要发病机制。肾母细胞瘤对放化疗敏感，其预后与肿瘤分期、组织学分型、年龄及生物预后标志物有关。

儿童肾脏肿瘤的发现与分类经过了漫长的岁月，如 1892 年 Edmunds 首报囊性肾腺；1899 年 Max Wilms 首报先天性中胚叶肾瘤；1967 年 Bolande 首报肾恶性横纹肌样瘤；1970 年 Kidd 描述肾透明细胞肉瘤的组织学特点，归类于预后不良的儿童期肾肿瘤和肾软组织肿瘤；1978 年 Beckwith 描述横纹肌肉瘤样瘤，认为系肾母细胞瘤的一个亚型；1981 年 Haad 等通过电镜命名为肾恶性横纹肌样瘤。2016 年 WHO 在 2004 年版泌尿系统和男性生殖器官肿瘤的基础上，根据组织形态学、免疫表型、分子遗传学特征和肾脏疾病背景等方面进行命名，充分展现了分子生物学技术的发展与临床应用。

目前，小儿肾脏肿瘤术前影像学检查主要依赖超声、X 线传统摄片、特检造影、CT、MRI 及 PET 等方法，其目的是回答肿瘤是否起自肾脏，原发肿瘤部位、大小以及肿瘤分期情况，对侧肾脏是否也有病变，肿瘤是否累及下腔静脉或右心房，肿瘤能否完全切除，有无肺、肝、骨、脑等远处转移等诸多问题。

近年来，随着分子诊断的广泛应用，儿童肾脏肿瘤的基因诊断和基因治疗是未来的主要发展方向。

第五节　肾上腺及腹膜后疾病

一、先天性肾上腺皮质增生症

【病理生理与临床表现】

先天性肾上腺皮质增生症（congenital adrenal hyperplasia，CAH），在人群中的发病率因人种和地区而异，国内统计“经典型 CAH”在活产儿中发病率为 1/15000。病因学上，CAH 是一种常染色体隐性遗传性疾病，是由于合成糖皮质激素的酶缺陷所引起的代谢性疾病。

CAH 的临床表现与合成糖皮质激素酶的阻断部位和酶的缺陷程度有关。这些酶包括 20 碳链酶、22 碳链酶、3β-α 羟脱氢酶、17-α 羟化酶、21-羟化酶和 11-β 羟化酶。其中 21-羟化酶缺陷最为多见，占 90%~95%。在类固醇激素合成过程中，21-羟化酶缺陷通过负反馈促使垂体分泌促肾上腺皮质激素（ACTH）增多，导致肾上腺增生，并分泌过多皮质醇前身物质，而且 17-OHP 可转化合成雄性激素，从而发生一系列相应症状。21-羟化酶缺陷时临床分单纯男性化型和失盐型。前者约占 2/3，为 21-羟化酶部分缺乏，只有男性化表现；后者为 21-羟化酶完全缺乏，表现为失盐和男性化。失盐型在新生儿期表现为呕吐、拒奶、体重不增或减低、脱水，重度导致肾上腺皮质功能低下危象，可出现高血钾、低血钠和代谢性酸中毒；男性化时皮肤色素沉着，男孩外阴较同龄儿大，女孩可出现假两性畸形，同时骨龄超前。

【影像学表现】

CT：先天性肾上腺增生多为弥漫性增生，影像

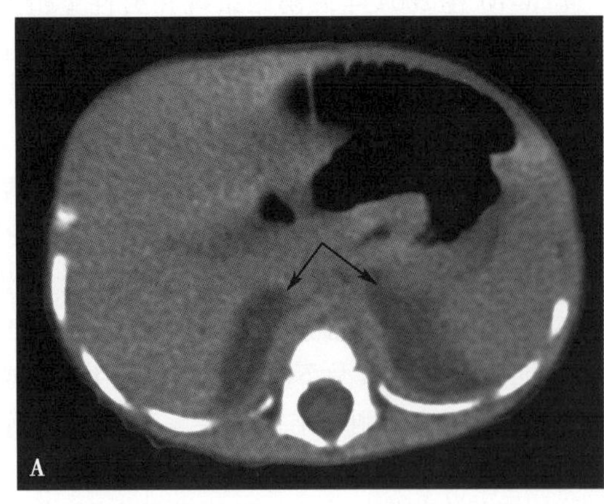

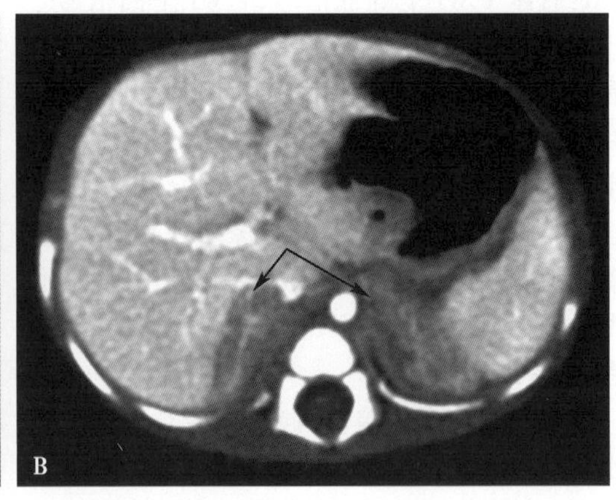

图 7-5-1 先天性肾上腺皮质增生 CT 表现

A. CT 平扫示双肾上腺明显增大,呈稍低密度影(箭头);B. CT 增强示双肾上腺腺体中心线状明显强化(箭头)

学表现:①双肾上腺明显增大,呈稍低密度灶(图 7-5-1A)。②少数为单侧增生,对侧正常或萎缩。③肾上腺弥漫性增粗、增大、延长迂曲,呈“双手抱球征”,边缘见弧状突起。多数均匀增大,也可有结节样、串珠样改变,也可形成肿块。④增生的腺体密度均匀,增强后可见明显均匀强化,也可见腺体中心线状明显强化,为增生肾上腺扩张的脉管结构(图 7-5-1B)。

MRI:表现与 CT 所见相似,肾上腺弥漫增大,T_1WI 与肝脏、肾信号相近,而高于脾。T_2WI 高信号,信号强度均匀,略低于肾而高于肝、脾信号。

【诊断要点】

患儿呕吐、体重不增或逐渐消瘦,全身色素沉着、以会阴区明显,男婴阴茎较同龄儿大,女婴可有两性畸形;促肾上腺皮质激素明显增高,高钾高氯低钠血症,酸中毒;影像上见到肾上腺明显增大可以诊断先天性肾上腺皮质增生症。

【鉴别诊断】

1. 功能性肾上腺增生(包括原发性醛固酮增多症、Cushing 综合征) 可单侧或双侧发生,可表现为弥漫性增生,也可表现为结节样增生,也可与腺瘤共存。肾上腺的髓质增生与皮质增生不易鉴别。有文献报道,肾上腺皮质增生最常见于皮质醇增多症中,约占 70%。肾上腺髓质增生的 CT 表现一般为一侧或双侧肾上腺体积增粗,无明显肿块影,即使结节状增大,其结节一般小于 1cm。但通常没有本病的肾上腺迂曲、延长。

2. 肾上腺皮质腺瘤 多为单侧、单发、界限清楚、有包膜、近圆形、直径>1cm 的病灶。大多密度低于周围肾上腺组织,尤其在增强扫描的情况下,虽有部分腺瘤也可强化,但仍低于正常肾上腺组织,因而出现密度差;对侧肾上腺常缩小;若为多发腺瘤,则难与肾上腺结节增生鉴别,需结合临床。

3. 肾上腺皮质腺癌 肿瘤一般较大,且密度不均匀,肿瘤内部有坏死或钙化,不规则增强,侵及周围组织或伴有转移灶时易确诊,但小的腺瘤与腺癌难鉴别。

【回顾与展望】

CAH 在新生儿期常被误诊为幽门狭窄、休克、肾衰竭,可出现肾上腺危象而威胁患儿生命。早期未能及时诊断时,随患儿生长而出现骨龄显著提前,骨骺早闭等表现,患儿终生身材矮小,男性化明显,严重影响身心健康。本病早诊断、早治疗有较好的临床效果。目前孕期相关基因筛查可以在胎儿期诊断 CAH。影像学上,超声、CT 和 MRI 均可以做出肾上腺增生的形态学诊断,但 CAH 影像诊断必须结合临床病史、生化指标和基因诊断。超声诊断 CAH 的肾上腺形态,除直径大于 4mm 指标外,还包括“界面征”-脑回样改变、内部弥漫条纹状回声增强。具有 2~3 个超声征象可以诊断 CAH。需要注意的是,影像学上肾上腺形态正常并不能除外 CAH。此外,肾上腺的影像学表现还可作为相关畸形的诊断和疗效观察指标。

二、新生儿肾上腺出血

【病理生理与临床表现】

新生儿肾上腺出血(neonatal adrenal hemorrhage,NAH)并不少见,国外报道超声筛查发病率为 1.9‰~5.5‰,多为足月巨大儿,易感因素包括产道挤压、产程延长、缺氧感染、母亲糖尿病史等。临床可以无症状,也可出现黄疸、贫血、喂养困难和腹部肿块等表现。男婴可以伴有阴囊血肿表现。新生儿肾上腺相对较大，可达肾脏体积近 1/3，血供丰富，易于出血。NAH 多位于右侧（70%），可能与右侧肾上腺静脉直接开口于下腔静脉，易受静脉压力增高影响有关，也可以见于双侧（10%）。NAH 一般转归较好，为自限性疾病，除非双侧出血，很少引起肾上腺功能不全。新生儿 NAH 病理上表现为出血、坏死、纤维化、钙化等进化过程，钙化一般出现在出血后 1~2 周。

【影像学表现】

CT：平扫密度与血肿所处时期有关。急性期血肿密度接近肝脏；亚急性期血肿边缘密度开始降低，中心呈等密度区，逐渐缩小（图 7-5-2A）。慢性期血肿减小消失，可残余肾上腺内钙化。增强 CT 病灶无强化（图 7-5-2B）。

MRI：典型表现为信号混杂边界清楚的占位，出现 T_1WI 高信号、T_2WI 低信号是肾上腺血肿的典型表现（图 7-5-3）。囊变后可表现 T_1WI 低信号、T_2WI 高信号。

【诊断要点】

典型影像表现为右侧肾上腺混杂密度或信号占位，增强后无强化，随访肿块逐渐缩小、钙化。如发现肝右叶撕裂伤和阴囊血肿，对 NAH 诊断有提示作用。不典型表现包括左侧发病，多房囊性分隔，随访肿块增大或不缩小，超声随访无变化，肿块不均质导致回声复杂等。

【鉴别诊断】

主要与肾上腺神经母细胞瘤鉴别。影像上不典型 NAH 很难与新生儿肾上腺神经母细胞瘤鉴别。新生儿肾上腺神经母细胞瘤可表现为实性、囊性或囊实性，内部也可出血，新生儿期 24h 尿香草扁桃酸值也不敏感，但肿瘤有进行性增大的趋势，超声随访肿块的大小变化是鉴别诊断的要点。

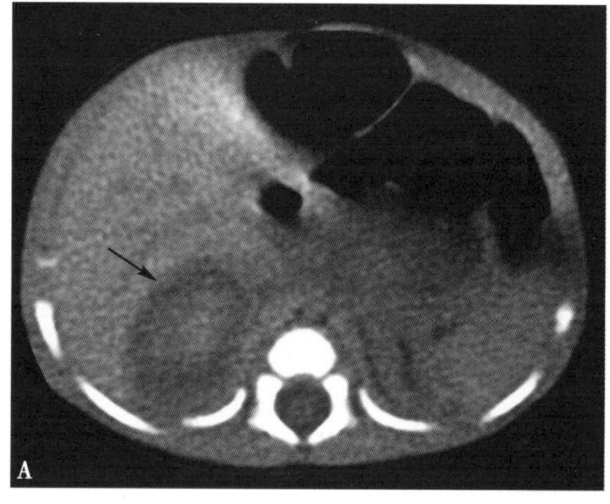

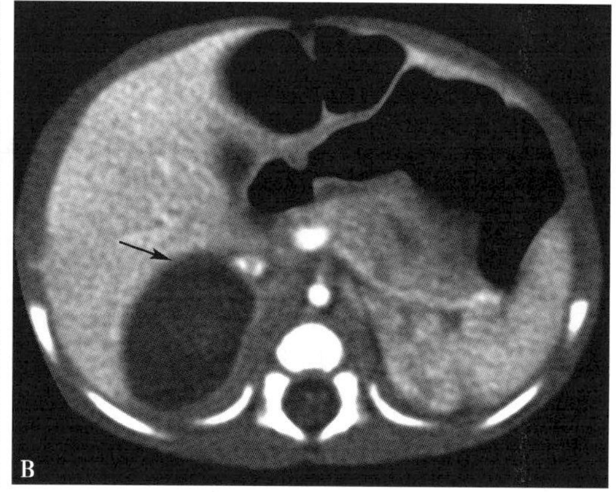

图 7-5-2　右侧肾上腺血肿 CT 表现
A. CT 平扫示右侧肾上腺病灶边缘密度低，中心呈等密度区（箭头）；B. 增强后病灶无明显强化（箭头）

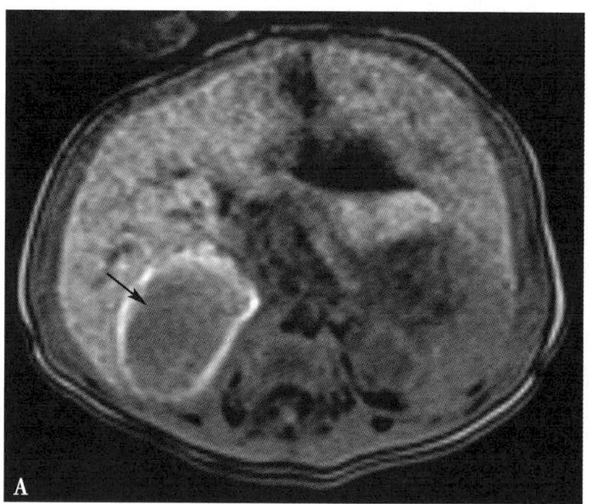

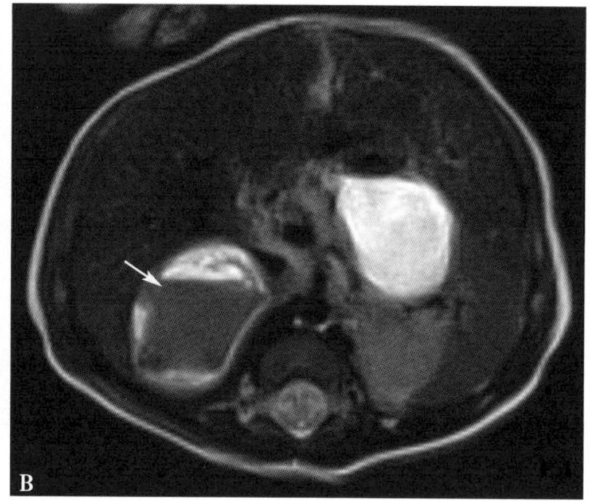

图 7-5-3　右侧肾上腺血肿 MRI 表现
A. T_1WI 示右侧肾上腺病灶边缘区域呈高信号，中央区域呈低信号（箭头）；B. T_2WI 示病灶边缘区域呈高信号，中央区域呈低信号（箭头）

【回顾与展望】

NAH影像学检查目的主要是明确诊断,以及与新生儿肾上腺神经母细胞瘤鉴别。NAH常用的诊断方法是超声,可作筛查和随访。在不同的阶段超声具有不同的表现。对于诊断有疑问病例可以行CT或MRI检查。CT和MRI对于超声而言,优势在于视野较大,可以观察肝脏右叶、肾脏、腹膜后的解剖特征,可为鉴别诊断提供更多信息。CT和MRI增强扫描可以评价肿块血供,有无主动脉异常分支,后者对于膈下型肺隔离症的鉴别诊断价值大。但应该注意CT低剂量扫描,避免对新生儿不必要的射线暴露。MRI检查可较好避免射线暴露,所以在允许的情况下,对于超声检查不能明确诊断的病例首先进行MRI检查,但要注意增强扫描时MRI对比剂的选择。

三、肾上腺肿瘤

(一)神经母细胞瘤

【病理生理与临床表现】

神经母细胞瘤(Neuroblastoma)是小儿最常见的恶性肿瘤之一,占儿童肿瘤的10%,位居小儿恶性肿瘤第3位,仅次于白血病和原发性颅内肿瘤。其好发年龄为2岁,5岁内占90%。神经母细胞瘤起源于肾上腺髓质和交感神经节的神经嵴细胞,可发生在肾上腺髓质、颅底、颈胸部、腹主动脉旁以及骶前交感链。约75%的神经母细胞瘤位于腹膜后间隙,其中有1/2~1/3位于肾上腺。临床多以腹部肿块就诊,患儿24h尿香草扁桃酸升高。

大体病理标本上神经母细胞瘤早期有包膜,形态规则。恶性程度高者和晚期肿瘤突破包膜,外形呈结节状,并可侵犯周围大血管和淋巴结等结构。组织学上肿瘤质地偏硬,切面呈灰白色髓样组织,常见出血、坏死和钙化。光镜下肿瘤由许多小圆形原始未分化细胞组成。肿瘤细胞的胞质少,胞核染色质深染,核中央可见核小仁。肿瘤细胞之间由分化不良的神经纤维分割形成巢状。肿瘤细胞可呈"菊花团"状排列。神经母细胞瘤有向相对良性的神经节母细胞瘤和节细胞瘤转化的趋势,而良性的神经节细胞瘤不会逆转为恶性的神经母细胞瘤。神经母细胞瘤容易发生骨转移,颅骨,特别是眼眶周围,是最常受累部位。肾上腺神经母细胞瘤亦可侵犯邻近器官,如肝脏、肾脏等。

【影像学表现】

CT:肾上腺神经母细胞瘤多数表现为不规则肿块,多超逾中线,边界不清,平扫呈中等密度,75%病例肿块内出现钙化(图7-5-4)。增强后肿块轻度不均匀强化。少数病例表现为圆形肿块,并出现坏死囊变。肿瘤易侵犯和包埋腹膜后血管(图7-5-5),出现腹膜后和膈脚后淋巴结转移。右侧腹膜后神经母细胞瘤还常侵犯肝脏,造成两者分界不清。神经母细胞瘤眼眶转移者常见眶壁呈溶骨性破坏而表现为等密度改变,并见周围等密度的软组织肿块,其中典型者可伴有"放射状骨针"(图7-5-6),具有特征性,增强后病灶呈中度强化。

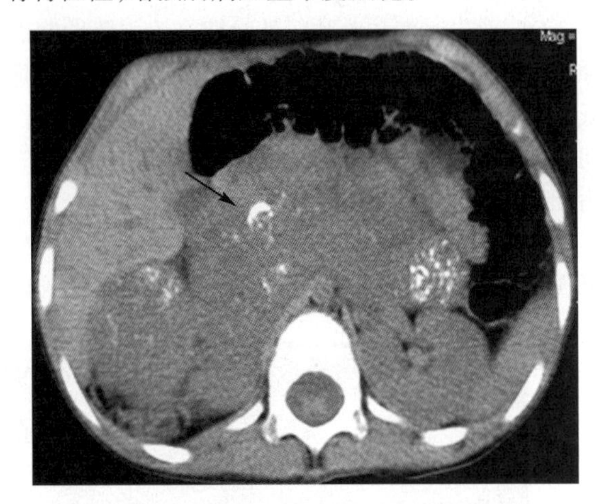

图7-5-4 右侧肾上腺神经母细胞瘤CT表现
右侧肾上腺可见不规则结节融合状肿块伴钙化(箭头)

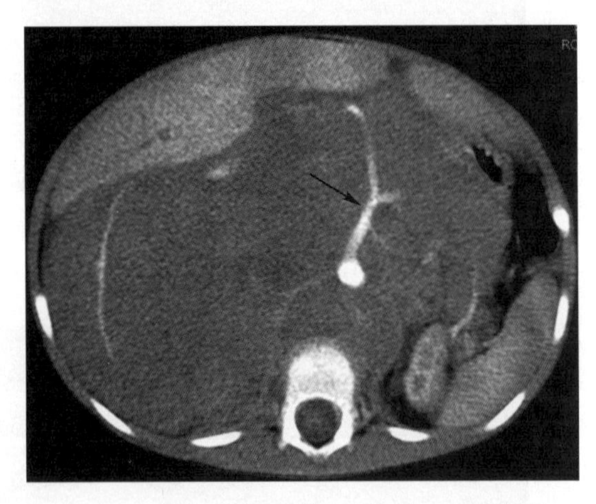

图7-5-5 右侧肾上腺神经母细胞瘤CT表现
右侧肾上腺肿块将腹膜后血管(箭头)侵犯包埋

MRI:神经母细胞瘤MRI表现为T_1WI低信号为主的混杂信号,T_2WI为高信号为主的混杂信号。肿瘤内坏死、出血和钙化使肿瘤信号不均匀。增强后肿瘤呈弥漫性不均匀中度强化。

【诊断要点】

婴幼儿肾上腺肿块,巨大分叶状或多发结节融合状,CT平扫可见钙化,CT/MRI增强后中等程度不均匀强化。腹膜后血管侵犯包埋,腹膜后和膈脚

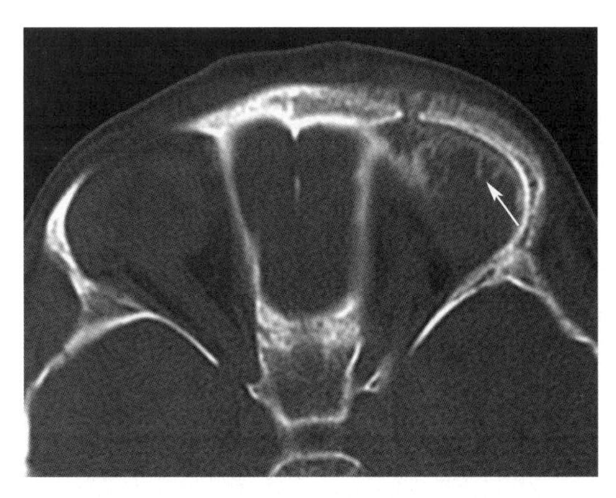

图 7-5-6 神经母细胞瘤左侧眼眶骨转移 CT 表现(骨窗)
左侧眶壁骨质破坏,密度减低,呈“放射状骨针”(箭头)

后淋巴结转移。常见骨转移也是神经母细胞瘤的主要特征。结合临床尿香草扁桃酸增高,有助于确立诊断。

【鉴别诊断】

神经母细胞瘤侵犯肾脏需要与肾母细胞瘤鉴别。肾母细胞瘤呈实性或囊实性,囊变常见于巨大肿瘤或化疗后。肿瘤内钙化少见,出现钙化者呈细小、散在状。肿瘤常有包膜,边界清晰。肿瘤突破包膜可侵犯周围结构,肾盂肾盏挤压、破坏、拉长、变形。腹膜后淋巴结、肺、肝、脑等转移,罕见骨转移。因此观察肿块分叶、钙化、腹膜后血管侵犯包埋、骨转移等征象有助于鉴别神经母细胞瘤和肾母细胞瘤。

【回顾与展望】

根据儿童肾上腺神经母细胞瘤的典型表现,结合超声、CT 和 MRI 做出诊断不难。但要注意与肾母细胞瘤鉴别。神经母细胞瘤可以是因为骨痛或颅骨偶发肿块就诊。要注意腹部 B 超筛查,有助于诊断是否为神经母细胞瘤骨转移。偶尔已经有广泛转移的神经母细胞瘤,原发灶不明显或难以确定。

X 线平片和静脉肾盂造影显示肾盂、肾盏形态,可以辅助诊断肾脏肿瘤和肾外肿瘤,但难以确定肿瘤对周围其他组织的侵犯,特别是腹膜后大血管的侵犯和包埋。B 超常作为首选方法,简便、经济、无创,可以观察肿块位置和周围结构侵犯。MRI 的多平面和多序列成像,可清晰显示肿块的部位、范围、大小以及肿块与周围组织的关系。CT 对于钙化的检出优于 B 超和 MRI,对于鉴别诊断有帮助。但是对于小婴儿要考虑射线暴露危害。

CT 和 MRI 的临床应用增加了肾上腺神经母细胞局部分期诊断的准确性,但是Ⅲ~Ⅳ期的诊断需要 PET 和骨扫描技术,有助于肿瘤转移和分期诊断。

(二)嗜铬细胞瘤

【病理生理与临床表现】

肾上腺嗜铬细胞瘤(pheochromocytoma,PHEO)是起源于嗜铬细胞的一种神经内分泌肿瘤。在成人,嗜铬细胞瘤有“10%肿瘤”之称。但在儿童人群中,有家族史的嗜铬细胞瘤约占 20%,肾上腺外嗜铬细胞瘤占 28%,双侧嗜铬细胞瘤约占 20%,均高于成人。此外,儿童嗜铬细胞瘤常伴发与遗传基因相关的疾病,如 Von Recklinghausen 病、Von Hippel-Lindau 病、及与 APUD 的细胞发生相关的多发性内分泌肿瘤。

儿童嗜铬细胞瘤常发生在 9~14 岁,男性多见。嗜铬细胞瘤根据临床表现分为功能型和静止型。典型的功能型嗜铬细胞瘤表现为阵发性高血压或持续性高血压阵发性加重,同时伴有头痛、心悸、多汗三联征;严重者以高血压危象、急性左心衰、脑出血等并发症为首发症状。静止型嗜铬细胞瘤临床上无症状,但在手术刺激等特殊情况下可诱发高血压,以致危及患者的生命。

儿童嗜铬细胞瘤靠单一的组织病理形态难以鉴别良恶性。肿瘤的生物学行为如侵犯血管、包膜和肿瘤坏死仅可提示恶性。在手术前或手术中发现无嗜铬组织的部位,如肝、肺、骨、淋巴结出现转移,可确定恶性嗜铬细胞瘤。

【影像学表现】

CT:典型的嗜铬细胞瘤一般较大,直径 4~6cm,常单侧发生。多数嗜铬细胞瘤包膜完整,病变较大时常挤压周围结构,但与之分界清楚。平扫时密度不均匀,肿瘤较大时可出现不同程度的缺血坏死呈低密度(图 7-5-7A),可有斑点和小片状钙化。嗜铬细胞瘤大多血供丰富(图 7-5-7B),增强扫描动脉期多数实质部分强化与大动脉同步,部分有引流血管,病理证实细胞团之间有丰富血窦,为特征征象之一。应注意 CT 增强对比剂可能引起高血压危象。

MRI:嗜铬细胞瘤 T_1WI 表现为较肝脏实质稍低信号。如瘤内伴有出血,可表现为混杂的 T_1WI 稍高信号。T_2WI 上呈明显不均匀高信号,在 T_2WI 脂肪抑制序列上更为明显。瘤内伴有囊变时,呈 T_1WI 明显低信号、T_2WI 明显高信号的无强化区。增强 MRI 病灶的实性部分均表现为快速、明显和持续性强化,伴有坏死、囊变和出血的区域强化不明显。

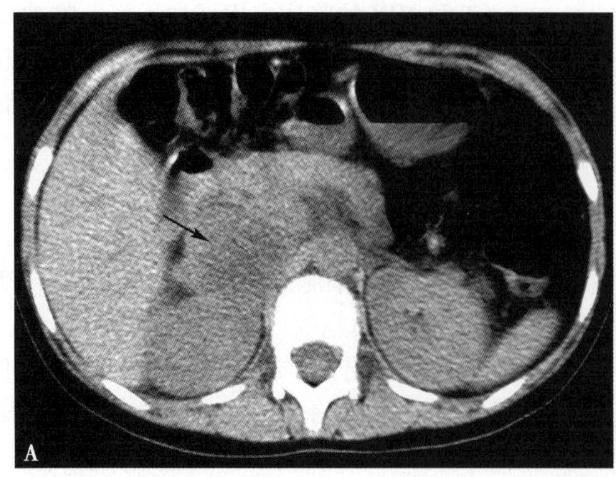

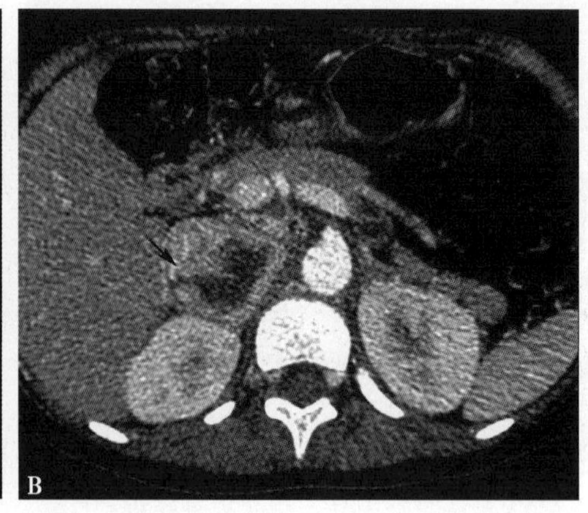

图 7-5-7 嗜铬细胞瘤 CT 表现
A. CT 平扫示右侧腹膜后低密度肿块(箭头);B. CT 增强示腹膜后肿块显著不均匀强化(箭头)

【诊断要点】

肾上腺嗜铬细胞瘤的诊断要结合生化检查血、尿儿茶酚胺及其代谢产物水平增高。儿童患有高血压或低血压、头痛伴视力模糊、"心肌炎"及不明原因抽搐,应该考虑儿茶酚胺增多症的可能。结合 CT/MRI 发现肾上腺占位,可以诊断嗜铬细胞瘤。

【鉴别诊断】

儿童肾上腺嗜铬细胞瘤需与神经母细胞瘤、节神经母细胞瘤和节神经细胞瘤鉴别。神经母细胞瘤发病年龄较小,一般为 1~5 岁,肿块常表现为分叶,无包膜,增强扫描强化程度较嗜铬细胞瘤低,容易侵犯腹膜后大血管,较早出现淋巴结转移和骨转移。另外,肾上腺嗜铬细胞瘤需与肾上腺皮质肿瘤鉴别。功能性肾上腺皮质肿瘤常表现为肾上腺性征异常(同性或矛盾性外周性性早熟),其次是库欣综合征或混合表现。肾上腺皮质肿瘤形态较小,包膜完整,密度较嗜铬细胞瘤低,增强后均匀强化,强化程度低于嗜铬细胞瘤。

【回顾与展望】

肾上腺皮质来源于中肾上皮,而髓质来源于神经外胚层。神经外胚层的神经嵴发育后分布于自颈交感神经链至盆腔的诸多部位,其内分泌组织的细胞在组织化学上是属于氨前体摄取和氨基酸脱羧基酶活性细胞,简称为 APUD 细胞。APUD 细胞合成 35 种生理活性多肽,但仅极少几种有生物活性,主要是儿茶酚胺(CA)包括多巴胺、去甲肾上腺素(NMN)和肾上腺素。嗜铬细胞瘤起源于肾上腺素能的嗜铬细胞,仍保留着产生和分泌儿茶酚胺的能力。

嗜铬细胞瘤从形态和临床上很难区分良恶性,病理上缺乏特异性指标,目前公认的诊断恶性嗜铬细胞瘤的依据是在没有嗜铬细胞的脏器出现转移灶。已有越来越多的研究致力于寻找区分良恶性嗜铬细胞瘤的指标,分子标志物如端粒酶、血管内皮生长因子、环氧化酶-2、肾上腺髓质肽、嗜铬粒蛋白 A、STAT3 对判断嗜铬细胞瘤良恶性及鉴别其来源和分化有重要意义。

(三)肾上腺皮质癌

【病理生理与临床表现】

肾上腺皮质癌(adrenocortical carcinoma,ACC)有两个发病高峰期,分别为 0~5 岁儿童和 40~50 岁成人。儿童肾上腺皮质癌少见,在小于 15 岁儿童中发病率约为 0.3/百万,占到儿童恶性肿瘤的 1%,约占到儿童肾上腺肿瘤的 6%。女孩发病率高于男孩。双侧肾上腺发病率没有明显差异,双侧肾上腺同时发生肾上腺皮质癌少见。

儿童肾上腺皮质癌多数是为功能性肿瘤,主要内分泌异常包括性早熟、男性化和库欣综合征等。性早熟是最常见的症状,可以为同性性早熟或异性性早熟,如女孩男性化或男孩女性化。女孩男性化表现为肌肉发育、阴蒂肥大及体毛增长(包括阴毛/腋毛)。男性患儿可表现为痤疮、阴毛生长和阴茎增大;单纯的库欣综合征,女性化和醛固醇增多症则比较少见。婴儿伴库欣综合征可表现为肥胖。实验室检查 24h 尿类固醇类排泄量增加;血清皮质醇、睾酮、脱氢表雄酮或雌激素水平升高。皮质腺癌可伴发贝-维综合征、利-弗劳梅尼综合征。

【影像学表现】

CT:肾上腺皮质癌边界常比较清楚,容易伴出血、坏死和囊变,密度常不均匀,可以伴有钙化(图 7-5-8A)。CT 增强实质部分常强化不均(图 7-5-8B),完全坏死囊变可表现为囊壁强化。

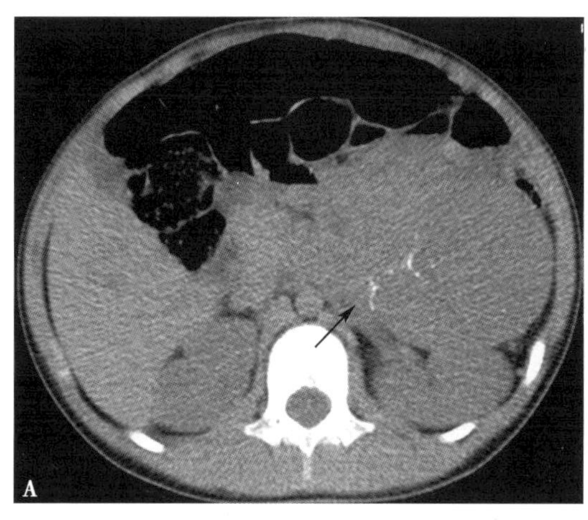

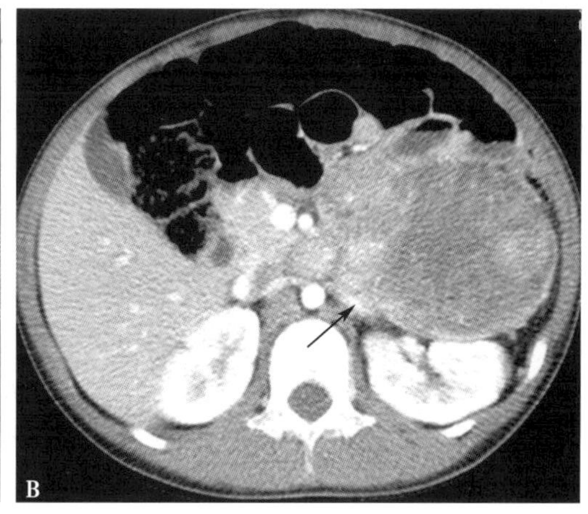

图 7-5-8　肾上腺皮质癌 CT 表现
A. CT 平扫示左侧腹膜后巨大低密度肿块伴钙化(箭头);
B. CT 增强示左侧腹膜后巨大肿块显著不均匀强化(箭头)

MRI:肾上腺皮质癌相对于肝脏表现为 T_1WI 等或低信号,可见高信号的出血灶;T_2WI 为高信号。增强后实质成分强化不均;DWI 弥散受限,表现为明显高信号。

皮质癌容易局部侵犯及远处转移,肺、肝、淋巴结是常见的转移部位,其中肺是最常见的转移部位。可以伴下腔静脉甚至右心房癌栓形成,甚至导致肺动脉栓塞。

【诊断要点】

在诊断儿童肾上腺肿瘤时,临床病史采集和分析非常重要。对于伴有性早熟等内分泌症状的肾上腺肿瘤,要考虑肾上腺皮质癌或腺瘤诊断。结合临床表现,实验室检查以及影像学上发现肾上腺占位,做出功能性肾上腺皮质肿瘤的诊断并不困难。

【鉴别诊断】

儿童肾上腺皮质癌与肾上腺皮质腺瘤在病理上也比较难鉴别。有文献报道用 6cm 大小和肿瘤的均质性来鉴别腺瘤和腺癌;但是也有文献报道相反的结果。如伴有远处转移和血性播散,可做出腺癌诊断。其他主要鉴别诊断包括肾上腺神经母细胞瘤、嗜铬细胞瘤等。儿童肾上腺皮质癌的发病率要明显低于神经母细胞瘤,但是比肾上腺嗜铬细胞瘤要常见。

(四) 肾上腺皮质腺瘤

【病理生理与临床表现】

肾上腺皮质腺瘤(adrenal adenoma)在儿童中很少见,女性多于男性。肾上腺皮质腺瘤分为功能性及非功能性腺瘤,儿童以分泌性激素和糖皮质激素的功能性肿瘤多见,可两种功能异常同时出现或以其中一种表现为主。其常见的临床表现是肾上腺性征异常(外周性性早熟),其次是库欣综合征或混合表现,无功能性的腺瘤不到 1/5,这明显有异于成人以库欣综合征为主的表现。

【影像学表现】

CT:单侧肾上腺腺瘤呈圆形或卵圆形肿块,边界清晰,直径多为 2~3cm,CT 平扫密度类似或低于肾实质。动态增强肿瘤快速强化和迅速廓清,也可为环形强化。

MRI:肾上腺腺瘤呈 T_1WI 低信号(图 7-5-9A)、T_2WI 高信号(图 7-5-9B),边界清晰,动态增强肿瘤快速强化和迅速廓清。

【诊断要点】

根据典型的影像学表现包括单侧肾上腺肿块,形态不大,境界清晰,增强后迅速强化等特点,结合临床表现,通常不难做出诊断。

【鉴别诊断】

参见肾上腺皮质癌“鉴别诊断”内容。

【回顾与展望】

成人肾上腺皮质腺瘤(脂质成分含量高),通过测量平扫时 CT 值(<10Hu)有助于富脂肪肾上腺皮质腺瘤的定性诊断和与肾上腺皮质癌的鉴别诊断;在儿童方面的价值还需要进一步研究。在成人肾上腺皮质肿瘤中,MRI 正反相位(in-phase/out-phase)成像可以用于皮质腺瘤和腺癌的鉴别诊断,但是在儿童中未见报道。多数的定性诊断方法虽然在成人应用比较成熟,但是能否有助于鉴别儿童肾上腺肿瘤还未可知。

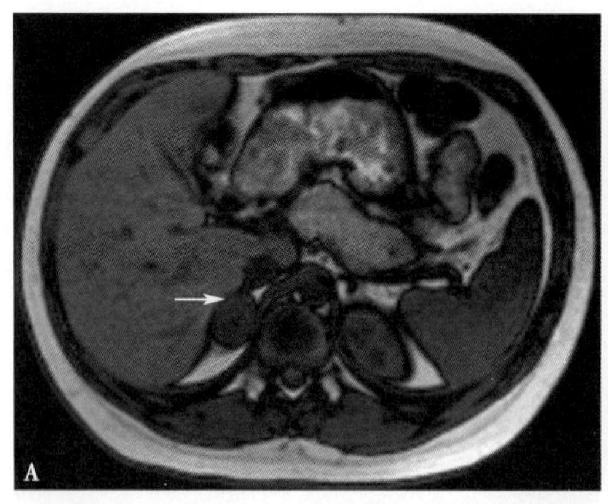

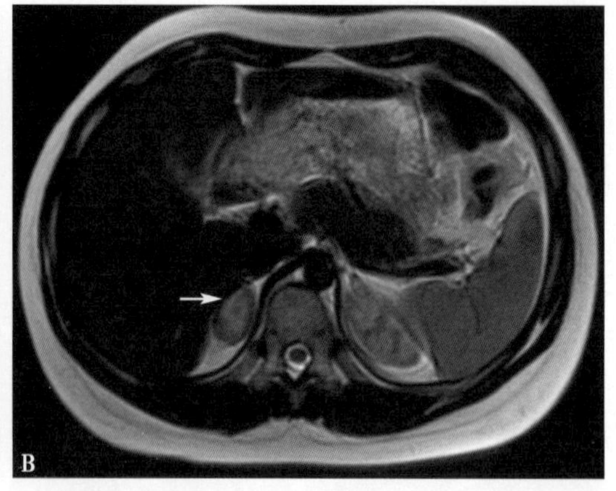

图 7-5-9 肾上腺腺瘤 MRI 表现

A. MRI 平扫 T_1WI 示右侧肾上腺圆形低信号肿块(箭头);B. MRI 平扫 T_2WI 示肿块呈高信号(箭头)

四、腹膜后淋巴管畸形

【病理生理与临床表现】

淋巴管畸形(lymphatic malformation,LM),可能是淋巴管先天性发育异常所致淋巴管梗阻、扩张、移位等引起,也可能是因淋巴管外伤、炎症使淋巴管梗阻扩张所致,而非真性肿瘤。病理上可分为囊状淋巴管畸形和海绵状淋巴管畸形。囊状淋巴管畸形较多见,囊壁很薄,由淋巴管的单层内皮细胞和纤维结缔组织构成,有少量平滑肌纤维,并有淋巴细胞浸润,并发炎症时有白细胞浸润。囊肿可分为单房或多房。囊内容物可为浆液性、乳糜性或血性。海绵状淋巴管畸形切面呈海面状,由密集薄壁小管、小囊构成。

儿童腹部淋巴管畸形中,发生于腹膜后者明显少于小肠系膜发生者,与网膜发生者比例相当。腹膜后淋巴管畸形多数为囊性,也常称为囊性水瘤,多囊性更为多见。常见临床表现是无症状腹部肿块或出现急腹症表现。

【影像学表现】

CT:腹膜后囊性淋巴管畸形表现为类圆形、不规则形单囊或多房囊性肿块。肿块境界清楚,囊壁菲薄,无囊壁结节。囊内容物密度均匀,与水接近,内部可见分隔。增强扫描囊壁和分隔可有轻度强化,囊内容物无强化(图 7-5-10)。合并感染时囊壁可增厚。合并出血时囊内可见液-液平面。

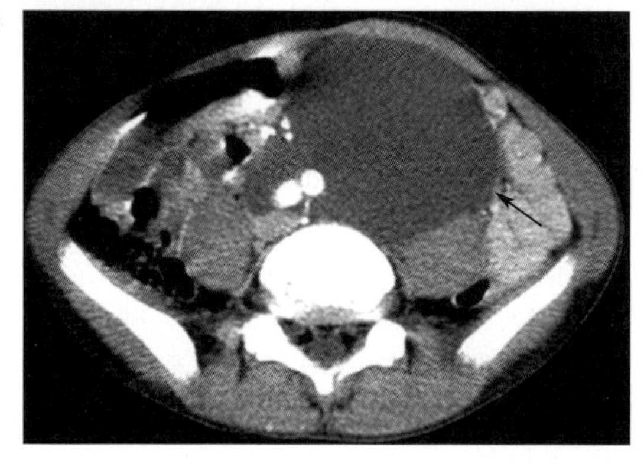

图 7-5-10 囊性淋巴管畸形 CT 表现

CT 增强示腹膜后薄壁不规则形囊性肿块(箭头),囊内容物无强化

MRI:腹膜后囊性淋巴管畸形在 MRI 上表现为 T_1WI 低信号、T_2WI 高信号,囊壁和间隔呈 T_1WI 和 T_2WI 等信号。增强后囊壁和间隔强化。合并出血时囊内出现"液-液"平面,瘤体内信号可混杂。

腹膜后淋巴管畸形邻近组织多受压变形移位,无浸润改变。淋巴管畸形可沿组织间隙"爬行性生长",病灶内可见被包裹的血管、肌肉,但无浸润破坏表现。

【诊断要点】

腹膜后囊性薄壁肿块,单囊或多囊,可沿组织间隙"爬行性生长"。增强囊壁和间隔强化。病灶出血可见"液-液"平面,瘤体内信号可混杂。

【鉴别诊断】

腹膜后淋巴管畸形需要与其他囊性肿块,包括囊性畸胎瘤、肠重复畸形、卵巢囊肿鉴别。腹膜后囊性畸胎瘤囊壁较厚,可见钙化和其他实质成分。腹膜后血肿液化后可能表现为类囊性肿块,在 CT/MRI 可能误诊为囊性淋巴管畸形伴出血。淋巴管畸形伴出血的"液-液"平面征象非常典型,而血肿液化后的信号混杂特征明显,无典型的"液-液"平面征象。其他需要鉴别诊断的包括发生在腹膜后的肠重复畸形、卵巢囊肿等。肠重复畸形与肠道相通时常常含气,易于鉴别诊断。不含气时形状类似于肠管或呈圆形厚壁囊性占位,增强后囊壁强化明显。小婴儿的卵巢囊肿多数位于下腹部,容易与淋巴管畸形混淆。卵巢囊肿多数表现为圆形薄壁囊肿,无间隔。超声观察在正常解剖位置是否存在正常卵巢有助于鉴别诊断。

【回顾与展望】

在B超、CT和MRI应用于临床之前,X线平片和静脉肾盂造影常用于腹膜后肿瘤,包括淋巴管畸形的诊断。腹膜后淋巴管畸形的X线平片和静脉肾盂造影可以排除来自于肾脏的肿瘤或能排除有明显钙化的畸胎瘤,但限于所观察到的仅仅是肿瘤导致的间接征象,难以鉴别来自于网膜或肠系膜的巨大淋巴管畸形。B超、CT和MRI的临床应用增加了腹膜后淋巴管畸形的诊断准确性,而且有助于影像引导下的介入治疗。

B超常作为首选方法,简便、经济、无创,可以观察到囊性肿块、囊壁、间隔和血流。MRI的多平面和多序列成像,可清晰显示肿块的部位、范围、大小以及肿块与周围组织的关系。CT对于钙化的检出优于B超和MRI,对于鉴别诊断有帮助。但是对于小婴儿要考虑射线暴露危害。

儿童腹膜后淋巴管畸形多数为囊性淋巴管畸形,常见临床表现是无症状腹部肿块或出现急腹症表现,结合现代影像技术诊断此病不难。但腹膜后淋巴管畸形也可能是偶然检查时发现,形态较小,注意不可漏诊。对于伴有感染或出血的复杂性腹膜后淋巴管畸形,影像学表现可能不典型,容易误诊。偶尔腹膜后淋巴管畸形与来自于肠系膜的淋巴管畸形无法鉴别。需要注意的是,发生在肠系膜和网膜的淋巴管畸形远比腹膜后常见。

五、腹膜后畸胎瘤

【病理生理与临床表现】

畸胎瘤(teratoma)好发于中线区及中线旁,多发生在骶尾部、腹膜后、纵隔、卵巢等部位。儿童腹膜后畸胎瘤发病率仅次于肾母细胞瘤和神经母细胞瘤。畸胎瘤为两个或三个原始胚层组织演化而来的胚胎性肿瘤,大体上为囊性、实性或囊实性兼有。囊性畸胎瘤又称皮样囊肿,仅含有表皮及其附件成分,基本上均为良性。实性畸胎瘤含全部三个胚层成分,最常见的有皮肤及其腺体、牙齿、神经组织、结缔组织、脂肪、骨骼、肌肉等。一般肝、肺、肾、卵巢、睾丸、子宫等组织较少见。

按组织学分类可分为良性畸胎瘤和恶性畸胎瘤。良性畸胎瘤由分化良好的成熟组织构成,故又称为成熟型畸胎瘤,瘤体囊性部分多于实质部分,最常见的成分有皮肤、脂肪、骨骼、肌肉及神经等组织,腹膜后畸胎瘤常含有肾组织。恶性畸胎瘤由胚胎发生期的未成熟组织构成,瘤体实质部分多于囊性部分。临床表现主要为腹部包块和腹胀。恶性畸胎瘤血甲胎蛋白(AFP)升高。

【影像学表现】

CT:多位于肾前和肾旁的密度混杂不均的囊实性包块,体积一般较大,境界清楚。囊壁较厚,有的囊壁可见钙化,囊内液体CT值不一,有时可见脂液平面。实性部分密度不均匀,其内可见脂肪和其他软组织以及大小不一的钙化灶,有的还可见骨骼、牙齿等成分(图7-5-11A)。增强扫描液体、脂肪、钙化、骨骼组织无强化,其余软组织显示不均匀强化(图7-5-11B)。

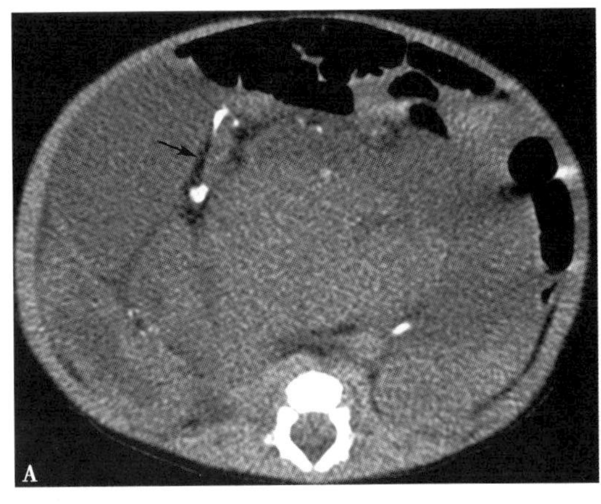

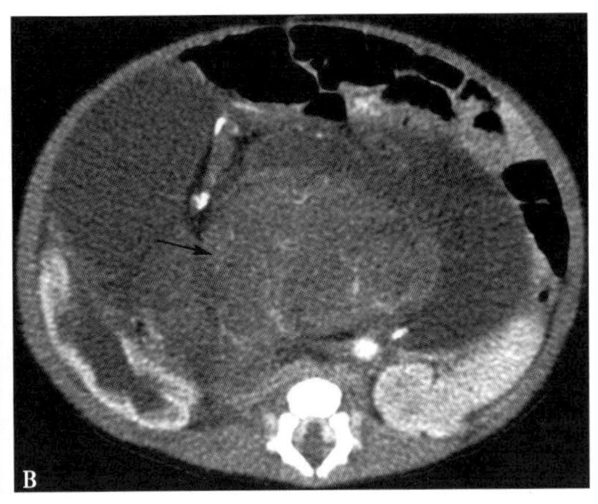

图7-5-11 腹膜后畸胎瘤CT表现

A. CT平扫示腹膜后巨大混杂密度肿块,内部可见钙化和脂肪(箭头);B. CT增强示肿块实性部分强化(箭头),囊性部分无强化

MRI：由于畸胎瘤内容物不同，MRI 信号不尽相同。肿瘤内的脂肪呈 T_1WI 和 T_2WI 高信号，加用脂肪抑制技术后变为低信号；囊性区域呈 T_1WI 低信号、T_2WI 高信号，有时可见液体-脂肪交界面形成的不同信号平面；但 MRI 对骨骼、钙化不敏感。

【诊断要点】

典型畸胎瘤是多种组织或成分的混杂密度肿块，内见脂肪和钙化可确诊。

【鉴别诊断】

囊性畸胎瘤缺少脂肪和钙化者，往往需要与位于肾前的胰腺囊肿鉴别，此时要注意胰腺的形态。囊实性畸胎瘤缺少脂肪者，需要与后腹膜神经母细胞瘤鉴别，后者也常伴较多钙化，但肿块通常包绕血管生长，周围伴多发肿大淋巴结，血 AFP 不高。

【回顾与展望】

儿童畸胎瘤较常见，典型者影像学诊断并不困难。除了定性外，肿块的位置，与周围血管及器官的关系，有无转移灶也需要关注，这对患者制订诊疗计划及手术至关重要。术前诊断主要依靠影像学检查。

腹膜后畸胎瘤多数为良性，有完整包膜，全部切除后效果良好。一旦肿瘤无完整包膜，呈浸润性生长，即发生恶变，尽管切除肿瘤，预后仍不佳。

六、寄生胎

【病理生理与临床表现】

寄生胎（parasiticus），又称胎中胎（fetus in fetu，FIF），是一种较少见的发育畸形，指一个双胞儿之一被包入伴同的另一个胎儿的腹内，常在腹膜后间隙。本病是由于受精卵在胚胎发育早期（囊胚期）细胞群分裂为大小不等的两个细胞团。由于血液供应条件各异，较大的一团得到充分的血液供应，发育为正常胎儿；较小一团由于条件不利而发育受阻，被包入另外一胚胎内，成为胎中胎。

胎中胎发育极不完全，但在宿主体内仍是活的组织，并随宿主的成长而长大，一般呈球形的组织包块，发育程度差别很大。头部常缺如，且无心、肝、肺等器官，常有脊髓、神经组织、结缔组织以及骨骼、肾上腺、生殖腺等，外表有皮肤包被。Willis 指出其重要标志是具备有脊椎骨，并以此作为区别畸胎瘤的依据。如同时有肋骨、四肢骨的存在更有助于确诊。脊柱的存在可证明曾有过胚胎发育原条时期和头突的胚胎发育过程，完全不同于含有零星杂乱的、散在的组织和器官的腹膜后畸胎瘤。

【影像学表现】

CT：肿块多位于腹膜后上部，一般形态巨大，境界清楚，并可见较完整的包膜。CT 混杂密度，除可见脂肪、液体及其他软组织影外，还可见较成熟的四肢、脊柱骨结构（图 7-5-12）。CT 增强扫描显示不均匀强化，但一般不做增强扫描便可做出诊断。

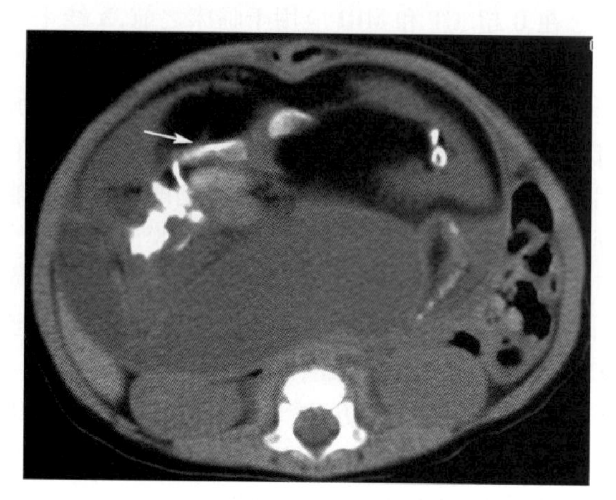

图 7-5-12 寄生胎 CT 表现
腹膜后巨大混杂密度肿块，除脂肪和囊性结构外，可见较成熟的骨结构（箭头）

MRI：肿块表现为混杂信号，包含 T_1WI 低信号、T_2WI 高信号含液体的囊腔，以及 T_1WI、T_2WI 为高信号的脂肪组织。对于钙化、椎体及长骨的显示不如 CT 扫描，但 MRI 对软组织显示较好，还可多层面、多方位扫描。

【诊断要点】

瘤体内可见较成熟的四肢、脊柱骨结构为其特点。

【鉴别诊断】

主要与畸胎瘤鉴别。寄生胎中含有较成熟的脊柱和四肢骨结构，而畸胎瘤则不具备。

【回顾与展望】

Willis 于 1935 年提出了寄生胎的临床定义，即包含椎骨系统及其周围器官和肢体，以区别于畸胎瘤。但最新观点认为部分寄生胎亦缺乏脊柱结构，有研究显示 91% 寄生胎可见脊柱，82.5% 可见肢体。因此 Spencer 建议诊断寄生胎必须满足以下一个或几个条件：①被分离的囊包裹；②部分或完全被正常皮肤覆盖；③具有可识别的解剖结构；④通过大血管与宿主相连；⑤连体双胎或包含神经管或胃肠系统。对于影像学上未见脊柱或肢体骨时，运用上述 5 个条件进行评估，可减少误诊。

寄生胎十分罕见，但影像学诊断并不困难。腹部 X 线片仅能显示部分骨骼影。相对于 X 线片，CT

和 MRI 增加了术前诊断的准确性。CT 能显示脊柱的全貌和肢体骨，被认为是最佳的影像学手段之一。MRI 能更清晰显示胎体内其他实质性器官，是本病重要的诊断方法。但由于 MRI 在显示钙化、骨结构方面的不足，易误诊为畸胎瘤，凡高度怀疑肿块系寄生胎所致，务必加做 CT 检查。

第六节　女性生殖系统疾病

一、先天性发育畸形

（一）子宫畸形

【病理生理与临床表现】

女性在胚胎期 6~7 周副中肾管（苗勒氏管）出现。约在第 10 周双侧副中肾管中段及尾段向内、向下，在中线与对侧相会融合，尾端达尿生殖窦背侧。两侧未融合的头段发展为输卵管，融合部分发展为子宫和宫颈。12 周时双副中肾管间隔融合形成单腔，发育为子宫和阴道上段。在该发育过程中，若有内、外因素的影响使子宫发育停滞在演变的不同阶段或融合不全，形成各种类型的子宫畸形。先天性子宫畸形约占 1%，并可导致不良的妊娠结果，包括不孕症、流产、胎儿宫内生长发育迟缓、早产以及产后出血，还可造成青少年月经阻闭、成年人月经少、阴道分泌物多、性交困难等问题。

参照美国生殖学会和 Buttran 分类方法和诊断标准，子宫畸形可分为 7 种类型。Ⅰ型：子宫未发育或发育不全，两侧副中肾管会合后短时间内停止发育就会形成无子宫或幼稚子宫。Ⅱ型：单角或残角子宫，一侧副中肾管未发育形成单角子宫，一侧副中肾管中下段发育的缺陷，有纤维组织的蒂与发育侧子宫相连，形成残角子宫。Ⅲ型：双子宫。两侧副中肾管未融合，各自发育成两个完全独立的子宫和两个子宫颈。Ⅳ型：双角子宫。副中肾管尾端已大部分融合，仅在子宫底部融合不全，子宫外形呈双角。Ⅴ型：纵隔子宫。两侧副中肾管融合完全，两管间壁未吸收，子宫外形正常，宫内存在未吸收退化的纵隔。Ⅵ型：弓状子宫。即鞍型子宫，宫底中央凹陷，宫壁向宫腔突出如马鞍状。Ⅶ型：已烯雌酚（diethystilbestrol，DES）相关异常。胎儿期在宫内受 DES 暴露可引起子宫肌层形成收缩带样发育异常，宫腔上段狭窄，下 2/3 增宽，又称为 T 形子宫。此类异常国内少见。

【影像学表现】

子宫未发育表现为正常子宫、阴道组织完全缺失；幼稚子宫体积非常小，无带状结构，阴道 2/3 发育不全，呈细条索样结构；宫颈未发育表现为正常宫颈结构消失，宫体发育尚可，宫腔可见少量积血；单角子宫体积较正常子宫小，宫底部缩窄，呈香蕉样外形；双子宫可见两个完全分离的宫体和宫颈，两宫角分离远，宫颈相邻，每个子宫各有完整的内膜、结合带及肌层等带状结构；双角子宫显示两个分离的宫角，宫底下陷，子宫内膜高信号呈“V”形，于宫颈部融合（图 7-6-1）；完全型纵隔子宫外形、大小正常，子宫底部肌层融合，轮廓平直或稍膨隆，宫腔内纵隔延伸至宫颈，纵隔的上段为肌性结构，MRI T_2WI 呈与子宫肌层一致的等高信号，纵隔的下段为纤维性结构，T_2WI 呈与子宫结合带一致的低信号；鞍状子宫外形、大小基本正常，宫底部肌层中央区局限性增厚，向宫腔内轻微突出，形成浅弓状压迹。

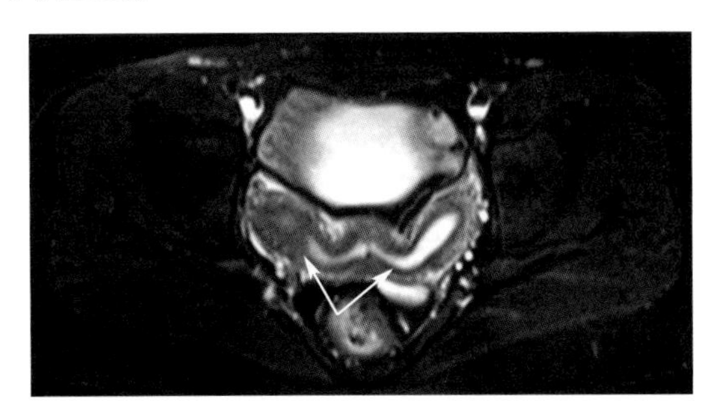

图 7-6-1　双角子宫 MRI T_2WI 表现
两个分离的宫角（箭头），宫底下陷，宫颈部融合

【诊断要点】

根据临床表现和 MRI 发现的子宫结构畸形，诊断不难。但是超声的诊断价值不可忽略。

【鉴别诊断】

子宫畸形鉴别诊断主要为各型子宫畸形的鉴别。双子宫与完全纵隔子宫的鉴别主要为双子宫的两个宫腔较散开，两个宫腔形态大小不对称，但表现不典型时鉴别有一定困难。不完全纵隔子宫与双角子宫鉴别：不完全纵隔子宫的宫底浆膜面不凹陷，双角子宫宫底明显凹陷；不完全纵隔子宫中央间隔组织无肌层信号，而双角子宫则有肌层信号。

【回顾与展望】

对于先天性子宫畸形的诊断，各种影像学检查方法各有利弊。子宫畸形还常合并阴道发育异常、子宫内膜异位症和泌尿系统畸形。早期发现畸形，早期治疗十分重要。不同类型的子宫畸形妊娠结局和治疗方案显著不同，正确的应用诊断方法对子宫畸形进行准确的分类就有着重要的临床价值和意义。

超声因其简便、无创,可以作为首选的初筛方法。但超声软组织分辨率不及 MRI,视野小,易受操作者的经验影响,对子宫畸形的正确分型存在一定困难。超声往往难以区分是完全性与不完全性纵隔,且常将伴有交通的完全纵隔误诊为不全纵隔。子宫输卵管造影(Hysterosalpingography, HSG)是临床上常用的传统检查方法之一,通过对比剂显示宫腔形态,并了解输卵管是否通畅,可直观的判断子宫畸形的类型和对阻塞部位及程度做出判断。因而对于不孕患者希望了解宫腔内情况及输卵管是否通畅时可选用 HSG。MRI 可作为进一步明确诊断的最佳选择,非常适合于先天性子宫畸形的分型诊断,并指导子宫畸形术前手术方案的制订。MRI 在诊断方面可以基本取代宫腔镜和腹腔镜,但在治疗中宫腔镜和腹腔镜仍具有重要引导作用。

(二)苗勒管畸形

【病理生理与临床表现】

苗勒管(Müllerian duct)约在胚胎第 6 周时出现,左右中肾外侧的体腔上皮凹陷部分边缘汇合而成,向上开口于腹腔(体腔),在尾侧开口于尿生殖窦,女性衍化为输卵管、子宫、阴道上段。男性睾丸内细胞分泌苗勒管抑制因子,使苗勒管退化,仅留下头和尾部,分别形成睾丸附件和前列腺囊。当苗勒管抑制因子分泌不足或尿生殖窦男性化不足,苗勒管可退化不全,形成扩张的前列腺囊,又称苗勒管囊肿或前列腺囊肿。

苗勒管囊肿见于男性患儿,位于骨盆深处,膀胱尿道后,直肠前方,在小儿 90% 以上伴有严重型的尿道下裂或两性畸形,囊腔与后尿道相通。组织学上,苗勒管囊肿内衬柱状或立方上皮囊壁含纤维组织,有时含平滑肌,囊内常有陈旧性血液和细胞碎屑,未见开口的囊肿有时有一纤维束与尿道相通。囊肿开口的早期梗阻使囊肿扩大,继发感染。

【影像学表现】

CT 或 MRI 显示膀胱直肠之间囊性占位,形态规则呈圆形、椭圆形或水滴状,边界清楚,囊壁光滑,囊内无分隔(图 7-6-2)。当囊肿发生感染时,增强扫描囊壁可以呈轻中度强化;另外当囊液变得浑浊、黏稠或者含较多蛋白成分时,MRI T_1WI 信号增高。

【诊断要点】

对于直肠膀胱之间的囊性占位,要考虑苗勒管囊肿可能。观察到囊肿与尿道之间存在交通,则能明确诊断。结合患儿存在尿道下裂等先天发育畸形,诊断一般不困难。

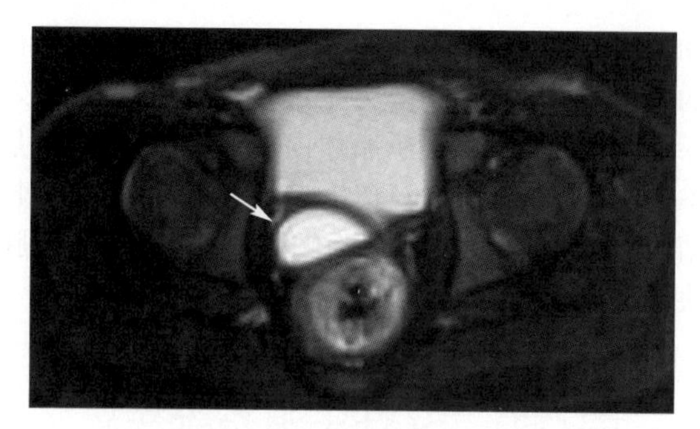

图 7-6-2 苗勒管囊肿 MRI 表现
显示膀胱直肠之间薄壁囊性占位(箭头)

【鉴别诊断】

苗勒管囊肿需与重复膀胱、膀胱憩室、腹膜后囊性肿块相鉴别。鉴别要点为苗勒管囊肿本身不与膀胱相通,不伴有输尿管。重复膀胱无论是完全、不完全重复,每个腔隙都有各自的输尿管。膀胱憩室只是膀胱壁局限性薄弱区域向外的突起,在转动体位或者多平面重建时一般都能发现与膀胱之间的连接关系。

【回顾与展望】

对于不伴尿道畸形的苗勒管囊肿(约 10%),临床无症状,易延误诊断,造成成年后出现不育、痛性射精等症状。因此,若临床无症状患儿意外发现直肠膀胱间囊性病灶,要及时想到苗勒管囊肿的诊断。对于合并尿道下裂等畸形患儿,发现苗勒管囊肿能及时决定是否需要手术切除。

由于苗勒管囊肿仅有小孔与后尿道相通,MCU 检查对比剂难以进入囊腔,不一定能获得满意结果。但当 MCU 显示囊肿时,诊断就非常明确。

(三)先天性阴道阻塞

【病理生理与临床表现】

阴道阻塞可在新生儿期或月经初潮时发现。新生儿期阴道阻塞可有阴道或宫颈闭锁、高度狭窄、横隔或处女膜闭锁所引起。青春期阴道阻塞则常见于处女膜闭锁和横隔形成。少见原因为活性子宫基质的 Mayer-Rokitansky-Kuster 综合征(苗勒管发育不全)。阴道闭锁指胚胎发育过程中双侧副中肾管会合后没能向尾端伸延成为阴道,故又称“先天性无阴道”。多数阴道闭锁者没有功能性的子宫或只有索状的残留子宫,但部分阴道下段闭锁者,子宫可以发育正常。阴道横隔指阴道内形成一道隔膜,以阴道上 1/3 最常见。处女膜闭锁是指处女膜上无孔而致阴道不能向外贯通,这是由于胚胎发育过程中阴道板再通的终末阶段失败而造成，其子宫、阴道正常。

新生儿期患儿由于在宫内受母体激素刺激，产生的分泌物或阴道分泌物大量聚集于子宫内，临床表现为腹部或盆腔囊性包块。青春期患者则表现为周期性下腹痛或包块及无月经史。新生儿阴道闭锁并发其他畸形的发生率较高（包括肛门闭锁、食管或十二指肠闭锁、先天性心脏病和肾脏畸形），而无孔处女膜患儿则少见其他先天畸形。

【影像学表现】

CT：阴道积液（阴道扩张）或子宫阴道积液（子宫、阴道扩张）的CT表现为位于膀胱和直肠间中线位置的、充满液体的管状或囊性结构，阴道贮积液体最多，约为子宫内液体量的5～9倍（图7-6-3）。扩张的阴道壁变薄甚至看不到。但子宫则具有厚的肌性壁且静脉注射对比剂后可强化。可在子宫或阴道内出现碎屑或血-液平面。

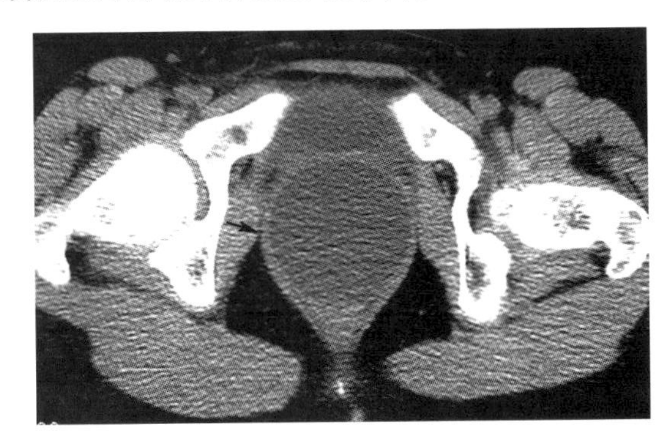

图7-6-3 阴道积液CT表现
膀胱和直肠间囊性病变，壁薄，密度均匀（箭头）

单纯处女膜闭锁，其囊性肿块下缘止于处女膜平面，扩张的阴道一般下端圆钝，阴道扩张一般突然消失。阴道闭锁，其囊性肿块位于阴道中上段，而下1/3闭锁，扩张的阴道下端位于会阴的上方，与会阴间有一定的距离，扩张的阴道一般逐渐变小。

MRI：先天性处女膜及阴道闭锁MRI显示为阴道处囊性包块，与扩张的宫颈、宫腔相连，边缘清晰。MRI对积液的性质显示较好，能分辨出是血性或水样液体。

【诊断要点】

处女膜及阴道闭锁具有以下特点：可在新生儿期或月经初潮时发现；周期性下腹胀痛并渐进性加重，腹部出现包块，CT、MRI显示阴道囊状扩张，与扩张的宫颈、宫腔相连，囊液为血性或液性，结合妇科检查即可确立诊断。

【鉴别诊断】

主要与卵巢囊肿、囊性畸胎瘤等囊性病变的疾病相鉴别。卵巢囊肿典型的表现是附件或子宫直肠陷窝处的囊性肿块，呈圆形或椭圆形，直径一般小于4cm，多数为单个囊肿，部分可有多个或两侧同时有囊肿，囊壁较薄，可以发现正常的子宫。囊性畸胎瘤由于含有三个胚层组织，信号、密度多混杂，脂肪组织为其特征性改变，虽然与宫腔内积血一样T_1WI、T_2WI均呈高信号，但利用脂肪抑制技术可与积血鉴别。

【回顾与展望】

先天性阴道阻塞可在新生儿期或月经初潮时发现。常见于先天性阴道闭锁和处女膜闭锁。临床主要依靠超声、CT、MR检查，再结合专科检查即可确诊。超声对先天性处女膜或阴道闭锁引起的阴道、子宫积血诊断敏感。CT较少用于此病的检查。MRI的检查具有更多的优越性。

二、附件肿瘤及肿瘤样病变

（一）卵巢囊肿

1. 新生儿卵巢囊肿

【病理生理与临床表现】

新生儿卵巢囊肿（ovarian cyst）发病率约1/2500，是由于卵泡形成过程中出现异常所致，病理上多数属于滤泡囊肿。新生儿卵巢囊肿通常直径大于1cm，较小的囊肿可以退化甚至消失，逐渐增大的囊肿，则需要干预。囊肿可继发出血、卵巢扭转，甚至出现严重的并发症包括囊肿破裂造成粘连、出血性休克、腹水、腹膜炎等。

【影像学表现】

新生儿卵巢囊肿常位于下腹部，也可发生在中上腹部，甚至肝下缘。单纯性囊肿CT表现为薄壁囊性病变；发生出血时呈高密度，或伴液-液平面。伴发小的子囊是卵巢囊肿特征表现。

MRI检查单纯性囊肿表现为T_1WI低信号、T_2WI高信号囊肿，增强后囊壁可强化；伴出血时囊液呈T_1WI等或高信号，可出现液-液平面，或表现类似于血肿（图7-6-4）。

【诊断要点】

新生儿下腹部薄壁单纯囊肿，或伴出血的囊性病变，呈混杂密度或混杂信号，周围伴发子囊。

【鉴别诊断】

新生儿卵巢囊肿需与其他腹盆腔囊性病变鉴别。超声首先观察双侧卵巢是否存在，有助于排除诊断。肠系膜囊肿和网膜囊肿属于淋巴管畸形，多

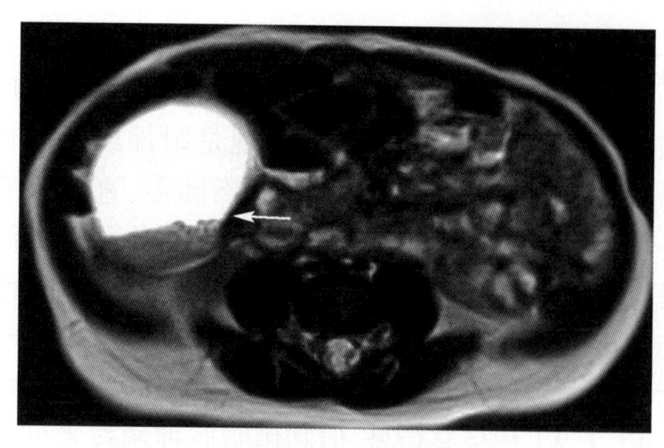

图 7-6-4 新生儿卵巢囊肿 MRI 表现
T_2WI 显示右下腹部囊性占位，内部可见液-液平面（箭头），且同侧卵巢显示不清

呈复杂囊性病变，伴出血时与复杂卵巢囊肿有时很难鉴别。肠重复畸形多数为厚壁囊肿，与肠道相通时可以观察到囊内气体。

2. 生理性卵巢囊肿

【病理生理与临床表现】

生理性卵巢囊肿包括滤泡囊肿和黄体囊肿，多见于青少年。当卵泡排卵失败或退化失败时可形成滤泡囊肿。滤泡囊肿可在同一月经周期或不同周期中发生变化或消退。排卵后优势卵泡所在的卵泡窝蜕化失败形成黄体囊肿，常出现在月经的黄体期或孕期。

【影像学表现】

卵巢滤泡囊肿表现为薄壁囊性病变，边界清楚。CT 呈低密度，MRI 呈 T_1WI 低信号、T_2WI 高信号。伴发出血时，CT 密度可增高，MRI 呈混杂信号。黄体囊肿囊壁较滤泡囊肿厚，MRI 呈 T_1WI 低或稍高信号、T_2WI 低或高信号（图 7-6-5）。增强检查囊壁呈明显强化。

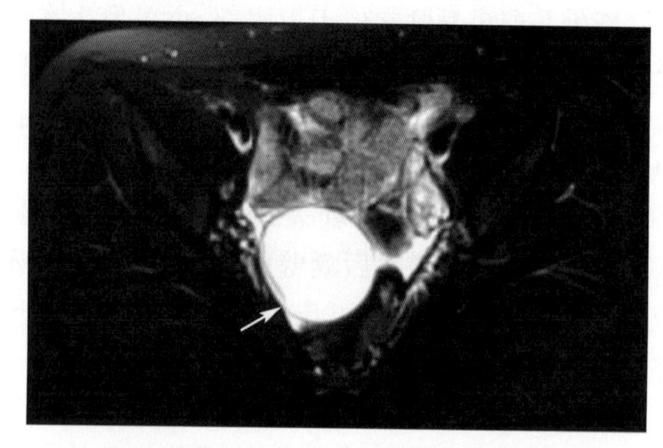

图 7-6-5 卵巢滤泡囊肿 MRI 表现
T_2WI 显示盆腔内偏右侧薄壁囊性占位，呈均匀高信号（箭头）

【诊断要点】

发育期女孩，发现卵巢囊性占位，随访中随月经周期而发生变化。

【鉴别诊断】

生理性卵巢囊肿需要与囊性畸胎瘤鉴别。畸胎瘤多数可见钙化和脂肪，易与囊肿鉴别。

（二）卵巢性索-间质肿瘤

【病理生理与临床表现】

性索-间质肿瘤包括来源于性索和间质细胞成分的肿瘤，性索成分主要有颗粒细胞和 Sertoli 细胞；间质成分主要有卵泡膜细胞、纤维（母）细胞、Leydig 细胞瘤。肿瘤经常呈混杂状态，包含两种或多种细胞成分。儿童性索-间质肿瘤占卵巢肿瘤的 10%，其中 75% 为颗粒-卵泡膜细胞肿瘤。

颗粒细胞瘤是儿童最常见的性索间质肿瘤，按照临床及病理学特点分为成年型和幼年型。幼年型只占颗粒细胞瘤的 5%，具有潜在的恶性生物学行为。其主要发生在青春期和 30 岁以下的女性，中位年龄为 7 岁，平均年龄约 13 岁。儿童患者主要表现为同性性早熟，与肿瘤分泌雌激素有关，内分泌症状的发生率为 61%。偶尔肿瘤可分泌雄激素引起男性化。还可伴发 Ollier 病和 Maffucci 综合征。

【影像学表现】

颗粒细胞瘤 CT 多表现为巨大实质性肿块，也可呈囊实性肿块（图 7-6-6A）。增强后实质部分呈不均匀强化（图 7-6-6B）。MRI 多呈 T_1WI 高低混杂信号，高信号与肿瘤出血有关。MRI T_2WI 表现为中等信号的实性成分伴散在多发小囊。因肿瘤常分泌雌激素，导致子宫增大、内膜增厚及内膜出血。

【诊断要点】

女孩性早熟或女性男性化，发现卵巢巨大实性或囊实性肿瘤，要考虑颗粒细胞瘤。

（三）卵巢上皮肿瘤

【病理生理与临床表现】

儿童卵巢上皮性肿瘤占卵巢肿瘤的 20%，发病率比成人低很多，恶性也少见。其中囊腺瘤占 80%，囊腺癌占 10%。

【影像学表现】

儿童浆液性囊腺瘤和黏液性囊腺瘤影像学表现与成人表现类似。浆液性囊腺瘤常为单囊，薄壁，囊内容物在 CT 上呈液性密度，MRI 上呈 T_1WI 低信号、T_2WI 高信号。囊壁光整，可伴有乳头状壁结节。黏液性囊腺瘤较浆液性囊腺瘤大，常为多囊，各囊内 MRI 信号常不一致。囊腺癌表现可与囊腺瘤类似，但是囊壁和分隔增厚或厚薄不均、伴有突出的壁结节或实性肿块需怀疑交界性肿瘤和囊腺癌。

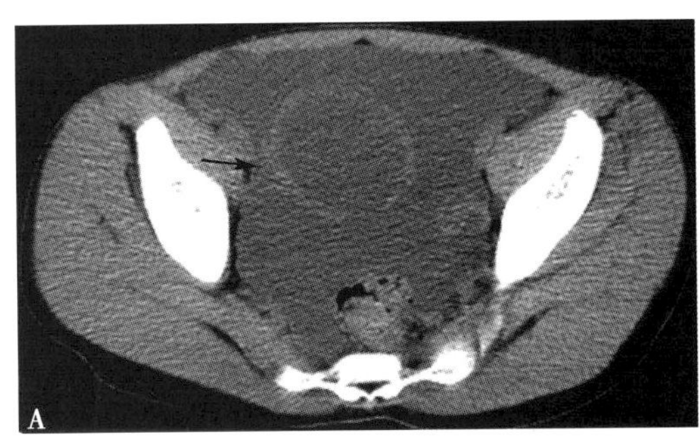

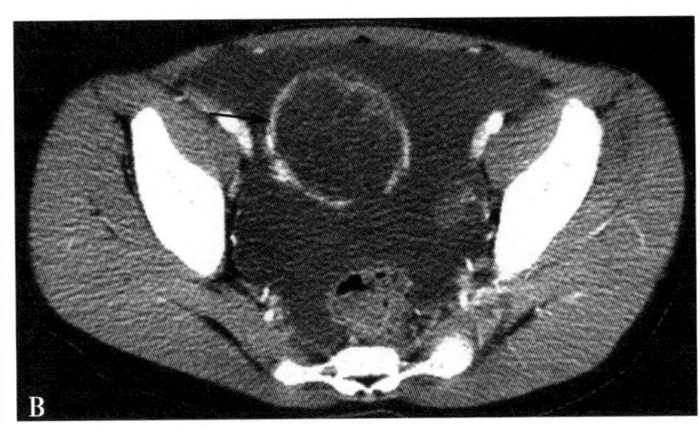

图 7-6-6 颗粒细胞瘤 CT 表现

A. CT 平扫示盆腔内巨大囊实性占位(箭头);B. CT 增强示该占位性病变实性部分显著强化(箭头)

【诊断要点】

发现卵巢单囊或多囊性占位,壁薄,可伴壁结节,应考虑囊腺瘤可能。

【鉴别诊断】

儿童最常见的卵巢肿瘤为生殖细胞瘤,占60%。生殖细胞瘤中70%为畸胎瘤,25%为无性细胞,5%为卵黄囊癌或内胚窦瘤。上皮性肿瘤占儿童卵巢肿瘤的20%,性索-间质肿瘤占10%。因此在诊断卵巢上皮性肿瘤和性索-间质肿瘤时,需要与常见的生殖细胞肿瘤鉴别。畸胎瘤多为良性肿瘤,典型表现为囊性肿块伴脂肪和钙化。恶性畸胎瘤多呈实性肿块,多数是双侧卵巢受累。无性细胞瘤属于低度恶性肿瘤,表现为巨大实性肿瘤,边界清晰光滑。内胚窦瘤属于恶性肿瘤,表现为实性或囊实性肿块,增强后显著强化。部分内胚窦瘤可分泌 HCG,导致性早熟。

【回顾与展望】

儿童不同病理类型的卵巢肿瘤与成人有明显不同。对于儿童患者,要充分认识到生殖细胞瘤的重要性。良性畸胎瘤尽管手术预后好,但是常常会因为伴发卵巢扭转而失去保留卵巢功能的机会。恶性生殖细胞肿瘤的术前分期对于临床治疗方案的选择至关重要。对于伴有性早熟的卵巢肿瘤,要充分评估肿瘤特征,结合临床生化指标,来判断肿瘤性质。

第七节 男性生殖系统疾病

一、隐睾畸形

【病理生理与临床表现】

隐睾(cryptorchidism)小儿泌尿生殖系最常见的先天畸形之一,也称睾丸下降不全或睾丸未降。临床表现为单侧或双侧阴囊内没有睾丸,以单侧为多,并以右侧隐睾为主(约占70%),但约15%为双侧隐睾。隐睾在早产儿约为7%,足月儿6个月时约为4%,至1岁时约为1%。

隐睾的发生是由于睾丸未能按正常发育过程从腹膜后下降至阴囊底部,可合并附睾和输精管畸形。隐睾的病理改变与睾丸先天发育情况、在异常位置停留时间和睾丸位置高低等因素有关。隐睾位置越高,组织病理改变发生越早,病变越严重;治疗越晚,病变越严重。隐睾在2岁以后将出现大体病理改变。成人隐睾曲细精管退行性变,几乎看不到正常精子。但是睾丸间质细胞受累轻,能分泌足够的雄性激素,维持男性性征和性生活能力。

隐睾根据病因、睾丸位置、睾丸发育情况有不同的分类方法,最常见的是按睾丸位置分为腹内型、腹股沟型、滑动型、阴囊高位和异位睾丸,其中腹股沟型隐睾在儿童最多见,占90%左右。

【影像学表现】

MRI T_2WI 抑脂序列可以有效地探测腹腔内隐睾,表现为均匀 T_2WI 高信号的圆形或椭圆形软组织影(图 7-7-1)。隐睾位置常常在从肾下极到腹股沟环外口的睾丸下降通路上。

【诊断要点】

隐睾症患儿的阴囊发育较小,阴囊内不能触到睾丸,因此诊断并不困难。对阴囊内摸不到睾丸者,首先使用超声作为筛选诊断,MRI 在高位隐睾的诊断中有相当的价值。

【鉴别诊断】

隐睾常合并鞘状突未闭,甚至腹股沟斜疝,突出至阴囊内的疝囊往往会误以为是睾丸,而忽略隐睾的诊断或延误嵌顿疝的诊断。

【回顾与展望】

超声是隐睾的首选检查方法。超声检查具有诊断率高,操作简便、无创的优势,可以同时检查有无肾积水、畸形、结石等其他泌尿系统病变。隐睾

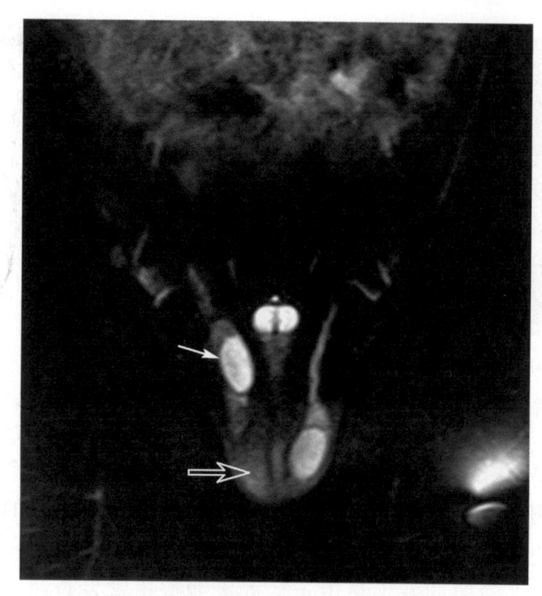

图 7-7-1 腹股沟型隐睾 MRI 表现

T_2WI 显示右侧腹股沟内睾丸呈均匀高信号(实心箭头),右侧阴囊内未见睾丸影像(空心箭头)

一般形态比正常睾丸小,但是回声和正常睾丸相似。

但是对于腹内型隐睾,超声诊断率不高。MRI 常常作为临床和超声的补充检查,提高腹内型隐睾的检出。CT 探测隐睾的能力远不如 MRI,而且有放射暴露危害,不做考虑。

儿童腹内有大量充气肠袢、血管结构和淋巴结,腹腔内和腹膜后脂肪组织较少,使探测隐睾的难度加大。影像学方法不能探测到隐睾并不能排除其存在,往往需要通过腹腔镜检查或者剖腹探查。

隐睾因长期留在腹腔内或腹股沟管里,受体内"高温"的影响,容易造成男性不育。另外,隐睾由于生长环境改变和发育障碍,可能会使睾丸细胞发生恶变。隐睾发生恶变的机会大约是正常位置睾丸的 30~50 倍。

男孩出生后一般通过常规检视阴囊,若发现睾丸位置异常,及时到医院就诊。若 2 岁前完成治疗且睾丸顺利下降到阴囊内者,对男性生育力无影响。如果治疗时间推迟,会对男性生育能力造成损害,同时发生睾丸恶性肿瘤的机会明显增高。

二、阴囊鞘膜积液

【病理生理与临床表现】

当睾丸下降时,腹膜随之向腹股沟管内突出形成鞘状突。鞘状突包绕睾丸,形成鞘膜和鞘膜腔。在正常情况下鞘状突闭塞萎缩成纤维索,仅留睾丸部鞘膜囊。若鞘状突闭塞出现异常,腹腔液体在鞘状突或鞘膜囊积聚,即为鞘膜积液(hydrocele)。

鞘膜积液可分为精索鞘膜积液(funicular hydrocele)和睾丸鞘膜积液(testicular hydrocele)。精索鞘膜积液是鞘状突的两端闭合,中间的精索鞘膜囊未闭合并由液体聚集其内而造成的。若腹腔液体积聚睾丸鞘膜腔,则为睾丸鞘膜积液。

鞘膜积液在临床上可见于儿童各年龄组。一般表现为腹股沟和(或)阴囊侧出现肿块,一般无明显大小变化。但如果未闭鞘状突口径较粗,晨起可见肿块缩小。新生儿鞘膜积液可发生在单侧或双侧,但在鞘状突闭塞过程中鞘膜积液会随之消失。

【影像学表现】

鞘膜积液的影像学检查首选超声,表现为无回声区,内未及血流信号。MRI 表现为阴囊内 T_1WI 低信号、T_2WI 高信号影,可延伸至腹股沟区(图 7-7-2)。

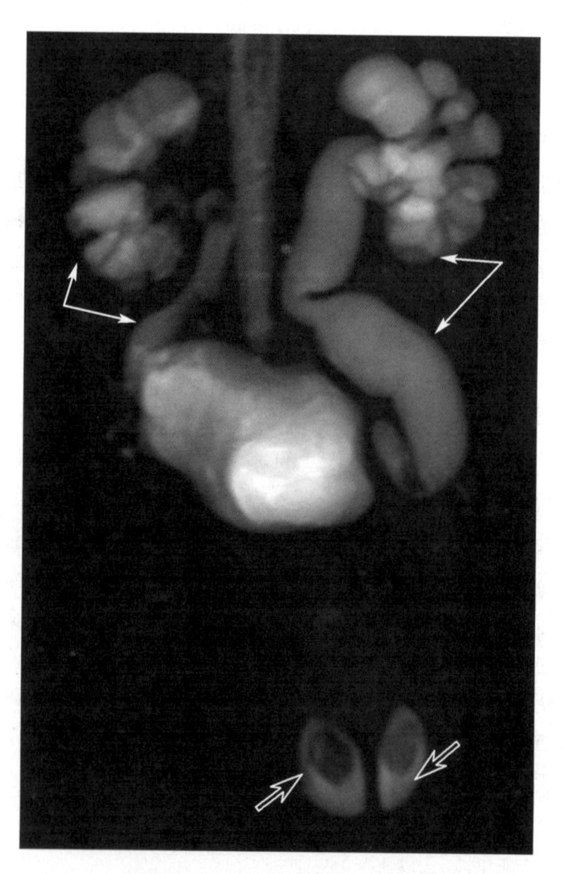

图 7-7-2 鞘膜积液 MRI 表现

T_2WI 显示双侧阴囊内睾丸周围均匀高信号液体(空心箭头),同时观察到双肾积水和输尿管扩张(实心箭头)

【诊断要点】

超声或 MRI 探测到腹股沟和(或)阴囊内液体

积聚，临床体检透光试验阳性。

【鉴别诊断】

1. 腹股沟斜疝　新生儿期，由于肠壁较薄，腹股沟疝的透光试验往往为弱阳性，可能会与鞘膜积液混淆，可行超声检查加以鉴别。

2. 睾丸占位　多为实质性占位，超声检查可以鉴别。

3. 隐睾　腹股沟区隐睾注意与体积小、张力较高精索鞘膜积液鉴别，可行超声检查。

【回顾与展望】

新生儿鞘膜积液随发育可能会消失。足月男婴睾丸鞘膜积液的发病率6%，大部分鞘膜积液在1岁前可自行吸收。随着年龄的增加，鞘状突未闭率逐渐下降，直至2岁左右。

鞘膜积液诊断以临床体检为主，不同类型的鞘膜积液需要鉴别的疾病不同。目前超声是协助其诊断的首选影像学方法。

三、男性真两性畸形

【病理生理与临床表现】

真两性畸形（true hermaphroditism）是指兼有睾丸和卵巢两种性腺，且兼有两性的外生殖器和第二性征的两性畸形。其核型60%为（46，XX），20%为（46，XY），其余为多种嵌合体。

真两性畸形的睾丸、卵巢或卵睾体通常在腹腔内。卵睾体是一种睾丸和卵泡的混合体。子宫常常是发育不全或双角型。腹股沟疝常见，其内包含有一个性腺和其导管，或是子宫。外生殖器的形态范围跨度较大，约75%两性畸形婴儿当作男孩抚育。到了青春期，会出现男性乳房发育。男性真两性畸形患者，会出现尿道下裂、阴囊分裂。

【影像学表现】

真两性畸形的典型影像学表现是同一个人拥有一个睾丸和卵巢，或者卵睾体。卵睾体是一种睾丸和卵泡的混合体，超声表现为卵巢和睾丸的外观结构。卵睾体型的性发育障碍总是能发现存在子宫。

在MRI T_2WI矢状位能观察是否存在子宫、子宫颈和阴道结构。卵巢呈T_1WI等信号或低信号，T_2WI呈高信号，可能出现在任何卵巢发育的路径上，或在腹股沟和阴囊区域。隐睾呈T_1WI低信号、T_2WI高信号，要在高位阴囊或腹股沟管内外等区域追踪。T_2WI还可观察前列腺或在尿道周围异常的前列腺组织，以及阴茎海绵体尾部或阴蒂等。

【诊断要点】

染色体组型异常，超声和（或）MRI观察到同时出现睾丸和卵巢组织，兼有两性的外生殖器和第二性征。

【鉴别诊断】

与真两性畸形需要鉴别的疾病包括男/女假两性畸形、雄激素受体缺乏症、性腺发育不全和XX男性综合征。男性假两性畸形性腺只有睾丸；雄激素受体缺乏症会出现闭经且患者对替代性雌激素治疗有效。性腺发育不全又称特纳综合征（Turner syndrome）。其性腺因发育不全而表现为典型的条纹状病变。患者大多X染色质阴性，其染色体核型为45X。XX男性综合征又称性倒错综合征、德·拉·沙佩勒综合征（de la Chapelle syndrome）。细胞核内可存在部分Y染色体，因此可能检测到男性性别决定基因*SRY*。患者表现为有小而硬的睾丸、女性型乳房、偏小或正常大小的阴茎及无精子症。

【回顾与展望】

真两性畸形需同时具有睾丸和卵巢，或卵睾体，而子宫常常是发育不良的。在性发育障碍中真两性畸形是有较大自由度选择社会性别。为减少/避免性发育障碍疾病的诊断延误，女性外观表型者有早期闭经表现需要进行腹股沟和会阴的超声检查，寻找睾丸/卵睾体。同时进行腹部超声检查，可能会发现肾缺如或苗勒管异常。男性外观表型者出现乳房发育和隐睾应进行腹盆部超声寻找有无女性内生殖器。

超声和MRI均有较高的诊断价值，超声检查是诊断真两性畸形的首选方法。国外有学者研究发现在性发育障碍疾病中超声诊断准确率稍高于MRI。产前诊断方法包括产前超声和羊水穿刺。

四、附睾睾丸炎

【病理生理与临床表现】

附睾睾丸炎（epididymo-orchitis）是指同时发生在附睾与睾丸的炎症，多数病例由附睾蔓延至睾丸。附睾炎多数由细菌感染，或病毒例如流行性腮腺炎引起。感染的危险因素包括上尿路感染、远端尿路梗阻、尿道插管等。感染通常是经输精管至附睾，约25%为两侧感染，约20%感染累及睾丸。严重者甚至进一步引起睾丸缺血坏死、阴囊内脓肿等并发症。主要临床表现包括发热、排尿困难、脓尿、白细胞计数增高。患侧阴囊肿胀，附睾和睾丸肿大，触痛明显。

【影像学表现】

超声是诊断附睾炎的主要检查方法，可以观察到附睾增大、鞘膜积液和阴囊壁增厚。多普勒超声可以观察到血流增加。睾丸受累表现为低回声。

CT可观察到患侧附睾和睾丸形态增大，精索增粗。相邻阴囊壁增厚，间隙模糊。增强后扫描，增大的附睾和睾丸可见不均匀强化，增粗的精索强化明显（图7-7-3）。

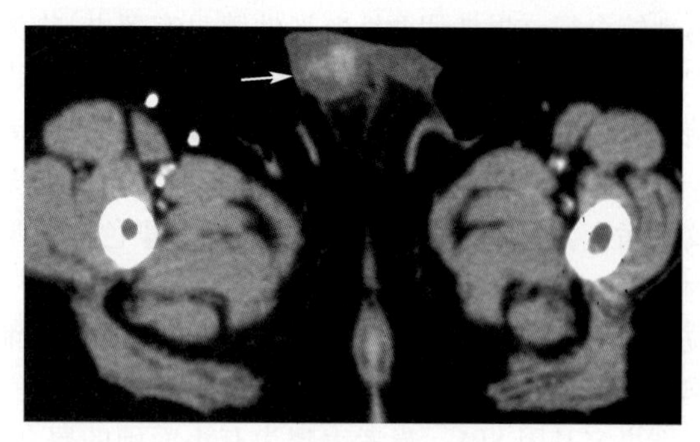

图7-7-3 附睾睾丸炎CT表现
右侧附睾睾丸不均匀显著强化（箭头）

MRI主要表现为患侧增大的睾丸T_2WI信号增高，T_1WI信号降低。睾丸内小叶间隔增厚，相邻阴囊壁水肿，伴鞘膜积液。

【诊断要点】

临床观察到患侧阴囊形态增大，红肿，皮温高，触痛明显；白细胞计数增高；超声、CT或MRI观察到附睾和睾丸形态增大，精索增粗，阴囊壁增厚，即可诊断。

【鉴别诊断】

1. 睾丸扭转 多发生于青春发育期前的儿童，发病初期一般无发热，主要表现为剧烈痛疼。睾丸扭转患者由于精索扭曲，使得精索缩短、增粗，睾丸上抬，有时可呈横位，使得附睾和睾丸相对位置发生变化，抬高阴囊后疼痛加重。影像学检查发现睾丸血流减少。

2. 腹股沟斜疝嵌顿 临床上表现为阴囊肿大、疼痛等，影像学检查阴囊内可见肠管。

3. 睾丸肿瘤 临床上增大的睾丸疼痛不明显，皮温不高。影像学发现睾丸增大或占位。

【回顾与展望】

附睾睾丸炎是阴囊内最常见的感染性疾病，应尽可能做到早期诊断、早期治疗。附睾睾丸炎临床症状较为典型，结合影像学和血常规检查，可以明确诊断。

附睾炎的感染病原菌和诱因在不同人群中不同。新生儿致病因素可能是先天畸形和细菌感染，14岁以下的儿童可能是尿液回流到射精管导致，而成年人中淋病淋球菌和沙眼衣原体是最常见的致病菌。

超声是诊断附睾睾丸炎首选检查方法。CT/MRI可补充检查，明确炎症范围。对于附睾炎的青春期儿童，要注意进一步行逆行尿路检查，可能会发现泌尿生殖系统畸形。

五、睾丸/附件扭转

【病理生理与临床表现】

睾丸/附件扭转包括睾丸扭转和睾丸附件扭转。睾丸扭转（testicular torsion）又称精索扭转（spermatic cord torsion），是由于精索沿纵轴旋转使睾丸血液循环发生障碍，继而引起睾丸缺血坏死。睾丸扭转根据不同部位可分为鞘膜内型和鞘膜外型两类。鞘膜外型好发于睾丸未下降的新生儿。鞘膜内型多见于11~18岁青少年，临床表现为突发性一侧阴囊内睾丸疼痛。睾丸附件扭转（testicular appendage torsion）多发生在6~12岁儿童，临床表现为可触及的睾丸上极的局部疼痛，临床上与单纯睾丸扭转难以鉴别。急性睾丸扭转需要紧急处理，保留睾丸活性。睾丸附件扭转根据病情可采取保守或手术治疗。

【影像学表现】

超声是诊断睾丸/附件扭转的主要方法。多普勒超声可以观察血流变化。极少数情况下需要CT或MRI检查帮助诊断。CT平扫表现为患侧睾丸体积增大，密度不均匀（图7-7-4）。增强扫描显示患侧睾丸周边环状强化和内部不均匀强化。睾丸发生部分坏死时CT平扫呈低密度，增强扫描无强化。病变早期MRI显示睾丸和附睾正常或肿大，信号无明显异常。病变进展若睾丸出血坏死MRI表现为睾丸信号不均匀，呈T_1WI高低混杂信号和T_2WI异常更高信号区。增强后睾丸强化程度减低，精索增粗伴强化程度减低。

【诊断要点】

临床急性阴囊疼痛和肿大；结合影像学表现睾丸增大、血流减少，诊断不难。

【鉴别诊断】

1. 附睾睾丸炎 临床表现阴囊疼痛，发热和肿胀，阴囊疼痛可以通过抬高阴囊而缓解，与睾丸扭转疼痛时改变体位无缓解有区别。影像学观察到睾丸血流增加。

2. 外伤性睾丸血肿 有外伤史。影像学观察到睾丸体积增大，超声回声强，或混杂不均。

【回顾与展望】

睾丸扭转临床并不少见，处理不及时易造成睾

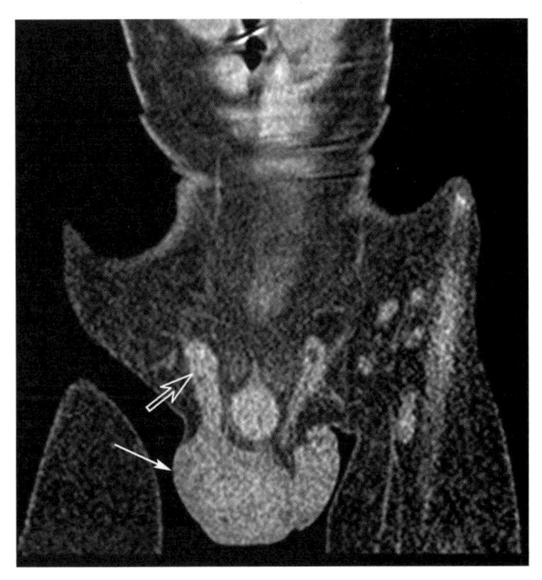

图 7-7-4 睾丸扭转 CT 表现

右侧睾丸显著增大(实心箭头),精索增粗(空心箭头)

丸缺血性坏死。超声诊断睾丸/附件扭转的研究报告目前仍具有价值。彩色多普勒超声(CDFI)可清楚显示睾丸/附睾及其血流灌注情况,病变侧睾丸血流减少或消失伴阻力指数增高是诊断睾丸扭转的敏感及可靠的指标,且具有简便、迅速、无创等优点。MRI 对于超声诊断不明确者,可以给予辅助诊断。MRI 高分辨率检查可有效弥补超声的不足,值得进一步研究,但是要注意 MRI 检查的时效性。

注意睾丸扭转、睾丸附件扭转在发病学、临床诊断和处理上的差异。

六、睾丸肿瘤

【病理生理与临床表现】

儿童原发性睾丸肿瘤(testicular tumor)并不常见,约占儿童恶性肿瘤的 1%~1.5%。组织学上分为生殖细胞源性肿瘤、生殖细胞与间质细胞肿瘤、和支持组织肿瘤(表 7-7-1)。其中生殖细胞源性肿瘤占 65%~75%,非生殖细胞源性肿瘤占 25%~30%。

表 7-7-1 儿童原发性睾丸肿瘤分类

分类	疾病
生殖细胞源性肿瘤	卵黄囊瘤、畸胎瘤、胚胎细胞癌、绒毛膜癌、精原细胞瘤
生殖细胞与间质细胞肿瘤	性腺母细胞瘤
性腺间质肿瘤	Sertoli 颗粒细胞瘤、Leydig 细胞瘤
支持组织肿瘤	纤维瘤、平滑肌瘤、血管瘤

儿童睾丸肿瘤发病年龄高峰约 2 岁,60% 发生于 2 岁前,其中 90% 是生殖细胞源性肿瘤。儿童睾丸肿瘤的临床症状和体征缺乏特异性,通常表现为无痛、质硬的阴囊肿块,只有合并睾丸扭转时才有疼痛。性腺间质瘤分泌雄激素时男性第二性征可提早出现,分泌雌激素时可出现男性乳房发育。血清学标志物的测定对于肿瘤良恶性的鉴别和手术后随访监测有无肿瘤复发颇有帮助,卵黄囊瘤和胚胎细胞癌的血清 AFP 显著升高,恶性畸胎瘤、绒毛膜癌的血清 HCG 明显升高。

继发性睾丸肿瘤在儿童睾丸肿瘤中的比例不足 1%,最常见的是白血病和淋巴瘤睾丸浸润。

【影像学表现】

MRI 上大多数睾丸肿瘤 T_1WI 信号与正常睾丸组织相仿,T_2WI 信号低于正常睾丸组织。出血、坏死、囊变、液化、钙化、脂肪成分均能导致肿块的密度或信号不均匀(图 7-7-5A)。畸胎瘤具有含钙化和脂肪的影像特征。增强后良性肿瘤多为轻度均匀强化,卵黄囊瘤等恶性肿瘤多为中重度不均匀强化(图 7-7-5B)。

淋巴瘤、白血病睾丸浸润多数累及两侧睾丸。MRI 表现为睾丸增大,呈局灶性或弥漫性病变,合并出血坏死时信号不均匀(图 7-7-6)。MRI 同时可观察到其他脏器的浸润。

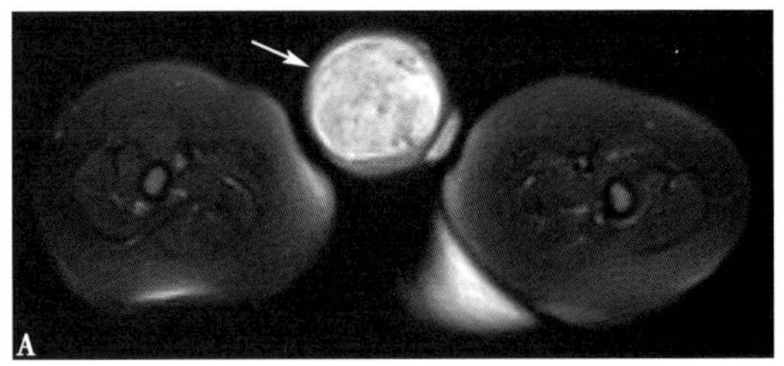

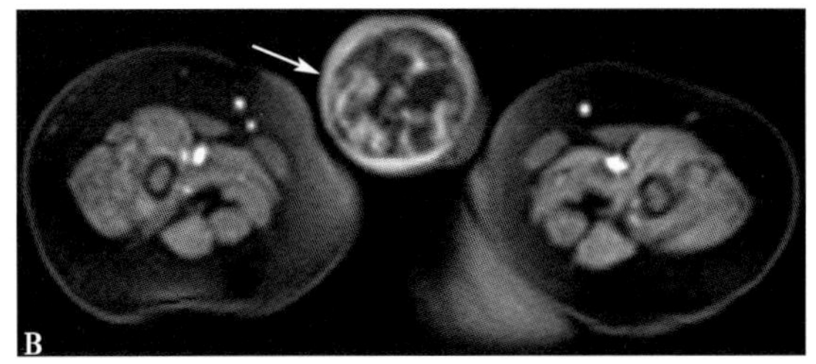

图 7-7-5 睾丸卵黄囊瘤 MRI 表现

A. T_2WI 示右侧睾丸占位,呈不均匀高信号(箭头);B. T_1WI 增强示右侧睾丸占位呈不均匀强化(箭头)

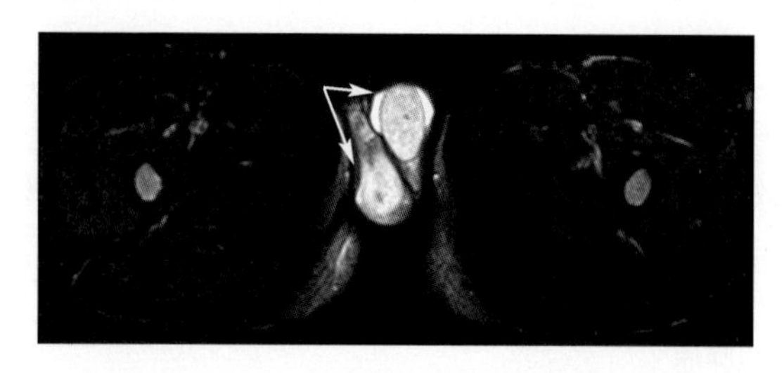

图 7-7-6 白血病双侧睾丸浸润 MRI 表现
T_2WI 显示双侧睾丸增大，呈不均匀高信号（箭头）

【诊断要点】

睾丸肿瘤的放射诊断主要依据肿块成分是囊性、实性和囊实性，肿块内有无钙化和脂肪，增强检查肿块强化程度。患者年龄、临床症状和血清标志物亦有重要的诊断价值。婴幼儿最常见的睾丸恶性肿瘤是卵黄囊瘤，年长儿童最常见的睾丸恶性肿瘤是恶性畸胎瘤和胚胎细胞癌。儿童最常见的睾丸良性肿瘤是成熟性和非成熟性畸胎瘤。结合影像表现、患者年龄、临床症状和血清标志物水平诊断不难。

【鉴别诊断】

1. 阴囊肿瘤　阴囊横纹肌肉瘤是最常见的睾丸旁恶性肿瘤，其有两个发病年龄高峰，分别是 2~4 岁和 15~17 岁。阴囊横纹肌肉瘤通常位于睾丸上方，若侵犯睾丸，则与睾丸恶性肿瘤很难鉴别。

2. 睾丸非肿瘤性病变　急性睾丸炎、睾丸出血、缺血或梗死起病急、变化快，临床症状和体征对于它们的诊断非常重要。肉芽肿性睾丸炎常因结核、梅毒、真菌或寄生虫感染引起，往往先累及附睾，再累及睾丸，单纯睾丸受累十分罕见。

【回顾与展望】

睾丸肿瘤的诊断依赖于临床病史、体检、血清标志物和影像学检查。超声简便、无创，准确性高，是诊断睾丸肿瘤首选的影像检查方法。在超声不能得出准确诊断的情况下，可进行 CT 和 MRI 扫描。对怀疑睾丸恶性肿瘤时，CT 和 MRI 更重要的价值在于探测其他脏器和淋巴结有无转移，为睾丸肿瘤进行分期，以便拟定合适的治疗方案。目前用得较多的肿瘤分期标准是美国癌症联合委员会推荐的 TNM 分期标准，该标准根据肿块在睾丸内的侵犯范围、局部和远处淋巴结有无受侵犯及受侵犯淋巴结的大小、远处脏器转移情况和血清标志物情况做出分期。CT 和 MRI 也是睾丸肿瘤患者术后随访的重要影像检查方法，可明确有无术后转移和评估放、化疗疗效。

（邵剑波　乔中伟　彭雪华）

第八章 骨骼肌肉系统

第一节 概 述

儿童骨骼肌肉系统疾病以先天性、代谢性、外伤性、炎症及肿瘤性病变为主。先天性疾病表现为骨骼发育畸形为主的临床综合征,此类疾病的诊断需要具备系统而全面的相关知识基础。诊断时必须仔细观察骺板、干骺端及骨骺,许多小儿疾病在这些生长较活跃部位显示有诊断价值的信息。干骺端有时可见许多平行于骺板的硬化线,称生长线,表示生长曾经一度停顿后又重新开始,见于小儿重病之后、接受多次化疗等情况。小儿关节周围韧带比骺板软骨坚韧,故外伤时,易引起骺板骨折。不同儿童骨骼肌肉疾病临床和影像表现比较相似,时常遇到炎症和肿瘤需要鉴别的临床问题,如尤因肉瘤有时会被误诊为骨髓炎,因此,需要我们更全面地了解临床和影像相关知识,提高诊断和鉴别诊断水平。对于影像表现不典型、诊断困难的病例,需“影像、病理、临床三结合”来帮助明确诊断。

儿童骨骼肌肉肿瘤具有一定的临床和影像学特点,2013 年 WHO 骨骼肌肉肿瘤病理分类在良性肿瘤和恶性肿瘤的基础上增加了中间型肿瘤(包括局部侵袭型和偶尔转移型),明确了对此类疾病的认识和诊疗规范,如局部侵袭型主要包括动脉瘤样骨囊肿、骨母细胞瘤、朗格汉斯细胞组织细胞增生症等,提示这些病变具有侵袭性生长的生物学特性,而软骨母细胞瘤则归类为偶尔转移型肿瘤,表明其具备潜在转移的特点。部分肿瘤具有明显的基因遗传学特征,这既是新分类的重要基础,也是重要的研究发展方向。此外,既往的肿瘤样病变被纳入了“未明确肿瘤性质的肿瘤”分类。

第二节 检查方法及适应证

儿童骨骼系统影像学检查主要包括 X 线、CT、MRI 等,这些检查方法在骨关节系统疾病中有各自的优势和不足,临床医师应熟悉和掌握各种疾病影像检查方法的适应证及不同检查方法的优势和限度,明确其适应范围、诊断能力和价值,选择最佳影像检查手段和流程。

一、X 线

X 线平片是小儿骨关节系统最常用的影像学检查方法。任何部位均需要拍摄正侧位片,如膝关节正侧位,某些特定部位可摄特殊功能位,如髋关节蛙式位,脊柱全长负重位、侧屈位等。当受体位限制或观察的需要,可选择加拍斜位、切线位、轴位等。拍摄照片前,常规应去除照片范围内体表的膏药、石膏或夹板等不透 X 线的遮盖物,以利于清晰显示病变。对不在照射野内的部位应进行遮挡,尤其是内分泌器官和性腺,应重点防护。四肢长骨摄片至少需要包括邻近的一个关节,同时应包括骨骼周围的软组织。如怀疑为正常变异或为未闭合骨骺时需加拍对侧进行比较。脊柱摄片时应包括邻近的脊椎,如拍摄腰椎应包括下部胸椎。

骨软骨发育障碍、代谢性及内分泌性骨病等常常多部位受累,需多骨摄片,如头颅正侧位片、脊柱正侧位、胸部、骨盆、四肢及双手正位片等。骨龄的判定常规行腕关节正位片,12~18 岁者则需加摄肘关节、肩关节、骨盆、膝关节和踝关节正位片。

二、CT 检查

X 线摄片检查后如需对病变部位进一步观察可行 CT 检查,其特别适用于骨骼早期、细微病变的显示,发现骨性关节面的早期破坏、关节内游离体、小骨折碎片等,可弥补 X 线平片影像重叠、软组织分辨率低的缺点。骨折外固定术后复查,由于石膏的遮挡,平片不能清晰显示骨折愈合情况,也可行 MDCT 检查。多层螺旋 CT 扫描后可根据临床需要进行二维、三维重建,如儿童脊柱侧弯术前 CT 扫描和重建可以确定侧弯类型、估测内固定钉的植入角度和深度等,对术前诊断和手术方案的制订有很大帮助。但是 CT 扫描的 X 线辐射剂量明显高于 X 线平片,因此应尽可能减少扫描次数并采用低剂量扫描方案,最大幅度减少患儿接受的辐射剂量。患儿被照射以外部位，尤其是甲状腺、性腺等需要屏蔽。

三、MRI检查

MRI具有良好的软组织分辨力，能清晰显示关节囊、韧带、滑膜、关节软骨、骨骺及软组织，且可以多方位、多序列成像，易于发现骨、关节和软组织病变，能准确显示病变的发生部位、确定病变范围，有利于病变的定位、定性诊断。MRI对软组织、软骨和滑膜病变的显示是CT所无法比拟的，对小儿骨骺及干骺端病变的显示优于X线和CT。此外，MRI对骨髓病变的显示非常敏感，可以发现局限于骨髓的早期病变。目前，MRI是软组织损伤、肿瘤、脉管畸形，软骨、骨骺、半月板、韧带和滑膜损伤，骨关节炎性病变的首选影像学检查方法。对儿童骨骺和骺板损伤、隐匿性骨折、疲劳骨折、复杂部位如脊柱骨折，MRI检查是平片和CT的重要补充，可显示微小骨折，骨折周围伴发的软组织、韧带损伤和脊髓损伤。对怀疑先天性髋关节发育不良的小婴儿或需手法复位的患儿应首选MRI检查，MRI可弥补X线平片无法观察未骨化的股骨头骨骺的不足，显示骨骺的位置及大小、确定关节内有无异常组织，避免复位失败。

MRI增强扫描可了解肿瘤的供血情况，对鉴别肿瘤与非肿瘤病变、判断良恶性有帮助。DWI能区分骨髓水肿及骨髓浸润性病变，能明确肿瘤的边界，区分肿瘤向周围组织的浸润与水肿的界限。MRA用于观察肿瘤的供血血管以及有无血管发育畸形，特别是四肢血管畸形。此外，T_2-map、超短TE等磁共振新技术对软骨等病变的显示和评估提供了定量化的指标，MRS等功能成像手段也有助于判断肿瘤的良恶性。

MRI不足之处是对细小钙化、骨化及骨皮质的显示不如X线平片和CT。MRI检查无电离辐射，更适合处于生长发育期的儿童，但MR检查的时间较长，小儿多需要镇静，于睡眠状态下进行检查。体内有金属异物或假肢的患者不宜行MRI检查。

此外，超声检查、数字减影血管造影、放射性核素检查、关节造影等，根据不同的病变也偶有应用。

第三节 胚胎发育、应用解剖及生理

一、胚胎发育

人体骨骼系统发生于胚胎的第4~5周，起源于中胚层的生骨节细胞和原位间充质细胞，这两种原始细胞是多态的、多能的，在一定区域的微环境和不同分化信号的作用下，可分化为成纤维细胞、成软骨细胞和成骨细胞，其中成纤维细胞形成网状组织、肌腱、韧带等。

人体骨骼的形成基本可归纳为两种方式，一种是软骨内成骨，即间充质先形成软骨雏形，在此基础上再骨化形成骨组织，如四肢骨、躯干、颅底骨和筛骨，首先在胎儿期形成原发骨化中心，不断吸收、重建形成原始骨髓腔、骨干骺端，多数长骨生后出现继发骨化中心，随着年龄增长，原发和继发骨化中心按照一定规律逐渐融合；另一种是膜内成骨，首先由间充质形成胚胎性结缔组织膜，再骨化形成骨组织，如颅盖骨和颅面骨。锁骨和下颌骨兼有两种形式的骨化。

二、应用解剖及生理

（一）四肢骨

四肢管状骨来自软骨内化骨，出生时骨干已完全骨化，而两端仍为软骨，称为骺软骨。随年龄增长，两端骺软骨内出现继发骨化中心或称二次骨化中心，股骨远端、肱骨、胫骨近端二次骨化中心出生时即有。继发骨化中心开始于骺软骨的中央并逐渐增大。骨化的骨干两端膨大，称为干骺端，大部分由松质骨组成，周边为薄层骨皮质。继发骨化中心与干骺端之间的软骨板称为骺板，骺板内具有可以不断增殖的软骨细胞，是骨的长度得以增加的基础(图8-3-1)。

儿童管状骨由骺、干骺端及骨干三部分组成。骺位于长骨两端或某些骨突部位(如股骨大粗隆和肱骨大结节)。骺完全为软骨时，X线上不能显示；当骺软骨内出现一个或几个继发骨化中心时，初期在X线上表现为一个或多个小点状骨化影；随年龄增长，继发骨化中心逐渐增大，并形成骨松质，其边缘也由不规则渐变为光整，最后与骨干愈合。X线平片上，骺板和骺线是干骺端与继发骨化中心之间的软骨的投影：儿童期显示为一较宽的透亮带，称骺板；随年龄增长，骺板逐渐变窄，表现为一透亮线，称为骺线。骨干外围为高密度骨皮质，中央为低密度髓腔。骨干两端增宽部为干骺端，其紧贴骺板处为一不规则的致密线影，称为先期钙化带或临时钙化带，其由骺板软骨内钙化的软骨基质和初级骨小梁所组成。

骨龄的估计：在骨的发育过程中，每一个骨的骺软骨内继发骨化中心出现时的年龄，以及骺与干骺端完全结合即骺线完全消失时的年龄，称为骨龄(bone age)。根据正常男女各骨骨化中心的出现和骺与干骺端结合时期的差别范围，可制定一个正常骨龄标准(图8-3-2)，一般而言，男性继发骨化中心

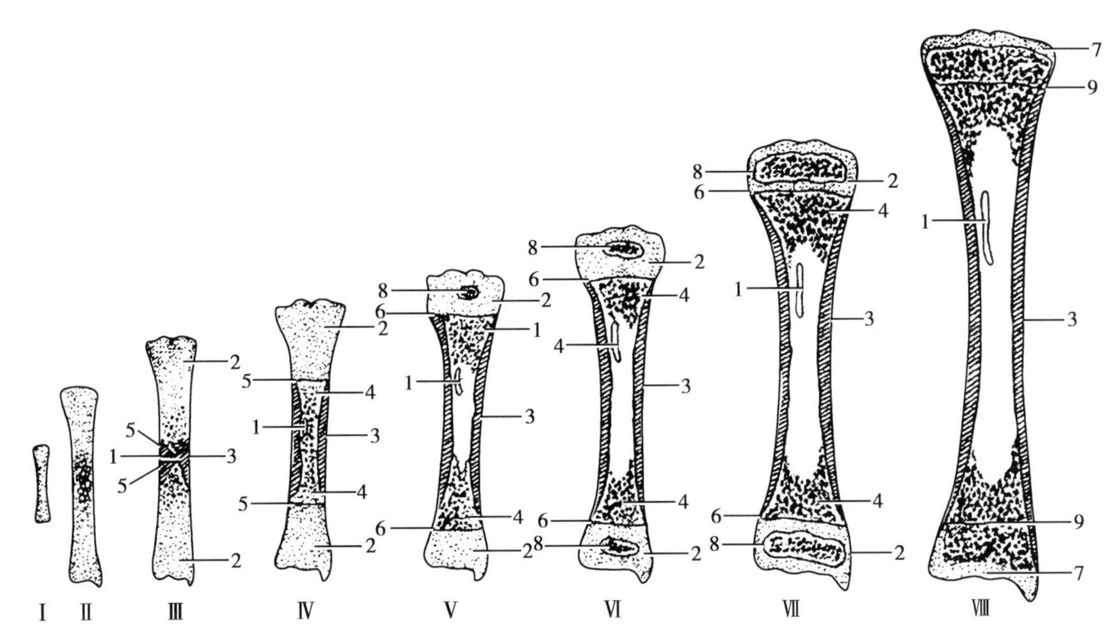

图 8-3-1　长骨发育的各个阶段示意图

Ⅰ. 原始软骨基；Ⅱ. 软骨细胞增大与软骨间质增加，形成原始骨化中心的前身；Ⅲ. 早期原始骨化中心中央部骨膜下骨形成，骨膜组织向软骨基侵入，形成通道即为营养管；Ⅳ. 骨化作用由骨干向两端伸展，同时中央部骨质吸收后变成髓腔；Ⅴ、Ⅵ、Ⅶ. 继发骨化中心形成的开始及其不断骨化；Ⅷ. 骺板骨化并与干骺端愈合，完成骨发育，有时可遗留一薄层横板，终生不消失；1. 营养管；2. 骨骺及骺软骨；3. 骨皮质；4. 骨松质；5、6. 临时钙化区；7. 关节软骨；8. 继发骨化中心；9 骨骺愈合遗留下的骨骺瘢痕

出现时间和骺与干骺端愈合时间皆晚于女性 1～2 岁。用这个标准估计骨的发育情况即骨龄判断，虽不够准确，但简便易行，为较多人采用。估计骨龄是为了解被检查者实际骨发育的年龄，并与正常儿童骨龄标准相对比。如果骨龄与被检查者实际年龄不符，且相差超出一定范围，提示骨发育过快或过迟，对某些疾病的诊断有一定的价值，如内分泌失调、营养障碍和发育异常等，了解儿童生长发育状态，预测未来身高，估计新生儿成熟度等有重要价值。骺与干骺端愈合的时间绝大多数是两侧对称的，通常投照左侧肢体。

腕手部和肘部是公认的观察骨发育和测定骨龄的主要部位，适合各年龄组，7 岁以下儿童可按骨骺出现部位推测其骨龄，14～25 岁期间，可据骨骺闭合情况推测骨龄。估计中间年龄组骨发育程度时，宜加照足部和膝部像。在肘关节，8 岁后宜加照侧位，观察尺骨鹰嘴骨；在膝部，2～5 岁时，宜加照侧位观察髌骨；在足部，5～12 岁及 14～18 岁宜加照侧位观察跟骨骨骺；其他关节仅用正位即可。

（二）脊椎

为了适应人体生理功能的需要，脊柱在矢状面存在一定的曲度，从出生到成年脊柱曲度是不断变化的。生后每个脊椎包括三个骨化中心，椎体一个，两侧椎弓各一个，在 2 岁以内，椎弓内的两个骨化中心向后方中线伸展而逐渐融合，形成骨性椎弓，如未融合则形成脊柱裂等病变。椎弓联合始于腰椎，而后逐渐向上延及胸椎及颈椎。3～6 岁椎体内原发骨化中心与两侧椎弓的骨化中心逐渐融合。10 岁左右，椎体上下面骨骺环软骨内各出现一个二次化骨中心，至 18 岁与椎体联合，形成椎体上下面的边缘。约于 16 岁时，又出现 7 个化骨中心，即两侧横突尖部、棘突先端、上下关节突各一个化骨中心，这些化骨中心约于 25 岁和其余骨部联合。

第四节　骨先天性畸形

一、四肢骨畸形

（一）发育性髋关节发育不良

【病理生理与临床表现】

发育性髋关节发育不良（developmental dysplasia of the hip，DDH）：又称先天性髋关节脱位（congenital dislocation of the hip，CHD），为髋臼与股骨头失去正常对位关系，导致两者及周围软组织发育不良。主要病理改变为髋臼发育不良，髋臼窝内充填脂肪纤维组织，肱骨头韧带肥大，关节囊松弛，

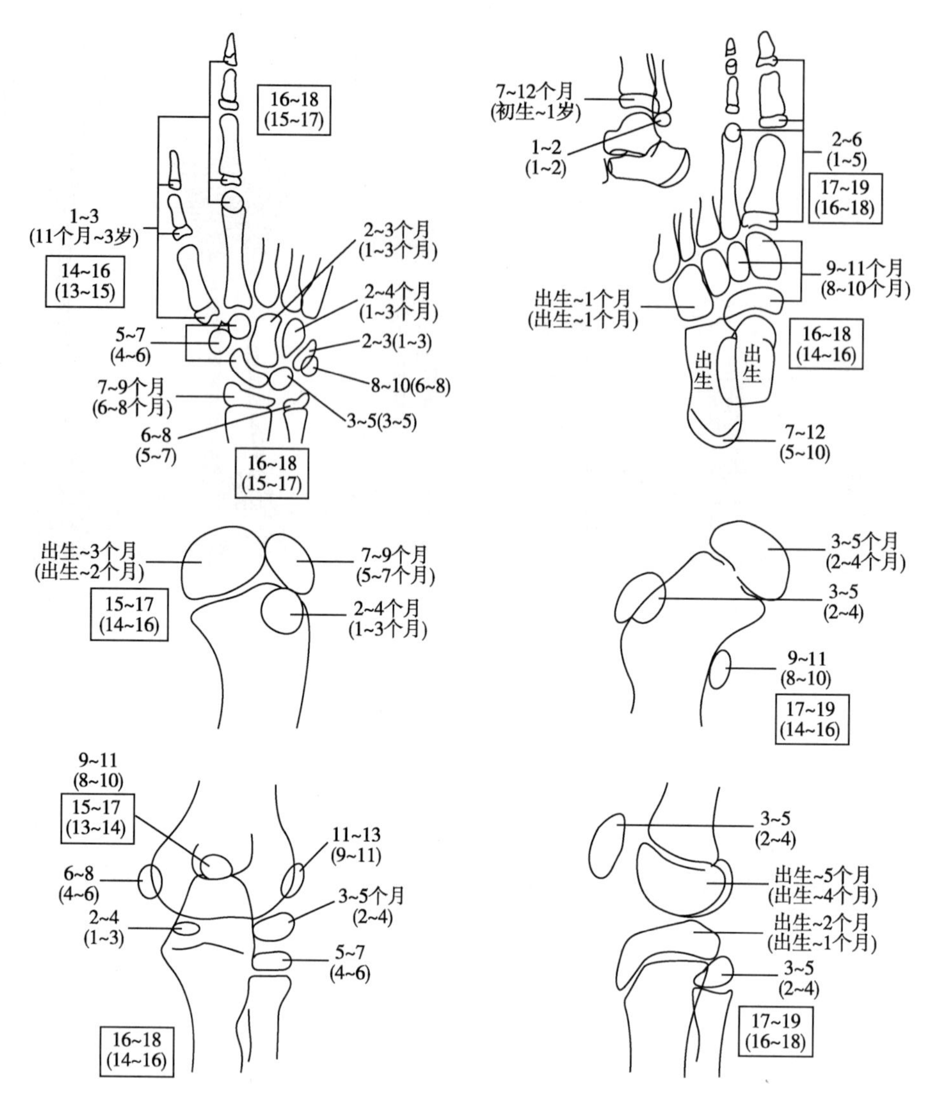

图 8-3-2 中国人四肢骨龄标准
方格外数字为最早出现年龄到最迟出现年龄之范围，格内数字为骨骺与干骺端完全联合年龄之正常范围，括号内数字为女性资料

股骨前倾角增大，股骨头骨骺小等。女性发病率高（女∶男=5∶1），多单侧发病，左侧多见，双侧髋关节发育不良者多有家族史。

临床表现为新生儿期即可发现腹股沟皮肤皱纹不对称，患侧臀纹升高或较多，双侧肢体不等长；开始行走后，单侧脱位出现跛行，双侧脱位患儿腰部生理前突加大，步态摇摆呈鸭步。患肢短缩，臀纹加深，会阴部加宽。股骨头凸出，髋外展受限，Trendelenberg 征阳性，牵拉推送患肢，股骨头可如“打气筒”样上下移动。

根据股骨头和髋臼的关系，Dunn 将本病分为三级：Ⅰ级，又称先天性髋关节发育不良，仅显示股骨头骨骺略向外移和髋臼变浅；Ⅱ级，又称先天性髋关节半脱位，指股骨头向外上移位，但仍与髋臼外上缘形成关节，Shenton 线不连续，髋臼浅；Ⅲ级，髋关节完全脱位，关节囊被嵌于头臼之间，股骨头与髂骨翼形成假关节。

【影像学表现】

X 线：常规摄取双髋正位片和双髋关节外展位片。

髋臼形态：①轻者仅髋臼角稍大（正常新生儿髋臼角 30°~33°，1 岁小儿 23°，2~3 岁 20°）；②较严重患儿髋臼角可增至 50°~60°，致髋臼顶发育不良呈斜坡状，髋臼窝平浅宽大；③完全性脱臼者，股骨与髋臼顶之外上方髂骨出现假关节。

股骨近端（股骨头骨化之前）：主要根据股骨近端位置来判断，两下肢外展 45°并外旋双髋摄片，观察股骨中轴延长线两侧是否对称，如超过髋臼外上角在骶髂关节平面以上与脊柱相交应考虑髋关节脱位。正位投照时则可利用 Higenreiner 方法，测量髋臼角，分别比较两侧股骨近端至 Y 形软骨、Higenreiner 线之距离。

股骨近端（股骨头骨化之后）：常用 Perkin 四方格；正常股骨头位于内下象限；早期脱臼股骨头外移至外下象限；完全性脱臼时，股骨头常在外上象限内。Shenton 线和外侧线的连续性、C-E 角的大小也可作为判断脱位的标志（图 8-4-1）。

股骨颈前倾角：正常新生儿前倾角为 30°～50°，以后逐渐变小，至 6～12 岁时约 20°。先天性髋脱位时前倾角增大，甚至达 90°。前倾角增大常为手法复位失败原因之一。

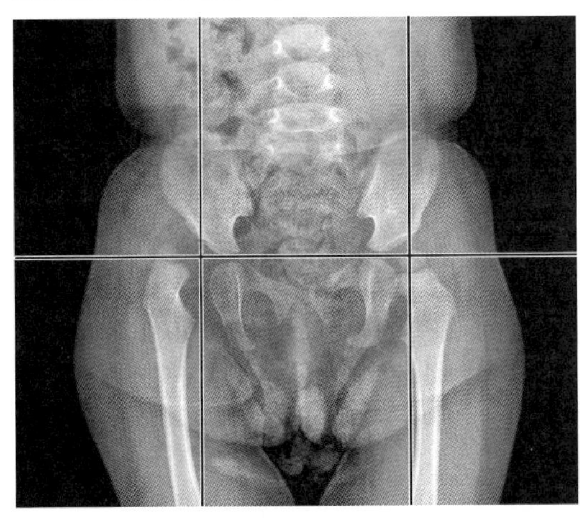

图 8-4-1 发育性髋关节发育不良 X 线表现
女，4 岁。双髋关节正位 X 线片，示右侧股骨头位于 Perkin 四方格的外上象限，股骨头骨骺较小，髋臼角增大，股骨近端至 Y 形软骨、Higenreiner 线之间距离增大，外侧线及 Shenton 线不连续

CT：在显示髋关节发育情况和软组织改变等方面较普通 X 线敏感。多层螺旋 CT 三维后处理技术可以对髋关节进行轴面、冠状面、矢状面及任意角度观察，以评价髋臼发育情况，显示髋臼前倾角增大，髋臼深度和宽度变小，头臼球面关系失常。CT 可精确测量股骨前倾角，还可观察到髂腰肌肌腱及关节囊挛缩、圆韧带增厚、纤维脂肪垫肥厚等。

三维重组图像显示髋臼的发育不良程度，更加精确的了解头臼关系，对术者选择适当的治疗方案及手术入路，纠正股骨前倾角及髋臼指数具有指导作用。

MRI：具有多平面成像及良好软组织对比的特点，是本病理想的影像检查方法。可清晰显示股骨头骨骺软骨及二次骨化中心发育情况，股骨头软骨部分呈中等信号，二次骨化中心呈短 T_1、长 T_2 信号，先天性髋关节脱位时，股骨头向外上移位，可与髂骨形成假关节，股骨头软骨部分及骨骺发育均较小，外形可不规则。正常髋臼盂缘纤维软骨在 T_1WI 和 T_2WI 表现为覆盖于髋臼边缘的三角形低信号区，与髋臼高信号关节软骨分界清晰。关节脱位时髋臼小而浅，关节盂缘增生肥大并嵌于股骨头和髋臼之间。股骨头圆韧带肥大，连于股骨头凹和髋臼窝之间。轴面可见类圆形髂腰肌肌腱嵌顿于髋臼和脱位的股骨头之间。髋关节周围肌肉萎缩，股骨发育细小，坐骨、耻骨及髂骨翼亦小于健侧。MRI 可早期显示 DDH 的并发症，如股骨头缺血性坏死或关节积液等。

【诊断要点】

腹股沟皮肤褶皱和（或）臀纹不对称、步态摇摆；髋臼角增大；股骨近端至 Y 形软骨、Higenreiner 线之距离两侧不对称；Shenton 线和外侧线连续性中断；股骨头不位于 Perkin 四方格内下象限；前倾角增大；肱骨头韧带肥厚、关节囊松弛等。股骨头骨骺出现之前本病主要依靠超声检查，6 月以内婴儿超声可较好的评价髋关节发育情况，直接显示软骨形态，并且可动态显示手法加压时髋关节的变化。超声评价髋臼发育情况的测量指标主要有 α 角、β 角和股骨头骨性髋臼覆盖率。超声检查为婴儿早期筛查主要手段。股骨头骨骺出现后 X 线检查更为方便可靠。

【鉴别诊断】

本病主要与婴幼儿化脓性关节炎鉴别，后者可于关节骨质破坏之前出现髋关节脱位，但两侧髋臼形态对称，髋关节软组织肿胀，关节积脓是其主要不同之处。

产伤及其他外伤所致的髋关节脱位，多伴有髋关节周围软组织的水肿，典型影像学表现结合临床病史一般可鉴别。由脑瘫或截瘫引起髋脱位者髋臼小但形态正常，髋臼角正常。

【回顾与展望】

目前 X 线平片仍为诊断 DDH 的主要方法，对观察髋臼发育不良、髋关节脱位及术后的复位和修复情况具有很高的敏感性。DDH 患者需手术治疗者，应纠正股骨前倾角，术前 CT 可较精确的测量股骨前倾角，对复杂脱位或术后评价有帮助。

MRI 的应用研究是目前对 DDH 研究热点。MRI 可显示髋臼软骨，有研究表明，测量软骨性髋臼指数和髋臼覆盖率，可真实反映髋臼与股骨头的包容关系，准确评价髋臼的发育情况。髋臼盂缘纤维软骨在 T_1WI 和 T_2WI 表现为覆盖于髋臼边缘的三角形低信号区，与髋臼高信号关节软骨分界清晰。盂唇角为盂唇与髋臼的夹角，DDH 患者盂唇角会增大，在内收或外展时，患侧的盂唇角动度明显大于健侧，其盂唇角度的变化可以反映受损盂唇的弹性，研究认为盂唇角度对于同心圆复位成功与否有重要作用。

MRI 对石膏固定患者仍可进行检查，患者被置于特制的“十”字形检查床上，以适应“十”字石膏固定患者，在开放性 MRI 设备旁，手术者可直接接触患者，方便对患者进行复位和固定操作。利用快速成像序列，如快速梯度回波（FGR）和平面回波序列（EPI），可进行适时动态成像采集，采用薄层横断面扫描，还可重建冠状位和矢状位影像，对复位过程进行指导。DDH 闭合复位术后，MRI 对显示阻碍复位的软组织异常优于 CT。对成功复位的主要内部障碍是股骨头和髋臼的形态、盂唇倒置、圆韧带和横韧带肥厚；主要外部障碍为髂腰肌内陷、旋外肌和内收肌短，关节囊与髂骨粘连。MRI 可见显示股骨头复位情况及软组织结构信号异常。增强检查可显示复位后股骨头血运情况，评估缺血坏死的风险。

（二）先天性马蹄内翻足

【病理生理与临床表现】

先天性马蹄内翻足（congenital talipes equinovarus）为最常见的足部畸形。多数患儿生后即有畸形，开始走路之后愈加明显，表现为前足下垂、内收内翻，足内侧凹处皮肤褶皱深，跟骨上提并内翻，踝关节后面形成深沟，距骨头的足背外侧缘明显突出。患儿用足尖或足外缘甚至足背行走，步态不稳。

【影像学表现】

X 线：①正位示距骨纵轴线远离第 1 跖骨，跟骨纵轴线与距骨纵轴线交角变小（婴幼儿 30°~50°，大于 5 岁者约 30°），严重内翻时两线重叠并指向第 4、5 跖骨外侧；②跟骨短宽，内翻并向上后方移位与胫骨后缘接近；③侧位片示距骨长轴线与跟骨长轴线交角减小（正常 25°~50°）；④足舟骨短宽或骨化延迟，足舟骨及骰骨内移；⑤跖骨近端相互靠拢重叠，第 1 跖骨短小，第 5 跖骨肥大（图 8-4-2）。

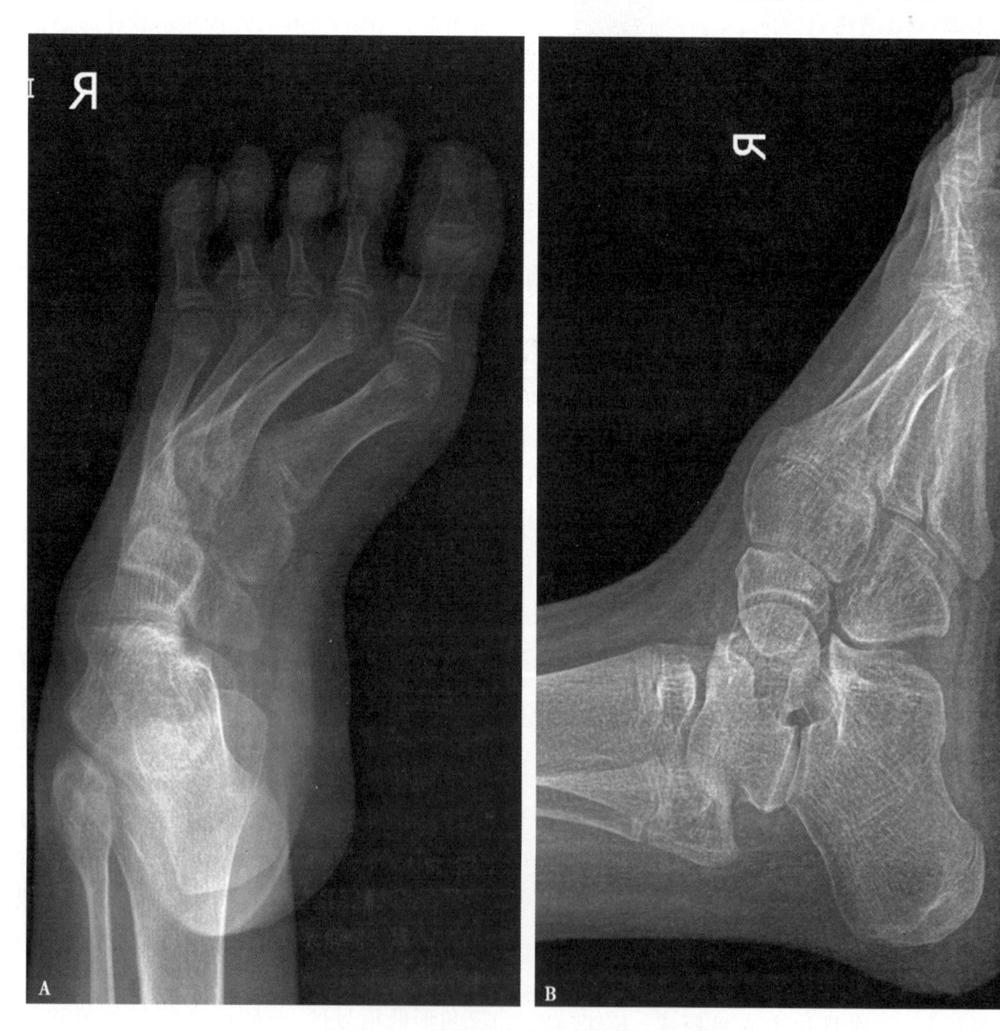

图 8-4-2 先天性马蹄内翻足 X 线表现

男，13 岁。A. 右足正位片，右前足及跟骨内翻，足内侧凹加深，距骨纵轴线远离第 1 跖骨，跟骨纵轴线与距骨纵轴线交角变小，跖骨近端相互靠拢；B. 右足侧位片，前足略下垂，距骨略扁

【诊断要点】

前足下垂、内收内翻，跟骨上提并内翻；患儿用足尖或足外缘甚至足背行走；正位片示跟骨纵轴线与距骨纵轴线交角变小、侧位片示距骨长轴线与跟骨长轴线交角减小；跖骨近端靠拢重叠，第1跖骨短小，第5跖骨肥大。

（三）扁平足

【病理生理与临床表现】

扁平足（flat foot）指先天性或姿态性导致足弓低平，足部软组织松弛，跟骨外翻等畸形，又称外翻足。先天性致病因素有足副舟骨、足舟骨结节过大，胫后肌附着处软弱；第1跖骨较短；足跗骨间软骨性或纤维性联合等。后天性因素有双足长期负重站立；长期卧床；穿鞋不当，鞋跟过高；足部骨病；脊髓灰质炎后遗扁平足等。早期症状为踝关节前内侧疼痛，长时站立或步行加重，休息后缓解。白粉染纸及足印检查示足底纵弓空缺部分消失。

【影像学表现】

X线：跟骨外翻、前部下降，跟骨上部与胫骨下端接近；距骨头下降、指向足底；足舟骨、楔骨及骰骨均下降；负重侧位片示距骨长轴线与跟骨长轴线交角增大（正常25°～50°），12岁以后距跟骨桥形成，距骨长轴线与第1跖骨长轴线不一致；负重侧位片示足内弓（正常130°以下）和足外弓（正常150°以下）角度增大（图8-4-3）。

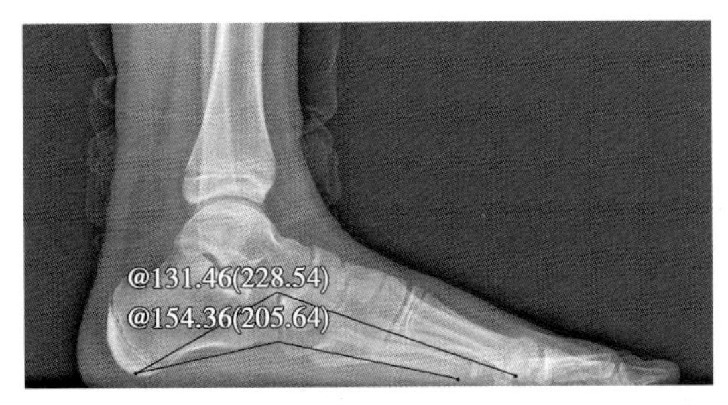

图8-4-3　扁平足X线表现
女，12岁。左足负重侧位X线片，左足内弓（131°）和足外弓（正常154°）角度增大

【诊断要点】

长时站立或步行加重，休息后缓解；负重侧位片示距骨长轴线与跟骨长轴线交角增大、足内弓和足外弓角度增大。

（四）先天性高肩胛症

【病理生理与临床表现】

先天性高肩胛症（congenital elevated scapula）为胚胎时期肩胛骨自颈部下降障碍导致的畸形，又称Sprengel畸形。单侧多见，双侧约占10%。临床表现为患侧上肢活动受限。

【影像学表现】

X线：肩胛骨位置较高，上界超过第7颈椎水平。肩胛骨短小，下角内旋，肩胛骨内侧可借骨、软骨或纤维组织与颈椎相连（图8-4-4）。多数病例合并颈胸椎畸形及肋骨畸形。本病亦常见于Klippel-Feil综合征。

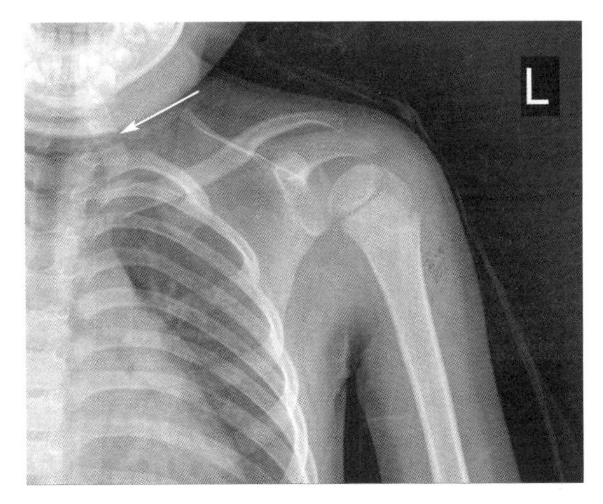

图8-4-4　先天性高肩胛症X线表现
男，5岁。左肩关节正位X线片，左侧肩胛骨上缘达第6颈椎水平，肩胛骨内侧借肩椎骨（箭头）与第5颈椎相连

【诊断要点】

患侧上肢活动受限；肩胛骨上界超过第7颈椎水平；肩胛骨短小、内侧与颈椎相连。

（五）先天性桡骨头脱位

【病理生理与临床表现】

先天性桡骨头脱位（congenital dislocation of head of radius）较罕见，脱位方向可向后、向前或向外。本病主要表现为双侧肘部不对称，伸或屈肘关节略受限并可出现弹响，可有前臂外旋困难。

【影像学表现】

X线：桡骨头较小，呈圆顶状，可伴肱骨小头发育不全；侧位片示桡骨纵轴线与肱骨小头不交叉（图8-4-5），桡骨颈可与肱骨小头形成关节、接触部位可出现压迹。

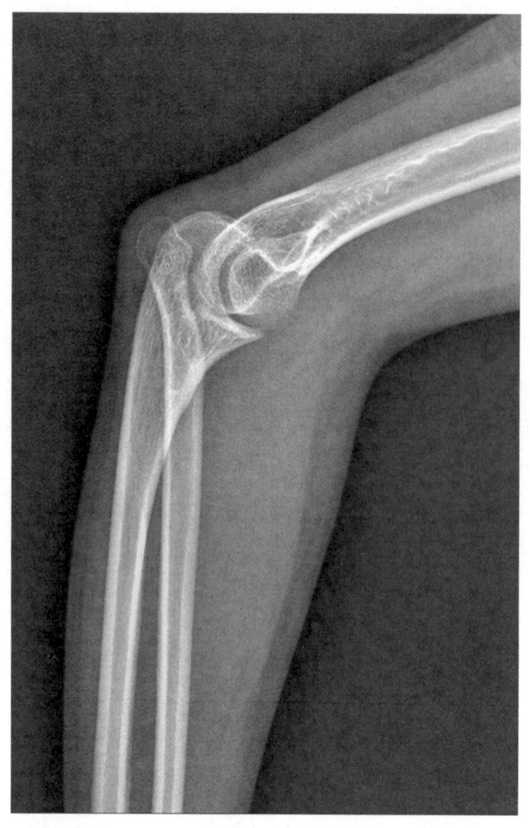

图 8-4-5 先天性桡骨头脱位 X 线表现
女，17 岁。右肘关节侧位 X 线片，右侧桡骨头呈圆顶状、向背侧移位，桡骨纵轴线与肱骨小头不交叉

【诊断要点】

双侧肘部不对称；桡骨头较小，呈圆顶状；侧位片示桡骨纵轴线与肱骨小头不交叉。

【鉴别诊断】

本病主要与外伤性桡骨头脱位鉴别，后者桡骨头及肱骨小头发育正常。

（六）先天性尺桡骨融合

【病理生理与临床表现】

先天性尺桡骨融合（congenital radioulnar synostosis）是一种罕见的先天性骨发育畸形，常表现为桡骨和尺骨近端融合，远端融合极为罕见。双侧多于单侧，男女发病率无差别。该病具有家族遗传性，目前认为是常染色体显性遗传。其病因主要是胚胎发育过程中起源于同一中胚层组织的尺桡骨软骨块纵向分离障碍。本病可分为两种类型：Ⅰ型为骨性融合，两骨间髓腔相通，桡骨较尺骨长，桡骨干前凸；Ⅱ型为软骨性或纤维性连接，桡骨形态相对正常，常伴桡骨头前脱位或后脱位。患儿常表现为前臂旋转功能障碍。

【影像学表现】

X 线：多数表现为尺桡骨近端骨性融合，髓腔相通，桡骨较尺骨长，桡骨干前凸，桡骨头发育不良，可伴桡骨头脱位（图 8-4-6）；少数呈软骨性或纤维性连接，桡骨形态相对正常，常伴桡骨头前脱位或后脱位。

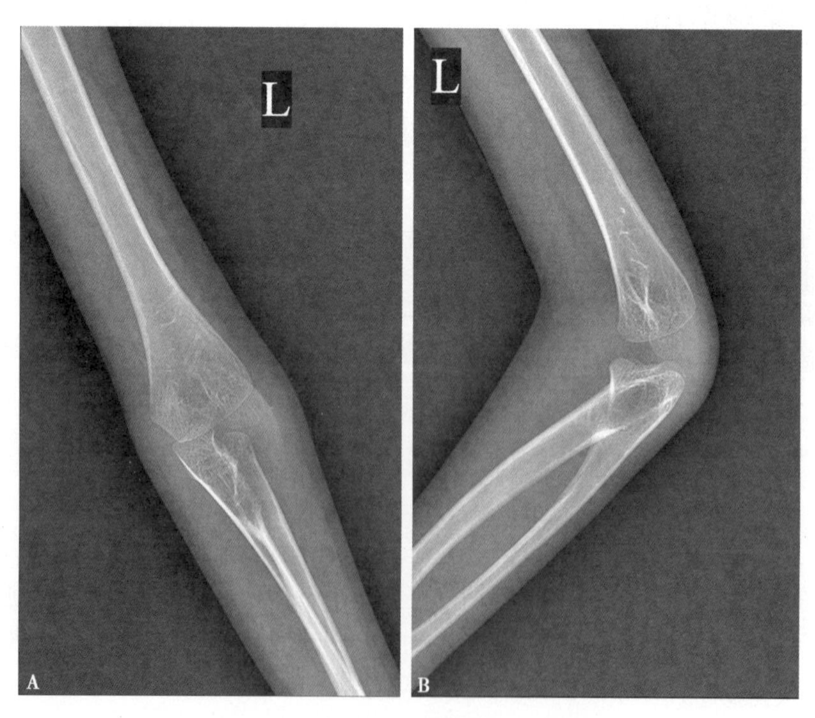

图 8-4-6 先天性尺桡骨融合 X 线表现
男，9 岁。左肘关节正、侧位片，左侧尺桡骨近端骨性融合，髓腔相通；左桡骨较尺骨长，桡骨干前凸，桡骨头呈圆顶状、向后脱位

【诊断要点】

前臂旋转功能障碍；尺桡骨近端骨性融合，髓腔相通；少数呈软骨性或纤维性连接，桡骨形态相对正常。

（七）盘状半月板

【病理生理与临床表现】

盘状半月板（discoid meniscus）指半月板呈薄饼状改变，是一种先天性发育异常。为年长儿童膝关节疼痛、关节弹响、关节绞锁原因之一。多见于外侧半月板，可双侧发病。

【影像学表现】

X 线：膝关节一侧关节间隙增宽、对应股骨髁较小，部分病例可无阳性发现。

MRI：半月板正中冠状面左右径大于 13mm（正常 5～13mm），半月板前后角在 4～5mm 层厚的矢状面上连续 3 层相连，完全性盘状半月板呈薄饼状，常伴发半月板撕裂，可伴半月板囊肿（图 8-4-7）。

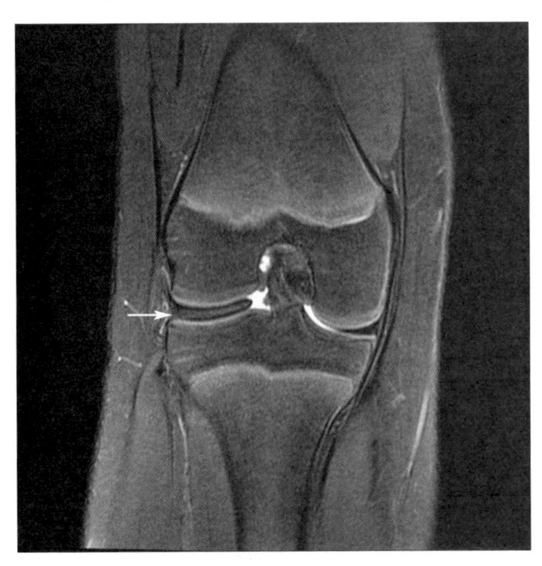

图 8-4-7 盘状半月板 MRI 表现
女，10 岁。右膝冠状面脂肪抑制 T2WI，右膝外侧半月板呈盘状，正中冠状面左右径大于 13mm，其内见水平线状撕裂口（箭头）

【诊断要点】

膝关节一侧关节间隙增宽；半月板正中冠状面左右径大于 13mm；半月板前后角在 4～5mm 层厚的矢状面上连续 3 层相连。MRI 冠状位和矢状位观察膝关节盘状半月板、半月板损伤效果明显优于膝关节造影，目前已取代膝关节造影成为主要的检查方法。

（八）先天性胫骨假关节

【病理生理与临床表现】

先天性胫骨假关节（congenital pseudoarthrosis of tibia）是一种罕见的纤维-骨性病变，其特征为胫骨节段性发育异常伴前弓畸形、病理性骨折和骨不连接。本病好发于胫骨中下 1/3 交界处，常 3 岁以前发病，单侧多见。临床常表现为小腿中下 1/3 处前弓畸形，患肢缩短。部分患者合并神经纤维瘤病。

【影像学表现】

X 线：初期胫骨中下段局部结构异常、密度减低，略前凸，凹面骨皮质增厚，骨髓腔可变窄；继发骨折后断端不连续，无明显骨痂形成；此后断端之间骨质吸收，断端变尖、髓腔变窄甚至消失，部分形成杵-臼状假关节，常向前成角（图 8-4-8）。腓骨可正常或出现类似胫骨的改变。

MRI：在假关节形态和软组织毗邻方面能提供更多信息，有助于术前切除边界的精确规划；MRI 可发现深部软组织神经纤维瘤。

【诊断要点】

胫骨中下 1/3 交界处前弓，凹面骨皮质增厚，骨髓腔狭窄；胫骨中下 1/3 交界处骨折后不愈合，断端之间骨髓腔消失。X 线检查即可做出诊断，MRI 检查有助于术前切除边界的规划及深部软组织神经纤维瘤的发现，可作为一种补充。

（九）指（趾）骨畸形

【病理生理与临床表现】

并指（趾）畸形（syndactylism）为遗传性疾病，是手足部最常见的畸形，表现为两个或两个以上手指（足趾）融合在一起，常发生于第 3、4 指（趾）之间，拇指（踇趾）很少受累。

多指（趾）畸形（polydactyly）较常见，为遗传性疾病，常伴并指（趾）、短指（趾）及其他畸形。

【影像学表现】

并指（趾）畸形 X 线表现：①软组织型表现为单纯软组织融合，又称蹼样指（趾）；②骨性融合型除软组织融合外尚有指（趾）骨部分或完全性融合。

多指（趾）畸形 X 线表现：①软组织型表现为单纯的赘生软组织；②多生指（趾）型最多见，表现为多生指（趾）内有指（趾）骨，节数不等，并与掌（跖）骨形成关节，相应掌（跖）骨呈分叉状或角状畸形（图 8-4-9）；③多指（趾）型表现为正常掌（跖）骨或指（趾）骨上长出两指（趾）。

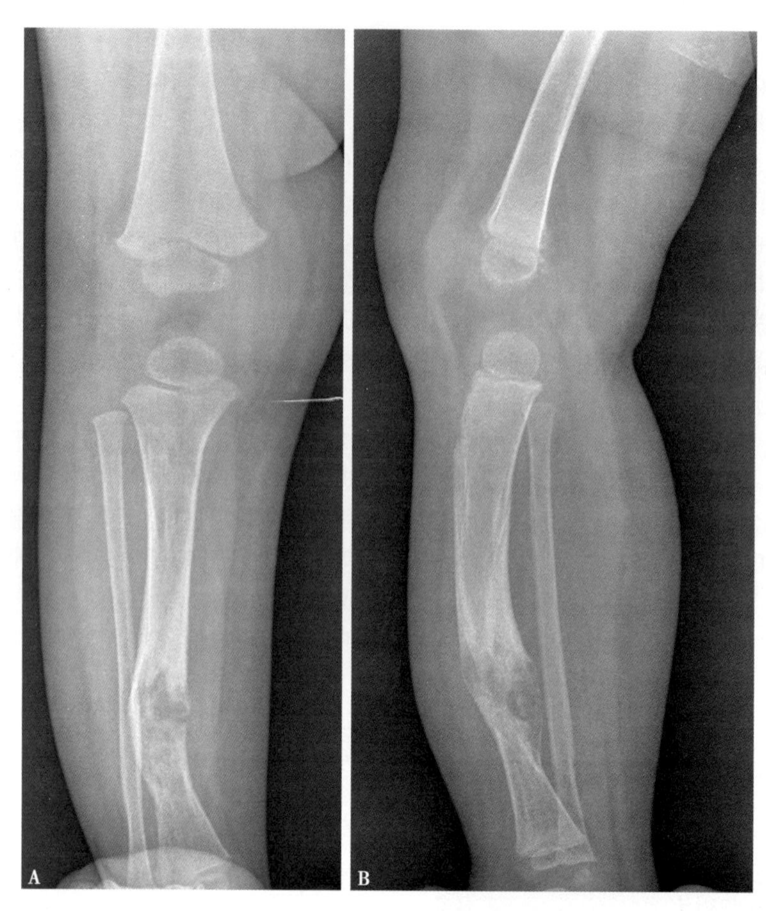

图 8-4-8　先天性胫骨假关节 X 线表现
女，8 月龄。右胫腓骨正、侧位片，右胫骨中下 1/3 交界区骨质密度减低，骨小梁断裂，中下段向前外凸

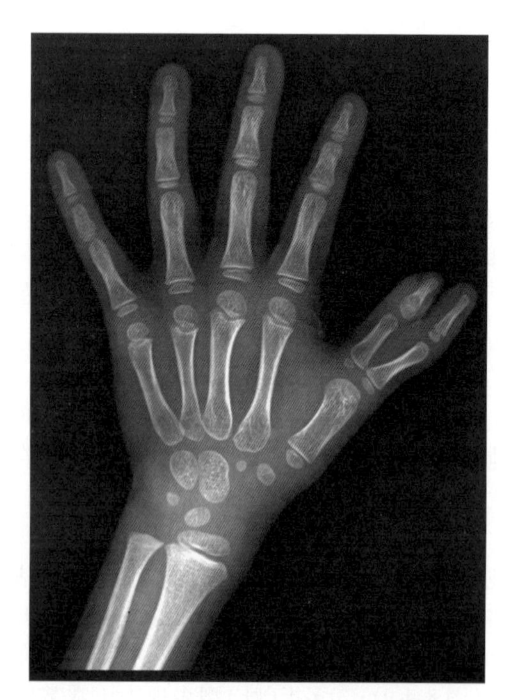

图 8-4-9　多生指型多指畸形 X 线表现
男，6 岁。左手正位 X 线片，左手第 1 掌骨远侧见两拇指并与之形成掌指关节，两拇指近节间软组织融合

（十）先天性垂直距骨

【病理生理与临床表现】

先天性垂直距骨（congenital vertical talus）是一种少见的先天性畸形，又称畸形性距舟关节脱位、先天性凸形外翻足、先天性摇椅足等。主要畸形为原发性距舟关节脱位，舟骨移向距骨颈背侧，将距骨锁在接近垂直的位置，形成摇椅足畸形。患儿出生时即可发现足的内侧圆形隆起、足弓消失或足底凸起，前足及足跟均呈背屈、外翻改变，故称摇椅状畸形。步态笨拙，年长儿可有小腿肌肉萎缩。

【影像学表现】

X 线：侧位片示足底纵弓角度增大，甚至形成反向之角度；前足及足跟均呈背屈改变，跟骰关节脱位，足最低点为下移的骰骨，足底软组织隆起；距骨长轴延长线与第 1 跖骨中轴线的连续性中断，距骨长轴几乎垂直足底而与胫骨的长轴几乎平行（图 8-4-10），距舟关节脱位（由于舟骨在 3 岁以前骨化性中心尚未出现，需用内侧楔骨中轴线来估计舟骨的位置，如该线向后延长在

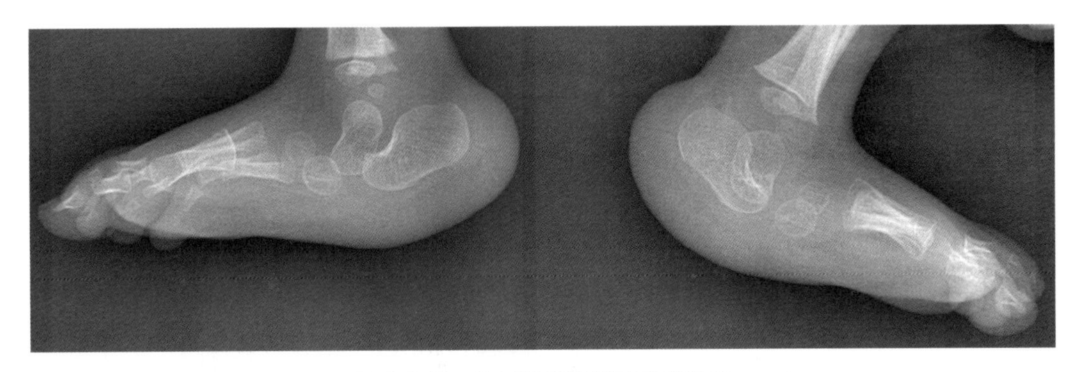

图 8-4-10　先天性垂直距骨 X 线表现

男，2 岁。双足侧位 X 线片，双足底凸起，前足及足跟背屈改变（摇椅状），距骨长轴几乎垂直足底而与胫骨的长轴几乎平行，舟距关节及跟骰关节均脱位

距骨头背侧则表明舟骨向背侧脱位，当舟骨出现骨化后，可显示其移位至距骨颈的背侧）；正位片示前足外展，距舟关节及跟骰关节均脱位。

【诊断要点】

前足及足跟均呈背屈改变，足底纵弓角度增大，甚至形成反向之角度（摇椅样）；距骨长轴几乎垂直足底，舟距关节脱位。由于舟骨在 3 岁以前尚未骨化，在 X 线片上多不能显示，故近来有学者提出可以通过超声检查获得满意结果。

二、脊柱畸形

（一）椎体畸形

【病理生理与临床表现】

半椎体（hemivertebrae）及裂椎（split vertebrae）：椎体起源于一对左右排列的软骨中心，以后形成各自的骨化中心，然后各自经由脊索的残余分隔成前后两部分。若成对的软骨中心中有一个不发育则形成侧向半椎体；若成对的软骨中心联合异常，则椎体左右部之间形成矢状裂，椎体则称为矢状裂椎。若椎体腹侧或背侧骨化中心不发育则分别形成后半椎体、前半椎体；若椎体腹侧与背侧骨化中心融合异常，则椎体前后部之间形成冠状裂，椎体则称为冠状裂椎。半椎体常伴脊椎侧弯、后凸及胸廓畸形。

椎体融合（vertebral coalition）又称阻滞椎（block vertebrae）：是发育过程中体节分节不良所致，表现为两个或两个以上椎体部分性或完全性融合，常见于腰椎和颈椎。颈椎先天性融合常见于 Klippel-Feil 综合征。

【影像学表现】

X 线：半椎体一般较小，新生儿和婴幼儿时期呈圆形或椭圆形，偏于一侧，随年龄增长变为楔形小骨块，尖端指向不发育侧，侧向半椎体常引起不同程度的脊椎侧弯（图 8-4-11），发生于胸椎时常伴肋骨和胸廓畸形，后半椎体较前半椎体多见，常引起脊椎后凸。矢状裂椎呈两尖端相对的楔形小骨块，在正位 X 线片上形似蝴蝶的两翼，故称“蝴蝶椎”（图 8-4-12）。冠状裂椎在 X 线侧位片上呈不甚清晰之裂隙，多位于椎体中后 1/3 交界区，一般生后 1 周至数周消失。融合椎上下径略增大，前后径略减小，椎体之间可存留椎间盘痕迹。

CT：螺旋 CT 三维重组技术，能够清晰显示脊柱的各种畸形，并且可以多角度观察，测量脊柱侧弯、后凸角度，对于临床矫正畸形有帮助。

MRI：对脊柱畸形的诊断帮助不大，但对于合并椎管内畸形的病例，包括脊髓和脊膜的先天畸形，MRI 检查有重大价值。

【诊断要点】

脊柱畸形一般在 X 线平片上即可明确诊断。如果诊断不清，可采用螺旋 CT 三维重组技术，能够清晰显示脊柱的各种畸形，MRI 可显示合并脊髓、脊膜的先天性畸形。

【鉴别诊断】

先天性融合椎畸形要注意与脊柱结核鉴别。脊柱结核造成的脊柱融合，一般由于骨质破坏，其高度会明显小于正常，有助于与先天性融合畸形鉴别。

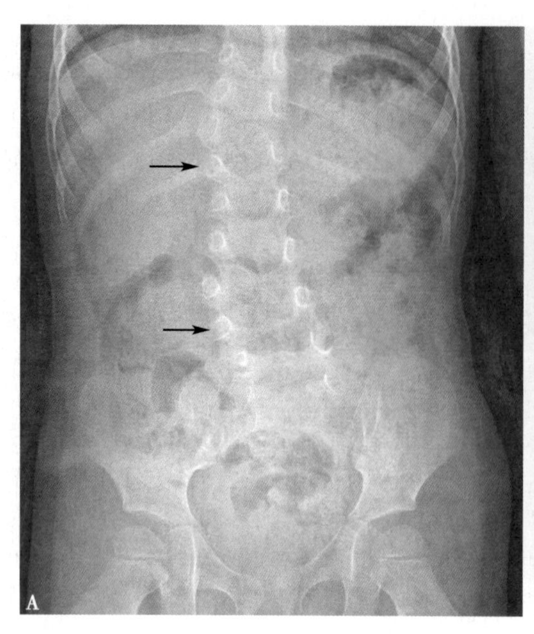

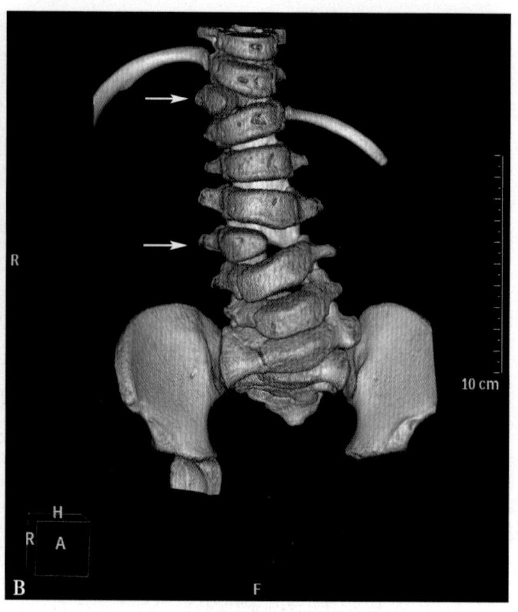

图 8-4-11　半椎体 X 线和 CT 表现

男，4 岁。腰椎正位片（A）、CT 三维重建（B），T_{11}、L_3 右侧半椎体（箭头）伴腰椎轻度侧弯改变

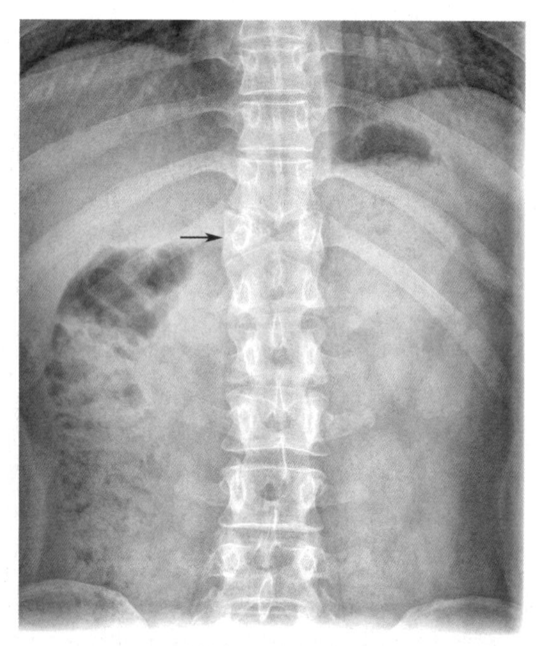

图 8-4-12　裂椎 X 线表现

男，22 岁。腰椎正位 X 线片，T12 椎体呈左右两个尖端相对的楔形小骨块（箭头），形似蝴蝶的两翼

（二）脊柱闭合不全

【病理生理与临床表现】

脊柱闭合不全（spinal dysraphism，SD）好发于腰骶部，常分为两个亚型，即开放性脊椎闭合不全（open spinal dysraphisms，OSD）和闭合性脊椎闭合不全（closed spinal dysraphisms，CSD）。OSD 指神经组织或神经组织和脊膜经先天性骨缺损暴露于环境中，其特征性表现为患者腰背部无皮肤覆盖的肿块。OSD 主要包括脊髓膨出和脊髓脊膜膨出等，脊髓膨出仅为神经组织突出，脊髓脊膜膨出则同时伴有脊膜和脑脊液突出。CSD 指神经组织和（或）脑脊膜经先天性骨缺损处膨出，表面有皮肤覆盖。CSD 依据有无包块分为两类，即皮下包块类和无皮下包块类，前者主要包括脂肪脊髓膨出/脂肪脊髓脊膜膨出、脊膜膨出、脊髓囊状膨出等，后者主要包括脊髓栓系综合征、终丝脂肪瘤、皮窦、永存终室等。

【影像学表现】

X 线和 CT 检查可显示脊柱椎板闭合不全及骨骼系统其他畸形，脊髓造影检查可显示脊膜囊及神经组织的形态及走行。相对于 X 线和 CT，MRI 是上述畸形最好的检查方法。

脊髓膨出/脊髓脊膜膨出：MRI 显示脊髓低位，远端向背侧突出，腹侧为扩大的蛛网膜下腔，横断面可显示骨质缺损及脊髓膨出情况。

脂肪脊髓膨出/脂肪脊髓脊膜膨出：MRI 示脂肪瘤位于背侧并与神经基板接触，脂肪瘤与皮下脂肪相延续，神经根向前穿过宽大的蛛网膜下腔进入椎间孔（图 8-4-13）。

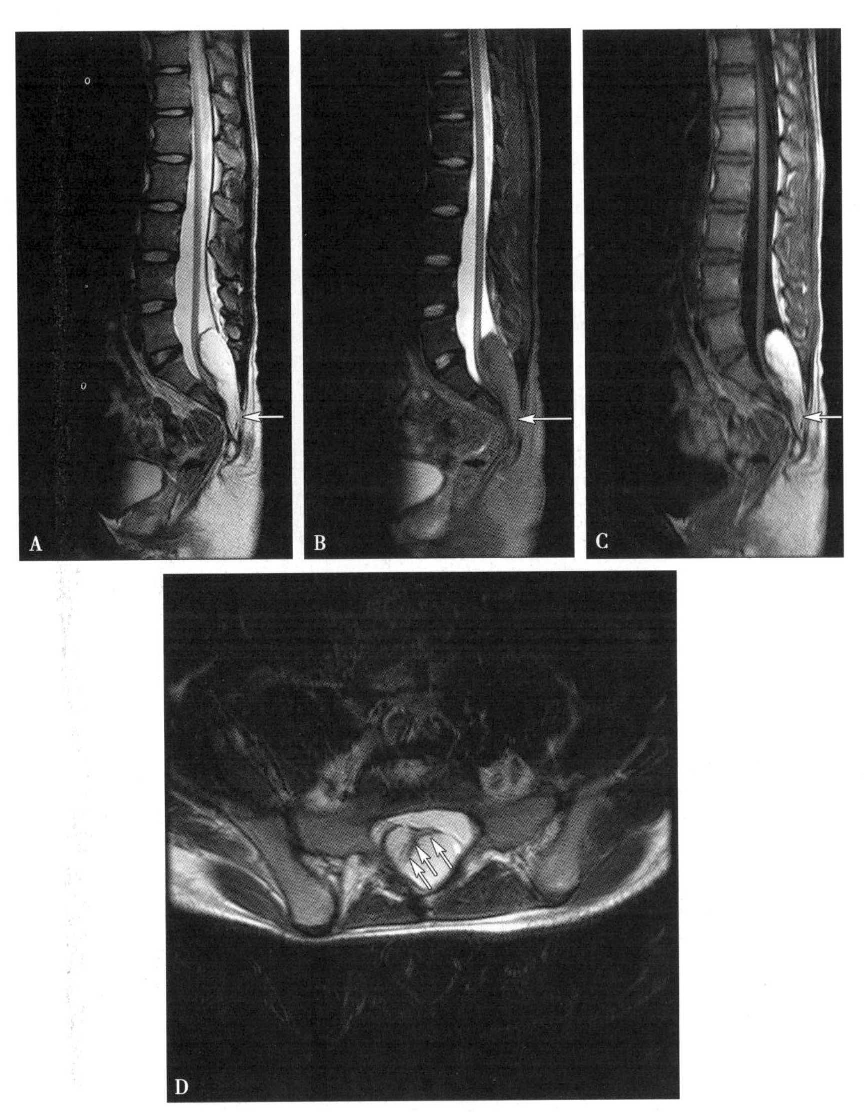

图 8-4-13　脂肪脊髓膨出、脊髓栓系 MRI 表现

男,13 岁。腰椎矢状面 T2WI(A)、脂肪抑制 T2WI(B)、T1WI(C)、横断面 T2WI(D)。A~C. 脊髓腰骶部背侧脂肪瘤,经末端椎板裂与皮下脂肪延续(箭头),脊髓栓系,脊髓末端约平 S1 水平;D. 脂肪瘤位于背侧并与神经基板接触(箭头)

脊膜膨出:MRI 可清晰显示膨出部位及内容物。

脊髓囊状膨出:末端脊髓囊状膨出多见,MRI 检查表现为脊髓末端囊样扩张,经脊柱末端椎板裂突出于椎管外。

脊髓栓系综合征:MRI 既可显示低位的脊髓圆锥(出生时位于 L_3 以下水平或生后 4 个月后仍低于 L_2 下缘),又可显示导致脊髓低位的原因。

终丝脂肪瘤:MRI 示终丝内或背侧脂肪过度沉积。

皮窦:MRI 表现为皮下脂肪层内条状长 T_1 低信号,向外达皮肤表面,向内与中枢神经系统或脊膜相连。

永存终室:位于脊髓圆锥内、内衬室管膜的腔隙,达到一定大小时 MRI 才可显示。

(三) 脊柱侧弯畸形

【病理生理与临床表现】

脊柱侧弯畸形(scoliosis)是指脊柱的一个或数个节段向侧方弯曲伴有椎体旋转的三维脊柱畸形。国际脊柱侧弯研究学会(Scoliosis Research Society,SRS),应用 Cobb 法测量站立正位 X 线片,脊柱侧方弯曲角度大于 10°,定义为脊柱侧弯。

脊柱侧弯畸形按病因分为以下几类:

1. 特发性脊柱侧弯 最常见,病因不明,青少年女性好发,多发生在下胸段或胸腰段,常呈"S"形弯曲,无椎体畸形,凹侧椎体可变扁呈楔形。

2. 先天性脊柱侧弯 由脊柱的各种先天性畸形导致,常见为非对称性分布的多个半椎体畸形并融合。常伴脊髓栓系、脊髓纵裂和脊髓空洞症等神经系统异常。

3. 神经肌肉性脊柱侧弯 由神经源性或肌肉源性疾病引起的脊柱侧弯。如脑瘫、小儿麻痹后遗症、脊髓空洞、脊髓纵裂等。

4. 间充质病变引起脊柱侧弯 如马方综合征等。

5. 其他原因 如类风湿、感染或创伤等导致脊柱侧弯。

【影像学表现】

X线:常规拍摄直立前后位及侧位片,范围包括脊柱全长,投照中心通过侧弯的顶点。特发性脊柱侧弯多发生在胸椎上部,其次为胸腰段,多凸向右侧。脊柱侧弯一般呈"S"形,中间的一个为原发侧弯,上下两个为代偿侧弯。原发侧弯部位椎间隙左右不等宽,凸侧宽凹侧窄,椎体向凹侧倾斜,凸侧椎体相对较厚,而凹侧椎体变扁呈楔形变(图8-4-14)。脊柱侧弯角度测量有两种方法:①Cobb法,分别自原发侧弯上下端椎体的上下缘做一平行线,两线的交角即为侧弯角度。一般<40°为轻度侧弯,40°~70°为中度侧弯,>70°为重度侧弯。②Fergoson法,原发侧弯两端的椎体中心和侧弯顶点的椎体中心连线的交角。

CT:由于脊柱侧弯常伴椎体旋转、重叠,侧弯明显者X线观察不满意,CT曲面重建或CR重建可清晰显示椎体侧弯形态,从不同角度显示椎体及椎弓根,为制订手术方案提供帮助。

MRI:能明确显示侧弯节段椎管内脊髓形态改变。

【诊断要点】

一般X线片即可明确诊断,脊柱扭转明显者,需行CT观察椎体、椎弓根形态,对内固定术前评估有很大价值。MRI可明确脊髓形态。

【回顾与展望】

骨先天性畸形多形成于胚胎发育过程中,既往多数是在出生后发现并确诊的,随着产前筛查技术和意识的提高,部分畸形产前通过超声及MR检查早期可以发现,部分胎儿期表现不典型的畸形,产前影像学诊断仍较困难。

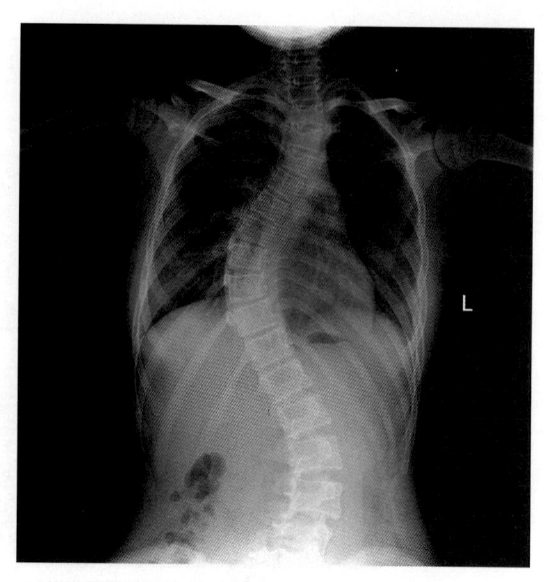

图8-4-14 特发性脊柱侧弯X线表现
女,12岁。脊柱正位片,胸腰段脊柱呈"S"形弯曲,凹侧椎体变扁呈楔形

第五节 骨软骨发育障碍、营养障碍及代谢性骨病

一、软骨发育不全

【病理生理与临床表现】

软骨发育不全(achondroplasia)是最常见的遗传性矮身材疾病,主要表现为四肢短小、躯干骨近于正常的不成比例的矮小畸形,80%~90%为散发病例。本病为常染色体显性遗传,第四条染色体上(4p16.3)的成纤维细胞生长因子受体3(*FGFR3*)基因380位密码子错义突变,由精氨酸替代了甘氨酸。主要病理特征为软骨性化骨障碍及骨骺过早闭合,致长骨及颅底骨生长障碍,但膜性化骨不受影响。典型临床表现为头颅相对较大,肢体短缩,上肢下垂时手不过髋,呈现特有的肢体短缩型侏儒。智力一般正常。

【影像学表现】

X线:颅底骨短小,颅盖骨相对较大。长骨短粗,干骺端宽大,呈"V"形分开,骨骺可嵌入其中。双手掌指骨粗短,近中节指骨为著,中指与环指不能并拢,称三叉手(图8-5-1A),有确诊意义。椎体发育较小,有时呈楔形,椎体后缘可见凹陷;腰1~5椎弓根间距离逐渐变小为本病的特点(图8-5-1B)。

骨盆狭小，髋臼扁平，坐骨大切迹变小，常见髋内翻。

【诊断要点】

短肢型侏儒，四肢长骨短粗，干骺端宽大，三叉手畸形，头大、额突，腰1～5椎弓根间距逐渐变小。

【鉴别诊断】

1. 黏多糖贮积症　其中Ⅰ型和Ⅳ型有时与本病鉴别困难，前者有智力障碍，腰1～5椎弓根间距离正常，椎体前缘变尖，呈子弹头样改变，腰1～2椎体后突。

2. 成骨不全　表现为明显的骨质疏松，骨皮质变薄，伴多发病理骨折。

3. 软骨-外胚层发育不良　以短肢体侏儒，多指畸形及胸廓异常为特征，肢体短缩情况由近向远逐渐加重，与软骨发育不全相反，病变可随发育逐渐趋于正常。

4. 假性软骨发育不全　头正常，手足相对更短，椎体后缘不凹，无椎管变窄等。

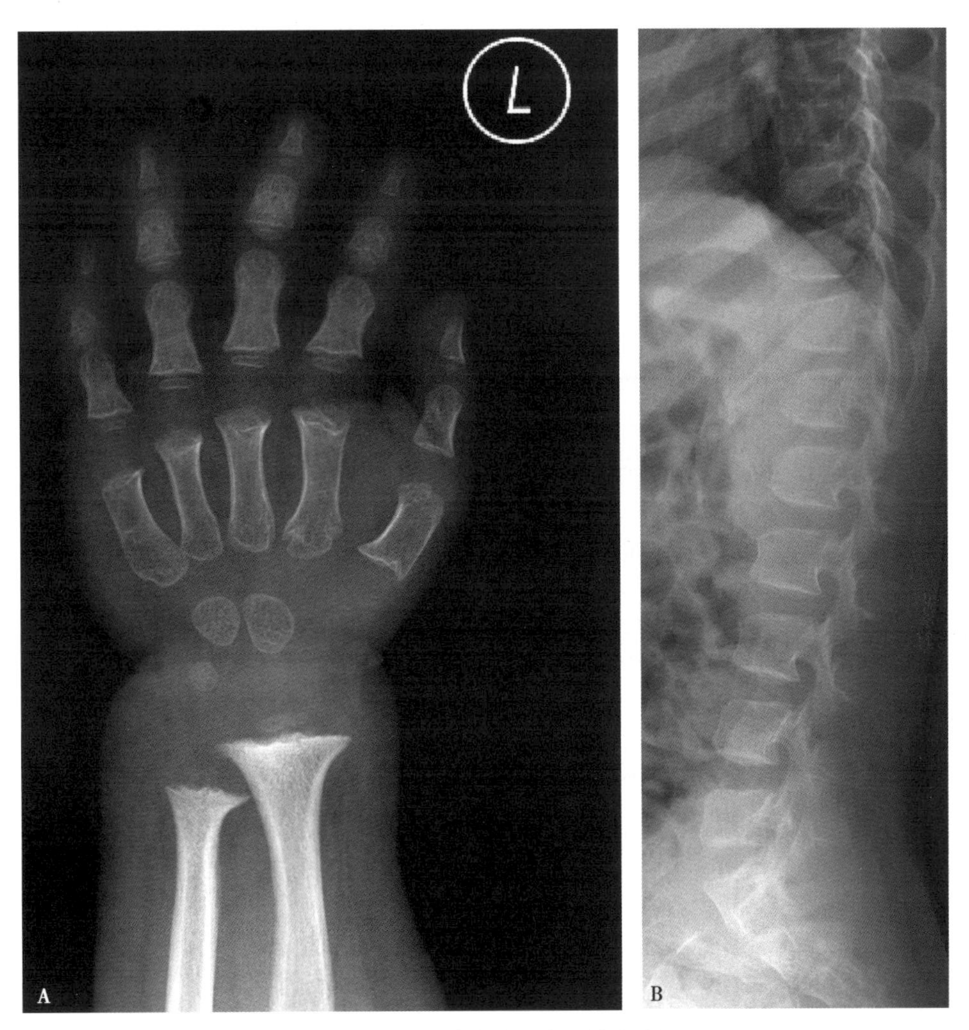

图8-5-1　软骨发育不全X线表现

A. 男，5岁，手及腕关节X线片，左手掌指骨粗短，干骺端不光整，环指与中指分离，呈三叉手，尺桡骨干骺端增宽、不光整，尺骨远端比桡骨更短；B. 女，8岁，腰椎侧位X线片，腰椎前缘不光整，后缘可见凹陷，椎弓根短小，椎管狭窄

二、干骺端发育不良

【病理生理与临床表现】

干骺端发育不良(metaphyseal dysplasia)是一种长骨干骺端软骨发育障碍,可导致短肢型侏儒,但骨骺无明显异常。临床主要以双侧性、对称性肢体变短以及继发的关节畸形为主要表现。病理主要为干骺端软骨细胞不规则增生和基质内不规则钙化导致干骺端不规则增大增宽。可分为 Schmid 型、Jansen 型和 Mckusick 型。

【影像学表现】

1. Schmid 型　最常见类型,X 线表现为脊柱正常,四肢粗短并弯曲,以下肢为著,长骨干骺端呈杯口样张开,临时钙化带界限不清,密度不均匀,相对的骨骺嵌入其中(图 8-5-2),髋内翻及膝内翻为本型主要征象。

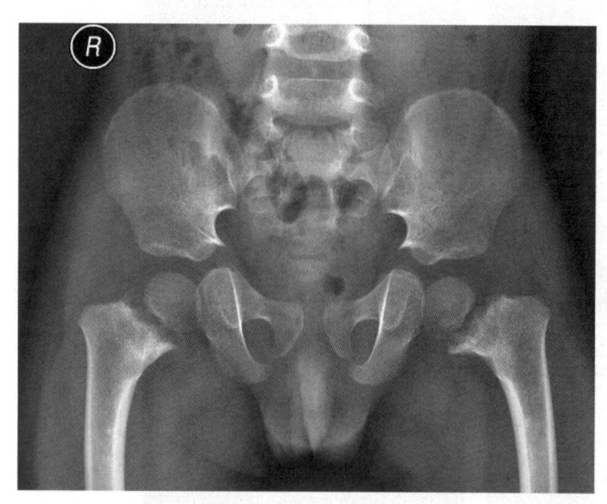

图 8-5-2　干骺端发育不良 X 线表现
男,4 岁。骨盆 X 线片,双股骨近端干骺端不光整、密度不均匀,双髋关节内翻畸形,双股骨头骨骺光整

2. Jansen 型　最严重且罕见的一型,X 线表现为全身骨质疏松,长管状骨明显短缩,双侧可不等长,并可有弯曲畸形。长骨、手及足骨的干骺端明显增宽、碎裂,骺线增宽,骨骺线闭合后,干骺端永存透亮区。

3. Mckusick 型　X 线表现为侏儒、毛发短少及干骺端发育不良等。长骨干骺端不规则呈锅底状凹陷,因为病变较均匀的累及干骺端,所以关节内翻不显著。

【诊断要点】

对称性长骨干骺端不规则增宽、凹陷,呈杯口样,临时钙化带密度不均匀。骨骺无明显异常。

【鉴别诊断】

1. 软骨发育不全　表现为三叉手畸形、干骺端宽大呈"V"形,骨骺发育小,腰 1~5 椎弓根间距离逐渐变小可资鉴别。

2. 佝偻病　干骺端改变可与本病类似,须结合临床及实验室检查综合分析。

三、黏多糖贮积症

【病理生理与临床表现】

黏多糖贮积症(mucopolysaccharidosis,MPS),是一种遗传性黏多糖代谢障碍性疾病。由于黏多糖水解酶缺乏,导致黏多糖过多地沉积于组织细胞中,造成多器官发育障碍。依据其临床表现、酶的缺乏和遗传表现、尿液测定和血液生化检查结果,以及皮肤成纤维细胞培养等办法,将黏多糖病分为六型,以Ⅰ型多见,临床表现最为典型;Ⅱ型和Ⅳ型较为常见。除Ⅱ型是 X-连锁遗传外,其余均为常染色体隐性遗传。各型有很多类似的症状,如慢性进行性病程、多器官累及、器官增大、多发性骨发育障碍、颜面畸形,视力、听力、气管、心血管也可能受影响。本病除Ⅲ型骨骼畸形较轻外,其余各型均有严重的骨骼畸形。

黏多糖贮积症Ⅰ型,又称 Hurler 综合征,多在婴儿或儿童期显示病态,表现为身材矮小、面部丑陋、腹部膨隆、肝脾大、关节僵硬、爪形手、角膜浑浊、智力障碍,10 岁左右死亡。

黏多糖贮积症Ⅱ型,又称 Hunter 综合征,为 X 连锁隐性遗传,仅男性发病,与 Hurler 综合征相似,但临床表现较轻。身材矮小、面容丑陋、关节僵直、爪形手,智力低下,但不如 Hurler 综合征严重。无腰椎后凸,常有进行性耳聋。

黏多糖贮积症Ⅳ型,又称 Morquio 综合征,呈短躯干型侏儒伴下背部驼背,颈短,鸡胸。智力多正常,少数轻度智力障碍。

【影像学表现】

X 线:

Ⅰ型:头颅增大呈舟状,蝶鞍增大变浅呈"J"形;脊柱胸腰段明显后突、成角,椎体呈椭圆形,腰 1~2 椎体变小、后移,椎体前下缘呈"鸟嘴样"突出,椎体这些改变是黏多糖贮积症Ⅰ型的特征性表现;肋骨变宽、脊柱端变细,呈船桨状;髂骨基底部变窄,髂骨翼过度张开,坐骨切迹变小呈鱼嘴样改变;长管状骨短粗,两端变尖,尤以尺桡骨远端及掌骨近端为著,变尖的尺桡骨远端关节面相对倾斜呈"V"形;短管状骨粗短,远端增宽,近端变尖,掌骨明显,呈"弹头"样改变,远节指骨呈"爪"状(图 8-5-3A)。

Ⅱ型:本症的骨骼病变类似Ⅰ型,但相对较轻,发病较晚。颅骨相对增大,颅缝可增宽,蝶窦、乳突气化差。肋骨增宽,呈“飘带状”,胸腰段脊柱轻度后突,椎体前后径稍短、上下缘凸出似卵圆形。髂骨翼外展,基底部缩窄,髋臼内陷。四肢管状骨轻微异常,掌骨近端变尖。

Ⅳ型:椎体普遍变扁,椎体前缘上、下角常有缺损,椎体呈楔形变或伸舌状前突,常见于胸腰段椎体,椎间隙变宽为本症特征性改变;腰1、2椎体常变小、后移(图8-5-3B);肋骨变宽、脊柱端变细,呈船桨状;骨盆呈特征性“猿型”改变,坐骨切迹小,髋臼发育不良,年长患儿可出现扁平髋;股骨颈粗短;管状骨粗短,两端变尖。蝶鞍一般无异常,有时可见颅盖骨增大,颅面比例不协调。

【诊断要点】

颜面部丑陋及短躯干型侏儒,全身普遍的骨质疏松并多发椎体变形,肋骨呈船桨状改变,掌骨呈“弹头”样改变。根据本病的临床表现、骨骼X线表现特点,以及尿中排出增多的、不同的黏多糖代谢产物可明确诊断。

【鉴别诊断】

软骨发育不全:为短肢型侏儒,智力一般正常。管状骨粗短为著,干骺端增宽呈喇叭样,而非马蹄样倾斜,三叉手畸形,腰1~5椎弓根间距离逐渐变小。

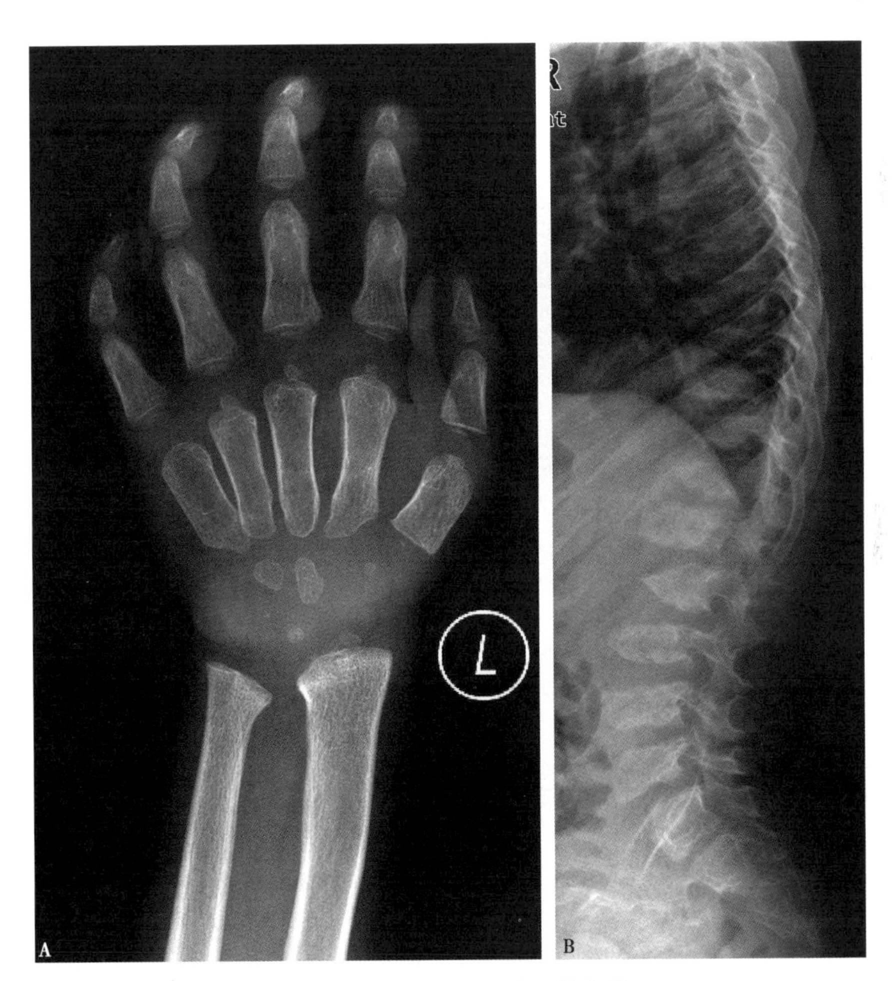

图8-5-3 黏多糖贮积症X线表现

A:黏多糖贮积症Ⅰ型X线表现:男,7岁,手及腕关节X线片,左手掌骨近端及指骨远端变尖,掌骨粗短,腕骨不光整,左尺桡骨远端关节关节面倾斜;B:黏多糖贮积症Ⅳ型X线表现:男,9岁,腰椎侧位X线片,胸腰椎骨质明显疏松,多个椎体压缩变扁,呈伸舌状前突,胸11、12及腰1椎体变小、后移

四、颅锁骨发育不全

【病理生理与临床表现】

颅锁骨发育不全(cleidocranial dysplasia)是一种罕见的多骨发育障碍性疾病,为常染色体显性遗传,以颅缝闭合延迟和锁骨发育障碍为主要特征。临床主要表现为头大面小、肩下沉、狭胸,牙齿小或缺如等。

【影像学表现】

X线:颅盖骨骨质疏松、骨化不均,囟门增大,闭合延迟,颅缝增宽,缝间骨增多,上颌骨发育不良,鼻窦气化不良,牙齿小而不整齐,并发育迟缓;锁骨一侧或双侧、部分或全部缺如,锁骨肩峰端及锁骨体部缺如最常见,锁骨体部缺如可伴假关节形成,单侧受累常见于右侧,双侧者也以右侧为著,即右侧选择性也是本病的特征(图8-5-4);胸廓狭小,胸骨或部分肋骨缺如;四肢骨发育迟缓常见长管状骨发育不全或缺如,骨干变细,干骺端变窄。

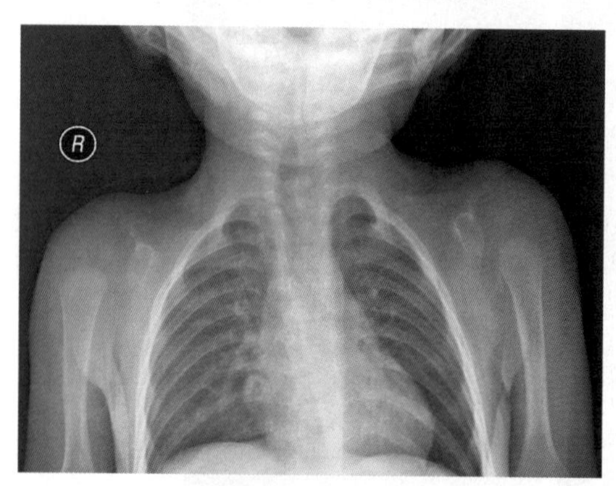

图8-5-4　颅锁骨发育不全X线表现
男,2岁。胸部X线片,右侧锁骨缺如,左侧锁骨近段呈短条样,远段缺如

【诊断要点】

单侧或双侧锁骨部分或全部缺如;囟门及颅缝增宽、闭合延迟,缝间骨增多。

【鉴别诊断】

本病表现典型,一般不需要鉴别诊断。锁骨发育异常X线即可做出明确诊断,如合并颅底骨发育不良及枕大孔畸形时,CT和MRI能够更好显示颅底及颅内的结构异常。

五、多发性骨骺发育异常

【病理生理与临床表现】

多发性骨骺发育异常(multiple epiphyseal dysplasia,MED),系罕见的常染色体显性遗传性疾病,约半数以上有家族性。多于儿童期发病,主要为四肢骨骺软骨的发育异常,致使二次骨化迟延,骨骺变小、变扁或不规则,进而导致肢体生长受限,关节畸形,功能障碍和过早地发生退变。男女均可发病,一般在3~4岁以后出现症状,至11~12岁症状最明显。表现为关节疼痛,行走不稳或呈鸭步,运动障碍。青春期后随年龄增长,症状可改善。身材矮小,四肢与躯干基本匀称,手足宽而短、扁平足。所有病例智力均正常。

【影像学表现】

在儿童时期最明显,主要侵犯骨骺,呈对称性,而干骺端轻度受累、骨干不受累(图8-5-5A);二次骨化中心出现延迟;骨骺形态发育小且变扁,可呈分节或斑点状,边缘不规则,但无硬化;干骺端硬化、增宽或稍向外张开,与扁、小的骨骺不相称。

下肢改变较上肢显著,胫骨远端骨骺受累时,呈内(前)宽、外(后)窄的三角形或楔形,距骨关节面呈前(内)低、后(外)高的斜坡状,踝关节倾斜,为典型表现(图8-5-5B)。多见股骨颈的颈干角变小,致髋内翻畸形,甚至关节脱位。

髌骨骨化中心不融合可形成“双髌骨”表现。手腕骨骨龄延迟。手、足短管状骨粗短。部分患者脊柱受累,表现为胸椎中段轻度扁平椎,椎体前部终板形态欠规则。随年龄增长,骨骺的分节及斑点状改变可逐渐消失,遗留有干骺端变小、扁平及关节畸形,较早出现退行性骨关节病。

【诊断要点】

骨骺发育扁、小,且边缘不规则,可呈分节状或斑点状,楔形骨骺致踝关节倾斜。

【鉴别诊断】

本病需与股骨头(骺)缺血坏死、克汀病、黏多糖贮积症Ⅳ型、脊柱骨骺发育不良鉴别。股骨头(骺)缺血坏死常仅限于股骨头骨骺,早期多起始于股骨头骺的外上方,不伴有髋臼的发育异常,而MED则累及整个骨骺。克汀病亦可有骨发育落后和不规则骨化,但肢体长度比例匀称,无关节畸形,同时尚有骨质疏松和缝间骨,患儿智力低下。黏多糖贮积症Ⅳ型与MED颇为相似,但前者常累及所有软骨,有广泛的椎体变扁畸形,椎间隙增宽,为短躯干型侏儒。脊柱骨骺发育不良表现为椎体普遍性变扁、椎间隙狭窄。

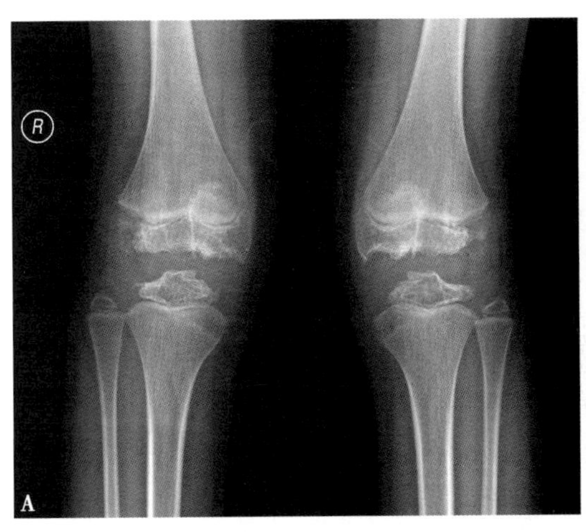

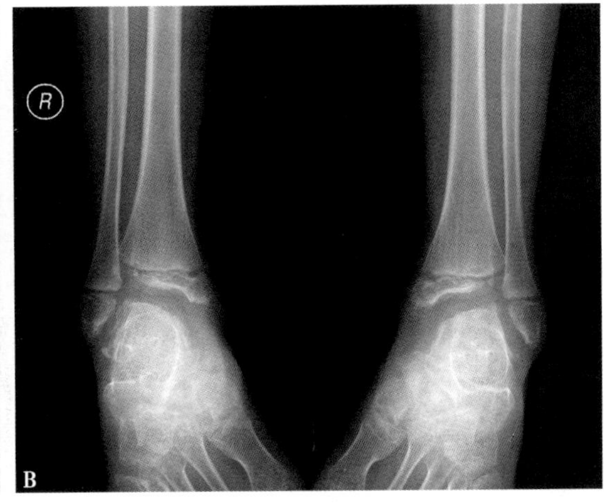

图 8-5-5 多发性骨骺发育异常 X 线表现

A. 男,10 岁,双膝关节正位片,示股骨远端及胫骨近端骨骺形态不规则,边缘不光整;B. 男,10 岁,双踝关节正位片,示双侧胫骨远端骨骺楔形变,踝关节倾斜

六、成骨不全

【病理生理与临床表现】

成骨不全(osteogenesis imperfecta)亦称脆骨病,常累及骨骼、巩膜、内耳、皮肤、韧带、肌腱和筋膜等组织器官。本病多数为常染色体显性遗传,少数为常染色体隐性遗传,主要由于结缔组织发育缺陷导致骨膜下和软骨内成骨障碍。发病率约为1/10000。一般分为早发型和晚发型成骨不全。早发型如发病于宫内,病情严重,常为死胎或出生后不久死亡;如在婴幼儿期发病,大多数有蓝色巩膜,约 50%有耳聋,长管状骨反复多发骨折可引起肢体短小弯曲畸形。晚发型发病于较大儿童,多见于8~14 岁,常因轻伤而骨折,典型的症状为突发性骨痛,可伴有出血倾向,牙齿发育不良,蓝色巩膜,角膜周边的巩膜可呈白色圆环状,称 Saturn 环。

【影像学表现】

X 线:本病依据 X 线表现分三型。

1. 厚骨型 多见于新生儿,骨骼变形较为严重。四肢长骨增宽、短缩,弯曲变形,骨皮质变薄,可见皱褶,呈“手风琴”样征象。近端骨改变较远端骨骼明显。有明显的骨质疏松,可见多发性骨折,骨折处可见骨痂形成,因反复骨折,骨干可弯曲变形,如果骨折端硬化,可形成假关节。

2. 薄骨型 相当于迟发型成骨不全,骨骼改变轻重不等。轻者发病较迟,骨结构基本类似正常或轻度骨质疏松,但轻微外伤即可发生骨折。重者可于新生儿期开始发病,管状骨细、短而弯曲,两端膨大呈杵状,皮质菲薄,骨髓腔狭窄;骨质疏松,骨小梁结构模糊。骨折好发于四肢长骨及肋骨(图 8-5-6),折端骨痂生长丰富,可以呈类似“骨肿瘤样”改变;反复骨折或骨折不愈合可形成假关节。腕骨骨化延迟,骨龄落后,掌指骨骨折不多见。颅骨可见短头畸形,颅缝增宽,常见缝间骨。椎体密度减低,呈双凹变形,肋骨变细,皮质菲薄。部分病例因骨质软化引起髋臼及股骨头向骨盆内凹陷。

3. 囊肿型 表现为进行性骨内出现多数囊肿样透亮区,多见于下肢。长骨较细,弯曲畸形,骨皮质薄、骨密度减低,亦可发生骨折。

【诊断要点】

弥漫性骨质疏松、骨皮质变薄,多发骨折及畸形,伴蓝色巩膜及角膜 Saturn 环,传导性耳聋为本病特点。

【鉴别诊断】

本病有时需要与佝偻病和虐待伤鉴别。佝偻病可见干骺端先期钙化带消失,呈“杯口”状、“毛刷”状改变,骨密度减低及长骨弯曲畸形不及成骨不全明显,无多发骨折及蓝色巩膜。虐待伤,干骺端角部骨折多见,无骨质密度减低和弯曲畸形、蓝色巩膜、听力障碍等特点。

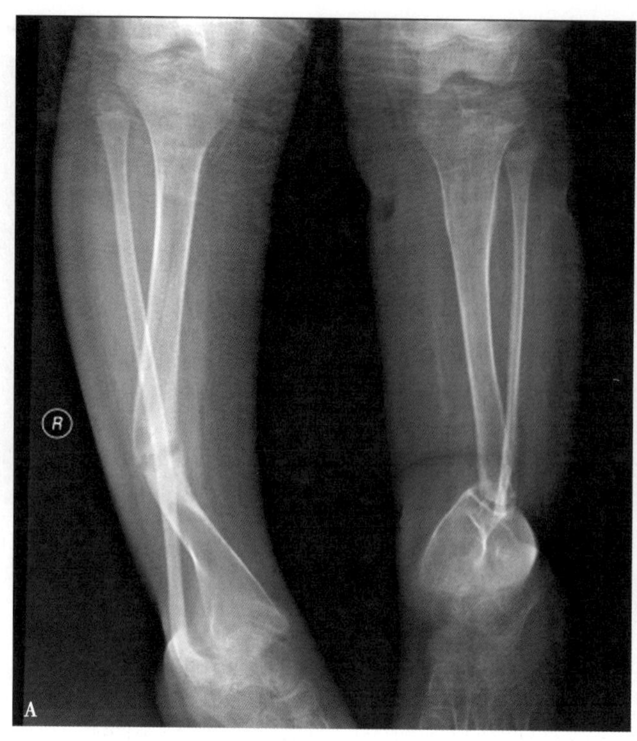

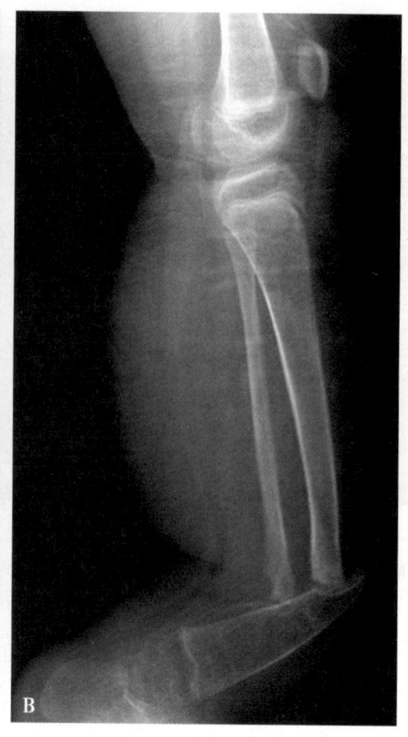

图 8-5-6 成骨不全 X 线表现

男,12 岁。双侧胫腓骨正、侧位片,双侧胫腓骨骨质疏松,骨干纤细、弯曲,右胫骨、左胫腓骨中下段骨折,断端成角,并有骨痂形成

七、进行性骨干发育不良

【病理生理与临床表现】

进行性骨干发育不良(progressive diaphysis dysplasia)是一种罕见的常染色体显性遗传性疾病,是累及长骨骨干的硬化性发育异常,两干骺端及骨骺不受影响。病程缓慢进行,但有自限性,青春期后可停止。多在 6 岁左右发病,以步态蹒跚、肢体不明显的疼痛及肌肉萎缩、体重不增为临床特点。有部分患者表现为骨性狮面,易被早期发现。病理主要表现为骨皮质内外膜增生,成骨细胞及破骨细胞活动性均增加。

【影像学表现】

X 线:四肢长管状骨和颅骨最常受累。长管状骨表现为两侧对称性骨干骨皮质增生,呈梭形,骨髓腔狭窄,骨干表面不规则,以骨干中段为主。干骺和骺端通常不受累,少数亦可出现增生硬化(图 8-5-7)。颅骨表现为增厚、板障消失,以额枕骨明显,颅底骨骨质密度明显增高。少数病例肋骨皮质可增厚,坐骨有不规则硬化斑。

【诊断要点】

对称性骨干骨皮质增生、硬化,干骺和骺端通常不受累,颅骨增厚、密度增高。

【鉴别诊断】

本病需与骨纤维异常增殖症、婴儿骨皮质增生症和慢性骨髓炎鉴别,骨纤维异常增殖症表现为不对称性,无合并骨折时,无骨膜新骨形成;婴儿骨皮质增生症发病年龄小(多小于 1 岁),受累部位软组织疼痛、肿胀,X 线平片见大量层状骨膜反应,病变局限于骨干而不累及骨骺及干骺端;慢性骨髓炎一般单骨发病,且有急性骨髓炎病史。

八、石骨症

【病理生理与临床表现】

石骨症(osteopetrosis)是一种少见的家族遗传性疾病,表现为全身广泛性骨硬化的发育异常,其中,轻型为常染色体显性遗传,重型为常染色体隐性遗传。病理表现为全身骨骼呈弥漫性骨硬化,以颅骨、肋骨、长骨为主,脊椎等次之。由于正常破骨活动减弱,钙化的软骨基质和骨样组织因吸收缓慢而蓄积,导致骨髓腔缩小、闭塞、皮质增厚,骨质密度增加,骨质变脆。因骨内钙质不能被运送到骨骺的生长部位,可并发佝偻病。骨髓以外的造血器官如肝、脾以及淋巴结肿大,出现骨髓无功能性贫血。

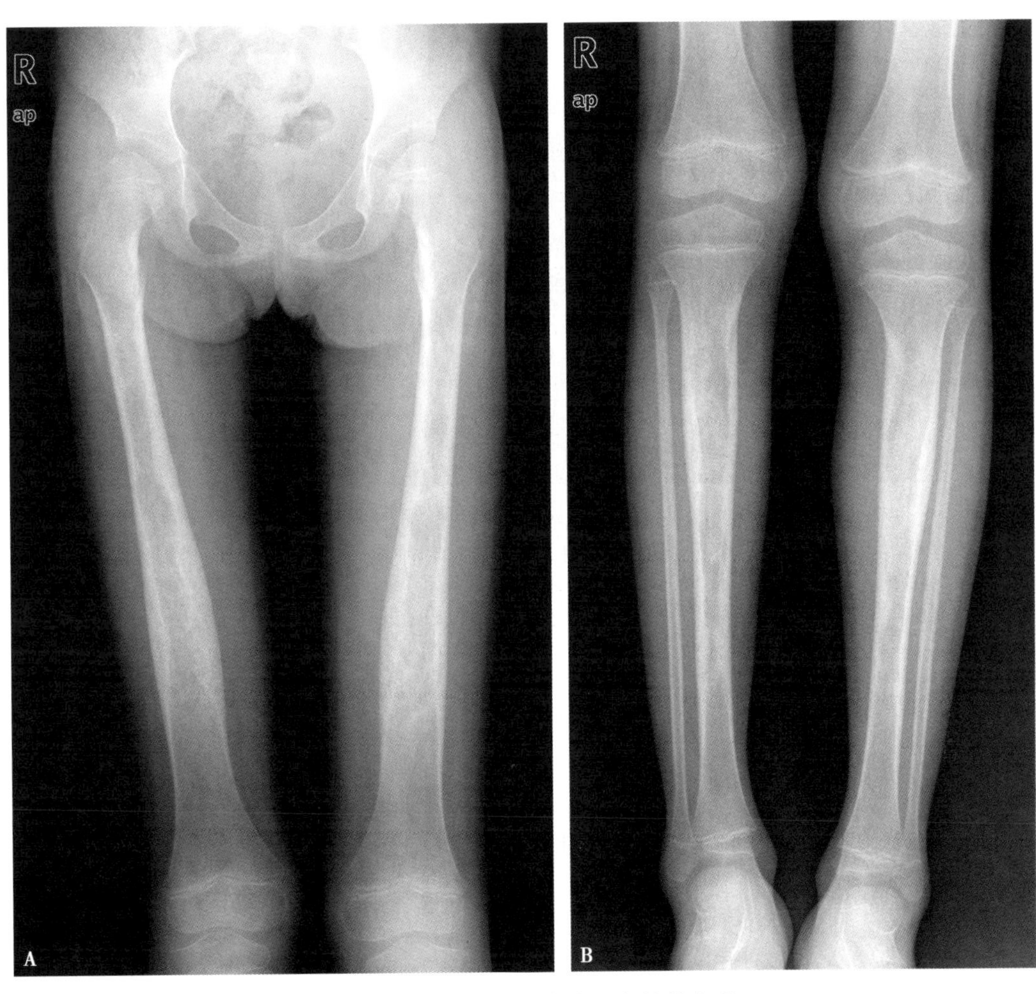

图 8-5-7 进行性骨干发育不良 X 线表现

男,6 岁,股骨、胫腓骨正、侧位片,双侧股骨及胫骨骨干(中段)对称性皮质硬化增生,局部梭形膨大,髓腔狭窄,干骺端不受累

重型患儿发病早,表现为进行性贫血、肝脾肿大、自发性骨折和佝偻病,生长发育迟缓、智力低下,常因严重贫血和反复感染而夭折;轻型常见于青少年和成年人,症状轻,主要为骨折和轻度贫血表现。

【影像学表现】

X 线:弥漫性骨质硬化,皮髓质界限消失。"骨中骨"为特征性表现,即均匀性骨硬化包绕残存的正常骨质(密度相对较低),平片表现为致密骨硬化中小的"低密度"骨,多见于椎体、骨盆和短管状骨。椎体可表现为典型的"三明治"改变,即椎体上下终板明显硬化,中间部相对密度减低,同时椎体前缘呈"V"形凹陷。髂骨翼同心圆形骨质硬化(图 8-5-8A)。颅骨以颅底硬化显著。管状骨骨骺端杵状变形,干骺端可见多条平行的横行或波纹状浓密带,间隔以松骨质,有时可为仅有的 X 线征象(图 8-5-8B)。

【诊断要点】

全身广泛性骨质硬化、"骨中骨""三明治椎体",髂骨翼同心圆形骨质硬化,易发生病理性骨折。

【鉴别诊断】

本病需与氟骨症和致密性成骨不全鉴别。氟骨症无"三明治"椎体改变,常伴有氟斑牙,胫腓骨、尺桡骨间韧带骨化。致密性成骨不全常表现为身材矮小,下颌角消失,髋外翻,没有贫血;椎体均匀一致密度增高,末节指骨和锁骨发育不良,长骨密度增高但骨髓腔存在。

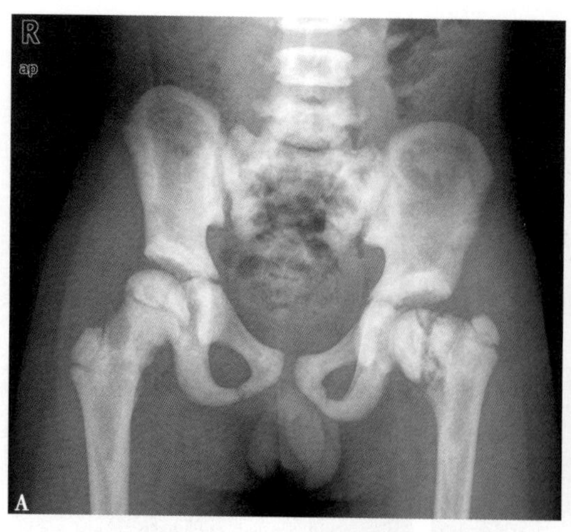

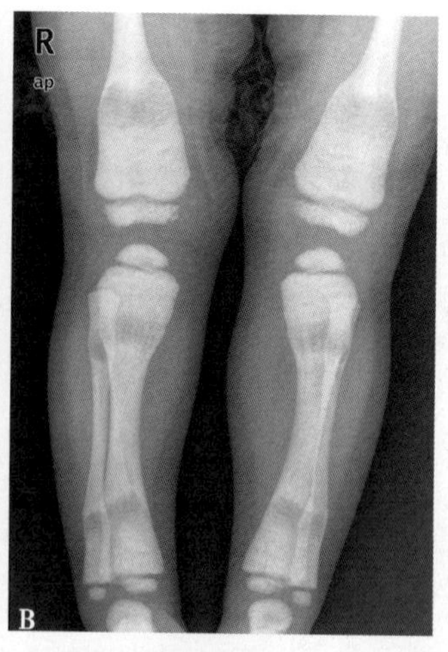

图 8-5-8　石骨症骨盆及下肢 X 线表现
A. 男，9 岁，骨盆 X 线正位片示，典型的弥漫性骨质硬化，双侧髂骨翼见同心圆形骨质硬化，腰椎椎体呈“三明治”改变，左侧股骨颈骨折；B. 男，3 岁，双下肢 X 线正位片示弥漫性骨质硬化，股骨及胫腓骨干骺端杵状变形

九、婴儿骨皮质增生症

【病理生理与临床表现】

婴儿骨皮质增生症(infantile cortical hyperostosis)病因不明，病理表现主要是骨膜病变伴黏液性水肿，并导致骨皮质增厚、硬化，肌肉肿胀。发病时骨膜外层的纤维组织消失，并与毗邻的肌肉、筋膜、肌腱粘连。随着病情的发展，骨膜外层又重新出现纤维组织，并形成骨膜下新骨，骨髓呈典型的纤维性改变。在恢复期，可见增生的骨膜下新骨逐渐消失，增厚的骨皮质由内向外逐渐变薄，骨髓腔亦随之恢复正常。

本病主要临床特点：发病年龄多在 5 个月内，以男婴多见；起病时常表现为哭闹、烦躁不安；患处软组织肿胀、质硬、压痛明显，但局部皮肤不红；急性期多数患儿有低热，白细胞升高，血沉加快，碱性磷酸酶升高；1 个月左右临床症状可消失，实验室检查恢复正常。

【影像学表现】

X 线：全身骨骼除椎体、指、趾骨外均可受累，以下颌骨受累机会最多，其次为肋骨、锁骨、尺桡骨、肩胛骨、股骨、胫骨及腓骨等。受累骨骨膜下见大量新生骨，呈线状、带状、花边状或簇状，骨质沉积使髓腔变窄。周围与病骨范围一致的软组织肿胀，与脂肪层分界清楚(图 8-5-9)。病变限于骨干，而骨骺及干骺端不受累。扁平骨如肩胛骨、髂骨受累病变可迅速增加，大量骨膜增生，可误诊为恶性肿瘤。恢复期，骨皮质由内向外逐渐变薄，经数月后骨髓腔恢复正常。

【诊断要点】

本病为自限性疾病，多发生在生后 5 个月内，临床表现为受累部位软组织疼痛、肿胀。X 线平片见大量层状骨膜反应，无骨质破坏征象，病变局限于骨干而不累及骨骺及干骺端。

【鉴别诊断】

本病主要需与先天性骨梅毒和维生素 C 缺乏病鉴别。先天性骨梅毒表现为四肢长骨多发、对称性的干骺端炎、骨膜炎及骨髓炎，婴儿骨皮质增生症一般不累及干骺端，且具有自限性。维生素 C 缺乏病多见于人工喂养的婴幼儿，X 线表现骨膜下血肿钙化，包围整个骨干和干骺端，呈包壳状，干骺端出现骨骺指环征。

十、佝偻病

【病理生理与临床表现】

佝偻病(rickets)是指发生于骺板愈合前的骨质软化，其中最常见维生素 D 缺乏性佝偻病(rickets of vitamin D deficiency)，是由于缺乏维生素 D 导致钙、磷代谢障碍及骨样组织钙化不良而产生的骨质软化。常见原因有：饮食性维生素 D 缺乏，日光照射不足，消化道疾患，钙入量不足，先天性维生素 D 储备不足及生长过速等。

佝偻病发生在生长中的骨，主要病理变化为骺软骨和骺板软骨钙化不良，软骨细胞增生正常，而肥大带细胞柱不能进行正常的成熟和退变(钙盐沉积)，导致软骨细胞柱增高、排列紊乱。从而骺板厚度增加，横径增宽，毛细血管不能正常长入，不能形

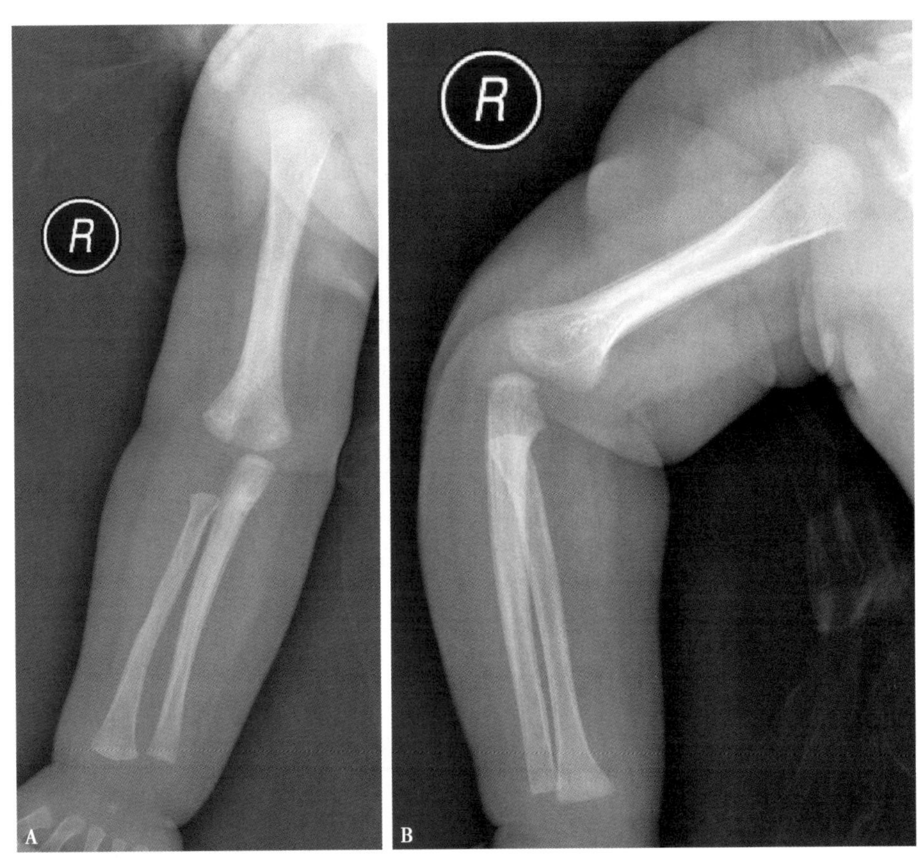

图 8-5-9 婴儿骨皮质增生症 X 线表现

男,4 月。右上肢 X 线正侧位片,右侧肱骨、尺桡骨骨皮质增厚、硬化,骨膜增生,周围软组织肿胀,与脂肪层界限清楚

成骨小梁,结果造成骺板及干骺端部分由未钙化或钙化不足的软骨及未钙化的类骨形成,使得干骺端呈杯口样变形。发育成熟的骨可发生骨质软化,主要病理改变为骨内钙盐沉积减慢、停止或丢失,造成骨样组织聚积,使得骨骼质地变软。

佝偻病多见于出生数月至 3 岁小儿,临床主要表现神经精神症状、骨骼改变和肌肉松弛。临床依病程分为初期、激期、恢复期和后遗症期。初期和激期常有神经精神症状,并食欲减退、少动、睡眠不安、易激动、夜惊和多汗。佝偻病的骨骼改变常发生在维生素 D 缺乏数月后,表现囟门闭合延迟、乳牙萌出迟缓、方颅、腕部手镯样畸形和串珠肋等,为临床激期的典型表现。双下肢呈"O"形或"X"形腿则是后遗症期表现。实验室检查血钙、血磷减低,碱性磷酸酶升高。当前,由于人们整体生活水平提高和医疗保健条件的改善,典型病例已不多见。

【影像学表现】

X 线:

活动早期:X 线最早表现为腕关节尺骨干骺端线桡侧模糊,骺端膨大增宽,干骺端呈毛刷状,中央凹陷呈杯口状,而桡骨远端可不受累。

活动期:长骨骺板先期钙化带不规则变薄、模糊或消失;骺板增厚膨出,致干骺端宽大、展开,中央部凹陷呈杯口状(图 8-5-10);干骺端骨小梁稀疏、粗糙、紊乱,呈毛刷状影,自干骺端向骨骺方向延伸;骨骺骨化中心出现延迟,边缘模糊,密度低且不规则;骨骺与干骺端间距加大;全身骨骼密度减低,皮质变薄,骨小梁模糊,并可伴病理性骨折;承重长骨弯曲畸形,如膝内翻或膝外翻等;胸部异常有鸡胸,肋骨前端与肋软骨交界处膨大如串珠状,称为串珠肋;脊柱弯曲,椎体上下缘弧形凹陷;头颅呈方形,囟门闭合延迟。

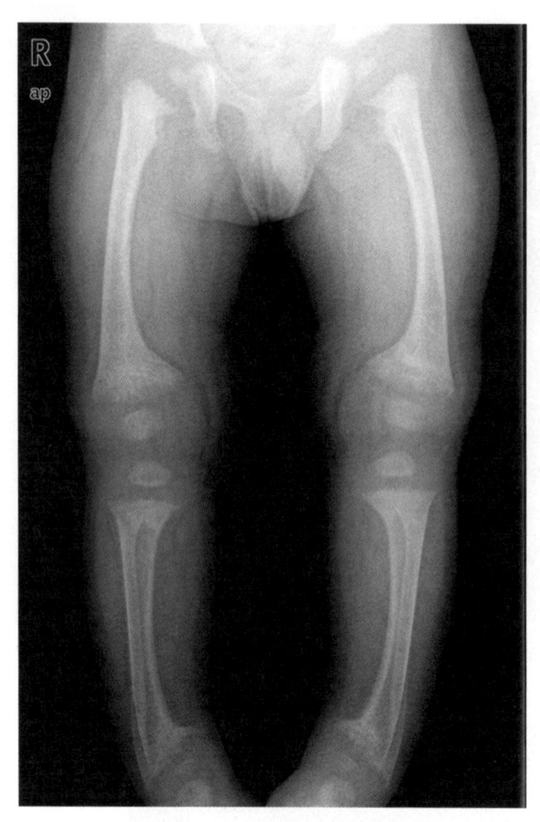

图 8-5-10 佝偻病 X 线表现

男,1 岁。双膝踝关节干骺端增宽,伴有杯口状凹陷,边缘呈毛刷样改变,下肢呈“O”形腿畸形

治疗后恢复期:先期钙化带增厚,边缘清楚、规则,杯口状凹陷逐渐浅平,密度逐渐增高,骨骺骨化中心相继出现。干骺端与骨骺之间的距离逐渐变小至正常。胸廓及脊柱亦恢复正常。当治疗中断或再次发生佝偻病时,干骺端可出现横行细线状致密影,称为生长障碍线。

后遗症期:佝偻病静止后,骨的某些改变可长期存在,如“O”形或“X”形腿。

【诊断要点】

佝偻病的影像诊断主要依赖 X 线平片,典型表现为长骨骺板先期钙化带模糊或消失,干骺端增宽,中央部凹陷呈杯口状,干骺端骨小梁稀疏呈毛刷状影;方颅、串珠肋、鸡胸、漏斗胸、“O”形腿、“X”形腿等。

【鉴别诊断】

本病需与代谢性佝偻病、成骨不全症、原发性甲状旁腺功能亢进和先天性骨梅毒鉴别,与代谢性佝偻病鉴别主要依靠临床表现和实验室检查;佝偻病全身骨骼普遍稀疏伴多发骨折时需与成骨不全症鉴别,后者具有蓝色巩膜、血磷正常,皮质变薄并多发骨折表现;原发性甲状旁腺功能亢进,干骺端可有假性佝偻病的表现,但患者年龄一般偏大,长骨骨干有囊样稀疏区域,再结合实验室检查可资鉴别;先天性骨梅毒主要表现为干骺炎及骨膜炎等,无骨质疏松。

【回顾与展望】

骨肌病变种类多,临床与影像表现多样,常伴有遗传性或基因相关性的特点。先天性病变包括遗传性疾病和非遗传性疾病,先天性遗传性疾病相对更为常见,发病率约占出生人口的 1/5000。2010 年国际骨骼发育异常学会(International Skeletal Dysplasia Society, ISDS)根据临床表现和遗传学特征将先天性遗传性疾病分为 40 组共 456 种疾病,其中 316 种与单基因或多基因异常有关,共有 226 个相关基因异常,随着基因组学、蛋白质组学及放射学的发展,会有更多疾病或分类纳入其中。

第六节 骨感染性及自身免疫性疾病

一、急性化脓性骨髓炎

【病理生理与临床表现】

急性化脓性骨髓炎(acute pyogenic osteomyelitis)是临床常见的骨感染性疾病,多为血源性感染,亦可见于外伤,常见病原菌为金黄色葡萄球菌,其次是白色葡萄球菌,链球菌、肺炎双球菌等亦可治病。其好发部位为股骨、胫骨、肱骨及桡骨。

病理过程可分为三期:骨髓炎性浸润期,发病 2~3 天内,致病菌经血行进入骨髓腔后,多停留在血供丰富而血流缓慢的干骺端,迅速引起广泛的炎性浸润,形成多发小脓肿;骨膜下脓肿期,发病 3~4 天后,脓肿沿哈弗管蔓延至骨膜下,形成骨膜下脓肿,导致骨质破坏、骨膜增生和死骨形成;骨膜破坏期,发病 7~8 天后,骨膜下积脓增多,压力增加,骨膜破坏,脓肿回流入骨髓腔或破入软组织,进一步加重病变。临床表现为起病急骤,常有高热、寒战、全身不适,患肢红、肿、热、痛等。

儿童(2~10 岁)骺板软骨有阻挡作用,骨髓化脓性感染很少穿越骺板直接导致化脓性关节炎,如患骨干骺端位于关节囊内,感染可累及骨骺和关节。而大多数小于 18 个月的婴儿,都存在贯穿骨骺板的血管,将干骺端与骨骺的血管连接起来,故婴儿干骺端感染能向骨骺和关节腔蔓延,导致骺板损伤及形成化脓性关节炎。

【影像学表现】

X线：早期骨质改变不明显，主要表现为软组织肿胀，皮下脂肪密度增高。发病2周后可见干骺端骨质疏松并虫蚀状破坏（图8-6-1A），骨质破坏可继续扩大蔓延至骨干，出现多数分散、不连续的骨质破坏区，甚至达整个骨干；随病变进展，骨质破坏融合扩大，形成条块状死骨，严重者常并发病理性骨折。骨膜受炎症刺激呈层状、花边状或放射状骨膜反应，部分形成包壳，包壳可被破坏，形成瘘孔排出死骨。若病变侵入关节，表现为关节囊肿胀、关节积脓，干骺端临时钙化带消失、关节间隙变窄和骨性关节面消失，甚至呈病理性脱位，以肩关节和髋关节多见。急性炎症如治疗及时、有效，骨质修复完全可痊愈，否则转入慢性期。

CT：与X线表现相似，但对软组织改变、小骨质破坏和死骨的显示明显优于X线片，有助于早期诊断和发现隐匿性病变。骨的改变与X线表现类似，对细微的骨膜增生显示能力不如X线。

MRI：易于显示髓腔内的炎症浸润范围，可确定骨质破坏前的早期感染，并能清楚反映病理改变的过程。在确定骨髓炎和软组织感染方面明显优于X线片和CT。T_1WI软组织肿胀及骨质破坏呈低信号，T_2WI软组织水肿、脓肿及骨质破坏均呈高信号（图8-6-1B）；增强扫描可见脓肿周围的新生血管带，并可鉴别水肿与脓肿各自分布范围，脓肿呈低信号，周围有强化环；水肿呈低信号；肉芽组织、血管翳呈高信号；纤维组织呈低信号。采用MRI随访可判断治疗的效果，T_2WI病变由高信号渐变为等信号，最后成为低信号，反映了脓肿逐渐被纤维组织所代替的过程。

【诊断要点】

急性化脓性骨髓炎急性起病，以全身症状和局部剧痛为主要表现。X线平片是首选检查方法，在判定骨膜反应方面优于CT和MRI，软组织肿胀伴骨质破坏、骨膜反应及死骨形成是基本影像表现。对于软组织改变、小骨质破坏和死骨的显示CT明显优于X线片。MRI能更早的发现骨髓腔内感染的存在及明确病变的范围。

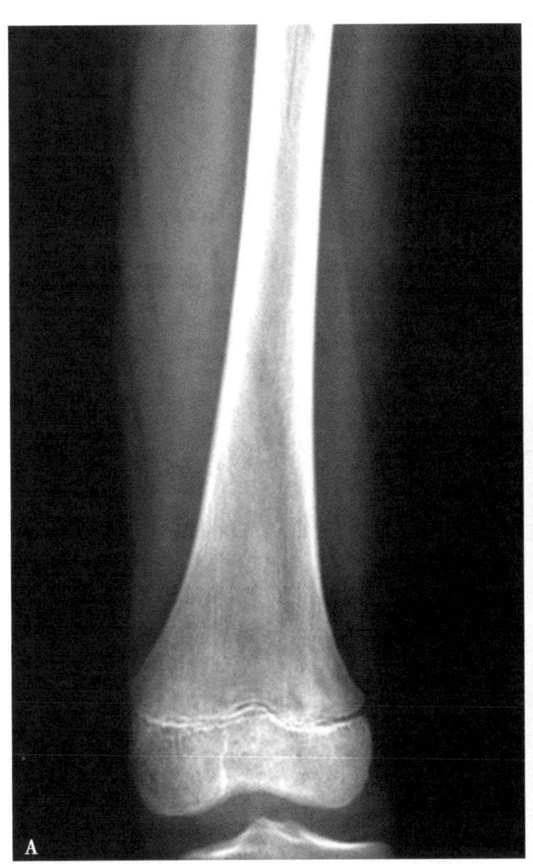

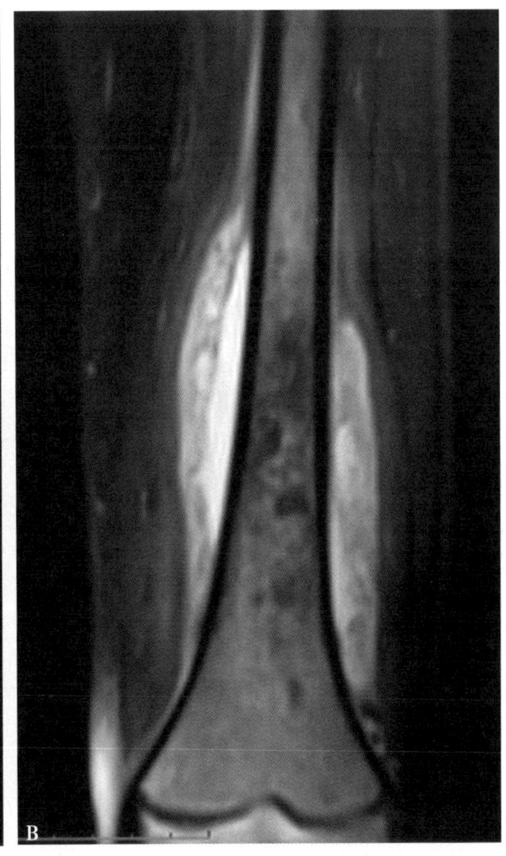

图8-6-1　急性化脓性骨髓炎X线和MRI表现

男，10岁。A. 股骨正位片显示左侧股骨下段多发斑片样低密度影，边界不清，干骺端外侧部分见少许骨质硬化；B. 1天后MRI冠状位T_2WI显示左侧股骨中下段骨髓腔呈高低混杂信号，周围软组织明显肿胀，并内侧骨膜下少量脓肿形成，MRI显示病变范围明显大于X线片

【鉴别诊断】

化脓性骨髓炎应与骨结核、骨肉瘤、尤因肉瘤相鉴别。骨结核为骨质破坏性病变，没有或仅有轻度骨膜反应，常累及邻近骨骺及关节。骨肉瘤软组织肿块较明显，常伴瘤骨形成。尤因肉瘤不伴死骨形成，常发生于骨干，有葱皮样骨膜反应。

二、慢性骨髓炎

【病理生理与临床表现】

慢性骨髓炎（chronic osteomyelitis）多由于急性骨髓炎未及时治疗或治疗不彻底，病变持续存在所致，死骨残留为最常见的原因，病程数年至数十年不等。临床病变反复发作、局部肿痛或有瘘道形成，严重时患肢可有畸形。一旦机体抵抗力降低，病灶发展，可再次引起急性发作。

慢性期化脓性病变局限化，软组织增生修复，骨质增生硬化，骨包壳明显，死骨随邻近肉芽组织侵入和破骨细胞的出现逐渐被吸收为新生骨代替。若死骨过大，仅边缘部分受到破骨细胞及肉芽组织作用而将死骨分离，其中心部分保持静止不变，若不清除则导致炎症迁延不愈。

【影像学表现】

X线：主要表现为广泛骨质增生硬化，骨外膜广泛增生形成骨包壳，骨内膜增生致髓腔狭窄，骨皮质增厚，骨干增粗（图8-6-2A）。骨质破坏区扩大，融合成边缘较清楚的脓肿（图8-6-2C），内见边缘呈虫噬样的残留死骨，部分可见骨瘘孔和软组织窦道形成。痊愈表现为骨质破坏及死骨消失，髓腔再通。

CT：与X线相比，CT能更好地发现死骨和脓腔，明确有无小的活动性病灶。CT扫描常可在广泛的骨质增生硬化区内发现境界清楚的圆形、卵圆形小空洞（脓腔），空洞中心可见小块致密骨组织，即小死骨。

MRI：显示脓肿位置、形态和范围最优；T_1WI骨硬化表现为髓腔内的低信号，骨皮质影增厚和不规整；T_2WI骨髓腔和骨皮质信号混杂，可见高信号的无效腔和脓液内低信号的死骨（图8-6-2B、图8-6-2D）。

【诊断要点】

慢性骨髓炎以骨质增生硬化，骨皮质明显增厚，髓腔狭窄，可见边界清楚的脓腔及死骨，骨包壳或瘘管形成为特征。两种少见且表现较特殊的慢性骨髓炎：①慢性硬化性骨髓炎，表现以骨质增生硬化为主，骨破坏并不明显；②Brodie脓肿，又称慢性骨脓肿，其骨质破坏区边界较清晰，骨质硬化及死骨少见，为一种局限性低毒性化脓性骨髓炎。

【鉴别诊断】

本病应与结核性骨髓炎、骨样骨瘤及骨干骨肉瘤相鉴别。

结核性骨髓炎，一般多侵入关节，病史较缓慢，有结核病或结核病接触史。X线显示以骨质破坏为主而少有新骨形成。

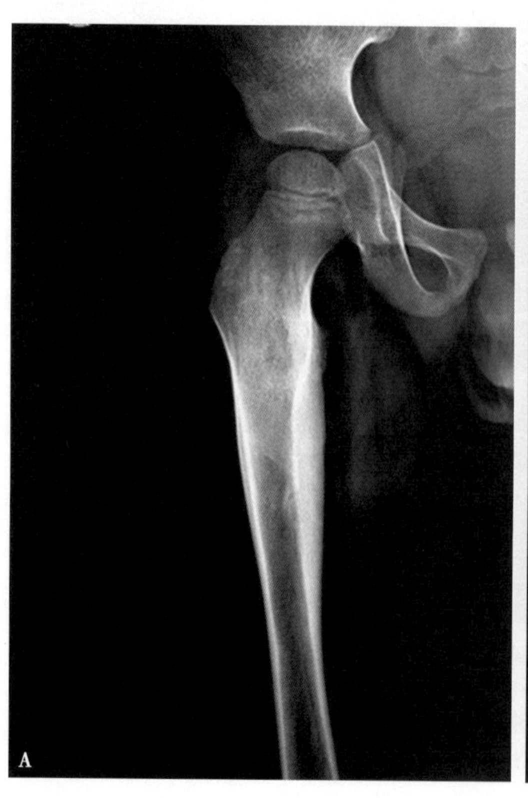

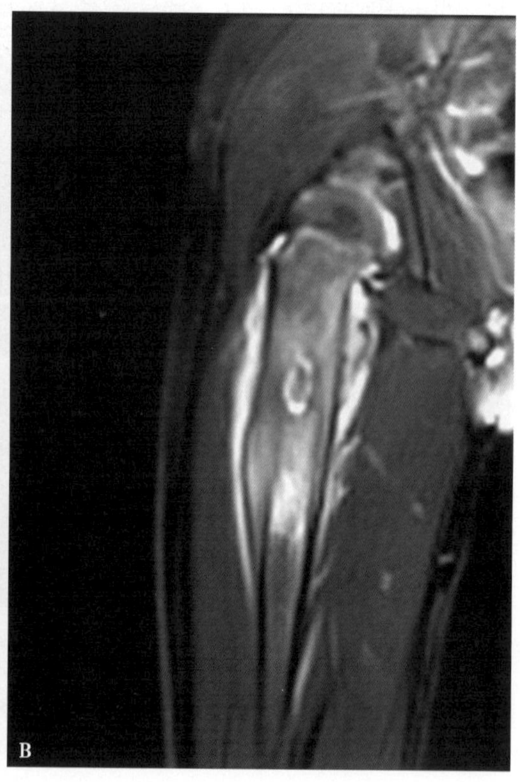

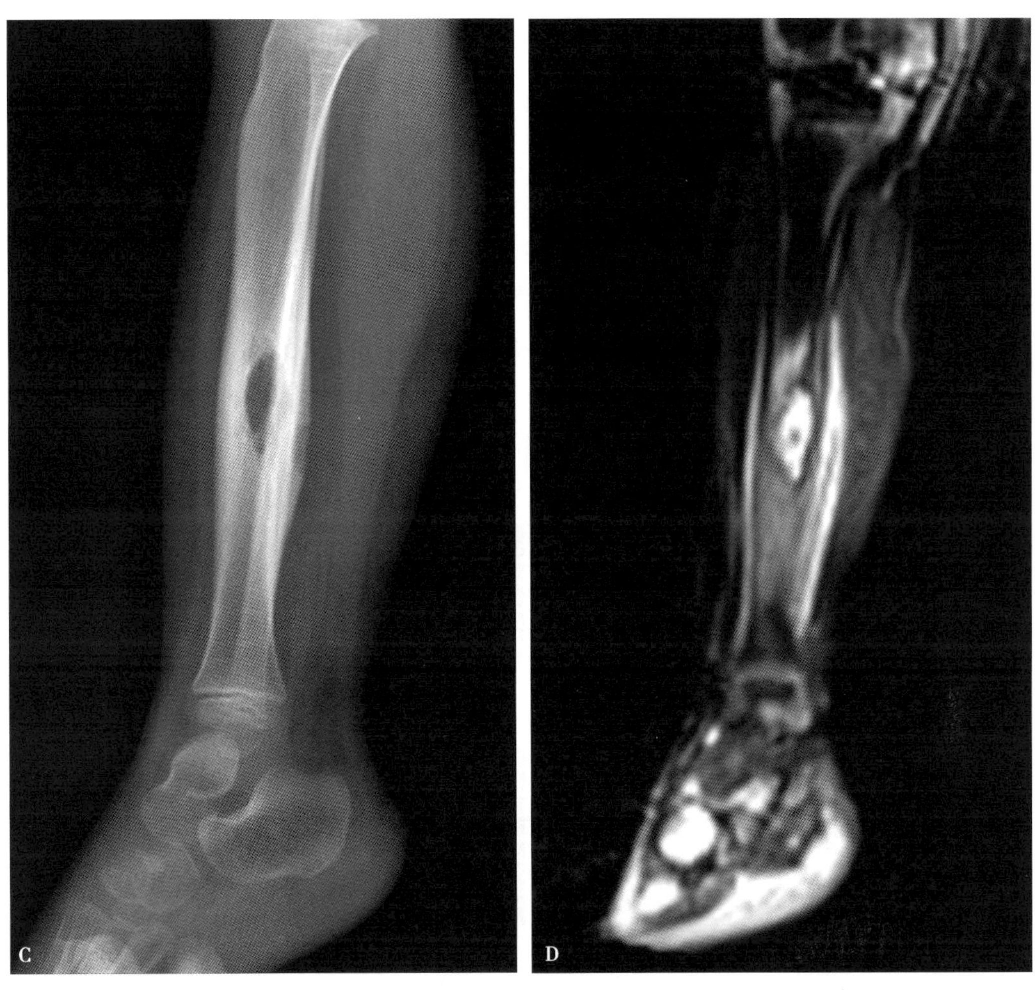

图 8-6-2　慢性脓性骨髓炎 X 线和 MRI 表现

男，5 岁，股骨正位片显示右侧股骨上段骨皮质明显增厚，骨髓腔密度增高，其内见边界清楚类圆形脓腔（A）；MRI 冠状位 T_2WI 显示右侧股骨上段骨髓腔呈高低混杂信号，其内见一边界清楚边缘呈高信号的脓腔，中心低信号为死骨，病变周围软组织肿胀（B）。女，4 岁，胫骨侧位片显示右侧胫骨中段骨皮质明显增厚，骨髓腔变窄，其内见边界清楚类圆形脓腔（C）；MRI 矢状位 T_2WI 显示右侧胫骨中段骨髓腔信号增高，其内见一边界清楚呈高信号的脓腔，中心低信号为死骨。病变骨质周围软组织肿胀，骨膜下少量积脓（D）

骨样骨瘤，常易误诊为局限性脓肿，但其特征为经常性隐匿，夜间疼痛重，局部压痛明显，但无红肿，少有全身症状。

骨干骨肉瘤，局部 X 线片表现偶可与骨髓炎混淆，但根据发病部位、年龄、临床表现及特征性 X 线表现可资鉴别。

三、化脓性关节炎

【病理生理与临床表现】

化脓性关节炎（pyogenic arthritis）为化脓性细菌侵犯关节而引起的急性炎症，多为葡萄球菌及链球菌经血液进入关节所致，也可由外伤、软组织感染及化脓性骨髓炎蔓延而来。病变发展分为三个阶段，即早期，浆液性渗出期，关节滑膜充血、肿胀、白细胞浸润，关节腔内有浆液性渗出液；中期，浆液纤维蛋白性渗出期，感染继续发展，关节内渗液增多，含大量脓细胞和纤维蛋白性渗出物，关节滑膜和软骨面上纤维蛋白膜覆盖；后期，脓性渗出期，滑膜面坏死，渗液为脓性，关节软骨受侵蚀，继而侵蚀软骨下骨，软骨和骨端的破坏以关节承重部位显著，导致关节面破坏，关节间隙狭窄。此后，骨质增生修复，肉芽组织长入关节腔，可发生纤维化和骨化，导致关节纤维性或骨性强直。

婴儿期较儿童期多见，男性居多，多见于承重关节，如髋关节和膝关节；常为单发。临床发病急，常有严重的全身症状如高热寒战、白细胞增高、血沉加速等；关节部软组织出现严重的红、肿、热、痛，关节部有波动感，运动功能受限，渗液严重时可致关节半脱位，膝关节受累时可出现浮髌征。

【影像学表现】

X线：早期主要表现为关节囊和关节周围软组织肿胀，关节间隙增宽，邻近骨质稀疏。若关节内渗液严重，关节囊松弛和肌肉痉挛等可引起关节脱位或半脱位，以婴幼儿的髋关节和肩关节多见。继而关节软骨被破坏，关节间隙变窄，软骨下骨质破坏并周围新骨增生硬化，以关节承重区显著（图8-6-3A）。严重者可出现广泛的干骺端骨髓炎、死骨形成、病理性关节脱位及骨骺分离；病情较重者，脓液从关节囊破入软组织，组织坏死、钙化。感染控制后，病变进入修复阶段，骨质破坏停止，出现骨质硬化，骨骺密度逐渐恢复正常，若软骨和骨质破坏不严重，关节可保留一定的间隙和功能；若破坏严重，常形成关节骨性强直，遗留关节功能障碍。

CT：对细微病变显示较X线清晰，可见关节肿胀、积液、骨质破坏等（图8-6-3C）。

MRI：MRI能早期发现病灶，清晰显示关节软骨的异常，在判断病变范围及严重程度方面优于X线和CT。早期滑膜增厚、水肿，关节渗液，T_1WI呈低信号，T_2WI呈高信号，关节间隙增宽。晚期关节间隙变窄，关节软骨破坏及骨端骨髓炎，呈长T_1、长T_2信号（图8-6-3B）。愈合期骨性强直，可见骨端连接，呈骨髓信号。

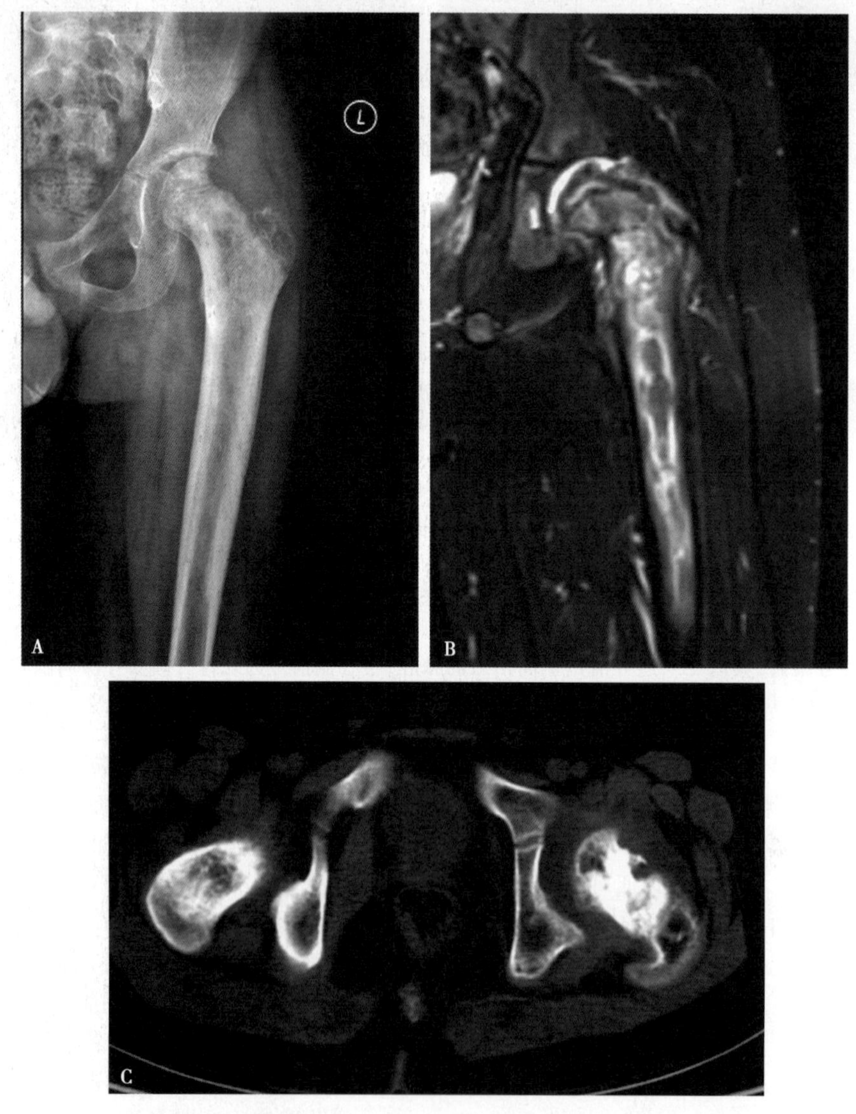

图8-6-3　化脓性关节炎影像学表现

男，10岁。A. 髋关节正位片显示左侧髋关节间隙变窄，股骨头变形，股骨上段髓腔密度不均匀，骨质破坏和增生硬化并存；B. MRI冠状位T_2WI显示左侧髋关节间隙变窄，股骨头变形，关节腔积液，近端骨髓腔信号不均匀呈广泛骨髓炎改变；C. 轴位CT片显示左侧髋关节囊增厚，关节腔积液，股骨头、股骨颈骨质破坏和增生硬化

【诊断要点】

急性起病，严重的全身症状和受累关节严重的红、肿、热、痛，X线平片为首选检查方法，关节肿胀、积液，关节面下骨质破坏伴增生硬化，关节间隙早期增宽，晚期变窄。MRI能早期发现关节软骨的异常，并在判断病变的范围及严重程度方面优于CT及X线。

【鉴别诊断】

本病应与风湿、类风湿关节炎、创伤性关节炎及关节结核鉴别，但主要与滑膜型关节结核鉴别。关节结核起病较慢，全身及局部症状不明显且较轻，常伴慢性进行性关节肿胀、低热、淋巴细胞相对升高，常见窦道形成，不易愈合。病变发展缓慢，关节软骨破坏较慢，关节间隙一般无改变；软骨与骨破坏常见于关节面的边缘，承重部位晚期才出现破坏，骨质疏松呈渐进性，缓慢但较广泛，以骨破坏为主，少有增生，附近肌肉常有萎缩，关节强直较少见，多为纤维性强直。

四、骨与关节结核

【病理生理与临床表现】

骨与关节结核分为骨结核（tuberculosis of bone），脊柱结核（tuberculosis of spine）及关节结核（tuberculosis of joint）。骨结核以长管状骨骨骺和干骺端结核、短管状骨结核常见。脊柱结核发病率较高，依次以胸椎、腰椎、颈椎常见，常累及多个椎体。关节结核包括骨性关节结核和滑膜结核。骨结核病理改变主要分为增生型（结核性肉芽组织增生）与干酪坏死型，两型可混合存在，以某一型为主，也可相互转化。脊柱骨结核感染后形成结核性肉芽肿、干酪样变、死骨及寒性脓肿，造成椎体骨质破坏、塌陷变形，常累及多个椎体，致脊髓受压及脊柱侧弯畸形等。关节结核多见于髋关节，其次膝关节，包括原发性（滑膜型）结核和继发性结核（骨骺或干骺端发展至关节的骨型结核）。结核分枝杆菌易侵犯邻近的骺软骨及关节软骨。

临床上骨与关节结核进展慢，病程长，症状轻微，多有低热、血沉加快。早期局部疼痛、肿胀，晚期可出现窦道、脓肿等。长期进展出现发育障碍及骨与关节畸形、功能障碍、脊髓神经压迫症状等。

【影像学表现】

X线：

1. 骨结核

（1）长管状骨结核：好发于骨骺及干骺端，股骨、胫骨及尺桡骨远端常见，一般单发，少数多发，分为中心型和边缘型。中心型早期为局限性骨质疏松，点状骨质破坏逐渐融合扩大，边缘多较锐利，破坏区可见砂粒样死骨或钙化点，常伴局限性骨膜增生，骨质破坏灶常跨越骨骺。边缘型多位于骺板愈合后的干骺端，特别是长管状骨骨突处，早期为局部骨质糜烂后形成骨质缺损，边缘硬化及周围软组织肿胀。

骨干结核多发生于年幼儿童，好发于胫骨及尺、桡骨，多偏于骨干一侧，病变起于骨松质，早期表现为局限性点状骨质稀疏区，进展期骨髓腔内形成单发或多发圆形或椭圆形骨质破坏区，长轴与骨干长轴一致，边缘清晰，伴周围骨质硬化，骨内膜增生硬化，若侵及皮质，引起骨膜增生，骨干增粗，类似短管骨结核“骨气臌”表现。

（2）短管骨结核：手足短管骨较足多见，易累及近侧中节指（趾）骨。早期表现为软组织肿胀，局限性骨质疏松，继而骨内出现圆形、类圆形或多房样骨质破坏，骨干膨隆，皮质变薄并见层状骨膜反应，形成“骨气臌”样改变。少数可穿破皮肤形成窦道，很少侵及关节。修复期出现破坏区缩小硬化。

2. 脊柱结核

（1）溶骨性骨质破坏：①中心型：早期表现为局限性骨质疏松，进而形成圆形或不规则形骨质缺损区，可有小死骨，椎体塌陷，邻近椎间盘及椎体受侵，椎间隙变窄；②边缘型（图8-6-4A）：椎体前缘上、下角骨质破坏，常伴邻近椎间隙狭窄及椎旁脓肿，破坏邻近椎体可发生椎体融合；晚期，椎旁脓肿沿前纵韧带向上、下扩张，数个椎体前缘形成凹形骨质缺损；③骨膜下型：早期形成椎旁脓肿，椎体前缘可见弧形凹陷的骨质缺损区，晚期破坏椎体及椎间盘，椎间隙变窄；④附件型：少见，X线不易显示，病变局限于棘突、横突、椎弓及椎板等，受累部位呈溶骨性破坏，邻近软组织肿胀。

（2）椎体及脊柱畸形：椎体破坏变形呈楔形、扁平状或相互嵌入甚至融合，脊柱多呈后凸畸形，胸椎结核多见，腰骶椎多见侧凸畸形。

（3）受累椎间隙狭窄或消失，多见于边缘型脊柱结核，骨膜下型和附件型少见。

（4）寒性脓肿形成：胸椎结核出现率最高，脓肿常呈梭形，也可呈长带形或波浪形，颈椎结核多为咽后壁脓肿，脓肿壁可有斑点状或条片状钙化影。

3. 关节结核

（1）滑膜型：好发于膝、髋、踝关节，早期为软组织肿胀、关节间隙略宽或正常、邻近骨质疏松，继而出现关节边缘虫蚀状骨破坏（图8-6-5），关节间隙不对称性变窄，骨端骨质破坏，晚期破坏缘清晰硬化，寒性脓肿及瘘管形成，严重者关节纤维性强直。

（2）骨型：好发于髋、肘关节，具有骨骺和干骺端结核的表现，表现为关节软组织肿胀及关节间隙不对称狭窄，骨端骨质破坏、骨质疏松。若关节破坏严重，愈合后多发生纤维性强直。

CT：可早期显示细微骨质破坏、微小钙化、死骨及病理骨折情况，显示脓肿或骨碎片大小形态位置及周围结构清晰，观察附件型脊柱结核较平片清晰，显示椎管受累情况。滑膜型关节结核表现为关节囊增厚、关节积液及周围软组织肿胀、寒性脓肿，增强后脓肿壁及关节囊强化。

MRI：早于X线和CT显示各类型骨关节结核病灶位置及范围，脊柱结核应用优势最大。MRI有利于观察软组织及椎管内侵犯、关节肿胀、滑膜充血，软骨及软骨下骨破坏、周围肿胀情况。破坏区病灶呈T_1较低信号，T_2高低混杂信号，关节积液呈长T_1、长T_2信号，脓肿及肉芽肿呈T_1低信号，T_2高低混杂信号（图8-6-4B、C），增强扫描肉芽肿呈不均匀强化，脓肿壁明显强化。

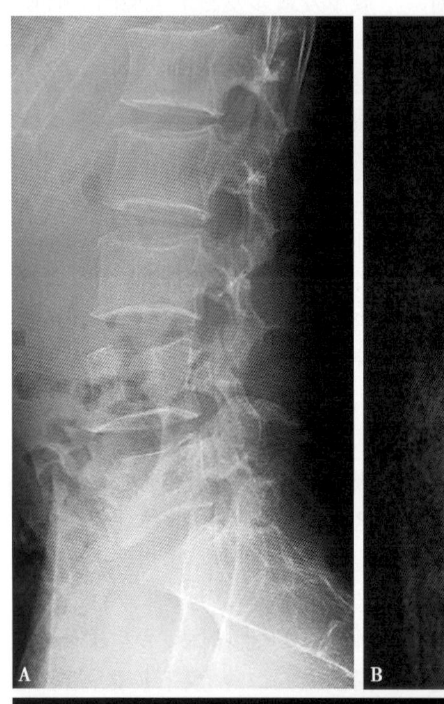

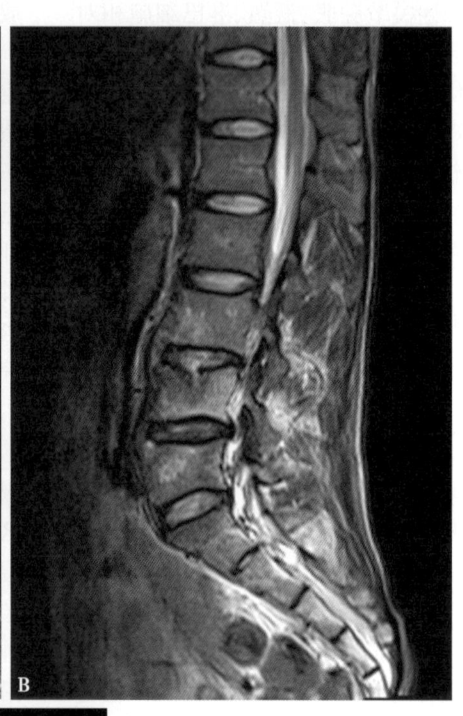

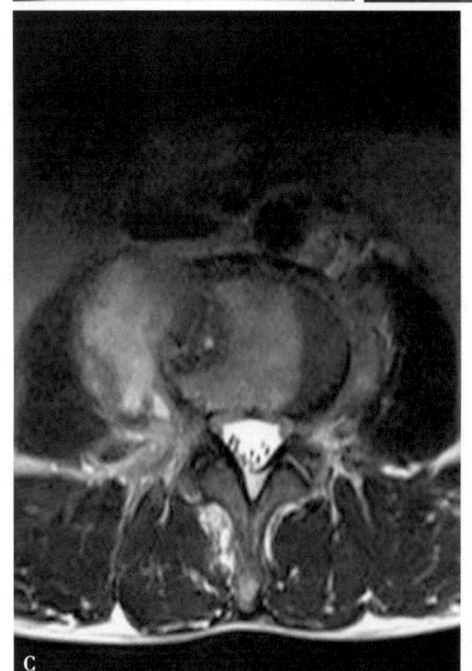

图8-6-4　脊柱结核X线和MRI表现

男，12岁。A. 腰椎X线侧位片示腰4椎体上缘不连续，腰5椎体前上缘溶骨性骨质破坏；B. MR矢状位T_2WI示腰3～5椎体内见团片状长T_2信号影，边界不清，腰2椎体上缘及腰5椎体前上缘骨质破坏；C. 腰5椎体右侧骨质破坏并椎旁寒性脓肿形成

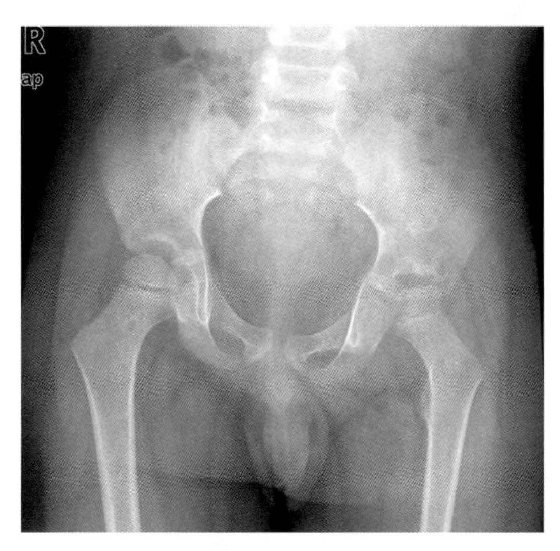

图 8-6-5　髋关节结核 X 线表现
男,5 岁。髋关节正位片示左髋臼及股骨头骨骺不规则骨质破坏区,关节间隙变窄

【诊断要点】

骨与关节结核进展慢,病程长,全身症状轻微,局部症状明显。主要表现为受累部位骨质疏松、虫蚀状骨质破坏并逐渐融合扩大,砂砾样死骨,骨质增生硬化较局限,软组织肿胀及寒性脓肿形成,脓肿壁可有钙化,关节间隙及椎间隙狭窄,晚期出现骨关节畸形。

【鉴别诊断】

1. 骨结核需与骨囊肿、软骨母细胞瘤及慢性骨脓肿鉴别。骨囊肿好发于长管状骨的骨干或干骺端的中心,呈圆形或卵圆形透亮区,边界清楚,骨皮质膨胀变薄,易发生病理性骨折,囊腔内无死骨,可见碎片陷落征。骨骺结核需与软骨母细胞瘤鉴别,后者好发于青少年,多见于骨骺部,常侵犯干骺端,呈膨胀性骨质破坏,边界清楚、锐利,边缘可见硬化环,瘤内可见钙化或骨化影。慢性骨脓肿好发于干骺端,骨破坏周围见移行性硬化环,较少有骨膜反应,软组织一般无改变。

2. 脊柱结核需与化脓性脊柱炎、椎体压缩性骨折、朗格汉斯细胞组织细胞增生症、转移瘤等进行鉴别。化脓性脊柱炎发病急骤,病程短,进展快,全身中毒症状明显,骨质增生硬化显著且较结核出现早。椎体压缩性骨折有外伤史,常呈楔形,可见横行压缩性骨折线,骨小梁嵌插,无椎间隙变窄及椎旁脓肿。朗格汉斯细胞组织细胞增生症多单个或跳跃性累及数个椎体,椎体呈一致性扁平椎,椎间隙正常,无椎旁软组织脓肿。转移瘤一般不累及椎间盘,常首先侵犯椎体后部及椎弓根,呈跳跃性,软组织肿块较局限。

3. 关节结核需与化脓性关节炎、类风湿关节炎等进行鉴别。化脓性关节炎发病急骤,全身症状明显,病变进展快,负重关节面首先破坏,关节间隙早期变窄,晚期可形成骨性强直。类风湿关节炎常多发手足小关节对称性受累,关节间隙变窄出现早。

五、先天性骨梅毒

【病理生理与临床表现】

先天性骨梅毒(congenital syphilis of bone)是梅毒螺旋体引起的慢性系统性感染性疾病。先天性骨梅毒具有胎传性,分为 4 岁以内的先天性早发型骨梅毒,5～15 岁发生的先天性晚发型骨梅毒。梅毒螺旋体侵入干骺端、骨干及骨膜等,导致软骨骨化障碍,形成梅毒性肉芽肿,产生骨质增生性和破坏性改变,引起骨软骨炎、骨干炎及骨膜炎等。骨软骨炎好发于长骨干骺端,胫骨和股骨多见,称为干骺端炎,为早发型骨梅毒的特征。早发型梅毒临床表现主要为皮疹、肢体不能自主运动、软组织肿胀。晚发型骨梅毒则以间质性角膜炎、神经性耳聋、楔状牙、军刀腿等为特征。实验室检查,血清华康氏反应阳性。

【影像学表现】

X 线:

1. 早发型骨梅毒　四肢长骨骨干和干骺端多骨广泛对称性受累,主要表现为干骺端炎、骨膜炎、骨干炎。其中,干骺炎为最重要诊断依据,多于出生后 6 个月内出现,表现为临时钙化带密度增高及增厚,继而其下方骨质破坏出现锯齿状横行透亮带,晚期引起骨骺板增宽或骨骺分离。双侧胫骨近端内侧对称性骨质破坏称为 Wimberger 征,为早发型骨梅毒特征表现。骨膜炎表现为长骨骨膜增生,呈层状,骨膜与骨干长轴平行,一般较为广泛,且对称性分布。骨干炎,病变呈散在不规则骨破坏区,广泛不规则骨质疏松和骨增生硬化。

2. 晚发型骨梅毒　骨膜炎最常见,常发生于双侧胫骨,骨膜层状增厚,骨干骨膜下骨质增厚(图 8-6-6),致骨干增粗前凸,髓腔变小,形成"军刀状胫骨"。骨髓炎主要侵犯骨干,胫骨常见,表现为不同程度的骨硬化,伴有骨破坏和死骨形成。局限性病变称为树胶肿,为边界不规则的骨破坏区;弥漫性病变可引起骨松质内斑片状骨破坏,骨小梁致密而不规则,死骨不常见。

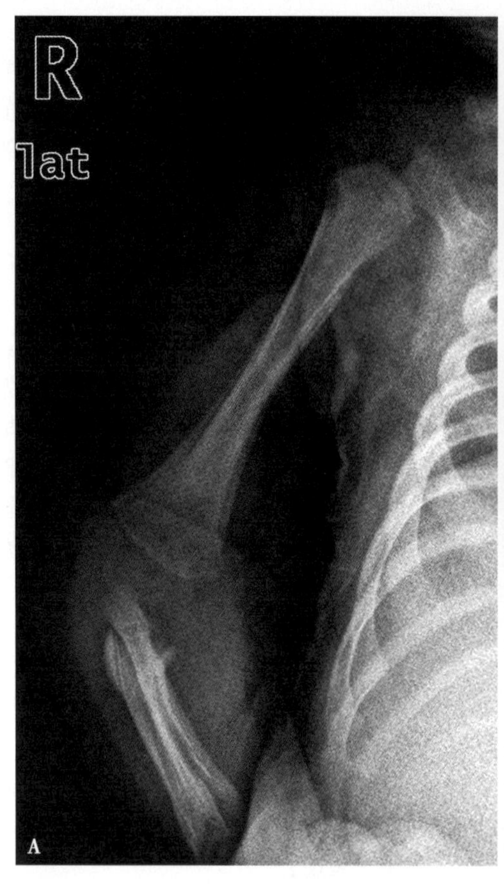

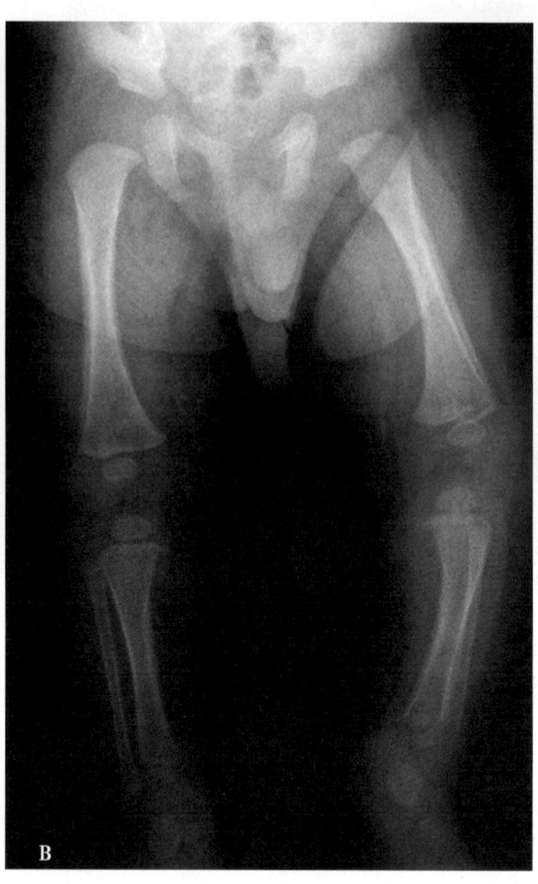

图 8-6-6　骨梅毒 X 线表现

男，16 天。A、B. 右上肢双下肢正位片，四肢长骨临时钙化带密度不均匀并局部锯齿样改变，带下见横行透亮带，长骨骨干均见骨膜增生，肱骨、尺桡骨、股骨远端干骺端均见虫噬样骨质破坏

【诊断要点】

先天性骨梅毒典型表现为干骺端炎、骨干炎和骨膜炎，四肢长管状骨骨干和干骺端多发、广泛、对称性受累，典型 X 线平片结合临床病史及实验室检查即可明确诊断。

【鉴别诊断】

先天性骨梅毒需与婴儿急性化脓性骨髓炎、婴儿骨皮质增生症鉴别。

1. 婴儿急性化脓性骨髓炎　起病急骤，常有红、肿、热、痛，病变较局限，单发，不具有多发、广泛、对称性特点。不出现先期钙化带增厚及下方的横行透亮带，骨质破坏和增生较显著，死骨多见，较快形成包壳。

2. 婴儿骨皮质增生症　是一种自限性疾病，3~6 个月发病，6 个月后不治而愈。软组织肿胀，骨皮质增厚，层状骨膜反应，以骨干受累为特征，无骨梅毒常见的干骺端炎表现。

六、幼年型强直性脊柱炎

【病理生理与临床表现】

幼年型强直性脊柱炎（juvenile ankylosing spondylitis，JAS）是指 16 岁以前发病的慢性进行性关节炎，以脊柱、骶髂关节受累为著，髋关节、肩关节及膝关节也可受累，四肢小关节极少侵犯。多见于男性，常具有家族遗传性。起病较快，大多以外周关节炎，特别是下肢大关节如髋关节、膝关节炎症多见（较成人强直性脊柱炎病例发生率高），为非对称性，病程反复交替。多见低热、贫血、乏力、消瘦等全身症状。典型临床表现为腰背部疼痛、晨僵及脊柱活动受限。实验室检查血沉快，90% 患儿血清 HLA-B27 阳性。

本病病理改变主要为非特异性滑膜炎和肌腱附着点炎。肌腱附着点炎是强直性脊柱炎的主要病理特征，炎症过程引起附着点侵蚀，邻近骨的骨髓炎,进而形成肉芽组织,引起软骨骨端破坏,导致周围软组织和韧带的钙化、骨化。脊柱前软组织骨化常累及椎间盘外周的纤维环和前纵韧带的后部。滑膜炎可导致滑膜增生、血管翳形成,破坏关节软骨和软骨下骨,并被纤维组织取代,引起关节强直。

【影像学表现】

X 线:

1. 骶髂关节炎 表现为关节单侧或双侧对称性受累,早期骶髂关节边缘模糊,继而关节软骨破坏出现假性关节增宽(图 8-6-7),关节面不规则并周围骨质硬化,晚期关节间隙狭窄消失、关节融合强直。

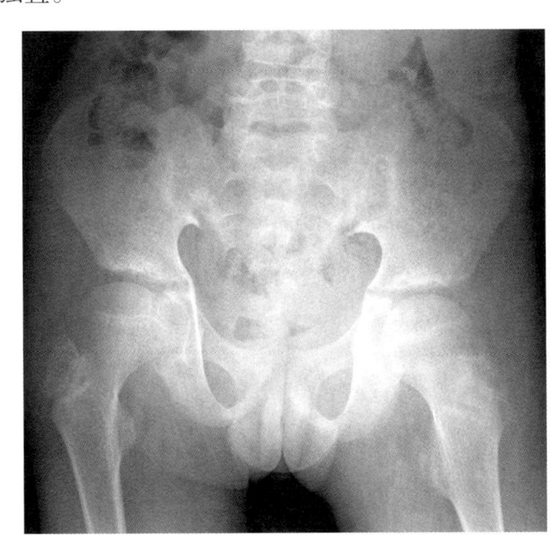

图 8-6-7 幼年型强直性脊柱炎 X 线表现
男,12 岁。骶髂关节正位片示双骶髂关节间隙假性增宽,关节面不规则骨质破坏,双侧髋关节面不规则,密度略增高

2. 脊柱改变 JAS 向上侵犯脊柱较少,多自骶髂关节上行性进展,表现为椎体骨质疏松,椎体上下缘骨质破坏伴硬化,逐渐形成方形椎,椎间隙变窄;椎体小关节面模糊、硬化。严重者广泛的椎旁软组织钙化和椎体间骨桥形成,脊椎呈竹节样强直。

3. 四肢关节 最常累及髋关节等下肢大关节,其次为膝关节。主要表现为关节间隙变窄,骨质疏松,关节面模糊,关节面下骨侵蚀伴硬化,髋臼缘骨质增生,继而形成骨性强直。

4. 附丽病 指肌腱、关节囊、韧带与骨附着点处局部骨侵蚀、骨增生和硬化,以坐骨结节、髂骨嵴、坐骨耻骨支、股骨大小粗隆、跟骨结节处好发。

CT:可发现骶髂关节早期的轻微变化,如关节边缘的粗糙、模糊,骨性关节面毛刷状或锯齿状的骨侵蚀伴硬化等。亦可显示小关节间隙狭窄、软骨下骨侵蚀、硬化及关节囊、韧带钙化等。利于显示骶髂关节早期骨质改变,小关节早期骨质破坏及关节间隙情况。

MRI:利于早期显示滑膜炎、关节软骨破坏及骨与软组织水肿,可见长 T_1、长 T_2 信号,血管翳明显强化;肌腱、韧带及骨附着处可出现骨质破坏或水肿改变。

【诊断要点】

下肢大关节起病,单侧或双侧骶髂关节骨质破坏、硬化。典型改变 X 线平片即可诊断,CT 和 MRI 检查易于观察骶髂关节及其他外周关节早期骨质破坏情况,MRI 对于显示骨髓或软组织水肿更具优势。

【鉴别诊断】

本病主要与幼年型类风湿关节炎鉴别,后者女性多见、多关节对称性发病、手足小关节受累为主,小关节肿胀及关节周围骨质疏松,关节面硬化及融合少见、类风湿因子阳性。

七、幼年型类风湿关节炎

【病理生理与临床表现】

幼年型类风湿关节炎(juvenile rheumatoid arthritis,JRA)是小儿时期一种常见的结缔组织病,以慢性关节炎为其主要特点,并伴全身多系统受累。病因不明,目前认为其与感染诱发易感人群产生异常免疫反应有关。现国际风湿病学联盟儿科常委专家组将儿童时期不明原因关节肿胀持续 6 周以上统一称为幼年特发性关节炎(juvenile idiopathic arthritis,JIA),从而取代幼年型类风湿关节炎和幼年慢性关节炎。

本病可发生于任何年龄,4 岁以下多见。依据起病最初 6 个月的临床表现,可分为全身型、多关节型及少关节型。

全身型:起病多急骤,全身症状明显,主要表现为发热(弛张型高热)、皮疹(随体温升降而出现或消退)、关节症状(关节痛症状轻微,随体温升降而加重或缓解,以膝关节最常受累)、肝脾及淋巴结肿大(约半数病例出现肝脾肿大,多数患儿可有全身淋巴结肿大)、胸膜炎及心包炎(约 1/3 患儿出现胸膜炎或心包炎,但无明显症状)、神经系统症状。

多关节型:多见于女孩,起病缓慢或急骤,受累关节大于等于 5 个,通常从大关节开始,逐渐累及小关节,呈对称性发生,关节症状明显,全身症状轻微。约半数患儿颈椎关节受累致颈部活动受限;颞下颌关节受累引起咀嚼困难;少数累及环杓关节出现声哑、喉喘鸣。

少关节型：受累关节不多于4个，以膝、踝、肘等大关节为主，非对称性发病。

【影像学表现】

X线：病变可累及一个或多个关节，以手掌指关节、腕关节、膝关节等多见。脊柱之病变以颈椎多见。早期关节腔积液，关节间隙略增宽，关节囊及关节周围软组织肿胀，关节面略毛糙，关节周围骨质疏松，掌骨及跖骨可出现骨膜反应，长骨干骺端骨皮质密度减低、临时钙化带下可见横向透亮线影；晚期关节积液减少，广泛、对称性关节间隙变窄，关节面骨质破坏、呈小凹陷状骨质缺损，骨质疏松明显，关节可呈屈曲状，严重者可有关节脱位或半脱位，最后出现纤维性强直或骨性强直、肌肉萎缩（图8-6-8）。颈椎类风湿关节炎表现为寰枢椎半脱位和椎弓关节僵直。

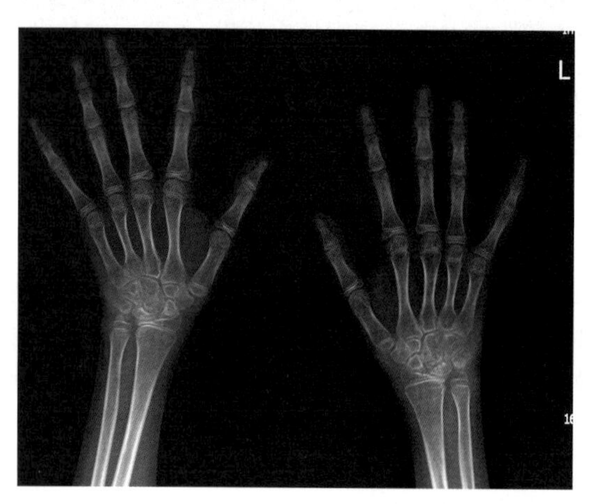

图8-6-8 幼年型类风湿关节炎X线表现
女，12岁。双手正位片，示双侧腕骨及左侧桡骨远端骨性关节面不同程度骨质破坏、呈小凹陷状骨质缺损，骨质疏松，腕关节间隙变窄

CT：表现为手足小关节多发对称性增粗肿胀，关节面边缘小的骨质破坏区，广泛性骨质疏松。大关节受累还可显示关节腔积液，关节腔内可见软组织密度影且明显强化。

MRI：可显示关节滑膜增厚和关节积液。早期增生滑膜富含血管翳，呈长T_1、长T_2信号影，增强后明显强化。邻近骨髓水肿，呈长T_1、长T_2信号影。骨髓水肿是骨质破坏的前期表现，骨质侵蚀破坏也表现为长T_1、长T_2信号影，可明显强化。MRI还可显示颈椎受侵情况，包括颈椎区血管翳、寰枢椎或寰枕脱位、颈髓受压等情况。

【诊断要点】

本病的诊断主要依据临床表现，凡全身症状或关节病变（单个或多个关节炎症）持续6周以上，发病年龄小于16周岁，能排除其他疾病者，可考虑本病。本病宜首选X线平片进行筛查诊断，早期JRA宜选MRI检查。

【鉴别诊断】

以高热、皮疹等全身症状为主者应与全身感染（败血症、病毒感染等）、恶性病（白血病、淋巴瘤等）相鉴别，临床表现及实验室检查有助于鉴别诊断。以关节受累为主者应与关节结核、Reiter综合征等鉴别：关节结核多为单个关节发病，关节软骨和骨质破坏相对严重，可见死骨及关节周围冷脓肿；Reiter综合征又称肠病后类风湿、眼尿道关节综合征等，以结膜炎、尿道炎和关节炎三联征为特征，侵犯关节不对称、肌腱和韧带附着部增生为其特征。

【回顾与展望】

骨感染好发于儿童和青少年，MRI对于早期诊断和鉴别诊断具有较明显的优势，可以清晰显示脓肿、水肿、软组织改变，DWI和MRS对于鉴别炎症与肿瘤以及肿瘤的良恶性有一定意义，但是，观察死骨和钙化仍需要结合CT和X线平片检查。

第七节 骨损伤性疾病

一、骨折

骨折（fracture）是指骨和（或）软骨结构的连续性中断。骨折患者一般行X线平片检查，结构复杂的部位可首选CT检查，如需了解有无骨挫伤、隐匿性骨折、关节面软骨骨折、儿童的骺离骨折及区分椎体新近与陈旧骨折则应选MRI检查。

（一）青枝骨折

【病理生理与临床表现】

青枝骨折（greenstick fracture）指发生于儿童长骨骨干的不完全性骨折，形似青嫩树枝折曲后表现，故而得名。青枝骨折常见于儿童四肢长骨骨干，骨质内钙盐沉积较少而柔韧性较大为其成因，属于不完全性骨折。

【影像学表现】

X线：表现为骨皮质局部褶皱、凹陷或隆起，骨小梁扭曲变形，而无骨的断裂（图8-7-1）。

（二）疲劳性骨折

【病理生理与临床表现】

疲劳性骨折（fatigue fracture）指长期、反复、轻微的外力作用于正常骨的某一部位引起的慢性骨折，又称疲劳性应力骨折。疲劳性骨折常见于长途行军的战士、田径运动员、舞蹈演员等，好发于第2、3跖骨和胫骨、腓骨。本病起病缓慢，初期仅感局部疼痛，以后逐渐加重。局部可触及固定包块，压痛明显。正常骨局部长期反复集中的轻微损伤后，发生骨小梁断裂并随即修复，修复过程中继续受外力作用致修复障碍，终因骨吸收大于骨修复而导致完全性骨折。

【影像学表现】

X线平片示局部骨质密度减低或增生硬化，骨折线不易显示，常呈横向走行，位于一侧，骨折线周围可见骨痂形成。CT检查亦有助于骨折线的显示。MRI示新鲜的骨痂组织呈T_1WI低信号、T_2WI高信号，骨痂骨化部分及骨折线呈相对较低信号，邻近骨髓及骨旁软组织水肿（图8-7-2）。

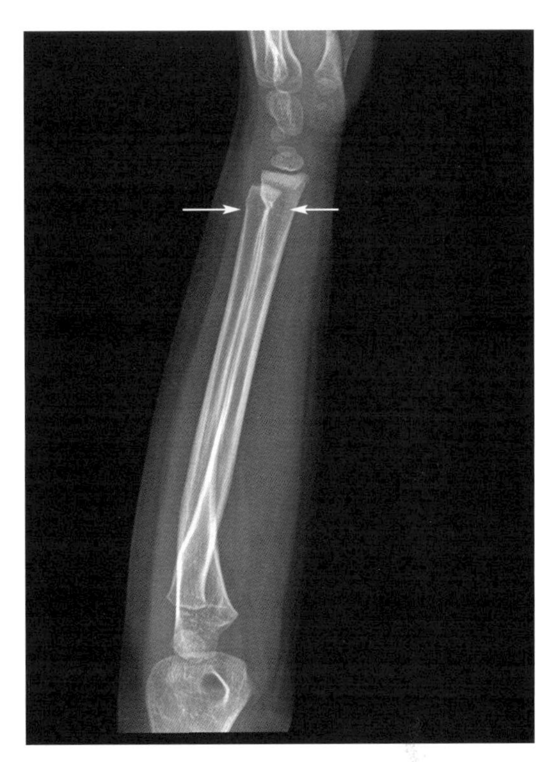

图8-7-1 青枝骨折X线表现

女，5岁。左尺桡骨侧位片，左尺桡骨远端背侧局部皮质褶皱

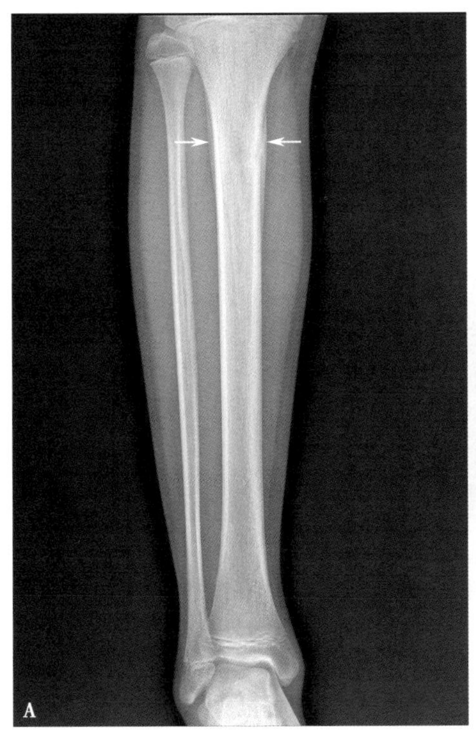

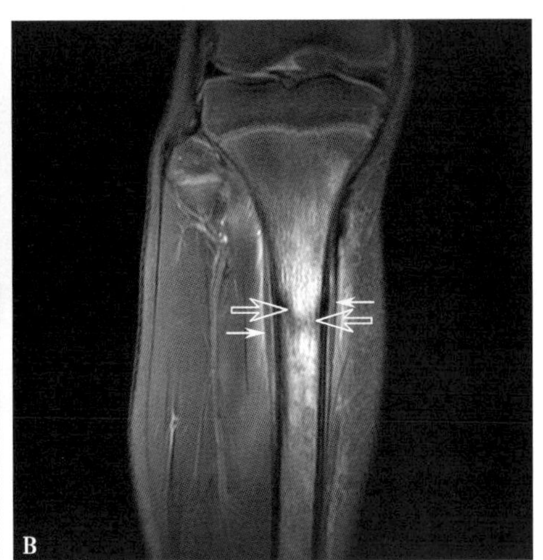

图8-7-2 疲劳性骨折X线表现

男，13岁。A. 右胫腓骨正位片，右胫骨上段局部密度略减低，周围见骨痂形成（箭头），未见明显骨折线影；B. 冠状面脂肪抑制T_2WI，骨痂（实心箭头）及骨折线（空心箭头）呈相对低信号，邻近骨髓及骨旁软组织水肿呈高信号

（三）桡骨远端骨折

【病理生理与临床表现】

桡骨远端骨折是指发生于桡骨远端3cm范围内横行或粉碎性骨折。该部位是松质骨与密质骨的交界区，为解剖薄弱处，一旦遭受外力，容易骨折。跌倒时前臂旋前、手掌着地、腕关节处于背伸位可引起伸直型桡骨远端骨折（Colles骨折），骨折远端向桡、背侧移位明显者手部可出现典型畸形姿势，即侧面看呈“银叉”样畸形，正面看呈“枪刺”样畸形。如跌倒时手背着地、腕关节急剧掌屈位可引起屈曲型桡骨远端骨折（Smith骨折），骨折远端向掌侧移位。

【影像学表现】

X线：Colles骨折，正位片示桡骨骨折远端向桡侧移位，常合并下尺桡关节脱位和尺骨茎突骨折；侧位片示桡骨骨折远端向背侧移位，断端向掌侧成角（图8-7-3）。Smith骨折，骨折远端向掌侧移位，向背侧成角，可合并尺骨茎突骨折（图8-7-4）。

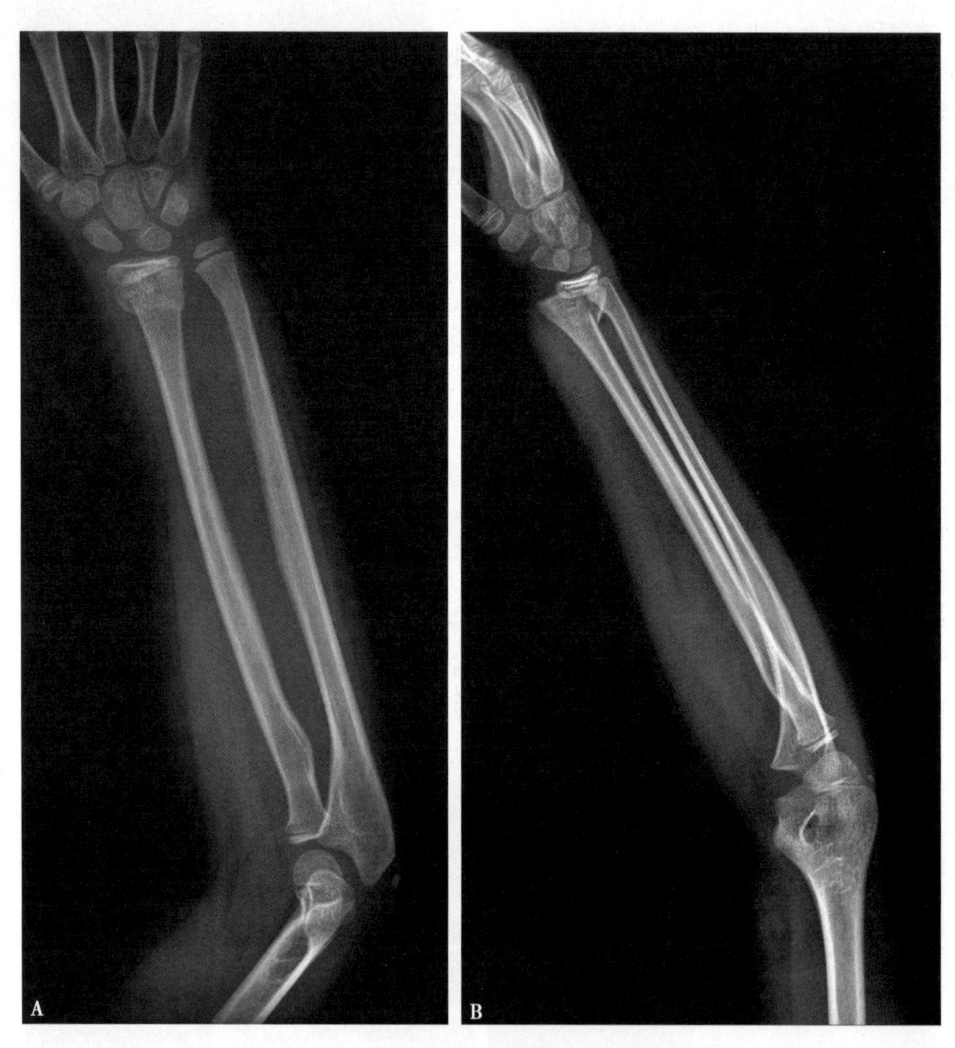

图8-7-3　Colles骨折X线表现

女，10岁。右尺桡骨正、侧位片，右桡骨远端骨质断裂，骨折远端向背侧移位；右尺骨远端掌侧局部皮质褶皱

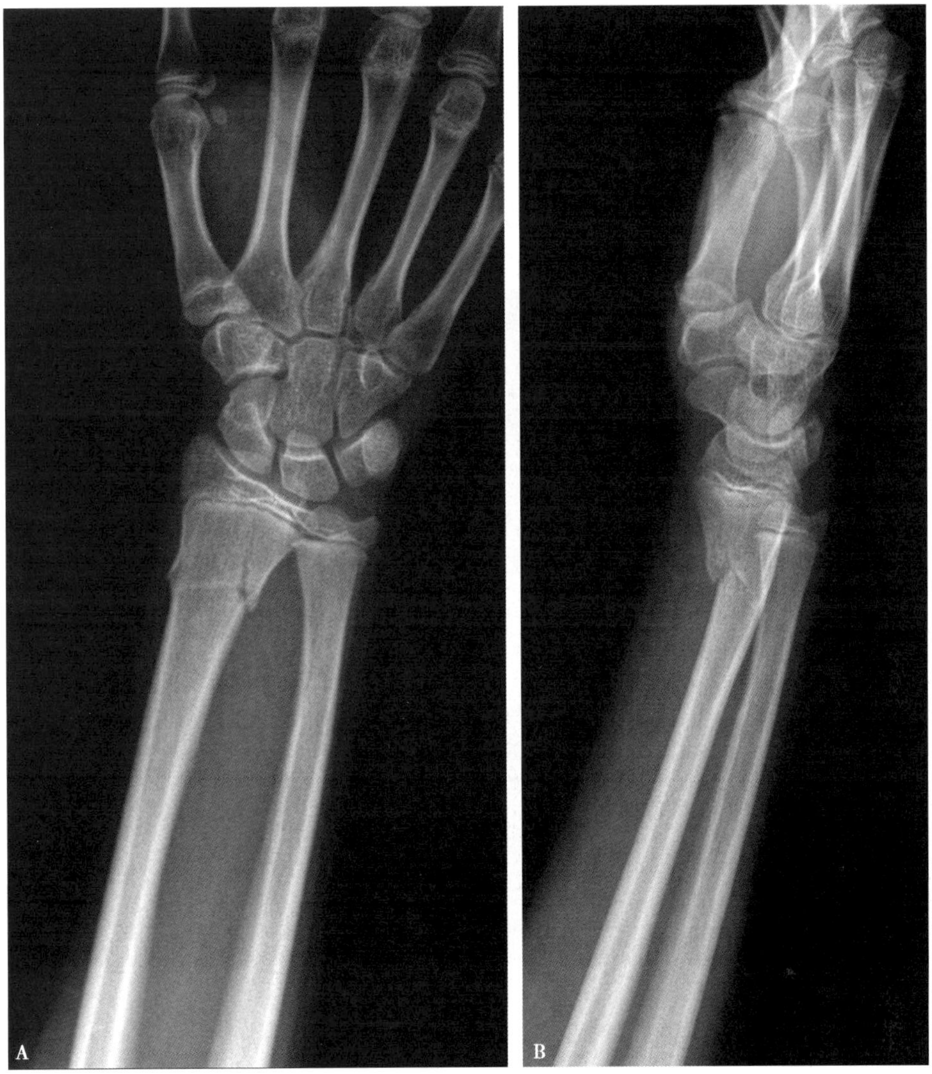

图 8-7-4　Simth 骨折 X 线表现
男，14 岁。右腕正、侧位片，右桡骨远端骨质断裂，骨折远端向掌侧移位

（四）肱骨髁上骨折

【病理生理与临床表现】

肱骨髁上骨折（supracondylar fracture of humerus）是指肱骨干与肱骨髁的交界区发生的骨折。肱骨干轴线与肱骨髁轴线之间有 30°～50°的前倾角，这是容易发生肱骨髁上骨折的解剖因素。该病多见于儿童，多为间接暴力引起，根据暴力的不同和骨折移位的方向，可分为伸直型和屈曲型。跌倒时手掌着地，暴力经前臂向上传递，身体向前倾，由上向下产生剪式应力，可导致伸直型肱骨髁上骨折，骨折远端向后上移位，骨折移位严重时，容易损伤肱动脉和神经。如跌倒时肘关节处于屈曲位，肘后方着地，暴力传导至肱骨下端可引起屈曲型肱骨髁上骨折，骨折线从后下方斜向前上方。

【影像学表现】

X 线：伸直型肱骨髁上骨折，骨折线横过喙突窝和鹰嘴窝，侧位片骨折远端向后上移位，肘关节积液肿胀，关节囊前后脂肪垫移位，呈“八”形透亮影，正位片见髁上区域骨小梁排列被破坏呈水平分布（图 8-7-5）。屈曲型肱骨髁上骨折，X 线平片示骨折线横过喙突窝和鹰嘴窝，骨折远端向前上移位。

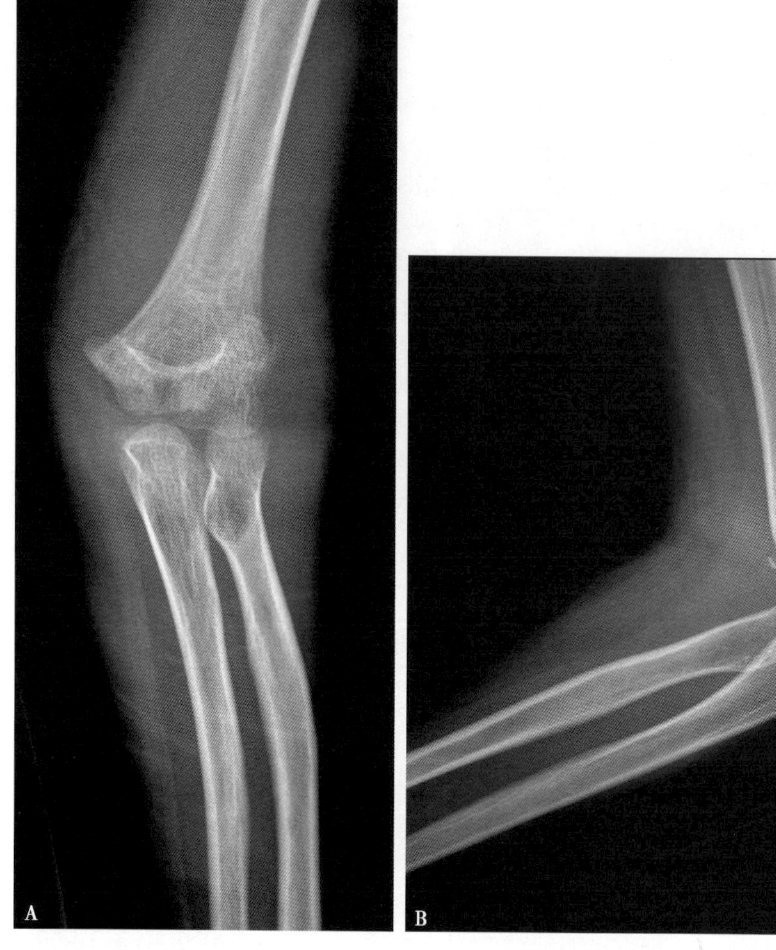

图 8-7-5 伸直型肱骨髁上骨折 X 线表现
女,9 岁。左肘关节正、侧位片,骨折线横过左侧肱骨喙突窝和鹰嘴窝,骨折远端向后上移位,关节旁软组织肿胀

(五) 锁骨骨折

【病理生理与临床表现】

锁骨骨折(clavicle fracture)多为间接暴力引起,常见的受伤机制为侧方摔倒,肩部着地,力传导至锁骨致骨折。本病好发于青少年锁骨中段,锁骨中段骨折后,由于胸锁乳突肌的牵拉,骨折近端向上、后移位,骨折远端则由于上肢的重力作用及胸大肌上份肌束的牵拉而向下、前移位。患者常用健手托住肘部、头部向患侧偏斜以减少骨折端移动所导致的疼痛。儿童多为青枝骨折,锁骨骨折占新生儿产伤骨折的第一位,新生儿锁骨骨折患者可无临床表现,部分患者可出现患侧上肢活动受限。

【影像学表现】

X 线:锁骨呈"S"形,内 2/3 向前凸出,外 1/3 向后凸出,骨折多发生在中 1/3 或中外 1/3 交界处。横断型多见,断端可重叠、错位或成角。外侧端向后上移位,内侧端向前下移位(图 8-7-6)。

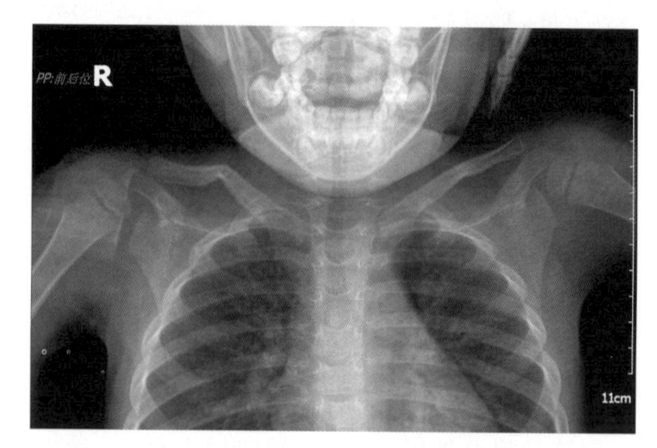

图 8-7-6 右侧锁骨骨折 X 线表现
男,3 岁。双侧锁骨正位片,右侧锁骨中段骨质,断端成角,无移位

二、骨骺损伤

【病理生理与临床表现】

骨骺损伤（epiphyseal injury）是指骨干、骨骺愈合之前骨骺部发生的创伤，又称骺离骨折（epiphyseal fracture）。骨骺损伤多见于儿童，常见于肱骨远端，以外侧髁最多见。骨骺损伤一般采用Salter-Harris分型法，可分为5型：Ⅰ型为单纯性骨骺分离，骨折线仅穿过骺板软骨；Ⅱ型为骨骺分离伴干骺端骨折，骨骺的断面带有数量不等的骨组织，好发部位在桡骨远端、肱骨近端及胫骨远端；Ⅲ型为骨骺骨折，骨折线从关节面开始穿过骨骺，再平行穿过骺板软骨至周围，不累及干骺端，但累及部分骺板，好发于胫骨远端、肱骨远端外侧；Ⅳ型为骨骺干骺端骨折，骨折线穿过干骺端、骺板和骨骺，好发于肱骨外侧髁及胫骨远端；Ⅴ型为骺板压缩性损伤。

【影像学表现】

X线：骨化后的骨骺移位、骺板分离或压缩、临时钙化带变模糊或消失（图8-7-7），而未骨化的骨骺不显影，因此难以发现骺离骨折。

MRI：主要用于临床高度怀疑而X线平片无异常发现的病例。T_2WI示骺板呈高信号，骺板急性断裂表现为局灶性线形低信号影。干骺端及二次骨化中心骨折在T_1WI上为线形低信号影，在T_2WI上为高信号影。

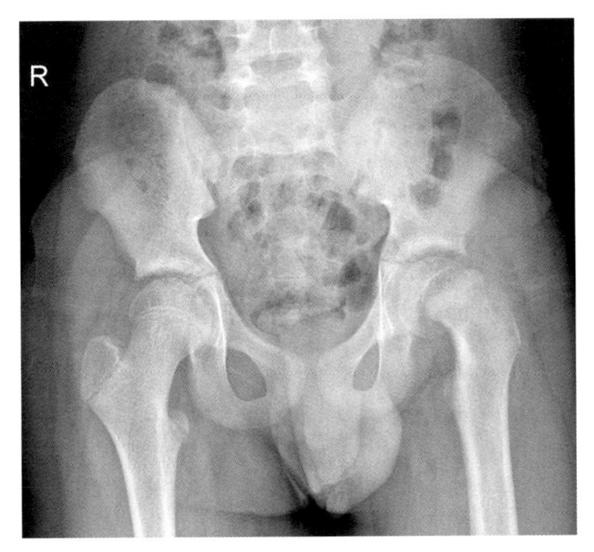

图8-7-7　左侧股骨头骺离骨折X线表现
男，11岁。骨盆正位片示左侧股骨头骨骺和干骺端分离、移位

三、股骨头骨骺缺血坏死

【病理生理与临床表现】

股骨头骨骺缺血坏死（ischemic epiphyseal necrosis of femoral head）又称Legg-Clavé-Perthes病，是较常见的骨软骨缺血坏死，多与外伤有关。本病好发于3~14岁的男孩，且以5~9岁多见，这是因为5~9岁时外骺动脉为股骨头骨骺仅有的供血动脉，当股骨头骨骺发生创伤时，虽不足以产生骨折，却可引起供血障碍，继而导致骨骺缺血坏死。一般为单侧受累，亦可为双侧先后发病。主要症状为髋部疼痛、乏力和跛行，可有间歇性缓解。

【影像学表现】

X线：初期主要表现为股骨头轻度外移，髋关节间隙内侧略增宽，关节囊外上方软组织肿胀。随后股骨头骨骺骨化中心变小且密度均匀增高、骨发育迟缓，即缺血期（图8-7-8）。再生期纤维组织增生呈不规则透亮区，纤维组织灶状骨化，形成碎裂期。骨化灶逐渐融合，经过2~3年治愈或进入后遗症期。后遗症期股骨头扁而宽，呈蕈状，股骨颈短粗，头部向前下偏斜，髋臼上部平直。最终出现继发性退行性骨关节病。

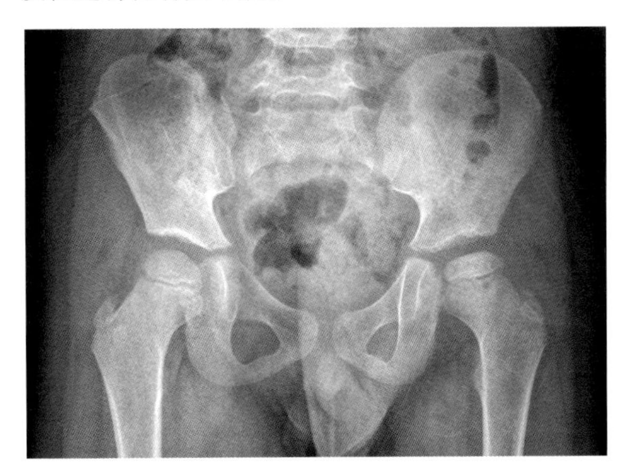

图8-7-8　左侧股骨头骨骺缺血坏死X线表现
男，5岁。骨盆正位片示左侧股骨头骨骺变小、密度增高，邻近骺线骨质内见小囊样缺损区

CT：早期表现为股骨头内簇状、条带状和斑片状高密度硬化影，边缘模糊，股骨头骨骺前侧皮质下的新月征具有诊断特征。进展期股骨头骨骺塌陷呈双边征，骨骺碎裂可见裂隙征。

MRI：早期可发现少量关节积液以及骺软骨和骺板软骨增厚。随着病程进展骨骺变扁，呈长 T_1、短 T_2 信号；股骨头骨骺软骨下方骨内出现不规则形骨坏死区，信号不均。

【诊断要点】

X线检查发现髋关节间隙内侧增宽和股骨头二次骨化中心外移时应高度怀疑本病，其为早期相对特异性征象，此时股骨头骨骺本身的改变可能并不显著。当X线上发现骨骺密度增高或同时出现扁平、节裂或囊变，关节间隙不变窄等，则可做出明确诊断。MRI可显示股骨头骨骺软骨的形态，髋臼与骨骺的位置关系，骨坏死区范围，骺板软骨病变情况，对早期诊断及预后判断更有价值。

【鉴别诊断】

本病主要与髋关节结核鉴别，后者关节骨质疏松显著，骨破坏区边缘多无硬化带，较早有关节间隙狭窄，骺板及干骺端无增宽。

四、胫骨结节骨软骨病

【病理生理与临床表现】

胫骨结节骨软骨病（osteochondrosis of tibial tubercle）又名Osgood-Schlatter病。胫骨结节是髌韧带的附着点，属于牵拉骨骺。18岁前股四头肌牵拉力通过髌骨、髌韧带常使尚未骨化的胫骨结节骨骺发生不同程度撕裂而产生骨骺炎，甚至缺血、坏死。本病常见于12~14岁好动的男孩，多为单侧性。常有剧烈运动史。临床上以胫骨结节处逐渐出现疼痛、肿块为特点，疼痛与活动有明显关系。

【影像学表现】

X线：胫骨结节骨骺不规则增大、密度不均，节裂成大小不一的骨块，周围软组织肿胀，可见髌韧带钙化或骨化（图8-7-9）。

【诊断要点】

好动的男孩胫骨结节处出现与活动相关的疼痛，X线检查发现胫骨结节骨骺增大、致密、碎裂时应诊断为本病。

【回顾与展望】

儿童骨折有其特点，青枝骨折和骨骺损伤相对常见，一般行X线检查可明确诊断，但对于疲劳性骨折、隐匿性骨折、骨骺及软骨病变MRI更具优势。对于复杂骨折，CT扫描后可采用3D打印技术以更直观、准确地反映骨骼病变的三维立体结构，有助于手术计划制订、术前器材的个体化定制，可缩短手术时间、增加手术的安全性和精确性。

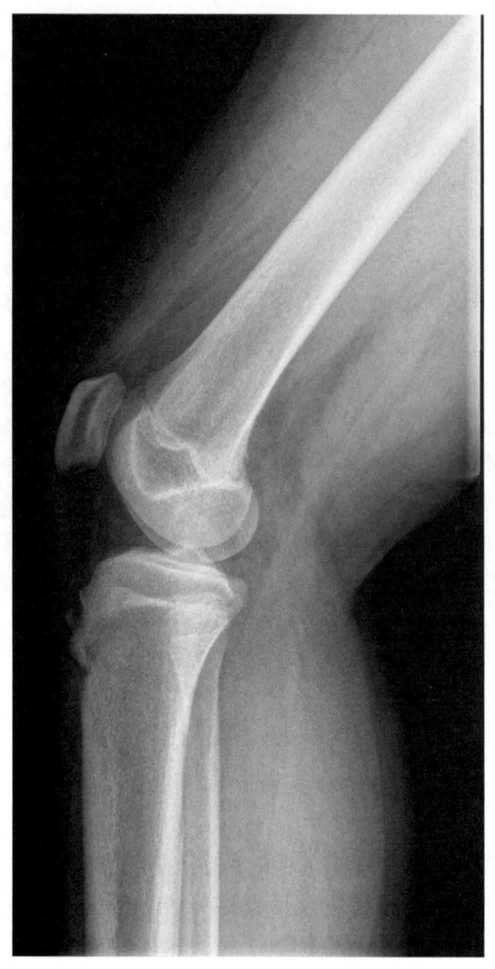

图8-7-9 右侧胫骨结节骨软骨病X线表现
男，13岁。右膝关节侧位片，显示右侧胫骨结节骨骺增大、致密、碎裂，其前方软组织肿胀

第八节 骨肿瘤及肿瘤样病变

一、良性肿瘤和肿瘤样病变

（一）骨软骨瘤及软骨瘤

1. 骨软骨瘤

【病理生理与临床表现】

骨软骨瘤（osteochondroma）又称外生骨疣，是最常见的良性骨肿瘤，占所有良性骨肿瘤的20%~50%，占全部骨肿瘤的8%~12%，病因不明，多在骨骼发育成熟后停止生长。多见于青少年，男性发病率约为女性2倍。好发于股骨下端、胫骨上端及肱骨上端。多无临床症状，病变较大可压迫周围组织产生症状，可单发或多发，多发性骨软骨瘤具有遗传性。病理上由骨性基底、软骨帽和纤维包膜构成。骨性基底内为松质骨，外为薄层皮质骨，均与宿主骨相连接。透明软骨帽位于骨性基底的顶部，

其厚度与年龄有关,年龄越小,软骨层越厚,面积越大,随年龄的增长可逐渐退化。软骨帽外包绕纤维包膜,其深层可产生透明软骨。单发者恶变率小于1%,多发者恶变率较高。

【影像学表现】

X线:骨的干骺端背向关节形成窄或宽基底菜花样突起,骨皮质、骨松质与母骨相续,顶部呈菜花状(图8-8-1),可有斑点状钙化斑,邻近骨骼偶见有压迹,恶变者生长迅速,游离于病变外的半环状钙化增多。

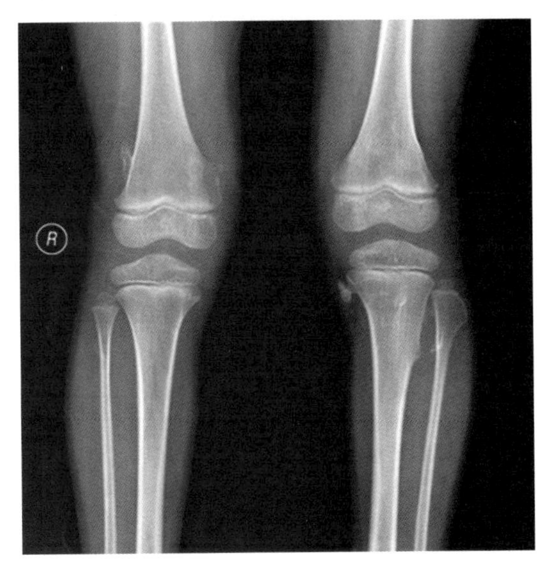

图8-8-1　双膝关节多发骨软骨瘤X线表现
男,6岁。双膝关节正位片示,双侧股骨、腓骨、左侧胫骨干骺端有多个骨性突起,皮质、髓腔与病骨延续,背向关节生长,末端呈半圆形,表面光整

CT:能清晰显示瘤体骨皮质及骨松质与母骨相延续,软骨帽密度较低、常显示不清,CT对于鉴别诊断及复杂解剖部位病灶的显示有意义。

MRI:病变皮质与母骨皮质信号相同,骨松质信号与干骺端信号相同,软骨帽为长T_1、长T_2信号,最外层软骨膜呈线状低信号。

【诊断要点】

干骺端背向关节骨性突起,皮质、松质与母骨相延续。X线基本可以确诊本病,通常不需做CT、MRI。CT能显示复杂解剖部位病灶及其对周围组织结构的影响,MRI利于显示软骨帽,较CT更细致的显示病灶与周围组织的关系。

【鉴别诊断】

本病影像学特征明显,比较容易诊断。本病需要与骨旁骨瘤及外伤、感染所致的骨膜成骨相鉴别。前者与宿主骨无连续,后者多有明确的外伤或感染的临床表现,宿主骨皮质完整而增厚,累及范围较广。典型影像学表现者可以准确诊断,表现不典型者需组织病理学确诊。如病变疼痛明显,生长迅速,软骨帽增厚呈肿块,且钙化增多、模糊,提示可能已恶变为软骨肉瘤。

2. 软骨瘤

【病理生理与临床表现】

软骨瘤(chondroma)是仅次于骨软骨瘤的第二常见良性骨肿瘤,病理为软骨细胞和丰富的透明软骨基质伴程度不一的钙化。10~40岁多见,男女发病率相近,手足短管状骨好发,近节指骨更多见。单个病变发生于髓腔内的称为内生软骨瘤(enchondroma),发生于骨皮质者称为皮质内软骨瘤(intracortical chondroma),发生于骨膜者称为骨膜软骨瘤(periosteal chondroma);病变多发者称为软骨瘤病(chondromatosis),多发软骨瘤合并肢体发育畸形者称为Ollier病,多发软骨瘤合并皮肤、内脏血管瘤或淋巴管瘤者称为Maffucci综合征。本病病程长,多无临床症状,局部肿胀可触及质硬包块,可有轻微疼痛及压痛,软骨瘤病可有关节、肢体变形,如生长迅速、疼痛明显者常提示有恶变。

【影像学表现】

X线:发生于小管状骨的病骨粗大变形,病灶呈卵圆形,偏心性生长,呈不均匀低密度的溶骨性骨质破坏区,伴有砂粒状或不规则钙化灶,病变边界清楚,可伴硬化边,无骨膜反应及软组织肿块(图8-8-2A)。发生于长管状骨的病灶多近干骺端,骨骼变形不明显,病灶内环状、半环状钙化,骨皮质内侧面有扇贝样改变。Ollier病为多发的内生软骨瘤,常合并骨骼畸形,未闭合的干骺端可见火焰状、舌状内生软骨瘤,背向关节插入干骺端,干骺端骨皮质掀起,后期骨骼肢体畸形(图8-8-2B)。Maffucci综合征为多发内生软骨瘤合并皮肤、内脏血管瘤或淋巴管瘤,血管瘤内多可发现小圆点状高密度静脉石。

CT:可显示病变内部的砂砾状、斑点状及小环状钙化,能清楚的显示病变边界。

MRI:T_1WI等低信号,T_2WI高信号,钙化为低信号,边界清楚,边缘分叶状,边缘、内部有线状低信号影,周围骨髓无水肿。

【诊断要点】

骨髓腔内膨胀性溶骨性破坏区伴砂粒状或环状钙化,边缘清楚,骨皮质内侧面轻度扇贝样改变。X线平片基本可以定性诊断,CT能显示病灶内的细微钙化、病灶边缘及骨皮质的情况,MRI对软骨基质显示佳,对鉴别诊断有一定意义。

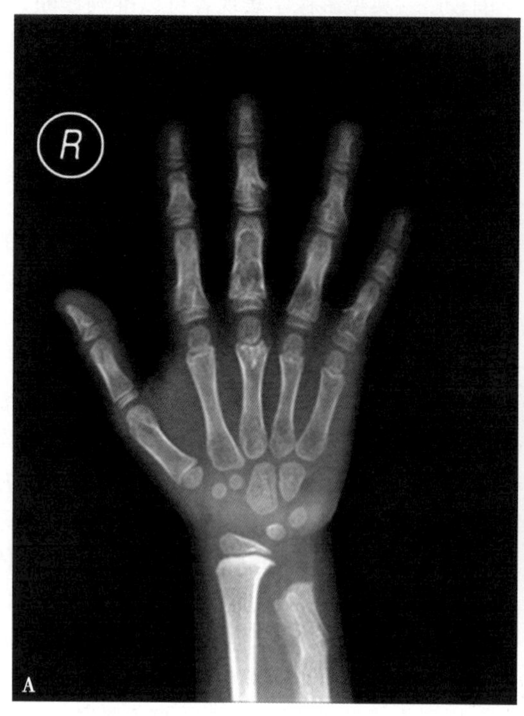

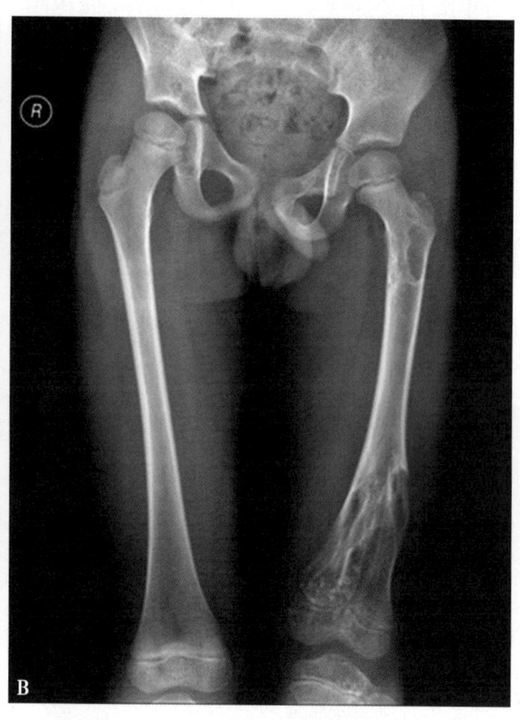

图 8-8-2 内生软骨瘤 X 线表现

A. 女,4 岁,X 线示多个指骨及掌骨干骺端膨胀变形,病变自骺板向骨干延伸,骨皮质偏心性掀起,无骨膜反应及软组织肿块,破坏区可见斑点状钙化灶,边界清楚,局部有硬化边;B. 男,6 岁。X 线示骨盆倾斜,左下肢变形,左侧股骨上端、下端有火焰状、舌状密度减低区,边界清楚,有硬化边,破坏区内有斑点状高密灶,病变背向关节插入骨干,干骺端边缘骨皮质掀起

【鉴别诊断】

本病影像学多能明确诊断,发生于指骨的内生软骨瘤应与骨结核相鉴别,虽然病灶内钙化相似,但骨结核骨破坏区周围有不同程度骨质增生、骨膜反应、软组织肿胀,部分可侵犯关节。皮质内软骨瘤应与骨样骨瘤鉴别,骨样骨瘤有瘤巢,瘤巢内有瘤骨,周围骨质增生及水肿明显。骨膜软骨瘤应与骨膜软骨肉瘤及骨旁骨肉瘤鉴别,后两者骨质破坏明显,伴软组织肿块,增强扫描明显强化。

（二）骨样骨瘤

【病理生理与临床表现】

骨样骨瘤(osteoid osteoma)是一种原因不明的成骨性肿瘤,约占全部良性骨肿瘤的 10%,男女发生比率约 3 : 1,10~30 岁多见,约半数发生于股骨和胫骨,约 10%发生于椎骨;临床表现为局部疼痛,夜间加重,偶有隆起、红肿、热感及肢体活动受限,多数患者服用水杨酸疼痛缓解,病灶位于骺板处可加快骨生长并引发畸形,病灶累及椎弓时患者因疼痛向患侧弯曲,病灶位于关节内时引起滑膜炎症;病理上为直径约 0.5~2cm 的类圆形瘤巢(可多发)和周围硬化部分组成,瘤巢内伴砂砾样钙化。按发生的部位分为皮质型、髓质型以及骨膜下型,皮质型约占 80%。

【影像学表现】

X 线:类圆形瘤巢常为低密度,瘤巢内有斑点状高密度钙化灶,瘤巢周围骨质增生硬化、骨膜反应明显,是其典型 X 线表现(图 8-8-3);如果瘤巢过小、瘤巢内钙化较多、瘤巢周围骨质增生明显,瘤巢常常难以发现;如果瘤巢位于髓质或关节内、肌腱韧带附着处、末端指/趾骨,其周围骨质增生、骨膜反应不明显,瘤巢有时反而呈高密度结节。

CT:CT 更容易发现瘤巢,且能精确定位与测量,并能清晰显示瘤巢内部成分与结构、周围骨质增生硬化、骨髓腔与关节腔情况,瘤巢为类圆形软组织密度,中心有高密度钙化灶,形如鸟巢中一枚鸟蛋,大多时候能在瘤巢周围增生的骨质中看到细小弯曲的血管沟,此征象称为“血管沟征”。

MRI:瘤巢呈混杂等长 T_1、等长 T_2 信号,钙化呈双低信号,增强扫描瘤巢明显强化,瘤巢周围骨髓及软组织出现长 T_1、长 T_2 水肿信号,关节腔内病灶出现关节积液、滑膜肿胀。

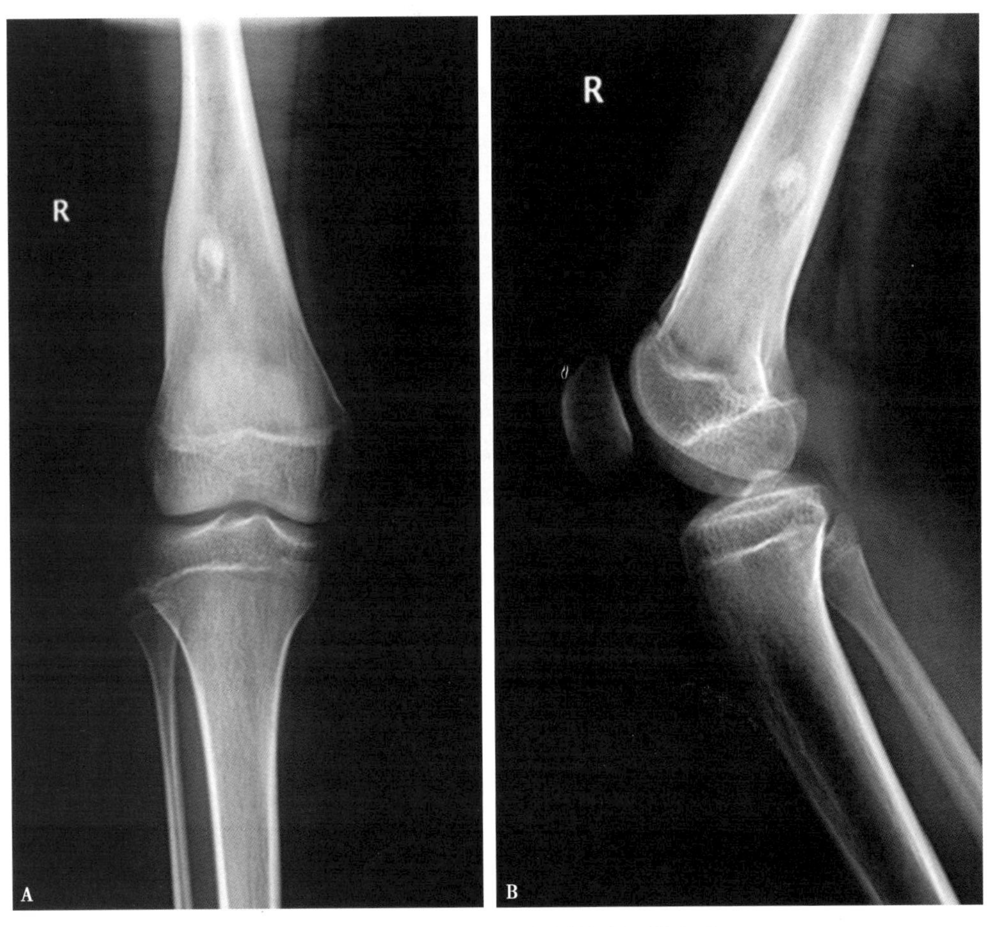

图 8-8-3　右侧股骨下端骨样骨瘤 X 线表现

女，13 岁。右膝关节正、侧位，右侧股骨下端骨松质内可见卵圆形低密度瘤巢，瘤巢内可见卵圆形高密度影，周围骨质增生明显

【诊断要点】

夜间疼痛明显，水杨酸可缓解，瘤巢及周围骨质增生硬化、水肿。X 线有时不能显示瘤巢，而 CT 能清晰显示，尤其是复杂解剖部位的病灶，MRI 对瘤巢的显示不如 X 线和 CT，但对关节内病灶及瘤巢周围水肿的显示优于前两者。

【鉴别诊断】

本病应与 Brodie 骨脓肿和骨母细胞瘤相鉴别，Brodie 骨脓肿好发于干骺端，有炎性症状，骨质破坏区较大且偏髓腔，脓腔内钙化灶少，增强扫描脓腔不强化，常可见到脓腔到皮肤的蜿蜒窦道。骨母细胞瘤一般疼痛轻微，水杨酸治疗无效，瘤巢常大于 2cm，多位于松质骨，周围反应性骨硬化较少，骨膜反应明显。

（三）骨母细胞瘤

【病理生理与临床表现】

骨母细胞瘤（osteoblastoma）占所有原发骨肿瘤的 0.5%～2%，高峰年龄为 10～30 岁，男女发病比例为（2～3）：1；好发于四肢长骨、脊柱，是脊椎附件常见的肿瘤，长骨中肱骨发病率最高。临床上病灶处持续性轻微疼痛，可有触痛，不剧烈，无夜间加剧、水杨酸缓解的特点；病理与骨样骨瘤相似，病灶常大于 2cm，可继发动脉瘤样骨囊肿。

【影像学表现】

X 线：病灶大小 2～10cm，可位于骨皮质、骨膜下、松质骨，呈单囊或多囊的类圆形膨胀性骨质破坏区，病灶内密度不均，有斑点状、结节状、索条状钙化或骨化，且钙化程度随病变增大而增大，病灶边界清楚、有薄层硬化缘，周围骨质增生硬化轻微，病灶可有反应性骨包壳形成，随着肿块生长，周围软组织反应骨包壳可有断裂、软组织肿块形成及骨膜反应等。

CT：显示病灶的细微结构，如病灶内钙化程度，包壳完整性及周围软组织肿块、骨膜反应等，尤其是对于脊柱等复杂解剖部位，利于观察病变与邻近组织结构的关系及影响（图 8-8-4）。

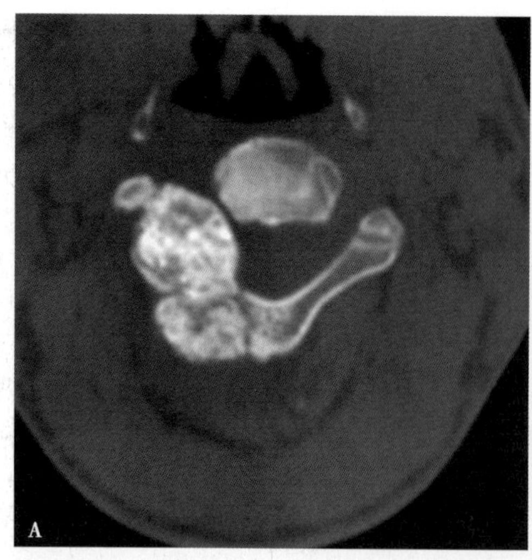

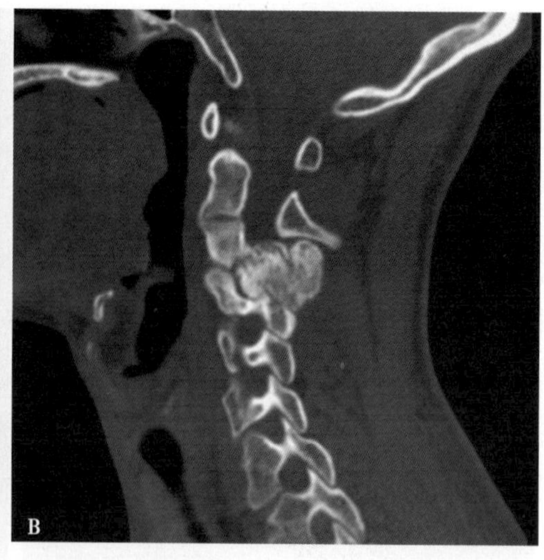

图 8-8-4　骨母细胞瘤 CT 表现

男，15 岁。轴位（A）、矢状位重组（B），第 3 颈椎右侧椎板膨胀性骨质破坏，病灶内为不均匀高密度骨化影充填，病变边界清楚，伴周围骨质硬化增生，病灶致右侧颈 3/4 椎间孔狭窄

MRI：病灶内软组织成分 T_1WI 呈等低信号，T_2WI 呈高信号；钙化、骨质增生呈双低信号；病灶周围骨髓及周围软组织水肿，T_1WI 呈低信号，T_2WI 呈高信号；病变如合并动脉瘤样骨囊肿可见液-液平面；增强扫描病变明显强化。

【诊断要点】

膨胀性生长的溶骨性病灶，病灶内有多少不等的钙化或骨化，周围骨质硬化增生。CT 能显示复杂解剖部位病灶的细微结构，有利于病灶大小的测量，MRI 有利于显示脊柱病灶的范围、软组织肿块形态及局部水肿表现。

【鉴别诊断】

本病应与骨样骨瘤、Brodie 骨脓肿和骨肉瘤鉴别。骨样骨瘤疼痛明显，水杨酸治疗有效，瘤巢常小于 1.5cm，周围骨质增生明显，膨胀性不如骨母细胞瘤明显。Brodie 骨脓肿一般有炎性症状及病史，骨质破坏区无膨胀性，脓腔内钙化灶少，增强扫描脓腔不强化。成骨型骨肉瘤常见象牙质瘤骨、Codman 三角及软组织肿块。

（四）软骨母细胞瘤

【病理生理与临床表现】

软骨母细胞瘤（chondroblastoma）约占所有原发骨肿瘤的 1%，偶可侵袭性生长或发生肺转移，目前归类为中间型（偶发转移性）肿瘤；多发生于 5~25 岁，男性多见；好发于长骨骨骺或突起部位等继发性骨化中心，肱骨、股骨及胫骨最为常见，跟骨、距骨、髌骨等亦可发生；临床表现为局部疼痛、关节积液、肿胀及活动受限；病灶主要由软骨母细胞、软骨基质、窗格样钙化等组成。

【影像学表现】

X 线：病变多为骨骺区类圆形或分叶状溶骨性低密灶，约 30%病灶内可有斑点状、片状钙化灶，病变边缘有窄的清晰硬化缘，病变膨胀性生长，可向关节内突入或穿越骺板累及干骺端，病变如膨胀明显多为合并动脉瘤样骨囊肿，病变可突破骨皮质形成软组织肿块，累及干骺端者可有骨膜反应，病变关节多有肿胀（图 8-8-5）。

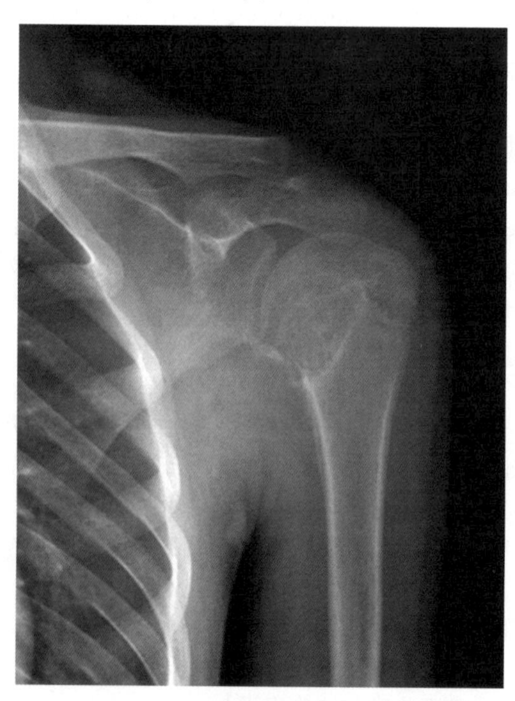

图 8-8-5　软骨母细胞瘤 X 线表现

男，15 岁。左肩关节正位片，左侧肱骨头骨骺、干骺端及小结节区囊状膨胀性骨质破坏，密度不均，边缘有硬化边，骨干内侧有骨膜反应

CT:能详细显示病灶的边界及侵袭范围,病灶内的小钙化及囊变,关节积液及软组织肿块,骨干的骨膜反应。

MRI:病变区 T_1WI 以等低信号为主,T_2WI 信号混杂,钙化灶为双低信号,囊变区为长 T_1、长 T_2 信号,软骨基质为等 T_1、长 T_2 信号,如合并动脉瘤样骨囊肿可见液-液平面,T_2WI 压脂像可显示病变周围骨髓及软组织呈长 T_1、长 T_2 水肿信号,关节腔内积液为长 T_1、长 T_2 信号,增强扫描病变及骨膜反应可有不同程度强化(ER-8-8-1)。

ER-8-8-1 软骨母细胞瘤 MRI 表现

【诊断要点】

长骨骨骺内膨胀性溶骨性破坏,病灶内斑点状钙化灶,伴有硬化边,可累及关节腔及干骺端。X 线多数能提示诊断,CT 不仅能显示病灶的细微结构还能显示病灶对周围组织的侵犯,MRI 利于病变软骨基质、骨髓水肿以及合并动脉瘤样骨囊肿的显示。

【鉴别诊断】

本病需要与骨巨细胞瘤、内生软骨瘤、软骨黏液样纤维瘤相鉴别。骨巨细胞瘤好发年龄为 20~40 岁,多发生于骨骺闭合的骨端,偏心性、膨胀性生长,中心无钙化灶,边缘无硬化缘。内生软骨瘤多发生于干骺端偏骨干,边缘扇贝样改变,膨胀性不明显。软骨黏液样纤维瘤多于干骺端发病,多房囊性,间隔钙化,囊内少有钙化。

(五)单纯性骨囊肿

【病理生理与临床表现】

单纯性骨囊肿(simple bone cyst,SBC),病因不明,目前归类为未明确肿瘤性质的骨肿瘤,病理上为含有黄色透明液体的囊腔,内衬疏松结缔组织,骨皮质膨胀变薄。本病青少年常见,男女发病比率约为 3 ∶ 1;病灶多位于肱骨、股骨近端松质骨内,其他部位的骨囊肿约占 15%,如骨盆、跟骨等,且在成人多见;临床多无症状,常因合并骨折出现疼痛、肿胀及活动受限而就诊。

【影像学表现】

X 线:病灶位于长骨干骺端松质骨或骨髓腔内,一般不超越骺板、不侵犯关节,呈卵圆形透光区,轻度膨胀生长、骨皮质变薄,其长轴与骨干长轴一致,病灶边缘清晰、可有硬化缘,无骨膜反应;部分病灶边缘有多处向腔内生长骨嵴,若发生骨折骨皮质插入囊腔,称为“骨片陷落征”(图 8-8-6A),亦可见骨膜反应,多无断端错位,可成角畸形,骨折自行愈合后囊肿可有扩大。

CT:囊腔内为囊性密度,均匀一致,有硬化缘,部分病灶可有突入腔内的骨嵴,骨皮质膨胀变薄、连续,无骨膜反应,若骨折可见骨皮质断裂、塌入囊腔,囊腔密度增高,周围软组织肿胀(图 8-8-6B、C)。

MRI:囊腔 T_1WI 呈等、低信号,T_2WI 呈高信号,骨折后囊内出血可见液-液平面。

【诊断要点】

本病好发于青少年,一般 X 线片即可诊断,好发部位肱骨、股骨近端骨髓腔内,单房或多房囊性膨胀性病变,骨皮质变薄,合并病理性骨折时可见“骨片陷落征”。

【鉴别诊断】

本病需要与类似囊性病变鉴别:骨巨细胞瘤,好发于中年、骨骺闭合的骨端,偏心性生长,多房、膨胀性明显,无硬化缘,骨折较骨囊肿少见;动脉瘤样骨囊肿,疼痛肿胀较明显,偏心性生长,明显膨胀性改变,伴液-液平面,囊内可有钙化或骨化;单发囊性骨纤维异常增殖症,囊腔密度较高,硬化缘较厚,倾向于横向(垂直于骨干长轴)不均匀膨胀生长。

(六)动脉瘤样骨囊肿

【病理生理与临床表现】

动脉瘤样骨囊肿(aneurysmal bone cyst,ABC)是一种充血性膨胀性骨病变,目前归类为未明确肿瘤性质的中间型肿瘤,常表现为多房囊性病变,偶尔表现为实性病变(实性动脉瘤样骨囊肿),伴有局部侵袭性。病因不明,包括原发性和继发性,可能与局部血流动力学障碍、外伤或遗传等因素相关,也可以继发于骨巨细胞瘤、纤维结构不良、骨母细胞瘤、软骨母细胞瘤、骨肉瘤等病变。病理主要表现为含有纤维间隔的海绵状血池,伴有成骨反应及多核巨细胞聚积。此外,近 70% 的原发病例表现为 *USP6* 基因易位。常见于 10~20 岁青少年,主要临床特征为进行性局部疼痛和肿胀,其病情发展和进程变异较大,有时类似恶性肿瘤。由于病变具有局部侵袭性,10%~20% 可以复发,但无转移性。

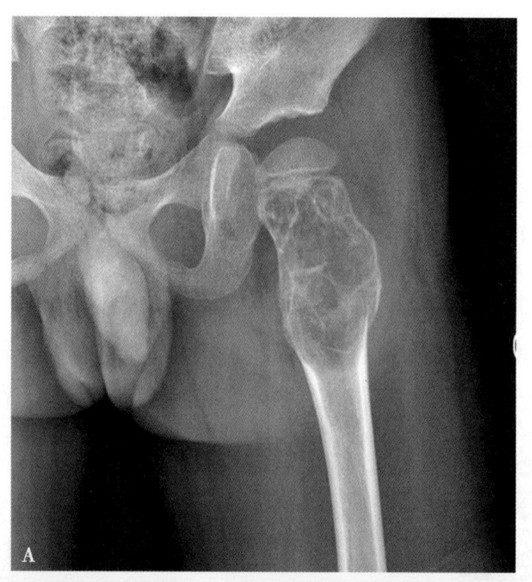

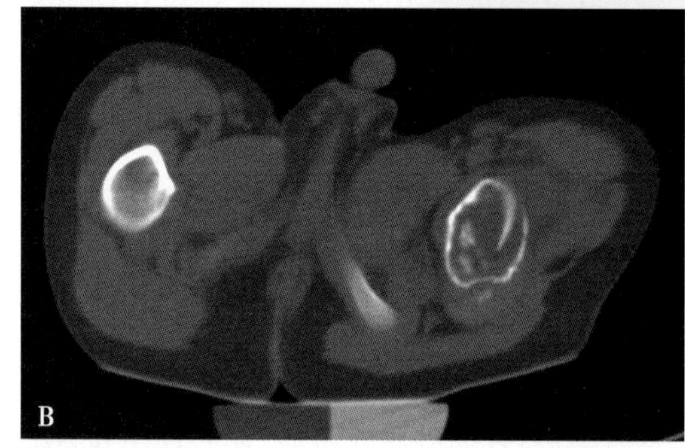

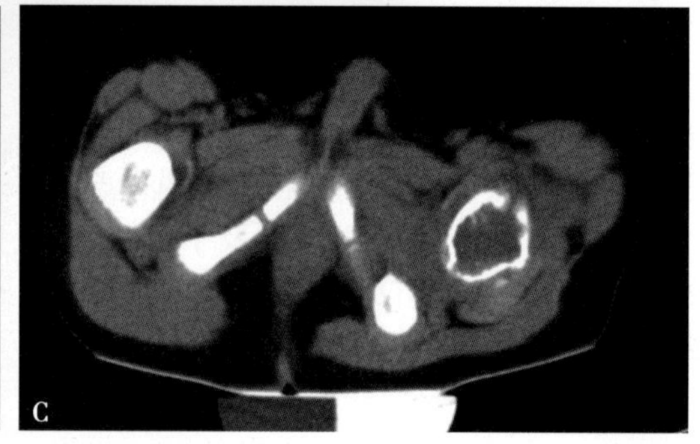

图 8-8-6 左侧股骨颈骨囊肿并骨折 X 线表现

男,3 岁。A. 左髋关节 X 线片示左侧股骨颈多房囊性病变,膨胀性生长,边界清楚,局部骨皮质断裂陷落囊内,病变无骺板侵犯;轴位(骨窗)(B)、轴位(软组织窗)(C),CT 片示囊腔内密度不均,有出血形成的液-液平面及陷落的骨片,骨皮质变薄、断裂,周围软组织肿胀

【影像学表现】

本病好发于长骨干骺端和脊柱椎体及附件,随病变发展的不同阶段(破坏期、活跃期、稳定期、愈合期),其影像学表现不同,长骨病变表现较具特征性,多数表现为偏心性囊性病变,但少数表现为骨旁型或中心型。

X 线:典型征象为偏心性膨胀性多囊性病变,界限较清楚,常伴硬化边,可伴有轻度骨膜反应,膨胀程度明显时称为“爆裂征”,囊内可见分隔或骨嵴,钙化少见(图 8-8-7A)。

CT:可以显示膨胀变薄的骨壳(硬化边),有时可不完整,其内常见多房骨性间隔,并充满液性密度影,有时可见液平,增强扫描时囊壁及分隔有强化。

MRI:典型表现为伴有液平的多房囊性膨胀性骨质破坏区,边界清楚,囊内出血信号随出血期不同而各异(图 8-8-7B),病变轮廓常呈分叶状,周围可伴有 T_2 高信号水肿带,增强扫描常表现为蜂窝样强化。

【诊断要点】

好发长骨干骺端及脊柱,多房囊性膨胀性骨病变,液-液平面为特征性表现。MRI 较 X 线平片及 CT 更适合显示液平征象,更具诊断价值。动脉瘤样骨囊肿既往认为是肿瘤样病变,但最新 WHO 骨肿瘤分类已将其定义为中间型肿瘤,具有一定的分子遗传学特征。实性动脉瘤样骨囊肿很少见,缺乏囊性表现,但病理组织学符合 ABC 表现。

【鉴别诊断】

由于本病包括原发和继发病变,且本身表现多样,容易导致漏诊或误诊。临床需要与骨巨细胞瘤、单纯性骨囊肿等鉴别。骨巨细胞瘤发生于骨骺闭合后的骨端,边缘多无骨质增生硬化,病灶内不是以液性成分为主,且无钙化或骨化。单纯性骨囊肿膨胀性不及 ABC 明显,MRI 显示囊内主要是液性成分,合并病理性骨折时可有出血信号及液-液平面。

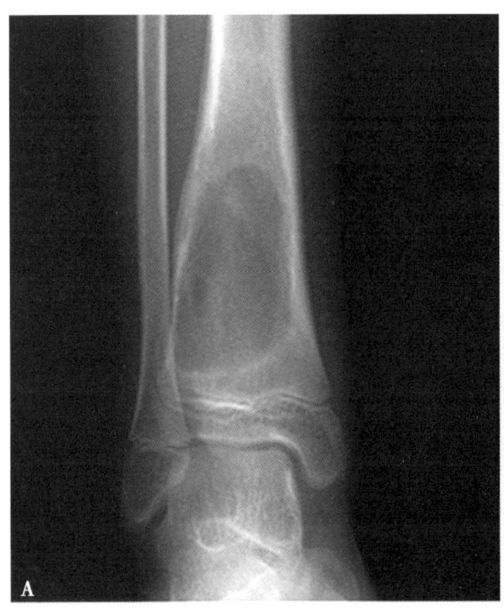

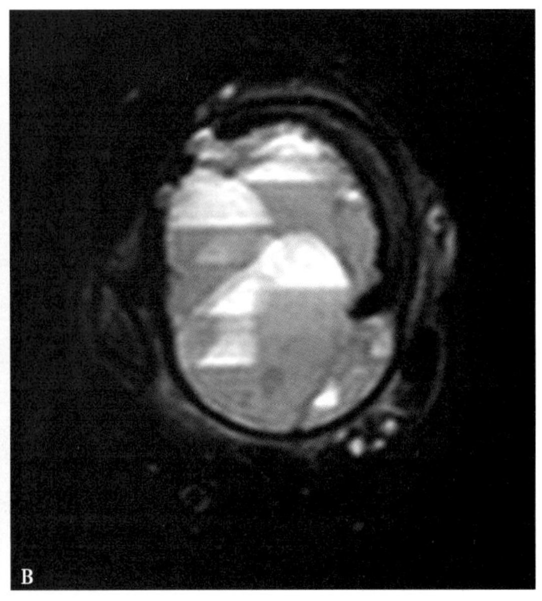

图 8-8-7　动脉瘤样骨囊肿 X 线和 MRI 表现

男,10 岁。A. 左踝关节正位片,显示左胫骨干骺端类椭圆形囊性膨胀性低密度影,边缘清晰,有部分硬化边,未累及骨骺线,无明显骨膜反应;B. 左踝关节 MRI 轴位,T_2WI 抑脂序列图像,显示病灶突破后方骨皮质,病灶内可见多发液平征象

(七)纤维结构不良和骨性纤维结构不良

【病理生理与临床表现】

纤维结构不良(fibrous dysplasia,FD)又名骨纤维异常增殖症,是一种良性纤维、骨组织异常增殖的发育性病变,与 *GNAS1* 基因突变相关,全身骨骼均可受累,大多数为单骨型发病,多发性 FD 合并性早熟和皮肤色素沉着,称为 McCune-Albright 综合征,FD 发病年龄常在 5~50 岁,10~20 岁好发,病理主要表现为增生的纤维组织替代正常骨组织,其内含骨组织,可伴钙化和囊变。

骨性纤维结构不良(osteofibrous dysplasia,OFD)则是一种良性发育性纤维骨性病变,特征性的累及婴儿和儿童的胫腓骨中段前面的皮质,多数小于 10 岁发病,病理表现为纵横交错的纤维组织和编织骨小梁、边缘围绕成排骨母细胞。此两种疾病均归类于未明确肿瘤性质的肿瘤,由于命名、病理、临床及影像表现极为相似,容易混淆。

【影像学表现】

FD 好发于四肢长骨(股骨、胫骨常见)和肋骨、颅面骨,长骨发病部位为干骺端及骨干,呈膨胀性生长(图 8-8-8A)。OFD 则以胫腓骨皮质偏心性膨胀性病变为特征(图 8-8-8B),罕见累及尺骨及股骨。

X 线:其表现取决于病变中纤维组织增生的程度和新生骨小梁与成熟骨小梁的比例。X 线平片表现多样,呈囊状改变时,病灶偏心性膨胀生长,单个或多个圆形、椭圆透亮区,边缘硬化,囊内可见条状骨纹和斑点状致密影;呈磨玻璃状改变时,骨髓腔消失,皮质变薄,病变肢体增粗弯曲、变形,长骨可出现牧羊杖畸形;呈丝瓜络样改变时,病灶沿长骨纵轴呈偏心性生长,为梭形透亮区,内有粗大骨嵴分隔;呈虫蚀状改变时,为小片状溶骨性破坏,边界锐利,无硬化边。颅面骨受累,表现为颅骨外板变薄,板障增厚,密度增高,呈磨玻璃密度,与周围骨分界不清。

CT:表现为骨髓腔内圆形、类圆形、不规则的磨玻璃样或软组织密度影,周围见硬化边,邻近骨皮质可以不同程度的变薄,或与病变区不能区分。病变内可见蜘蛛网状的密集骨纹。

MRI:T_1WI 见病灶多为低信号,在 T_2WI 上呈低信号、等信号或高信号,取决于病变内增生的纤维组织、新生骨小梁和成熟骨小梁的含量,以及合并的囊变、出血。周围骨硬化在 T_1WI 与 T_2WI 上均表现为低信号。增强后病变有不同程度的强化,以周边强化明显。

【诊断要点】

FD 呈囊状膨胀性骨质破坏伴磨玻璃密度改变,周围可见硬化边。OFD 主要累及胫腓骨。

【鉴别诊断】

主要与非骨化性纤维瘤、造釉细胞瘤和畸形性骨炎鉴别。非骨化性纤维瘤为累及股骨及胫骨干骺端骨皮质的偏心性膨胀性病变,呈低密度影,可伴分隔及硬化边,边界清楚,无钙化及骨膜反应。造釉细胞瘤主要累及颌骨和胫腓骨,年龄较大。畸

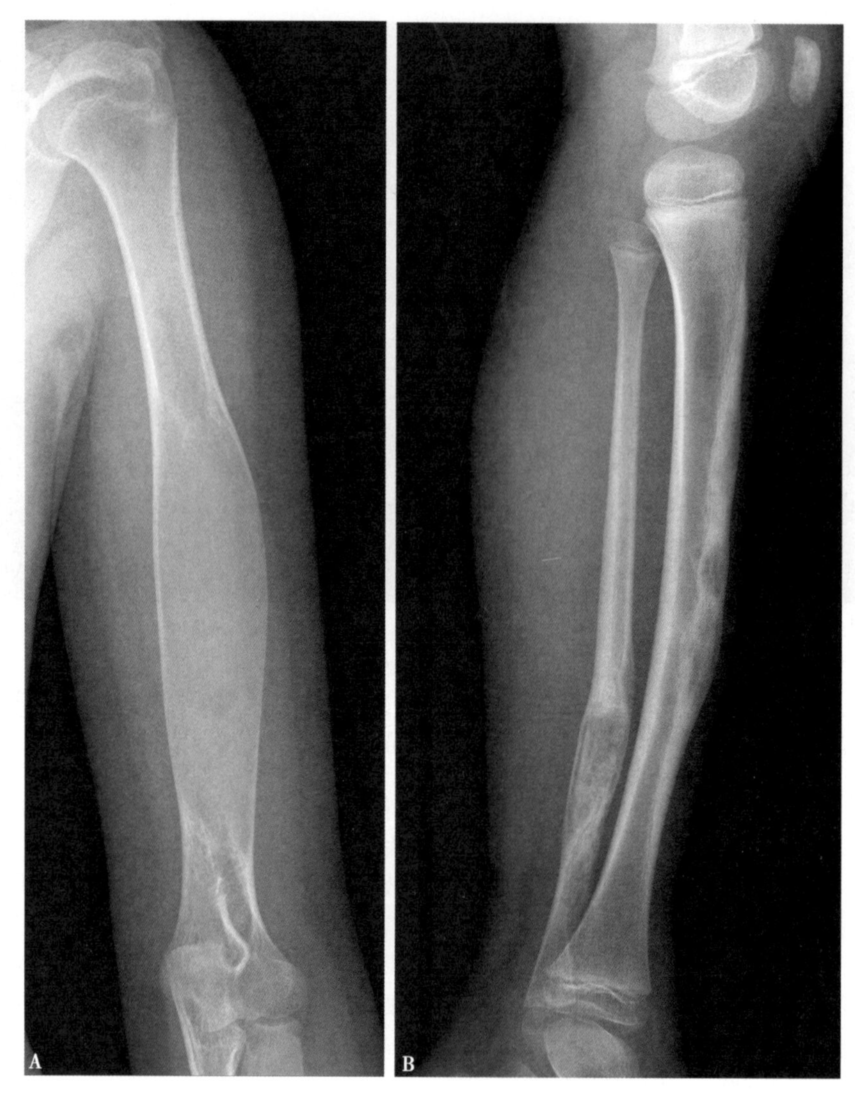

图 8-8-8 纤维结构不良和骨性纤维结构不良 X 线表现

A. 女,15 岁,左肱骨骨干纤维结构不良,肱骨正位片显示左肱骨骨干膨胀性增大并均匀磨玻璃密度改变,皮质完整,无骨膜反应及软组织肿块;B. 男,8 岁,胫腓骨骨性纤维结构不良,胫腓骨侧位片显示胫骨骨干前缘皮质及下段腓骨骨干多发膨胀性不均匀囊状低密度影,边缘较清楚,皮质完整,无骨膜反应

形性骨炎,中老年男性多见,主要表现为骨质破坏与失去正常结构且排列紊乱的新生骨相间,称为"镶嵌状结构"。

(八)纤维骨皮质缺损和非骨化性纤维瘤

【病理生理与临床表现】

纤维骨皮质缺损(fibrous cortical defect,FCD)是儿童发育期常见的非肿瘤性纤维性病变,可能是儿童发育期的正常变异,临床常无明显症状,大多数可以自愈,发病年龄一般不超过 15 岁。

非骨化性纤维瘤(non-ossifying fibroma,NOF)目前与良性纤维组织细胞瘤共同归类为纤维组织细胞肿瘤,病理学上认为是一种疾病。FCD 与 NOF 病理组织学表现类似,主要表现为成纤维细胞增生伴多核巨细胞和含铁血黄素,无坏死及新骨形成。NOF 病灶相对较大,侵犯骨髓腔,部分伴病理性骨折,需要手术治疗。多发性 NOF 合并牛奶咖啡斑、智力障碍、性腺功能低下、眼部畸形等称为 Jaffe-Campanacci 综合征。

【影像学表现】

病变主要累及长骨干骺端骨皮质,股骨和胫骨病变占 90%,呈偏心性溶骨性破坏,无钙化,多为单发,少数多发。

X 线:累及骨皮质的类圆形或条片样边界清楚低密灶,可伴分隔及硬化边,病变长径与骨长轴一致,无骨膜反应,可继发病理性骨折,NOF 病灶较大、膨胀明显,侵犯骨髓腔(图 8-8-9)。

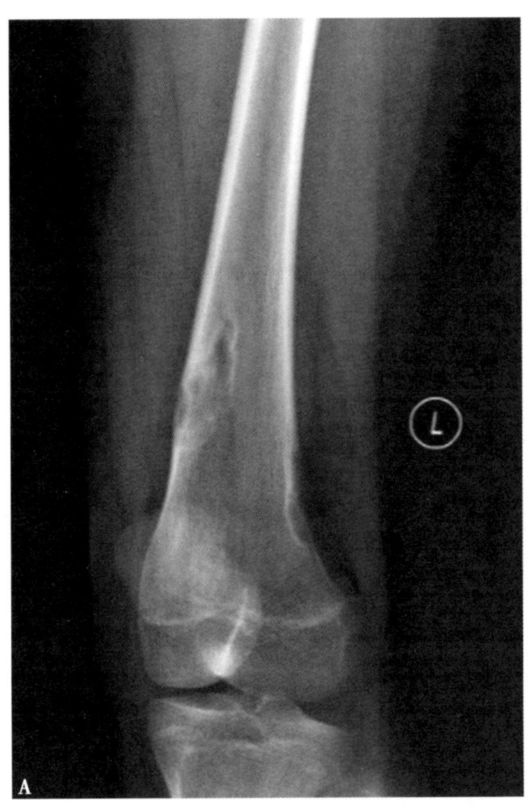

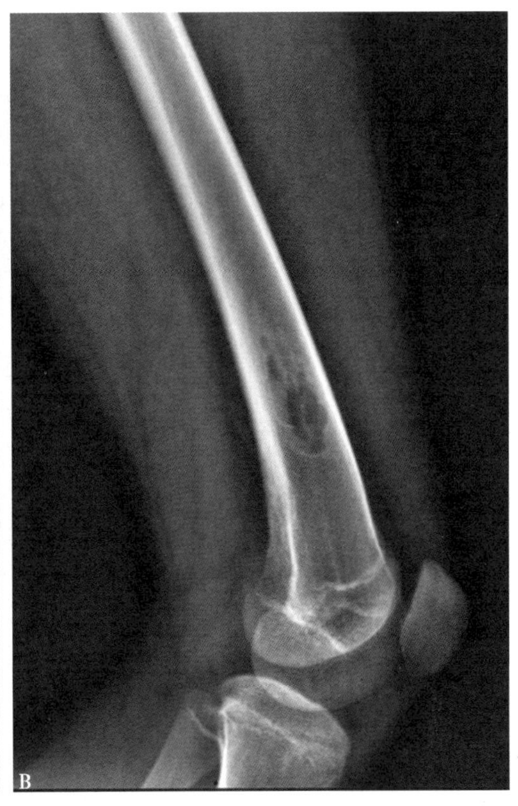

图 8-8-9　纤维骨皮质缺损和非骨化性纤维瘤 X 线表现

男，15 岁。股骨正、侧位片，股骨下段前内缘皮质不规则混杂密度影，伴硬化边，累及骨髓腔，无骨膜反应（手术证实为非骨化性纤维瘤）；后外缘皮质边缘清楚局灶性低密影，边缘硬化，符合纤维骨皮质缺损

CT：表现为骨皮质内膨胀性骨质破坏区，病变内可见不规则的骨性间隔或骨嵴，无钙化或骨化，髓腔侧可见硬化边，可判断病变是否侵犯骨髓腔。

MRI：病变纤维成分较多且成熟时，主要表现为 T_1WI 及 T_2WI 低信号，细胞或其他成分较多时 T_2WI 呈不均匀高信号（ER-8-8-2）。

ER-8-8-2　非骨化性纤维瘤 MRI 表现

【诊断要点】

累及股骨及胫骨干骺端骨皮质的偏心性膨胀性病变，界清，无钙化及骨膜反应。X 线平片基本可以定性诊断，CT 和 MRI 可以帮助了解病变侵犯骨髓腔的情况。

【鉴别诊断】

主要与动脉瘤样骨囊肿，内生软骨瘤和纤维结构不良进行鉴别。动脉瘤样骨囊肿好发于长骨干骺端及脊柱，为多房囊性膨胀性骨病变，液-液平面为特征性表现。内生软骨瘤好发于短管状骨，为骨髓腔内膨胀性溶骨性破坏区，内部可见砂粒状或环状钙化，骨皮质内侧面见扇贝样硬化边。纤维结构不良为偏心囊状透亮区或磨玻璃密度影，局部骨干增粗变形，病变区可有条索状骨纹及斑点状骨化影。

二、恶性骨肿瘤

（一）骨肉瘤

【病理生理与临床表现】

骨肉瘤（osteosarcoma）是最常见的原发性恶性骨肿瘤，年发病率约为 2～3/10 万人，青少年发病率更高，约 10/10 万人，男女比率约为 1.7∶1，好发年龄 10～30 岁。骨肉瘤分类方法较多，按照肿瘤细胞分化程度分为高度恶性和低度恶性，按照 2013 WHO 骨肿瘤组织病理学分类，最常见为传统型骨肉瘤（含骨母细胞型、软骨母细胞型、成纤维细胞型三个亚型），约占 75%，此外还包括低级别中心型、毛细血管扩张型、小细胞型、继发型、骨旁型、骨膜型、高级别表面骨肉瘤。

骨肉瘤起源于具有成骨潜能的原始间叶细胞，发病机制仍不明确，但与染色体、基因异常等分子遗传学变化及环境、外伤等具有相关性，病理特征为肿瘤细胞形成未成熟的类骨组织，肿瘤细胞异型性明显且具有向成骨、成软骨、成纤维方向分化。临床主要表现为疼痛、肿胀、发热和活动障碍，目前主要治疗方式为手术加手术前后辅助化疗，5 年生存率为 60%~70%。

【影像学表现】

四肢长骨发生率约占 80%，股骨远端、胫骨和肱骨近端的干骺端最为常见，骨干亦可发生，极少数可累及骨骺，甚至出现跳跃性多发性病灶，骨质破坏伴软组织肿块是骨肉瘤最特征的影像表现。

X 线：早期主要表现为虫蚀状或筛孔状骨质破坏，之后逐步形成边缘不清的骨质破坏区伴有成骨型（高密度或象牙质样）、溶骨型（低密度）和混合型密度表现。肿瘤骨形成是骨肉瘤重要的诊断依据，呈云絮状、斑块状及放射状或针状表现。骨肿瘤长大后可以侵犯骨质外形成软组织肿块，其内亦可以出现瘤骨。同时，骨肉瘤会引起各种骨膜反应，典型征象为 Codman 三角（Codman's triangle），即骨肉瘤突破骨膜边缘后在肿瘤上、下两端残留骨膜新生骨与骨皮质间呈三角形改变（图 8-8-10）。

CT：可以更好地显示骨质破坏边界和瘤骨形成，特别是更加清晰显示骨皮质完整性和软组织肿块形态。对于钙化、囊变、坏死等更加敏感。

MRI：肿瘤病灶主要表现为边界不清的不均匀长 T_1、长 T_2 信号，对于坏死、出血、囊变等敏感，肿瘤骨为长 T_1、短 T_2 信号，骨膜反应呈等 T_1、短 T_2 信号。增强扫描呈不均匀明显强化（ER-8-8-3）。MRI 最大价值在于帮助确定病变的浸润范围及局部分期，特别是肿瘤与周围组织（骨骺、关节、血管、神经等）的关系，以帮助确定手术方案。血管扩张型骨肉瘤容易表现为多房囊性病变，部分类似动脉瘤样骨囊肿，短期内进展迅速者需考虑本病可能。另外，DWI 及 DCE-MRI 等成像技术对于判断肿瘤恶

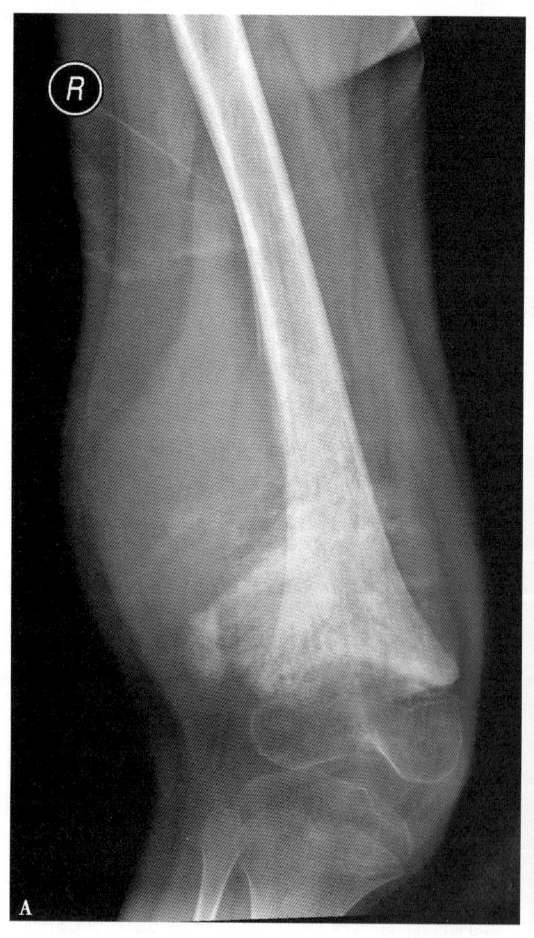

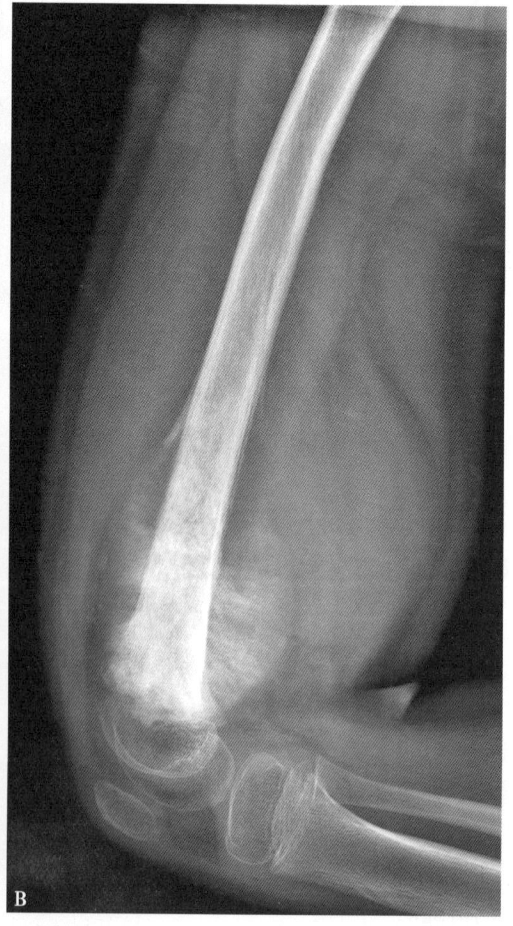

图 8-8-10 骨肉瘤 X 线表现

男，8 岁。右股骨正侧位片，右股骨下段干骺端骨质破坏并密度不均匀增高，周围伴软组织肿块、片絮状瘤骨及放射状骨针，骨膜反应边缘可见 Codman 三角

性程度及评估疗效有一定帮助。

ER-8-8-3　骨肉瘤 MRI 表现

【诊断要点】

骨质破坏、瘤骨形成、骨膜反应（Codman 三角）、软组织肿块形成为其基本影像特征。X 线平片对于多数骨肉瘤可以定性诊断，MRI 是评估肿瘤浸润范围和局部分期的最佳手段，可以帮助指导临床治疗，但 MRI 对钙化和瘤骨显示欠佳。骨肉瘤亚型较多，影像表现多样。骨肉瘤常发生肺转移，后者与预后密切相关，因此，在骨肉瘤的常规检查中都需要同步胸部 CT 监测肺部情况。此外，全身骨扫描也可以帮助肿瘤分期。

【鉴别诊断】

成骨型骨肉瘤主要与化脓性骨髓炎鉴别，溶骨型骨肉瘤需与尤因肉瘤及转移瘤等鉴别，血管扩张型骨肉瘤需与动脉瘤样骨囊肿鉴别。化脓性骨髓炎起病急，局部和全身症状显著，典型影像学表现结合临床与实验室检查可与骨肉瘤鉴别。尤因肉瘤发病年龄较骨肉瘤低，而且对放疗极为敏感，数月后肿瘤可缩小，骨破坏可修复。神经母细胞瘤骨转移为多发病灶，原发肿瘤是重要的鉴别诊断依据。血管扩张型骨肉瘤表现为多房囊性病变，部分类似动脉瘤样骨囊肿，短期内进展迅速者需考虑本病可能。

（二）尤因肉瘤

【病理生理与临床表现】

尤因肉瘤（ewing sarcoma）目前归类为杂类肿瘤，是源于骨髓未分化间充质细胞的高度恶性小圆细胞肿瘤，约占原发性恶性骨肿瘤 6%～8%，是青少年人群发病率仅次于骨肉瘤的恶性骨肿瘤。尤因肉瘤的发病具有明显的遗传学特征，几乎所有病例都与染色体异位、*EWS-FLI1* 和 *EWS-ERG* 等基因融合相关，病理特征为弥漫生长均匀一致的未分化小圆细胞围绕血管形成“假菊花团”结构。尤因肉瘤好发年龄 5～15 岁，男女比例约为 1.5 ∶ 1。临床主要表现为疼痛、肿胀及发热、白细胞增多等，有时易误诊为骨髓炎。尤因肉瘤恶性程度高，易发生骨骼、肺和其他脏器转移，预后较差，肿瘤对放疗极为敏感。

【影像学表现】

长骨骨干发生率约 70%，其余主要发生于扁骨及脊柱。

X 线：病变呈弥漫性或虫蚀样骨质破坏、边缘不清，骨皮质可见破坏或硬化增生而增厚，周围伴葱皮样或放射状骨膜反应，可出现 Codman 三角，可见垂直于骨表面的纤细、密集而短小的放射状骨针，骨破坏区周围软组织肿块形成，但没有瘤骨（图 8-8-11）。发生于骨盆的病变更易形成较大软组织肿块。

CT：表现为骨干中央的侵蚀性破坏区，伴有“洋葱皮样”骨膜反应。病变骨呈膨胀性改变，骨髓腔呈弥漫性骨质疏松及虫噬性破坏，边界不清，骨皮质呈筛孔样缺损，肿瘤突破骨膜可见放射状骨针。周围软组织肿块常较大，与骨破坏区不成比例。增强扫描骨破坏区及软组织肿块呈不均匀强化。

MRI：骨髓腔内不均匀长 T_1、长 T_2 信号，边界不清，内可伴有出血及坏死囊变，瘤周水肿在抑脂 T_2WI 呈明显高信号，骨皮质信号不规则中断，骨膜反应呈等 T_1、短 T_2 信号。增强扫描肿瘤呈较明显不均匀强化。

【诊断要点】

典型表现为边缘不清弥漫渗透性骨质破坏并软组织肿块形成，葱皮样或针样骨膜反应。X 线平片适合观察骨质破坏及骨膜反应，MRI 显示骨髓腔内早期浸润、骨质破坏、骨外侵犯的范围优于 X 线平片和 CT。

【鉴别诊断】

本病需与急性骨髓炎、骨肉瘤、神经母细胞瘤骨转移鉴别。急性骨髓炎起病急，局部和全身症状显著，周围软组织肿胀而不形成肿块，典型影像学表现结合临床与实验室检查可与尤因肉瘤鉴别。骨肉瘤多见于干骺端，而尤因肉瘤多见于骨干，骨肉瘤的骨质破坏区及软组织肿块内可见瘤骨形成，但有时瘤骨与尤因肉瘤引起的骨皮质增生硬化不易区分。神经母细胞瘤骨转移为多发病灶，原发肿瘤是重要的鉴别诊断依据。

【回顾与展望】

骨肿瘤及肿瘤样病变病理取材方式和取材位置不同，得到的病理结果可能不同，因此影像学检查在骨肿瘤及肿瘤样病变的诊断及分期、疗效评估、术后随诊等方面具有重要性。

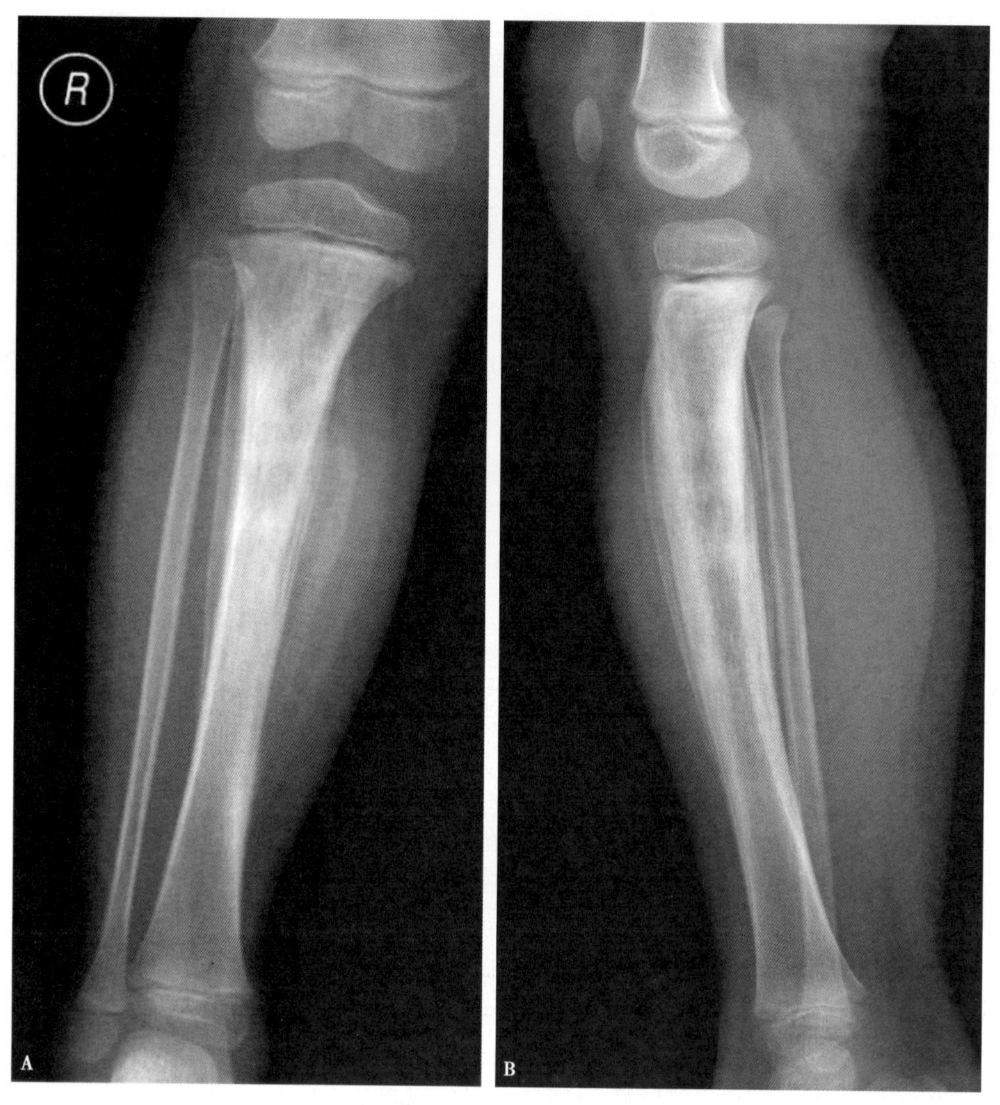

图 8-8-11 尤因肉瘤 X 线表现
女,4 岁。右侧胫骨正、侧位片,右侧胫骨中上段不均匀骨质破坏并周围软组织肿块形成,可见明显层状及放射状骨膜反应

CT 灌注成像在骨肿瘤及肿瘤样病变中的应用拓宽了 CT 在骨骼肌肉系统的影像学研究范围,使 CT 从形态学研究逐步深入到功能和生物学研究。通过定量分析肿瘤的血流量(lood flow,BF),血容量(blood volume,BV),平均通过时间(mean transit time,MTT)和表面通透性(permeability surface,PS)来判断肿瘤血管的生成,从而进一步推断肿瘤的生物学特性。

肿瘤新生血管的生成与肿瘤的恶性程度及肿瘤细胞的远处转移都有密切的关系。MR 动态增强(magnetic resonance dynamic contrast-enhanced,MR-DCE)通过时间-信号强度曲线(time-signal intensity curve,TIC)及动态增强早期斜率可反映肿瘤组织的血管化程度及血流灌注情况,通过边缘-中心向心强化程度比(rim-centre rate)反映血管的分布特征。采用广义动力学(generalized kinetic,GK)、扩展广义动力学(extended generalized kinetic,EGK)等医学物理模型可获得对比剂在毛细血管网和组织间隙内的分布情况。能较准确评价肿瘤内新生血管,有助于了解肿瘤的生物学行为。DWI(单指数模型、双指数模型)、MRS 及 SWI 等成像方法也可用于骨肿瘤及肿瘤样病变的研究。

随着精准医学理念的推广,分子医学已成为现代医学的重要组成部分。分子影像学既是分子医学的重要组成部分,也是分子医学的重要研究工具。目前,分子影像学应用研究的热门领域是肿瘤。因此,可将分子影像学成像方法用于骨肿瘤及肿瘤样病变的研究,为患者个体化治疗提供依据。

第九节 软组织疾病

一、进行性骨化性肌炎

【病理生理与临床表现】

进行性骨化性肌炎（progressive ossifying myositis）又称进行性骨化性纤维结构不良，是一种少见的先天性慢性进行性致死性结缔组织疾病，以韧带、肌腱和横纹肌发生进行性骨化和特征性骨骼畸形为特征。

本病好发于10岁以下儿童，可有家族史，临床表现以先天性踇趾畸形及进行性异位骨化为特点。先天性踇趾畸形包括踇趾外翻、第一跖骨畸形和（或）单趾症。往往发作期与缓解期交替出现，发作期表现为红、肿、热、痛，缓解期遗留硬性结节。病变多始于颈背部，然后延及躯干、四肢和头面部，病变一般从躯干中轴至四肢、从头到足、从四肢近端到远端、从背侧到腹侧发展。

早期病变组织水肿伴成纤维细胞增生，后期胶原纤维增生形成纤维性结节，随后发生钙盐沉着及骨化。镜下可见排列紊乱的骨小梁，其间为致密的胶原纤维，无炎性细胞浸润。实验室检查碱性磷酸酶可以增高。本病还可伴发其他畸形如颈椎附件骨性融合、股骨颈变宽变短、胫骨近端骨软骨瘤和传导性耳聋等。

【影像学表现】

X线：早期X线检查多无阳性征象或仅表现为软组织肿胀。随后见斑点状、线状、条带状及不规则形钙盐沉积，密度逐渐增高、范围逐渐扩大，沿肌束、肌腱及韧带走向分布，骨化后可见骨小梁样结构，界限清楚（图8-9-1）。骨骼的肌腱附着部呈骨疣

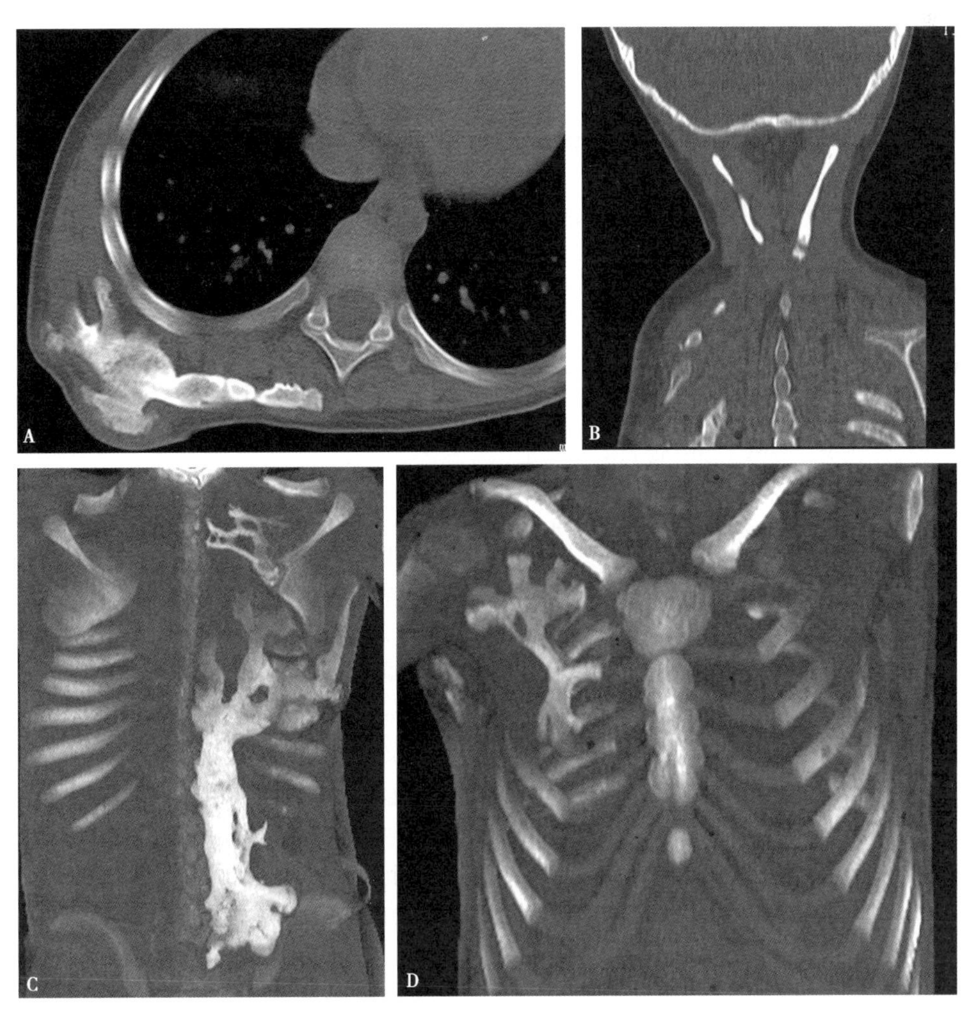

图 8-9-1 进行性骨化性肌炎 CT 表现

女，2岁。A. 胸背部横轴面；B. 颈背部冠状面重组；C. VR像后面观；D. VR像前面观双侧颈后部、右前胸壁、右后胸壁及右侧胸腰背部脊柱旁肌间隙内可见多发骨化影，形态不规则，沿肌间隙呈树枝样延伸，病变由骨皮质及骨松质形成骨骼结构

状突起；椎体上下缘软骨及椎旁韧带骨化，形成骨桥或假关节，甚至骨性强直；后期因活动受限，全身骨质可出现骨质疏松，继发椎体压缩变形、脊柱侧弯后凸等改变。胸壁组织骨化可导致胸廓畸形。舌、咽喉、心、膈、括约肌、手足多不受累。皮肤及皮下脂肪组织无钙化或骨化影。

CT：示钙化由肌肉或肌群中心部开始逐渐向外延伸，最终全部肌肉或肌群呈板层样骨结构。

MRI：急性期病变呈弥漫性长 T_1、长 T_2 异常信号，钙化后呈长 T_1、短 T_2 低信号，完全骨化后可见骨皮质在 T_1WI、T_2WI 均呈低信号，骨松质呈稍高信号，接近黄骨髓信号。

【诊断要点】

本病多见于儿童，发作与缓解交替出现，沿横纹肌纤维间结缔组织、肌腱、腱鞘和筋膜等进行性骨化，钙化由肌肉或肌群中心部开始逐渐向外延伸。发作期 MRI 检查有助于显示病变范围，缓解期 CT 易于显示本病钙化和骨化的特征。在疾病早期，钙化不十分显著时，发现踇趾发育畸形有助于早期确诊。

【鉴别诊断】

本病需与损伤性骨化性肌炎鉴别，后者好发于青年男性，多有外伤史，局灶性发病，无交替及进行性发展病程，钙化及骨化自边缘开始。

二、损伤性骨化性肌炎

【病理生理与临床表现】

损伤性骨化性肌炎（injury ossifying myositis）是指外伤后发生于肌肉或其他软组织内的异位骨化性疾病。本病好发于青年男性，多位于易受外伤处，以肘部、膝部及臀部多见。基本病变为未分化间叶细胞增生及基质变性。初期局部组织变性、坏死及原始间叶细胞增生，无骨质形成；后期病灶质地硬韧，呈带状分布，中央带为不成熟、富血管、增生活跃的纤维组织，移行带为富含骨小梁的类骨组织，外周带为成熟的骨组织。

【影像学表现】

X 线：显示条纹状或层状骨化与肌束平行，成熟的骨化灶内可见骨小梁结构。

CT：典型表现为病灶外周带不同程度的环形钙化或骨化，中央部密度等于或略低于邻近肌肉组织密度（图 8-9-2）。

MRI：较少应用于本病，但可以清楚显示病灶范围。

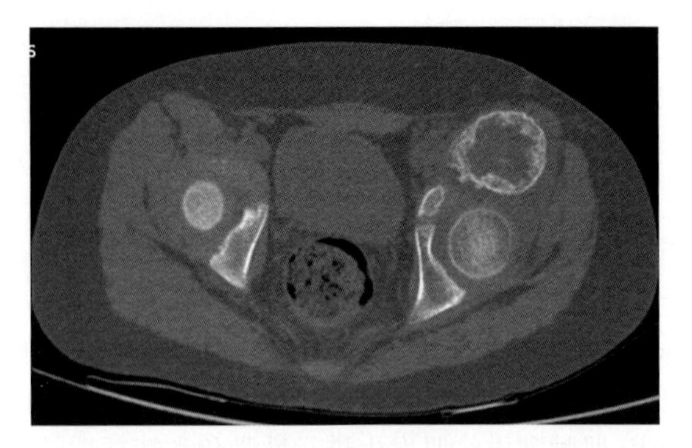

图 8-9-2 损伤性骨化性肌炎 CT 表现

男，8 岁。双髋关节 CT，左侧髂腰肌与臀小肌间见一类圆形病灶，中央部密度低于肌肉组织，外周带呈环形高密度

【诊断要点】

本病表现为受累软组织内带状分布（中央带为低密度的纤维组织、移行带为中等密度的类骨组织、外周带为高密度的成熟骨组织）的高密度影，结合外伤史诊断本病不难。CT 检查可清楚显示病灶的带状分布特征及其骨小梁和骨皮质结构，对本病的诊断优于 X 线平片及 MRI 检查。

【鉴别诊断】

本病常需与骨外骨肉瘤及软骨肉瘤鉴别，骨肉瘤的“瘤骨”及软骨肉瘤的“瘤软骨”多呈云絮状、斑块状或针状，一般不会分化为成熟的骨组织，因此其内看不到骨小梁结构。

三、皮肌炎

【病理生理与临床表现】

皮肌炎（dermatomyositis）是一种以累及皮肤、横纹肌和小血管炎症为特征的非化脓性自身免疫性结缔组织病。病理基础主要为广泛性血管炎。

临床起病缓慢，皮肤损害主要表现为 Heliotrope 疹（上眼睑和眶周水肿性紫红色皮疹）、Gottron 征（掌指关节、近指间关节、肘关节、膝关节伸面及内踝鳞屑样红色皮疹），横纹肌受累表现为近端肌群对称性进行性肌无力、肌痛、肌压痛，食管受累时可伴吞咽困难。患者可出现肺部病变，主要表现为间质性肺炎、弥漫性肺泡炎、闭塞性机化性肺炎。大约 40% 的患者有心电图异常。相对于成人，儿童皮肌炎更易发生软组织钙化、血管炎及脂肪营养不良，而雷诺现象及合并恶性肿瘤的发生率较低。

【影像学表现】

皮肌炎慢性期X线检查皮下组织、肌肉、韧带、筋膜可见局限或广泛钙化灶。肺部表现为肺充气不足,肺组织扩张及收缩功能减弱,肋骨和膈肌运动幅度减小,部分患儿可出现吸入性肺炎。心肌受累时可表现为心影非特异性增大。消化道造影检查表现为对比剂下行困难。CT检查在显示肺间质病变方面优于X线,表现为网格状、磨玻璃样影。皮肌炎发作期MRI检查可显示对称性皮下及肌肉组织炎(图8-9-3)。

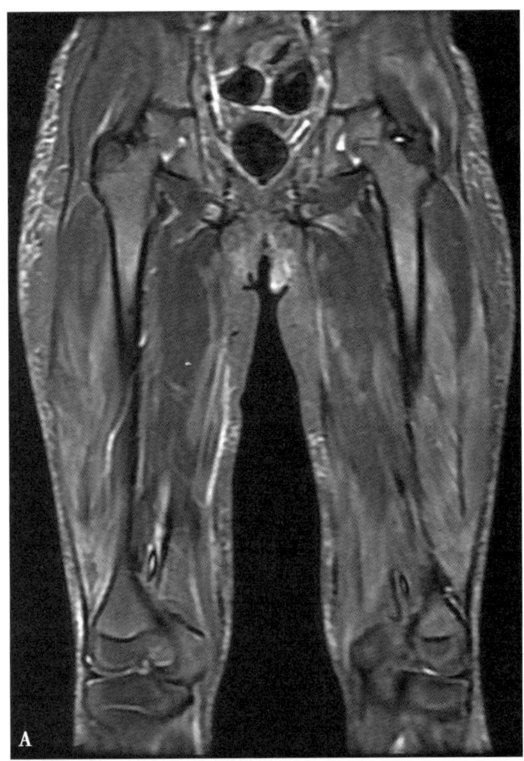

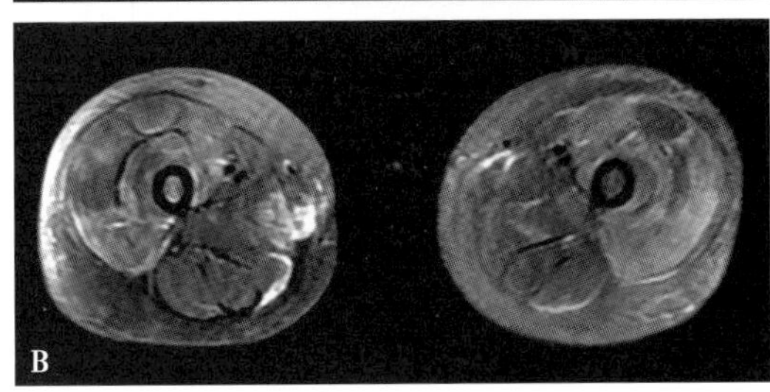

图8-9-3 皮肌炎MRI表现
男,6岁。A. 双侧大腿冠状面STIR T2WI;B. 横断面脂肪抑制T2WI双侧大腿皮下及肌肉组织信号不均匀增高、界限模糊

【诊断要点】

本病的诊断主要依据临床表现,根据患者近端肌群对称性进行性肌无力、疼痛伴特征性皮肤损害(Heliotrope疹、Gottron征),诊断本病不难。高分辨CT检查有助于皮肌炎患者肺间质病变的诊断,对皮下组织、肌肉、韧带、筋膜等部位钙化的显示亦具有一定优势。MRI检查有助于炎症期软组织炎的显示。

【鉴别诊断】

儿童皮肌炎慢性期皮下、肌肉、韧带及筋膜出现钙化时需与进行性骨化性肌炎鉴别,后者无皮肤损害,皮肤及皮下脂肪组织无钙化或骨化影。

四、猫抓病

【病理生理与临床表现】

猫抓病(cat-scratch disease)又称猫抓热、变应性淋巴网状细胞增多症,是一种自限性人畜共患性疾病,其致病菌为汉氏巴尔通体,猫为健康带菌者。

本病多见于青少年,发病前多有被猫抓咬伤或密切接触史,病原体进入人体后可通过淋巴或血行播散,引起多器官损害,其中以引流淋巴结炎为特征。患者多表现为引流区淋巴结肿大,以肘部、头颈部、腋窝、腹股沟等处多见,中等硬度,有压痛,可伴全身发热,肿大淋巴结一般在2~4个月内自行消退。小儿易合并神经系统病变,主要为脑炎、脑膜炎或脑血管炎等。部分患者可表现为非典型腹痛综合征(腹痛,肠系膜淋巴结肿大和肝脾肿大),少数患者可出现眼部病变。

【影像学表现】

CT和MRI检查均可显示引流区肿大淋巴结,淋巴结较大时密度(信号)不均,其内可见低密度(长T_2高信号)坏死液化区,淋巴结界限不清,邻近组织反应性增厚。

【诊断要点】

患者发病前多有被猫抓咬伤或密切接触史,结合引流区肿大淋巴结,诊断本病不难。目前首次就诊多采用超声检查。

【鉴别诊断】

本病以头颈部淋巴结肿大为主要表现时需与木村病及淋巴瘤鉴别。木村病多见于青中年男性,多伴唾液腺肿大;淋巴瘤多见于青中年人,淋巴结界限清,密度均匀。

【回顾与展望】

软组织病变通常优先采用超声和MRI检查,但对于软组织病变内较具特征性的钙化(骨化)成分,X线和CT更具优势。

相对于其他影像成像方法,MRI可在分子层面反映肌肉的病变过程。MR扩散张量成像(Diffusion tensor imaging,DTI)是目前唯一可以对组织内水分子扩散状况进行定量分析并对组织纤维结构进行示踪的 MRI 技术，该技术最开始主要用于评价脑白质结构及神经纤维束成像，随着技术的发展和研究的深入，骨骼肌肉系统的应用逐渐成为了研究的热点。

DTI 在骨骼肌方面的研究主要采用回波平面成像序列，通过表观扩散系数、本征值、各向异性分数等参数及可视化图像处理，对肌肉组织内水分子扩散情况进行定量分析。目前该技术在骨骼肌运动损伤、缺血缺氧损伤、去神经支配及炎症损伤等方面的研究取得一定的进展。

（严志汉　张劲松　陈 博　张广文）

第九章　多器官、系统疾病

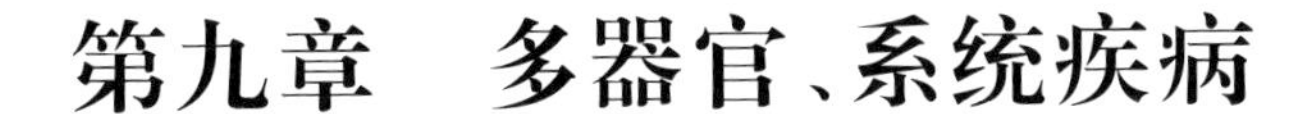

第一节　概　述

儿童期累及多器官、系统疾病比较常见，包括先天性畸形综合征、生长发育异常性疾病、神经皮肤综合征、肿瘤及肿瘤样疾病等。一些疾病在前述章节已经涉及，本章主要介绍发生率较高、社会或学术关注程度较高且具有代表性的疾病。

先天性畸形综合征为同一原因引起同一个体发生多种原发畸形所致的定型组合，为遗传因素（染色体数目或结构异常、基因突变）和环境因素（病毒、射线、药物、化学物质、吸烟、酗酒）单独或相互作用所致。由于胚胎期各器官对不同致畸因子的敏感性和敏感时期不同，可出现多种器官畸形的组合，如腭-心-面综合征、鳃裂-耳-肾综合征等，影像学检查发现其中任一器官畸形时，需要对可能合并的其他器官进行评估。

生长发育异常性疾病，为各种原因引起的生长发育的提前或延迟。生长发育的提前—性早熟，可为垂体-下丘脑、肾上腺、性腺疾病等多种原因导致，影像学检查方法的选择、拟重点观察的部位、检查目的及意义，需要结合临床第二性征的表现及实验室检查的结果。生长发育落后可为多种疾病导致，许多疾病有其特殊面容、体型，影像检查需要了解这些表现才能做到有的放矢。

神经皮肤综合征中，家族史是非常重要的线索，皮肤改变亦可提示诊断，如色素脱失斑提示结节性硬化症，而牛奶咖啡斑提示神经纤维瘤病。由于相同的疾病可有不同的临床表型及影像学表现，影像学检查时仔细询问家族史、观察皮肤改变对影像学诊断非常重要。

肿瘤及肿瘤样疾病中，不同类型疾病进展不同，累及范围不一，预后各异，如朗格汉斯细胞组织细胞增生症中，单骨病灶进展相对缓慢，预后较好；而合并脑、血液系统等危险器官受累时，进展迅速，预后很差。影像学对观察疾病侵犯范围、判断预后及治疗反应非常重要。

第二节　检查方法及正常影像学表现

一、检查技术

各器官具体影像检查技术见前述章节。由于本组疾病需要对多个部位进行检查，影像检查时宜首选超声或 MRI，必须行 CT 检查时更需遵循剂量最优化原则，尽量避免或减少 X 线辐射对患儿的影响。

既往核素扫描、PET-CT 是多系统疾病全身检查的主要方法，但由于具有放射性且价格昂贵，儿童应用开展得比较有限。全身 MRI（whole-body MRI）在近些年已逐渐发展成熟，可以一站式完成从头至脚的全身扫描，是白血病、淋巴瘤、神经纤维瘤病 1 型等多种全身性疾病非常理想的检查方法，在敏感性和特异性方面均有很好的表现，未来全身 MRI 有望取代 PET-CT，成为检查的主要方法之一。

全身 MRI 扫描多采用冠状面分段采集，然后对图像进行拼接，常用检查序列包括短时反转恢复（short time inversion recovery，STIR）、快速自旋回波 T_1 加权成像（fast spin echo T_1weighted imaging，FSE T_1WI）、单次激发快速自旋回波（single shot Fast spin echo，SSFSE）、稳态自由运动（steady-state free precession，SSFP）和弥散加权成像（diffusion weighted imaging，DWI）等。其中，STIR 序列为最常用检查序列，对骨髓异常非常敏感，但对成骨性转移、淋巴结病变显示欠佳。冠状面 T_1WI 序列与 STIR 序列结合可增加显示骨髓异常的特异性，增强检查可进一步提高病变显示的敏感性和特异性，并且一次检查即可完成局部病变分期和对转移病灶的观察。DWI 可达到类似 PET 的成像，结合常规序列可补充或替代 PET-CT。

目前的全身 MRI 扫描时间长，患儿有时很难配合完成检查，由于呼吸运动伪影和肠蠕动伪影，胸腹部检查具有挑战。单纯冠状面扫描可能对胸骨、肋骨、肩胛骨和颅骨病变显示存在局限性，不能如PET-CT一样区分良性和恶性淋巴结病。由于存在以上缺陷，目前关于哪些序列可以提供较高的诊断准确性，同时保持合理的时间效率，还没有统一的标准。对现有检查序列进行改进，缩短扫描时间是需要解决的首要问题。胸腹部的图像可使用呼吸补偿技术，但是会进一步增加采集时间。为减少肠蠕动，患者条件允许时可使用抑制肠蠕动的药物。对单纯冠状面扫描不能确定的病灶，可补充轴面、矢状面扫描。随着全身MRI技术的提高和研究的深入，有望对不同疾病制订个性化的扫描方案。

未来，全身影像学的研究方向为全身MRI与PET或分子影像结合。PET-MRI无辐射损害，可同时采集大体形态和功能信息，提高诊断的准确性并影响治疗方案。全身分子影像学成像，利用超微超顺磁性氧化铁颗粒可鉴别正常淋巴结和淋巴结转移。

二、正常影像学表现

骨髓的信号变化是全身MRI观察的主要内容。黄红骨髓混合存在于骨髓腔内。T_1WI上，红骨髓与骨骼肌和椎间盘相比呈稍高信号，呈轻度强化，随年龄增加，增强程度降低；黄骨髓与皮下脂肪信号一致，无明显强化。T_1WI可为红骨髓和黄骨髓、黄骨髓和骨髓病变提供最佳对比。FLAIR序列，红骨髓和黄骨髓信号差异不明显，与肌肉相比，黄骨髓呈低信号，红骨髓呈略高信号。

胎儿期，髓腔内几乎均为红骨髓，仅有极少量脂肪。出生后骨髓内脂肪含量增加，T_1信号强度迅速增加。围产期，软骨骨骺和骨突出现二次骨化中心，最初是红骨髓，在6个月内迅速变为黄骨髓。红骨髓向黄骨髓转化发生在整个儿童期至成人早期。25岁达成人水平，此时红骨髓分布于中轴骨（颅骨、椎体、肋骨、胸骨和骨盆）以及肢带骨（股骨和肱骨）的近端。这种正常的生理性骨髓转化在全身及个别骨骼上遵循既定的模式。

黄骨髓首先出现于出生前周围末节指/趾骨，然后在20岁前持续向中心进展。长骨的骨髓转化，首先发生于骨骺和骨突，然后是骨干、远端干骺端，最后是近端干骺端。中轴骨转换速度较慢，持续至成人。椎体骨髓转化通常以椎体静脉丛为中心开始，然后至邻近终板的软骨下方。出生后至4个月，在T_1WI上，椎体骨化中心呈低信号，至6个月与软骨呈等信号。T_1WI于椎体中部可见一横行带状高信号影，为相邻体节血窦间隙融合处。1岁前，椎体骨髓与椎间盘相比呈等至低信号。5岁后，由于红骨髓转化为黄骨髓而呈高信号。椎体强化仅见于7岁前。出生至10岁，髂骨前部和髋臼骨髓信号变得不均匀，在10~20岁期间信号仍不均匀，但呈对称性分布。成年后，残余红骨髓分布于关节周围，主要为骶髂关节，其次为髋关节和耻骨联合。

儿童常可见各种残存红骨髓表现。据其典型表现和位置可与病理性骨髓替代鉴别。红骨髓区域大小不一，小的呈局灶性，大的呈地图样分布。红骨髓小岛较常见。“牛眼征”指红骨髓岛中心为黄骨髓灶，此表现多为良性改变。地图样分布的红骨髓通常位于股骨、肱骨干骺端，呈“火焰状”，紧邻生长板，延伸到干骺端，且边缘锐利。

第三节　胚胎发育

胚胎发育可分为胚前期（受精后的前2周）、胚期（受精后的3~8周）和胎儿期（9周以后），其中胚期细胞增生、分化活跃，器官原基正在发生，最易受到致畸因子作用而发生畸形。

胚胎第3周初，上胚层细胞增生在胚盘尾端中线形成纵行原条（primitive streak），原凹头端膨大称原结（primitive node），原结背侧凹陷称原凹（primitive pit），继续增生的上胚层细胞经原条下陷，一部分置换原下胚层细胞形成内胚层，一部分在上胚层与内胚层之间形成中胚层，原上胚层改称外胚层，胚胎3周末时三胚层胚盘形成（ER-9-3-1），构成人体的各种细胞、组织和器官均来源于三胚层胚盘。从原凹向头端增生迁移的细胞，在内、外胚层之间形成一条单独的中胚层细胞索，称脊索（notochord）（ER-9-3-1）。脊索形成后逐渐向尾端延伸，原条则逐渐退缩直至完全消失。人体脊索虽然失去了脊索动物中的支持作用，但对人体中轴结构的发生仍有重要作用，如诱导神经管、体节的发生。了解三胚层结构、脊索的发生对于理解先天性畸形综合征非常重要。

ER-9-3-1　胚盘示意图

胚胎4~8周时，三胚层逐渐分化形成各种器官的原基，各器官发生时间、致畸敏感期存在一定的重叠，因此可发生多种器官畸形的组合。人胚胎主要器官的致畸敏感期见图9-3-1。关于各器官组织的具体胚胎发育、应用解剖及生理特征见前述章节。

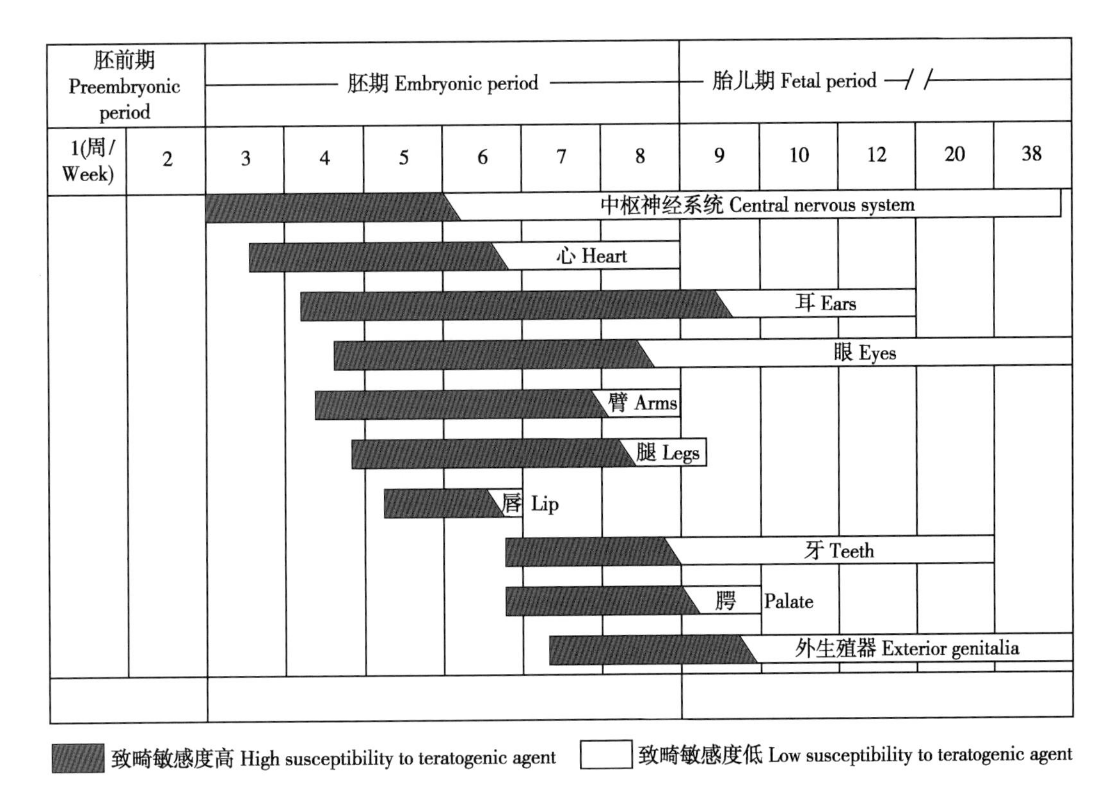

图 9-3-1　人体胚胎主要器官的致畸敏感期

第四节　儿科畸形综合征

一、纤毛病

【病理生理与临床表现】

纤毛病(ciliopathies)为初级纤毛的基因缺陷所导致的一系列疾病的统称。初级纤毛,或称不动纤毛、感觉纤毛,为一种突出于细胞表面的"毛发状"的细胞器,能感知外环境中机械性、渗透性、化学性、光学以及嗅觉等多方面的刺激,并将信息传递至细胞内。其在细胞增殖、分化及维护细胞内环境稳定等方面发挥重要作用。初级纤毛几乎存在于体内所有细胞中,编码纤毛蛋白的基因发生突变可导致肾、肝、中枢神经系统、视网膜及骨骼等多个器官病变。目前已被发现的突变基因超过数十种,可导致多种临床表型,这些表型之间常存在许多重叠器官畸形。

1. 肾脏受累为主疾病　纤毛病中肾脏异常最常见,可为常染色体隐性遗传性多囊肾、常染色体显性遗传性多囊肾、肾单位肾痨和髓质囊性肾病。常染色体隐性遗传性多囊肾、常染色体显性遗传性多囊肾见第七章第四节相关内容。

肾单位肾痨和髓质囊性肾病,为两种临床表现相似的进展性肾小管间质性疾病,两者为导致儿童与年轻成人终末期肾病最常见的遗传性疾病。其中,肾单位肾痨更常见于儿童,多在4~6岁起病,早期表现为多尿、烦渴、脱水、贫血以及失盐等尿浓缩异常,约13岁左右出现肾衰竭。多数患者仅表现为肾脏异常,少数可合并视网膜、中枢神经系统及骨骼异常。病理学特征为肾小管间质纤维化而导致肾脏小,肾皮髓质可见囊肿,通常大小为1~1.5cm。组织学检查显示肾小管萎缩及间质纤维化。肾小管基底膜不规则增厚与破坏。

2. 神经系统受累为主疾病　神经系统为另一易受累及部位,最具代表性疾病为Joubert综合征及相关疾病(Joubert syndrome and related disorders,JSRD),呈常染色体隐性遗传性,包括经典型Joubert综合征(Joubert syndrome,JS)、JS伴眼部缺陷、JS伴肾脏缺陷、JS伴眼肾缺陷、JS伴肝脏缺陷以及JS伴口-面-指缺陷。

主要神经系统临床特征为肌张力减退、共济失调和发育延迟,常合并智力障碍,新生儿期呼吸异常和眼球运动异常。典型呼吸异常表现为呼吸暂停和呼吸过度交替发作,在6个月时症状消失。眼球运动异常表现为动眼神经失能和原位性眼震。伴眼部缺陷时,由于进行性感光细胞变性,视网膜萎缩,表现为进行性视力下降。伴肾脏缺陷,出现类似肾单位肾痨的表现。伴肝脏缺陷时，由于胆管板胚胎畸形导致先天性肝纤维化，引起肝(脾)增大，甚至门脉高压、食管静脉曲张和肝硬化。伴口-面-指缺陷时，表现为轴后型多指(趾)畸形，或中央型多指(趾)畸形合并"Y"形掌骨，分叶舌(常为软组织结节或多发错构瘤)，多发口系带。其他表现还包括脊柱侧弯、先天性心脏病、内脏转位和先天性巨结肠等。

3. 骨骼受累为主疾病 骨骼系统疾病常见为窒息性胸廓发育不良、软骨外胚层发育不良，均属于非致命性短肋多指畸形，呈常染色体隐性遗传。前者表现见胸部章节。后者较前者多指(趾)畸形更常见，但肋骨短缩、肢体短缩的程度较前者轻，并常发生毛发、指甲、牙齿等外胚层发育不良的表现和先天性心脏病。

【影像学表现】

1. 肾脏表现 常染色体隐性遗传性多囊肾、常染色体显性遗传性多囊肾见第七章第四节相关内容。肾单位肾痨，表现为随年龄增长，肾体积减小，肾皮髓质内可见多发小囊肿。

2. 神经系统表现 臼齿征为Joubert综合征及相关疾病共同的特征性表现，系由于小脑蚓部发育不良或缺如，小脑上脚增粗、伸长呈水平走行，脚间窝加深，小脑上脚交叉缺如，导致中脑峡部变窄，在轴面图像呈"臼齿"状表现(图9-4-1)。其他表现还包括小脑蚓部发育不良，导致两侧小脑半球并行排列于中线，但不融合，形成"中线裂"，第四脑室变形呈"蝙蝠翼"状或三角形。DTI序列显示小脑上脚呈水平走行(FA图呈绿色)，小脑上脚、皮质脊髓束交叉缺如，表现为脑桥中脑连接部及延髓下部层面红色缺如，并可见深部小脑核团向外侧移位。

此外，可合并第四脑室囊性扩张(ER-9-4-1)、胼胝体畸形、下丘脑错构瘤和垂体缺如、多小脑回畸形、枕部脑膨出等多种颅内畸形。

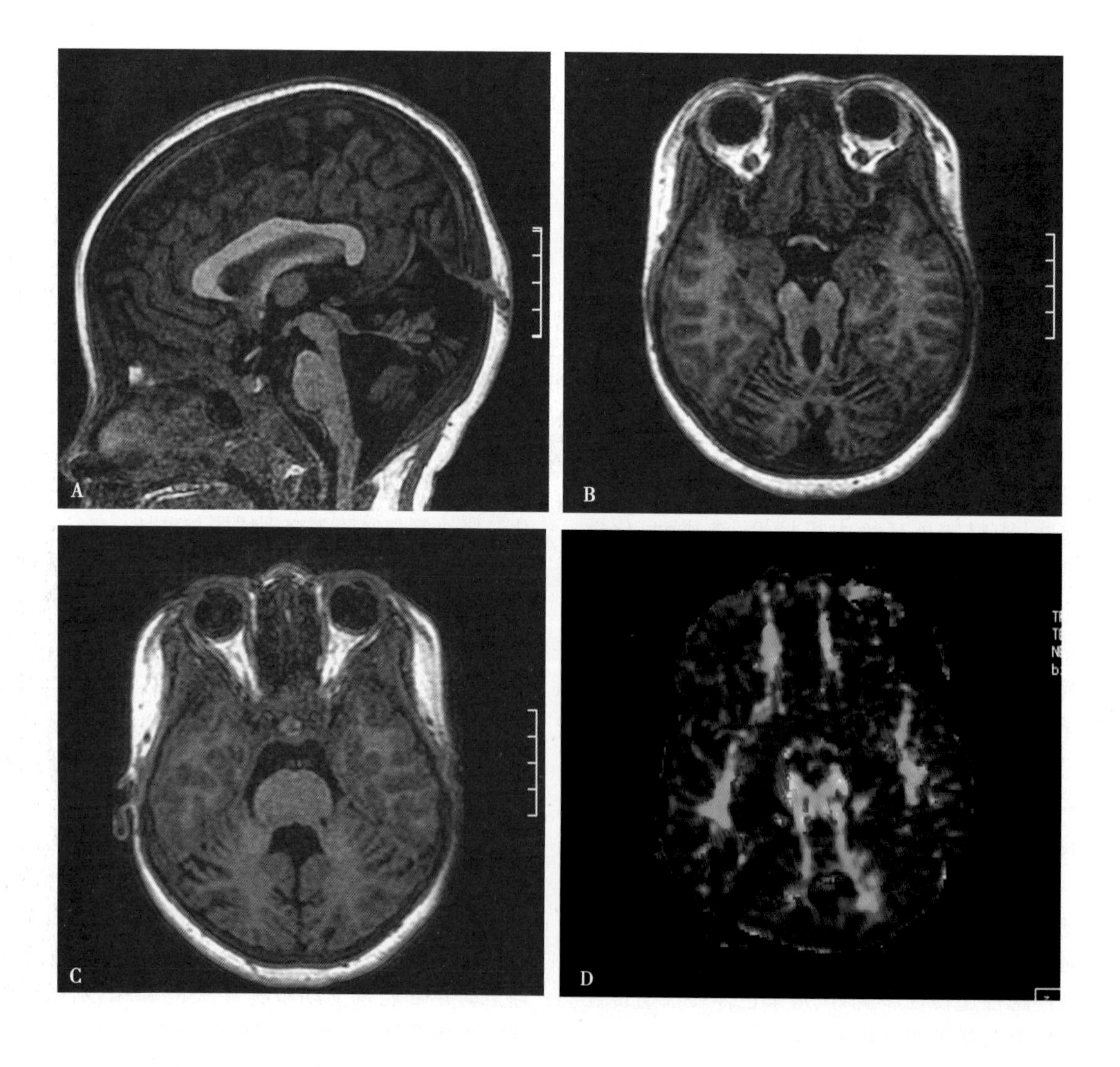

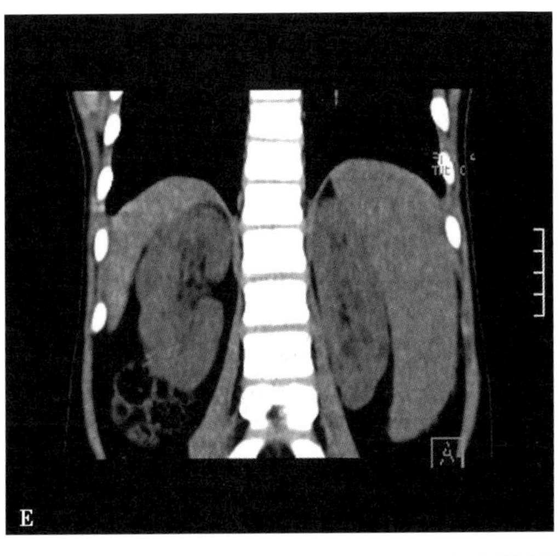

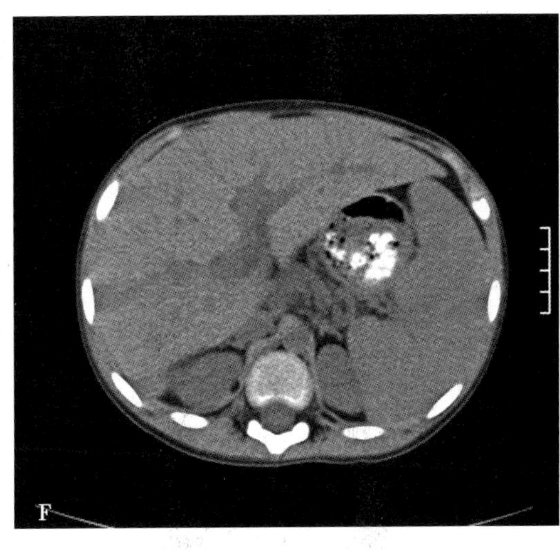

图 9-4-1　臼齿征 MRI 表现及肝肾 CT 表现

A~D 为颅脑 MRI 图像，E、F 为同一患儿腹部 CT 图像。A~B. MRI T_1WI 显示典型的“臼齿征”，小脑蚓部细小，小脑上脚增粗伸长呈水平走行，中脑似臼齿状。A 同时可见脑膨出；C. 两侧小脑半球并行排列于中线，形成“中线裂”，第四脑室呈“蝙蝠翼”状；D. DTI 序列 FA 图显示小脑上脚呈水平走行（绿色），脑桥中脑连接部交叉纤维缺如；E. 腹部 CT 冠状面图像显示左肾体积较对侧减小，其内可见多发小囊肿影；F. 肝、脾显著增大

ER-9-4-1　臼齿征合并第四脑室囊状扩张 MRI 表现

3. 骨骼表现　窒息性胸廓发育不良表现见第四章第十节相关内容。软骨外胚层发育不良，典型表现为轴后性多指（趾）畸形与锥形骨骺。肋骨短缩较轻，形成桶状胸廓。肢体短缩同样较轻，其骨盆表现类似于窒息性胸廓发育不良。Joubert 综合征伴口-面-指缺陷时，可表现为轴后型多指（趾）畸形，或中央型多指（趾）畸形合并“Y”形掌骨。

【诊断要点】

肾多发囊肿、臼齿征及多指（趾）畸形，为本病较具特征性的表现，发现其中之一，即需要对患儿进行全面的临床、实验室检查，包括神经系统检查、眼科检查、肾肝功能检查等，有针对性地进行后续影像学检查，进而获得全面的解剖信息。由于本病肝、肾病变可随患儿生长而进展，一旦确诊本病，定期影像学复查非常有必要。

X 线平片为骨骼系统检查的首选方法，能很好地显示骨骼系统异常形态。超声用于可疑腹部器官异常的筛查。CT 扫描虽然可获得神经系统、肾、肝等器官结构异常，但由于电离辐射、对比剂对肾功能不全者有肾损害，宜尽量避免使用。MRI 为神经系统、腹部器官最理想的检查方法，除了能获得 CT 所见外，颅脑 MRI 扫描 DTI 序列及纤维示踪技术，能获得疾病内部微结构的变化及各结构之间连接信息，对揭示各临床表型之间的异同更有意义。腹部 MRI 扫描同样可获得较 CT 更多的信息。最重要的是，MRI 可用于产前诊断中。

【鉴别诊断】

纤毛病是一组基因型-表现型复杂的疾病，全面了解本病涵盖的多器官畸形的形态特征及其发展变化，特别是一些关键特征，对确诊疾病、评估预后及遗传咨询非常重要。

本病各种不同的综合征之间存在诸多重叠的特征，如多囊肾可伴随骨骼系统改变，而 Joubert 综合征及相关疾病亦可发生肾脏及骨骼异常，影像学有时很难将其归为某一特定的综合征，需要结合临床及实验室检查结果，为遗传学检查提供参考依据。

各种肾脏囊性病变需要相互之间进行鉴别，此外需要与囊性肾发育不良及结节性硬化症相鉴别。“臼齿征”亦可见于 Meckel-Gruber 综合征中，后者是一种围生期致死性疾病，呈常染色体隐性遗传，典型表型包括囊性肾发育不全、枕部脑膨出以及轴后性多指（趾）畸形。实际上，Meckel-Gruber 综合征亦属于纤毛病，两者在致病基因及临床表现上均存在重叠特征，可能为同一种疾病的严重程度不等的表现。本病多指（趾）畸形需要与其他类型多指（趾）畸形相鉴别，合并的胸廓、肋骨、骨盆及颅内的表现可帮助诊断。

【回顾与展望】

自纤毛病的概念被提出以来,越来越多的过去认为是独立发生的疾病被归为纤毛病的范畴,影像学检查由于能发现这些不同疾病之间重叠特征,在重新分类这些疾病中发挥了重要的作用。如 JSRD 各亚型,曾被分别命名为 Leber 先天性黑蒙、Senior-Löken 综合征、Dekaban-Arima 综合征、COACH 综合征、Varadi-Papp 综合征和 Malta 综合征,因其"臼齿征"的共同影像表现而被重新认识,遗传学研究显示这些疾病之间存在重叠的致病基因,进一步肯定了这种认识。

随着影像检查技术及遗传学的发展,未来可能会有更多疾病被归为纤毛病范畴,对这组疾病可能会有新的分类。

二、骶骨发育不全

【病理生理与临床表现】

骶骨发育不全(sacral agenesis)过去曾称尾端退化综合征(caudal regression syndrome),是一组严重程度不等的累及胚胎尾部多个器官的先天性发育畸形。本病确切发病原因不明,母体糖尿病为最大发病高危因素,其他还包括维生素 A 缺乏、高温环境、口服避孕药等。

胚胎发育早期,尾部结构(尾部脊索、体节、神经管、神经嵴细胞、间充质和后肠)均起源于尾部多潜能细胞团-尾部隆起,因此本病常累及脊柱、脊髓、神经根、泌尿生殖系统和肛门直肠等,导致多种畸形发生。脊柱畸形表现为不同程度的骶尾骨缺如,严重者可累及腰椎甚至胸 8 以下胸椎的缺如,常伴随脊髓发育异常,合并其他系统畸形包括马蹄肾、异位融合肾、孤立肾、膀胱输尿管反流、神经源性膀胱,无肛、直肠阴道瘘、肛门畸形和先天性巨结肠等。

绝大多数病例为散发,少部分呈常染色体显性遗传,即 Currarino 综合征,为 7q 染色体上的 *HLXB9* 基因突变所致,表现为骶 1 以下骶骨发育不全合并无肛和骶前肿物(畸胎瘤、脊膜膨出、肠源性囊肿等)。本病可单独发生,或合并 OEIS 综合征(脐膨出、膀胱外翻、肛门闭锁、脊柱缺陷)、VACTERL 综合征(脊柱畸形、无肛、心脏异常、气管食管瘘、肾脏异常和下肢畸形)。

本病临床表现根据累及的脊柱节段和残存脊髓、神经根的功能而异,并与合并的其他畸形有关。患者多伴有不同程度的短躯干,臀沟变短,骶尾部可见骨性隆起、皮下脂肪增厚、毛发生长、皮窦、血管瘤等。典型病例,髋关节可呈屈曲、外展、外旋位,膝关节屈曲,可表现为双下肢发育不均衡,伴有扁平足、马蹄内翻足等。由于脊髓、神经根的发育异常,多见下肢运动或感觉异常、神经源性膀胱和便失禁等。

【影像学表现】

X 线和 CT:脊柱畸形为本病最主要特征,表现为部分或全部骶、尾椎缺如,严重者可有腰椎甚至下段胸椎缺如,最高可达第 9 胸椎水平。根据残存骶骨的数量、形态以及脊柱与骨盆的关系,本病分为 4 型(图 9-4-2):Ⅰ型,骶骨半侧部分或完全缺如,残存骶骨正常或发育不良,常继发患侧髂骨上移;Ⅱ型,骶骨部分缺如,双侧对称,残存骶骨正常或发育不良,骶骨与髂骨间有较稳定的关节;Ⅲ型,骶骨完全不发育,伴不同水平节段的腰椎发育不良或缺如,髂骨同残存腰椎的最下端形成关节;Ⅳ型,骶骨完全不发育,合并不同水平节段的腰椎甚至胸椎发育不良或缺如,两侧髂骨形成微动关节或融合,最下端的腰椎椎体位于其上方。

X 线造影检查,用于观察膀胱输尿管反流、先天性巨结肠等畸形。CT 可发现马蹄肾、异位融合肾、孤立肾、神经源性膀胱等泌尿系统畸形。

MRI:脊髓畸形,根据脊髓圆锥的位置和形态将其分为两种类型:一种类型较严重,表现为脊髓圆锥高位,末端圆钝呈棒状或呈楔形。脊髓圆锥的位置越高,缺如的脊柱节段越多,病变程度越严重。残存马尾神经根自脊髓圆锥的前后两侧发出形成"双束征"。另一种类型相对较轻,多数患者合并终丝脂肪瘤、骶前或骶后脊膜膨出、皮窦等(图 9-4-3),导致脊髓圆锥牵拉、伸长,失去正常形态,发生脊髓栓系综合征。MRI 同时可观察合并的泌尿系统畸形以及无肛、直肠阴道瘘、肛门畸形。

【诊断要点】

骶骨不同程度缺如为本病最具特征的表现,发现这种表现时需要进一步观察脊髓、泌尿生殖系统和肛门直肠形态,以避免漏诊。此外,骶骨畸形的严重程度,一定程度影响脊髓畸形及其他系统畸形的表现。

X 线平片可显示骶骨发育不全的严重程度,造影检查,可观察膀胱输尿管反流、先天性巨结肠。CT 三维重组图像,能更好地显示脊柱缺如的范围、残存脊柱的形态及髂骨与脊柱的关系等,同时可观察泌尿系统畸形。MRI 对椎管内结构的显示明显优于 CT,能准确描述脊髓的位置、形态及神经根的分布异常或缺如。对合并的泌尿系统畸形和直肠肛门畸形亦显示良好。

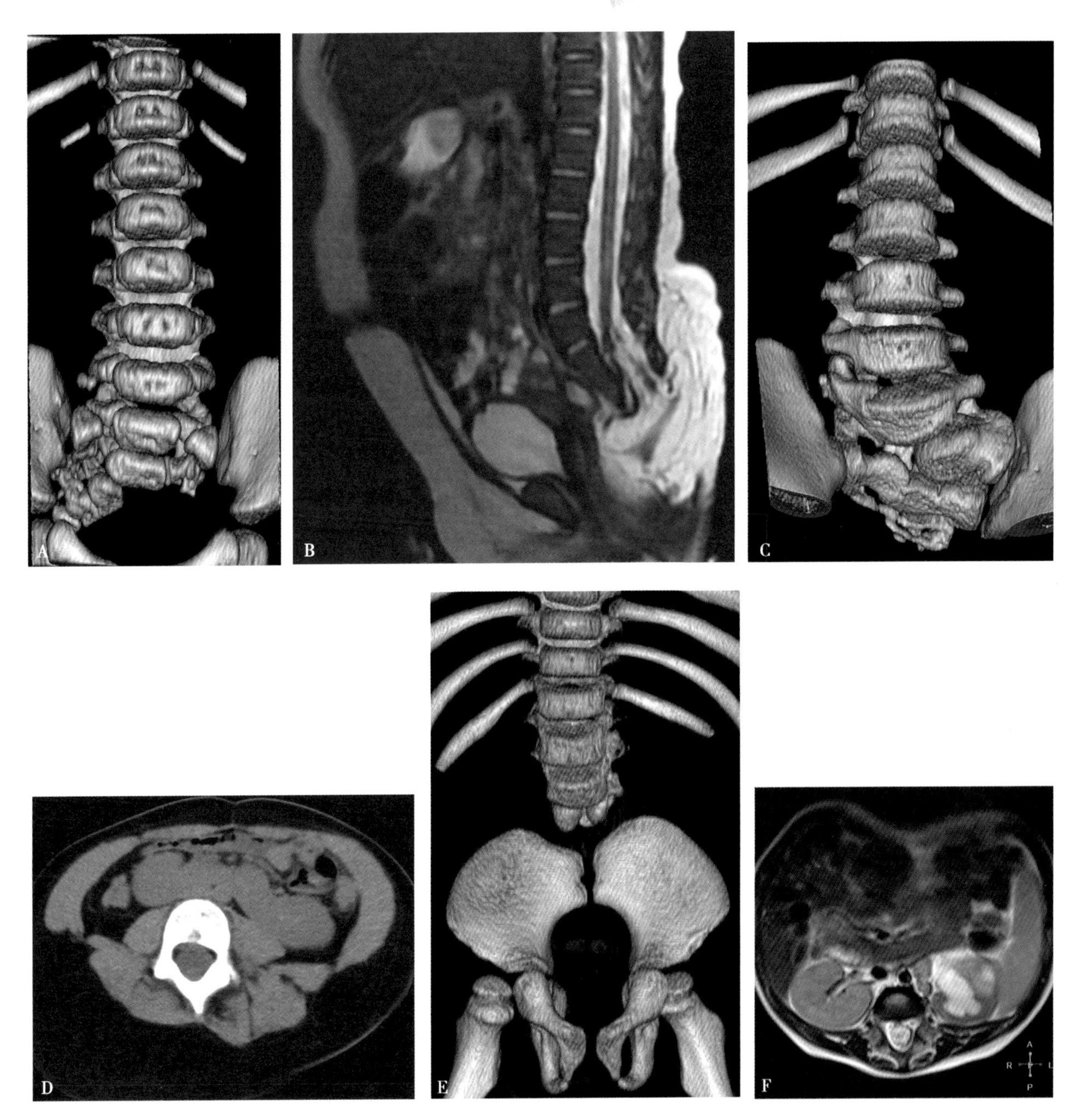

图 9-4-2　骶骨发育不全 CT 和 MRI 表现

A、B. 骶骨发育不全Ⅰ型，腰骶椎三维重建（A）显示，左侧第 2 骶椎以下椎板缺如，腰骶椎矢状位 T_2WI（B）显示，骶骨发育不全合并脊髓栓系、终丝脂肪瘤、腰骶部脂肪脊髓脊膜膨出、骶尾部潜毛窦、骶尾部皮下脂肪异常堆积及腰骶段脊髓中央管扩张；C、D. 骶骨发育不全Ⅱ型，腰骶椎三维重建图（C）显示，部分骶尾骨缺如，腰 5 及残存骶尾椎发育不良，腹部横断位 CT 平扫（D）显示，合并马蹄肾并右肾旋转异位；E、F. 骶骨发育不全Ⅳ型，腰骶椎三维重建（E）显示，第 3 腰椎发育不良，腰 4、5 椎体及骶尾椎缺如，两侧髂骨构成关节，腹部横断位 T_2WI（F）显示，合并左肾积水

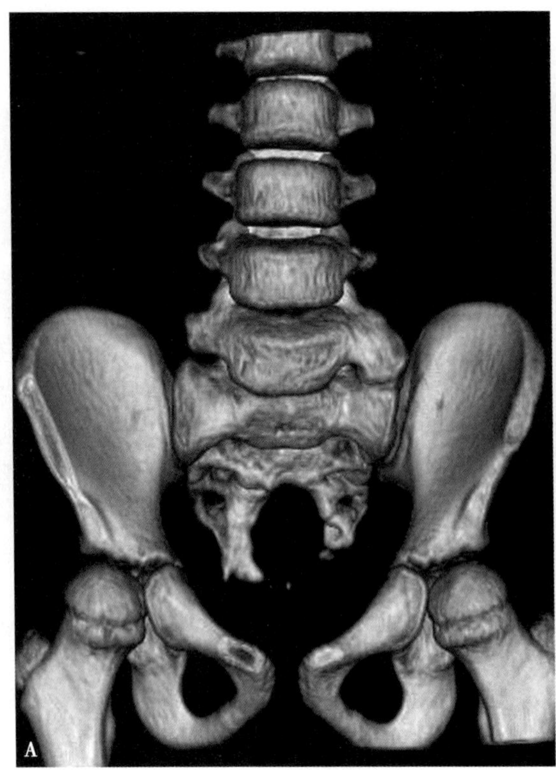

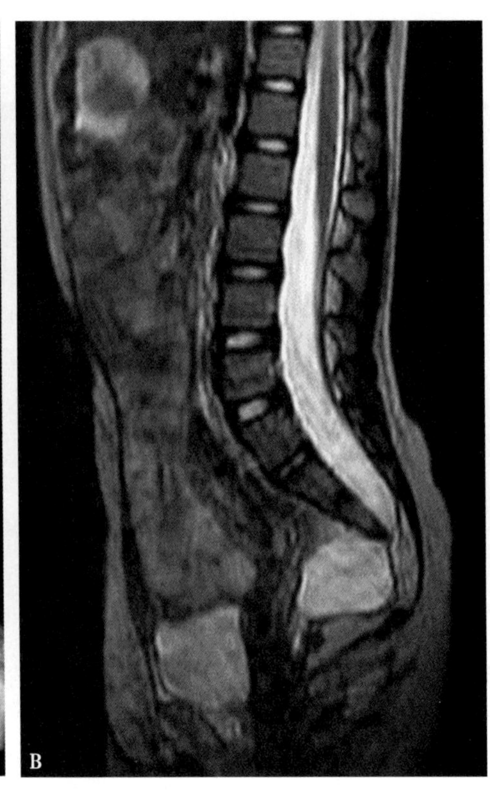

图 9-4-3 Currarino 综合征 CT 和 MRI 表现

A. 腰骶椎三维重建显示，部分骶尾骨缺如，第 1 骶椎完整；B. 腰骶椎矢状位 T_2WI 显示，骶前脊膜膨出

本病除了起源于尾部隆起的结构异常外，可合并脐膨出、心脏异常、气管食管瘘等，影像学检查前需要详细询问临床症状、仔细体检，对可疑合并多部位畸形者，宜扩大扫描范围或补充检查部位，以全面评估合并畸形。

【鉴别诊断】

本病需要与节段性脊柱发育不良及人鱼序列综合征相鉴别。节段性脊柱发育不良为一组主要累及下段腰椎或胸腰椎的发育畸形，可能与骶骨发育不全具有相同的病因。影像学表现为受累节段的融合椎、裂椎畸形，脊柱后凸或侧后凸，椎管重度狭窄甚至中断。病变部位以上的脊髓多正常，病变部位脊髓明显变细、或根本无法辨别，伴随相应水平的神经根缺如，病变部位以下的脊髓增粗、低位。可与骶骨发育不全合并发生。人鱼序列综合征是一种罕见的先天性畸形，外形主要表现为双下肢融合，同时合并多个重要器官的畸形或发育缺陷。胎儿娩出后主要畸形特征为脐部以上发育基本正常，双下肢完全或部分融合，可仅软组织融合，也可下肢骨性融合；骨盆骨发育不全，腰骶尾椎骨发育不全或缺如；无肛门及外生殖器是本病典型特征。

【回顾与展望】

过去由于对本病胚胎发生的理解不足，错误命名为尾端退化综合征，随着胚胎学研究的深入而被重新认识，并命名为骶骨发育不全。影像学检查能很好地观察本病涵盖的多种器官的形态学改变，对研究各器官畸形之间的联系非常重要，为胚胎发生理论能提供依据。随着影像学检查方法的发展，特别胎儿早期对本病各种畸形的观察，对全面理解本病提供更多的支持。孕 20 周时影像学可以对本病做出可疑诊断。尤其是对于羊水过少和母亲肥胖患者，MRI 可评估和本病相关的泌尿生殖、胃肠道和骨骼肌肉系统异常。可为患儿提供及时的产前咨询、适当的分娩方式及有效的产后治疗。

第五节 生长发育异常

一、性早熟

【病理生理与临床表现】

性早熟（Precocious puberty）是指女孩在 8 岁前、男孩在 9 岁前呈现第二性征，根据下丘脑-垂体-性腺轴功能是否提前发动，分为中枢性性早熟

(central precocious puberty,CPP)和外周性性早熟(peripheral precocious puberty,PPP)两类。

1. 中枢性性早熟　又称真性性早熟,是由于下丘脑-垂体-性腺轴过早启动,促性腺激素释放激素脉冲分泌增强所致,患儿除有第二性征的发育外,还有卵巢或睾丸的发育。根据病因分为特发性或器质性。特发性常见于女孩,因下丘脑对性激素的负反馈的敏感性下降、促性腺素释放激素过早增加分泌所致。器质性多为中枢神经系统异常所致,包括下丘脑错构瘤、下丘脑-视交叉星形细胞瘤、生殖细胞肿瘤等肿瘤性病变,中枢神经系统感染,大脑中线区先天性畸形如视-隔发育不良蛛网膜囊肿,以及创伤、手术、放疗及化疗等。

2. 外周性性早熟　又称假性性早熟,是非受控于下丘脑-垂体-性腺轴功能的性早熟,有第二性征发育和性激素水平升高,因性激素的负反馈作用,下丘脑-垂体-性腺轴发育不成熟,无性腺的发育。外周性性早熟可为同性性早熟或异性性早熟。常见疾病有性腺肿瘤或肿瘤样病变、肾上腺疾病等。

自主功能性滤泡囊肿是女性外周性性早熟最常见原因,多为自限性,可自行消退,临床表现为阴道出血及乳房发育,骨龄一般正常。其他还包括卵巢幼年型颗粒细胞瘤、卵泡膜细胞瘤、睾丸性索间质肿瘤。

肾上腺疾病包括先天性肾上腺皮质增生症、肾上腺皮质肿瘤。先天性肾上腺皮质增生症是常染色体隐性遗传病,肾上腺皮质增生导致类固醇前体合成增加,转化为雄激素,从而导致女性男性化或男性性早熟。肾上腺皮质肿瘤儿童少见,最常见表现为女性男性化和男性性早熟,多为散发病例,也可为某些综合征的一部分,如贝-维综合征、利-弗劳梅尼综合征等。

纤维性骨营养不良综合征(McCune-Albright syndrome,MAS)为多发骨纤维结构不良、性早熟及皮肤色素沉着三联征。为*GNAS1*基因突变所致,好发于女性,男:女比例为1 : 2。多发骨纤维结构不良最好发于颅面骨,其次为骨盆、脊柱和肩关节。严重患者可合并其他内分泌症状,如甲亢危象、Cushing样体征、肢端肥大、血糖异常等。

【影像学表现】

CT:

1. 中枢性性早熟　生殖细胞瘤常位于松果体区、鞍上池、基底节区,呈混杂密度,实性部分呈稍高密度,多见囊变、出血及钙化,增强后,实性部分不同程度强化。松果体区与鞍上池区同时发生肿瘤对诊断本病有特异性。蛛网膜囊肿位于蝶鞍-鞍上池区,为边界清楚的囊性病变,其密度与正常脑脊液相同,合并出血时密度不均匀,较大病变可压迫邻近颅骨变形。

2. 周围性性早熟　卵巢幼年型颗粒细胞瘤为囊实性肿块,实性成分呈等至高密度,增强后可见强化;囊性部分有时可见高密度出血(图9-5-1)。

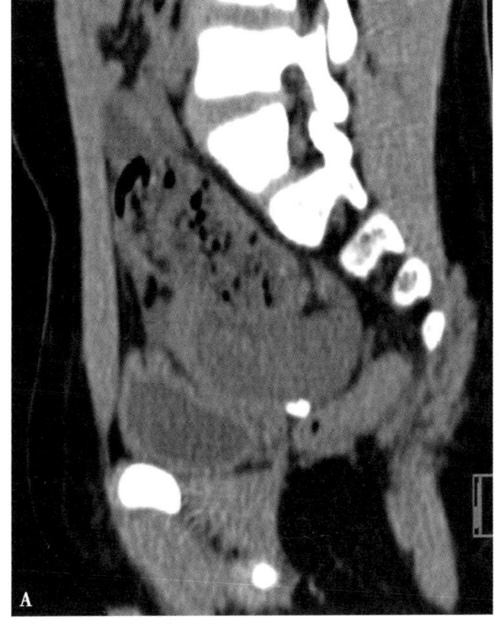
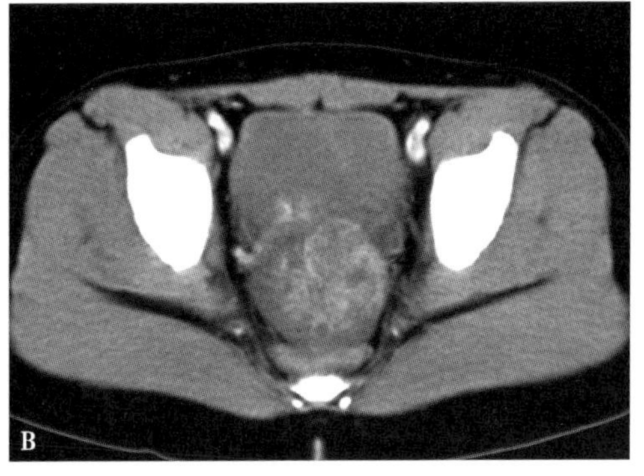

图9-5-1　卵巢幼年型颗粒细胞瘤CT表现
A. 盆腔CT矢状面重建图像显示膀胱后上方椭圆形实性肿物,其内密度不均匀,边界欠清;
B. 盆腔增强CT扫描显示病变呈不均匀强化,边界模糊

先天性肾上腺皮质增生症表现为双侧肾上腺增大，延长迂曲，基本保持肾上腺形态，密度均匀减低（图 9-5-2）。肾上腺皮质肿瘤体积较小时，密度均匀，边界清晰，肿瘤较大时呈分叶状，可因出血、坏死及钙化而密度不均匀。

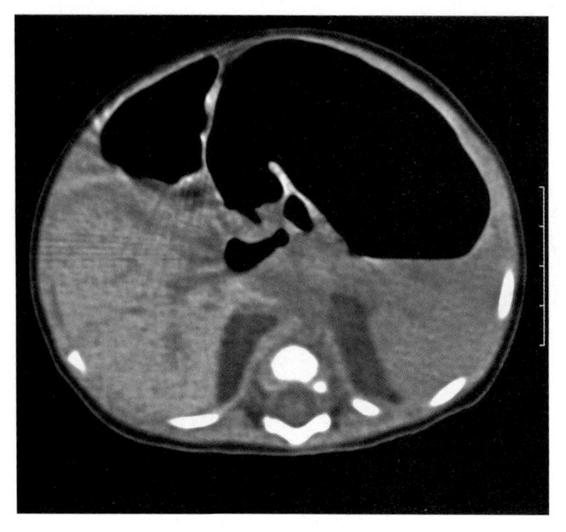

图 9-5-2 肾上腺皮质增生 CT 表现
轴位 CT 平扫示双侧肾上腺肢体粗大，密度减低

多发骨纤维结构不良表现为骨骼膨胀变形，骨皮质增厚，骨髓腔增宽，分为硬化型、囊型或混合型，硬化型表现为磨砂玻璃密度，囊型表现为圆形或椭圆形低密度区伴硬化缘，混合型者可同时出现硬化型、囊型两种表现（图 9-5-3、ER-9-5-1）。

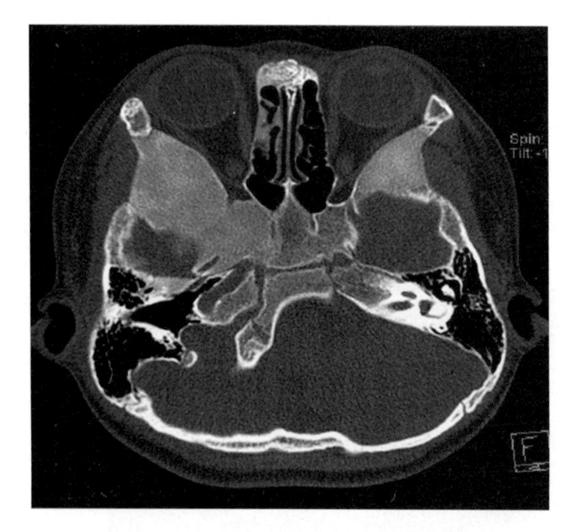

图 9-5-3 多发骨纤维结构不良 CT 表现
轴面 CT 扫描显示，双侧蝶骨、右侧筛骨多发骨膨胀、变形，呈磨玻璃密度影

ER-9-5-1 多发骨纤维结构不良 CT 表现

MRI：

1. 中枢性性早熟 下丘脑错构瘤矢状面和冠状面显示最佳，T_1WI 及 T_2WI 上通常与灰质呈等信号，T_2WI 上信号亦可高于灰质，增强后无强化。下丘脑-视交叉星形细胞瘤表现为受累视神经增粗、扭曲，T_1WI 呈等信号，T_2WI 呈高信号，增强后呈轻度均匀强化。生殖细胞瘤表现多样，常呈不均匀信号，增强后实性部分可见强化（图 9-5-4）。蛛网膜囊肿 T_1WI 呈低信号，T_2WI 高信号，合并出血时信号不均匀，增强后无强化。

2. 周围性性早熟 自主功能性滤泡囊肿 T_1WI 呈低信号，T_2WI 呈高信号，边界清楚，囊内出血可导致信号不均匀。MRI 上，实性成分呈中等信号，内部可见多发长 T_2 信号囊腔，形成海绵状表现。卵巢幼年型颗粒细胞瘤囊内出血时 T_1 呈高信号，增强后实性部分有强化。睾丸间质细胞瘤呈等 T_1、短 T_2 信号。睾丸支持细胞瘤 T_1 呈等信号、T_2 呈高信号。

先天性肾上腺皮质增生症 T_1WI 表现为肾上腺与肝脏、肾脏信号相近，而高于脾脏，T_2WI 略低于肾脏而高于肝脏、脾脏信号。增强后呈明显均匀强化。肾上腺皮质肿瘤于 T_1WI 相对肝脏呈等或稍低信号，T_2WI 呈高信号，增强后，呈均匀或不均匀轻度强化，或呈边缘包壳样强化（图 9-5-5）。

多发骨纤维结构不良 T_1WI 呈低信号，硬化型 T_2WI 呈低信号，囊型及病变活跃期 T_2WI 呈高信号，增强后表现多样，可呈环形强化、广泛不均匀强化或无强化。

【诊断要点】

性早熟的诊断包括 3 个步骤，首先是明确是否为性早熟，其次是判断是中枢性还是外周性，最后是明确病因，影像学检查需要结合患儿临床表现及实验室检查结果。对性早熟，影像学检查的价值在于评估性早熟的程度及对器质性病变的定位、定量、定性，评价随访治疗效果。针对不同疾病，需要选择最佳的影像学检查方法，如颅内、生殖系统病变宜进行 MRI 检查，而可疑多发骨纤维结构不良时需进行 CT 检查。

【鉴别诊断】

下丘脑错构瘤、生殖细胞瘤、蛛网膜囊肿等有其特定发病部位，典型影像学表现，结合临床和实验室检查结果多能明确诊断。纤维性骨营养不良综合征多能依据临床表现和影像学检查明确诊断。卵巢、睾丸性腺肿瘤，影像学检查可明确肿瘤位置、起源和大小，最终需要病理学检查确诊。

【回顾与展望】

过去，利用 X 线平片骨龄检测以评估患儿是否存在性早熟是影像学检查的主要目的，而目前在此基础之上，更多倾向于对器质性疾病的病因诊断，以便有针对的进行治疗，进一步提高影像学检查的价值。近年研究显示，儿童青春发育时间有提前趋势，但 X 线平片检测骨龄仍沿用以前的标准，尚无针对现阶段生活水平的统一的标准，尚需要开展多中心、大样本的研究。

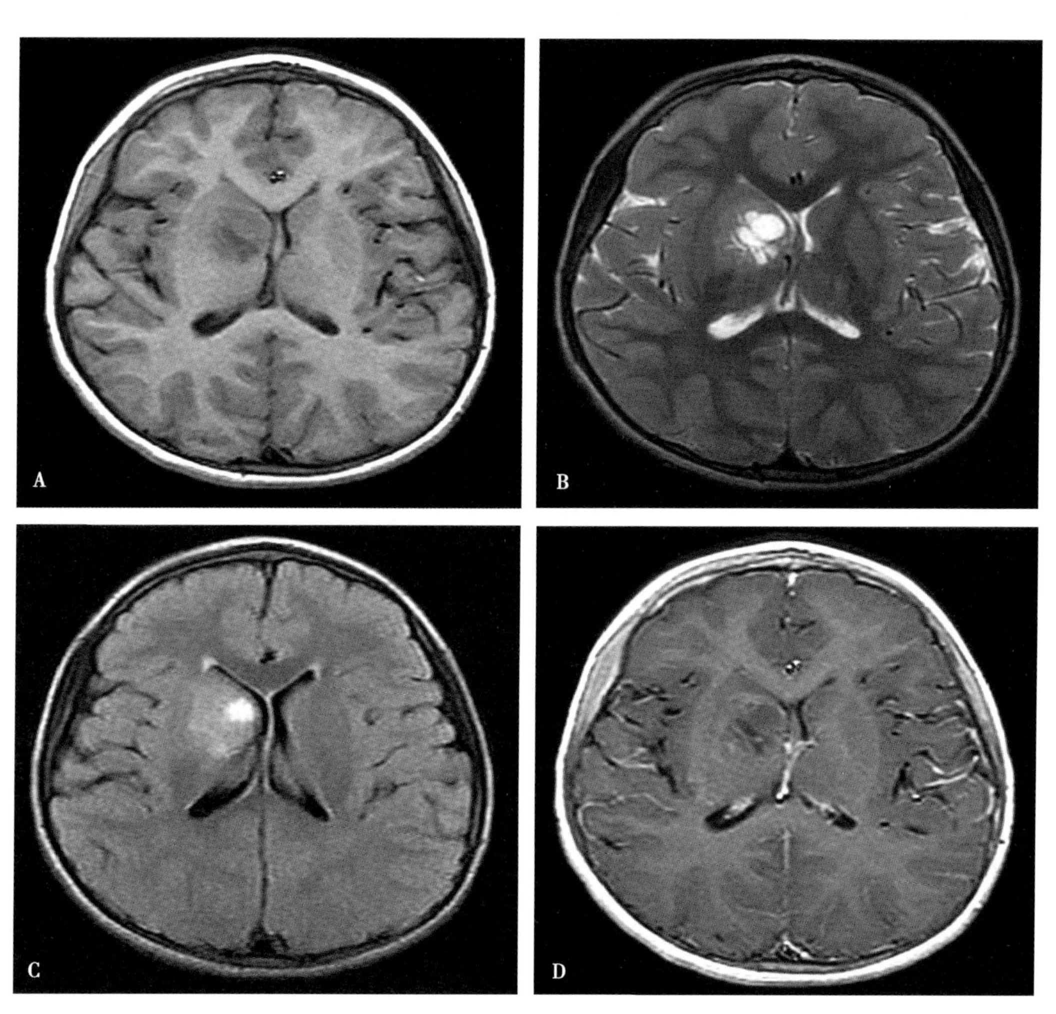

图 9-5-4　生殖细胞瘤 MRI 表现

A. 轴面 T_1WI 显示右基底节区低信号占位；B. 轴面 T_2WI 显示病变中心呈多囊性高信号，边缘呈等信号，边界较清晰；C. 轴面 FLAIR 显示病变中心呈高信号，周围呈等信号；D. 增强 T_1WI 扫描显示病变呈不均匀强化

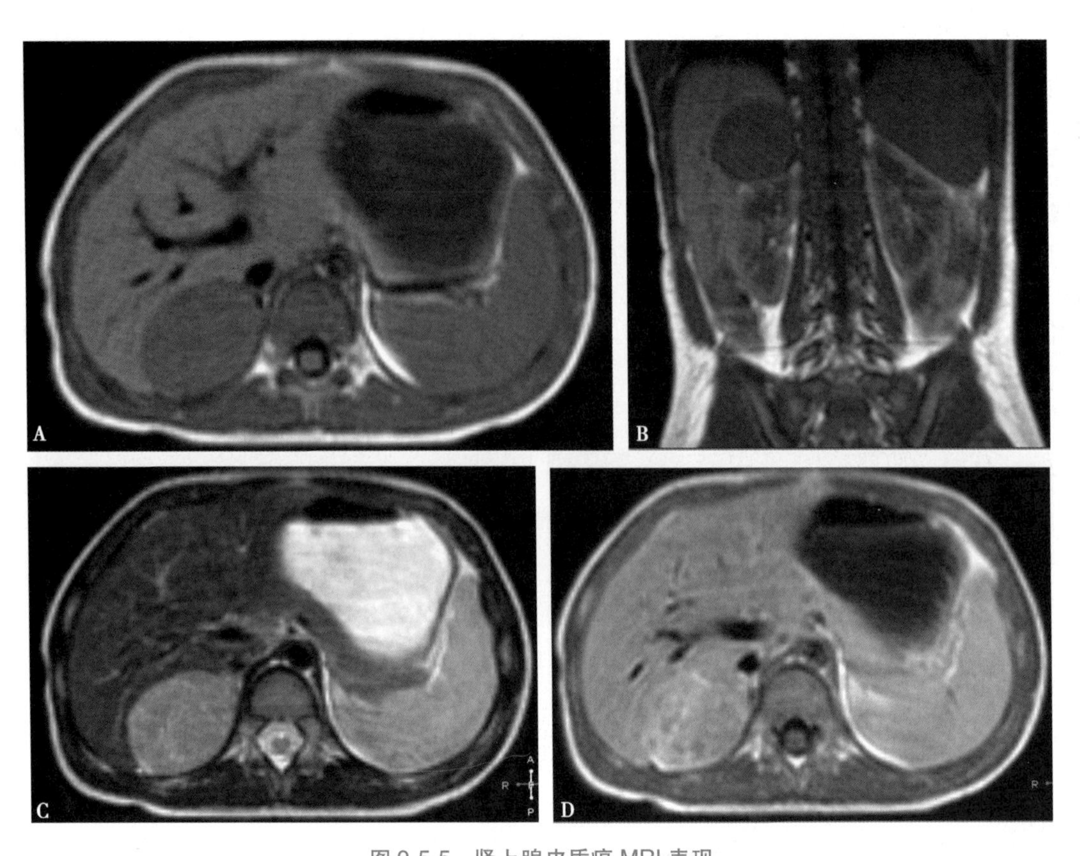

图 9-5-5 肾上腺皮质癌 MRI 表现

A、B. 腹部轴面和冠状面 T_1WI 显示右侧肾上腺区等信号肿物，边界清晰；C. 轴面 T_2WI 显示肿物呈均匀高信号；D. 增强 T_1WI 扫描显示，肿物均匀强化

二、先天性卵巢发育不全症

【病理生理与临床表现】

先天性卵巢发育不全症，又称特纳综合征（Turner syndrome，TS），是由于 X 染色体异常所致，包括数目异常、结构异常和嵌合体，性染色体为 XO，发生率约为 1/2000。

临床表现为缺乏女性第二性征、身材矮小、智力低下、淋巴水肿、高血压、胸部宽、颈蹼、肘外翻、斜视、远视、耳聋等。可伴发骨骼畸形，如手部淋巴水肿和第四掌骨短小，先天性髋关节发育不良和脊柱侧弯。约 50% 患儿有心血管异常，且为产前死亡的主要原因。最常见的为二叶式主动脉瓣（bicuspid aortic valve，BAV），主动脉扩张，主动脉缩窄和部分型肺静脉异位引流。主动脉夹层为最严重的并发症。伴发内分泌紊乱，如自身免疫性甲状腺疾病、2 型糖尿病等。合并肝功能异常表现为丙氨酸转氨酶和（或）天冬氨酸氨基转移酶升高。伴发泌尿系统畸形，如马蹄肾、孤立肾等。

【影像学表现】

X 线和 CT：

1. 骨骼　第 4、5 掌骨变短，其远端连线与第 3 掌骨相交，即掌骨征阳性（图 9-5-6）。第 4 指近节指骨与远节指骨长度之和大于第 4 掌骨长度 3mm 以上。腕骨中月骨、三角骨切线同月骨、舟骨切线之夹角 ≤117°，即腕骨征阳性。尺桡骨远端骨骺发育不良，腕向尺侧倾斜。继发骨化中心出现正常，与干骺端愈合延迟。骨质疏松。肘外翻畸形，前臂弯曲，尺骨变短。锁骨远端尖细，肋骨后段变窄。胫骨内髁增大变形，胫骨干骺端向内侧突起形成鸟嘴状，股骨内髁增大致膝外翻。脊柱侧弯和后凸。髂骨翼小，骨盆入口呈男性化，可有髋脱位。

2. 肝脏　结节再生性增生，多发局灶性结节性增生、肝硬化和闭塞性门静脉病变，其他轻度改变有门脉纤维化、炎症浸润和非酒精性脂肪肝。

3. 泌尿系统　最常见的为马蹄肾，此外有孤立肾和重复集合系统，通常为单侧。一般不引起肾功能异常，但集合系统梗阻通常导致反复泌尿系统感染。

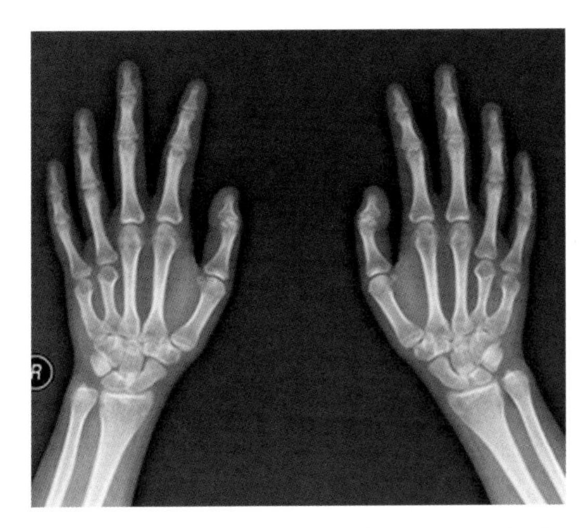

图 9-5-6 先天性卵巢发育不全症双手 X 线表现
第四、五掌骨变短,其远端连线与第三掌骨相交,即掌骨征阳性

MRI:

心血管系统:影像学检查可用于检测 BAV 融合小叶,融合位置特征和定量瓣膜功能。经胸二维和彩色多普勒超声心动图可显示心血管解剖包括主动脉瓣、根部和主动脉弓升部,还可精确评估瓣膜功能。主动脉瓣超声显示不佳患儿,心脏 MRI 平衡稳态自由进动电影序列可进一步评估瓣膜解剖,利用相位对比 MRI 进行功能评估。主动脉扩张多与 BAV 和主动脉缩窄同时发生。

【诊断要点】

根据掌骨征阳性、指骨优势、腕骨征阳性,结合典型临床表现,影像学能做出初步判断,确诊依靠染色体检查。本病一经确诊,需要对患儿进行全面的影像学检查评估以观察其他系统有无异常发生。X 线平片对于骨骼系统显示较好,并发心血管系统疾病时超声和 MRI 显示较好。

先天性卵巢发育不全症为儿童期生长发育落后原因之一,其他尚包括多种染色体疾病、代谢性疾病等,对这组疾病首先要进行生长发育水平的评估,如骨龄检查,然后结合临床及实验室检查,有针对性地进行影像学检查以发现更多有特征性的表现,确诊依靠遗传学检查。

【鉴别诊断】

本病应与努南综合征鉴别。后者又称假性特纳综合征,临床表现有下颌骨发育不良、颈蹼和肘外翻,与本病相似,为常染色体显性遗传病,男女均可患此病,并发先天性心脏病时常累及右心,如肺动脉瓣狭窄,而特纳综合征常累及左心,可伴全身淋巴管发育不良。胸廓畸形如鸡胸或漏斗胸常见,骨龄通常落后,确诊主要靠染色体检查。

第六节 神经皮肤综合征

一、结节性硬化症

【病理生理与临床表现】

结节性硬化症(tuberous sclerosis,TSC)是一种累及皮肤、神经系统、眼、肾、心脏及肺等多器官的,以"错构瘤"为特征的常染色体显性遗传病,致病基因 *TSC1*、*TSC2* 分别位于染色体 9q34、16q13.3。发病率约为存活新生儿的 1/6000,无种族和性别倾向。

本病特征性临床表现为皮肤病变、癫痫和智力发育迟缓的三联征。皮肤病变最早出现的为色素减退斑,出生时即出现,常见于躯干和四肢。1~5 岁时,患儿面部、躯干、齿龈和甲周区域出现皮脂腺瘤(组织学上实际为血管纤维瘤)(ER-9-6-1)。青春期后,可出现鲨革斑和指(趾)甲下纤维瘤。80% 的婴儿和低龄儿出现婴儿型发作或肌阵挛型癫痫。智力发育迟缓多为中重度,5 岁以前出现癫痫的患儿更易发生智力发育迟缓。本病临床诊断标准见表 9-6-1。

目前的理论认为,结节性硬化症的脑部异常是一种脑生发区域干细胞的发育异常。这些发育异常的干细胞由于不能正常的分化、移行和组织化,而形成异常的神经元细胞、神经胶质细胞及兼具两者特征的细胞。其结果是在室管膜下、皮质内及两者间的通路上,形成结构紊乱的发育不良的细胞团,表现为室管膜下结节、室管膜下巨细胞型星形细胞瘤、皮质下结节和白质病变。

ER-9-6-1 结节性硬化症皮肤表现

表 9-6-1 结节性硬化症临床诊断标准(1998 年版)

主要特征	次要特征
面部血管纤维瘤或前额斑块	乳牙或恒压散在釉质斑
非创伤性指(趾)甲或甲周纤维瘤	直肠多发性错构瘤性息肉[c]
色素减退斑(超过 3 块)	骨囊肿[d]
鲨皮斑(结缔组织痣)	一级亲属患病
多发性视网膜结节样错构瘤	大脑白质放射状迁移线[a,d]
大脑皮质结节[a]	牙龈纤维瘤
室管膜下结节	非肾性错构瘤[c]
室管膜下巨细胞型星形细胞瘤	视网膜脱色斑
心脏横纹肌瘤(单发或多发)	"Confetti"皮肤病变
淋巴管平滑肌瘤病[b]	
肾血管平滑肌脂肪瘤[b]	
确定 TSC:具备 2 条主要特征,或 1 条主要特征加 2 条次要特征	
可能 TSC:具备 1 条主要特征加 1 条次要特征	
可疑 TSC:具备 1 条主要特征,或 2 条以上次要特征	

a 当大脑皮层发育不良和脑白质迁移踪迹同时发生时,他们可被看成为一项而非两项结节性硬化的特征

b 当淋巴管平滑肌瘤病与肾脏血管平滑肌瘤同时出现时,在确诊前须发现结节性硬化的其他特征

c 应有病理学证实

d 应被放射学证实

【影像学表现】

1. 颅内病变

(1)室管膜下结节:多位于尾状核旁的脑室表面,最常见于 Monro 孔后部的丘脑纹状体沟(图 9-6-1)。亦见于侧脑室额角、颞角、第三脑室和第四脑室周围。新生儿期经囟门超声,表现为等回声结节。CT 和 MRI 表现与年龄有关,1 岁以内病变很少出现钙化,钙化的数量随年龄增长而增多。因此在婴儿期病变在 CT 上较难发现,随年龄增长、钙化出现,病变的发现变得容易。MRI 上病变呈室管膜下结节,突向脑室内。这些病变的信号随周围白质信号的变化而改变。在婴儿期由于白质没有髓鞘化,病变在 T_1WI 相对呈高信号,在 T_2WI 呈低信号,随着白质的髓鞘化,室管膜下的结节逐渐变成与白质等信号,由于周围低信号脑脊液的对比,病变在 T_1WI 上更容易被发现。增强后,室管膜下的结节呈不同程度的强化,可无强化、轻度强化或显著强化,这种表现与良恶性无关。

(2)室管膜下巨细胞型星形细胞瘤:由室管膜下结节进行性增大发展而来,通常位于 Monro 孔周围,向脑室内生长,少有脑实质侵犯。T_1WI 呈等、低信号,T_2WI 呈混杂高信号,增强后肿瘤明显强化。可引起梗阻性脑积水,偶尔可以发生恶变。如果影像检查发现肿瘤增长迅速,向脑实质内侵犯,则应考虑恶变的可能。

(3)皮质结节:多位于幕上,钙化的数量随年龄的增长而增多,10 岁以上的患儿 50% 出现钙化。1 岁以内的患儿的皮质结节可以通过经前囟的超声发现,病变呈高回声。新生儿或婴儿期的皮质结节在 CT 上,显示为增宽脑回内的低密度的结节。随年龄增长,这些低密度影逐渐消失,因此在年长儿和成人中,无钙化的结节难以被发现。皮质结节在 MRI 表现也随年龄的变化而变化。在新生儿期,病变与周围未髓鞘化的白质相比,表现为局部脑回呈 T_1 高信号和 T_2 低信号改变,20% 的受累脑回有增厚的表现。在结节与室管膜下区之间的脑质内可以出现短 T_1、短 T_2 信号。这些表现随白质髓鞘化而改变,病变信号逐渐变为等信号。MRS 显示皮质、皮质下结节及室管膜下结节 mI/Cr 升高,NAA/Cr 峰减低。

（4）白质病变：位于从皮质到室管膜下的白质区域，呈线状、楔形及不规则形。在 CT 上，病变区域呈低密度、边界清晰、无强化，可部分发生钙化。在 MRI 上，这些病变具有与皮质结节相似的信号特征。在年龄较大的患者，病变在 T_1WI 上可能难以被发现，有时呈轻微的低信号。在 T_2WI 上呈边界清晰的高信号。

（5）其他颅内表现：少数患者可见位于小脑的皮质结节、白质病变及室管膜下结节。部分患者大脑半球白质内可见囊样结构，多位于脑室旁。少数患者可发生颈内动脉或大脑前动脉动脉瘤。

2. 肾脏　肾脏病变常见为肾血管平滑肌脂肪瘤和肾囊肿，少数可发生肾细胞癌、嗜酸粒细胞瘤等。肾脏血管平滑肌脂肪瘤多出现于年长儿，常为双侧多发，生长缓慢。CT 表现为肾实质内肿块，可突向肾外，边界清晰，内有脂肪性低密度灶和软组织密度区，前者为瘤内脂肪成分，后者为病变内血管和平滑肌。异常血管结构可发生动脉瘤，导致自发性出血。增强检查，血管性结构有明显强化。MRI 显示 T_1WI 和 T_2WI 均呈混杂信号肿块，其内脂肪成分于脂肪抑制序列呈低信号。肾囊肿大小不一，可多发（图 9-6-2）。

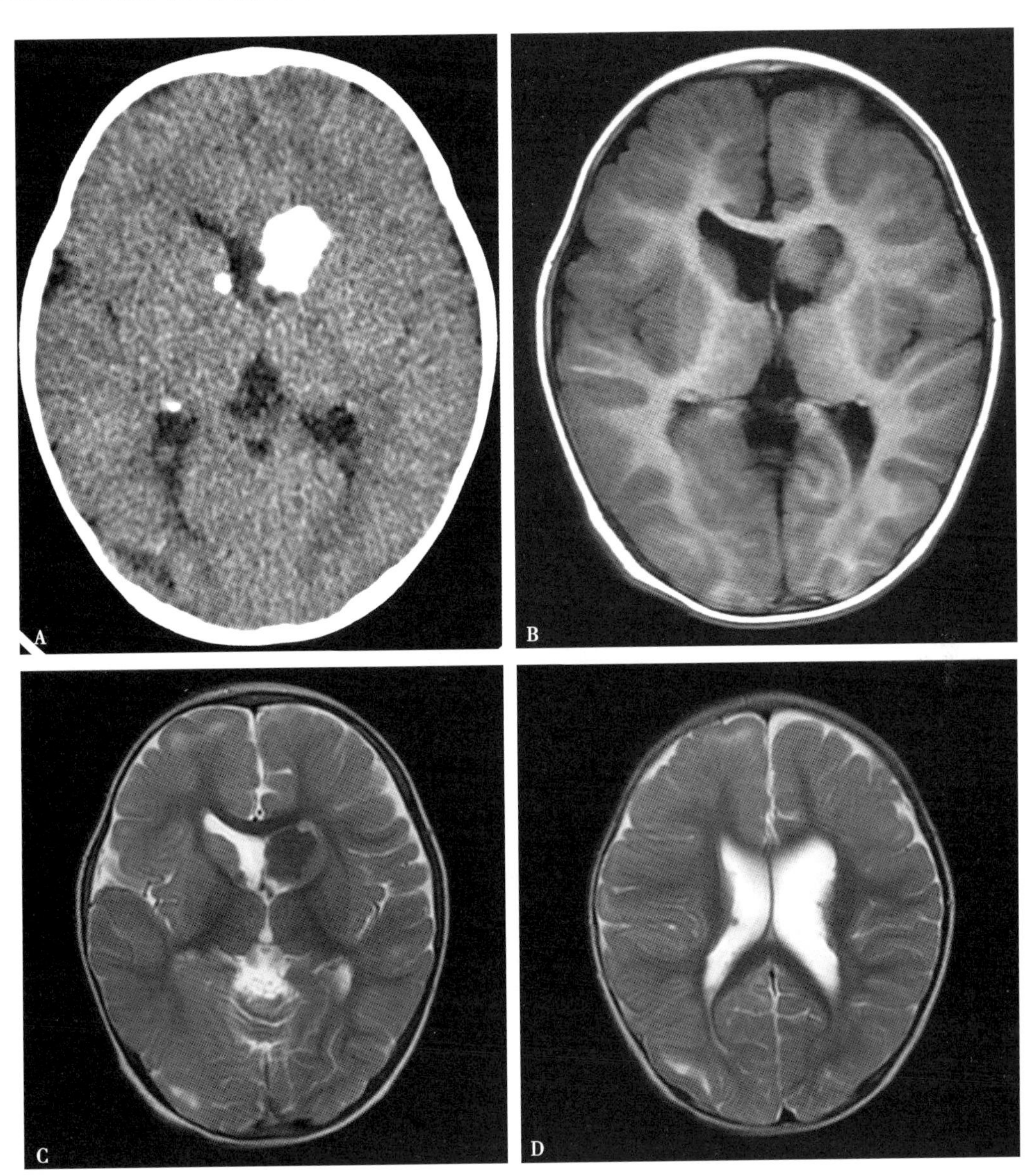

图 9-6-1　结节性硬化症颅内 CT 和 MRI 表现

A. 轴面 CT 平扫显示双侧脑室室管膜下多发钙化灶，以左侧室间孔区病灶最显著，右枕叶可见片状低密度病变；B、C. 与 CT 相同层面，MRI 平扫显示较小室管膜下病灶与灰质呈等信号，左侧室间孔区由于钙化而呈等 T_1、短 T_2 信号；D. 侧脑室体部层面，MRI 平扫 T_2WI 显示双侧室管膜下多发灰质信号结节，右侧额、枕叶皮层增厚，皮层下白质呈高信号

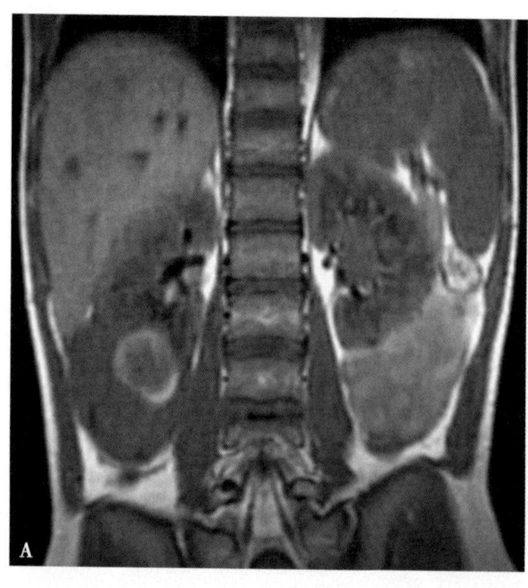

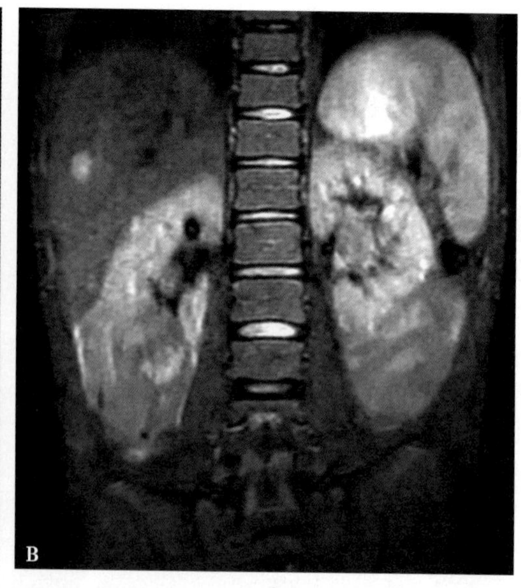

图 9-6-2 结节性硬化症肾脏 MRI 表现

A. 腹部矢状位 T_1WI 显示，右肾形态增大，下极不均匀信号肿物影，大部分呈等信号，内可见环形高信号，肝右叶亦可见低信号影；B. 腹部矢状位 T_2 压脂显示肾脏病变呈周围等信号，中央高信号，肝脏病变呈高信号

3. 眼部 多在生后 1 个月以后至 1 岁时发生，病变位于视盘或视盘周围，且常为双侧性、多发性。CT 和 MRI 表现为视网膜实性结节，增强检查结节可有中等程度均匀强化。有时可伴有钙化、视网膜下渗出。

4. 其他部位 包括心脏横纹肌瘤、肺淋巴管血管平滑肌瘤病、肝腺瘤和脂肌瘤、胰腺腺瘤和脾肿瘤等，以及颅骨多发致密区、掌骨和指(趾)骨囊性变等骨质病变。其中心脏横纹肌瘤常为产前超声最早发现的病变，位于心内膜下，包膜完整或呈浸润性生长，T_1WI 与心肌呈等信号，T_2WI 呈高信号。肺淋巴管平滑肌瘤病 HRCT 表现为弥漫性间质改变伴渗出和囊变。

【诊断要点】

皮肤改变和室管膜下结节、皮质结节及白质病变等颅内病变，为本病最常见且最具特征性表现，诊断一般不难。发现这些表现，需要积极观察神经系统以外是否存在病变，特别是肾、眼等部位。

MRI 为本病检查的首选方法，虽然过去 MRI 对颅内钙化结节的显示不如 CT 敏感，但目前磁敏感加权序列很好地弥补了这一缺陷，因此一次 MRI 检查可同时观察钙化、未钙化结节、白质病变的数目、大小和形态，同时可随访观察室管膜下巨细胞型星形细胞瘤的生长。对眼、腹部实质脏器病变的观察也优于 CT。CT 可用于对可疑肺部异常患儿的检查。超生心动图可观察心脏横纹肌瘤，并可随访变化。

本病颅内病变影像学检查时，首先需要注意正常白质髓鞘化过程对 MRI 图像的影响，这种变化可导致不同序列对病变的敏感性发生变化。同时需要注意结节钙化的增多引起的密度/信号变化。此外，目前对室管膜下巨细胞型星形细胞瘤的诊断尚无公认的标准，有人认为病变直径>12mm 时，需要考虑室管膜下巨细胞型星形细胞瘤，但病变进行性增大应该是更准确的标准。另外，早期影像学检查未发现神经系统以外病变者，并不代表以后不会发生，因此连续的影像学检测对全面评价非常重要。

【鉴别诊断】

结节性硬化症是一种比较常见的神经皮肤综合征，临床上发现皮肤病变、癫痫和智力发育迟缓患者，需要考虑本病发生的可能。掌握皮肤改变和颅内病变的特征对本病确诊非常重要，对确诊者需要定期检查病灶的变化，对指导针对性治疗很有帮助。

室管膜下、皮质及白质钙化，需要与先天性 TORCH 感染相鉴别，前者结节钙化程度不一，有随年龄而逐渐变化的趋势；后者病变钙化程度多趋于恒定，常伴脑发育不良和脑小畸形等，结合临床血清学检查及皮肤改变可资鉴别。视网膜病变可致白瞳症，需要与儿童期永存玻璃体增生症、视网膜母细胞瘤相鉴别，发现皮肤和神经系统病变可帮助鉴别。

【回顾与展望】

过去的影像学检查对本病诊断价值主要在于发现病变、观察病变累及的范围及随时间的变化。今后的影像学检查需要致力于观察病变与临床表现如癫痫、智力发育的关系，DTI 序列等脑功能成像对观察大脑微观结构的变化可能发挥相当大的作用。

二、神经纤维瘤病 1 型

【病理生理与临床表现】

神经纤维瘤病 1 型（Neurofibromatosis 1，NF1）是一种最常见的中枢神经系统常染色体显性遗传疾病，致病基因 *NF1* 基因位于 17q11.2。最早由 von Recklinghausen 在 1882 年报道，发生率约为 1/2500～3000，无性别及种族差异。

牛奶咖啡斑是 NF1 最早出现的症状，1 岁以内即非常明显（ER-9-6-2）。2/3 的患儿随后出现腋窝雀斑。皮肤神经纤维瘤在青春期开始时出现，以后数量不断增长。Lisch 结节，即虹膜黑色素错构瘤，出现于儿童期，累及几乎所有 NF1 成人患者。本病特征性病变中，最重要的是视路胶质瘤，出现于 7 岁以前，可导致视力下降和性早熟。其他病变还包括脊柱侧后凸、蝶骨翼发育不全、血管发育不全、神经鞘瘤、巨头畸形和智力发育迟滞。本病患者罹患其他肿瘤的发生率较正常人群高，最常见为肉瘤、嗜铬细胞瘤和白血病。本病最常见的神经精神症状是一种特殊的学习障碍，患儿 IQ 正常，但其能力（智力或资质）与成绩（行为）存在显著差异。本病临床诊断标准见表 9-6-2。

表 9-6-2 NF1 的临床诊断标准

诊断 NF1 需要以下 2 条或 2 条以上表现
6 个或 6 个以上最大径在 5mm 以上（青春期后在 15mm 以上）牛奶咖啡斑
2 个或 2 个以上的任何类型的神经纤维瘤，或 1 个丛状神经纤维瘤
腋窝或腹股沟雀斑
视神经胶质瘤
2 个或 2 个以上的 Lisch 结节
特殊的骨病变，如：蝶骨发育不全或长骨骨皮质变薄
患有 NF1 的一级亲属（父母、兄弟姐妹、子女）

ER-9-6-2 神经纤维瘤病 1 型皮肤表现

【影像学表现】

1. 视路胶质瘤（optic pathway gliomas） 可以发生于单侧视神经，也可以累及双侧视神经、视交叉和视束，少数可以延伸至膝状体以外。肿瘤沿视神经蔓延，导致视神经增粗呈纺锤样表现（图 9-6-3）；侵及蛛网膜下腔时，肿瘤包绕邻近相对未受累及的视神经，形成“双轨征”。CT 骨窗可显示视神经管扩张，MRI 增强扫描，呈均匀强化。增强扫描脂肪抑制，显示视路胶质瘤最佳。本病视神经肿瘤有自限性，可自行消退。星形细胞瘤在 NF1 患者比正常人群更常见，最常见为幼年型毛细胞型星形细胞瘤，常发生于鞍上池、延髓，也见于小脑和大脑半球。

2. NF1 特征性 T_2 高信号病变 T_2WI 高信号见于 NF1 患儿的脑干、小脑白质、基底节区（尤其是苍白球）、丘脑、内囊、胼胝体、放射冠和海马等部位，皮质下白质、半卵圆中心很少受累。病变常多发，无占位效应，无血管渗出性水肿（图 9-6-4），T_1WI 信号无异常，且增强扫描无强化。DWI 呈高信号，MRS 显示 NAA/Cr 比值基本正常，Cho/Cr 比值中度增高。病灶呈可逆过程，于婴儿晚期开始出现，10 岁以后开始修复，20 岁以上的患者几乎不出现。

3. 丛状神经纤维瘤（plexiform neurofibromas） 丛状神经纤维瘤为本病另一特征性病变，通常沿小的无名神经呈侵袭性生长。病变可位于皮肤表浅或深部软组织内，深部病变常导致周围骨质破坏。病变破坏颅骨向颅内延伸，引起脑组织受压、变形。眼眶病变多起源于眶顶或眶上裂（三叉神经第一支分布的区域），常导致蝶骨大翼破坏，颞叶疝入眼眶内，向眶内延伸导致眼球运动受限和突眼（图 9-6-5）。颈部病变可包绕颈动脉生长，脊柱旁病变可经椎间孔向椎管内生长，常导致脊柱侧后凸畸形（图 9-6-6A、B）。长骨病变可导致骨骼弯曲、骨折并假关节形成（图 9-6-7）。病变在 CT 呈等或稍低密度，T_1WI 信号轻度略高于骨骼肌肉，T_2WI 与肌肉相比呈高信号，病变中央呈低信号，形成“靶征”（图 9-6-6C），增强扫描呈不同程度的强化。

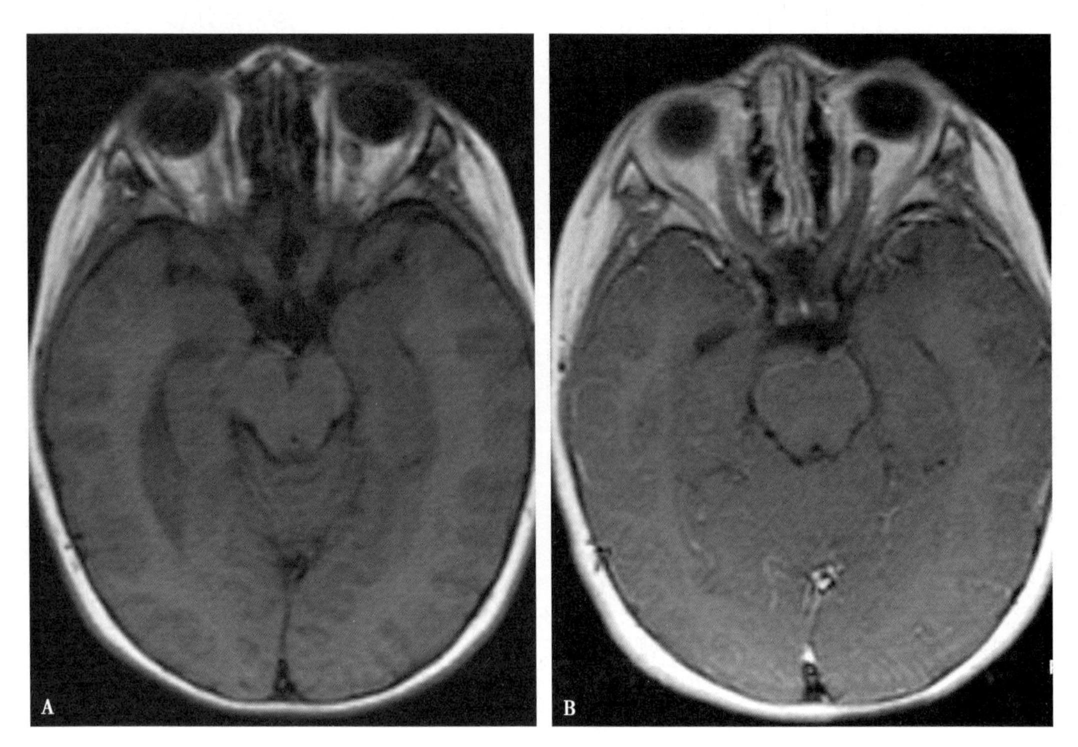

图 9-6-3 视路胶质瘤 MRI 表现

A. 轴面 T_1WI 平扫显示双侧视神经增粗;B. 轴面增强 MRIT_1WI 扫描显示双侧视神经轻度强化

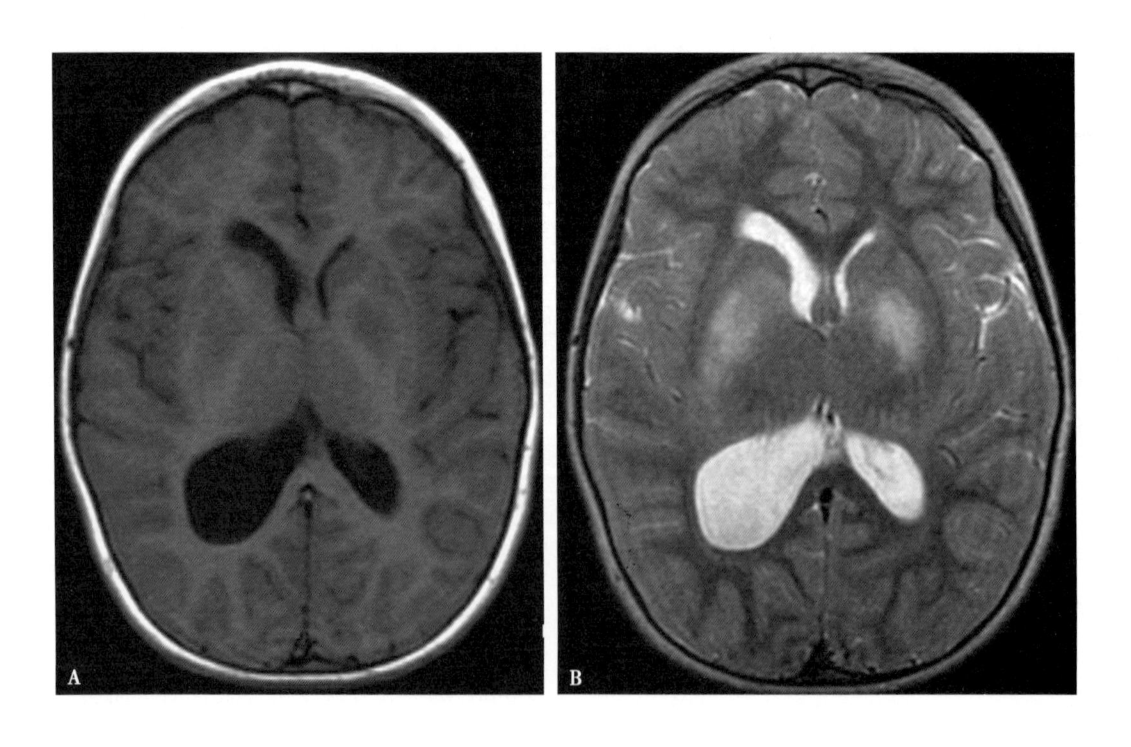

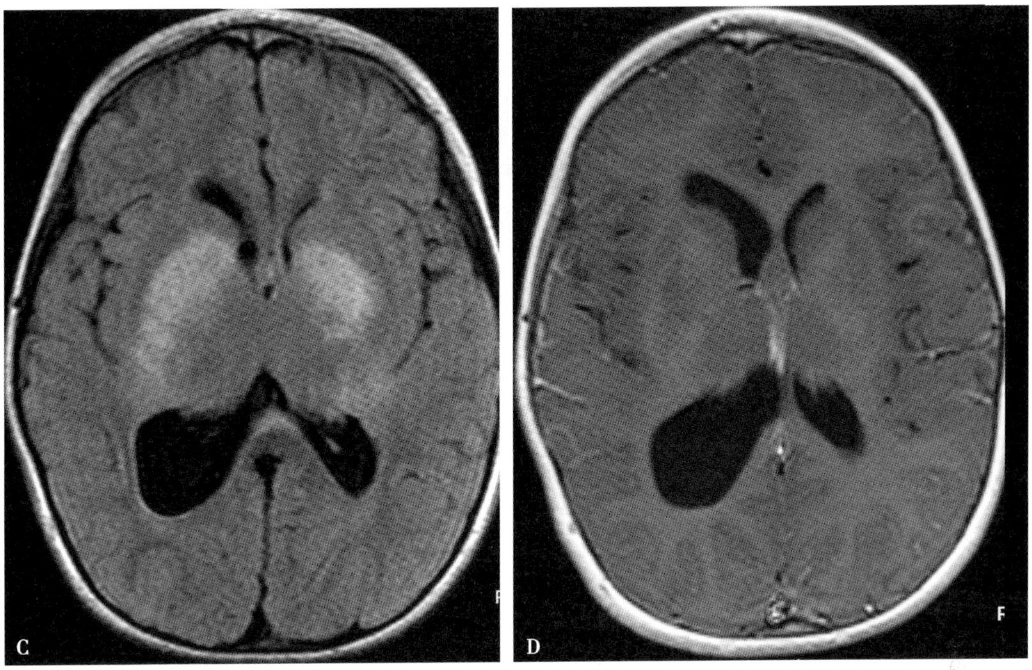

图 9-6-4 特征性 T_2 高信号病变 MRI 表现

A. T_1WI；B. T_2WI；C. T_2WI FLAIR；D. T_1WI 增强扫描。双侧基底节区大片状长 T_1、长 T_2 信号影，脑室形态不规则增宽，增强扫描未见明显强化

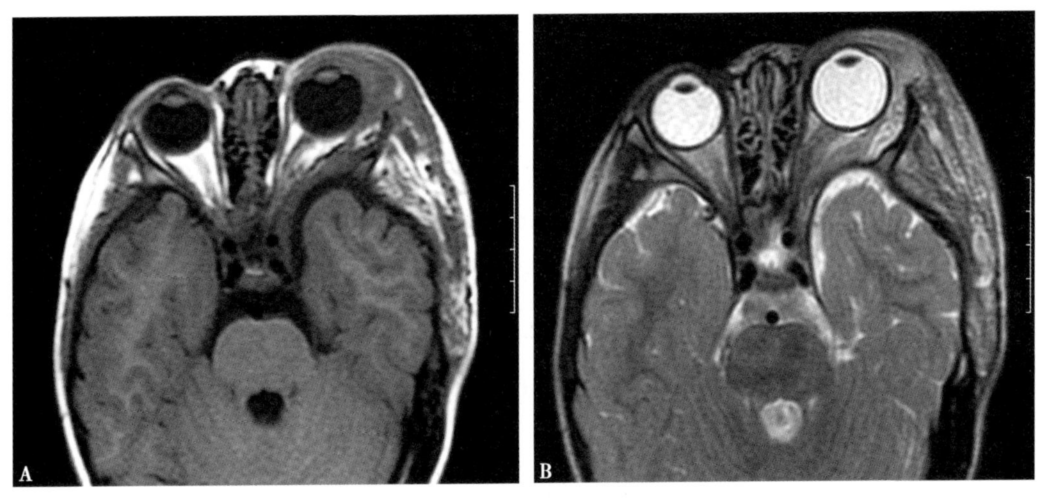

图 9-6-5 眼眶丛状神经纤维瘤 MRI 表现

A. 轴面 T_1WI；B. 轴面 T_2WI。左侧颞部及眶周皮下软组织肿块影，向左眼眶肌锥外间隙延伸

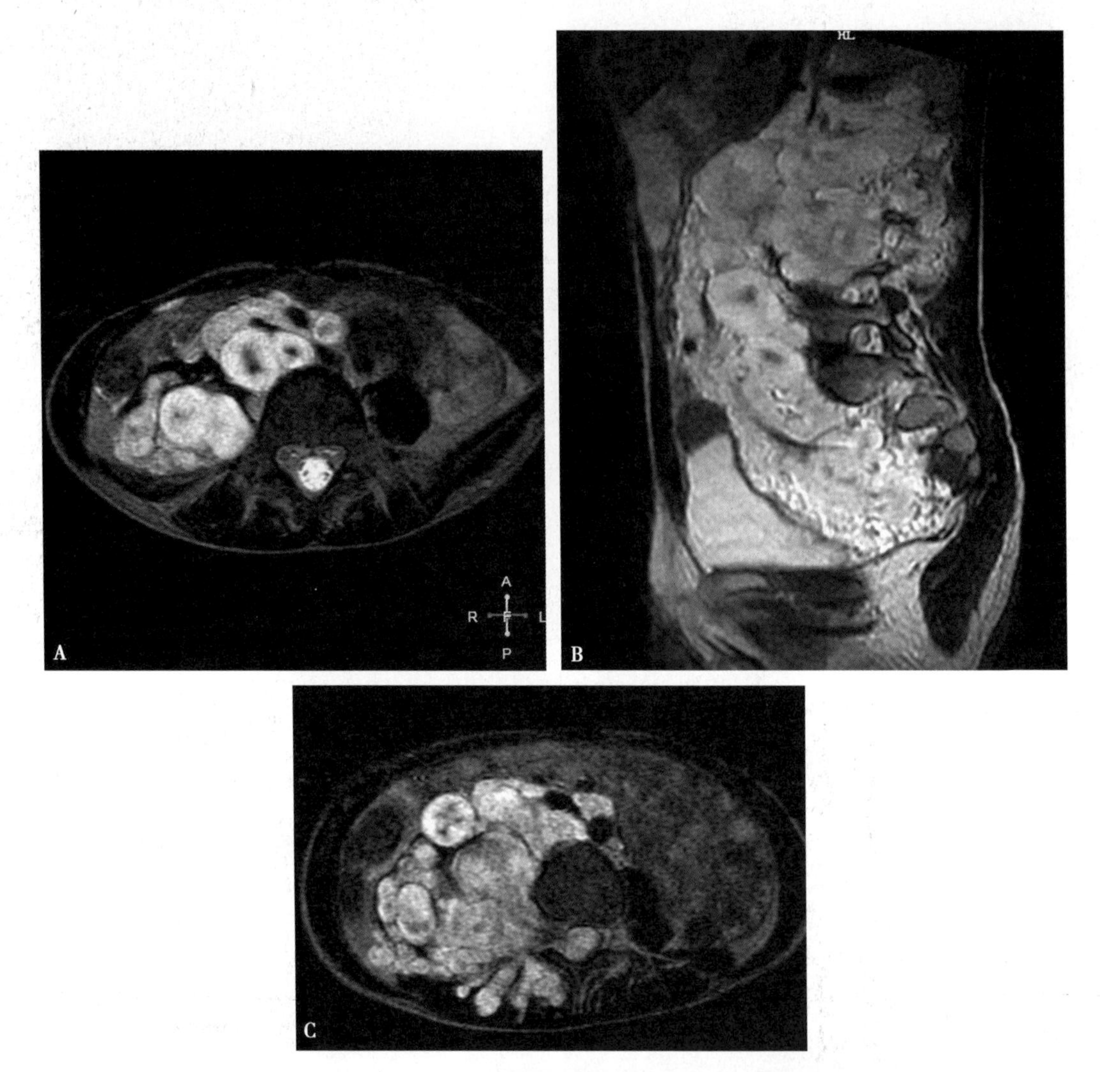

图 9-6-6 脊柱旁丛状神经纤维瘤 MRI 表现

A. 轴面 T_2WI；B. 矢状面 T_2WI。腰骶椎水平椎管内硬膜外多发类椭圆形不均匀高信号肿物，周围呈高信号，中央呈低信号，形成“靶征”，边界较清晰。肿物通过双侧椎间孔区向腹膜后、皮下软组织及盆腔内延伸。膀胱受压变形。C. 腰椎横断面 T_2WI 扫描显示，腰 2~3 椎体水平及骶椎水平椎管内硬膜外多发类椭圆形不均匀高信号肿物，周围呈高信号，中央呈低信号，形成“靶征”，边界较清晰。肿物向腹膜后、皮下软组织及盆腔内延伸

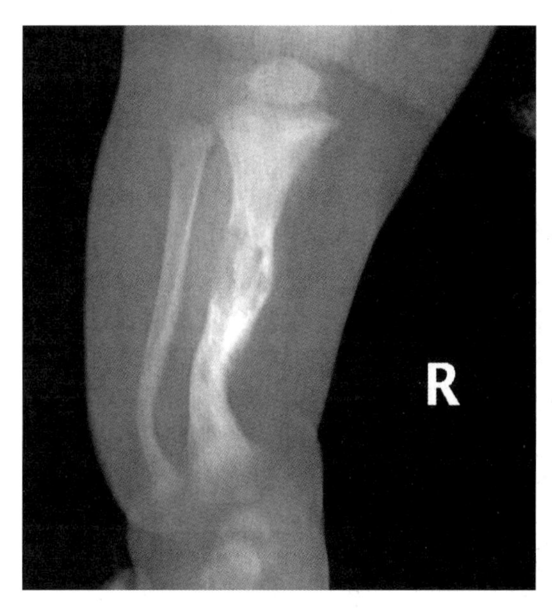

图 9-6-7 长骨丛状神经纤维瘤 X 线表现
胫骨正位平片显示，胫腓骨弯曲，胫骨中段骨质不规则，假关节形成

【诊断要点】

神经纤维瘤病 1 型为儿童期比较常见的神经皮肤综合征，临床表现型不一，个体间差异较大，典型表现并不是均出现在同一患者中，影像学诊断有时存在一定的困难，此时基因检测对疾病确诊及遗传咨询有很大帮助。

皮肤改变、视神经胶质瘤、脑典型部位 T_2 高信号病变及丛状神经纤维瘤为本病特征性表现。MRI 是观察患儿神经系统病变的首选影像学检查方法，对视路胶质瘤、颅内病变及丛状神经纤维瘤均能很好的显示，X 线平片与 CT 可显示伴随的骨骼系统的异常。

【鉴别诊断】

本病临床表现型存在较大的个体差异，轻重程度不等，轻型患者临床、影像学表现均不典型。对于临床症状不典型患儿，需要进行基因检测确诊。由于丛状神经纤维瘤呈侵袭性生长，并有发生恶变可能，需要定期影像学检查观察病变的变化。

本病需与神经纤维瘤病 2 型、Legius 综合征相鉴别。神经纤维瘤病 2 型儿童期少见，表现为双侧前庭神经鞘瘤、其他颅神经和周围神经鞘瘤、皮肤神经鞘瘤、脑膜瘤和青少年后极性白内障。有时两者间可能存在一些重叠的特征，鉴别诊断存在一定的困难。Legius 综合征表现为牛奶咖啡斑，腋窝雀斑，巨脑症，但通常无 Lisch 结节、神经纤维瘤和中枢系统肿瘤。

【回顾与展望】

本病最早记录于 13 世纪，直到 20 世纪末被命名为 von-Recklinghausen 病，随后命名为神经纤维瘤病 1 型。影像学检查在揭示疾病的发展变化，如视路胶质瘤的自然消退、颅内病变的可逆性变化、丛状神经纤维瘤恶变发挥了重要作用；对分析病变成因方面也起到了一定的帮助，如蝶骨大翼发育不良、脊柱侧后凸、胫骨弯曲及胫骨假关节，在过去均认为是独立的疾病表现，而目前认为是丛状神经纤维瘤的继发改变。

脑部 T_2 高信号病变与智力的关系是未来影像学研究方向之一，MRI 功能成像有望实现这一目标。另外，影像学研究分析良、恶性丛状神经纤维瘤的特点，早期鉴别，及时治疗也是值得研究的内容。全身 MRI 对于本病的诊断也是目前研究热点之一。

第七节 肿瘤性疾病

一、朗格汉斯细胞组织细胞增生症

【病理生理与临床表现】

朗格汉斯细胞组织细胞增生症（Langerhans cell histiocytosis，LCH），是一种局部或全身组织内朗格汉斯细胞增生性疾病。组织学检查，见特异性朗格罕细胞的直径为 12～15μm，细胞核呈圆形、卵圆形或肾形。电镜下，病变组织细胞的胞浆中有特异性 Bribeck 颗粒，也称 X 小体，见于大部分皮疹的细胞中。

本病男性多于女性，可累及单个器官，亦可累及多器官、多系统，最常累及骨骼，皮肤和垂体，其他器官包括肝、脾、造血系统、肺、淋巴结以及除垂体外的中枢神经系统，其中肝、脾、造血系统、肺被称为"危险器官"。最新的临床分类标准，将本病分为单系统病变和多系统病变两类，前者指 1 个器官/系统受累（单病灶或多病灶），分别可累及骨骼、皮肤、淋巴结、肺等，后者累及 2 个或 2 个以上器官/系统，可伴有危险器官受累。

临床以发热、皮疹、肝脾肿大、多饮多尿、外耳道炎伴肉芽肿和眼球突出为主要表现。临床病程可为自限性，亦可快速进展甚至导致死亡。约 1/3 患儿出现永久性后遗症。

【影像学表现】

1. 骨骼系统 骨骼系统为本病最常见的受累部位，以中轴骨（颅骨、脊柱、肩胛骨及骨盆）和长骨受累最多，可为单发灶或多发灶。活动性肉芽肿表现为骨内溶骨性破坏，呈膨胀性，有软组织肿胀或包块（ER-9-7-1）。修复病灶可有周边硬化，不同部位、不同修复阶段其影像表现不一（图9-7-1）。

（1）颅骨：以颅盖骨最常见，病变起于板障，呈单个或多个边界清晰的穿凿样溶骨性破坏，可跨越颅缝，外板破坏后可形成软组织肿块，CT或MRI显示为"山丘样"。颅骨内外板破坏不平衡者出现斜边或双边征。当多个病灶扩大、相互融合，表现为大片不规则透亮区，称为"地图样颅"，破坏区重叠后可表现为"套洞征"，其内一些死骨碎片或小片状致密性骨硬化，呈"纽扣"样改变。

颅底以颞骨受累多见，特别是乳突部，其次是鳞部和中耳，听小骨、内耳、岩骨尖少见。较为特征的表现是颞骨破坏往往呈对称性，伴有软组织肿块。病变好转时，软组织肿块可消失，破坏的骨质可重新修复。

面骨以眼眶受累多见，CT和（或）MRI表现为孤立性骨质破坏伴有软组织肿块，病变主要位于眼眶上壁及外上壁，呈溶骨性破坏，边界清晰，可累及颞窝、前额和面部。眼外肌、泪腺可受累，CT和（或）MRI表现为眼眶肌锥内、外软组织肿块，增强检查呈不均匀强化。病变修复后，眶壁增厚、眶腔体积稍变小。下颌骨和上颌骨受累亦不少见，严重者牙槽骨破坏呈"浮齿征"。

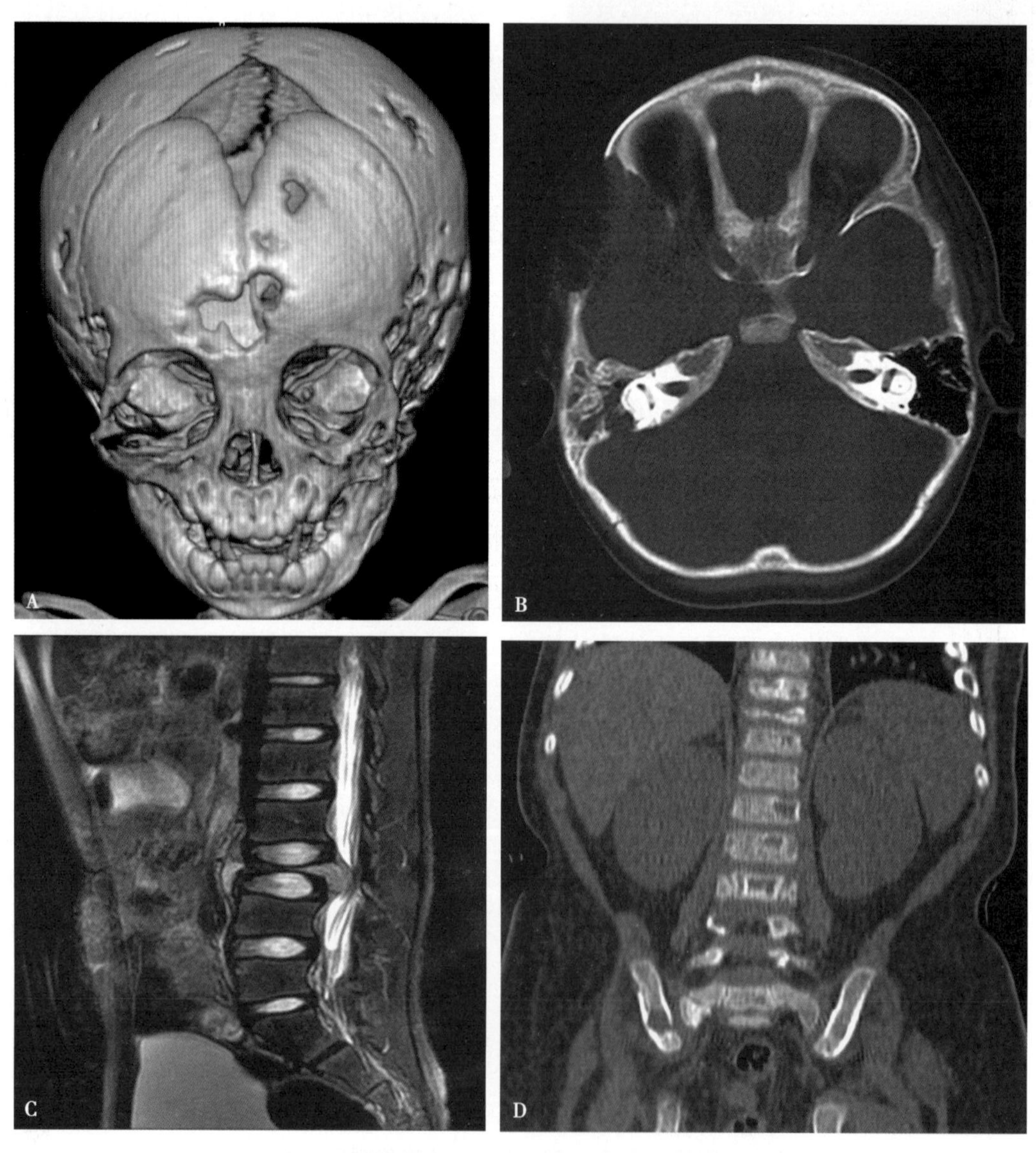

图9-7-1　朗格汉斯细胞组织细胞增生症骨骼CT和MRI表现

A. 头颅三维重建显示，颅骨多发溶骨性骨破坏；B. 颅骨横断位CT扫描显示，蝶骨、右侧颞骨、额骨局限性骨质缺损，右颞部皮下软组织略肿胀，右侧乳突小房内软组织密度影；C. 脊柱矢状位 T_2WI 显示，腰3椎体变扁，椎间盘信号正常；D. 脊柱冠状位CT扫描显示，胸、腰椎及骨盆可见多发溶骨性破坏，胸9椎体变扁

ER-9-7-1　朗格汉斯细胞组织细胞增生症影像学表现

(2)脊柱：以胸椎多见，其次为腰、颈椎。早期表现为椎体溶骨性破坏，一致性塌陷，形成扁平椎，呈“钱币征”，椎间盘无受累(ER-9-7-1)。治愈后椎体高度可部分恢复。少数病灶仅局限于椎体后部附件，如椎弓、棘突。骨盆病变以髂骨翼和髋臼上缘多见，可双侧发病。CT或MRI显示髂骨翼呈不规则囊状溶骨性破坏，边缘硬化、锐利，灶内见死骨碎片。耻骨、坐骨亦可受累。

(3)长骨：以股骨、肱骨和胫骨骨干与干骺端多见，不穿越骺板累及骨骺，手足短管状骨亦可受累。病变早期表现为骨小梁模糊、致密骨破坏，呈侵袭性溶骨性改变。随后病变区骨干膨胀，出现骨膜反应，MRI显示骨髓及邻近软组织广泛水肿，骨内膜的扇形边呈“萌芽征”。晚期病灶软组织水肿消退，骨皮质增厚、边缘硬化，骨外形可恢复至原貌。

(4)胸廓：以肋骨和肩胛骨多见，锁骨少见。CT平扫呈膨胀性溶骨性破坏伴软组织包块，可合并病理性骨折。

2. 危险器官

(1)肺：是除骨以外侵犯最多的器官，早期肺间质浸润CT表现为两肺弥漫分布细网织颗粒影，边缘模糊，上肺多于下肺，对称分布(ER-9-7-1)；中期实性小结节随时间推移发生退变，出现空洞并演变为囊腔，囊腔为圆形或椭圆形，直径通常3~5mm，囊壁由厚变薄，形态不规则，囊腔破裂可出现气胸或纵隔气肿。晚期，囊泡及残存肺实质发生肺纤维化，最终导致粗糙的条索状影或蜂窝状肺改变(图9-7-2)。

(2)肝脾：影像学异常表现有时早于肝功能的改变。主要影像学表现为肝脾肿大、肝内弥漫性结节灶、肝门静脉周围病变和胆管病变。肝内弥漫性结节呈圆形或卵圆形，大小不一，直径<2cm。CT平扫呈低密度，增强检查可见强化。MRI呈T_1WI低信号、T_2WI中至高信号，DWI为高信号，增强后大多数结节呈轻度不均匀强化。肝门静脉周围病变，沿门静脉走行，形成与门静脉平行的条状或轨道样改变，或以门脉为中心的晕征，CT平扫呈低密度，MRI信号强度不均匀，增强后可见强化。胆管病变，表现为肝内胆管间断性狭窄和扩张，呈串珠样。此外，还可以出现肝硬化及门静脉高压等表现(图9-7-3)。

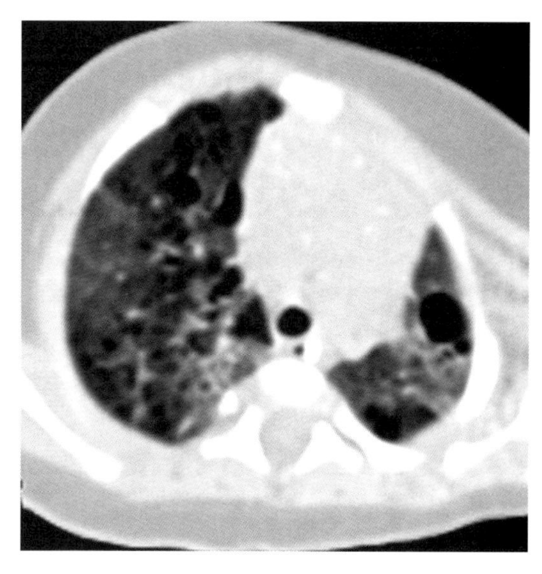

图9-7-2　朗格汉斯细胞组织细胞增生症肺部CT表现
胸部横断位CT平扫显示，双肺透过度不均匀，肺野内散在片状磨玻璃密度影及大小不等薄壁囊腔

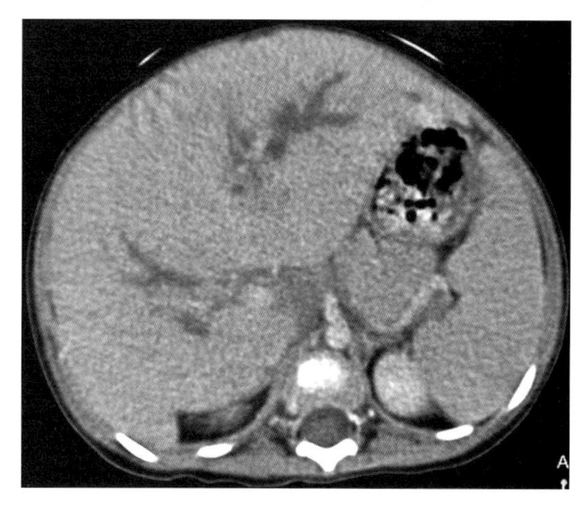

图9-7-3　朗格汉斯细胞组织细胞增生症肝脏CT表现
腹部横断位CT增强扫描显示，肝脾大，肝内胆管扩张

3. 中枢神经系统　主要发生于无血脑屏障区域，如垂体、脑膜、脉络丛等。垂体、下丘脑病变表现为神经垂体的生理性高信号缺失，垂体柄增粗(>3mm)，下丘脑区肿块形成，可伴有松果体增大和囊变。此外，病变可以累及脑膜、脉络膜、脑实质、脑室系统等形成肿块，多位于大脑凸面、大脑镰、小脑幕、侧脑室三角区，肿块T_2WI上呈低信号较具特征性，增强后呈均匀强化(图9-7-4)。

4. 甲状腺与胸腺　甲状腺病变表现为甲状腺增大伴多发结节，CT可发现细小钙化影。胸腺病变表现为胸腺肿大，CT平扫可见细小钙化灶，胸腺保持形态，部分患儿可见微小囊变(图9-7-5)。

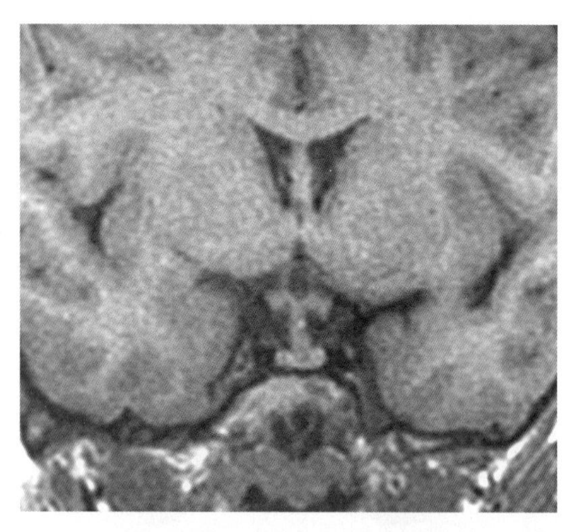

图 9-7-4 朗格汉斯细胞组织细胞增生症垂体 MRI 表现
垂体冠状位 T_1WI 显示，垂体柄增粗

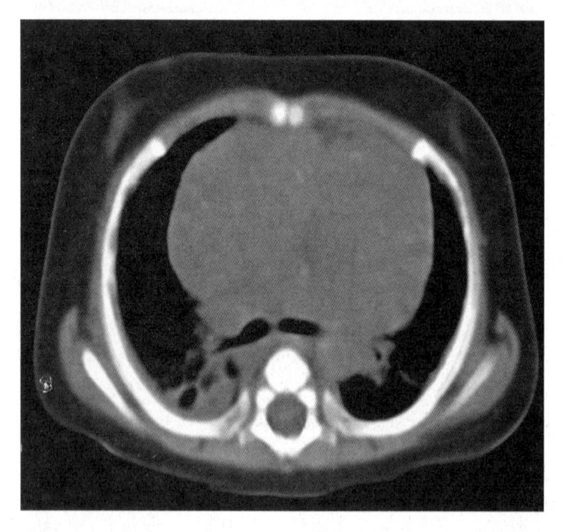

图 9-7-5 朗格汉斯细胞组织细胞增生症胸腺 CT 表现
胸部横断位 CT 平扫显示，胸腺增大，其内多发点状钙化，左侧胸膜增厚，右侧胸腔少量积液

【诊断要点】

朗格汉斯细胞组织细胞增生症可单器官或多器官受累，病灶可单发或多发，病灶经历活动、静止及修复的过程，影像学表现各不相同，了解各部位各时期的表现，对诊断、评估治疗反应非常重要。

X 线平片和 CT 对骨骼和肺部病变显示较佳，CT 对脊椎附件显示优于 X 线平片。MRI 可显示骨髓及中枢神经系统病变。

依据典型的骨骼系统及肺部影像学表现，结合临床不难诊断，儿童多系统受累病变时应注意 LCH 可能，不同的时期可能有不同的影像学表现，诊断需结合临床表现、实验室检查，最终确诊依靠组织病理学检查。

【鉴别诊断】

本病颅骨破坏与神经母细胞瘤骨转移鉴别。神经母细胞瘤骨转移呈“日光放射状”骨膜反应。LCH 侵犯脊柱应与脊柱结核鉴别，后者常累及椎间盘。长骨病变应与囊性骨结核、骨纤维异常增殖症、尤因肉瘤等相鉴别。LCH 肺部病变与血行播散性肺结核、特发性肺含铁血黄素沉着症相鉴别。血行播散性肺结核有大小、密度、分布“三均匀”特点，罕见小囊泡状改变，结合临床表现可以鉴别。特发性肺含铁血黄素沉着症肺部无囊状改变，无骨骼损害，结合临床可以鉴别。

【回顾与展望】

1953 年 Lichtenstein 将一组以组织细胞浸润为主的疾病命名为组织细胞增生症 X，根据临床症状将本病分为三种类型：即莱特勒-西韦病（Letterer-Siwe disease），汉-许-克病（Hand-Schüller-Christian diasese）和嗜酸性肉芽肿（eosinophilic granuloma，EG）。1987 年国际组织细胞协会协作组将本病统称为朗格汉斯细胞组织细胞增生症。2009 年 4 月国际组织细胞协会发布了《朗格汉斯细胞组织细胞增生症评估与治疗指南》，增加了影像学的内容，并不再考虑年龄因素，主要根据脏器与系统受累情况来进行临床分类，指导临床诊治，使器官受累的标准更加科学、客观和全面。

未来影像学研究应致力于疾病不同阶段的影像学表现、不同影像学表现与预后的关系，并评估治疗前后病变的变化。

二、白血病

【病理生理与临床表现】

白血病（Leukemia）是一种因造血组织中的血细胞异常增生，并浸润其他组织和器官的血液系统恶性肿瘤，为最常见的儿童恶性肿瘤。儿童期急性淋巴细胞白血病（acute lymphoblastic leukemia，ALL）最多见，其次为急性髓细胞白血病（acute myeloid leukemia，AML）。

ALL 的高峰年龄为 2～3 岁。临床表现主要为骨髓抑制，如面色苍白、皮肤黏膜出血、发热及全血细胞减少。儿童常以关节或骨痛、跛行就诊。中枢神经系统侵及柔脑膜，可出现脑膜炎或颅神经麻痹的症状。肿瘤细胞浸润胃肠道引起假性肠梗阻、出血性坏死性盲肠炎、肠套叠。AML 患儿可出现皮肤或软组织肿瘤，称为绿色瘤（chloromas）。

【影像学表现】

X 线和 CT：

1. 骨骼　X线骨骼改变可早于异常血象出现。典型表现为长骨干骺端透亮带，又称“白血病线”，表现为临时钙化带下出现完全或不全性横行透亮带，一般宽2～3mm，边缘模糊，通常见于生长最快的部位如膝、腕部。骨质疏松可为全骨稀疏或局限于干骺端，溶骨性骨破坏好发于骨干-干骺端附近，呈斑点状、弥漫虫蚀状、筛孔状透亮影，可融合成多发局灶性，常伴骨膜反应。骨硬化多与骨破坏同时存在。颅骨病变相对少见，表现为骨质疏松、板障结构较粗或广泛分布颗粒斑点状透亮区，可累及面颅骨（图9-7-6）。

2. 胸部　肺部浸润表现多样，主要为肺间质改变为主的多形性病变，无特征性，最常见的表现为双肺纹理呈网格状，以中下肺野为著；还可表现为多发小结节状阴影，边缘清楚，直径为3～5mm，可有中空现象或肺内斑片及大片状阴影，可伴肺不张。各种表现可同时发生（图9-7-7）。

纵隔、肺门淋巴结肿大为白血病重要的直接征象。侵犯胸腺者（T细胞型ALL典型表现）表现为纵隔占位。侵及胸膜表现为胸膜增厚或胸腔积液。贫血和心包积液可导致心脏增大伴肺血管充血。

白血病患者常合并肺部感染、出血，常见的致病菌有卡氏肺囊虫、念珠菌、曲霉菌及金黄色葡萄球菌等。影像表现依病原菌不同而异。

3. 眼部　眼部浸润多见于急性粒细胞白血病。因肿块外观与切面呈青绿色，故又称绿色瘤。白血病可侵犯肌锥内间隙、视神经鞘或视神经乳头。侵犯视神经鞘时表现为视神经增粗。眶内侵犯表现为起源于眶隔前后间隙的不均匀密度肿块，边界模糊。伴有颅内侵犯时，病变边缘模糊，表面粗糙。白血病可直接侵犯眼球后壁和球后组织（图9-7-8）。

4. 肾脏　双肾体积增大，CT表现为双肾弥漫性增大或多发结节状肿块，呈等密度或略高密度影，增强扫描，病灶相对于肾实质呈低密度。肾盂、肾盏可变形拉长。单发结节少见（图9-7-9）。

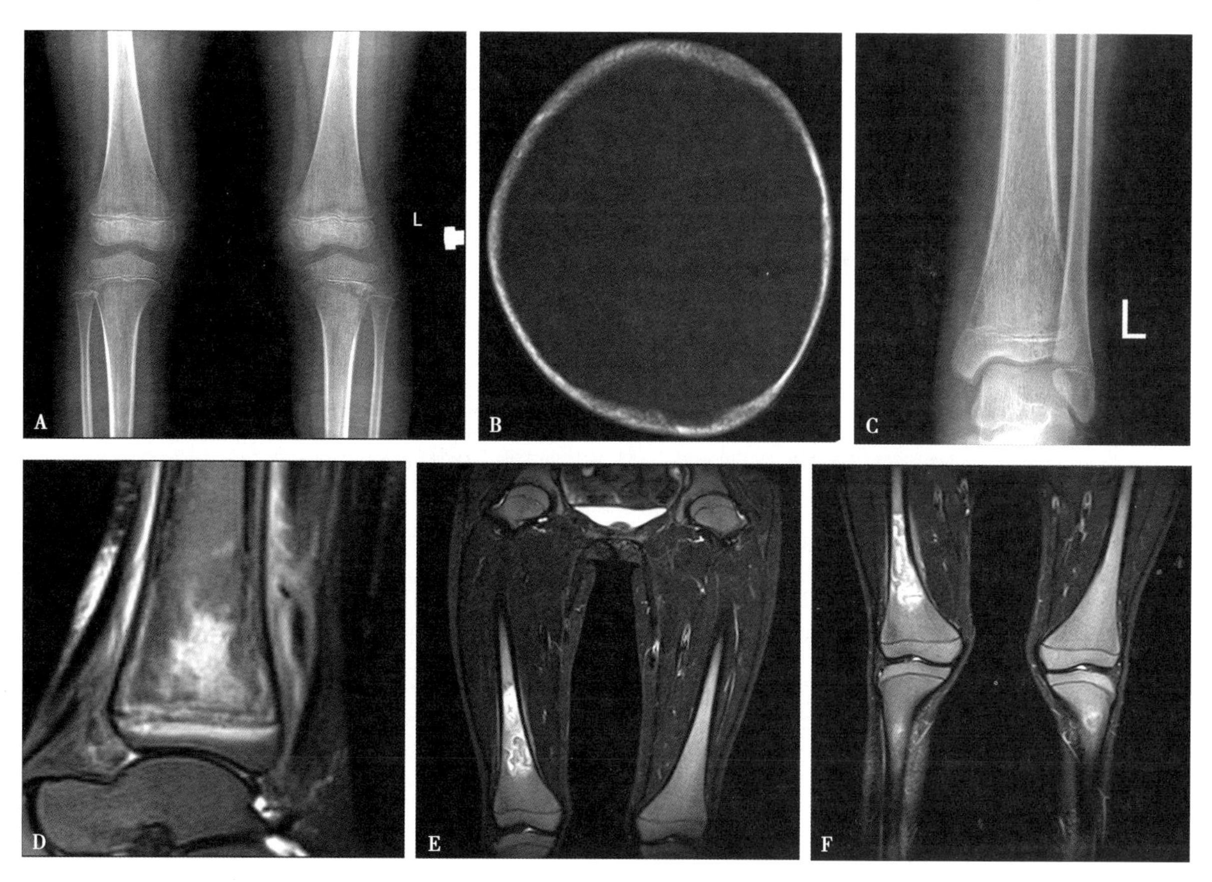

图9-7-6　白血病骨骼改变影像学表现

A. 急性B淋巴细胞白血病患儿，双膝关节正位平片显示，双膝关节骨质稀疏，双侧股骨远端、胫骨近端临时钙化带下横行透亮带，即“白血病线”；B. 急性淋巴细胞白血病患儿，颅骨横断位CT平扫显示，颅骨筛孔样骨骨破坏，骨质密度弥漫减低；C～F. 急性B淋巴细胞白血病患儿，胫骨平片（C）显示，左侧胫骨远端骨质密度减低、骨质破坏，可见骨膜反应，周围软组织肿胀；胫骨矢状位T_2WI压脂（D）显示，左胫骨远端干骺端、骨骺及周围软组织内可见片状高信号影；四肢矢状位T_2WI压脂（E，F）显示，右侧股骨中下段、双侧胫骨近段骨髓腔内片状高信号影

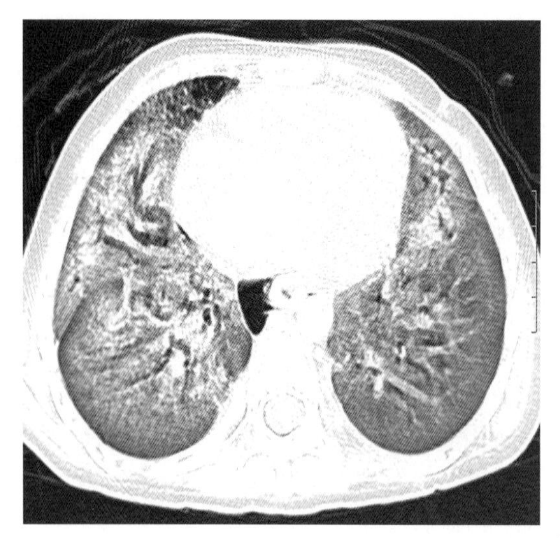

图 9-7-7　白血病肺部改变 CT 表现
急性髓细胞性白血病患儿，胸部横断位 CT 平扫显示，双肺透过度减低，呈弥漫磨玻璃影及多发片状实变影，右肺中叶多发密集小透亮区

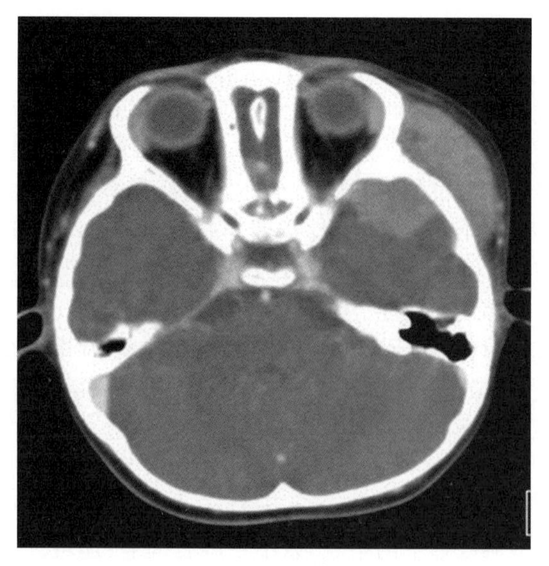

图 9-7-8　白血病眼部绿色瘤 CT 表现
头颅横断位 CT 增强扫描显示，左颞部肿物影累及颅内，呈中等强化，边界清晰

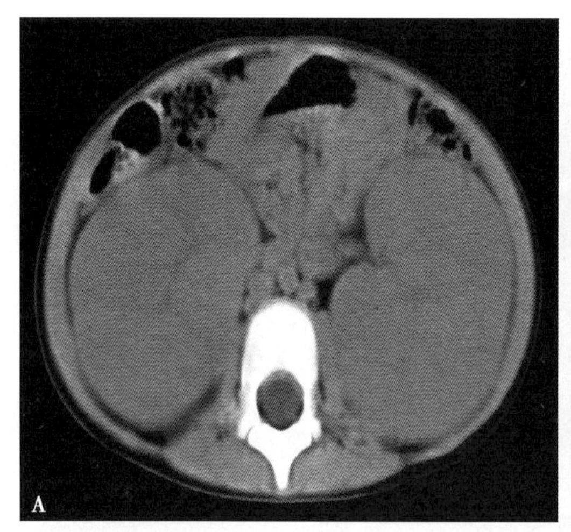

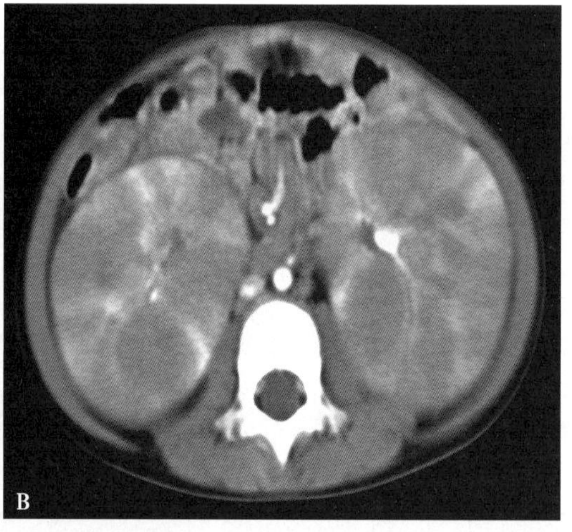

图 9-7-9　白血病肾脏改变 CT 表现
淋巴瘤样白血病，A. 腹部横断位 CT 平扫显示双肾形态增大、密度不均匀；B. 增强扫描显示，双肾实质灌注弥漫性减低，双肾实质内多发结节样病变影

5. 脾脏　脾脏增大，脾内弥漫性粟粒状或多发结节状低密度影，边缘模糊，单发者较少见。增强扫描，结节轻度强化或不强化，相对脾实质呈低密度。常伴有肝脏弥漫性浸润、增大。

6. 中枢神经系统　一般为弥漫性软脑膜病变，较少累及脑实质。CT 表现为脑室扩大和脑沟增宽。颅内绿色瘤表现为高密度肿块，周围有水肿。增强后肿块边缘清晰，呈均匀强化。

MRI：

1. 骨髓　MRI 上异常骨髓信号出现早于末梢血异常，表现为长 T_1、长 T_2 信号病变（图 9-7-10）。骨髓浸润的三种形式为：均匀弥漫性、斑片状及局灶性。均匀弥漫性浸润最常见，常规影像学检查易被忽略而延误诊断，T_1WI 表现为黄骨髓正常高信号均匀消失，FLAIR 呈高信号，称为“翻转征”（ER-9-7-2）。浸润性病灶中可合并局灶性骨髓坏死，表现为弥漫性骨髓浸润范围内见“地图状”异常信号灶，病灶内信号混杂，以长 T_1、长 T_2 信号为主，其边缘可见“双边征”。骨髓浸润可累及骨骺。初发白血病椎体骨髓浸润患儿，DWI 成像显示 ADC 值降低，化疗后 ADC 值增加。

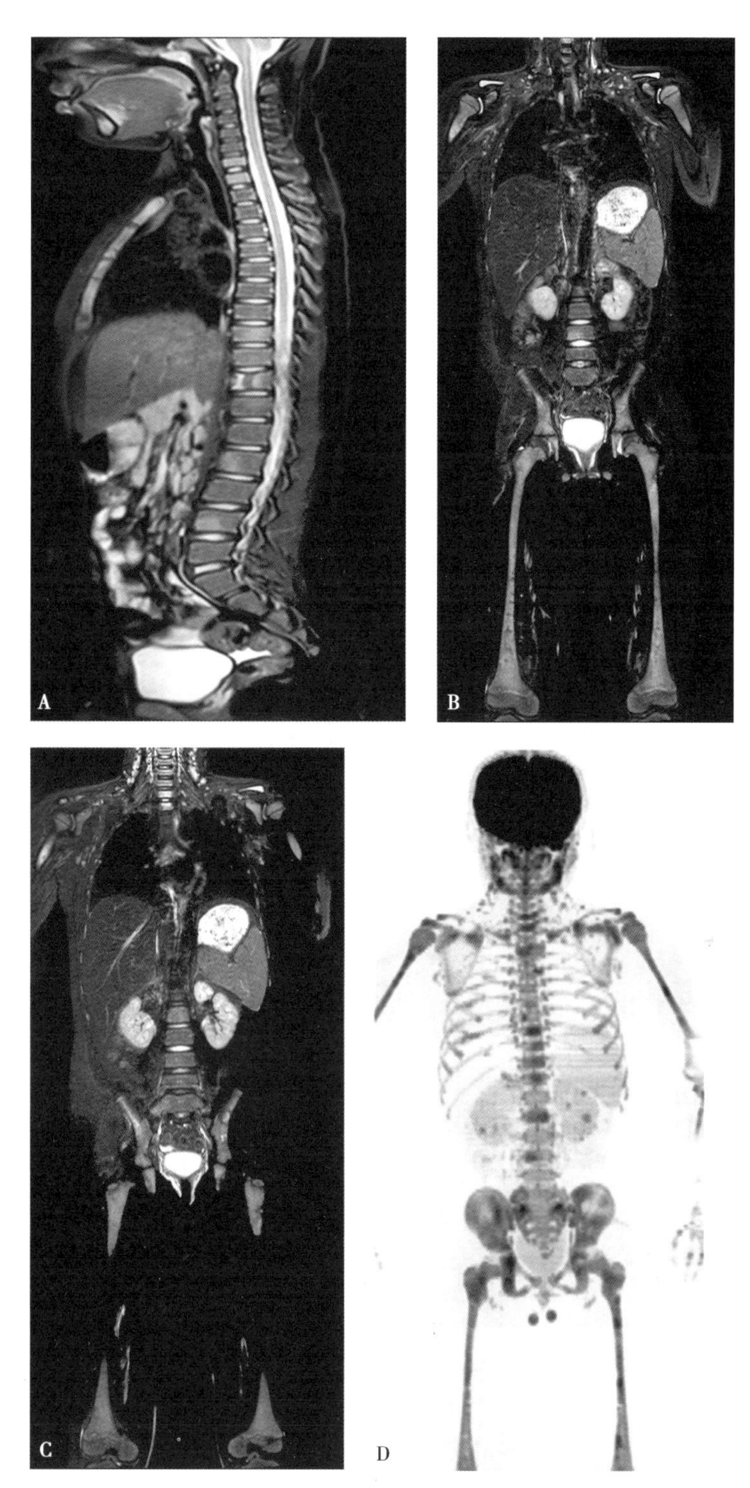

图 9-7-10 白血病骨髓改变 MRI 表现

急性 B 淋巴细胞白血病患儿，脊柱矢状位 T_2WI 压脂（A）显示，部分椎体信号增高，形态变扁；全身 MRI T_2WI 压脂（B、C）显示，双侧肱骨、髂骨、股骨、部分椎体多发片状高信号影；全身 MRI DWI（D）显示，全身骨骼及双肾多发信号异常

ER-9-7-2 白血病骨髓改变 MRI 表现

2. 肾脏 MRI 表现为双肾弥漫性增大，肾实质单发或多发结节影，T_1WI 呈等或稍高信号，T_2WI 信号低于正常肾组织。MRU 显示肾盂、肾盏受压变形拉长，可见肾盂积水。

3. 脾脏 脾脏弥漫性增大，T_1WI 上呈等信号或等低混杂信号，T_2WI 呈稍高信号。合并出血则 T_1 及 T_2 均为高信号。增强扫描无强化，边界较清楚，经临床治疗后病灶可减少或消失。

4. 中枢神经系统 侵犯脑膜时，MRI 表现为软脑膜及脑沟内小条状、线形异常信号，T_1WI 为低信号，T_2WI 及 FLAIR 呈高信号，增强后见软脑膜明显强化。脑实质浸润有两种表现，其中较常见的一种表现为 T_1WI 呈片状稍低信号，T_2WI 及 FLAIR 呈稍高信号，增强后见斑片状强化，周围无明显水肿，占位效应轻。另一种表现为脑实质内单发或多发肿块（粒细胞肉瘤），T_1WI 呈等/稍低信号，T_2WI 呈等/稍高信号，周围伴水肿，增强后明显强化。

化疗药物甲氨蝶呤等治疗后，可能引起后部可逆性脑病综合征（posterior reversible encephalopathy syndrome，PRES），T_2WI 表现为位于大脑半球皮质和皮质下白质的高信号病变，DWI 和 ADC 图呈高信号。颅内放疗最常见的继发肿瘤为肉瘤和脑膜瘤。

5. 脊髓 脊髓浸润主要表现为脊髓内斑片状稍长 T_1、稍长 T_2 信号，增强后可有或无强化。

【诊断要点】

白血病为影响儿童生存质量的最常见疾病之一，了解各部位原发病灶、并发症及治疗反应的影像学特征，对早期诊断、调整治疗方案有重要价值。

CT 检查比 X 线平片更清晰地显示白血病骨骼改变。MRI 在显示早期病变及髓内病变优于 X 线平片和 CT。MRI 增强检查，能提高对白血病软脑膜浸润的检出。

“白血病线”为本病典型骨骼表现，需要注意的是 2 岁以下婴儿中，类似 X 线征象可见于其他全身性疾病及营养不良儿童，为非特异性表现，而 2 岁以上儿童结合临床病史可高度提示本病。其他表现包括眼部绿色瘤及全身骨髓浸润，结合临床及实验室检查，可做出诊断，最终确诊依靠骨髓穿刺检查。以四肢或脊柱症状为主诉的患儿，应完善相关影像及实验室检查，避免被误诊为骨髓炎或类风湿关节炎等。

【鉴别诊断】

白血病累及骨骼系统应与神经母细胞瘤骨转移、LCH、营养不良性疾病鉴别。转移瘤于 FLAIR 序列表现为“晕轮征”，边缘呈高信号，有很高的特异性和敏感性，肘、膝以远的外周性骨破坏转移瘤罕见，且常在后纵隔或腹膜后有原发肿块。LCH 长骨多以囊状破坏为主，增生不明显。单纯的白血病线与营养不良性疾病不易鉴别，需结合临床及实验室检查等。

白血病累及胸部应与 LCH、淋巴肉瘤鉴别。LCH 肺部浸润常有囊状改变，常并发气胸和纵隔气肿。淋巴肉瘤常侵犯前纵隔淋巴结，多有大块融合；白血病可为散在纵隔淋巴结肿大。侵犯中枢神经系统应与脑膜炎或脑炎鉴别。

【回顾与展望】

目前影像学主要研究方向为白血病初发和治疗后影像学表现对比，及放化疗后各系统后遗症的影像表现。

三、淋巴瘤

【病理生理与临床表现】

淋巴瘤（lymphoma）是原发于淋巴结和淋巴结以外淋巴组织及单核细胞系统的恶性肿瘤，为儿童恶性肿瘤的第三位。病因不明，多数认为与免疫功能低下、EB 病毒感染、染色体畸变等有关。可累及淋巴系统（如淋巴结、骨髓、脾脏、扁桃体、腺样体和胸腺）和其他器官，如皮肤、肝脏、脑和骨骼。分为霍奇金淋巴瘤（Hodgkin lymphoma，HL）与非霍奇金淋巴瘤（non-Hodgkin lymphoma，NHL）两大类。

NHL 根据细胞来源主要分为 B 淋巴细胞型和 T 淋巴细胞型。儿童 NHL 几乎均为高级别淋巴瘤，主要为伯基特淋巴瘤、弥漫性大 B 细胞淋巴瘤、淋巴母细胞淋巴瘤及间变大细胞淋巴瘤。

WHO 确认 HL 主要有两种子分类：典型 HL 和结节性淋巴细胞优势型 HL。前者分为结节硬化型、混合细胞型、淋巴细胞优势型和淋巴细胞消退型。儿童期以结节性硬化型、混合细胞型相对多见。儿童 HL 病理变化不典型，缺乏特异性的 R-S 细胞，常常要临床随访和反复活检。15~34 岁为发病高峰，男性多于女性。

淋巴瘤常见临床表现为无痛性淋巴结肿大，最常见于颈部，亦常累及纵隔，导致呼吸系统症状，如咳嗽、呼吸困难及上腔静脉综合征。中枢神经系统受累罕见,可表现为颅神经麻痹。消化道淋巴瘤主要为NHL,好发于回盲部,内镜下常孤立而深大,周围增殖反应明显,病理学可见异形淋巴样细胞浸润。临床表现主要为腹痛、血便,体重下降、食欲缺乏、贫血、腹部包块、发热。继发肠套叠时症状加剧。结外病变亦常见于NHL,如肺、肝脏、骨骼、骨髓和睾丸。

NHL早期即可经血液循环或淋巴管扩散,而HL特征表现为邻近淋巴结播散。本病确诊依靠对切除的淋巴结进行组织病理学检查。

【影像学表现】

X线:

胸部:主要表现纵隔增宽,呈波浪状。与儿童期胸腺分界不清。心血管缘分界不清,气管可受压、变窄、移位。当淋巴瘤累及胸膜时,表现为单侧或双侧胸腔积液,胸膜呈结节状、团块状增厚。当淋巴瘤侵及心包时,表现为心包积液、心包增厚,X线表现为心影增大。另外淋巴瘤还可累及胸壁,形成胸壁软组织肿块。侧位可观察到胸骨前突,胸骨后带状致密影。

CT:

1. 头颈部 CT表现为较大分叶状肿块,呈均匀软组织密度,边缘较清晰,增强扫描呈均匀强化。未经治疗的淋巴瘤一般无坏死液化和钙化(图9-7-11)。容积灌注CT成像可显示残余肿瘤,用于评估治疗后淋巴瘤的反应。头颈部结外淋巴瘤好发部位为韦氏淋巴环,亦可发生于鼻窦、鼻腔、眼眶等部位(ER-9-7-3)。

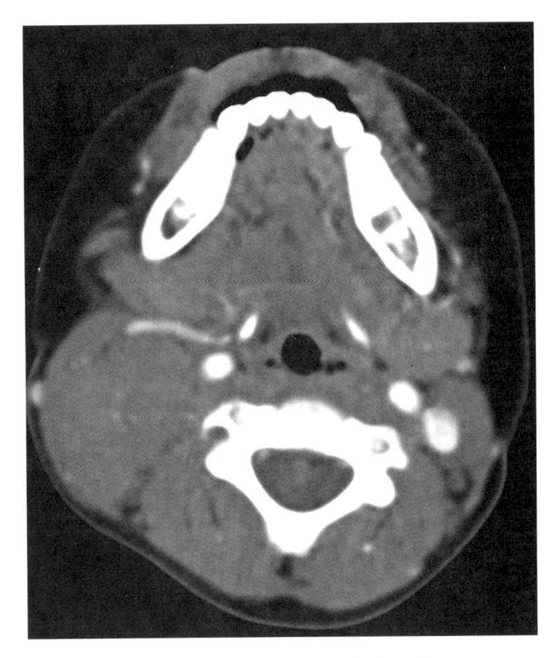

图9-7-11 头颈部淋巴瘤CT表现
颈部霍奇金淋巴瘤(淋巴细胞为主型)患儿,颈部横断位增强CT扫描显示右侧颈部多发肿大淋巴结伴融合,呈轻度均匀强化

ER-9-7-3 淋巴瘤CT表现

2. 胸部 儿童胸部淋巴瘤主要侵犯前纵隔,后纵隔及心包膈肌淋巴结增大多见于NHL,表现为淋巴结肿大,呈软组织密度,有轻度均匀强化,较大淋巴结中央可伴坏死,坏死区域不强化。

HL肺内病变继发于纵隔及肺门病变,而NHL可仅累及肺。淋巴瘤肺内病灶可表现为肺内结节或肿块,伴或不伴空洞,局部肺实变伴充气支气管征,肺磨玻璃密度影,网状间质改变。

胸膜病变NHL较HL多见,常见于播散性或复发性疾病,表现为单发或多发胸膜结节或肿块、弥漫性胸膜增厚(>1cm)、胸腔积液、心包积液。增强CT显示胸膜强化。

侵犯胸腺时,胸腺两叶弥漫性或不对称增大,密度与正常胸腺相似,与胸壁肌肉相等或稍高,但不均匀,增强后呈轻度强化(图9-7-12)。

3. 消化系统 消化道淋巴瘤多为伯基特淋巴瘤,好发部位为远端回肠和盲肠,可呈多灶性。受累肠管肠壁显著增厚,局部狭窄或动脉瘤样扩张。CT表现为肠壁弥漫、环状增厚,或呈息肉样肿块,肿块表面发生溃疡或窦道,增强后有轻度强化。周围脂肪间隙存在,消化道梗阻少见。淋巴瘤可侵犯肠系膜和腹膜后淋巴结。晚期肠腔肿块和肠系膜、腹膜后淋巴结融合并包绕肠系膜血管形成"夹心面包"征(图9-7-13)。

4. 肾脏 通常为全身淋巴瘤经血行播散至双肾。CT表现为双肾增大,肾实质内稍低密度或稍高密度结节,单发或多发,增强后结节强化程度低于残存肾实质强化程度。肾肿块伴腹膜后、肠系膜淋巴结肿大,有助于淋巴瘤的诊断(图9-7-14)。

5. 脾脏 原发性恶性淋巴瘤CT平扫时,脾脏增大,脾内等或低密度病灶,增强扫描呈轻度增强,与脾实质相比呈低信号(图9-7-15)。淋巴瘤弥漫浸润脾脏时常表现为脾脏弥漫增大,CT平扫有时不能检出病灶,部分淋巴瘤脾脏浸润,CT可无阳性发现,增强扫描也很难检出病灶。

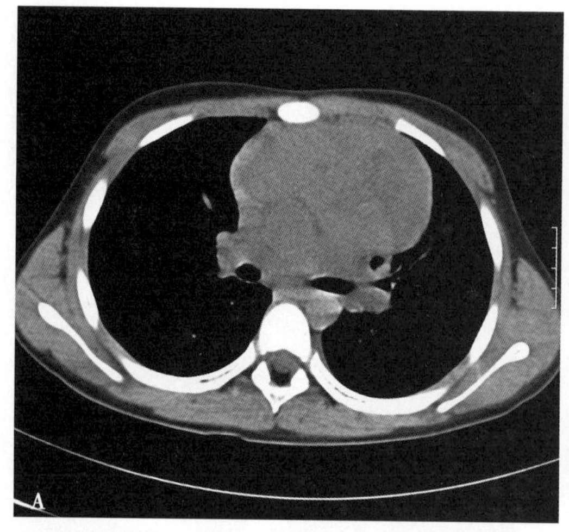

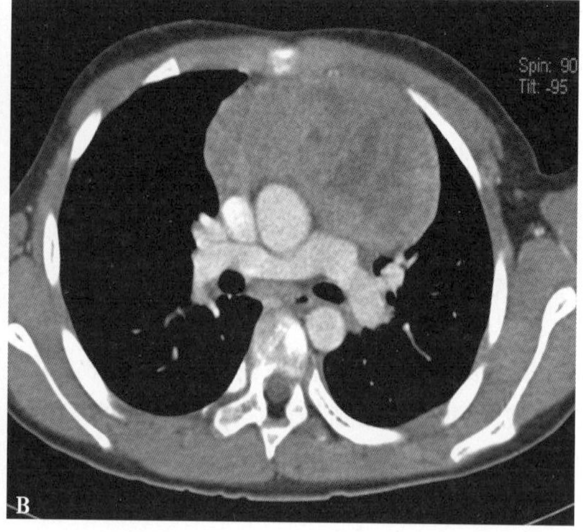

图 9-7-12　胸腺淋巴瘤 CT 表现

前纵隔前驱 T 细胞淋巴瘤，胸部横断位 CT 平扫（A）显示，前纵隔巨大不均匀软组织密度肿块；增强扫描（B）呈不均匀强化，可见无强化区，大血管明显受压移位

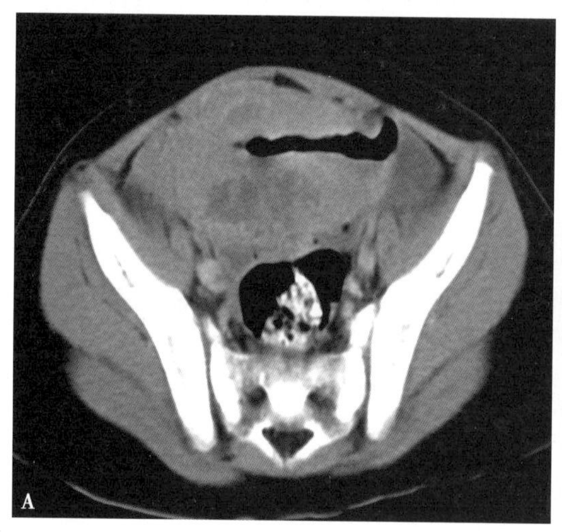

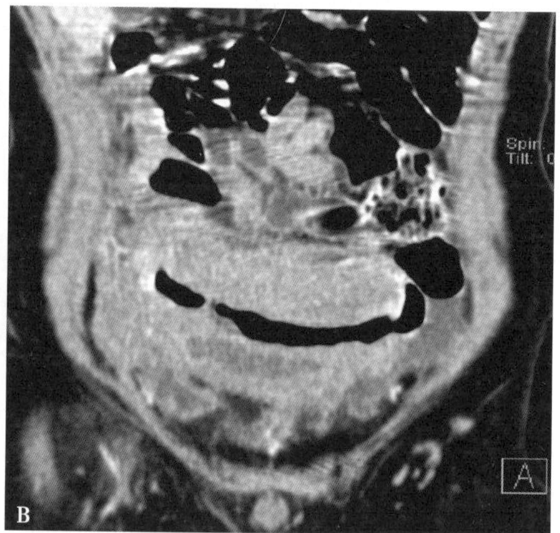

图 9-7-13　胃肠道淋巴瘤 CT 表现

回肠末端 B 细胞淋巴瘤，盆腔横断位（A）及冠状位（B）CT 增强扫描显示，盆腔肠管肠壁弥漫性明显增厚，呈不均匀强化，肠腔未见狭窄

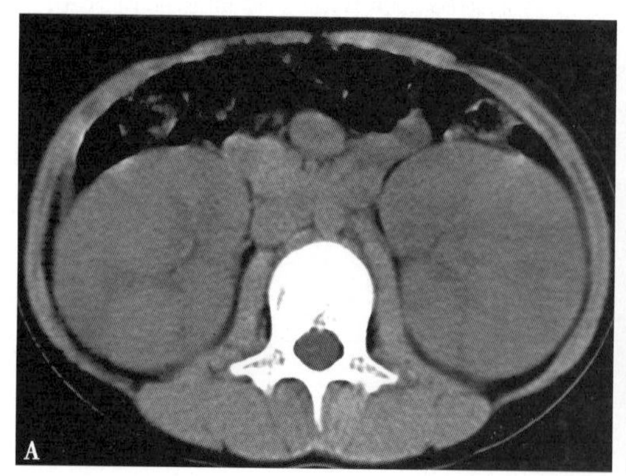

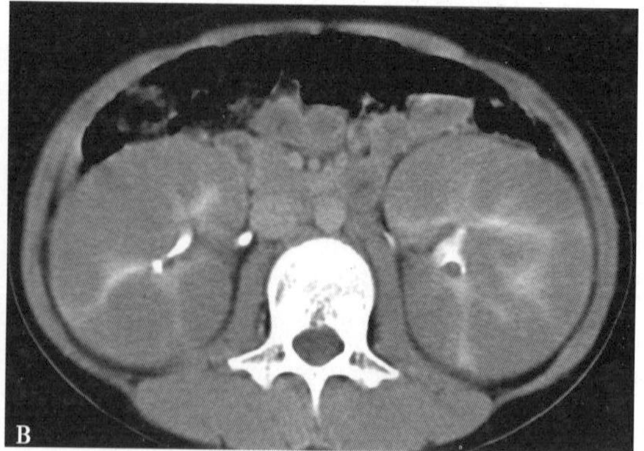

图 9-7-14　肾脏淋巴瘤 CT 表现

肾脏前驱 B 淋巴母细胞淋巴瘤，腹部横断位 CT 平扫（A）显示双肾轮廓明显增大，双肾实质密度不均匀，肾盂肾盏受压变窄；增强扫描（B）显示，双肾实质内多发结节样无强化区，大小不等，残存肾实质呈线形或分支样强化

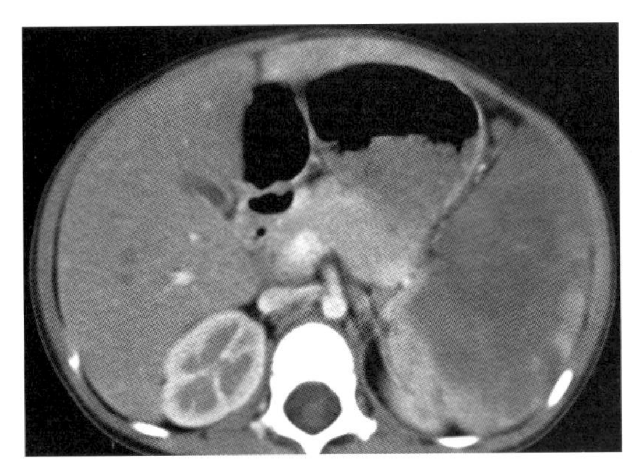

图 9-7-15　淋巴瘤脾脏 CT 表现

脾外周 T 细胞淋巴瘤（非特殊型），腹部横断位 CT 增强扫描显示脾上极巨大实性肿物，呈不均匀轻度强化

MRI：

1. 头颈部　MRI 显示病变淋巴结呈均匀等 T_1、长 T_2 信号，边缘清晰，亦可相互融合呈分叶状，增强后轻到中度均匀强化。影像学检查可为淋巴瘤分期提供重要影像学依据。

2. 胸部　淋巴结病变 T_1WI 呈中等信号，T_2WI 呈高信号。胸膜病变 T_1WI 与肌肉相比呈中到低信号，T_2WI 呈高信号，压脂 T_1WI 增强扫描可见强化。早期侵犯胸壁表现为胸膜外脂肪 T_1、T_2 正常高信号消失。侵及胸壁肌肉时表现为局部软组织肿块，T_1WI 与肌肉相比呈中到低信号，T_2WI 呈中到高信号，增强扫描呈均匀强化。

3. 脾脏　原发性恶性淋巴瘤表现为脾脏增大，单发或多发稍长 T_1、长 T_2 信号结节。增强扫描，呈不均匀强化。淋巴瘤脾脏浸润 T_1WI 多为等信号，T_2WI 信号可不均匀。梯度回波动态增强，表现为多发低信号灶。

4. 骨髓　侵及骨髓时，病灶通常为斑片状及局灶性，弥漫性少见。T_1WI 呈低信号，T_2WI 和 STIR 呈高信号（图 9-7-16）。

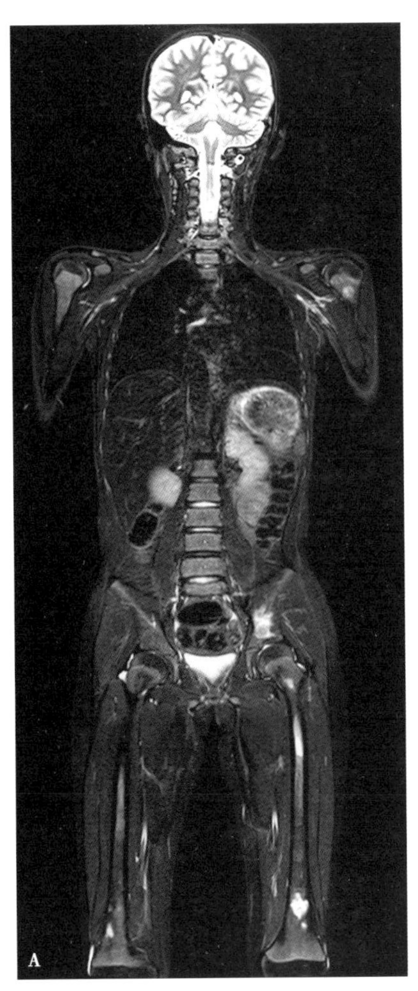

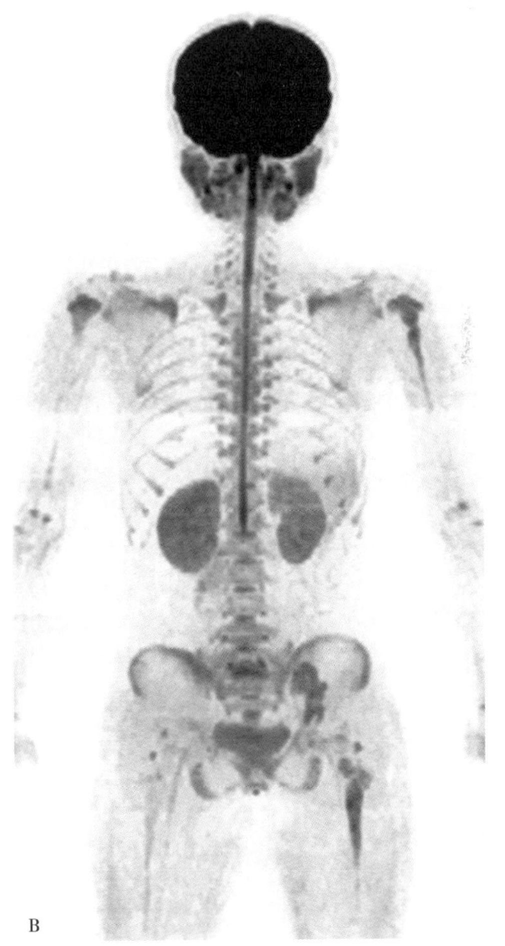

图 9-7-16　淋巴瘤骨髓改变 MRI 表现

伯基特淋巴瘤，全身 MRI T_2WI（A）显示，左侧股骨髓腔内片状高信号灶；全身 MRI DWI（B）显示，左侧股骨近端髓腔低信号

【诊断要点】

儿童期淋巴瘤与成人相比，起源细胞更趋不成熟，更趋弥漫性，恶性程度更高，影像学检查早期发现病变、监测治疗非常重要。

CT扫描对淋巴结、肺、胸膜、胸壁、心包病变显示优于X线平片。由于小儿纵隔缺少足够脂肪，因此必须用增强扫描以区别淋巴结与其他软组织。MRI能很好地显示结外软组织病变，尤其是跨间隙或颅内、椎管内扩散。观察主-肺动脉窗，肺门区和隆嵴下淋巴结较CT优越。MRI在显示肿瘤是否累及胸壁、心包较CT优势明显。另外对于不能行CT增强扫描的患者及术后随访复查的患者，MRI检查也具有优势。儿童反复肠套叠时需考虑本病可能，全身淋巴结肿大结合典型临床表现提示本病的可能。本病诊断需结合临床及影像学表现，最终确诊依靠病理活检。

【鉴别诊断】

淋巴瘤和急性淋巴细胞性白血病纵隔浸润影像学很难鉴别，需临床及病理诊断。颈部病变与颈部多发淋巴结转移及淋巴结结核鉴别。颈部多发淋巴结转移较少融合，且有原发灶。淋巴结结核CT密度不均匀，中央呈低密度，T_1WI呈高信号、T_2WI低信号，呈厚壁环形强化。纵隔淋巴瘤应与纵隔转移瘤鉴别，纵隔转移瘤有原发灶。

消化系统淋巴瘤应与胃肠道息肉、克罗恩病和溃疡性结肠炎鉴别。胃肠道息肉有明显强化。克罗恩病CT增强呈节段性肠壁增厚，增厚的肠壁黏膜层及浆膜层强化明显，黏膜下层由于水肿而强化减低，即“靶征”，病变肠段邻近肠系膜动脉末梢小血管增多增粗，呈“木梳征”。溃疡性结肠炎肠壁不规则增厚伴肠壁水肿、肠系膜脂肪呈“条纹征”。

【回顾与展望】

影像学检查，特别是PET-CT，已经成为淋巴瘤分期及治疗反应评价的主要方法。未来的方向将致力于提高早期淋巴结增大不明显时影像学检查的诊断率及减少辐射剂量，利用减低或无辐射剂量的方法，如全身MRI技术或MRI与PET相结合的技术。由于淋巴瘤是一种可同时累及全身多器官脏器的疾病，影像学检查时应尽可能全面，同时在淋巴瘤的早期诊断及治疗后随访复查方面也应做进一步研究。

（李 欣　范国光　胡丽丽）

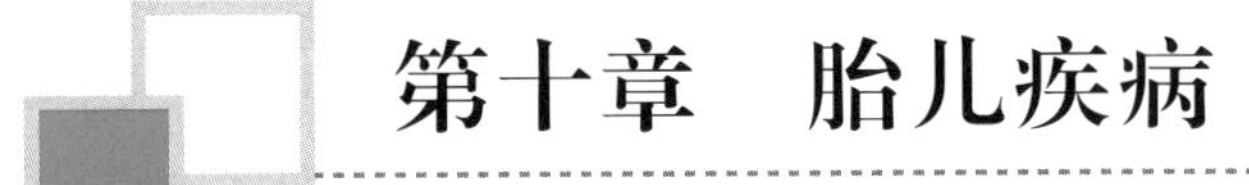

第十章 胎儿疾病

第一节 概 述

出生缺陷(birth defect)是指婴儿出生前发生的身体结构、功能或代谢异常。WHO 2011 年指出全球出生缺陷婴儿每年大约有 790 万,发生率约占全部活产婴的 6.0%。我国出生缺陷发生率约为 5.6%,每年新增出生缺陷数约 90 万例。超声是目前产前胎儿影像检查的主要方法。此外,由于 MRI 具有极高的软组织分辨率,不受含气肠管和体壁厚度、羊水量、胎儿体位及骨骼的影响,可以大范围及多参数成像;能够清晰显示胎儿各个器官信号特点,获得超声不能显示的额外信息。尤其在中枢神经系统、胸腹部疾病的产前诊断具有极其重要的价值,已经受到产科临床、产前超声、优生优育和产前遗传咨询的广泛重视。

【胎儿 MRI 的安全性】

MRI 通过对静磁场中的人体施加某种特定频率的射频脉冲,使人体组织中的氢质子受到激励而发生磁共振现象而成像。MRI 对胎儿的生物效应主要包括以下几个方面:

静磁场:地球磁场为 50μT,MRI 检查时,胎儿磁场暴露约为地磁场的 10000 倍;静磁场可影响中枢神经系统,使孕妇出现头晕、恶心、胸闷、金属异味感等不适;但目前研究数据尚无静磁场对人体造成损害的报道;没有发现使用 3.0T 及以下 MRI 检查会对母体或胎儿带来任何不良后果。

梯度磁场:MRI 检查中,如果梯度磁场变化率过大,刺激周围神经可能导致抽搐,刺激中枢神经系统可能导致幻视;刺激心血管系统可能诱发室颤或心律不齐。美国 FDA 规定:MRI 检查过程中,患者所经受的梯度磁场变化率不能达到使外周神经出现误刺激的阈值,至少要有 3 倍以上的安全系数,最大梯度变化率小于 60T/s。目前临床应用的 MRI 最大梯度场强为 80mT/m,最大梯度切换率为 200mT/m/s;梯度强度远不能引起心脏兴奋或室颤。

射频磁场:射频脉冲作用于人体,人体吸收后可引起组织升温。热效应与特别吸收率(specific absorption rate,SAR)有关,其单位为 W/kg,FDA 推荐胎儿检查 SAR 值不超过 3.0W/kg。实际工作中可以通过调整扫描参数来控制 SAR 值。

噪音:临床应用 MRI 系统噪音通常为 80~120 分贝;当声音通过母体的腹壁到达胎儿时,声音衰减大约 30 分贝;美国儿科学会指出对听力产生损害的最小值为 90 分贝。目前的研究没有发现 MRI 检查会对胎儿听力造成不良影响。

3.0T 及以下 MRI 检查对母体或胎儿是安全的,1.5T MRI 胎儿扫描可以应用于妊娠的任何时期,但是在检查前必须取得孕妇及家属充分知情同意。

【胎儿 MRI 的主要适应证】

产前影像检查应该以超声为主;MRI 一般不作为胎儿系统性筛查方法。当超声怀疑异常但由于疾病本身的性质、羊水过少、胎位或孕妇体位,尤其是晚孕期胎头入盆或颅骨钙化等,导致的超声限制而不能充分诊断时,行针对性胎儿 MRI 检查可以提供超声之外的额外信息。这些信息可能影响医患沟通、治疗及分娩方式的选择。对于诸如结节性硬化、胼胝体发育不全及无脑回畸形等有家族风险的胎儿,行胎儿 MRI 筛查也有重要的临床意义。

MRI 检查的主要适应证包括但并不完全局限于以下内容,如:中枢神经系统先天畸形,颈面部肿块尤其是对气道的压迫情况,先天性肺气道畸形,肺内占位或先天性膈疝时胎肺体积评估,胎儿腹盆部肿块的定位及定性,复杂的肠道畸形及泌尿道畸形的评估,单绒毛膜双胎相关并发症的评估等。

第二节 胚胎及胎儿发育特征

【胚胎发育的基本特点】

胚期:胚胎发育始于精卵结合,受精卵、桑葚胚形成,桑葚胚进入宫腔继续分裂形成胚泡。胚泡于第一周末植入子宫内膜后，子宫内膜蜕膜化，形成包蜕膜、底蜕膜及壁蜕膜（图 10-2-1）。

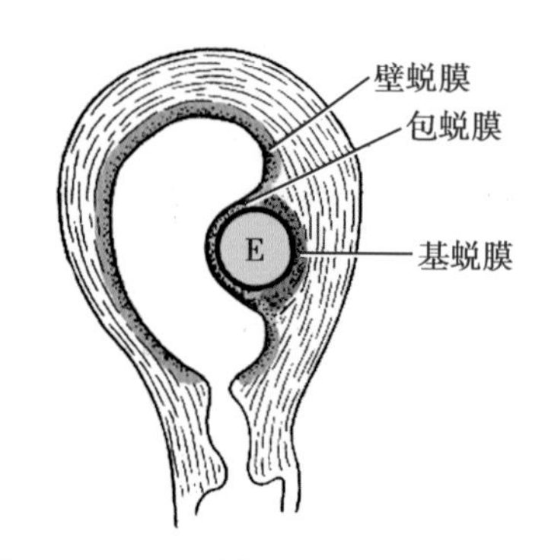

图 10-2-1 胚胎与子宫内膜关系示意图
E：胚胎

胚胎在第 2 周形成二胚层胚盘；第 3 周初在上胚层中线的一侧形成原条，原条的中线形成原沟，原沟的一部分细胞在上下胚层之间形成夹层，即中胚层；另一部分细胞置换原来的下胚层形成内胚层。第 4~8 周主要是三个胚层的分化，外胚层主要分化为神经系统、颅面部骨骼及结缔组织、皮肤及其附属器、牙釉质、角膜上皮等；中胚层主要分化为躯干及四肢的皮肤真皮、骨骼肌、骨骼、血管和中轴骨骼、泌尿生殖系统的主要器官、消化、呼吸系统的肌组织、血管等；内胚层主要分化为咽喉及其以下的消化管、消化腺、呼吸道和肺的上皮组织，以及中耳、甲状腺、甲状旁腺、胸腺、膀胱等器官的上皮组织等（图 10-2-2）。

胎儿期：胎儿期是从受精后 8 周开始算起直至出生，胎儿身体迅速生长、组织器官迅速分化，头部的生长速度相对较慢。在 20 周孕初，胎儿出现了胎毛及头发，皮肤被皮脂包裹。30 周孕胎儿皮肤较薄，皮下脂肪相对缺乏，外观通红且干皱（图 10-2-3）。胎儿期对药物、病毒及射线的致畸作用不那么敏感，但是这些因素可能会影响正常的生长及功能的发育，尤其是大脑和眼睛。医生可以在这个时期通过一系列产前诊断技术判断胎儿是否有出生缺陷。

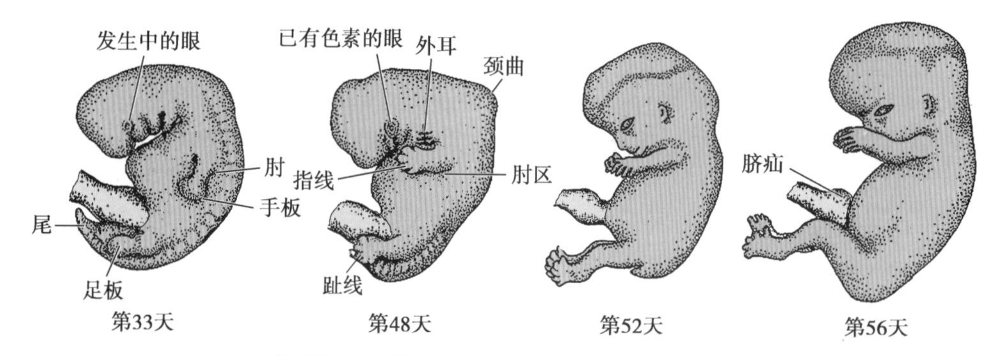

图 10-2-2 第 5~8 周胚体外形的演变仿真图

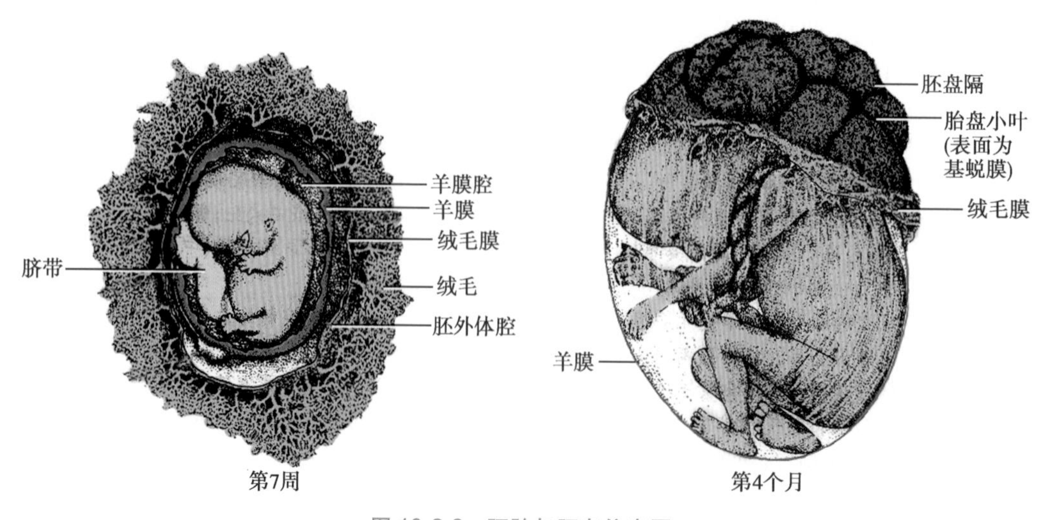

图 10-2-3 胚胎与胚盘仿真图

第三节 胎儿 MRI 检查技术特点及 MRI 影像表现特点

【胎儿 MRI 检查技术特点】

妊娠 18 周以前胎儿较小及胎动频繁，胎儿 MRI 提供的图像质量及诊断信息有限，一般建议在妊娠 20 周以后进行。线圈选用大视野相控阵线圈。孕妇选择舒适体位，一般平卧或左侧卧位；为了减少幽闭恐惧的发生，可采用足先进方式。扫描方位：扫描方位一般要求包含兴趣区三个相互垂直的解剖学平面，即横轴位、冠状位和矢状位。由于胎儿运动的不确定性，定位时一定要三平面实时定位，随时调整定位扫描。定位中心对准线圈中心和胎儿兴趣区，必要时做二次定位。

检查中不使用各种附加门控装置、不能用任何抑制胎动的药物、不屏气、不做增强扫描。扫描序列以单次激发的各种快速及超快速序列为主，最常用的两个序列：①单次激发快速自旋回波（single shot Fast spin echo，SSFSE）序列：为重 T_2WI 序列，适用于胎儿全身各系统，骨骼系统显示较差；②平衡稳态自由进动（balanced steady-state free precession，SSFP）序列：图像对比取决于组织的 T_2/T_1 比值，成像速度快，信噪比高，但组织对比差，主要突出含水组织，适用于胎儿各系统（ER-10-3-1）。

ER-10-3-1 部分设备主要脉冲序列、成像技术或成像参数名称对照表

此外，T_1WI 序列可以帮助显示某些胎儿组织或液体成分，如脂肪、出血、肝脏以及肠道中的胎粪；扩散加权成像（diffusion weighted imaging，DWI）及表观扩散系数（apparent diffusion coefficient，ADC）值测量可以反映是否有扩散受限；平面回波成像（echo planar imaging，EPI）序列主要用于胎儿骨骼系统成像。其他序列如水成像、血氧水平依赖（blood oxygenation level dependent，BOLD）成像和磁共振波谱成像（magnetic resonance spectroscopy，MRS）可以根据需要选择。虽然 MRI 已广泛用于胎儿所有器官，但因技术问题、胎儿心率快及心脏体积小等问题，胎儿心脏 MRI 尚未广泛应用于临床。

【正常胎儿 MRI 表现】

1. 中枢神经系统　脑沟形成是胎儿脑皮质成熟度标志，外侧裂在孕 14 周出现压迹，孕 16 周时形成沟，外侧裂及中央沟周围脑实质首先出现脑回。孕 20 周时 T_2WI 低信号“C”形胼胝体形成；扣带回在孕 26 周时可见。从孕 29 周起，髓鞘发生从脊髓向脑干、内囊、放射冠及其他幕上白质区；孕 32 周时，幕上白质髓鞘开始形成。

大脑皮质的 6 层结构在孕 20 周左右形成，最内层为低信号生发基质，中间等信号至相对高信号区为稀疏的神经细胞，最外层较薄的相对低信号为未成熟的白质区；孕 28 周后生发基质层变薄，细胞稀少。孕 12～13 周，小脑叶发育呈波浪状；孕 26～27 周，小脑可见三层结构：最外层为较薄低信号皮质层，中间为较厚高信号白质层，最内为四脑室旁低信号齿状核（图 10-3-1、ER-10-3-2）。

胎儿脊髓圆锥位置在孕 21 周以前由充满椎管迅速上升到腰 3 椎体水平，以后缓慢上升，孕 28 周以前位置达到较稳定水平（腰 2～腰 3 椎体），以后上升变动的范围仅 1 个椎体，在 MRI 检查中，脊髓圆锥通常不低于胎儿肾脏中份水平。

2. 胸部　胎儿肺在发育中充满分泌液；在妊娠早中期，相对于周围羊水为略低信号。随着时间的发展，妊娠晚期逐渐变为高信号，但仍然低于羊水信号。肺内血管在 SSFSE 序列显示为线状低信号结构，在 SSFP 序列呈高信号。气管及支气管表现为高信号的管状结构（图 10-3-2）。胎儿食管在妊娠晚期呈后纵隔高信号管状结构。横隔在冠状面及矢状面上，可见位于胸腹腔之间圆顶状的低信号薄膜。胎儿心脏 SSFP 序列可以使用无间隔或负间隔扫描，可大致显示心脏四腔心结构及部分心外大血管结构。

ER-10-3-2 正常胎儿脑部连续 MRI 表现

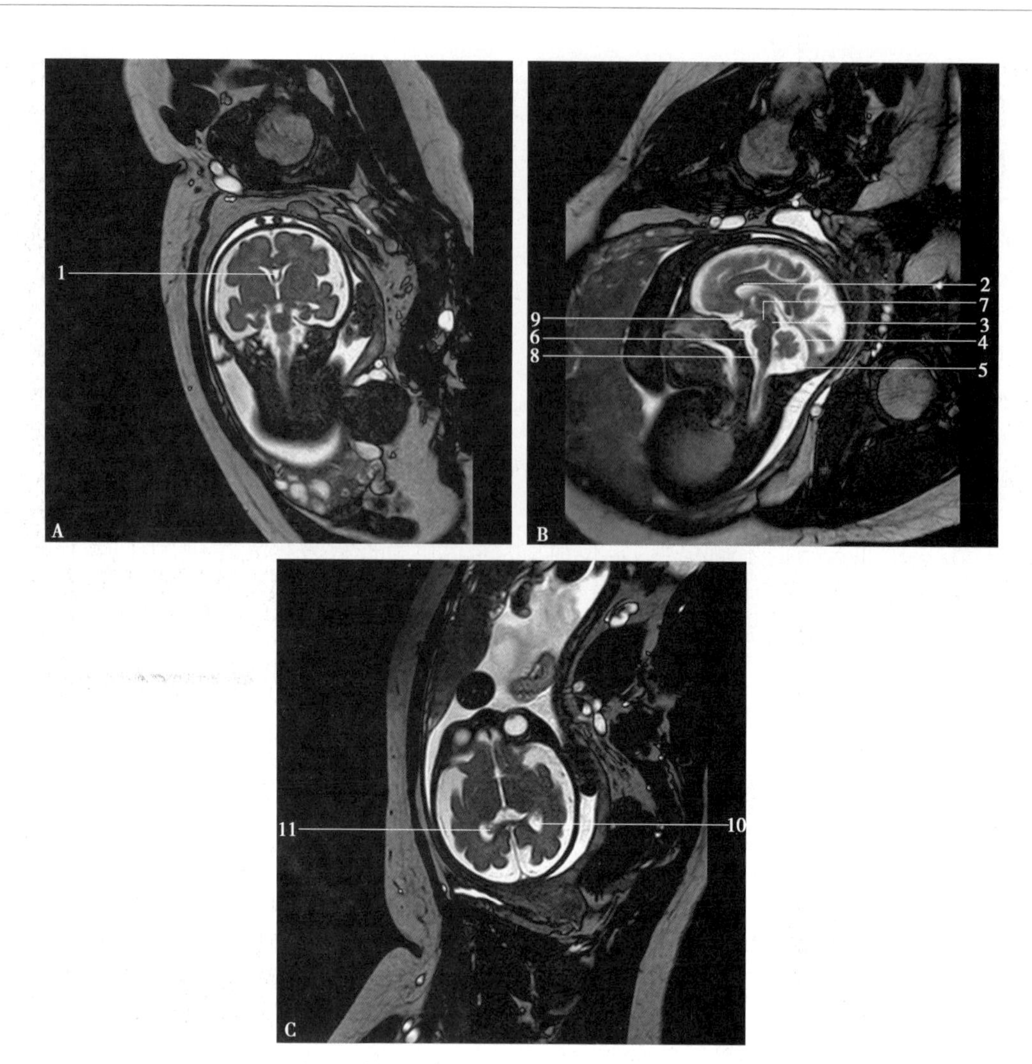

图 10-3-1 正常胎儿脑部 MRI 表现

A. 冠状位(SSFP);B. 矢状位(SSFP);C. 轴位(SSFP)

1. 透明隔腔;2. 胼胝体;3. 中脑导水管;4. 小脑原裂;5. 后颅窝池;6. 脑桥;7. 中脑;8. 延髓;9. 视神经;10 侧脑室三角区;11. 脉络丛球

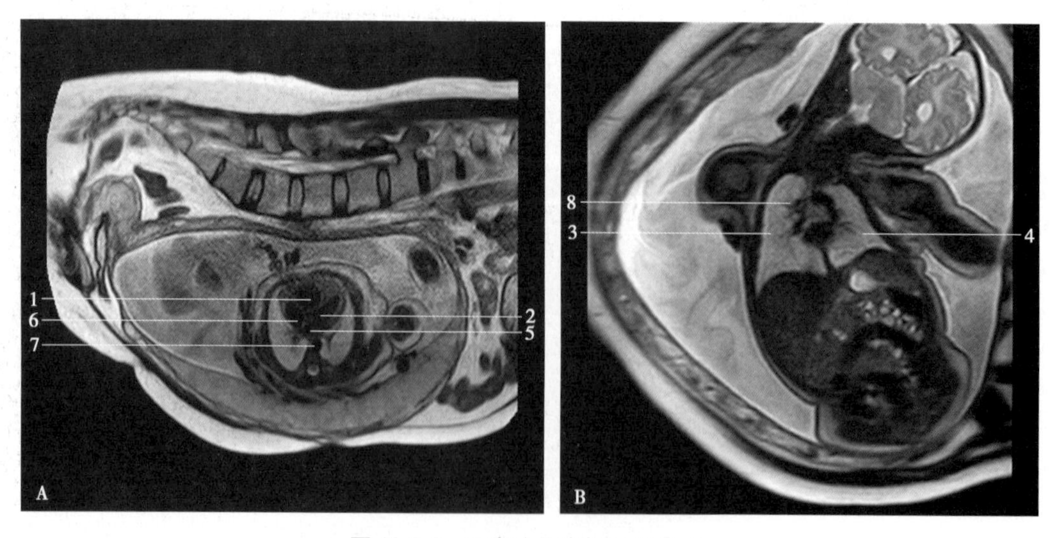

图 10-3-2 正常胎儿胸部 MRI 表现

A. 轴位(SSFSE);B. 冠状位(SSFSE)

1. 右心室;2. 左心室;3. 右肺;4. 左肺;5. 左心房;6. 右心房;7. 降主动脉;8. 肺血管

3. 腹部 胎儿肝脏 T_2WI 表现为均质、相对低中等信号，T_1WI 表现为稍高信号。由于胆汁成分，胆囊常表现为 T_1WI 低信号、T_2WI 高信号，但妊娠30周后 T_1WI 常由低信号变为等或高信号。脾脏信号与肝实质相似。胃与十二指肠为含液结构，表现为两者相连呈显著高信号。结肠内 T_1WI 高信号代表了胎粪的信号特征，随着胎龄的增长，胎粪逐渐堆积更多，信号更高(图 10-3-3)。

4. 泌尿生殖系统 随着胎龄的增长，T_2WI 可见低信号的肾皮质与高信号的髓质，可见高信号尿液充满集合系统，膀胱充盈时呈高信号；胎儿膀胱两侧可见流空的脐动脉从双侧髂内动脉发出。DWI 序列中肾脏实质弥散受限呈高信号，有利于观察异位的肾脏及胎儿肾脏功能的评估。

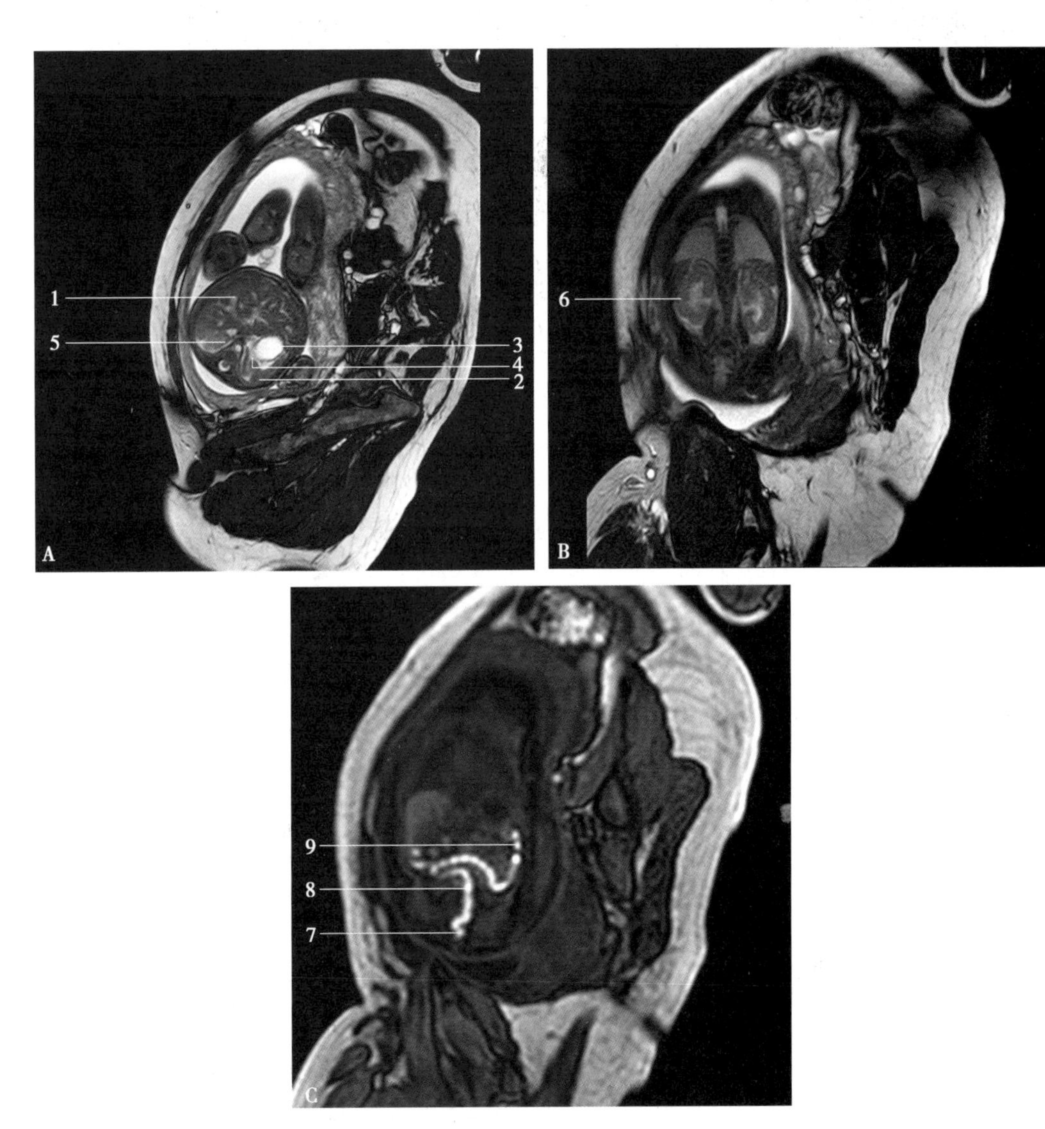

图 10-3-3 正常胎儿腹部 MRI 表现

A. 轴位(SSFP)；B. 冠状位(SSFP)；C. 冠状位(T_1WI)

1. 肝脏；2. 脾脏；3. 胃泡；4. 左侧肾上腺；5 右侧肾上腺；6. 肾脏；7. 直肠；8. 乙状结肠；9. 结肠

第四节 胎儿神经系统疾病

一、胎儿脑室扩张

胎儿脑室扩张(ventriculomegaly)是指原因不明的侧脑室增宽,产前影像检查在胎儿头部横轴位或冠状位上,侧脑室内径≥10mm。在中晚孕期,胎儿脑室扩张相对常见,发生率在不同报道中差异很大,约为0.15%~2.0%;常见于男性胎儿,男/女性别比为1.7∶1。正常情况下,人类胎儿双侧脑室通常有一定程度的不对称,枕角较额角更为丰满;邻近分娩期,这种差异渐不明显。胎儿MRI的优势在于除了测量胎儿脑室宽度之外,有助于发现是否合并中枢神经系统的其他畸形,可以提供比超声更多的额外信息。

【胚胎发育特点】

第4周末,神经管头段膨大形成三个脑泡(brain vesicle),依次为前脑泡、中脑泡和菱脑泡。第5周,前脑泡头端膨大形成端脑,以后演变为两侧大脑半球,前脑泡的尾端形成间脑;中脑泡演变为中脑;菱脑泡的头段演变为后脑,后脑再演变为脑桥和小脑。在脑泡演变的同时,前脑泡的腔演变为双侧脑室和间脑中的第三脑室;中脑泡的腔形成狭窄的中脑导水管;菱脑泡头端的腔演变为第四脑室。侧脑室左右各一,是脑室系统最大者,位于大脑半球内借室间孔与狭窄的第三脑室相通,双侧脑室不相通(图10-4-1)。

【病理生理与临床意义】

胎儿脑室扩张的原因常不易明确。轻度脑室扩张,可能是暂时性单纯性扩张或者是一种正常表现;或可能是脑发育不良或萎缩等造成的脑室扩张;也可能是脑室系统压力增高导致病理性扩张。中重度脑室扩张可能是大脑发育异常的标志,如脑脊液动力学异常、胎儿脑容量减少或合并其他脑异常;可能导致出生后神经、运动和(或)认知障碍。

胎儿脑室扩张分为孤立性与非孤立性,孤立性不合并颅脑畸形或其他部位异常,非孤立性伴随多系统或多部位异常,更易合并胎儿染色体异常等遗传学异常,预后较孤立性差,更应引起警惕和关注;但是,部分产前表现为"孤立性"脑室扩张的病例最终发现还存在其他异常,尤其是脑室扩张超过15mm时。

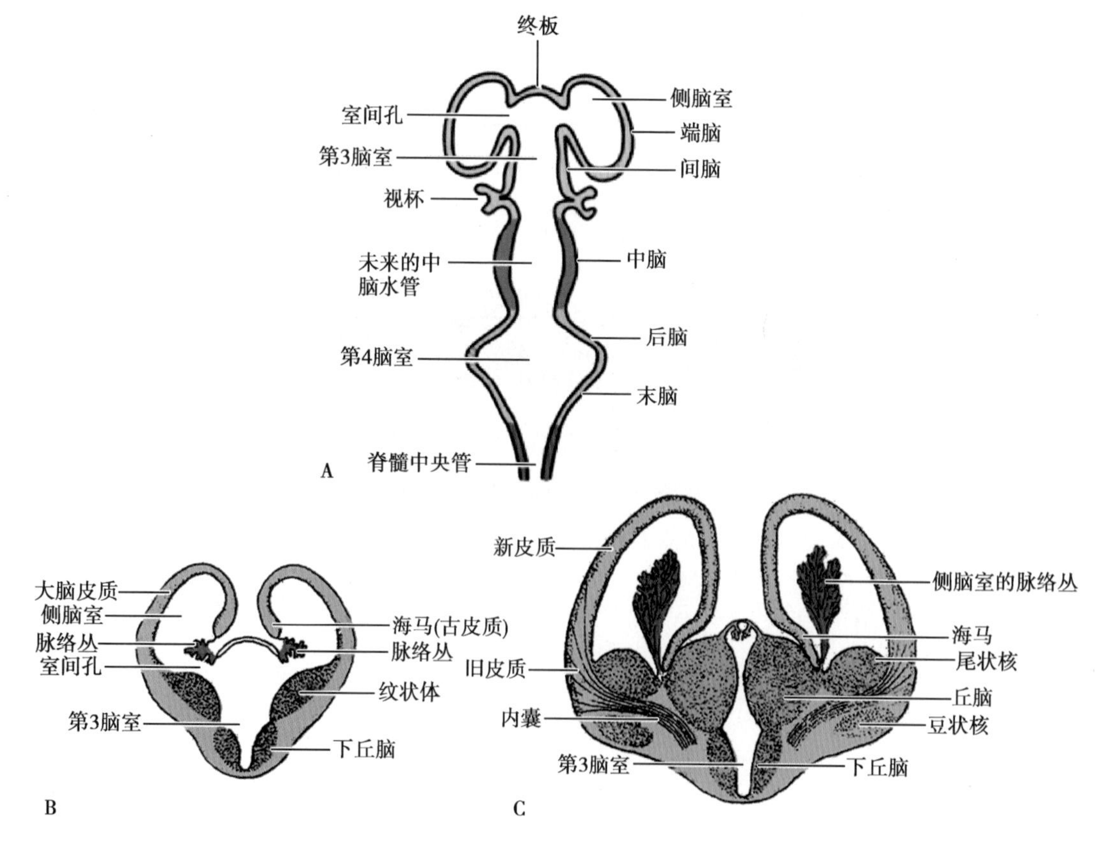

图10-4-1 胚胎脑室系统发育示意图
A. 第6周;B. 第7周;C. 第10周

【影像学表现】

判断胎儿侧脑室是否增宽，主要观测侧脑室三角区，包括定性诊断及定量诊断。侧脑室三角区宽度在15~40孕周之间维持稳定，不管是在轴位还是在冠状位上，产前测量正常胎儿侧脑室宽度均小于10mm，平均(7.6±0.6)mm。

MRI测量胎儿侧脑室宽度，常用SSFSE序列或SSFP序列，横轴位或冠状位于侧脑室三角区脉络膜丛血管球水平，内外侧壁之间，垂直于长轴进行测量(图10-4-2)。同时可以测量侧脑室体部、枕角或颞角之宽度，以及邻近脑皮质厚度；观察脉络丛血管球在三角区所占比例。胎儿侧脑室宽度≥10mm，提示脑室扩张，10~15.0mm为轻度扩张；大于15.0mm，邻近脑皮质厚度大于3.0mm为中度扩张；大于15.0mm，邻近脑皮质厚度小于2.0mm为重度脑室扩张。脑积水诊断仅适用于可直接观察到或推断存在梗阻的病例。

侧脑室扩张定性诊断：①脉络丛悬吊征：脑室扩张时，脉络丛表现为向所属侧室壁垂落；②脉络丛变薄：正常情况下，脉络丛填充侧脑室的50%~100%；脑室扩张时，脉络丛血管球在三角区所占比例明显下降。定性的方法较为主观，依赖于产前影像诊断医师的专业经验，应优先选择定量的方法测量侧脑室宽度。

【鉴别诊断】

胎儿脑室扩张可由多种原因导致。轻度脑室扩张约90%为特发性，女性胎儿多见，孕20周后多见，其中约30%于出生前消退。中、重度脑室扩张，常见原因包括胼胝体发育不全、基亚里畸形、中脑导水管狭窄、丹迪-沃克畸形等，其他可能原因还包括颅内出血、脑软化及脉络丛乳头状瘤等。MRI检查能提示病因，明确诊断。

胼胝体发育不全在中晚孕期MRI能清楚显示膝部、体部、压部或嘴部结构是否缺如，脑室扩张表现为以枕角和三角区扩张伴较小的额角(泪滴状)，体部分离，第三脑室上移(图10-4-3)。

先天性中脑导水管狭窄可能是先天发育异常或获得性改变所致，如X染色体连锁导水管狭窄、巨细胞病毒感染或弓形虫感染、脑室内出血或肿块。除了室管膜纤维化导致中脑导水管狭窄外，感染可引起脑萎缩导致单纯性脑室扩张，蛛网膜颗粒炎症导致交通性脑积水。感染所致脑室扩张，影像学表现为胎儿脑内和脑室周围钙化、肝脏钙化、肝脾肿大、腹水，以及羊水过多等。

建议全面追踪家族史及病史，了解有无可能的遗传性或感染性因素导致脑室扩张。必要时羊水穿刺，行胎儿核型分析、实验室检测巨细胞病毒、弓形虫感染，或母体血清学检查帮助确定可疑感染的原因。

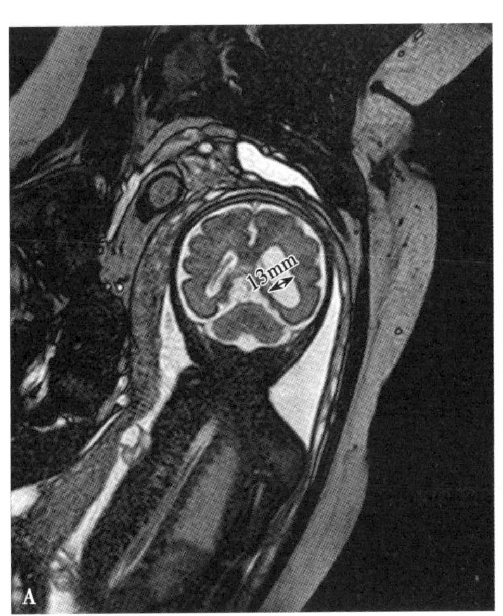

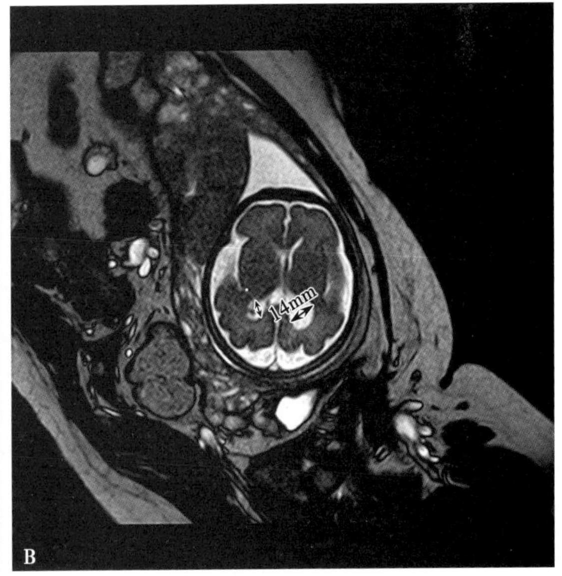

图10-4-2 胎儿左侧脑室增宽MRI表现

A. 冠状位(SSFP)；B. 轴位(SSFP)

孕29^{+6}周，胎儿左侧侧脑室增宽，脉络丛变薄，冠状位左侧侧脑室三角区增宽约13mm，轴位左侧脑室三角区增宽约14mm，胼胝体膝部及压部可见

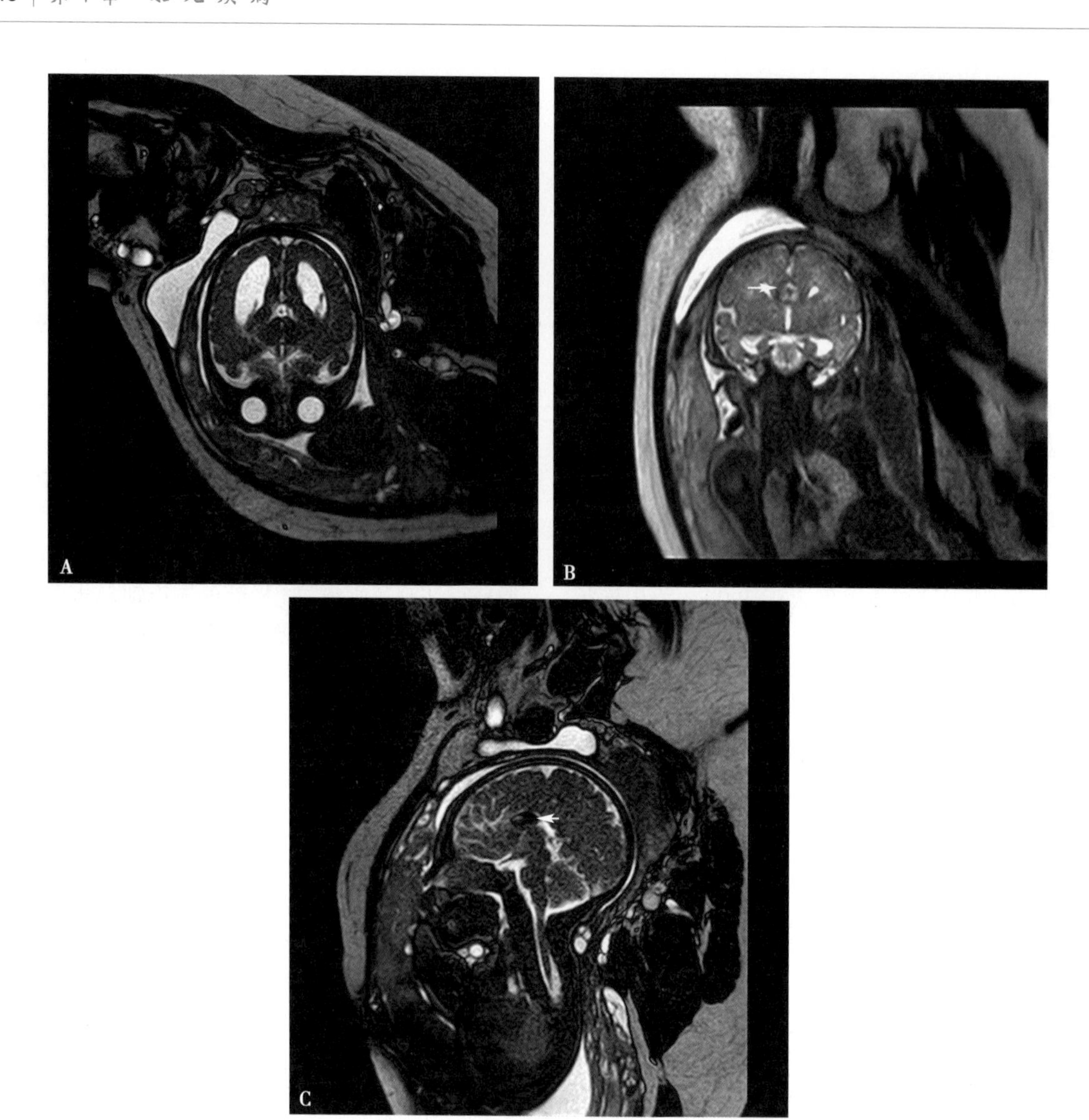

图 10-4-3 非孤立性胎儿脑室扩张 MRI 表现

A. 轴位(SSFP);B. 冠状位(SSFSE);C. 矢状位(SSFP)

孕 38 周,胎儿双侧脑室后角扩张,最宽处约 15mm,胼胝体缺如,第三脑室上方纵裂池内可见类圆形异常信号影(箭头),边界清楚,SSFSE 序列大部分呈高信号,中央可见小圆形低信号影,SSFP 序列大部分呈低信号,中央可见小圆形高信号影,考虑脂肪瘤可能

【回顾与展望】

胎儿中枢神经系统畸形是最常见的先天性畸形之一。多数研究认为,侧脑室的测量是评估脑室系统是否完整的最有效的方法,并能间接反映大脑发育的情况。中孕期低危妊娠,如果头部测量与孕周相符,侧脑室三角区宽度<10mm,小脑延髓池宽度在 2~10mm 之间,中枢神经系统畸形可能性非常低。

研究发现,轻中度脑室扩张胎儿中染色体非整倍体者约占 11%,其中 21 三倍体最常见,其次是 18、13 三倍体。染色体核型异常者 43%存在脑结构异常,包括Ⅱ型基亚里畸形、胼胝体发育不全及小头畸形等,其他异常包括心脏、膈疝、脐膨出、肢体减少等。先天性感染发生率为 0.8%(巨细胞病毒感染,弓形虫感染)。

胎儿 MRI 可用于识别超声无法发现的中枢神经系统潜在异常,如神经元移行异常、脑穿通畸形、胼胝体发育不全等先天畸形。超声漏诊最常见的是胼胝体缺如,而胎儿 MRI 几乎不会漏诊。因此,一般建议对超声提示脑室扩张病例均行 MRI 检查,除外可能合并的其他异常。若确定为无结构异常的孤立性轻度脑室扩张,则胎儿远期的神经系统发育正常的可能性更高,应建议随访。系列研究报道显示孤立性脑室显著扩张胎儿中,轻至中度、重度扩张新生儿死亡率分别为 3%和 16%。合并其他中枢神经系统异常时,胎儿出现神经系统异常(包括发育迟缓、神经、运动以及认知障碍等并发症)的可能性增加。

目前脑室扩张的MRI测量方法、诊断标准尚未完全统一,主要参照超声标准,将来有必要建立MRI脑室扩张的测量方法及诊断标准。有报道产前超声诊断的"孤立性"脑室扩张,MRI发现4%伴发脑部畸形,9%发现非神经系统畸形。这些信息可能影响医患沟通、治疗及分娩方式的选择。

胎儿核型异常通常具有解剖学改变或畸形;如单纯性脑室扩张是唐氏综合征的危险因素之一,轻度脑室扩张在4%~13%的唐氏综合征胎儿和0.1%~0.4%的整倍体胎儿中可检测到。唐氏综合征的风险随着脑室扩张的程度、脑室扩张的进展及其他异常的存在而增加。胎儿MRI还能清楚地发现是否合并胎儿水肿、颈项皮肤皱褶增厚、水囊状淋巴管畸形、鼻骨缺失、长骨(肱骨、股骨)短缩、脉络丛囊肿、胃肠道畸形(如十二指肠闭锁、脐膨出、膈疝)、尿生殖道缺陷(如马蹄肾、肾积水)、单脐动脉或脐带囊肿、短头畸形、小脑延髓池异常、胼胝体缺如、小脑发育不全、神经管缺陷等其他畸形;胎儿MRI能够提示可能相关的胎儿遗传性疾病。

胎儿MRI不仅可以发现结构异常,还可以进行脑功能分析。正常胎儿脑MRI波谱分析发现,肌酐(creatinine,Cr)和N-乙酰天门氡氨酸(N-acetylaspartate,NAA)在22周就可出现,随孕周的增加而增加,可能与突触和树突的发育有关;胆碱(choline,Cho)逐渐减少,可能与膜的合成及髓鞘形成有关;乳酸(lactic acid,La)在正常胎儿脑中未见报道。也有学者研究胎儿与成人在相同声音刺激条件下的BOLD信号,成人受激发区位于双侧Hechl's回,胎儿颞叶激发区为初级听觉皮层。

总之,当超声提示脑室扩张,怀疑脑实质异常或不能充分诊断是否合并胎儿全身其他畸形,针对性胎儿MRI对于明确诊断有重要价值。通过细致的形态结构及功能显示,可推测胎儿非整倍体性核型异常;胎儿MRI可能成为胎儿单基因遗传疾病的筛查工具,也可提供胎儿非整倍体性染色体异常遗传咨询参考。随着研究的进展,高场MRI(1.5T或3.0T)安全性得到证实,胎儿弥散张量成像(diffusion tensor imaging,DTI)、MRS及BOLD信号分析等应用于产前诊断,将为胎儿产前诊断提供更多更有效的手段,进一步保障出生缺陷的防控。

二、胎儿透明隔异常

【胚胎发育特点】

透明隔(septum pellucidum,SP)是由神经纤维与灰质细胞构成的两层薄膜,将两侧侧脑室分隔开,并构成侧脑室的内侧壁。透明隔腔(Cavum septum pellucidum,CSP)是两个透明隔之间的液性腔,位于侧脑室前角之间,透明隔腔向后扩展即是Vergae腔,其解剖分界是穹窿,即位于第三脑室顶部、脉络丛前缘的室间孔。

胚胎发育至10~12孕周时,随着端脑开始发育,在端脑双侧脑泡腔之间出现透明隔。透明隔从12孕周始,随着胼胝体发育分化,先向颅侧伸长,然后向尾侧弓状延伸,在胼胝体与穹窿联合间的局部区域被拉薄而形成。在16孕周时,透明隔两小叶之间即为透明隔腔,其前上方为胼胝体,后下方为穹窿,侧壁即为双侧透明隔小叶。17孕周时,透明隔腔发育成熟。正常情况下,透明隔腔在妊娠末期开始闭合,通常在出生后2个月消失。透明隔腔内含少量液体,不属于脑室系统,不具有室管膜,与脑室不相通,腔内脑脊液通过透明隔膜过滤和隔膜静脉及毛细血管重吸收。

【病理生理与临床表现】

胚胎发育早期受环境因素(如供血不足、局部炎症、代谢、机械)或遗传因素影响,可引起透明隔发育异常。透明隔缺如可能是单纯性透明隔缺如,较为罕见,发生率约为(2~3)/10000。此外,由于透明隔与胼胝体、边缘系统有共同的胚胎起源,因此透明隔发育异常还可能提示包括胼胝体、边缘系统内的更广泛的发育异常。产前影像学筛查若未能发现透明隔腔,可以作为胎儿颅内结构异常的线索,常合并脑中线结构畸形,包括胼胝体发育不良、前脑无裂畸形、II型基亚里畸形、严重的脑积水及视隔发育不良等。

国内外大部分研究认为正常胎儿透明隔腔的长径和宽径在19~27孕周随着孕周和双顶径的增加而增大,在28~40孕周变化不大;在36孕周以后有逐渐变小的趋势。因此,一般情况下,产前超声筛查可在孕18~37周观察到透明隔腔;在16孕周以前或37孕周以后观察不到透明隔腔可能是正常的。

【影像学表现】

正常情况下,MRI冠状位上显示透明隔腔位于脑中线的前1/3处,双侧侧脑室前角内侧、双侧透明隔之间,呈长方形或三角形的液性高信号区,以稳态自由进动(SSFP)序列显示最佳。MRI 同时可以观察低信号的胼胝体体部,以及双侧大脑半球间充满高信号脑脊液的纵裂池。矢状位上可以清楚的显示呈"C"形的低信号胼胝体全貌,以及紧邻的扣带回(图 10-4-4)。

研究表明,在 18~37 孕周期间,正常胎儿透明隔腔宽径为(5.9±1.0)mm;正常值范围为 2.0~9.0mm。如果透明隔腔过于狭窄,或透明隔缺如(absence of septum pellucidum,ASP),产前超声均不能显示,将提示透明隔腔消失(absence of cavum septum pellucidum)。

对产前超声提示透明隔腔消失的胎儿,行针对性胎儿脑部 MRI 多平面、多参数成像,可较为清晰的显示胎儿的透明隔是否存在、是否完整,以及观察颅脑结构如脑沟、脑回、胼胝体、小脑蚓部等脑中线结构,评价脑实质发育有无异常(图 10-4-5)。MRI 显示透明隔完整时,透明隔腔增宽或偏窄临床意义不大;而透明隔缺如则常提示可能包括胼胝体、边缘系统内的更广泛的发育异常。

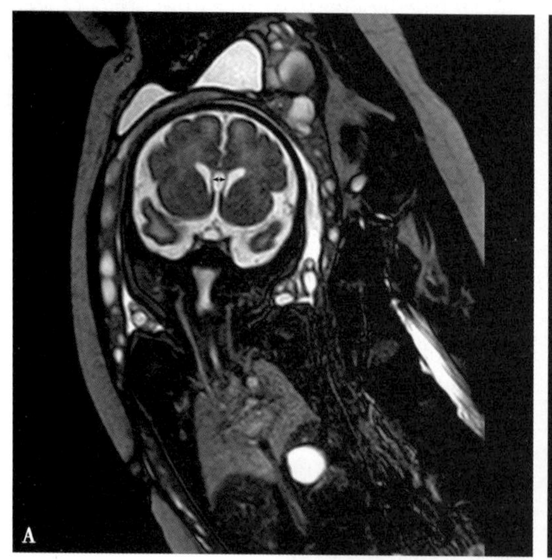

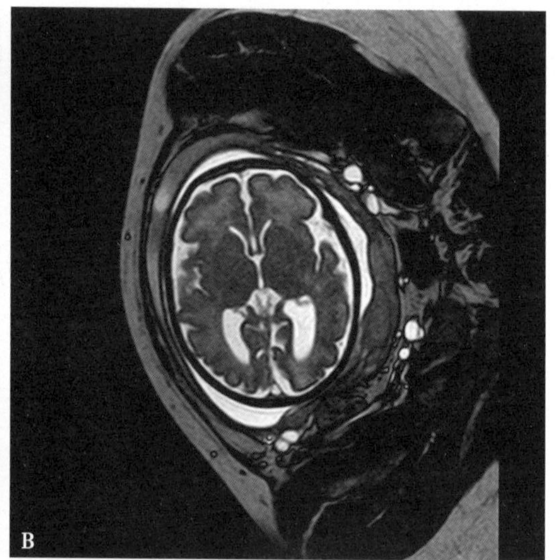

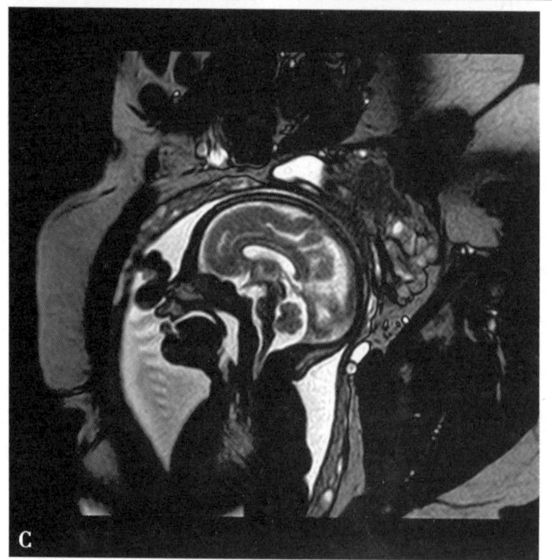

图 10-4-4 胎儿正常透明隔 MRI 表现

A. 冠状位(SSFP);B. 轴位(SSFP);C. 矢状位(SSFP)

孕 33^{+3} 周,胎儿双侧低信号透明隔完整,透明隔腔宽约 4mm(↔),胼胝体呈"C"形低信号

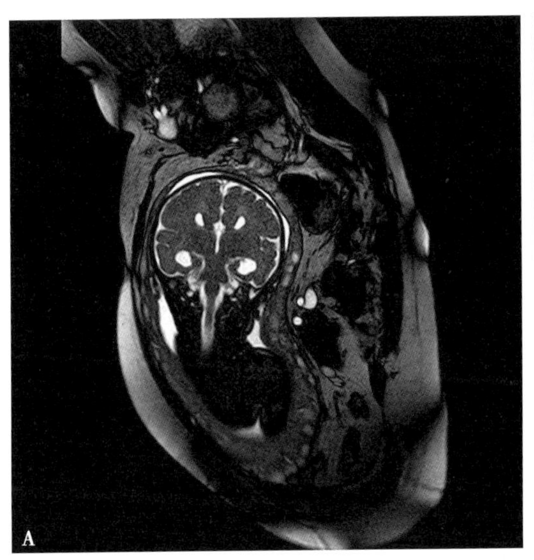
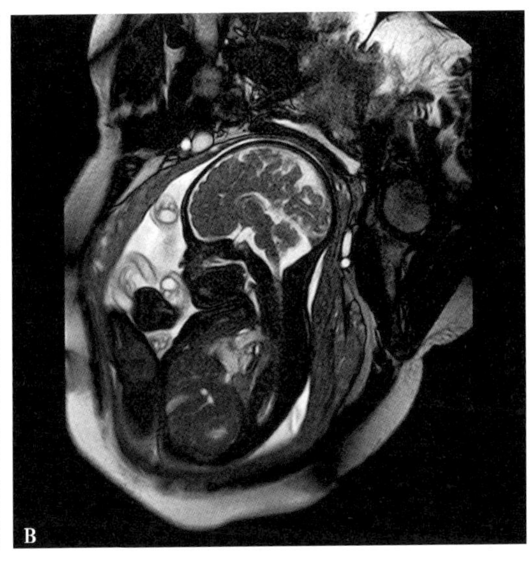

图 10-4-5 胎儿透明隔缺如 MRI 表现
A. 冠状位(SSFP);B. 矢状位(SSFP)
孕 31 周,胎儿透明隔未见显示,伴胼胝体发育不全

【鉴别诊断】

本病重点需要与严重脑积水、前脑无裂畸形等疾病相鉴别。严重脑积水可因脑脊液压力明显增高导致透明隔腔明显扩张,透明隔破裂或极度变薄而显示不清。前脑无裂畸形表现为侧脑室融合、大脑不能分裂为两侧大脑半球,有时也不能在横向上分裂成间脑和端脑,常合并面部异常。

【回顾与展望】

透明隔缺如可提示多种胎儿颅内畸形的发生。中孕期系统性产前筛查测量透明隔腔,对于推断透明隔是否存在,在产前超声诊断中具有重要意义。一般情况下,只要透明隔完整,透明隔腔增宽或偏窄临床意义不大。晚孕期超声提示侧脑室正常的透明隔腔消失并不可靠,需要进一步行胎儿 MRI 检查,因为 MRI 不但能够清晰显示透明隔全貌,更重要的是筛查中枢神经系统有无异常,直接显示胎儿的脑组织、胼胝体、小脑蚓部等结构及髓鞘的发育形成过程,获得超声不能显示的额外信息。

中孕期系统性产前超声筛查透明隔腔,测量透明隔腔宽度,多项研究报道正常值分别为(4.1±1.7)mm,(5.3±1.7)mm,(5.5±1.48)mm,(5.9±1.0)mm。目前国际上尚无统一正常值标准,国内通用的胎儿透明隔腔宽径正常值范围为 2.0~9.0mm。国际妇产超声协会提出在 18~37 周孕可以观察到透明隔腔,而 16 周孕以前或 37 周孕以后观察不到透明隔腔是正常的,并且认为观察透明隔腔对判断脑部畸形的价值是有争议的。

对于针对性胎儿头部 MRI 扫描,应该重点观察双侧透明隔是否存在,透明隔是否完整,脑中线结构存否异常,测量透明隔腔内径仅供产前诊断医师参考。此外,MRI 除了从解剖角度观察前脑无裂畸形、胼胝体发育异常并准确分型外,应用弥散张量成像(DTI)还能够研究神经纤维异常走行的方向;应用高场 MRI,高清图像能够观察严重脑积水透明隔腔膨胀及透明隔破裂,研究胎儿视神经、嗅神经及脑垂体发育不良的影像特点。

三、胎儿后颅窝异常

【胚胎发育】

小脑起源于后脑翼板背侧部的菱唇,左右两菱唇在中线融合,形成小脑板,为小脑的原基,菱唇的小脑颗粒细胞的迁移方向具有固定性,可以逐步发育为小脑的不同结构。在第 12 周孕时,小脑板的两外侧部膨大,形成小脑半球,小脑板中部变细,形成小脑蚓部,小脑蚓部并非通过小脑半球间融合而发育,其不同阶段的发育异常可单独存在。小脑蚓部通过裂结构分为 10 个小叶,原裂最早出现,一般在 25~26 周孕时,若 28 周孕原裂尚未出现则提示发育异常;孕中晚期可以观察到 7 个小叶;小脑半球直径随孕周而增加。

(一) 后颅窝单纯囊性病变

胎儿后颅窝囊性病变是指可以导致后颅窝不规则囊性扩大的一类疾病,不同的发病机制有不同的临床及影像表现,最常见的有蛛网膜囊肿、大枕大池、Blake 囊肿(Blake's pouch cyst,BPC)。

【病理生理与临床表现】

后颅窝蛛网膜囊肿，与颅内其他部位蛛网膜囊肿一样，均为脑脊液在脑外形成的异常局限性积聚，与蛛网膜下腔和脑室均不相通。Blake囊是胚胎发育初期，第四脑室正中孔出现前的一过性结构，与蛛网膜下腔无沟通。当第四脑室正中孔未正常出现时，Blake囊则成为永存结构，形成第四脑室后下方突向小脑的囊性结构，称为Blake囊肿，在孕第4个月即可形成。大枕大池为脑底部小脑下方、延髓后方的充满脑脊液的结构，随着第四脑室正中孔出现，蛛网膜下腔与第四脑室相通而形成。脑脊液在扩大的枕大池和周围的脑脊液间隙间流通，不会影响脑脊液循环，并不会导致神经系统症状。

【影像学表现】

后颅窝单纯囊性病变均表现为后颅窝增宽。Blake囊肿在影像学上表现为由后下方突向第四脑室的脑脊液结构，第四脑室由于后颅窝的增宽而扩大，脑干受压而靠近斜坡；有些病例第四脑室大小可正常。大枕大池表现为扩大的枕大池与第四脑室、蛛网膜下腔相沟通。蛛网膜囊肿诊断主要通过间接征象，如对周围脑实质和颅骨的压迫征象，甚至出现脑积水，主要占位征象是对小脑的推挤移位（图10-4-6）。

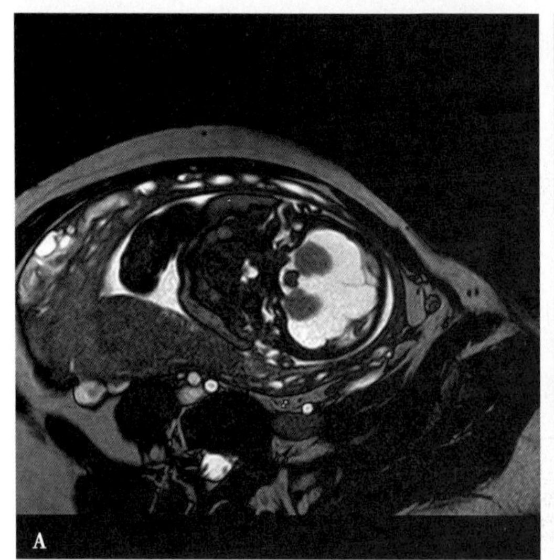

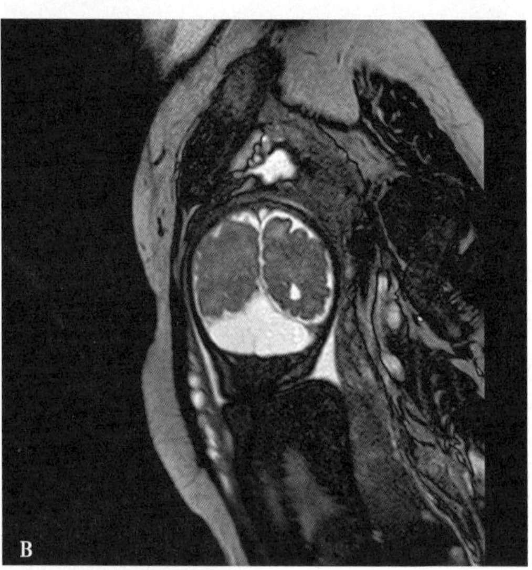

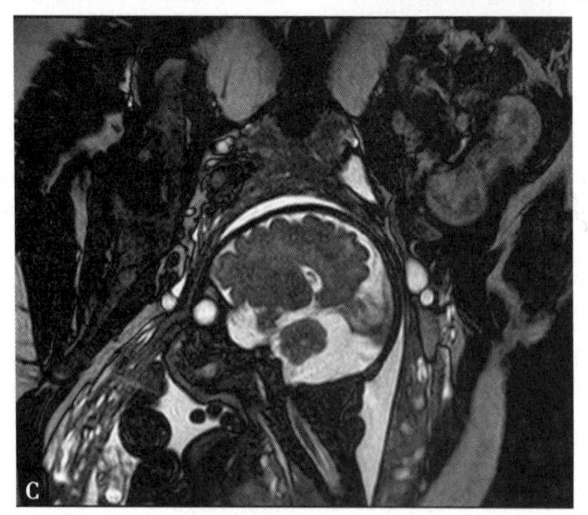

图10-4-6 胎儿后颅窝蛛网膜囊肿MRI表现

A. 轴位（SSFP）；B. 冠状位（SSFP）；C. 矢状位（SSFP）

孕34^{+4}周，胎儿后颅窝池增宽，可见囊性占位，邻近颅骨可见压迹

【诊断要点】

正常情况下，小脑蚓部后缘与枕骨内缘间距离≤10mm（2.0~10mm），>10mm 时提示后颅窝扩大。Blake 囊肿为扩大后颅窝内的脑脊液结构，与四脑室相通，四脑室可扩张或不扩张，可有占位效应。大枕大池为后颅窝囊性发育异常，特征为扩大的枕大池，不累及小脑蚓部，不存在脑积水。蛛网膜囊肿以推挤周围结构引起占位为主，可出现脑积水。

【鉴别诊断】

后颅窝良性囊性病变表现类似，大部分小脑蚓部、脑干正常，但几种良性发育异常之间也需要鉴别诊断，其中大枕大池表现类似永久性 Blake 囊肿，但两者发病机制不同，前者与第四脑室相通，无小脑受推挤移位、脑积水的表现。蛛网膜囊肿以占位征象为主，小脑受压推移，不与脑室相通，可能出现脑积水。此外，表皮样囊肿表现类似蛛网膜囊肿，可通过 FLAIR 及 DWI 成像进行鉴别，表皮样囊肿往往表现为高信号，蛛网膜囊肿为低信号。

（二）丹迪-沃克畸形

【病理生理与临床表现】

丹迪-沃克畸形（Dandy-Walker malformation，DW）是由于后脑（菱脑）发育受阻所致，第四脑室顶部的前膜部区与脉络丛之间不能正常沟通，导致发育中的小脑蚓部与脉络丛之间的前下膜部结构永存，脑脊液搏动导致前膜部区呈球状囊性结构突出，使发育不良的下蚓部移位并逆时针旋转，后膜部根据四脑室正中孔闭合与开放程度有不同变化，本病可能存在基因异常。

【影像学表现】

丹迪-沃克畸形在胎儿头颅正中矢状位表现为后颅窝囊性扩大，与扩大的第四脑室沟通，小脑蚓部发育不全向前上旋转，小脑幕和窦汇上移，轴位上小脑半球被囊性扩大后颅窝推挤前移（图 10-4-7）。

【诊断要点】

本病诊断要点包括：第四脑室囊性扩大，与扩大的后颅凹相通；小脑蚓部发育不全，向前上移位及旋转；后颅凹扩大，横窦、天幕及窦汇上移。

（三）菱脑融合

【病理生理与临床表现】

菱脑融合（Rhombencephalosynapsis，RES）为孕早期 33~34 天时，菱脑中线区结构的形成异常，小脑半球融合和小脑蚓部的发育不良或缺如，往往合并后颅窝其他结构异常，如小脑脚、齿状核、下丘等结构。大体病理显示后颅窝变小，小脑半球可对称或不对称，双侧融合或并列的小脑齿状核形成马镫样结构跨过中线，小脑扁桃体融合，四脑室呈匙孔状。常合并幕上结构，特别是中线区多种异常，如胼胝体异常或透明隔缺如，临床预后较差。

【影像学表现】

MRI 表现为小脑蚓部发育不良或完全缺如，小脑半球部分或完全融合。轴位图像显示小脑扁平状并无小脑谷；小脑蚓部完全缺如时，小脑实质连续性穿过中线；如小脑蚓部发育不全，则小脑半球不对称，小脑小叶及脑裂呈角样穿越中线；正中矢状位图像显示小脑蚓部缺如，仅有小脑半球组织（图 10-4-8）。

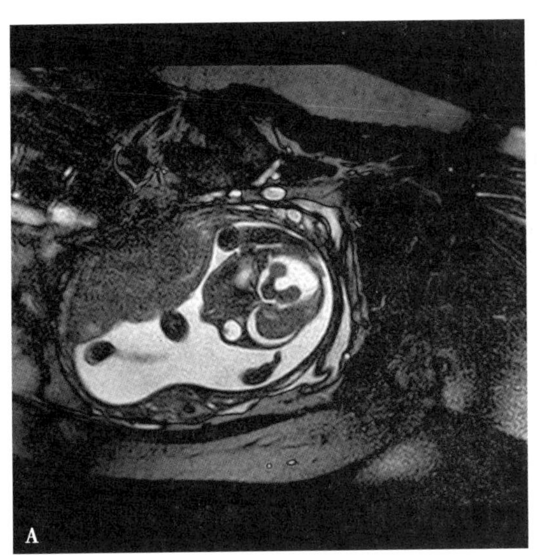

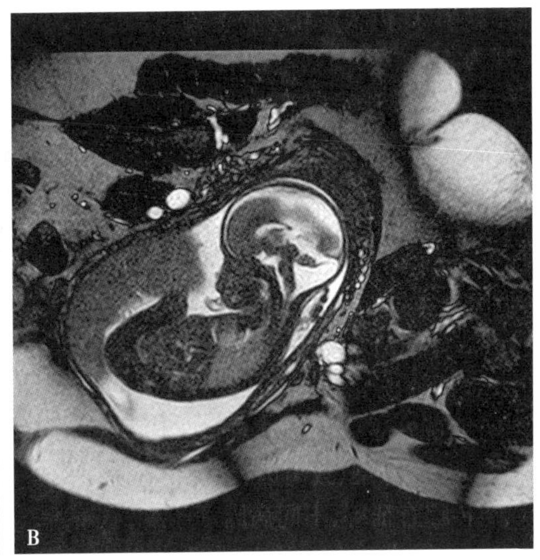

图 10-4-7 胎儿丹迪-沃克畸形 MRI 表现

A. 轴位（SSFP）；B. 矢状位（SSFP）

孕 29^{+4} 周，胎儿后颅窝池增宽，小脑蚓部发育不良，第四脑室中央孔扩大，后颅窝池脑脊液与第四脑室相通，小脑幕位置上移

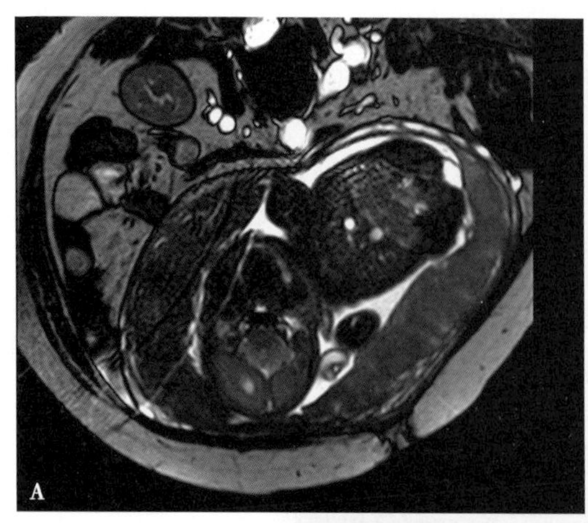
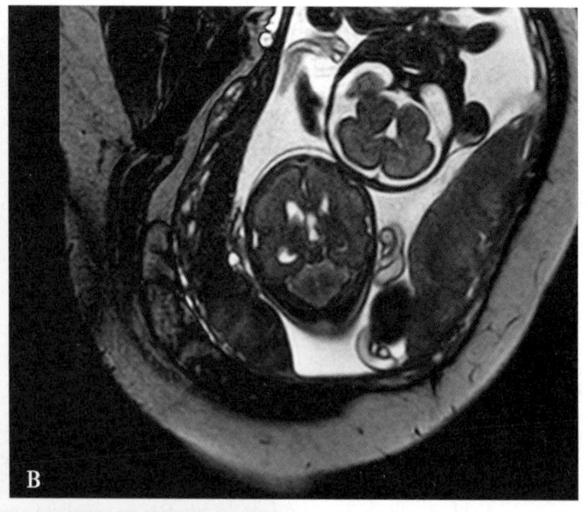
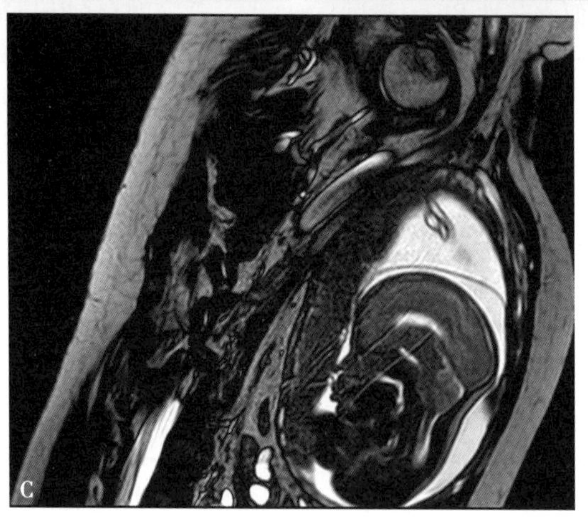

图 10-4-8 胎儿菱脑融合 MRI 表现

A. 轴位(SSFP);B. 冠状位(SSFP);C. 矢状位(SSFP)

孕 25^{+6}周,胎儿小脑半球融合,小脑蚓部显示不清,四脑室呈笔尖样,后颅窝,脑池变窄

【诊断要点】

本病诊断要点包括:小脑蚓部发育不良或完全缺如,伴小脑半球、齿状核和小脑上脚融合;四脑室小,常表现为菱形的第四脑室(钥匙孔样);其他指征有扁平型小脑、水平走向的小脑小叶。

(四)小脑发育不全

【病理生理与临床表现】

小脑发育不全(cerebellar hypoplasia),广义上可分为四大类:不对称小脑发育不全、蚓部发育异常、全小脑发育不全和脑桥小脑发育不全。正常发育的小脑,孕 24 周前小脑横径约等于孕周;孕 20~38 周,增长速度约为 1.0~2.0mm/周;孕 38 周后的增长速度约为 0.7mm/周。多种病因可能导致小脑体积变小,如孕期感染、致畸因素、染色体异常、代谢异常或遗传综合征等,不同病因可导致不同的病理生理改变,可以为整个小脑和蚓部、蚓部合并单侧或双侧小脑半球等多种受累形式存在,生后可能引起共济失调、肌张力减退、构音眼动障碍、震颤、小头畸形、智力发育落后等一系列神经系统症状和体征。

【影像学表现】

不对称小脑发育不全表现为小脑的不对称改变,一侧小脑体积小、脑沟脑裂异常,可同时伴有幕上脑实质的异常;蚓部发育异常,可引起不同程度的蚓部结构形态异常,由于病因不同而表现各异,如丹迪-沃克畸形合并后颅窝扩大,Joubert 综合征呈臼齿征表现,菱脑融合时小脑蚓部发育不良或完全缺如;全小脑发育不全表现为全小脑体积小、形态异常及信号异常,如为感染或基因改变所致,可同时伴有其他脑实质损伤或结构异常,如软化灶、白质异常、神经元移行障碍或多器官系统的改变(图 10-4-9)。

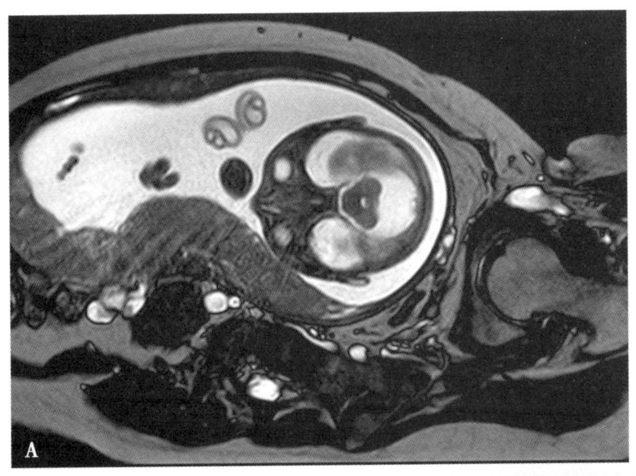

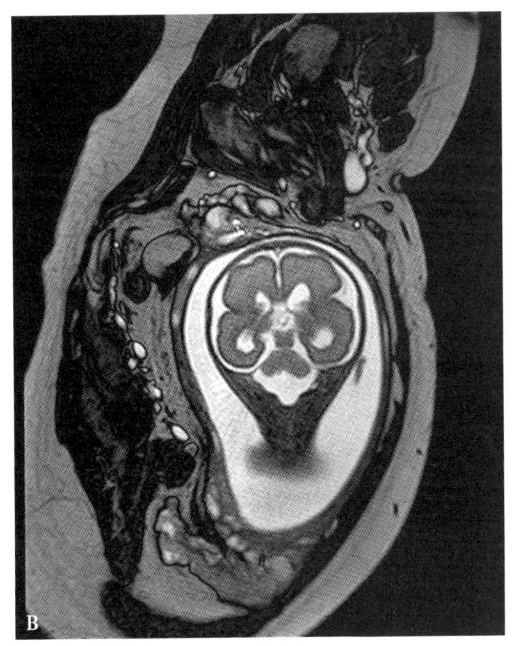

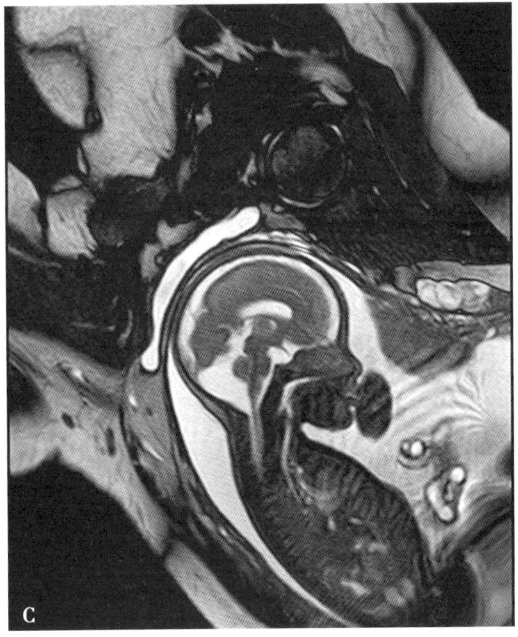

图 10-4-9　胎儿小脑发育不全 MRI 表现

A. 轴位（SSFP）；B. 冠状位（SSFP）；C. 矢状位（SSFP）

孕 26 周，胎儿小脑半球及小脑蚓部偏小，小脑蚓部原裂未出现

【诊断要点】

小脑体积的对称或不对称减小；小脑形态失常，局部脑叶或蚓部不规则缺失；小脑脑沟、脑裂的增宽、加深；如伴有信号异常可疑为钙化、出血等。

【鉴别诊断】

小脑发育不全为病因、影像表现皆复杂的一大类疾病，在诊断中应根据本病的分类特点或累及部位，以及不同病因所致小脑发育不良的特点，从病因学出发进行鉴别诊断。不对称小脑发育不全大部分为获得性，中孕期或晚孕早期的脑出血所致，少部分为基因异常所致综合征，其表现为不对称性的小脑结构异常。也可根据影像特点进行鉴别，如颅内感染所致的小脑发育不良，往往会伴有脑实质钙化、神经元移行异常等特征性改变；代谢性疾病则以白质受累或髓鞘化障碍为特征。

四、胎儿大脑发育异常

（一）胼胝体发育不全

【病理生理与临床表现】

胼胝体位于大脑半球纵裂的底部，是连接两侧大脑半球的神经纤维束。孕 12 周时胼胝体纤维跨过中线，首先形成膝部，随后形成体部和压部，最后形成嘴部，整个过程到孕 18～20 周完成。新生儿 DTI 的纤维示踪技术表明，胼胝体是由两部分分别发育而成，腹侧由膝部和体部构成，连接额叶；背侧由胼胝体压部和所附的海马连合构成，连接顶叶和穹窿。胼胝体发育不全（agenesis of the corpus callosum，ACC）的产前诊断应在孕 20 周后进行。

胼胝体发育不全可分为完全型和部分型，完全型发生于胎儿发育早期，而部分型发生时间稍晚。部分型以压部和嘴部缺如最常见，体部较少受累，膝部常发育正常。常合并多种其他神经系统畸形。本病可能的致病因素包括染色体异常、基因突变、宫内感染、酒精和环境因素等。出生后，患儿可能出现癫痫发作、发育迟滞、学习障碍等临床表现；有研究表明 ACC 患儿与自闭症患儿具有显著的一致性。

【影像学表现】

胎儿脑部 MRI 正中矢状位 T_2WI 显示“C”形低信号胼胝体消失，扣带回及扣带沟消失，大脑内侧面脑沟脑回呈放射状排列；轴位及冠状位 MRI 表现为透明隔缺如，侧脑室体部平行、分离，三角区和后角不同程度扩张，第三脑室上移伸入分裂的半球间裂，冠状位侧脑室呈“八”字形（图 10-4-10）；可伴发其他神经系统发育畸形，如小脑蚓部发育不良、半球间裂囊肿或半球间裂脂肪瘤等。

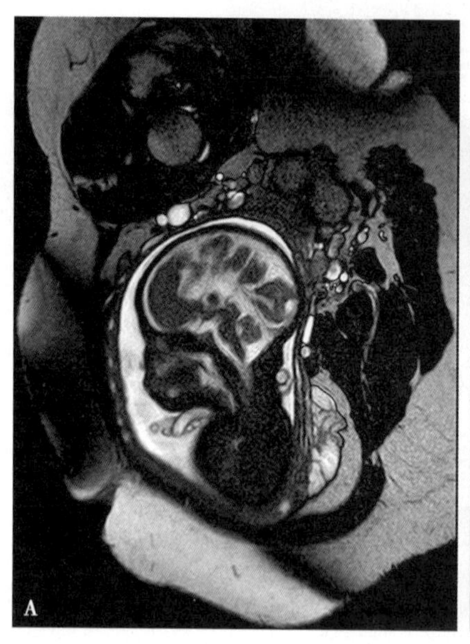

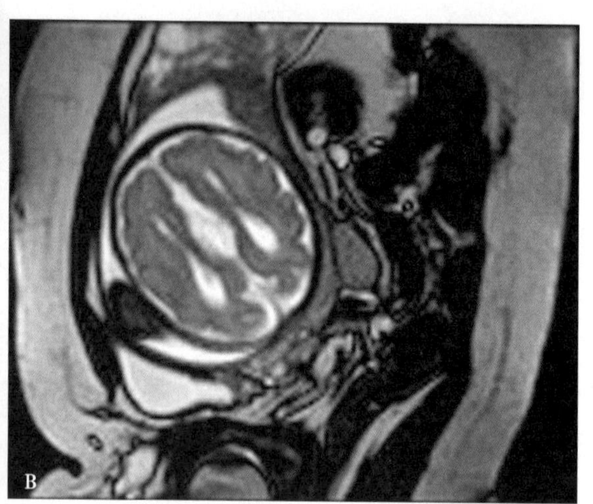

图 10-4-10 胎儿胼胝体发育不全 MRI 表现

A. 矢状位（SSFP）；B. 轴位（SSFP）

孕 30 周，正中矢状位 MRI 显示胎儿“C”形低信号胼胝体消失，扣带回及扣带沟消失，大脑内侧面脑沟脑回呈放射状排列，轴位显示透明隔缺如，侧脑室体部平行、分离，三角区和后角不同程度扩张，第三脑室上移伸入分裂的半球间裂，提示完全型胼胝体发育不全

【诊断要点】

本病直接征象为胎儿 MRI 正中矢状位、冠状位及轴位显示胎儿胼胝体缺如；间接征象包括侧脑室体部平行分离、枕角扩大，第三脑室扩大上移，透明隔缺如，扣带回消失，大脑内侧面脑沟回放射状排列。

【鉴别诊断】根据典型的影像学表现，一般无需鉴别。

（二）前脑无裂畸形

【病理生理与临床表现】

前脑无裂畸形（holoprosencephaly，HPE）是胚胎 5~8 周期间端脑在纵向上不能分裂为两侧大脑半球，横向上不能分化出间脑和端脑，而导致的一系列脑畸形和面部畸形。本病多伴 13-三体综合征等染色体异常，有一定的家族遗传倾向。病因不明，目前推测可能由于颅脑间充质缺乏，无法诱导基底中线结构的分化，从而导致面部颌骨前节段和大脑镰的发育不全，端脑和间脑分化的缺乏，端脑不能分裂为两个大脑半球，皮质区域不能形成正常的组织结构。由于本病胎儿死亡率较高，部分轻型病例虽可存活，但出生后会出现智力缺陷及神经内分泌障碍等问题，而导致生活质量低下。因此，早期明确诊断，及时终止妊娠，对优生优育、降低出生缺陷具有重要意义。

【影像学表现】

前脑无裂畸形根据其严重程度可分为三个亚型和一个变异型。

无脑叶型，为最严重的类型，大脑半球完全融合，单个原始脑室，丘脑融合；大脑镰及半球间裂缺失，透明隔腔与第三脑室缺失，胼胝体缺如（图 10-4-11），常合并其他结构异常，如眼距过窄、独眼、喙鼻等表现。

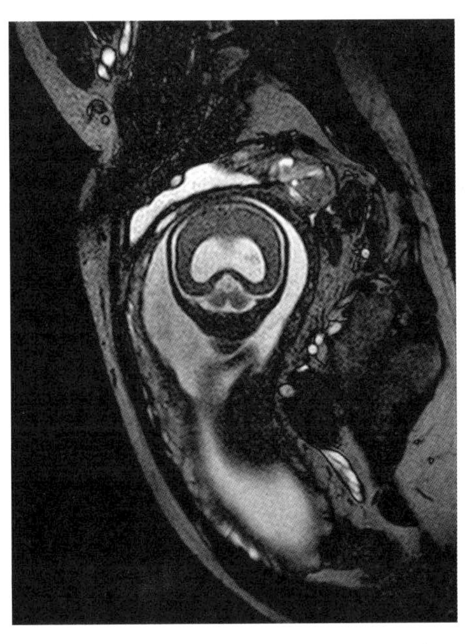

图 10-4-11　胎儿全前脑无裂畸形 MRI 表现
冠状位(SSFP);孕 27 周,胎儿透明隔缺如,双侧侧脑室融合呈单脑室改变,胼胝体部分缺如,大脑半球间裂及大脑镰部分缺如

半脑叶型,在大脑半球的后方有不完全的半球间裂,前方相连,单一侧脑室;丘脑常融合或部分分裂;透明隔与胼胝体缺如,第三脑室很小。

脑叶型,为最轻的类型,大脑半球及脑室均完全分开,大脑半球的前后间裂发育尚好,大脑镰形成;丘脑左右各一,但仍有一定程度的融合,扣带回融合。如透明隔缺如,两侧侧脑室于前角后部相通。额叶及侧脑室前角常发育不良,第三脑室发育较半脑叶型好。

半球中央变异型,又称端脑融合畸形(syntelencephaly),双侧大脑半球于额叶后部和(或)顶叶融合,而额叶前部、枕叶半球间裂多发育正常,融合部位半球间裂、大脑镰缺如。双侧外侧裂池畸形成角并加深,跨越大脑顶部,并于中线区相沟通。胼胝体体部畸形程度最严重,而膝部和压部受累相对较轻,前脑底部结构如下丘脑、双侧基底节区结构发育正常。

【诊断要点】

本病诊断要点包括:大脑半球完全或部分融合,单一侧脑室;丘脑完全或部分融合;透明隔缺如,胼胝体缺如;第三脑室缺如或发育不良。脑叶型前脑无裂畸形仅有少部分结构融合,需要仔细观察和鉴别诊断。

【鉴别诊断】

无叶型和半脑叶型前脑无裂畸形特点突出,MRI检查可明确诊断。脑叶型需与视-隔发育不良、透明隔缺如、脑皮层发育不良等疾病进行鉴别,仔细观察两侧额叶结构是否融合是鉴别诊断的关键。

(三)脑穿通畸形

【病理生理与临床表现】

脑穿通畸形(porencephaly)为脑实质内非肿瘤性含脑脊液的囊腔,与脑室和(或)蛛网膜下腔相通,囊壁无灰质内衬。本病罕见,发病率约 5.2/10 万。出生后临床症状多为癫痫,也可伴发精神异常。病因可能与遗传因素、脑血管发育异常、宫内感染有关。

【影像学表现】

胎儿 MRI 显示脑实质内单发或多发,单侧或双侧分布的囊腔,内为脑脊液信号,囊壁无灰质内衬,囊腔与邻近脑室和(或)蛛网膜下腔相通,相应脑室或蛛网膜下腔局限性扩大,邻近颅骨可受压变薄,向外突出(图 10-4-12)。

【诊断要点】

影像表现特点为脑实质受损、囊肿与脑室和(或)蛛网膜下腔相通、囊壁无灰质覆盖。

【鉴别诊断】

本病需要与开唇型脑裂畸形及积水性无脑畸形相鉴别。开唇型脑裂畸形,脑室与蛛网膜下腔相通,内壁有灰质覆盖;积水性无脑畸形为严重脑积水,脑室重度扩张,脑实质明显变薄。

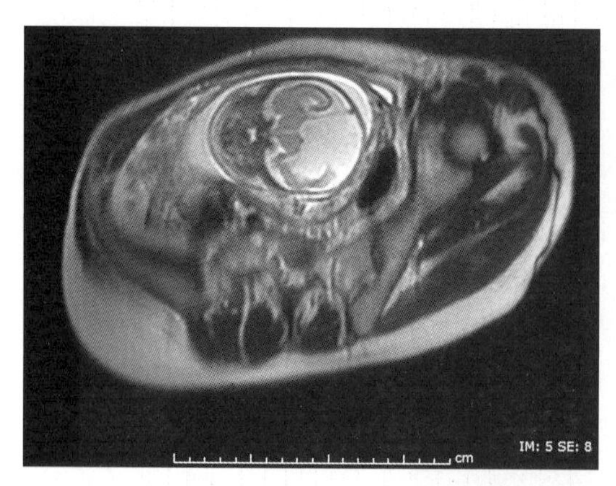

图 10-4-12 胎儿脑穿通畸形 MRI 表现
孕 27^{+1}周,胎儿顶部可见一大囊腔,内为脑脊液信号,囊壁无灰质内衬,囊腔与邻近侧脑室相通

（四）半侧巨脑畸形

【病理生理与临床表现】

半侧巨脑畸形（hemimegalencephaly，HME）为错构瘤样畸形导致的大脑结构明显不对称，可累及小脑和脑干。传统理论认为本病属于原发神经元移行障碍，可能为原发神经元谱系形成、分裂和增殖障碍所致。本病罕见，可单独发生或合并神经皮肤综合征。本病分为三型：单纯型、综合征型、全一侧巨脑畸形（累及小脑或脑干），有偶发病例仅累及小脑或脑干；患儿头大，头颅不对称，神经发育迟缓，生后早期即出现难治性癫痫，综合征者亦可合并其他异常，如神经皮肤综合征导致的皮肤异常，可伴有同侧半身/全部生长过度，死亡率高。

【影像学表现】

胎儿 MRI 表现为双侧大脑半球不对称，患侧大脑半球增大；脑实质内白质体积增大，髓鞘化提前，信号增高；皮层发育异常，皮层增厚，灰白质界限模糊，可见多种神经元移行障碍的表现，如巨脑回、多小脑回或灰质异位等；胼胝体不对称；脑室系统不对称或发育异常，脑室受累主要表现为以下四种异常：侧脑室前角轻中度变直、脑室中重度扩张、对侧侧脑室前角变小、Colpocephaly 综合征（不同严重程度的巨脑畸形伴侧脑室颞角不规则扩大）；受累侧小脑半球下移，脑中线可移位，未受累大脑半球侧较正常大脑体积小并因移位而变形。全一侧巨脑病例同侧脑干及小脑半球也增大（图 10-4-13）。

根据 MRI 表现可分为三级：Ⅰ级为受累大脑半球轻度增大，轻度的脑室不对称、侧脑室前角平直、白质信号增高、中线无或轻度偏移并无明显的皮层发育不良。Ⅱ级为大脑半球的中度增大，脑中线轻中度移位、同侧侧脑室中度脑室扩张及对侧脑室减小、Colpocephaly 综合征、皮层中度局部发育不良。Ⅲ级为一侧大脑半球显著增大，中线明显移位、同侧侧脑室明显扩张变形、严重的皮层发育不良，包括可能出现无脑回。

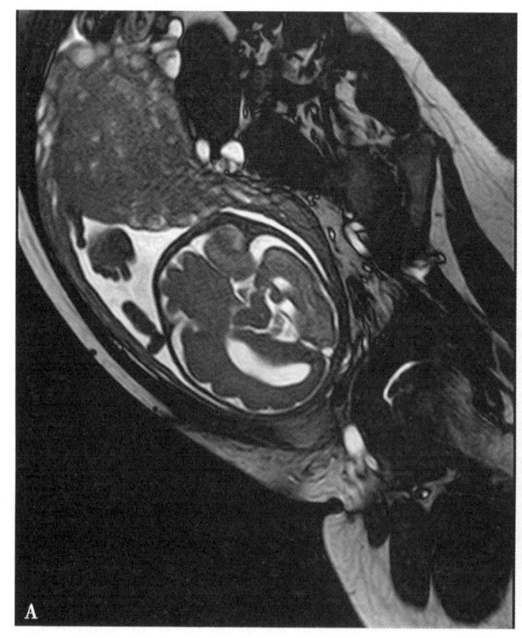

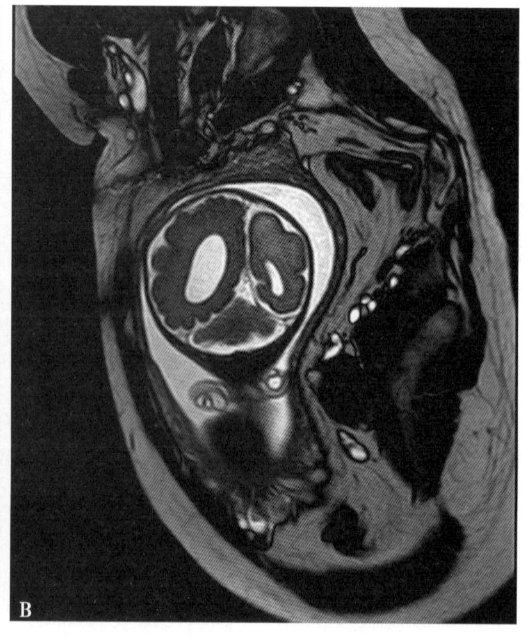

图 10-4-13 胎儿右侧巨脑回畸形 MRI 表现
A. 轴位（SSFP）；B. 冠状位（SSFP）
孕 30 周，胎儿右侧脑表面光滑，脑回粗大，脑沟变浅，皮层下白质信号异常

【诊断要点】

双侧大脑半球不对称，一侧大脑半球体积增大，皮层发育异常，可出现神经元移行障碍，同侧侧脑室增大伴前角变平直，对侧侧脑室小，脑中线可发生移位。

（五）露脑畸形或无脑畸形

【病理生理与临床表现】

露脑畸形（exencephaly）和无脑畸形（anencephaly）属于神经管发育缺陷，是胚胎 6 周时前神经孔闭合失败所致。两者均有颅骨穹窿缺如，区别在于前者在羊水中可见到漂浮的脑组织。无脑畸形为致死性畸形，约 75%为死胎，50%存在羊水过多，呈蛙样面容，表现为眼眶上方平坦，头盖骨缺损，胎儿眼球突出，鼻、唇、下颌清晰可见。常伴有脊柱裂、腹裂等其他畸形。两者均可在孕早期诊断，预后极差，一旦诊断均应及时终止妊娠。

【影像学表现】

胎儿 MRI 露脑畸形表现为颅盖骨缺如，脑组织直接暴露于羊水中，脑组织表面只有脑膜覆盖而无颅骨及皮肤。无脑畸形表现为颅盖骨缺如，颅底结构可见，大脑半球完全缺失或发育不良，缩小成一团附着于颅底。矢、冠状面扫描见双眼眶位于头颅最高处，双眼向前突出，眶上面无颅盖骨，呈青蛙样面容（图 10-4-14）。常合并其他畸形。

【诊断要点】

无完整的颅盖骨影像，伴脑组织缺如或发育不良者为无脑畸形，暴露于羊水中不规则形脑组织者为露脑畸形。

【鉴别诊断】

露脑畸形需与巨大的脑膜脑膨出以及严重的小头畸形、羊膜带综合征所致无脑畸形进行鉴别。

五、胎儿脑血管病变

（一）大脑大静脉动脉瘤样畸形

【病理生理与临床表现】

大脑大静脉动脉瘤样畸形（vein of Galen aneurysmal malformation，VGAM），又称大脑大静脉血管瘤或 Galen 静脉瘤，为颅内动脉（通常是丘脑穿支动脉、脉络膜动脉和大脑前动脉）与 Galen 静脉或其他位于中线的原始静脉（如胚胎期前脑中间静脉）间的先天性交通，导致静脉呈动脉瘤样扩张。本病以动静脉瘘最常见，常合并直窦缺如，镰状窦和枕窦残留。本病临床症状为出生后新生儿期难治性慢性心力衰竭以及颅内响亮的血管杂音，婴儿期脑积水和癫痫，大龄儿童或青年期脑出血。

【影像学表现】

在 SSFSE 序列显示胎儿颅中线部位可见管状或球形短 T_2 血管流空信号的肿块影，边界清楚光滑，镰状窦开放，与肿块相连（图 10-4-15）。幕上脑室系统扩大。当合并有三尖瓣反流，或颈静脉、上腔静脉明显扩张时，提示心脏功能衰竭，胎儿预后不良。

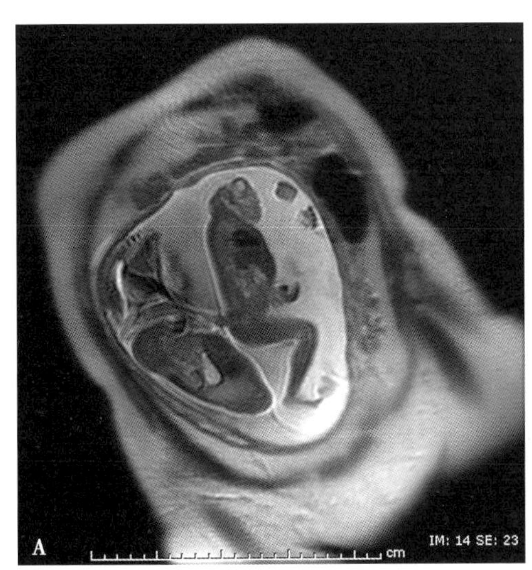

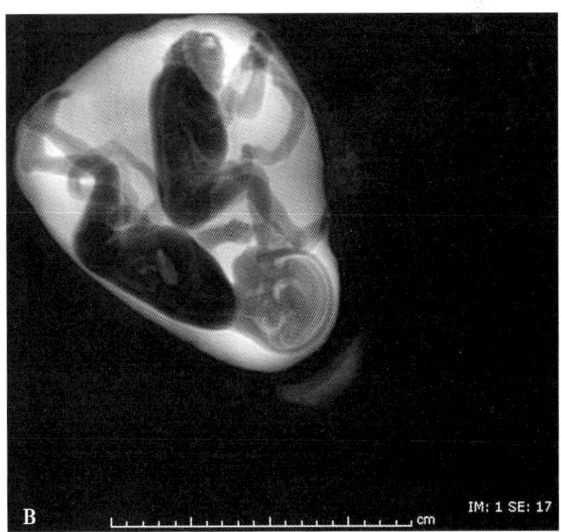

图 10-4-14　胎儿露脑畸形 MRI 表现

A. 矢状位（SSFSE）；B. 矢状位（SSh-MRCP）

孕 20 周，双胎，上位胎儿矢状位 MRI 显示胎儿颅盖骨缺如，脑组织直接暴露于羊水中，大脑半球发育不良，双眼眶位于头颅最高处，双眼向前突出，呈青蛙样面容，下位胎儿头颅发育未见明显异常

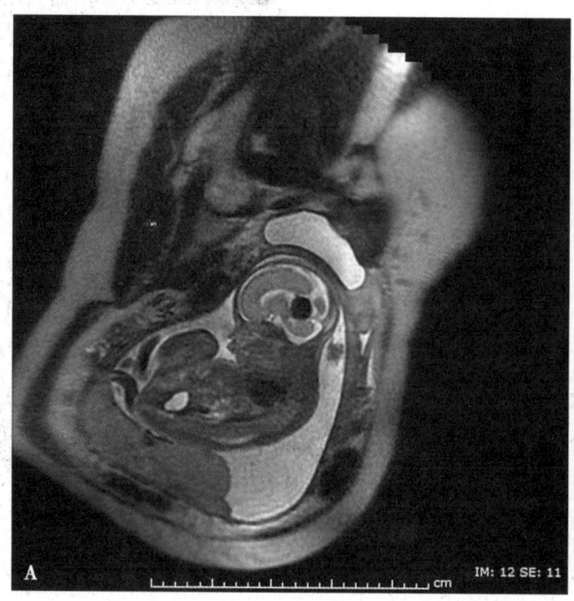

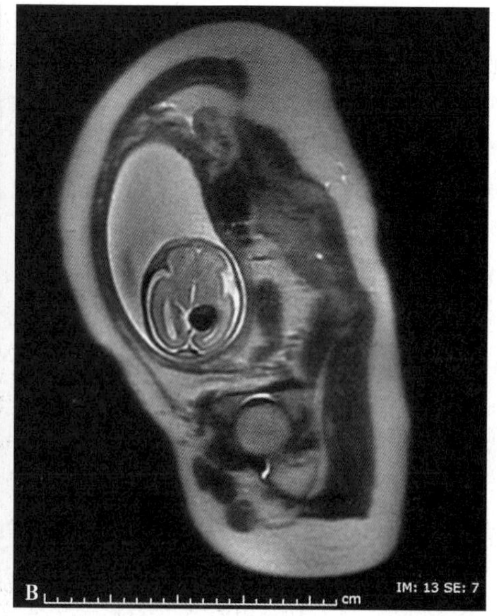

图 10-4-15 胎儿 Galen 静脉瘤 MRI 表现

A. 矢状位(SSFSE);B. 轴位(SSFSE)

孕 26 周,胎儿颅中线部位可见流空信号类圆形灶,边界清楚光滑,与开放的镰状窦相连

【诊断要点】

本病诊断要点包括:胎儿中线部位(四叠体池区域)巨大的静脉瘤;瘤体较大时可压迫中脑水管而出现脑积水;伴有充血性心力衰竭时,可有心脏扩大、胎儿水肿。

(二)胎儿颅内出血

【病理生理与临床表现】

胎儿颅内出血(intracranial hemorrhage,ICH)多见于先兆子痫的并发症、胎儿宫内窘迫及孕妇外伤等原因。按出血的部位分为室管膜下出血、侧脑室出血、脑实质内出血,硬膜下出血和蛛网膜下腔出血。预后取决于出血时间、范围及脑实质的损伤程度。出生后可发生脑瘫、癫痫、智力低下等神经系统后遗症。

【影像学表现】

MRI 以室管膜下生发基质出血最为常见,最好发的部位为尾状核丘脑切迹,侧脑室常受累。MRI 信号取决于出血的时期、血红蛋白的状态。急性期:T_1WI 等信号,T_2WI 呈稍低信号,DWI 呈高信号;亚急性期:T_1WI 为高信号,T_2WI 呈高低混杂信号,DWI 弥散受限呈高信号;慢性期:T_1WI 为低信号,T_2WI 呈高信号,DWI 弥散不受限呈低信号。可以伴发脑积水、脑缺血梗死、脑室周围白质软化等表现。

【诊断要点】

胎儿脑内出血信号,可伴局灶性脑缺血梗死、脑室周围白质软化、脑积水或脑穿通畸形。

六、胎儿神经管闭合异常

(一)脑膜脑膨出

【病理生理与临床表现】

脑膜脑膨出(meningoencephalocele)是颅内组织通过颅骨缺损处突出到颅骨外,一般发生于颅盖骨或颅底骨的中线,其中大多数发生于枕部,极少发生于顶部或额部。脑膨出也可见于羊膜带综合征以及 Meckel-Gruber 综合征。

根据膨出的内容物不同分为 3 种:轻者只有脑膜和脑脊液,称为脑膜膨出;较重者脑组织也膨出,称为脑膜脑膨出;最重者部分脑室也膨出,称为脑膜、脑和脑室膨出。脑膜脑膨出大部分位于中线,据其发生位置可分为:①额筛型:为由筛骨鸡冠前方之盲孔处疝至鼻根部或眶内部,又可细分为鼻额、鼻筛、鼻眶 3 型;②颅底型:经筛骨鸡冠之后疝出者,又可细分为蝶咽、蝶眶、蝶筛、筛骨(鼻内)、蝶颌 5 型;③枕后型。前两型占全部脑膜脑膨出的 25%,其中颅底型约占 10%。脑膜脑膨出的母体血清甲胎蛋白水平通常显著升高。预后依脑膨出的部位和突入囊膜内的脑组织量而表现不一。

【影像学表现】

胎儿 MRI 颅骨缺损,颅内容物经缺损处突出(图 10-4-16)。枕部脑膨出最常见,幕上及幕下受累的比例相似,严重者幕上、幕下及天幕完全进入膨出的囊内,侧脑室的枕角及第四脑室也可进入囊内。高位枕部脑膨出,脑组织、脑膜等可通过枕大

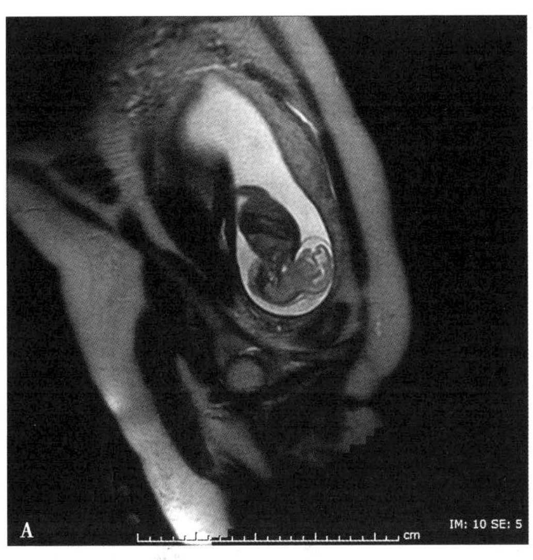

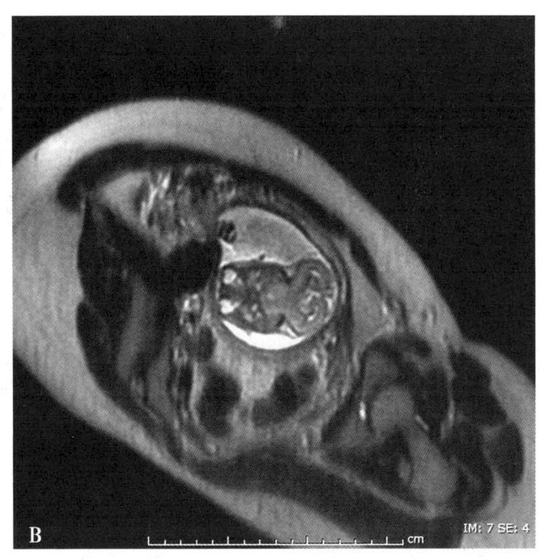

图 10-4-16 胎儿脑膜脑膨出 MRI 表现

A. 矢状位(SSFSE);B. 轴位(SSFSE)

孕 23 周,MRI 轴位显示胎儿脑膜、脑组织疝入颅外,矢状位显示胎儿枕骨缺损,脑组织由缺损处疝出,囊内可见大量脑脊液

孔上方的枕骨缺损而膨出;低位枕部脑膨出,内容物可通过枕骨缺损于枕大孔前疝出。颈枕部脑膨出,内容物通过颈枕部骨缺损(包括第 1、2 颈椎后弓)膨出。顶部脑膨出较少见,好发于中线,人字缝上方靠近矢状缝的中央。顶部脑膨出者,若矢状缝位于膨出的囊内则修复困难,所以与矢状缝的关系应明确。前部脑膨出少见。

【诊断要点】

本病诊断要点包括:脑脊液样信号为主的混杂信号,可合并少许脑组织信号,包膜光滑完整,通过颅骨缺损处膨出于颅外,并与颅内蛛网膜下腔相通;脑膜脑膨出可有一过性消失,然后再次出现;脑膜脑膨出常合并其他畸形,包括神经元移行异常、胼胝体畸形、基亚里畸形、丹迪-沃克畸形等。

【鉴别诊断】

位于额部时要与额、鼻部的畸胎瘤鉴别;突入鼻腔内的还需与鼻腔肿瘤、筛窦黏液囊肿等鉴别。膨出的脑组织较少时,需要鉴别脑膜脑膨出与脑膜膨出。

(二)脊髓栓系综合征

【病理生理与临床表现】

脊髓栓系综合征(tethered cord syndrome,TCS)是指脊髓末端被某些因素(脂肪瘤、终丝畸形、神经粘连、脊髓脊膜膨出、脊髓末端肿瘤、脊髓发育畸形等)束缚,影响上升,从而引起圆锥低位合并下肢、膀胱、尿道及肛门括约肌神经功能障碍等一系列临床症状的综合征。

正常情况下胎儿在 3 个月时脊髓与椎管等长,后期椎管生长较快,脊髓生长较慢,脊髓圆锥位置在孕 19 周时可位于第五腰椎甚至是第四腰椎水平,孕 28 周之后 95% 的胎儿脊髓圆锥位置达到第三腰椎水平,孕 37 周之后 95% 的胎儿脊髓圆锥位置均位于第一或第二腰椎水平;大多数情况下,中晚孕期胎儿脊髓圆锥基本相当于胎儿肾脏中份水平。

脊髓栓系胎儿出生后可见后背部多毛、皮肤下凹、血管瘤、皮下肿块、肢体无力、肌肉萎缩等表现。本病多与其他畸形伴发,如脊髓本身畸形、椎管内脂肪瘤、脊膜膨出、脊柱裂、皮肤窦道等。

【影像学表现】

MRI 根据引起脊髓栓系的原因将脊髓栓系综合征分为四型:椎管内脂肪瘤型、终丝增粗型、脊髓纵裂型和脊髓脊膜膨出型。椎管内脂肪瘤型,椎管内脂肪瘤组织包绕脊髓、脊髓圆锥和马尾神经。脂肪瘤与脊髓和马尾之间无明确界限,往往与硬脊膜紧密粘连。终丝增粗型,矢状位上可见终丝粗大牵拉脊髓,使之紧张变直并贴近硬膜囊后壁,轴位上可显示终丝的细节,表现为椎管内增粗的圆点状终丝横截面影。脊髓纵裂型,纵裂的骨性、软骨性和纤维性间隔牵拉脊髓使其低位。脊髓脊膜膨出型,脊膜由椎管后部骨性缺损处膨出,在背部中线处形成囊性包块,囊内充填脑脊液,脊髓圆锥低位与硬脊膜粘连固定于椎管后壁(图 10-4-17)。

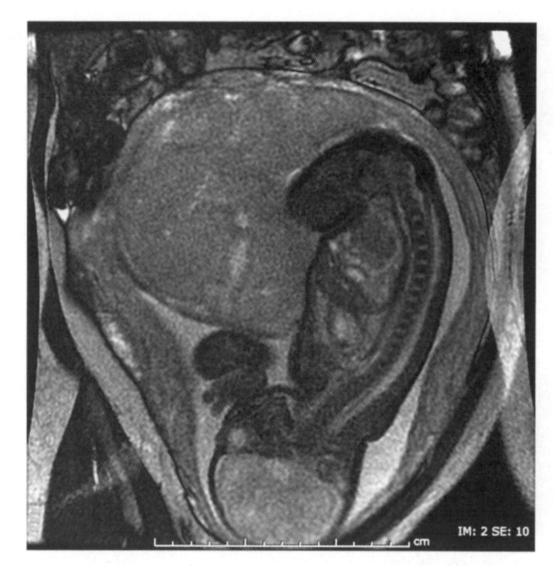

图 10-4-17 胎儿脊髓栓系 MRI 表现
孕 27+1 周,矢状位 SSFP 序列显示胎儿脊髓圆锥低于 L5 水平,终丝粗大牵拉脊髓,使之紧张变直并贴近硬膜囊后壁

【诊断要点】

本病诊断要点包括:胎儿脊髓圆锥位置较低、形态异常,位于胎儿肾脏下极以远,有时位于骶管内;终丝增粗,紧贴于硬膜囊上;常伴发椎管内外畸形,如:椎管内脂肪瘤、脊髓纵裂和脊髓脊膜膨出。

【鉴别诊断】

此病需要与椎管内脂肪瘤、脊膜膨出等疾病相鉴别;重点观察胎儿脊髓圆锥位置。

【回顾与展望】

1.5T、3.0T 的 MRI 安全性及有效性已经得到证实,胎儿 MRI 已经广泛应用于产前诊断,且快速扫描技术的应用克服了胎动伪影,避免了镇静带来的风险,改进了胎儿 MRI 图像质量。胎儿 MRI 临床应用最早、应用最广泛、最重要的适应证,首推中枢神经系统异常,大部分对照研究证实 MRI 在神经系统方面的诊断能力明显优于产前超声。尤其在于评估胎儿中线部位异常、胼胝体发育异常、后颅窝异常、中枢神经系统发育畸形或肿瘤、脑室扩张的原因、脑皮层的成熟度、神经元移行障碍、颅内出血或缺血性疾病等一系列疾病的诊断和鉴别诊断。

对于无脑畸形和露脑畸形的检出率超声检查较高,超过 87%;作为致死性畸形,国家《产前诊断技术管理办法》要求在孕 18~20 周的产前超声系统性筛查中必须 100% 做出诊断。因此,胎儿 MRI 由于能更清楚准确地显示病变全貌,是理想、直观的补充检查手段;尤其是产前超声怀疑异常不能明确诊断时。

对于颅后窝疾病的诊断,产前超声诊断效能常常仅局限于后颅窝扩大;往往通过后颅窝的扩大和小脑体积的缩小初步提示小脑发育不良、小脑下蚓部发育不良;MRI 可以明确的发现形态学的改变,同时还可以通过 FLAIR 及 DWI 序列可帮助鉴别后颅窝囊性占位。

MRI 能清晰地显示脊髓圆锥的位置、终丝的形态、马尾神经的粘连情况。以其对病变解剖结构的良好显示,为产前诊断和产后儿科外科手术提供准确可靠的依据。出生后的外科手术需行腰麻时,MRI 检查对于保护脊髓和马尾神经,确定麻醉方案具有重要的参考价值。

胎儿颅脑 DTI、SWI、fMRI 及 MRS 等检查,已经开始用于胎儿神经发育研究。DTI 扫描技术可以提供小脑病变细微的结构改变,并示踪小脑白质与其他脑结构的连接情况;研究胼胝体不同部分的胚胎起源和发育;DTI 的 FA 图较常规 MRI 能更清楚地显示半侧巨脑畸形病变侧灰白质分界和增厚的脑白质。而 SWI 对出血及钙化灶的发现,可能提示病变为脑损伤所致。通过 fMRI 评估半侧巨脑畸形患儿双侧大脑半球神经功能状态,有助于治疗方案的选择和评估预后。在胼胝体发育不全的早期诊断、脑功能异常以及预后的评估等方面的作用,也是今后努力的方向。此外,还可以通过 MRI 研究胚胎早期的全脑神经功能网络连接的变化等。

MRI 软组织分辨率高,结合多序列、多方位扫描及高分辨成像序列可以显示解剖细节;尤其是通过 DWI、DTI、SWI 及 fMRI 等扫描序列的应用,在可以预见的将来,MRI 对于胎儿神经系统结构的精确显示、结构和功能关系的研究,以及疾病预后的评估等方面,将拓展更加广阔的应用前景。

第五节 胎儿呼吸系统疾病

自胎儿 MRI 开展以来,其在诊断胎儿胸部畸形的优越性已被大量文献证明,特别是羊水过少、孕妇腹部脂肪遮挡、胎儿体位限制或病变较小等情况时,超声难以清晰显示胎儿胸部结构,需要进行胎儿 MRI 检查。

【胚胎发育特点】

胚胎发育至第 4 周时,喉气管憩室从原始咽部发出。喉气管憩室的前份和后份分离并折叠形成气管食管隔,最后形成食管和气管。喉气管的内胚叶形成下呼吸器官和支气管腺体的上皮细胞,围绕喉气管的内脏间质细胞形成这些器官的结缔组织、软骨、肌肉、血管和淋巴管。喉气管憩室前份的远端形成称肺芽(lung bud),是主支气管和肺的原基。肺芽呈树枝状反复分支,第6个月时达17级左右,分别形成了肺叶支气管、段支气管,直至呼吸性细支气管、肺泡管和肺泡囊。第7个月时,肺泡数量增多,肺泡上皮中除Ⅰ型肺泡细胞外,还分化出Ⅱ型肺泡细胞,并开始分泌表面活性物质。

【正常影像学表现】

胎儿肺部处于非呼吸状态,肺内充满羊水及分泌物,在T_2WI上呈高信号,胎龄较大的胎儿肺信号较高。在T_1WI上,胎龄越大,肺信号越低。胎儿肺体积随胎龄增加而增大,与胎儿身体大小成正比。胸部MRI可以观察到主气管、隆突和左右支气管,T_2WI上表现为高信号管状影。食管表现为后纵隔的管状结构。当胎儿吞咽羊水或羊水反流时,食管更容易被观察到。随着肺体积增大和信号增高,孕中晚期可以看到与一级支气管伴行的肺动脉有流空效应,在SSFSE序列呈低信号。还可以观察到主动脉、上下腔静脉和动脉导管。横隔表现为分隔胸部与腹部圆顶状薄膜,在T_2WI上表现为稍低信号的带状影;冠状位和矢状位更便于观察横隔。

一、支气管肺隔离症

【病理生理与临床表现】

支气管肺隔离症(bronchopulmonary sequestration, BPS)是指一部分与气管支气管树缺乏明显交通,且其血供完全或主要来自于体循环的无功能性肺组织,本病通常为散发,可分为叶内型和叶外型,在胎儿和新生儿期叶外型更常见,婴儿期和儿童期叶内型更常见。多发生于肺下叶,尤以左肺下叶后基底段最为常见,但也可以发生于任何肺叶或肺段。

【影像学表现】

支气管肺隔离症表现为肺内实性肿块,通常在T_2WI上比正常肺组织信号高,T_1WI上信号比正常肺组织低。可见来自体循环异常分支供血,供血血管均发自主动脉,表现为一支发自主动脉的动脉,延伸至团块状信号影中部或边缘,SSFSE序列T_2WI信号呈线状低信号,SSFP序列呈线状高信号,走行较为迂曲(图10-5-1)。肿块较大时可引起纵隔移位,肿块影响循环系统时可以引起胎儿水肿。可伴有胎儿皮下软组织增厚,羊水过多等,偶可发生胸腔积液。

少数叶外型可以发生在膈下的上腹部,占10%~15%,多见于左侧上腹部,接近肾上腺区域,胃泡受压推移向前,实性成分为主,可见囊性区域;供血血管可发自胸主动脉或腹主动脉。

【诊断要点】

本病诊断要点包括:叶内型常发生于左肺下叶后基底段,多为实性肿块,来源于体循环的供血血管是与其他肺部肿块鉴别的重要依据。较大的肿块可以压迫周围器官和组织,从而产生纵隔移位、循环受阻等表现。胎儿膈下型肺隔离症容易误诊,

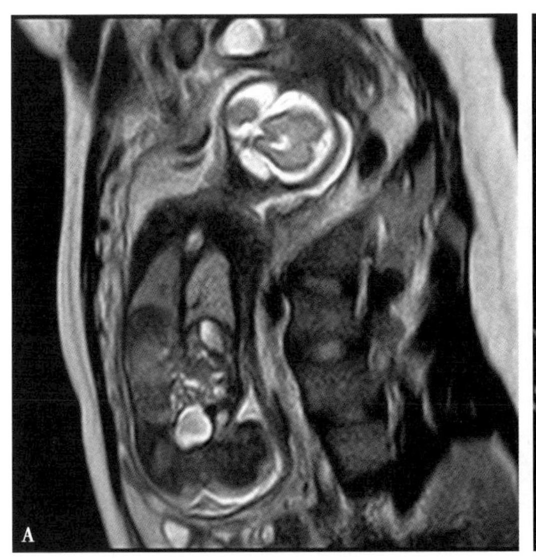

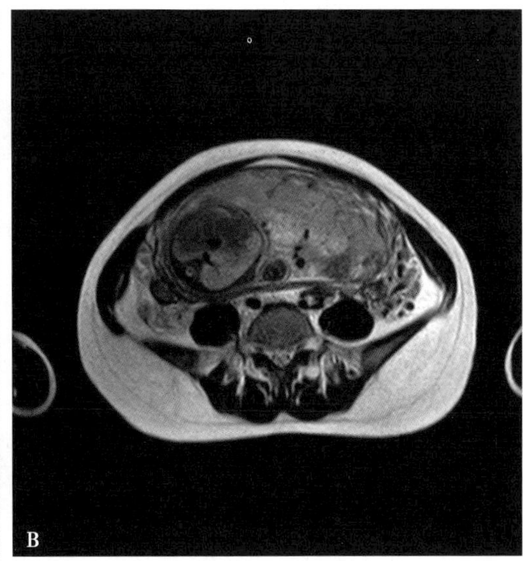

图10-5-1　胎儿支气管肺隔离症MRI表现

A. 冠状位(SSFSE);B. 轴位(SSFSE)

孕26^{+5}周,胎儿左肺下叶可见大片状异常信号影,SSFSE序列上信号高于右肺和左肺上叶,信号较均匀,可见从降主动脉发出的供血血管

诊断重点仍是寻找来自体循环的供血血管。对于供血动脉的显示 SSFSE 序列表现为低信号；SSFP 序列表现为高信号，难以与高信号肺组织信号鉴别，所以怀疑叶外型支气管肺隔离症时，重点用 SSFSE 序列扫描。

【鉴别诊断】

叶内型支气管肺隔离症的鉴别诊断见后文的肺气道畸形鉴别诊断内容。膈下叶外型支气管肺隔离症需鉴别诊断的疾病主要是中胚叶肾瘤和神经母细胞瘤。叶外型支气管肺隔离症有体循环血管供应，并与肾脏分离；而中胚叶肾瘤来源于肾脏，神经母细胞瘤来源于肾上腺。

二、先天性肺气道畸形

【病理生理与临床表现】

胎儿先天性肺气道畸形（congenital pulmonary airway malformation，CPAM），曾称为肺囊性腺瘤样畸形（congenital cystic adenomatoid malformation，CCAM），是一种以肺部组织多囊性包块合并支气管异常增殖为特征的病变。本病较为少见，病变多位于单个肺叶，少部分可出现双肺病变。与支气管肺隔离症不同，本病动脉血供和静脉回流均来自于正常的肺循环，且有支气管树与之相通。

本病根据 Stocker 标准分为五型：0 型，为最罕见类型（1%～3%），支气管发育不良，囊肿最大直径为 0.5cm；Ⅰ型，为最常见类型（60%～70%），支气管/细支气管异常，囊肿直径为 2cm～10cm，预后一般较好；Ⅱ型，占 15%～20%，细支气管异常，囊性病变直径 0.5cm～2cm。Ⅲ型，占 5%～10%，细支气管/肺泡导管病变，病灶通常累及整个肺叶或数个肺叶，囊肿直径小于 0.5cm；Ⅳ型，占 10%～15%，末梢气道异常，囊肿直径最大可达 7cm，与恶性肿瘤如胸膜母细胞瘤的发生显著相关。Ⅱ型由大量细小的、被覆纤毛上皮、立方上皮或柱状上皮的囊肿构成，合并其他先天性畸形的发生率较高，预后取决于合并其他畸形的严重程度。Ⅲ型若合并宫内非免疫性水肿或者新生儿心肺损伤，预后较差。

【影像学表现】

病变大多发生于单侧肺，或仅累及一个肺叶或肺段。T_2WI 上信号比正常肺组织高，T_1WI 上信号比正常肺组织低。Ⅰ型表现为单个长 T_1WI、长 T_2WI 的囊性信号影，可以形成较大的囊肿（图 10-5-2）。Ⅲ型常表现为由多发较小囊肿形成的肿块，病变周围受压的肺组织可出现信号减低。病变较大可导致纵隔移位及对侧肺不张。病变组织血供来自正常的肺循环，供血动脉可以来源于其正常分支或异常延长的分支。大多数先天性肺气道畸形在妊娠 20～26 周时呈快速进行性生长，在约 25 周时达到峰值，随后进入平台期，部分肿块可消退。

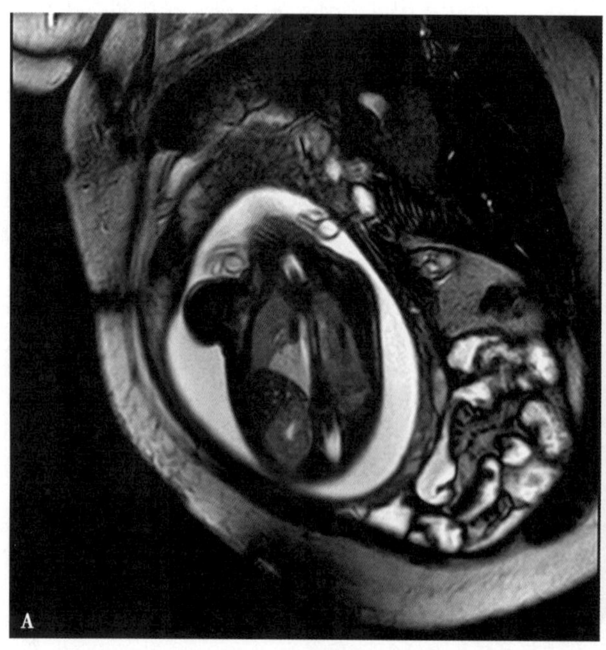

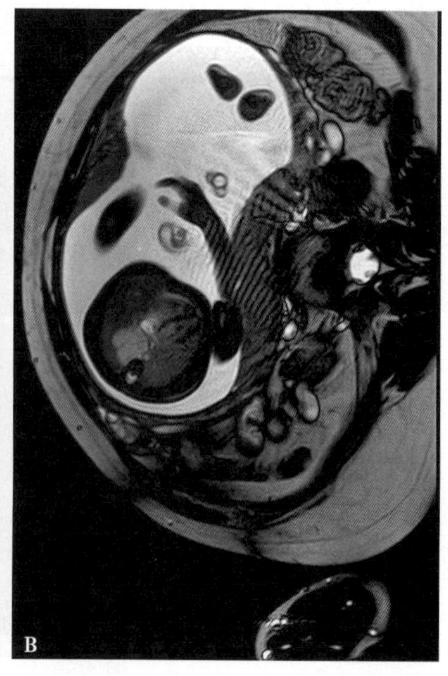

图 10-5-2 胎儿肺囊性腺瘤样畸形 MRI 表现

A. 冠状位（SSFP）；B. 轴位（SSFP）

孕 29^{+1} 周，胎儿右肺下叶内侧基底段和后基底段可见囊状信号影，边界清楚，未见体循环侧支供血影

【诊断要点】

表现为长 T_1WI、长 T_2WI 的囊性信号影，可以由单个或多个、大小不等囊性灶组成；病灶周围的肺组织可以出现信号减低；较大的病变会引起纵隔移位或对侧肺不张；其供血动脉来自肺循环。

【鉴别诊断】

本病需要与先天性膈疝、支气管肺隔离症、先天性支气管囊肿相鉴别。①先天性膈疝：胃肠道疝入胸腔时，T_2WI 亦表现为高信号。但 MRI 冠状面和矢状面能同时显示胎儿胸腹结构及横隔膜缺损，可以观察到腹部脏器与疝入的胃泡及肠管相连，也可能看到疝入结肠高信号胎粪。但应注意鉴别 I 型合并先天性膈疝的情况发生。②支气管肺隔离症：表现为长 T_1WI、长 T_2WI 信号，通常呈实性三角形肿块影，尤其位于胸腔下段时。但先天性肺气道畸形的血供来源于肺循环，而支气管肺隔离症血供来自体循环。③先天性支气管囊肿：可位于肺内或纵隔，常与气管和支气管密切相连，体积相对较小且靠近中线，有时与 I 型很难鉴别，产后的检查也很难鉴别两者，需要病理组织学检查才能明确诊断。

三、先天性膈疝

【病理生理与临床表现】

先天性膈疝（congenital diaphragmatic hernia，CDH）是一种膈形成缺陷，可压迫肺组织引起不同程度的肺发育不全。最常见为胸腹裂孔疝，又称先天性后外侧疝，占 85%～90%，为后外侧胸腹膜未能愈合，造成腹部脏器疝入胸腔所致。少数为食管裂孔疝和胸骨旁疝。85%～90% 发生于左侧，少数可双侧发生。先天性膈疝，60% 为单纯性，40% 为复杂性膈疝或为合并先天性膈疝的综合征，后者死亡率更高。巨大的膈疝可导致纵隔移位，影响吞咽、引起羊水过多。右侧膈疝最常见的疝入器官为肝右叶，可引起的静脉回流受阻，而导致腹水、胸水和皮肤增厚。

【影像学表现】

MRI 扫描时常用 SSFSE 及 SSFP 序列，胎儿胸腹腔横断面、矢状面及冠状面均进行扫描，冠状位及矢状位可见横隔后外侧连续性中断，腹腔脏器疝入胸腔。尤其以冠状面扫描对诊断非常重要，此断面可以显示肝脏和肠管疝入胸腔的膈肌缺损部位，能更直观地显示膈疝。

胃泡位置常发生异常，可以发生胃扭转（图10-5-3）。胆囊位置也可发生异常，左侧膈疝时胆囊移位到胸腔中线位置或左上腹；右侧膈疝时胆囊可能疝入右侧胸腔。肝脏疝入胸腔常引起腹水、胸水和皮肤增厚，胎儿肝脏的位置是评估胎儿预后的重要指标，若肝脏疝入胸腔则提示预后较差。胎儿肝脏在 MRI T_1WI 呈稍高信号，T_2WI 呈稍低信号。肝脏位

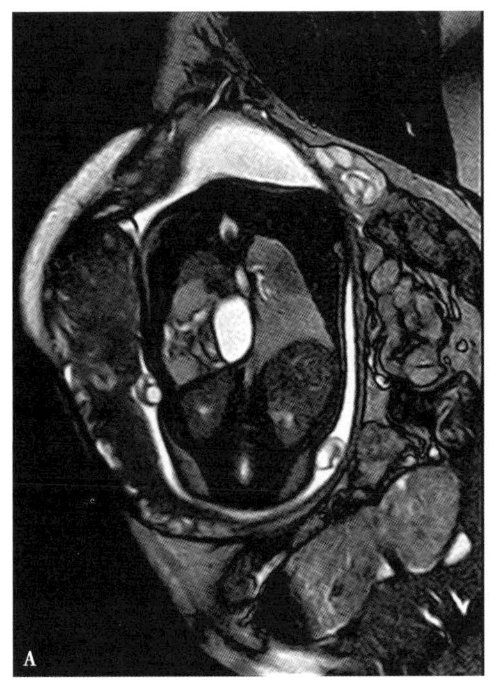

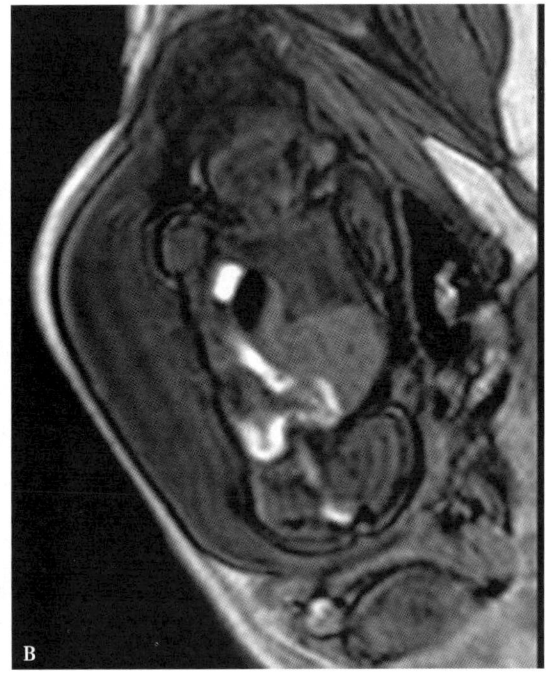

图 10-5-3 胎儿先天性膈疝 MRI 表现

A. 冠状位（SSFP）；B. 冠状位（T_1WI）

孕 36 周，胎儿左侧膈肌不连续，左侧胸腔可见胃泡、小肠和大部分结肠，左肺体积明显变小纵隔心影受压向右侧移位

于腹腔时，胃泡多在胸腔前方；而肝脏疝入胸腔后，胃泡多向后移位。肺组织常受压推移，并有不同程度体积缩小。

【诊断要点】

胎儿MRI冠状面或矢状面扫描可直接显示横隔后外侧连续性中断，腹腔脏器疝入胸腔；当MRI难以完整显示横隔时，若发现腹腔脏器位置异常，如胃泡或胆囊位置异常时，应考虑本病。本病常引起同侧肺发育不全，MRI可以测定肺体积，从而预测胎儿预后。

【鉴别诊断】

腹部脏器疝入胸腔易被误诊认为肺部肿块，因此需要和肺先天性气道畸形相鉴别，应观察横隔是否连续、是否有腹腔脏器疝入胸腔。

【回顾与展望】

随着产前影像检查的广泛应用，先天性肺部肿块，包括先天性肺气道畸形（CPAM）、支气管肺隔离症（BPS）及合并支气管闭锁的先天性肺叶性肺气肿等疾病的产前诊断率也有所增加，同时产前超声和胎儿MRI的应用也提高了对胎儿肺部病变自然病程的认识。

产前超声检查对诊断许多种产前肺部病变都较为敏感，但特异性较低。研究表明，在妊娠中期通过产前超声诊断的先天性肺部畸形和尸检时组织病理诊断之间的关联性较差。产前超声诊断为CPAM不应被认为是确定性的诊断；对于胎儿先天性膈疝的检出率仅约为60%。而胎儿MRI可能帮助鉴别CPAM与先天性膈疝（CDH）或其他较不常见的病变。当产前超声怀疑或不能充分诊断的胸部异常，如先天性膈疝、胸腔积液、先天性肺气道畸形、支气管囊肿、支气管肺隔离症、纵隔肿块以及食管闭锁评估等疾病，尤其是当肿块累及整个肺部、存在水肿或双侧病变时，或由于先天性膈疝、羊水过少、胸部肿块或骨骼发育不良等不同原因所致的胎肺发育不全，行胎肺体积评估，胎儿MRI都能够更好地显现异常和正常解剖结构，可以帮助确定或排除疑似诊断，并为咨询和产科治疗提供更多有用信息。

第六节 胎儿腹盆部疾病

一、消化道狭窄闭锁

【胚胎发育】

胚胎第3~4周时，随着圆柱状胚体的形成，卵黄囊顶部的内胚层被包卷入胚体内，形成原始消化管（primitive gut），其头段称前肠，尾段称后肠，与卵黄囊相连的中段称中肠。前肠主要分化为咽、食管、胃、十二指肠的上段、肝、胆、胰以及喉以下的呼吸系统；中肠将分化为从十二指肠中段至横结肠右2/3部的肠管；后肠主要分化为从横结肠左1/3部至肛管上段的肠管。这些器官中的黏膜上皮、腺上皮和肺泡上皮均来自内胚层，结缔组织、肌组织、血管内皮和外表面的间皮均来自中胚层。胚胎期肠管发育在再管化过程中，部分肠管终止发育，造成肠腔完全阻塞或部分阻塞；完全阻塞为闭锁，部分阻塞则为狭窄。

（一）食管闭锁

【病理生理与临床表现】

食管闭锁（esophageal atresia，EA）发病机制目前仍不明确，一般认为与*Shh*基因的错误表达有关，可导致胚胎早期前肠食管和气管、肺分隔失败，食管近端与远端不连续，形成食管闭锁，可伴有或不伴有气管-食管瘘（详见第六章相关章节）。

【影像学表现】

食管闭锁MRI直接征象为食管闭锁近端呈囊袋状改变，信号均匀，T_1WI呈低信号，T_2WI呈高信号，胎儿胸部矢状位显示最佳。间接征象表现为羊水过多，无胃泡（图10-6-1）。食管闭锁伴有气管瘘时表现为胎儿肺内吸入性羊水经食管气管瘘进入胃内，MRI可见瘘口影，此时胃泡形态偏小，羊水量的改变可能不明显。

【诊断要点】

胎儿胸部矢状位显示食管闭锁近端呈T_2WI高信号囊袋状影；羊水过多；动态观察无胃泡影显示；食管闭锁伴有气管食管瘘，表现为胃泡形态偏小，多个层面可能显示瘘口，羊水量改变可能不明显。

【鉴别诊断】

食管闭锁伴有气管瘘时应与生理性的羊水过多和一过性胃泡过小鉴别，多个层面寻找瘘口以及随访复查可鉴别。怀疑胎儿食管闭锁的病例应提示随访复查。

（二）小肠闭锁

【病理生理与临床表现】

病因尚未完全明确，过去多认为是胚胎时期肠管管腔重建不良所致，目前则多认为是由于胎儿在宫内发生缺氧或应激反应，损伤发育中的肠管、血管，导致局部肠管坏死，然后在其恢复与瘢痕形成的过程中产生肠闭锁或肠狭窄。肠道闭锁可发生于任何部位，最多见于回肠及空肠下部（36%~43%），其次是十二指肠及空肠近端（37%）。

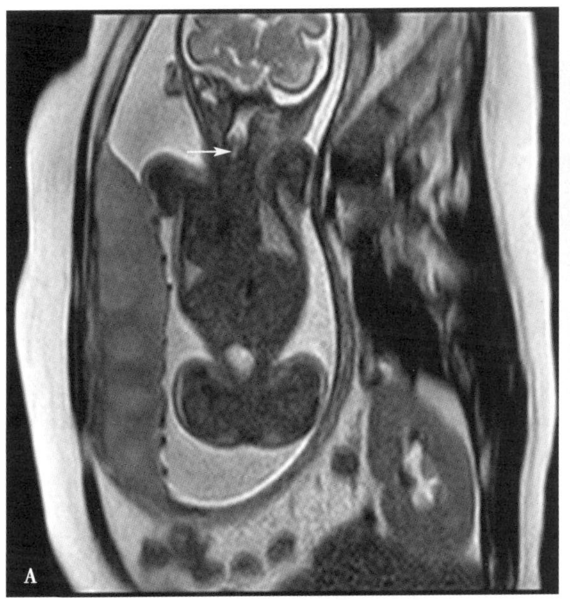
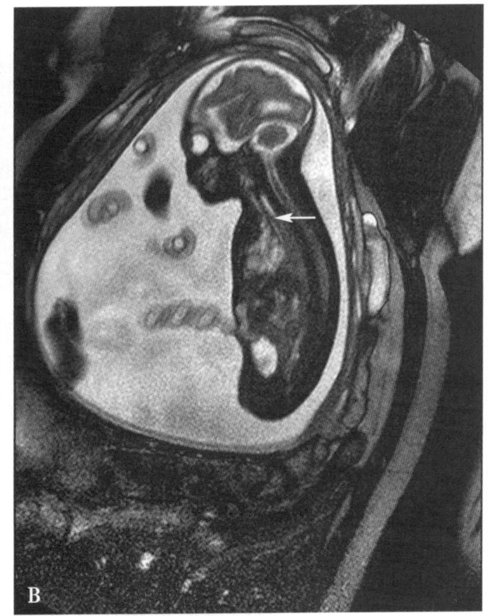
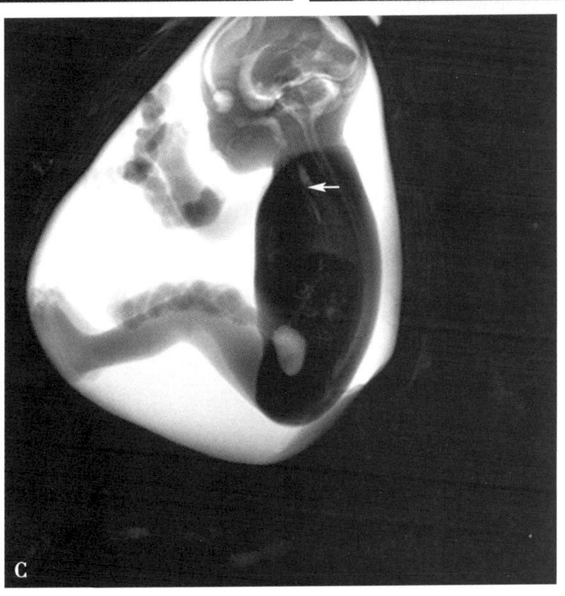

图 10-6-1 胎儿食管闭锁 MRI 表现

A. 冠状位(SSFSE);B. 矢状位(SSFP);C. 矢状位(SSh-MRCP)

孕 28 周,胎儿食管上端呈盲囊状改变(箭头),胃泡未见显示,羊水量明显增多

【影像学表现】

十二指肠闭锁(duodenal atresia),表现为十二指肠近端及胃腔明显扩张,大小基本一致,其内信号均匀,T_1WI 呈低信号,SSFSE 或 SSFP 序列呈高信号,表现为“双泡征”;空肠近端闭锁表现为梗阻近端肠袢明显扩张,表现为“三泡征”。动态 SSFP 序列可见肠管蠕动增强。十二指肠及空肠近端闭锁可引起羊水量增多。常并发肠穿孔及胎粪性腹膜炎,MRI 表现为纤维粘连和胎粪性假性囊肿,形态不规则,可见分隔,信号不均匀,T_2WI 呈高信号,T_1WI 根据其自身所含物质特点而信号变化多样,DWI 弥散不受限(图 10-6-2)。

【诊断要点】

十二指肠闭锁表现为胃泡及十二指肠扩张,SSFSE 或 SSFP 序列上腹部可见高信号“双泡征”;动态 SSFP 序列可见肠管蠕动增强;羊水增多;若并发肠穿孔及胎粪性腹膜炎,MRI 表现为纤维粘连和胎粪性假性囊肿。

【鉴别诊断】

本病需要与胎儿肠旋转不良及环状胰腺相鉴别。胎儿肠旋转不良 MRI 表现与产后新生儿和婴幼儿类似,关键是明确十二指肠和上部空肠的走向、“漩涡征”、“螺旋征”等特殊形态以及小肠与结肠的分布部位,对于回盲部的显示较困难,由于不能

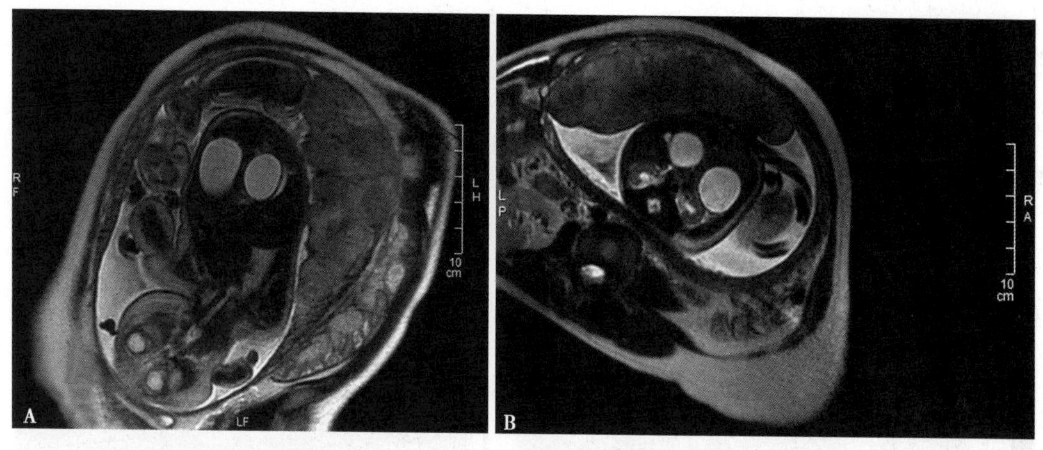

图 10-6-2 胎儿十二指肠闭锁 MRI 表现

A. 冠状位(SSFSE);B. 轴位(SSFSE)

孕 34^{+4} 周,胎儿十二指肠近端及胃腔明显扩张,大小基本一致,其内信号均匀,呈“双泡征”改变

使用钆剂进行增强扫描,所以不能分辨肠系膜动脉与静脉血管的位置关系。环状胰腺一般情况下不引起明显肠梗阻,但当环状胰腺严重压迫十二指肠和胆总管时,可造成十二指肠不完全性梗阻,可见与十二指肠闭锁类似的“双泡征”,但在十二指肠降部肠管周围,可见“反括号状压迹”,严重者远端呈“鸟嘴样”狭窄,梗阻不完全时,远端小肠、结肠和直肠仍可见羊水充盈。

(三) 肛门直肠闭锁

【病理生理与临床表现】

肛门直肠闭锁(congenital anorectal atresia)在 2015 年全国主要出生缺陷发生率排第九位(2.89/万),为消化道畸形中首位,属于先天性直肠肛门畸形中的一种。直肠肛门早期胚胎形成在受精 7 周后,肛管壁在肛门口粘连,上皮细胞形成“栓子”,引起直肠肛管暂时闭塞,然后通过细胞凋亡等途径,使闭塞肛门口再通而形成肛门。胚胎后期,由于各种原因导致闭锁的肛门口出现再通缺陷,将导致肛门直肠闭锁或狭窄畸形。

【影像学表现】

肛门直肠闭锁 MRI 表现为闭锁近端直肠、乙状结肠或降结肠明显扩张,可宽于 20mm。扩张肠腔内主要为胎粪充填;胎粪信号与正常胎儿不同,T_1WI 呈低信号,T_2WI 呈混杂高信号,混杂有散在结节样等低信号影。结合矢状面和冠状面成像能清晰显示肛门直肠闭锁水平;测量扩张远端与肛门距离可以估计闭锁段的长短(图 10-6-3)。

【诊断要点】

本病诊断要点包括:闭锁近端直肠、乙状结肠或降结肠明显扩张,提示肠梗阻;胎粪信号与正常胎儿不同,T_1WI 呈低信号,T_2WI 呈混杂高信号,混杂有散在结节样等低信号影;结合矢状位和冠状位可清晰显示肛门直肠闭锁水平,便于测量。

二、先天性腹壁发育不全

【腹壁胚胎发育】

腹壁在胚胎早期由四个中胚层皱襞形成,即头襞、尾襞及两侧襞。四个皱襞同时发展,最后在中央汇合形成脐环。胚胎 6~10 周时,消化道生长速度超过腹腔及腹壁的生长速度,此时中肠被挤到脐带底部,形成生理性中肠疝。胚胎 10 周以后,腹腔生长速度增快,腹腔容积扩大,腹前壁的头襞、尾襞及两侧襞皮肤及肌肉迅速从背侧向中线靠拢、接近、折叠,原突出体腔外的中肠此时逐渐向腹腔内回复,并开始中肠的旋转,在胚胎 12 周时,完成正常肠管的旋转,同时腹壁在中央汇合形成脐环。

(一) 腹裂

【病理生理与临床表现】

腹裂(gastroschisis)也称内脏外翻,是与腹腔脏器外翻相关的一侧前腹壁全层缺陷的先天畸形。腹裂是胚胎在腹壁形成过程中,头尾两襞已于中央汇合,而两侧襞之一发育不全,致使腹壁在该侧脐旁发生缺陷,形成腹裂畸形。目前多数学者认为其发生机制是由于右脐静脉受损引起。人的胚胎最初均有两条脐静脉,受孕后 28~32 天之间右脐静脉退化。过早的退化可导致局部缺血形成中胚层及内胚层缺陷,在妊娠 5~6 周肠管伸长应进入脐带时,较早形成的前腹壁右正中缺陷就形成了破裂的胎腹。另外,右脐肠系膜动脉转变为肠系膜动脉之

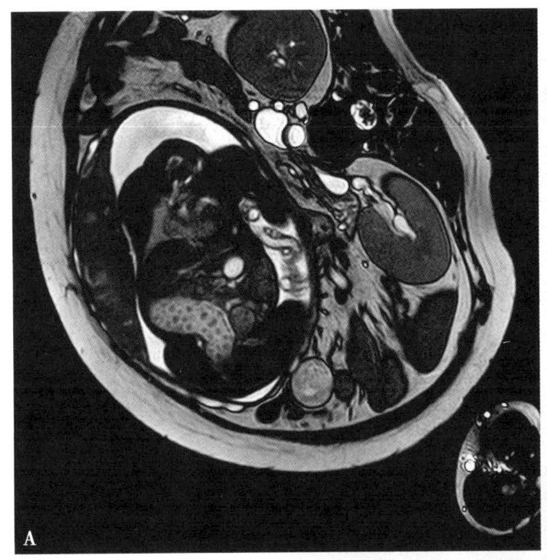

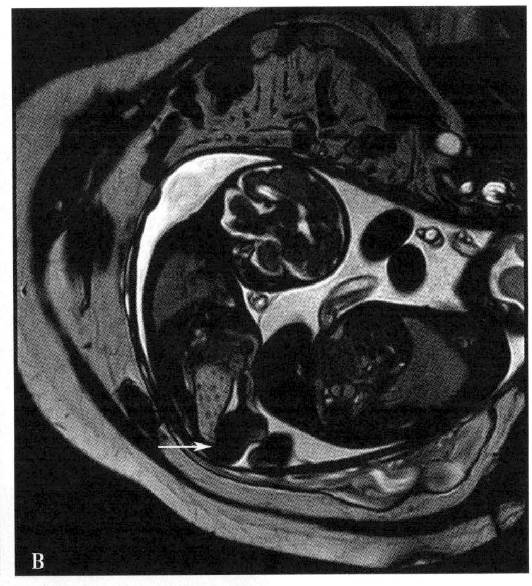

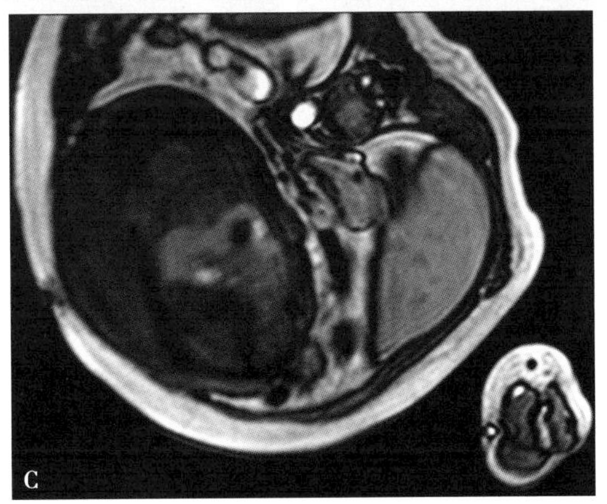

图 10-6-3 胎儿肛门直肠闭锁 MRI 表现

A. 冠状位(SSFP);B. 矢状位(SSFP);C. 冠状位(T_1WI)

孕 27^{+6}周,双胎,右侧胎儿肛门直肠闭锁(箭头),近端直肠及结肠广泛扩张,肠腔内容物信号不均匀,SSFP 序列呈高信号,并可见散在点状低信号影,T_1WI 呈低信号,羊水量未见明显异常增多

后,其远端经过体蒂一直延伸到胚外体腔。如果远端部分受损,脐右侧也可能因缺血而导致缺损形成腹裂。

腹裂大部分为散发性,少有染色体异常,发病率是 0.5~20/万,另外孕妇年龄偏小及孕期抽烟也是腹裂发生的危险因素。

【影像学表现】

产前 MRI 表现为脐和脐带的形态位置正常,腹壁裂口位于脐的侧方,绝大多数在右侧(在远离胎儿胃的脐带的一侧),少数可位于左侧,患侧腹直肌发育不全,腹壁裂口与脐带之间有狭条桥状皮肤相隔,脱出体腔外的脏器,常为小肠与结肠,表面无羊膜和腹膜包裹,肠管粗大,肥厚,短缩,相互黏着,有薄层的胶冻样物覆盖。常伴有中肠旋转不良、小肠和结肠有共同系膜等畸形,但很少伴有其他脏器畸形(图 10-6-4)。

【诊断要点】

腹裂胎儿突出物常为小肠与结肠,自脐旁突出,在羊水中漂浮,表面无羊膜和腹膜包裹,且脐和脐带的形态位置均正常。

【鉴别诊断】

本病需要与脐膨出及脐疝相鉴别。脐膨出在胎儿腹侧看到膨出物为胃肠道及其他脏器,表面有羊膜和腹膜包裹,膨出的肠管无漂浮感。脐疝内也有肠管及大网膜,但表面有皮肤及皮下脂肪覆盖,脐带连接部位正常。

(二)脐膨出

【病理生理与临床表现】

胎儿脐膨出(omphalocele)是由于胚胎时期外胚层皮肤向中线包卷失败,腹部中线皮肤、肌层和筋膜缺损,腹腔内容物通过脐根部突出于脐带内腹壁外,表面覆以腹膜和羊膜,常发生于妊娠 12 周后。直径大于7.0mm，且大于孕12周持续不消失者，应高度警惕脐膨出的可能。根据腹壁缺损大小分为巨型脐膨出及小型脐膨出，巨型脐膨出是在胚胎10周前腹壁发育停顿所致，腹壁缺损直径大于50mm，除中肠外尚有肝、脾、胰腺、胃等突出腹腔外；小型脐膨出是腹壁体层在孕10周后发育停顿，体腔发育已有一定容积，故腹壁缺损直径小于50mm，仅有肠管等内容物膨出。

脐膨出多为散发性，常与染色体异常有关，发生率为1/4000～5000；常合并其他结构异常如心脏、肾脏、胃肠道、面部、神经管、肢体等缺陷及单脐动脉。

【影像学表现】

产前MRI表现为胎儿前腹壁中线处皮肤信号中断、缺损，并见向外膨出的包块，表面覆盖有一层线状低信号膜。小型脐膨出内仅有肠管，信号不均；大型脐膨出内除肠管外，还可见信号较均匀的肝脏，SSFSE序列 T_2WI 其内可见流空血管影。脐带入口在脐部包块的表面，可以是中央顶端，也可以偏于一侧。MRI可以清楚显示脐带走行情况（图10-6-5）。

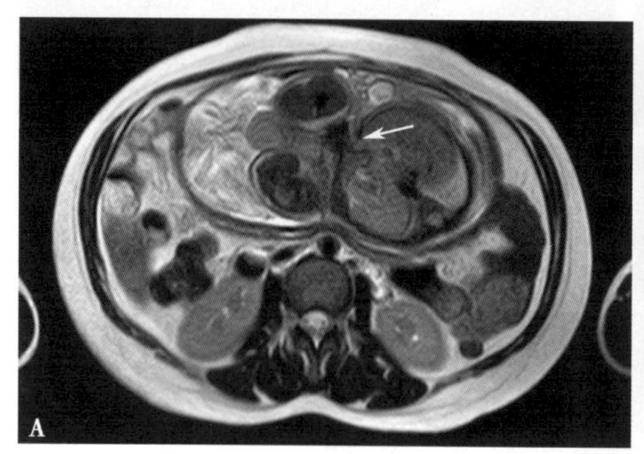

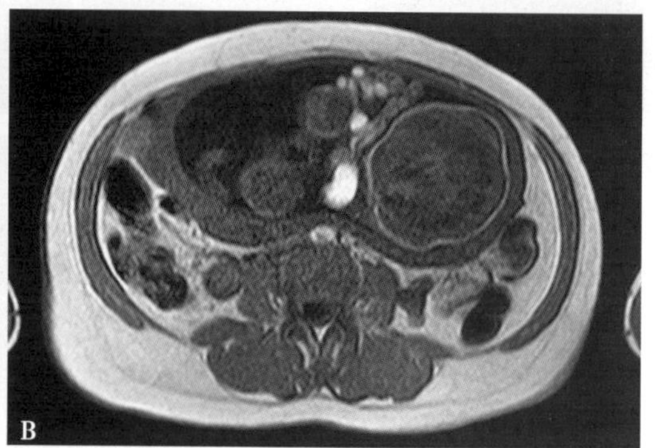

图10-6-4　胎儿腹裂MRI表现

A. 轴位（SSFSE）；B. 轴位（T_1WI）

孕31⁺⁴周，胎儿脐和脐带的形态位置正常，腹壁裂口位于脐的右侧方（箭头），可见小肠与结肠突出于羊膜腔内，表面无羊膜和腹膜包裹，T_1WI 部分肠管内可见高信号胎粪

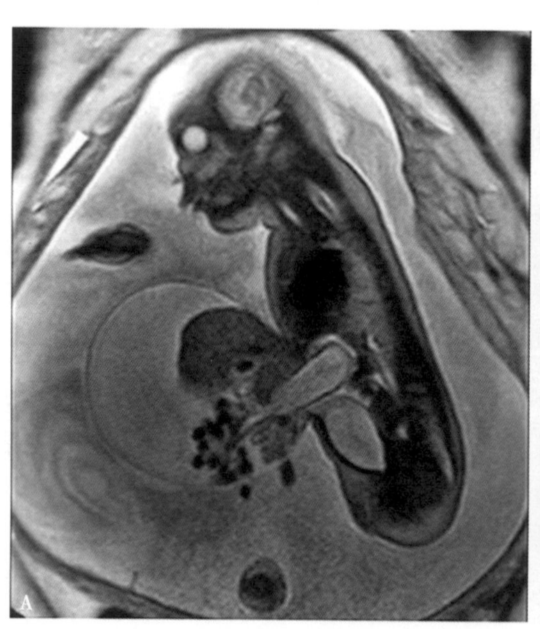

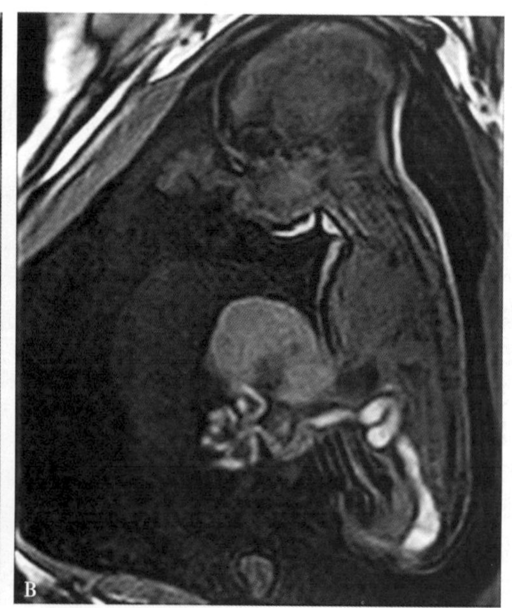

图10-6-5　胎儿脐膨出MRI表现

A. 矢状位（SSFSE）；B. 矢状位（T_1WI）

孕35⁺³周，胎儿前腹壁中线处皮肤信号中断、缺损，并见向外膨出的包块，表面覆盖有一层线状低信号膜，其内可见肝脏及肠管影

【诊断要点】

脐膨出在胎儿腹侧前腹壁中线处可见向外膨出物为胃肠道及其他脏器，表面有羊膜和腹膜包裹，膨出的肠管无漂浮感。

【鉴别诊断】

应与腹裂相鉴别，腹裂胎儿突出物仅为胃肠道，自脐旁突出，在羊水中漂浮无包裹物，脐和脐带的形态位置均正常。

三、胎儿卵巢囊肿

【胚胎发育】

卵巢发生过程中，初级性索退化，未分化性腺的表面上皮增生，形成次级性索又称皮质索；皮质索与上皮分离后构成卵巢皮质。第3个月时，皮质索断裂，形成许多细胞团；分化形成原始卵泡。生殖腺最初位于腹膜后，后突入腹膜腔，由厚而短的系膜悬吊于体腔腰部；中肾退化后系膜变得细长，随着头端的韧带退化，尾端呈纤维索状连于生殖腺尾端与阴唇阴囊隆起之间称引带。随着胚体生长、腰部直立、引带相对缩短而牵拉生殖腺下降；妊娠第3个月时，卵巢下降停留在盆腔。

【病理生理与临床表现】

胎儿期卵巢囊肿(ovariancyst)不常见，发病原因尚未完全明了。卵巢组织来自三个胚层：泌尿生殖嵴的间质，覆盖泌尿生殖嵴的生发上皮和卵黄囊内的生殖细胞。孕20周胎儿卵巢中的卵原细胞数量达高峰，有600万~700万个，之后数量下降，出生时含70万~200万个初级卵母细胞。这一时期母体雌激素、绒毛膜促性腺激素(human chorionic gonadotropin，HCG)和胎儿促性腺激素促使卵泡发育；激素过度产生可诱发卵巢囊肿形成。目前认为母亲患糖尿病、子痫、多胎妊娠及妊娠并发同种免疫反应时，胎盘产生大量HCG，胎盘激素分泌失调可导致卵巢囊肿的发生。出生3个月婴儿FSH和LH水平降低，出生4~6周时多数小的囊肿会逐渐消退，提示囊肿的形成或消退与体内激素水平有一定关系。此外，由于卵巢在胎儿时期位置不固定，因此卵巢囊肿不一定是局限在盆腔，可以向上延伸达中腹部甚至上腹部。

【影像学表现】

MRI表现为胎儿下腹部邻近膀胱顶部两侧，圆形或类圆形囊状或混杂信号影，与膀胱紧密相邻或稍有分离，其大小不因胎儿周期性排尿而变化，但位置有时可稍有改变，巨大卵巢囊肿可压迫膀胱使之变形；卵巢囊肿壁薄、光滑，信号均匀，T_1WI呈低信号，T_2WI呈高信号；卵巢囊肿合并蒂扭转或囊肿内出血时，囊肿信号不均匀，T_1WI呈高信号，T_2WI呈高低混杂信号，囊壁增厚(图10-6-6)。FLAIR序列在卵巢囊肿囊液成分的鉴别上具有重要的诊断价值；特别是卵巢囊肿合并蒂扭转伴囊肿内出血时，T_1WI可见囊肿内高信号；FLAIR序列能可靠显示囊液内的出血或蛋白成分。

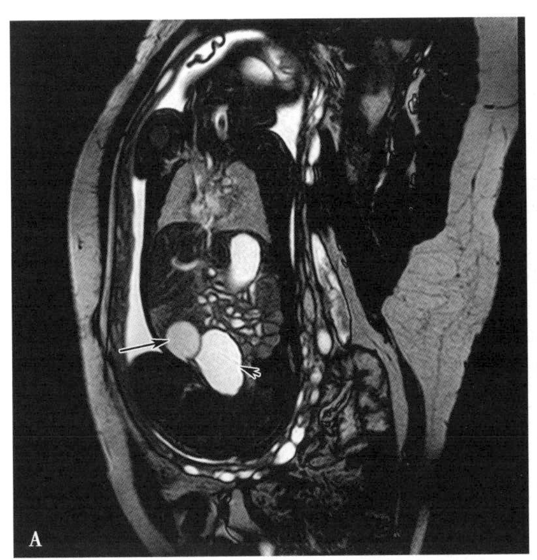

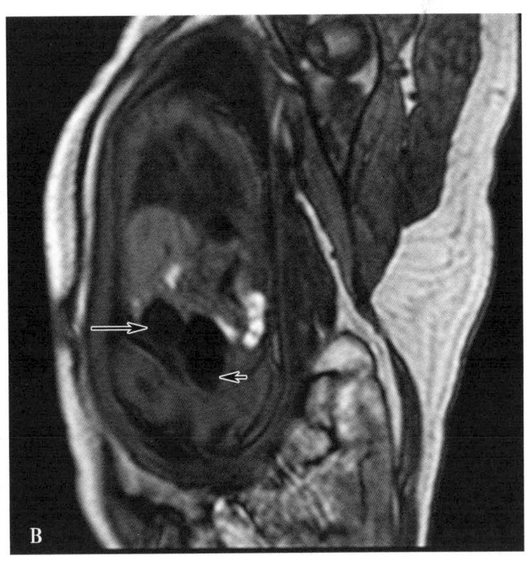

图10-6-6 胎儿卵巢囊肿MRI表现

A. 冠状位(SSFP)；B. 冠状位(T_1WI)

孕35^{+5}周，胎儿右下腹可见类圆形囊状信号影(长箭头)，SSFP呈高信号，T_1WI呈低信号，边界清楚，信号均匀，邻近膀胱受压(短箭头)

【诊断要点】

卵巢囊肿为胎儿下腹部，偏侧的圆形或类圆形囊状影，多位于膀胱顶部的两侧，动态观察时位置可稍有改变，其大小无周期性变化。

【鉴别诊断】

本病需要与以下疾病相鉴别：①脐尿管囊肿：男性多见，位于脐部下方正中，膀胱的前上方；②肠系膜淋巴管畸形：壁薄，多囊分隔，呈匍匐样改变，可能会累及腹壁；③先天性胆总管囊肿：位于右上腹，与胆管相通；④肠重复畸形：回盲部多见，囊壁较厚，可见分层；⑤胎粪性假性囊肿：形态不规则，壁厚，轮廓与腹膜一致；同时多见肠梗阻、腹水，钙化或信号异常。

四、婴儿型多囊肾病

【病理生理与临床表现】

多囊肾主要发病的原因是在后肾发生过程中，远曲小管与集合管未接通，尿液积聚在肾小管内，致使肾内出现大小不等的囊泡。囊泡可压迫周围正常的肾单位，使其萎缩，导致肾功能进一步降低。婴儿型多囊肾病为常染色体隐性遗传，发病基因位于 6 号染色体短臂，又称为常染色体隐性遗传性多囊肾病（autosomal recessive polycystic kidney disease，ARPKD），其发生率 1/（4 万～5 万），病理上由囊状扩张的肾集合小管组成。表现为肾脏集合管囊状扩张引起，囊肿极小，自髓质延伸至皮质并累及双侧肾脏。

临床上胎儿常表现为严重的肾脏功能减退和不同程度的先天性肝纤维化。严重的肾脏功能减退可合并羊水过少及肺发育不良，导致胎儿肺发育不全、面部变形以及腹部功能不足等，死亡率高。

【影像学表现】

产前 MRI 表现为双肾表面光滑且轮廓正常，呈均匀性、对称性增大，占据大部分腹腔；由于肾实质内囊肿极小（1～2mm），MRI 尚不能分辨具体的囊性结构，双肾皮髓质分界不清，肾集合系统及肾锥体显示模糊（图 10-6-7）；信号异常，T_1WI 呈低信号，T_2WI 呈蜂窝状高信号，DWI 信号减低，提示胎儿肾功能受损。

ARPKD 的肾外表现：常见因肾脏严重受损而出现的羊水过少；严重者可出现 Potter 综合征，即因羊水过少导致胎儿肺发育不全、面部变形以及腹部功能不足等，死亡率高。

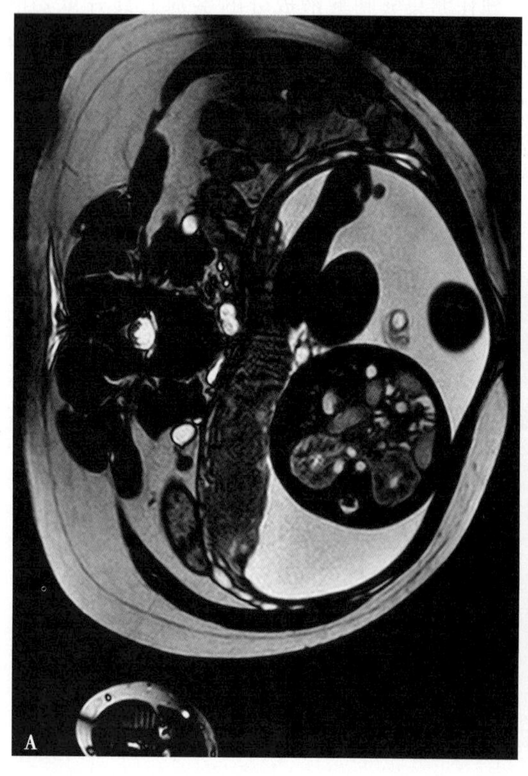

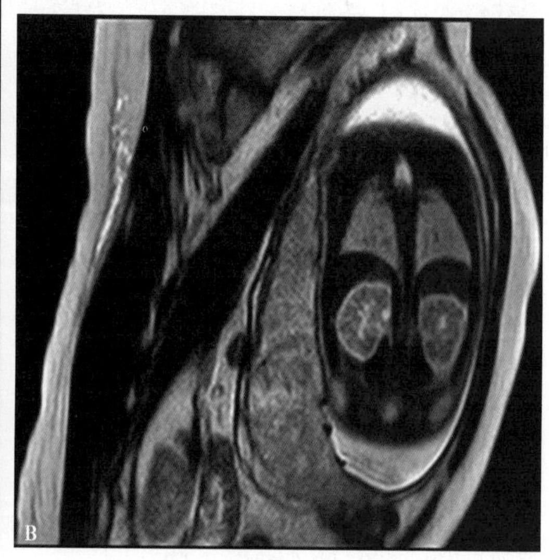

图 10-6-7　胎儿婴儿型多囊肾病 MRI 表现

A. 轴位（SSFP）；B. 冠状位（SSFP）

孕 34^{+4} 周，胎儿双肾表面光滑且轮廓正常，呈均匀性、对称性增大，占据大部分腹腔，双肾皮髓质分界不清，肾集合系统及肾锥体显示模糊

【诊断要点】

双肾体积弥漫性增大，皮髓质分界不清，蜂窝状信号异常；羊水过少；建议同时应观察胎儿肺、面部及腹部的发育情况。

【鉴别诊断】

本病应与常染色体显性遗传性多囊性肾病、多囊性发育不良肾相鉴别。①常染色体显性遗传性多囊性肾病：即成人型多囊肾，双肾体积可正常，可见多发大小不等囊状影，囊肿形态显示清晰，同时伴有多囊肝，胎儿期少见；②多囊性发育不良肾：单侧发病者多见，一侧肾脏形态及信号未见异常；患侧肾脏形态异常，肾脏可增大、正常或变小，肾实质显示不清，呈多房囊性包块，囊肿大小不等、形态不一，囊与囊之间互不相通；无正常中心性肾盂结构和肾组织，集合系统显示不清，肾脏轮廓呈葡萄串状。双肾发病时，常合并羊水过少。

【回顾与展望】

MRI具有较高的软组织分辨率、多方位成像，成像范围大，并且图像质量不受胎位、母体体型、羊水量多少、肠道气体及骨骼等因素的影响，能够较全面地显示胎儿腹部各脏器的结构及病变特点，对消化道畸形、先天性腹壁发育异常（腹裂、脐膨出）、腹部囊性占位（卵巢囊肿）及泌尿系统畸形（多囊肾）等有较高的诊断价值，为超声检查的重要补充手段。

产前超声对胎儿消化道畸形检出率不太高，报道差异较大，为9.2%~57.1%。MRI可利用胎儿肠管内胎粪和羊水天然对比的信号特点与分布规律，从多个层面观察肠管梗阻的部位、肠腔扩张情况及肠内容物信号的改变。此外，羊水增多也是高位小肠闭锁的一种表现，因高位闭锁时胎儿吞咽羊水困难，羊水不能及时从肠道排空所致。

产前超声诊断胎儿严重胸腹壁缺损伴内脏外翻的检出率为60%~86%。MRI能将腹壁缺损大小、突出物及囊膜等结构清晰显示，从而准确地鉴别脐膨出和腹裂，对于部分超声提示脐部异常者可以进一步行MRI检查以明确其类型，当晚期妊娠羊水较少时，需仔细检查以免漏诊。腹裂的预后总体较好，其围生期发生率和死亡率不受分娩方式影响。脐膨出多为散发性，常与染色体异常有关，可合并其他结构异常，如心脏、肾脏、胃肠道、面部、神经管、肢体等缺陷及单脐动脉，预后不良。

对腹部囊性占位，MRI更多地用于寻找包块与周围组织的关系，以及判断囊肿本身成分。胎儿卵巢囊肿是腹部较常见的囊性占位，小囊肿可自行消退，无明确临床意义；但囊肿直径大于20mm时，即认为是病理性的。常规推荐使用产前超声用于小于50mm的胎儿卵巢囊肿进行随访，但是MRI也可以作为随访的检查手段，其中FLAIR序列在卵巢囊肿囊液成分的鉴别上具有重要的诊断价值，特别是卵巢囊肿合并蒂扭转伴囊肿内出血时，T_1WI可见囊肿内高信号；FLAIR序列能可靠显示囊液内的出血或蛋白成分。由于胎儿期卵巢位置不固定，超声对卵巢囊肿的定位有一定局限性。MRI视野范围大，可以多方位整体观察胎儿胃肠道、实质器官及囊肿的位置，判断囊肿与膀胱的关系，通过囊液的信号判断囊液成分。胎儿卵巢囊肿的发生与母体内激素生成失调有关。因此可以通过控制母亲体内激素水平来控制胎儿卵巢的发生、发展。

胎儿泌尿系统畸形，如婴儿型多囊肾，常合并羊水减少，MRI不受羊水量的影响，且羊水过少时胎动明显减少，更有利于MRI扫描中免受胎动伪影的影响，MRI不仅能观察胎儿各器官发育情况，还可对肺部发育情况做出准确评估，有助于对Potter综合征及肺发育不良等致死性畸形的诊断。随着研究的进展，MRI检查不仅能从形态学进行诊断，更能从分子水平领域评价器官功能，例如DWI通过反映水分子的扩散运动，从而达到观察活体病理生理状态下的功能状态，而肾脏因其高血流和高灌注，正是DWI检查的理想器官之一，使用DWI评价胎儿肾脏功能将成为今后的研究方向。

但是，目前胎儿MRI对于一些细微结构的分辨力仍显不足。另外，MRI显示钙化的能力较差，对胎粪性腹膜炎诊断困难。对于较复杂的泄殖腔畸形，MRI亦因较难区分相关结构而诊断困难。

总之，在产前腹部疾病诊断领域中，MRI弥补了超声分辨力较低的缺陷，能从较大视野范围显示相邻器官异常，而且功能成像能够反映胎儿生理功能，可作为产前胎儿超声的重要补充检查手段，有助于指导产科医生采取合理的治疗措施，有望为优生优育作出更大的贡献。

第七节　单绒毛膜双胎并发症

【病理生理与临床表现】

双胎妊娠中的30%为单卵双胎，单卵双胎中约65%为单绒毛膜双胎，绝大多数为单绒毛膜双羊膜囊双胎（monochorionic diamniotic twins，MDT）。与双绒双胎相比，单绒双胎有较高的并发症，发病率和死亡率亦较高。其原因主要是由于单绒双胎共享胎盘，随机分布的血管吻合迫使双胎竞争使用同一循环池，造成两个胎儿循环都可能发生异常；单绒双胎围产期死亡率是双绒双胎的2倍，是单胎的4倍，而且有很高的胎儿丢失率。1%左右为单绒毛膜单羊膜囊双胎，可能发生连体双胎（conjioned twins），发病率为1/（5万~10万）；通常认为由于在受精13天后胚盘不完全分离造成，分为对称性和非对称性，多为对称性连体双胎。

单绒双胎的早产和低出生体重风险均高于双胎妊娠，由于共用循环，可能导致一系列合并症，包括双胎输血综合征（twin to twin transfusion syndrome，TTTS）、反向动脉灌注序列（twin reversed arterial perfusion sequence，TRAP）、选择性生长受限（selective intrauterine growth restriction，sIUGR）、双胎之一宫内死亡（intrauterine fetal death，IUFD），是导致胎儿异常的主要原因，即使不发生上述严重异常，由于单绒双胎的血流不稳定导致胎儿脑灌注异常，从而增加胎儿脑损伤概率。

TTTS是由于胎盘血管过多的吻合，双胎的动脉和静脉直接交通所致，其血流的方向因胎儿间的血压差而异，不经治疗死亡率为90%，20%~40%存活胎儿出现神经系统后遗症。TRAP发病率低，供血儿可出现心衰（心衰43%、脑缺血3%、脐带畸形97%），死亡率为30%~50%。sIUGR与多个因素相关，至少一个胎儿体重小于相应孕周的10百分位，两胎儿相差至少25%，约15%生长受限胎儿于宫内死亡，另一胎儿神经系统、血管系统并发症明显增高，约20%并发神经系统综合征。IUFD由于两胎儿血流动力学不平衡，导致两胎儿通过胎盘较大的血管吻合支发生的急性TTTS，导致胎儿出现死亡、神经系统并发症，一胎IUFD会导致另一胎IUFD发生率高达25%~30%，死亡胎儿出现低血压，胎盘吻合血管之间通过吻合分支出现血管逆流，从而存活胎儿出现不可逆的器官损害。

【影像学表现】

TTTS主要表现为供血儿个体较小，羊水少；受血儿个体较大，可出现充血性心衰。根据严重程度分为：Ⅰ期羊水过多、过少；Ⅱ期供血儿膀胱不可见；Ⅲ期血流动力学异常；Ⅳ期受血儿胸腹水、心包积液、头皮水肿；Ⅴ期一胎儿宫内死亡。MRI可以发现胎儿神经系统异常，如：脑室扩大，供血儿脑结构异常、生发层出血、基底节损伤、脑梗死、缺血灶、白质软化等；受血儿肾集合系统扩张、肺部病变。MRI可以用于激光治疗前明确血管解剖。

TRAP表现为头部、上肢发育异常，无头皮下水肿、有头无心、无头无心、部分无头无心、无上肢或上肢异常、无胸腔或异常胸腔，腹部器官异常、下半身得到正常胎儿供血可发育正常、异常下肢。

sIUGR表现为小胎儿尿量、羊水减少，小胎儿死亡可能，大胎儿正常，存活胎儿可出现脑损伤征象。发生胎儿死亡时，表现为胎儿皮肤明显肿胀，内脏结构模糊，正常组织结构分辨不清，贴附子宫壁形成贴附儿或称纸片胎儿。

IUFD表现为一个胎儿死亡后，另一胎儿出现死亡、脑软化、脑积水、脑出血、缺氧缺血脑损伤或其他器官损伤等。

MRI还可以用于连体双胎解剖学评估。一般分为三大类八种类型，腹侧融合、背侧融合及侧部融合（侧联双胎）。腹侧融合包括头联双胎、胸联双胎、脐联双胎和坐骨联胎；背侧融合包括颅部联胎、臀部联胎和脊柱联胎。胸联双胎最常见，MRI重点观察有无共用心包、共用心脏、共用肝脏或其他脏器相连。

【回顾与展望】

MRI在单绒双胎各类并发症中的发现与超声基本吻合，但是MRI大范围成像在双胎及双胎畸形中，能够同时显示两胎儿的结构以及两胎儿之间的关系，能更全面、准确诊断胎儿双胎及双胎畸形；对于各种并发症导致的脑部损伤方面明显优于超声，在联体儿、无心畸形胎儿的器官结构显示、其他器官（肾脏、肠道、肝脏）解剖上提供更多细节。是产前诊断单绒双胎特有双胎畸形超声检查的重要补充手段。

对于TTTS，MRI能显示两个胎儿生长情况以及羊水分布的不协调，可证实干预前胎儿颅内脑部结构的正常，观察激光凝固交通血管后的不良反应，如颅内出血、脑部破坏性改变、脑穿通性囊肿形成等。对于TRAP，MRI也能显示供血胎儿、受血胎儿形态有无异常，还能进一步证实干预前供血胎儿颅内结构是否正常以及干预后检测对供血胎儿的不良反应；明显优于超声。对于双胎之一死亡，MRI能显示死亡胎儿的外部形态异常，但对于无胎心搏动的显示不如超声直观、准确。

对于连体双胎，1989年MRI第一次用于脐部连体双胎分离的术前准备。能较好地评价连体胎儿的形态及共用器官的程度，能诊断每个胎儿连体部位以外的畸形，预测每个连体儿的生存能力，为产前诊断判断是终止妊娠，还是产后行外科分离术，以及分娩方式的选择提供咨询建议。

总之，胎儿MRI在诊断双胎及双胎畸形方面不仅是超声的重要补充手段，而且能提供超声之外的额外信息，尤其对于单绒双胎的特有畸形。

第八节 胎儿心脏及大血管畸形

【病理生理和临床表现】

心脏畸形在胎儿期和新生儿期的发病率和死亡率非常高，连续十年均在全国主要出生缺陷发生率顺位中高居首位，2015 年为 66.51/万。因此，产前明确诊断非常重要。绝大多数先心病需要外科纠治，正确预计先心病的病情变化，诊断前移，可大大增加手术成功率。超声是产前评价心脏解剖和诊断心脏畸形的主要影像学手段。近年来，胎儿 MRI 已开始应用于评价心脏畸形。

胎儿循环与儿童不同，由于胎儿心脏卵圆孔必须开放，胎儿心脏 MRI 一般不轻易诊断继发孔房间隔缺损。胎儿心脏在正常情况下，连接于主动脉和肺动脉的动脉导管是必须开放的，在见到动脉导管连接于降主动脉和左肺动脉起始部时，胎儿心脏 MRI 一般不诊断动脉导管未闭。胎儿心脏病通常没有临床表现，仅有时会有心律异常。

【影像学表现】

胎儿心脏及大血管 MRI 的正常图像与儿童类似，SSFP 序列血管心腔为高信号，如在主动脉弓平面横断位，可见主动脉弓斜形于气管左侧由前向后走行，与儿童心脏 MRI 的正常图像不同的是气管在儿童是低信号而在胎儿图像上是高信号。在主动脉弓层面常可见到动脉导管连接于降主动脉和左肺动脉起始部（图 10-8-1）。在主肺动脉窗层面常可见升主动脉与肺动脉（图 10-8-2）。在四腔心或横断位扫描在心房心室水平可见左心房、左心室、右心房、右心室、房间隔、室间隔和部分肺静脉，房间隔和室间隔为低信号，弧度不明显（图 10-8-3）。短轴位图像可显示左心室、右心室和室间隔，也可显示肺动脉起源于前方的右心室。

胎儿心脏及大血管畸形中最常见的是先天性心脏病，四腔心是胎儿先天性心脏病 MRI 检查中最有诊断价值的图像。如在四腔心图像见到室间隔连续性中断，要考虑室间隔缺损（图 10-8-4）。房间隔下部和流入道室间隔均有连续性中断时，要考虑完全性房室通道畸形。右心房、右心室、左心房和左心室的大小对左心发育不良、右心发育不良等疾病有很好的诊断价值。

胎儿心脏 MRI 对心房位置，房室连接，心室位置，心室大动脉连接可以较好地显示，明确了心房位置、心室位置和大动脉位置，了解了房室连接和心室大动脉连接，复杂先心病诊断最困难的部分便已解决。房室连接一致即右心房连接到右心室，左心房连接到左心室，而心室大动脉连接不一致即右心室和主动脉连接，左心室和肺动脉连接，为完全性大动脉错位（图 10-8-5）。房室连接不一致即右心房连接到左心室，左心房连接到右心室，如同时有心室大动脉连接不一致即右心室和主动脉连接，左心室和肺动脉连接，为纠正性大动脉错位。无论房室连接如何，若两根大动脉完全或主要从右心室发出，为右心室双出口。如只有一根大动脉与心脏相连，可为共同动脉干或肺动脉闭锁等。

对于心外大血管异常，如主动脉缩窄，主动脉弓中断，外周肺动脉狭窄，肺静脉异位引流等，MRI 也能做出诊断，特别是主动脉病变（图 10-8-6）等显示效果相当好。对于其他的胎儿心脏疾病，如心包积液，心包囊肿，心脏横纹肌瘤（图 10-8-7），心脏 MRI 均有更好的诊断效果，同时对心脏横纹肌瘤伴随的结节性硬化等也可很好显示。

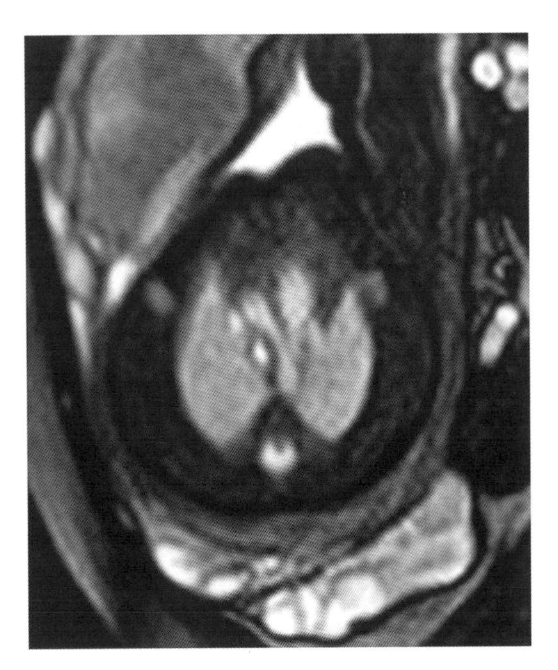

图 10-8-1 胎儿主动脉弓层面横断位图像
SSFP 序列主动脉弓层面横断位图像，可见主动脉弓斜形于气管左侧由前向后走行，动脉导管连接于降主动脉和肺动脉

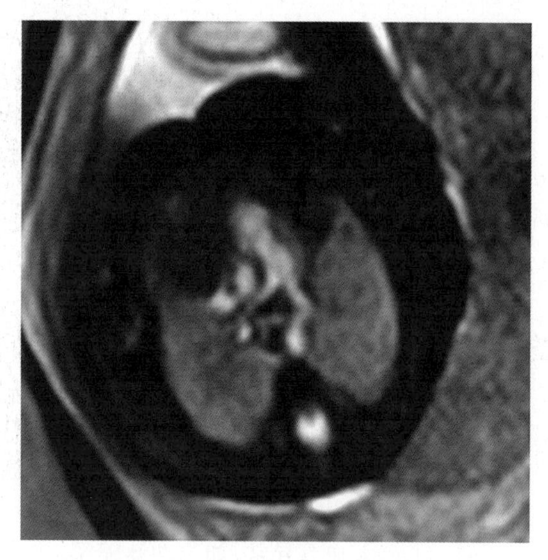

图 10-8-2 胎儿主肺动脉窗层面横断位图像
SSFP 序列主肺动脉窗层面横断位图像，可见升主动脉与肺动脉

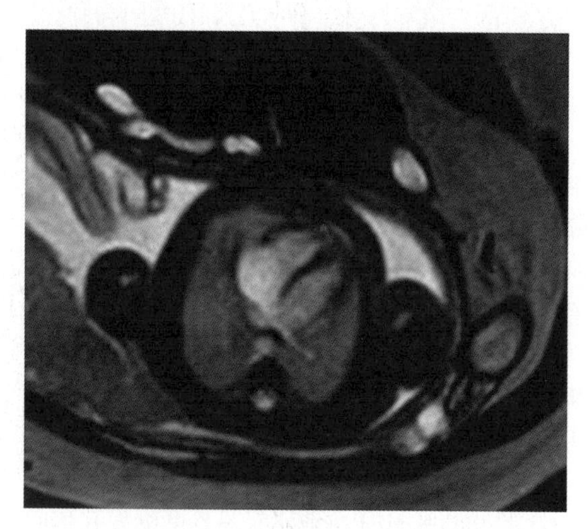

图 10-8-3 胎儿四腔位心房心室水平图像
SSFP 序列四腔位心房心室水平图像，可见左心房、左心室、右心房、右心室、房间隔和室间隔，心腔高信号，房间隔和室间隔低信号

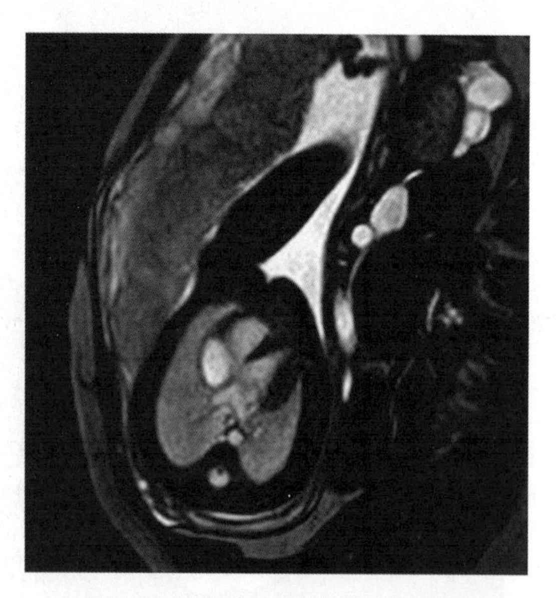

图 10-8-4 胎儿室间隔缺损 MRI 表现
SSFP 序列四腔心图像见室间隔连续性中断

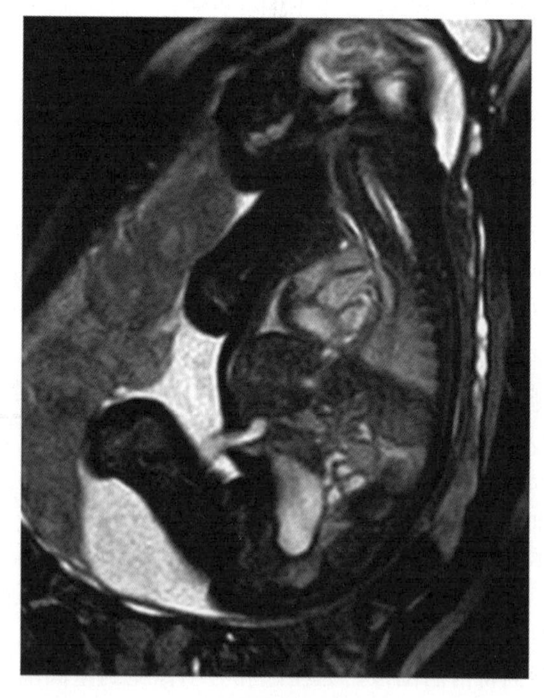

图 10-8-5 胎儿完全性大动脉错位 MRI 表现
SSFP 序列矢状位图像显示主动脉在前，肺动脉在后

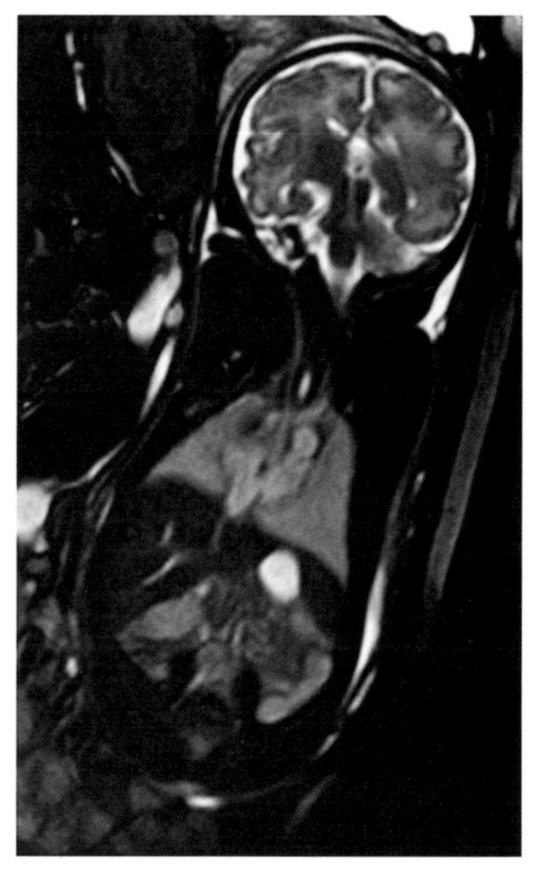

图 10-8-6 胎儿主动脉弓中断 MRI 表现
轻度左前斜位 SSFP 序列图像显示主动脉弓中断

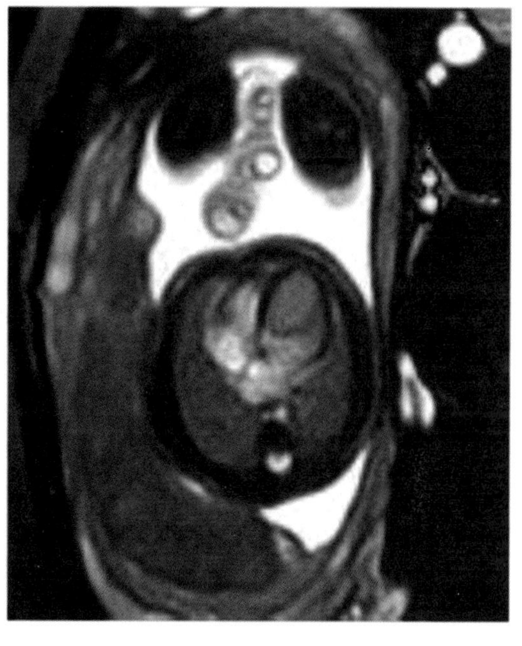

图 10-8-7 胎儿心脏横纹肌瘤 MRI 表现
SSFP 序列四腔心图像显示心室内充盈缺损

【鉴别诊断】

胎儿心脏及大血管畸形的鉴别诊断与儿童类似,对复杂畸形,要利用节段分析法逐步分析,最后做出诊断。

【回顾与展望】

我国出生缺陷的第一位疾病是先天性心脏病,先天性心脏病又是胎儿影像学检查的最难点。产前超声检查是胎儿心脏及大血管畸形首选的影像学检查方法,但是超声在羊水过少、双胎、母体有子宫肌瘤等疾病中需要其他检查方法加以完善,MRI 具备成为超声检查之外的另一种重要的胎儿心脏产前影像学检查方法的条件。但目前由于无法使用门控,扫描技术与诊断要求较高,开展比较困难。扫描上以二维快速稳态进动序列即 SSFP 序列为主要扫描序列,可以使用无间隔或负间隔扫描,灵活选择扫描切面以获得相对标准的胎儿四腔位、短轴位等位置的图像是胎儿 MRI 检查的关键步骤,胎儿不断运动,必须以上一序列为扫描定位标准,才能获得比较准确的扫描定位。

诊断时要牢记胎儿循环和儿童循环的差别。目前一般认为对于心脏位置异常,对于心外大血管异常胎儿 MRI 诊断价值较高。胎儿心脏及大血管 MRI 开展很早,总体发展不快,难度较大,对诊断者的儿童心血管基础知识要求很高。随着稀疏采样,压缩感知和模拟心电门控等技术的发展,胎儿心脏及大血管 MRI 有可能取得突破。

第九节 前置胎盘及胎盘植入

【概述】

胎盘(placenta)是母体与胎儿间进行物质交换的器官。超声是检查胎盘疾病的首选常规方法,但当胎盘附着于子宫后壁时,尤其是胎头入盆后,超声观察力受限。MRI 具有大视野、软组织对比度高、多平面成像等优点,可以作为超声检查的重要补充,提供更直观、可靠的诊断信息,尤其在显示后壁胎盘及在晚期妊娠胎盘的方面具有较大优势。

【应用解剖及生理】

妊娠早期胎盘呈新月形,成熟者呈圆盘状,直径 16~20cm,厚度 1~3cm,质量 450~650g。脐带附着于胎盘胎儿面的近中央或偏中央处，脐带中有血管，包括两根动脉、一根静脉从附着处向四周放射状分布直达胎盘边缘。正常胎盘多见于子宫前壁或后壁，并向侧壁延伸。90%的成熟胎盘呈圆盘状，仅10%的胎盘形态存在正常变异，包括副胎盘，双叶胎盘和轮廓胎盘等。

【正常影像学表现】

胎盘由胎儿部分的羊膜、叶状绒毛膜和母体部分的底蜕膜构成。MRI 能清晰显示胎盘的三层结构，T_2WI 表现为：①绒毛膜板：胎儿面线状低信号影，随胎龄增长，出现血管硬化及绒毛膜板下纤维化，MRI 表现为胎儿面绒毛膜板切迹加多、加深、呈锯齿状；②胎盘实质：随着胎盘的成熟，胎盘实质内胎盘小叶数量增加，组织成分发生变化，T_2WI 信号表现为点状或斑片状高信号；③基底膜：随着孕周的增加，形成胎盘隔，MRI 表现为自基底部向胎儿面的 T_2WI 低信号分隔（未达绒毛板），同时，相邻绒毛间隙融合、局灶性纤维化及钙化斑点的出现，在 T_2WI 上表现为高信号斑。

此外，胎盘小叶增多，引起基底部的明显凹凸不平，使之与子宫肌层的分界更加清晰。

一、前置胎盘

【病理生理和临床表现】

前置胎盘（placenta previa，PP）是指妊娠28周后，胎盘附着于子宫下段，甚至胎盘下缘达到或覆盖宫颈内口，其位置低于胎先露或胎盘边缘距离宫颈管内口≤2cm。发病率为0.3%～0.5%。前置胎盘病因目前尚不明确，可能与剖宫产及多次分娩、子宫手术、多胎妊娠、吸烟、产妇年龄大等因素密切相关。

凶险型前置胎盘（pernicious placenta previa，PPP）是指既往有剖宫产史，此次妊娠为前置胎盘且覆盖在子宫瘢痕处。

【影像学表现】

目前，超声是检查前置胎盘的主要方法，对于超声不能做出明确结论的，尤其是对于胎盘位置靠后下者宜采用 MRI 检查。MRI 采用全方位多序列图像，明显减少假阳性和假阴性的发生率，提高诊断准确性。

根据胎盘与宫颈内口的关系，分为4型。完全性前置胎盘：宫颈内口完全被胎盘组织覆盖（图10-9-1）；部分性前置胎盘：宫颈内口一部分被胎盘组织覆盖；边缘性前置胎盘：胎盘下缘到达宫颈内口边缘但不超越宫颈内口；低置胎盘：胎盘下缘距宫颈内口的距离<20mm。

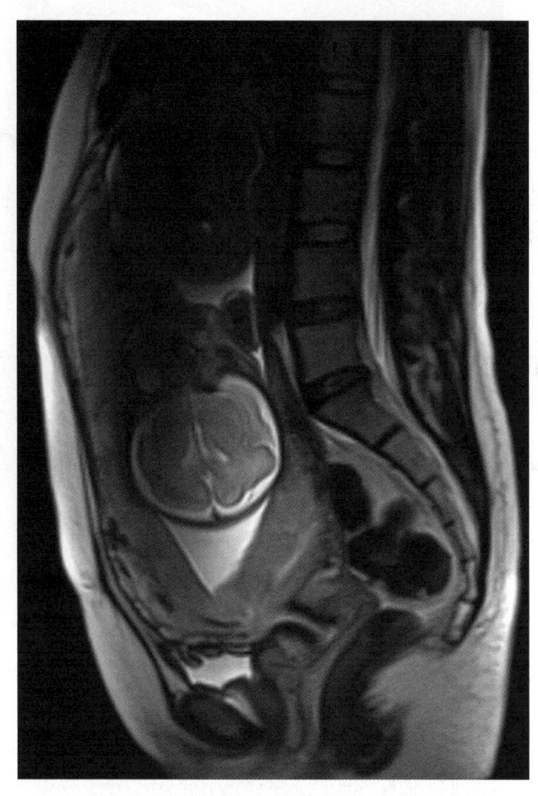

图 10-9-1 完全性前置胎盘 MRI 表现

孕 27^{+3} 周，胎盘位于子宫体前壁，胎盘下缘完全覆盖宫颈管内口

二、胎盘植入

【病理生理和临床表现】

胎盘植入（placental invasion，PI）指由于子宫蜕膜层发育不良，致胎盘绒毛直接粘连、或不同程度侵入子宫肌层；严重者穿透浆膜侵入周围脏器，膀胱、直肠易受累。一般好发于子宫前下壁，也可见于后壁。剖宫产史及前置胎盘是胎盘植入的两个重要影响因素。根据胎盘组织植入子宫肌层的深度，胎盘植入分为3级：胎盘粘连（placenta accreta）指胎盘绒毛黏附在肌层尚未侵入肌层；胎盘肌层植入（placenta increta）指胎盘绒毛不同程度侵入子宫肌层内；胎盘穿透（placenta percreta）指胎盘绒毛达到或穿透子宫浆膜层，甚至侵犯周围脏器，如膀胱壁、直肠壁等。

【影像学表现】

超声是胎盘植入诊断的首选影像学检查方法。MRI 能更清楚地显示胎盘侵入肌层的深度、局部吻合血管的分布及宫旁侵犯情况，可补充辅助胎盘植入的诊断。

胎盘植入在 MRI 上主要表现为：胎盘粘连：子

宫肌层局部变薄或不规则破坏，胎盘形态规则，与子宫壁分界清晰，膀胱壁光滑。胎盘植入（图 10-9-2）：植入部胎盘位于子宫壁层内，低信号的子宫肌壁内出现高信号灶，膀胱壁光滑。胎盘穿透（图 10-9-3）：植入部胎盘穿透子宫壁层，异常信号穿透子宫肌壁，膀胱壁不规整，呈结节状改变。

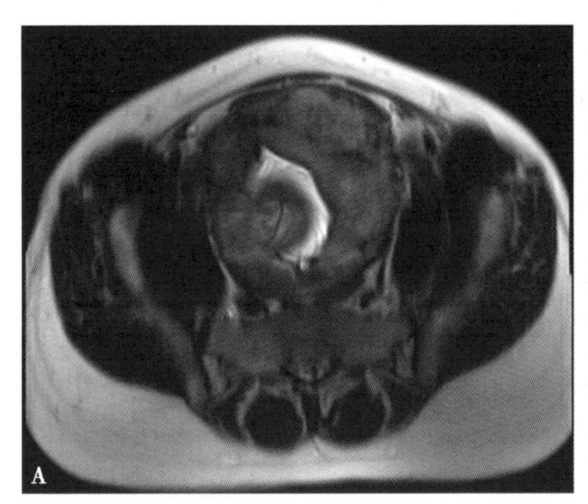
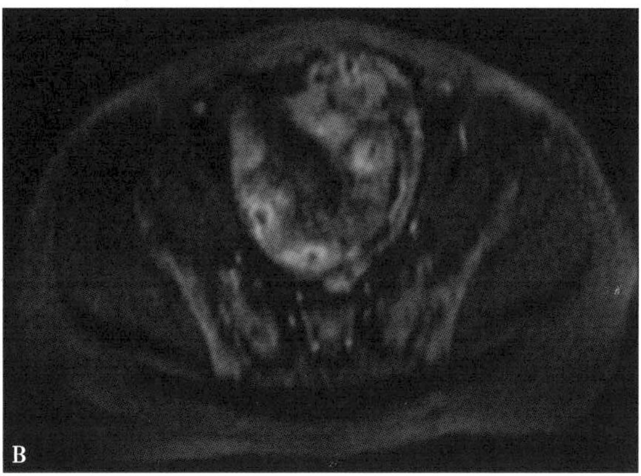

图 10-9-2 胎盘植入 MRI 表现

A. 轴位（SSFSE）；B. 轴位（DWI）

孕 32^{+3} 周，胎盘位于子宫体前壁，信号不均匀，子宫体前壁肌层明显变薄，部分肌层内可见胎盘信号影，提示胎盘植入

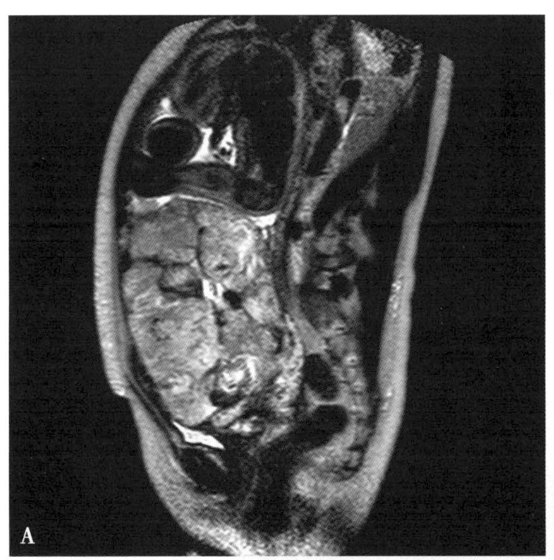
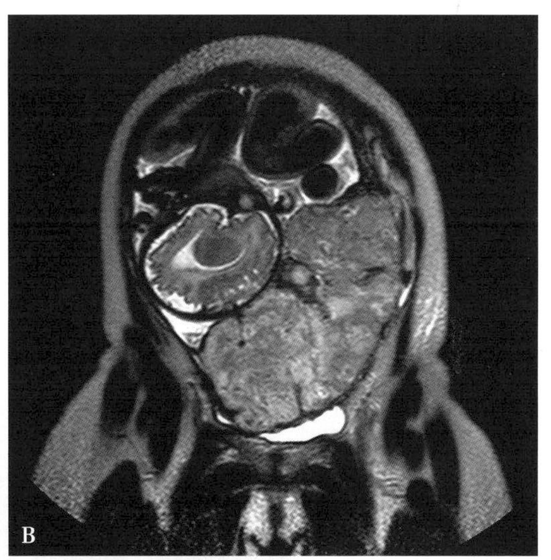
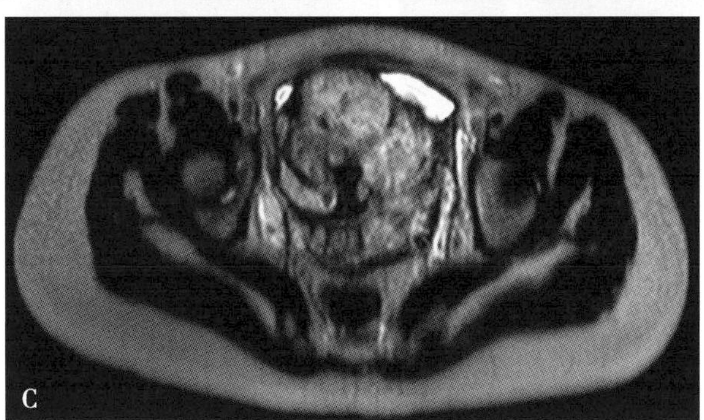

图 10-9-3 胎盘穿透 MRI 表现

A. 矢状位（SSFSE）；B. 冠状位（SSFSE）；C. 轴位（SSFSE）

孕 36^{+5} 周，完全性前置胎盘，胎盘明显增厚，形态不规则，信号不均匀，胎盘累及肌层达浆膜面，子宫前壁肌层广泛变薄，提示胎盘穿透

胎盘植入的产前 MRI 诊断尚未形成统一标准,国内外有学者将胎盘植入的 MRI 诊断征象分为直接征象和间接征象。直接征象表现为子宫结合带消失(胎盘粘连)、胎盘侵入子宫肌层(胎盘植入)、胎盘侵入膀胱或周围组织(胎盘穿透)。间接征象表现为胎盘内条状低信号影,胎盘局部向外膨出性改变,胎盘内增多增粗的血管影,下段子宫膨大等。其中胎盘内条状低信号影是胎盘植入最具诊断价值的间接征象。当孕晚期或者瘢痕子宫 MRI 直接征象难以作出判断时,需结合间接征象进行观察诊断。

三、前置血管

【病理生理和临床表现】

前置血管(vasapraevia)是指胎儿血管穿越胎膜位于宫颈内口;发病率约为 1/2500。在前置胎盘、双叶胎盘、副胎盘、多胎妊娠中易发生前置血管,特别是在双胎中脐带帆状附着者约占 10%,易伴发前置血管。

【影像学表现】

前置血管的产前诊断至关重要,超声是诊断前置血管的主要手段,超声诊断困难时,可借助产前 MRI 进行有效评估。根据脐带与胎盘的关系,前置血管主要分为三型:①脐带帆状附着型(图 10-9-4):脐带根部的血管是远离胎盘边缘,进入胎膜内,并在胎膜内延伸,跨过宫颈内口进入胎盘组织;②副胎盘型:连接主、副胎盘的血管位于胎膜内,跨过宫颈内口;③双叶胎盘型:两叶胎盘分别位于子宫前、后壁,连接两叶胎盘间的血管横跨宫颈内口。

前置血管的 MRI 表现:跨过宫颈内口的脐带血管在黑血序列 SSFSE 上表现为黑色流空信号影,在亮血序列 SSFP 上表现为高信号,常常伴有前置胎盘、脐带插入点异常、副胎盘或双叶胎盘。

【回顾与展望】

超声是筛查前置胎盘与胎盘植入的常规检查方法,胎盘植入的产前超声表现主要有:前置胎盘、胎盘与子宫肌壁间低回声带消失、子宫肌层小于 1.0mm 或肌层中断、胎盘内多个大小不等、形态不规则的无回声区,常称为"胎盘陷窝"征、胎盘膀胱间隙模糊,彩色多普勒血流信号增加等胎盘内血流信号增加等。但其诊断常常受到孕妇体型、羊水量及后壁胎盘的限制。

MRI 对于超声不能确诊的胎盘植入,尤其是后壁胎盘植入的准确诊断,判断植入深度及胎盘植入与周围的毗邻关系具有重要价值,文献报道 MRI 诊断胎盘植入的敏感度为 72% ~ 90%,特异度为 81% ~ 94%,并且当胎盘植入位于子宫后壁时,MRI 的检出率明显高于超声,已成为产科超声检查的重要补充手段。

孕 28 周以前,只能诊断胎盘前置状态;当发生前置胎盘时,应同时观察脐带插入位置,避免前置血管的漏诊;前置胎盘合并胎盘植入时,利用 MRI 的优势,多角度全方位观察前置胎盘的形态、位置、信号、植入肌层的深度以及与膀胱之间的关系,矢

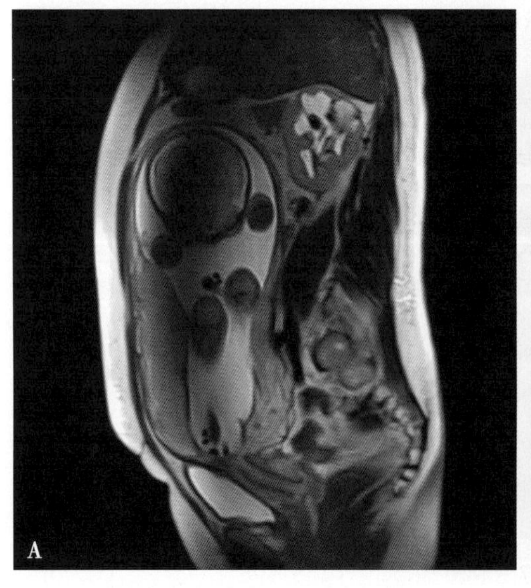

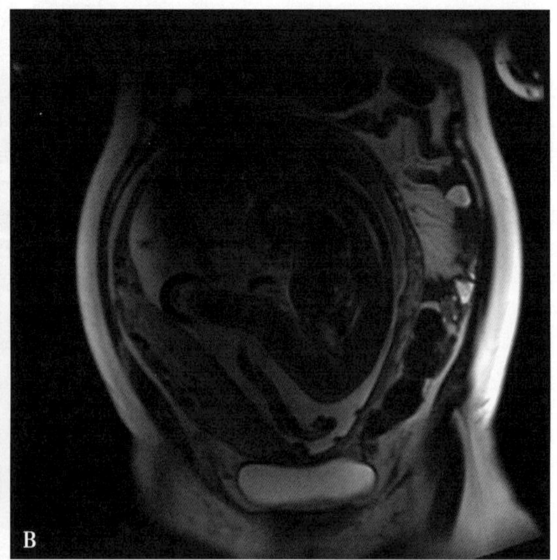

图 10-9-4 前置血管 MRI 表现

A. 矢状位(SSFSE);B. 冠状位(SSFSE)

孕 27 周,脐带根部的血管远离胎盘边缘,进入胎膜内,位于宫颈管内口边缘,提示前置血管

状位 SSTSE 序列及 SSFP 序列对比观察，是目前诊断胎盘植入的最佳观察序列，SSTSE 的软组织分辨率高，对胎盘内信号变化显示较佳，而 SSFP 可用于鉴别胎盘内血管影和低信号带、胎盘梗死或栓塞，T_1WI 可用于显示羊膜下、绒毛膜下、胎盘实质内或胎盘后的出血灶。通过应全面观察胎盘实质、子宫肌壁及宫旁组织的信号特点，判断胎盘植入子宫肌层的深度，以及胎盘植入与周围器官的毗邻关系，为临床诊断及治疗决策提供依据。

MRI 快速成像序列在前置胎盘合并胎盘植入的诊断中具有重要价值，随着 MRI 功能成像的不断发展，体素内不相干运动（intravoxel incoherent motion，IVIM）序列不仅可用于评估组织中水分子的弥散情况，而且可在不使用对比剂的情况下提供胎盘组织的灌注信息，因而可以大大提高产前诊断胎盘植入的准确性，为临床决策治疗方案及预后评估提供重要影像学依据。

（宁 刚 陈唯唯 曲海波 刘鸿圣 庞 颖）

第十一章　介入诊断与治疗

第一节　神经系统介入诊断与治疗

一、全脑血管造影术

【定义】

经股动脉置鞘，透视下导丝引导放置导管，通过推注造影剂动态显示全部脑血管，称为全脑血管造影。数字减影血管造影（digital subtraction angiography，DSA），是通过计算机将血管造影图像中的骨与软组织成分消除，仅突出显示血管的一种成像技术，它可以更加清晰的显示脑内血管影像。

【适应证和禁忌证】

适应证：①颅内血管性疾病，如动脉粥样硬化、栓塞、狭窄、闭塞性疾病、动脉瘤、动静脉畸形、动静脉瘘等；②颅内占位性病变，如颅内肿瘤、脓肿、囊肿、血肿等；③颅脑外伤所致各种脑外血肿；④手术后观察脑血管循环状态。

禁忌证：①碘对比剂过敏者；②急性期颅内出血；③严重心、肾、肝功能不全等。

【诊疗流程】

患儿俯卧位，麻醉后常规股动脉穿刺、置入血管鞘，肝素化后置入造影导管，按以下顺序依次进行正侧位造影及影像诊断，病变处放大造影（图11-1-1，ER-11-1-1）。

1. 主动脉弓造影　观察弓上血管大致走行方向，有无发育异常、血管畸形；初步观察开口及分支有无狭窄、闭塞、血液反流；观察椎动脉优势情况。

2. 椎动脉造影　观察椎动脉V1段~V4段、基底动脉、双侧大脑后动脉有无狭窄、闭塞、发育异常，有无代偿颈内动脉系统供血；应适当延长静脉期造影时间，以观察椎动脉有无盗血情况。

3. 双侧颈总动脉造影　常规先右侧后左侧，观察颈总动脉（包括分叉处）、颈外动脉、颈内动脉C1段~C7段、大脑中动脉、大脑前动脉有无狭窄、闭塞、发育异常，有无代偿椎基底动脉系统供血。

4. 双侧颈外动脉造影　根据病情需要可以增加颈外动脉正侧位造影，了解颈外动脉分支有无异常改变。

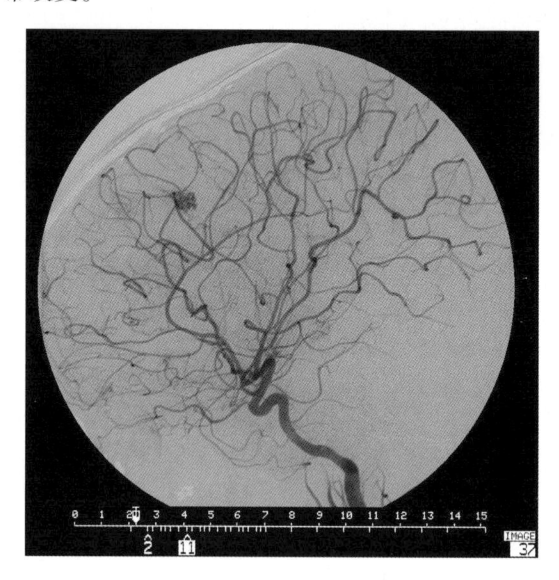

图11-1-1　动静脉畸形DSA表现

男，5岁11月，颅内出血就诊。右侧颈内动脉造影显示右侧大脑中动脉眶额支增粗，其远端可见局部性、扭曲扩张的畸形血管团，邻近静脉早期显影，考虑为动静脉畸形

ER-11-1-1　动静脉畸形DSA表现

【注意事项】

术中操作轻柔，避免血管内膜损伤、内膜下夹层及血管撕裂、血管闭塞；术后注意穿刺部位出血、血肿、假性动脉瘤、动静脉瘘形成，预防血栓形成或栓塞。

【回顾与展望】

MRA、CTA等无创技术因其简便快捷，既能提供血管病变的情况，又能提供脑实质改变的情况而为临床医师和患者广为接受。但较之脑血管DSA造影，MRA对某些病变，例如动脉瘤敏感性和特异性略低，检查过程较长，如患者轻微移动，会造成MRA图像无法观察，颅内占位合并出血时会干扰相邻血管信息，且血管分辨度不够。而CTA对于颅底海绵窦段、床突上段的颈内动脉病变，可能因骨骼、钙化影响而显示不清。因此，全脑血管造影仍是全面、精确评价颅内及头颈部血管病变的"金标准"，在脑血管病的诊治中有着不可替代的重要作用。未来随着三维数字减影血管造影（3D DSA）和磁共振（MRI）图像间的融合技术（DSA-MR融合）不断进步，还将会在儿童颅内血管畸形的诊断、治疗前后的评估等方面提供更多有用信息。脑血管造影术是一种安全可靠有效的方法，在儿童神经系统疾病诊断和治疗方面有广泛的应用价值。

二、缺血性脑卒中介入诊疗

【病理生理与临床表现】

缺血性脑卒中（arterial ischemic stroke，AIS）是各种原因所致脑部供血动脉发生急性阻塞，使相应部位脑组织出现血液循环障碍而引起一系列脑组织缺血缺氧或坏死。多发生于老年人，儿童发生率仅为2~8/10万人，儿童缺血性脑卒中虽然发病率不高，但预后很差，可出现终身认知或运动障碍，故早期诊疗至关重要。

由于脑组织对缺血耐受性有限，脑动脉闭塞后其供血中心部分缺血严重，梗死将于60min内形成，而周边部分通过侧支循环可得到部分血供，虽然其生理活动消失，但尚能维持自身离子平衡，一旦血液改善，可恢复正常，即缺血半暗带（ischemic penumbra，IP）。半暗带能存在一定时间，为临床上脑梗死的治疗提供了时间窗。在半暗带存活的时间内，设法将血栓溶解，解除血管狭窄，使血管及时再通，恢复脑血流灌注，就可挽救半暗带脑组织，这也是溶栓和血管内治疗的理论依据。对于儿童缺血性脑梗死溶栓治疗时间窗，目前尚无国际统一标准。成人缺血性脑卒中发病机制主要是动脉粥样硬化斑块脱落栓塞血管所致，其动脉管壁已发生变性，溶栓治疗中易发生出血等严重并发症；而儿童缺血性脑卒中病因主要是遗传性缺陷或后天获得性等多种因素引起，动脉管壁无基础疾病；因此，儿童缺血性脑血管病的发生与成人有本质不同，其治疗时间窗可适当放宽。

【适应证和禁忌证】

适应证：临床有明显神经功能障碍体征者不超过24h；CT或MRI检查显示有脑梗死灶。

禁忌证：碘对比剂过敏者；急性期颅内出血；严重心、肾、肝功能不全。

【诊疗流程】

全身麻醉下，采用Seldinger技术，经股动脉穿刺插管，行全身肝素化后，将4F或5F的Simmons导管或Cobra导管置于颈内动脉或椎动脉颅外段造影，明确诊断。

将微导管尽可能接近靶血管，注入药物，进行扩血管及溶栓动脉灌注治疗（以下两组药物依次注入）（图11-1-2）。

第一组：罂粟碱1~1.5mg/kg溶于15~20ml生理盐水，用微泵1ml/min速率灌注。

第二组：尿激酶2000~3000U/kg溶于15~20ml生理盐水，用微泵1ml/min速率灌注。

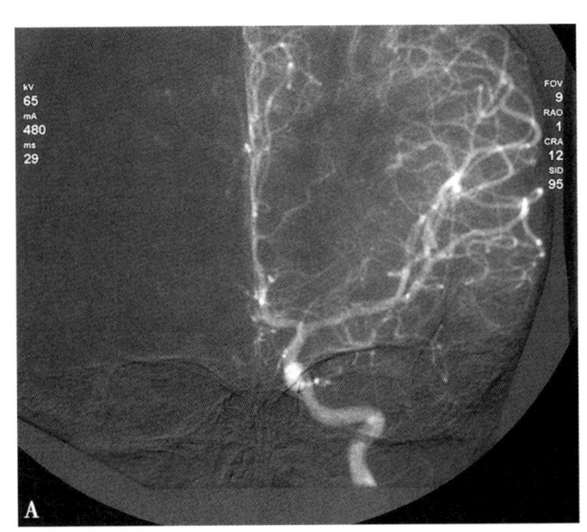

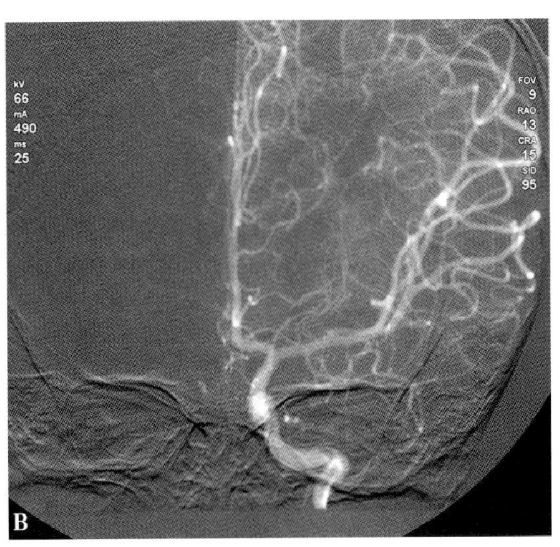

图11-1-2 脑血管造影及动脉灌注后造影表现

男，4岁10月，进行性右侧肢体无力3天。查体：右上肢肌力4级，右下肢肌力2级。A. 脑血管造影显示左侧大脑中动脉M1段分支豆纹动脉紊乱、模糊，周围可见较多网状侧支血管开放，呈"烟雾"状；B. 动脉灌注后造影显示豆纹动脉轮廓清晰，网状侧支血管关闭。患儿出院查体右上肢肌力5级，右下肢肌力5级

【注意事项】

一定要重视全身肝素化，必要时1～2h后按半量再一次静脉注入肝素，防止血栓形成加重病情；造影导管不能插入过深，防止导管嵌顿，阻断血流，造成脑组织缺血。导管置于颈内动脉或椎动脉颅外段为宜；当颈内动脉或椎动脉插管困难时，应考虑其闭塞的可能，需做相应颈总动脉或锁骨下动脉造影加以证实；严格控制液体总量和灌注速度，防止脑过度灌注损伤。

【回顾与展望】

儿科AIS的介入溶栓治疗方案还面临着许多挑战，首先缺乏多中心的、前瞻性的大样本临床试验研究以证实它的安全性、可靠性和有效性，同时也缺乏针对儿童的详细治疗指南。而且在各研究中心之间，其具体使用方法也存在着较大差异，这反映了大家对该治疗方案的理论基础还缺乏深入的研究。事实上，目前临床比较常用的溶栓药物，如组织型纤溶酶原激活剂并没有被批准用于儿童期脑卒中的治疗，所以未来儿科神经介入与神经内科医生需密切合作，继续开展一些多中心、大样本的前瞻性临床试验研究，探索儿科AIS个体化、安全有效的治疗方案。

动脉血管内溶栓治疗可以针对性的对狭窄血管及脑缺血病灶进行治疗，可最大限度地缩短脑缺血时间及恢复脑的正常功能，从而取得良好的临床疗效，相信随着临床研究的继续深入，这项技术将得以继续完善和发展。

第二节 呼吸系统介入诊断与治疗

一、气道狭窄球囊扩张与支架治疗

【病理生理与临床表现】

通常气道狭窄是指气管和各级支气管管腔直径较正常值变窄，缩窄率大于50%，狭窄气道阻力增大，患者出现呼吸困难，甚至缺氧发绀。儿童气道狭窄病变（stenosing airway disease）的发生率较低，临床表现大多以喘鸣及呼吸困难为主，其病因复杂多样，主要分先天性气道狭窄和获得性气道狭窄两大类，以良性狭窄多见。

【适应证】

球囊扩张治疗适应证：儿童良性近端气道狭窄为球囊扩张适应证，包括先天性气管-支气管狭窄，结核性支气管瘢痕狭窄，气道插管或切开后的瘢痕性狭窄，外伤性支气管挫伤修复后狭窄。

气道支架置入治疗适应证：气管支气管软化症；软骨发育异常性气道狭窄，即局部或广泛的全气管软骨环形成（即“O”形软骨环）；异常血管环压迫所致的气道狭窄；其他气道狭窄。

【诊疗流程】

球囊扩张：通过影像学检查确定狭窄部位后，应用导管将合适长度的球囊送至狭窄段支气管，将球囊两端与狭窄段支气管重合，在无明显出血的情况下可以反复扩张2次。一般选择正常气管直径50%以上的球囊直径，把狭窄扩张至正常气道管腔的50%以上即可。

气道支架置入：术前了解患儿临床症状，通过影像学检查选择合适支架，要考虑支架植入后可能发生的急性期及远期并发症并制订出应急方案。麻醉成功后，导管导丝配合将导丝越过狭窄后沿导丝引入支架推送装置，精确定位后释放于气管狭窄部位（图11-2-1）。

【注意事项】

1. 术后吸痰与止血　沿导丝引入吸痰管至双侧主支气管内，反复彻底抽吸痰液，改善呼吸，提高血氧饱和度。气道内支架置入后若出现血痰或大量出血，即刻经导管向气道内注射肾上腺素盐水，促使血管收缩以止血。

2. 处理和预防并发症　肉芽组织增生为最常见并发症，全身或局部雾化吸入激素可避免肉芽肿形成，必要时以球囊扩张压迫治疗肉芽肿，也可经气管镜清除肉芽组织。

【回顾与展望】

儿童气道狭窄少见，病因复杂多样，早期明确诊断、选择恰当治疗手段对预后有重要意义；对儿童呼吸道狭窄而言，球囊扩张及支架植入是一种安全、有效治疗方法。

随着近些年介入新技术的发展，关于气道狭窄的处理，出现了很多介入治疗新方法，例如：纤维支气管镜下可以行支气管腔内激光烧灼、电刀烧灼、微波、冷冻、光动力治疗、支架置入、球囊扩张及近距离照射等介入治疗。尽管DSA下儿童气道狭窄的支架置入术目前依然存在很多问题，相信随着支架材料科学及置入技术不断进步，未来支架置入会更加安全、可靠。具有更好组织相容性，更易于置入、取出，适应证也会更加宽泛，并发症更少。

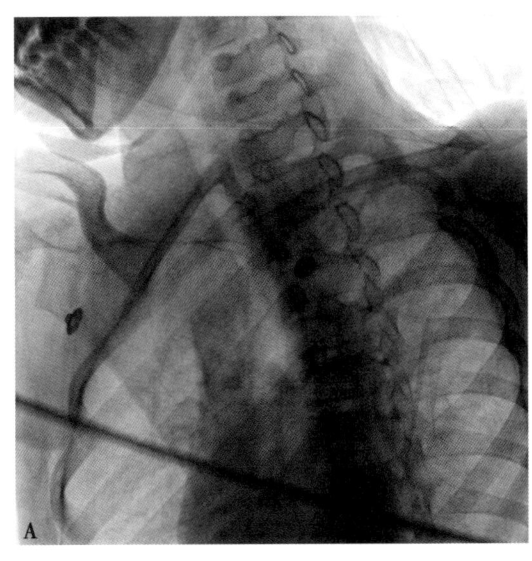

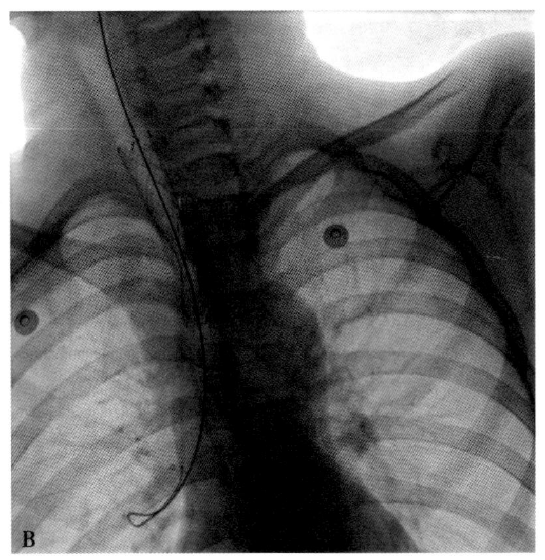

图 11-2-1 气道支架植入常规流程
A. 斜位透视可见气管狭窄；B. 气管支架植入后支架逐渐膨胀

二、小儿咯血的支气管动脉栓塞

【病理生理与临床表现】

咯血是指来自呼吸道咳出的血或血痰。咯血量小表现为痰中带血，量大时可危及生命，大咯血主要来自支气管动脉出血，压力高、动脉收缩力较强。如支气管慢性化脓性炎症，可以破坏支气管壁的血管弹力纤维，形成假性血管瘤，感染时易发生破裂，造成大咯血。儿科大咯血的定义为24h失血>8ml/kg。

【适应证】

小儿支气管动脉栓塞适应证为其他治疗失败且危及生命的严重咯血。潜在的病因诊断对于栓塞的选择非常重要。

【诊疗流程】

常规准备后行胸主动脉造影寻找支气管动脉及其开口位置。将导管头端置于支气管动脉开口处行选择性支气管动脉造影。支气管动脉造影出现造影剂外溢为咯血的直接征象，但十分少见。间接征象包括支气管动脉异常增粗和迂曲、新生血管网、支气管动脉-肺血管分流和支气管动脉瘤。经共轴微导管向支气管动脉内注入栓塞剂。

支气管动脉栓塞的目的是通过阻塞来自体循环的动脉血流，减少与咯血相关的病变血管的灌注压。尽可能栓塞全部的异常血管，而且栓塞部位尽可能接近异常支气管动脉的末梢，以防止来自非支气管体循环动脉的侧支形成，而导致咯血复发。

【注意事项】

导管和导丝轻柔操作，以尽量避免支气管动脉痉挛和夹层。应避免导管在阻塞血管时注射造影剂，可造成血管痉挛或正常组织过度染色的假象。如有重要动脉（如脊髓动脉）与支气管动脉共干，应使微导管越过此动脉后再行栓塞治疗。

由于有潜在的血管再通可能性，目前已不再推荐单一使用明胶海绵胶浆或明胶海绵微粒进行支气管动脉栓塞。聚乙烯醇颗粒（Polyvinyl alcohol particles，PVA）通常被认为是永久栓塞剂，是一种透X光物质，使用时必须与造影剂混合以便透视下可见；尽可能将PVA的栓塞部位接近异常支气管动脉的末梢，在技术上尽量将导管头深入靶血管深处并避免导管头阻塞靶血管血流，使PVA可以在血流导向下到达支气管动脉接近与肺动脉吻合的位置。适当用造影剂稀释PVA和间断缓慢推注栓塞剂也有利于支气管动脉的末梢栓塞。要注意其他能与肺循环形成侧支的非支气管体循环动脉（如内乳动脉、肋间动脉等），一旦发现其与肺血管形成侧支，都应进行栓塞治疗。

【回顾与展望】

支气管动脉栓塞后即刻咯血控制率在85%左右，多数患者术后超过一年不再咯血，30%～40%的患者需重复栓塞。

自从支气管动脉栓塞术应用于大咯血治疗后，咯血窒息发生率明显降低，现已成为大咯血的首选治疗方案。PVA可应用的直径范围从50～2000μm，文献报道中有使用150～550μm、255～1100μm，甚至是更大直径的PVA颗粒，可见尚无公认的标准。原则上PVA应该小到足以阻塞支气管动脉的末梢分支，但又不至于引起支气管动脉供血的组织(如食管)坏死,300~500μm 是目前认为较为合理的直径。随着栓塞材料和栓塞技术的进步,各种不良事件逐渐得到控制,支气管动脉栓塞的治疗作用将越来越安全、可靠。

三、肺隔离症介入治疗

【病理生理和临床】

在胚胎发育期间,肺动脉发育不全致使一部分肺组织血液供应障碍,并由主动脉的分支供应该区域肺组织,由于来自主动脉的血液含氧量与来自肺动脉的血液完全不同,致使该段肺组织的功能无法正常进行,由于动脉压明显增高,导致囊性变。

肺隔离症多见于青少年,男性多于女性,根据隔离肺组织有无完整的胸膜与正常肺组织分界,分为叶内型、叶外型。叶内型多于叶外型,且左侧多于右侧,易并发感染。

【适应证及禁忌证】

适应证:以咯血为主要症状、无其他严重并发症、CT 表现为局限性肺多血管征;难以耐受外科手术;无明显临床症状者。

禁忌证:严重心、肝、肾衰竭者;严重凝血功能障碍者;恶性甲状腺功能亢进、多发性骨髓瘤;重度全身性感染或穿刺部位有炎症。

【诊疗流程】

通常为青少年长期、反复或持续的肺部感染,胸部 X 线片或 CT 检查见肺下叶后基底段内有单个或多发的圆形、卵圆形囊性病变阴影,囊壁厚薄不等,周围有炎症病变征象基本可明确诊断。选择性胸主动脉或腹主动脉造影,为本疾病的诊断"金标准",可显示病变的供应血管来自胸主动脉或腹主动脉的异常分支,并能清楚显示这些分支起源的部位、数目和大小。

麻醉下,经股动脉插管至主动脉弓降部造影,明确异常血管解剖类型、起源、走行、数目及直径,有无与正常的血管相通。根据造影结果选择栓塞方式和栓塞材料的种类和型号。采用非可控弹簧圈或血管塞,直径需大于异常血管管径的 30%~40%。用右冠状动脉导管或端孔导管插至异常血管口,使导管头达理想位置,用引导钢丝推送弹簧圈至异常动脉血管腔内,5~10min 后再造影,如无残余漏,撤离导管,压迫止血。如仍有分流,继续栓塞,直至分流消失。

【注意事项】

观察血管堵塞是否影响到周围正常肺组织,监测血氧饱和度及有无呼吸困难、发绀等低氧症状;积极预防和处理并发症,对不同程度的下胸背部或上腹部疼痛、术后咯少量陈旧性血块及恶心、呕吐、低热等对症治疗。

【回顾与展望】

介入治疗隔离肺是近年来开展的一门新技术,其较外科手术治疗创伤小、风险低,而且安全,临床效果确切。本病是一种先天性的肺发育异常,属良性疾病,除非并发致命性大出血或心功能衰竭,介入手术通过对隔离肺供血动脉的栓塞,使其血供减少、消失,隔离肺组织缺血、变性及纤维化萎缩,不再反复感染,基本可治愈。这种介入微创手术未来也会越来越多地应用于婴幼儿、甚至新生儿患者,利于疾病的早期诊断、早期治疗。有文献报道本病有癌变的可能,但临床上极为罕见。综合来看,只要能及时明确诊断,尽早治疗,本病的预后较好。

第三节 消化系统疾病介入诊断与治疗

一、肝母细胞瘤介入治疗

【病理生理与临床表现】

肝母细胞瘤(hepatoblastoma,HB)是儿童最常见的原发性肝脏恶性肿瘤,肝母细胞瘤属于胚胎性肿瘤,源于未分化的胚胎组织中能分化为肝细胞和胆管上皮细胞的多潜能干细胞。

早期肝母细胞瘤患儿常表现为无症状性上腹部增大包块,随着病情发展,可表现为消化道症状,如体重减轻、食欲减退、呕吐、腹痛;晚期可出现腹水,以及肿瘤转移其他脏器症状。大约 90% 患儿血清甲胎蛋白(AFP)水平升高,CT 与 MR 扫描能显示肿瘤位置、大小。

【适应证与禁忌证】

适应证:①不能手术切除的肝母细胞瘤,瘤体占肝体积 70% 以下,肝功能为 Child-Pugh 分级 A、B 级者;②肿瘤过大,栓塞治疗可使肿瘤缩小,以利二期手术切除;③肝母细胞瘤破裂出血不适于行手术切除者;④行肝移植术前等待供肝者,可考虑化疗栓塞以期控制肝母细胞瘤的发展。

禁忌证:①大量腹水、全身状况差或恶病质;②有严重出血倾向;③碘过敏患者;④广泛肝外转移者;⑤门静脉主干被瘤栓完全阻塞者。

【诊疗流程】

常规静脉复合麻醉后行右股动脉 Seldinger 穿

刺,成功后置入4F血管鞘,使用4F导管行腹主动脉及肝总动脉造影,明确肿瘤供血动脉后,行供血动脉超选择性插管,将导管头停留于供血动脉,行肝动脉化疗药碘油乳剂栓塞。化疗方案可使用顺铂60mg/m^2+吡柔比星30mg/m^2。

【注意事项】

肝母细胞瘤供血动脉除常见的肝左动脉和肝右动脉外,还有来自肠系膜上动脉、肾动脉、膈下动脉及腰动脉分支,应依次造影;尽可能找到肿瘤所有供血动脉,依次进行化疗栓塞。

小儿的血管较细小,同时由于肿块通常较巨大,对血管压迫造成移位,因此对操作者的要求更高。微导管对于儿童患者的使用非常必要,可以超选择肝段动脉栓塞,减轻化疗药物和栓塞剂对正常肝组织的损害。

栓塞后综合征是最常出现的不良反应,包括恶心、呕吐、腹痛、发热等症状。原因主要是由于化疗栓塞导致的肿瘤组织坏死和器官缺血、水肿、迷走神经反射等引起;需及时对症处理。

【回顾与展望】

经肝动脉栓塞化疗术治疗肝母细胞瘤安全、微创,不仅使肿瘤迅速缩小,血清AFP降低;同时增加正常肝脏供血,促进肝脏增生,改善临床症状,为手术切除创造条件。

肝母细胞瘤目前治疗方案是联合手术、化疗、介入治疗、肝移植、放疗、免疫、生物治疗等综合治疗。手术切除是目前首选和最有效的治疗手段。如果不能一期切除应当考虑术前化疗(包括静脉化疗,肝动脉栓塞化疗),当肿瘤缩小后,将不能切除的肿瘤转化为能切除的肿瘤。此外术后应当考虑辅助化疗防止肿瘤转移复发。

二、肠套叠介入治疗

肠套叠是肠管的一部分及其相应系膜套入邻近肠腔内的一种肠梗阻,是儿童常见的急腹症之一。它常发生于营养状况良好的3~9个月婴幼儿,确切的病因目前尚不清楚。诊治不及时可导致肠坏死、肠穿孔甚至危及生命。

早在1674年荷兰医生Barbette就对肠套叠进行了描述,并指出它需要手术治疗。但直到19世纪后期才出现气体或液体灌肠的非手术疗法。但当时手术与非手术疗法的效果均不理想,患儿死亡率高达60%。20世纪中叶伴随X线技术在医学中的应用,非手术方法复位逐渐占主导地位。1948年Ravitch等人报道其X线透视下钡剂灌肠复位率达75%。紧接着80年代我国将早期气体的灌肠技术进行改进后,肠套叠气体灌肠的成功率提高到95%。目前,在X线透视下,使用气体作为媒介进行肠套叠治疗是我国最常用的非手术治疗方法。气体灌肠(目前大多直接使用空气,氧气已经较少使用,因此也称为空气灌肠)诊治时间短、患儿痛苦少、见效快、整复率高,整个检查只需约20min即可完成。

【病理生理与临床表现】

肠套叠的方向与肠蠕动的方向保持一致,即近段肠管套入远端肠管。套叠的外层为鞘部,套入里面的部分为套头部。在套鞘的挤压下,套头部动脉供血出现障碍,并且静脉回流受阻、血流淤滞、静脉压升高,随后套头部出现水肿,最终造成套头部完全缺血坏死。

呕吐是小儿肠套叠最常见的症状,发生率在80%以上。其次为阵发性哭闹,哭闹有一定节律,一般哭闹持续10~20min,然后有5~10min的平静期,如此反复发作。另外,40%以上的患儿可出现果酱样血便。部分患儿还可能出现腹胀、大汗、脸色苍白等症状。发生肠坏死时,可有中毒性休克症状。腹部包块为特征性的体征,80%病例可触及。肛门指检可见直肠内有黏液血便。

【适应证和禁忌证】

适应证:病程一般不超过48h,全身情况良好,生命体征稳定,无明显脱水及电解质紊乱,无明显腹胀,无肠坏死、肠穿孔。

禁忌证:发病超过48h或全身情况不良,有高热、脱水、精神萎靡不振及休克等中毒症状;已有腹膜刺激征或怀疑有肠穿孔;血便出现早而且量多,怀疑肠坏死;腹胀明显,且于透视下见肠腔内多个巨大张力性液平;小肠肠套叠。

【诊疗流程】

1. 设备条件包括X线透视机、空气灌肠机和18F Foley管(也可使用双腔导尿管)。机房内还需装备有中心供氧、负压吸引和多功能监护仪等急救设备。

2. 人员要求空气灌肠检查人员由1名影像科医生和1名外科医师组成。外科医生陪同非常重要,他在整个空气灌肠过程中,对于患者病情的观察,以及并发症出现时的处理都必不可少。

3. 术前准备在进行空气灌肠检查前,影像医生应与患儿监护人进行沟通并签署知情同意书。随着人们健康意识的不断提高,有必要告知患者或陪同检查人员该项检查存在少量X线辐射。影像医生指导陪检家属穿戴铅防护服及固定患儿，并连接好空气灌肠机。

4. 操作技术流程与注意事项

（1）进行空气灌肠操作前先透视胸腹部情况并拍一张腹部平片（图 11-3-1A），这个步骤有助于对患者是否存在禁忌证做进一步的确认。例如，是否存在气腹，是否存在多个巨大张力性气液平面等情况。

（2）肛门插管行空气灌肠

1）当向肠管内开始充气时，压力缓慢上升，初始气压一般控制在 80mmHg 以内，小于 6 个月婴儿应控制在 60mmHg 左右。当套叠头显影后暂停充气并点片记录套叠的解剖位置（图 11-3-1B），为后续治疗性灌肠提供依据。

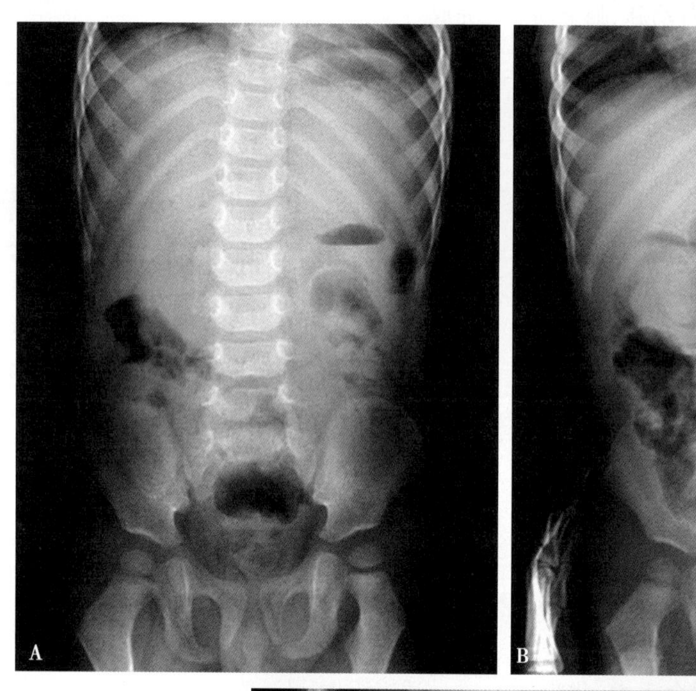

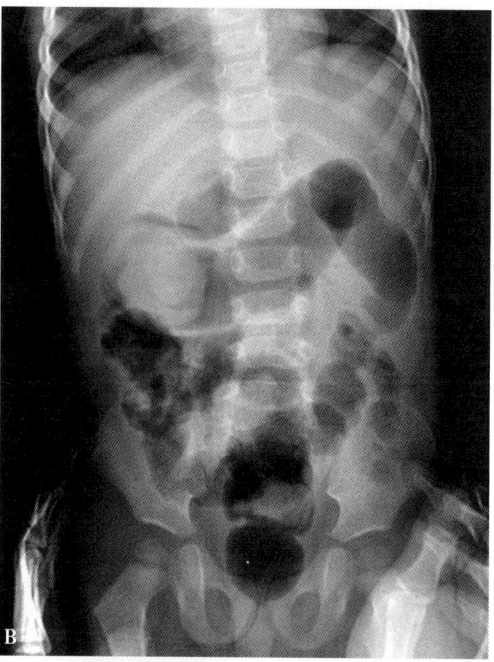

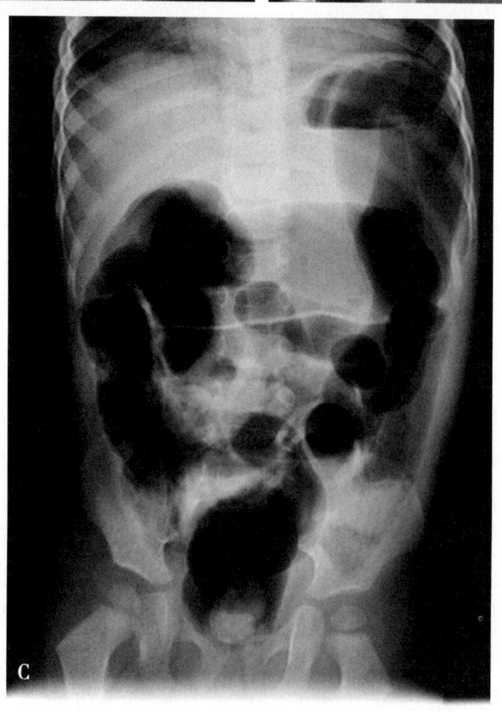

图 11-3-1 肠套叠空气灌肠表现

A. 空气灌肠前腹部平片；B. 肠套叠空气灌肠中；C. 空气灌肠复位成功后

2)继续加压,套叠头逐渐向回盲部退缩,套叠头缩小,一般通过回盲部后套叠头将消失。常见气过水征,小肠普遍充气,这提示治疗成功。治疗最高气压应控制在120mmHg以内,小于6个月婴儿应控制在100mmHg左右。由于单次施压持续时间过长会加重肠管的血供障碍,从而增加肠穿孔的概率。因此整复过程可以遵循“321”的原则,即施压3次,每次施压时间不超过2min,间隔1min。

3)对于首次不能整复的患儿,如果患儿一般条件允许,可重复进行空气灌肠,但不宜超过3次。另外,使用平滑肌松弛剂,如阿托品,促进肠管松弛,更有利于治疗。

(3)治疗结束后再照一张腹部片(图11-3-1C)。

(4)复位成功后,应提醒患儿家属注意以下三点。①肠套叠的复发率大约10%。而肠套叠整复成功后3天内是复发的高峰期,因此要提醒家属应密切观察患儿,一旦发现类似症状立即返院复诊;②患儿在整复成功后3天内尽量多休息;③术后禁食6~24h,之后患儿可开始进流质饮食,如果能耐受再进一步过渡到普通饮食,避免暴饮暴食。

(5)复位失败则由医生带患儿回临床处理。常见复位失败原因:①空气灌肠机及有关连接管道等出现漏气的情况,导致治疗过程中气压不足;②复杂型套叠,如回回结型,整复成功率低。复杂型套叠头一般较大,呈分叶状,较难整复;③套叠头套入过深,如位于降结肠、乙状结肠或直肠部位的肠套叠相对较难整复。

(6)术后处理和疗效判断:复位成功后拔除肛管后有排气、排便;患儿安静入睡,哭闹、呕吐消失;腹部软,包块消失;口服碳粉0.5~1g,6~8h后排出;复查B超“同心圆”或“靶环”征消失。

(7)并发症处理原则和预防

空气灌肠复位的并发症主要为肠穿孔,发生概率约0.76%。影像表现透视下腹部透亮度突然增高,出现膈下游离气体、镰状韧带征等大量气腹征象。一旦发生肠穿孔,应遵循以下原则:首先,立即停止充气,灌肠所用的Foley氏管可留置于肛管内,帮助排气。其次,若患儿腹胀明显,可于剑突下刺入注射器针头,帮助排出腹腔内气体。最后协助外科医生将患者转移至手术室。

【回顾与展望】

肠套叠是婴幼儿腹痛及肠梗阻的常见原因之一,大部分病例都有典型的症状和体征。空气灌肠整复术具有治疗时间短,创伤小,成功率高等多方面优点。只要掌握好适应证,空气灌肠仍是儿童急性肠套叠最直接、最有效的非手术治疗方法。虽然空气灌肠目前被广泛使用,但随着人们对X线辐射危害意识的加强,超声水压灌肠复位的方法开始在临床受到重视。但目前超声复位的成功率仍较空气灌肠成功率低,操作也相对复杂,仍需要进一步改进。

三、食管狭窄球囊扩张及支架治疗

【病理生理与临床表现】

儿童食管狭窄常见病因包括先天性食管闭锁、胃代食管等行外科手术术后吻合口狭窄、因误服化学品而导致的腐蚀性食管狭窄等。主要临床表现为吞咽困难和进食后呕吐。

【适应证与禁忌证】

适应证:因外科手术致食管吻合口狭窄以及化学物质损伤后慢性期食管狭窄。多次球囊扩张疗效不佳者可选择可回收支架植入。

禁忌证:食管化学性损伤的急性期。

【诊疗流程】

1. 食管狭窄球囊扩张术　①气管插管全身麻醉成功后,经患儿口腔插入有端孔胃管,行食管DSA造影,根据食管造影所见选择合适规格球囊;②经胃管插入泥鳅导丝,在DSA透视引导下扭控导丝通过狭窄段并进入胃内;③导丝通过狭窄段并进入胃内后可退出胃管,沿导丝送入预选球囊导管并置球囊于狭窄段;④使用10ml或20ml螺口注射器通过三通旋塞与导管球囊接口连接,在DSA透视监视下使用50%造影剂充盈球囊扩张狭窄段;⑤扩张完成后再次行食管造影了解狭窄段扩张情况,并仔细观察有无食管憩室、食管夹层、食管全层撕裂等异常征象。

2. 支架植入术　①支架植入前需先行对狭窄段进行扩张,所选择的球囊直径必须大于球囊输送器直径且小于支架直径;②扩张完毕后经口插入加硬导丝并通过狭窄段进入胃内;③经一侧鼻孔插入导丝并从口引出,把支架回收线固定在导丝末端,牵拉导丝使回收线从鼻孔引出;④再次行食管造影了解支架是否通畅。

3. 支架取出术　①解开支架固定线体外部,使用卵圆钳在咽喉壁处夹住固定线并从口拉出;②经口插入加硬导丝并通过支架进入胃内,沿导丝及固定线送入支架取出器,输送过程中使患儿头部尽可能后仰减少口腔与食管夹角使取出器易于进入食管;③再次行食管造影了解狭窄段扩张情况。

【注意事项】

球囊扩张术、支架植入术与取出术后再次造影结束后，立刻使用负压吸引器把口腔及食管内残留的造影剂及少量出血吸引干净，经鼻孔留置鼻管。

术后停留胃管饲奶1~2天，以便有充足的时间让撕裂的食管黏膜愈合，同时每天予患儿饮用4000单位糜蛋白酶稀释液以减轻瘢痕形成。支架植入的患儿并发症包括气管严重受压而致呼吸困难、支架移位进入胃内等，植入支架者术后需查胸片以判断支架是否完全张开或移位。

【回顾与展望】

食管狭窄可严重影响儿童发育，外科手术对于此病往往无显著疗效，采用球囊扩张术，疗效显著，且安全易操作，故可作为食管狭窄患儿首选治疗方案。对于全身麻醉下行食管球囊扩张术患儿，根据术前食管造影所见准备合适规格球囊，术后留院观察3~5天，无严重并发症可出院。对于过于狭窄的初次扩张患者，可准备不同大小扩张条进行预扩张，术前备血防止因过度撕裂导致大量出血。对于多次扩张疗效欠佳的患儿，可采取支架置入方法。

四、肝脏门静脉高压造影诊断与介入治疗

【病理生理与临床表现】

门静脉高压症(portal hypertension，PHT)是指由门静脉系统压力升高所引起的一系列临床表现。儿童门静脉高压症表现为门静脉压力超过5mmHg，或门静脉与肝静脉压力梯度超过10mmHg，肝功能大多数正常，多无进行性肝损伤，但以消化道出血为首发症状较成人高，且危险性较大。其他常见临床症状包括渐进性脾大，脾功能亢进、黑便、腹胀、腹部包块等。

【适应证与禁忌证】

1. 儿童肝脏门静脉系统造影

(1)适应证：临床资料、影像资料以及实验室检查支持肝门静脉高压诊断。

(2)禁忌证：①凝血功能异常；②合并其他重要脏器严重功能不全。

2. 儿童肝脏门静脉高压经颈内静脉肝内门体分流术(transjugular intrahepatic portosystemic stent shunt，TIPSS)介入治疗

(1)适应证：①急性或反复食管胃底曲张静脉破裂出血；②其他非手术治疗无效者和肝功能Child-Pugh分级B级、C级不适于其他手术的患者；③顽固性腹水或胸水；④肝肾综合征；⑤肝移植术前准备。

(2)禁忌证：①相对禁忌证：败血症、门静脉血栓或癌栓、胆道梗阻、严重凝血功能障碍、门脉海绵样变性、多囊肝等；②绝对禁忌证：未被证实肝硬化门脉高压症、心功能衰竭、肾衰竭、肝衰竭晚期等。

【诊疗流程】

1. 儿童肝脏门静脉造影

(1)间接法门静脉造影：右股动脉Seldinger's穿刺术，置入4F血管鞘；采用4F导管行肠系膜上动脉造影并延迟显像进行间接门静脉显影。

(2)楔入法门静脉造影：右股静脉或右颈内静脉穿刺术，穿刺成功后分别置入4F血管鞘，用4F导管(右股静脉入路)或J形导管(右颈内静脉入路)楔入肝左、肝中或肝右静脉末端，采用自动高压注射器进行造影(图11-3-2)。

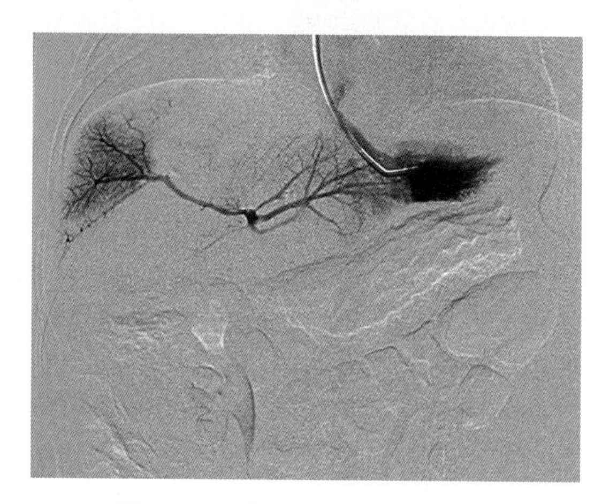

图11-3-2 楔入法肝内门静脉造影
男，6岁7个月，门静脉海绵样变性。术前经肝左静脉楔入法门静脉造影示肝内门静脉左、右主干分支显影清晰

2. 经颈内静脉肝内门体分流术 患儿全麻后常规消毒铺巾，穿刺右颈内静脉，在导丝引导下将Rups-100经颈内静脉、上腔静脉、右心房、下腔静脉，送入肝静脉。选择肝静脉或肝段下腔静脉为穿刺出发点，向门静脉右支或左支穿刺，减少盲目穿刺和损伤(图11-3-3A)。确认门静脉被穿中后，将亲水膜导丝经套管送至脾静脉或肠系膜上静脉，5F端侧孔导管行直接门静脉造影并测压(图11-3-3B)，再将Rups-100四部件沿导丝推入脾静脉或肠系膜上静脉。穿入门静脉后可通过造影观察穿刺点的位置。穿刺道用6~8mm/4~6cm球囊进行扩张(图11-3-3C)，造影检查直接分流道有无造影剂外溢或与胆管交通，置入直径6~10mm/6~8cm的金属内支架。放置支架必须完全覆盖肝实质通道，并要求该通道与肝静脉不能成

角。再次直接门静脉造影及测量门静脉压力梯度达适宜范围。

【注意事项】

1. 儿童肝脏门静脉造影　经肝左静脉楔入法门静脉造影通常仅显示门静脉右支，门静脉左支显影效果不佳，建议采用经肝左静脉楔入法造影显示门静脉左支。由于肝静脉与下腔静脉交汇处角度不同，部分患儿经股静脉穿刺入路难将导管入肝左静脉末端，此时可考虑经右侧颈内静脉穿刺入路，采用J形管楔入肝左静脉进行造影。

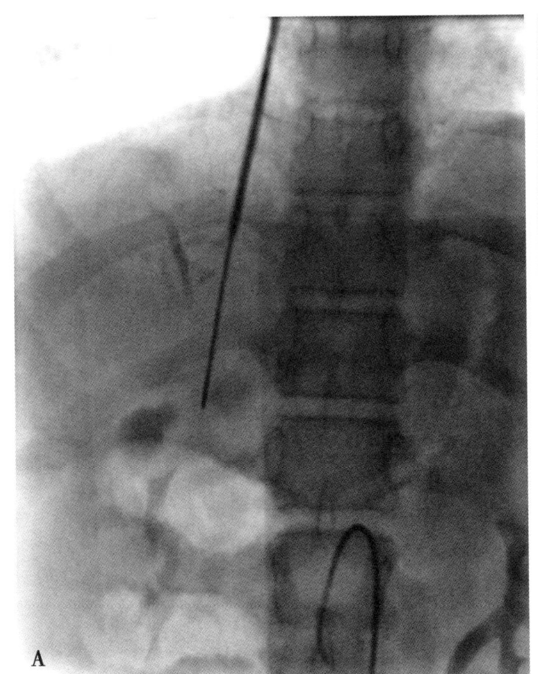

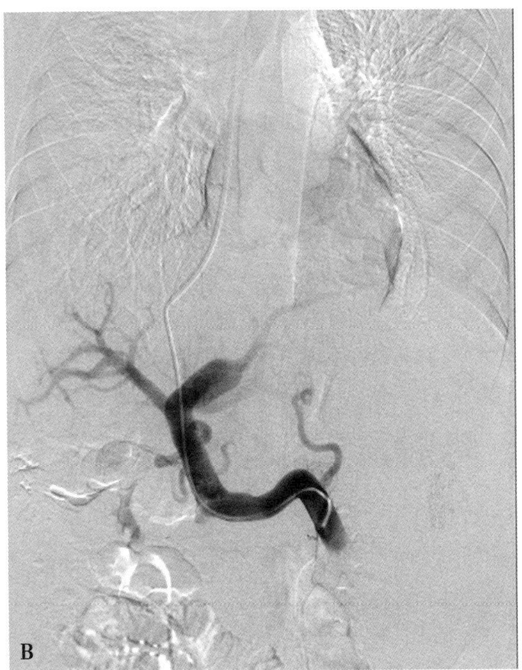

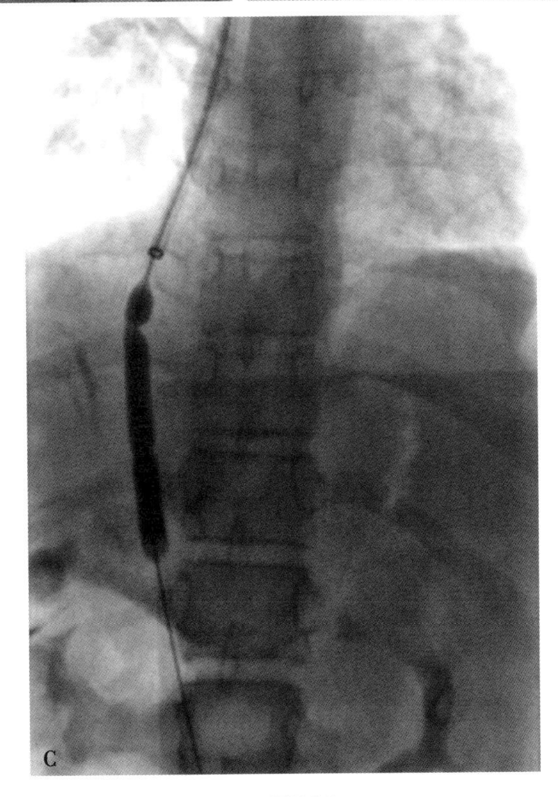

图 11-3-3　TIPSS

A. Rups-100 自肝静脉穿刺进入门静脉；B. 造影导管自肝静脉经穿刺道进入门静脉，造影并测压；C. 球囊导管扩张穿刺道

2. 经颈内静脉肝内门体分流术　TIPSS 术中可能发生的并发症如下：

（1）腹腔内出血：是 TIPSS 最严重和最危险的并发症，主要与下列因素有关①穿刺点过低，穿中肝外门静脉主干或门静脉分叉部，球囊扩张时撕裂静脉壁；②肝脏体积过小、穿刺针进针过深穿出肝包膜外以及反复穿刺伤及血管；③近心端穿刺点过高，或穿刺时穿刺针反弹，经裸露的下腔静脉进入肝实质，球囊扩张时撕裂静脉壁；④肝硬化失代偿期凝血功能障碍，以及术中、术后使用抗凝剂，导致腹腔内出血。

（2）肝动脉损伤：发生率极低，多因反复穿刺和重度肝硬化肝动脉增粗所致，一旦发生，应立即进行超选择性肝动脉造影，必要时进行栓塞治疗。

（3）门静脉损伤：多由于穿破了门静脉肝外分支、分叉部的后下壁或主干，囊扩张后导致腹腔内大出血，出血后应立即置入覆膜支架或外科手术修补。

（4）胆道损伤：发生率低，多为细小的胆道损伤，可有一过性轻度黄疸，一般无需特殊处理，而胆道出血极为少见；如为较大胆道损伤，可出现重度黄疸、发热、腹痛、便血或呕血等症状，应行肝动脉造影和直接门静脉造影，了解发生出血的原因和部位，进行有效治疗。

（5）心包填塞：罕见，多与穿刺套装进入下腔静脉时损伤右心房所致，正确使用 Rups-100 穿刺套装与在 X 线透视下谨慎操作是预防其发生的关键。

（6）支架移位与成角：发生率较低，支架移位多与支架释放时定位不当、患者呼吸幅度过大有关，一旦发生需要分流道再行球囊扩张，必要时重新支架置入。

【回顾与展望】

肝外门静脉栓塞是儿童门静脉高压常见原因之一，肝外型门静脉高压包括肝前性和肝后性，肝前性门静脉高压发病率相对较高。门静脉海绵样变性（cavernous transformation of the portal vein，CTPV）是属肝前性门静脉高压常见病因。肠系膜上静脉-门静脉左支旁路分流术（mesenteric-to-left portal vein bypass，MLPVB）为目前获广泛认可的儿童 CTPV 治疗方案，又称 Rex 术，其原理是跨越栓塞血管，截取自身正常体静脉，将肠系膜上静脉与肝内门静脉左支吻合，恢复肝脏正常血流灌注。其优点如下：①既降低门静脉的压力，又维持了一个正常的肝脏血流灌注，从根本上预防肝性脑病的发生；②有效降低消化道出血的危险性；③缓解脾功能亢进，脾脏体积缩小。Rex 旁路手术顺利实施三个前提条件：①肝脏没有内在重大疾病；②肝内门静脉各分支发育良好；③自身体内存在一条合适的可截取的静脉作为桥静脉。Rex 手术关键点在于术前明确肝内门静脉左支情况。经肝静脉楔入法对门脉高压患儿进行造影能准确诊断患儿门脉左支是否发育良好，且能获得清晰的肝内门静脉各级分支及 Rex 隐窝解剖位置及形态大小的图像，对于肝前性门脉高压患儿 Rex 术前评估具有重要意义。

近年来随着儿童介入在肝脏领域的迅速发展，介入治疗已成为治疗儿童门静脉高压症及其并发症重要手段之一。TIPSS 术应用在门静脉高压患儿急性或反复食管胃底曲张静脉破裂出血，以及手术治疗无效者和肝功能 Child-Pugh 分级 B 级、C 级不适合手术者均有重要价值。

第四节　儿科泌尿生殖系统疾病诊断与治疗

一、单纯性肾囊肿介入治疗

【病理生理与临床表现】

单纯性肾囊肿表现为发生在正常肾皮质内的单房囊性病变，可孤立单发亦可多发。小儿相对少见，发病率低于 1%。囊肿大小悬殊，囊内为浆液性液体，囊肿与收集系统不相通。其病因尚不完全清楚，目前认为它的形成及进展与肾小管上皮增生、尿液潴留（由上皮分泌）、肾小管基底膜退化以及由此引起的肾小管扩大有关。

单纯性肾囊肿可合并出血、感染或破裂等。部分小的肾囊肿多无症状，偶尔在体检时发现。若囊肿较大时，可出现腹部包块，腹部不适，血尿，腹痛或呕吐等症状。

【适应证及禁忌证】

适应证：①肾囊肿破裂出血；②囊肿直径大于 3cm，囊肿有增大趋势；③囊肿位于肾包膜下极有可能在外力下破裂者；④出现临床症状者。

禁忌证：合并有严重肝、肾功能及其他重要脏器功能不全者慎用。

【诊疗流程】

患儿取俯卧位，基础加局部麻醉后超声定位，先确定囊肿的大小、位置，穿刺道上是否有重要血管（彩色多普勒确定），随后标出皮肤进针点，确定进针的角度和深度。根据超声定位要求进针，超声引导下用套管针进行穿刺，确认进针到位后拔出针芯，固定并留置针管。抽尽囊内液体常规送检细菌培养及细胞学检查，然后按抽取囊液体积的 20%～50%缓慢注入无水酒精（一般不超过 5ml），拔出针管，局部加压包扎（ER-11-4-1）。

ER-11-4-1 超声及 DSA 引导下右肾囊肿穿刺抽吸术

【注意事项】

术后观察患儿有无腹疼或排尿疼痛、有无血尿和感染等。若无症状，术后 2 天出院。术后随访主要观察患儿症状改善情况及有无出血、感染等并发症，定期复查 B 超了解囊肿大小变化。

【回顾与展望】

超声引导下经皮穿刺无水乙醇硬化剂注射治疗儿童单纯性肾囊肿是一种安全、有效、经济、微创的治疗方法，由于乙醇可迅速破坏囊壁内膜的上皮细胞，使之失去分泌功能，从而囊壁组织纤维化、囊壁收缩，最终使肾囊肿缩小甚至消失。

目前国内外没有单纯性肾囊肿介入治疗的标准方案，未来有必要规范治疗方案，提高囊肿治愈率。需要面对的主要问题，包括最低有效乙醇浓度、最大乙醇用量、重复治疗次数及安全性等问题。

二、儿童肾血管性高血压血管造影与介入治疗

【病理生理与临床表现】

引起肾血管血流动力学改变的因素均可导致肾血管性高血压（renal vascular hypertension，RVH），常见的原因包括先天性肾动脉发育不良、纤维肌性发育不良（Ffibromuscular dysplasia，FMD）、Ⅰ型神经纤维瘤病，先天性单侧或双侧肾动脉主干或分支狭窄，肾发育不良，或腹主动脉或肾动脉炎引起。

青少年儿童肾血管性高血压可发生在任何年龄，已有较多婴儿病例报告，最小者仅为 7～10 天。男女发病率相似，症状轻重不一。婴儿可有呕吐、发育差、充血性心力衰竭及急性肾衰竭等表现。重症患者还可有高血压脑病，出现一过性视力障碍、抽搐等。

【适应证及禁忌证】

适应证：持续性高血压，血液检验示血浆肾素活性增高，肾动脉及其主要分支狭窄程度≥50%。

禁忌证：凝血功能异常及合并其他重要脏器严重功能不全，如心脏、肝脏或肾脏功能不全或功能衰竭等。

【诊疗流程】

经股动脉穿刺插管，行腹主动脉及选择性患侧肾动脉造影。然后经导丝引入球囊导管，行狭窄肾动脉球囊扩张术前，需注意选择直径与狭窄两端正常肾动脉相同或略大的球囊。若肾动脉狭窄较严重，建议首先选择比正常肾动脉小 1mm 的球囊进行预扩张，然后应用较大的球囊再次扩张。若常规球囊扩张术效果不理想，则可选用切割型球囊，使切口之间内壁在扩张时保持完整，减少发生内膜严重撕裂概率，从而最大限度地减少血管内皮细胞受损伤，保护血管回缩弹性（图 11-4-1）。

【注意事项】

由于儿童处于生长发育期，患儿在选择经皮腔内肾动脉成形术（percutaneous transluminal renal angioplasty，PTRA）时，肾动脉支架植入术一般不予优先考虑。只有多次球囊扩张术临床效果不明显者，才考虑支架植入术。

【回顾与展望】

肾血管性疾病是儿童高血压的一种少见但极其重要的原因，CTA、MRA 一般情况下均可清晰显示狭窄的肾动脉，在肾动脉狭窄部位行球囊扩张术能有效减轻患儿高血压症状。

三、儿童先天性肾积水介入治疗

【病理生理与临床表现】

先天性肾积水是常见的小儿泌尿系统疾病，系先天发育畸形所致。其主要原因是由于先天性肾盂输尿管连接处梗阻（congenital ureteropelvic junction obstruction，UPJO）。UPJO 致肾积水是由多种因素参与的病理过程，目前认为其发病机制可能与肾盂输尿管连接部狭窄、瓣膜、息肉、高位输尿管开口、迷走血管或副血管压迫，以及肾盂输尿管连接处肌性发育不良等有关。由于以上因素所致肾盂输尿管梗阻后，梗阻段以上管腔压力增大，最终出现肾积水和肾功能损害。

临床主要表现为反复发作尿路感染，尿频、尿急、排尿困难，腰部疼痛，无尿、少尿、间断多尿。不明原因高血压或肾衰竭。有时也可无明显临床症状，只在腹部触及较大的肿块或体检偶尔发现肾积水。

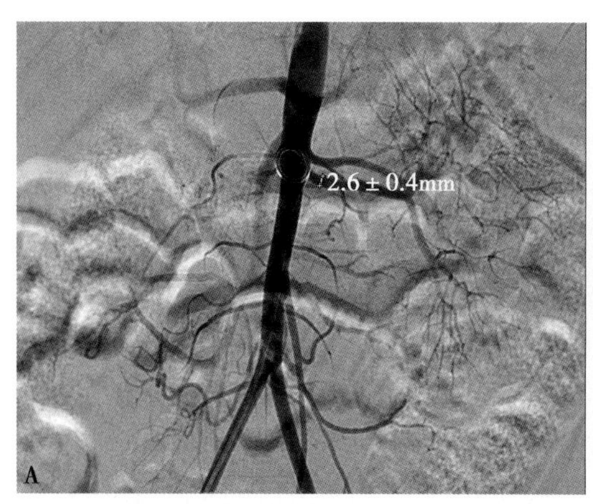

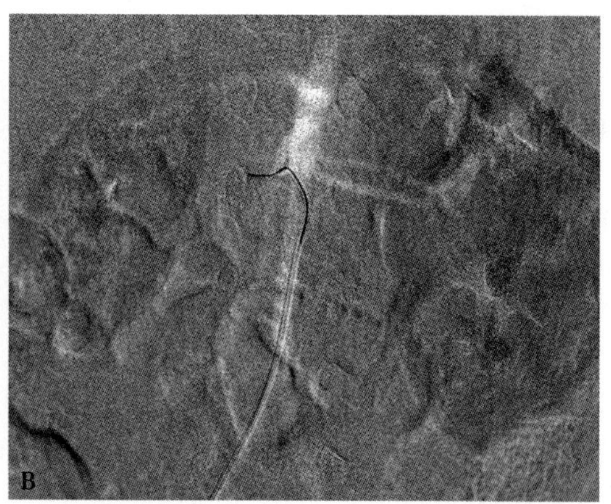

图 11-4-1 肾动脉狭窄球囊成形术

A. DSA 造影示右肾动脉狭窄，左肾动脉显示良好；B. 右肾动脉球囊扩张术，导丝入右肾动脉狭窄段

【适应证及禁忌证】

适应证：①先天性肾盂输尿管连接处狭窄，如瓣膜、纤维索带粘连、输尿管平滑肌发育不良；②手术后吻合口瘢痕收缩及粘连；③局限性炎性后遗所致输尿管狭窄；④结石取出后继发局限性狭窄；⑤腹膜后纤维化、腹膜后肿瘤及输尿管周围的血管压迫所致狭窄。

禁忌证：①严重泌尿系感染、肾衰竭，严重高血压、心脏病；②输尿管下端进入膀胱处的梗阻；③下尿路梗阻及伴有膀胱输尿管反流的肾积水。

【诊疗流程】

1. 经皮肾盂造瘘术（percutaneous nephrostomy，PCN） 为肾盂输尿管梗阻时基础介入治疗方法。全身麻醉下，患者取侧卧位，常规消毒，于第二腰椎~第三腰椎水平患侧椎旁肌外缘（肾窝）进穿刺针（也可于手术前 30min，按 IVU 用量静脉注射对比剂使肾盂显影后在透视下定位穿刺），从肾脏后外侧经肾皮质进入肾盂或肾盏，穿刺成功后可见尿液流出。造影确定进针位置后，经穿刺针引入导丝，利用动脉鞘中的鞘芯，由 5~7F 导管逐步扩张穿刺通道，最后置入 7F 动脉鞘于肾盂内，再沿导丝经动脉鞘送入猪尾巴引流管至肾盂合适位置，并将动脉鞘及引流管用人形弹力胶布固定于皮肤，经猪尾巴引流管用庆大霉素盐水冲洗肾盂后连接尿袋。

2. 经尿道逆行持续输尿管球囊扩张及支架置入术 ①球囊扩张术，利用膀胱镜逆行将导丝插入狭窄段下方并置换导管，逆行输尿管造影，明确狭窄部位、狭窄程度。测量狭窄部位以下输尿管直径，选择相近直径的球囊导管，沿导丝送入至狭窄部位进行试扩张，寻找到“细腰”状狭窄部位后，逐渐扩张球囊，直至扩张效果满意，“细腰”消失，保持扩张状态，撤出导丝，固定导管；②支架置入术，儿童建议采用临时双 J 管支架治疗输尿管狭窄。方法是在球囊扩张完成后，沿导丝换置双 J 管，一端置入肾盂内，一端置于膀胱内。可支撑扩张后狭窄段，既可充分引流尿液保持肾盂在低压状态，又利于扩张撕裂的输尿管内膜和肌层绕周生长，避免再次狭窄。

【注意事项】

术中操作手法轻柔，导丝、球囊通过输尿管狭窄段切不可暴力进退，否则易穿破输尿管或引起输尿管黏膜剥脱、撕裂。扩张球囊时，充盈速度不宜太快，先缓慢试扩张，明确狭窄部位后将球囊充盈。球囊直径不要超过正常段输尿管直径，重度狭窄者宜分次逐渐扩张，突然增压易引起输尿管破裂。

【回顾与展望】

介入治疗儿童先天性肾积水，避免开放手术以及由此带来的多种并发症，患者创伤小、出血少，安全性高，可重复性强，是一种简单、有效的治疗方法。近年来，随着介入技术的发展，国内外许多学者相继采用介入的方法治疗 UPJO 或手术后再狭窄的吻合部均取得良好疗效。经尿道逆行持续输尿管球囊扩张及支架置入术，为目前主要介入治疗方法。儿童建议采用临时双 J 管支架治疗输尿管狭窄。随着腔内扩张球囊、支架的介入技术及材料不断进步，该项介入治疗将取得更好疗效。

四、肾母细胞瘤介入治疗

【病理生理与临床表现】

肾母细胞瘤（nephroblastoma）是儿童期最常见的腹部恶性肿瘤，从胚胎发生上由后肾发展而成，肿瘤由极其类似肾母细胞的成分所组成。其发病率在小儿腹部肿瘤中占首位。肿瘤主要发生在生后最初5年内,特别多见于2~4岁。左右侧发病数相近,3%~10%为双侧性。

腹部进行性增大的肿块是最常见的临床症状,此外,还可包括腹痛、血尿、高血压以及发热、乏力、烦躁、体重下降、食欲缺乏等全身症状。晚期可能出现心肺转移症状。

【适应证及禁忌证】

适应证:①影像学诊断及病理诊断为肾母细胞瘤Ⅲ~Ⅳ期;②患儿全身状况较差,近期不能耐受较大手术;③伴有大量血尿;④肿瘤巨大,内侧边界达到或超过腹中线,不能确定有无肾外浸润或肾门、腹主动脉旁淋巴结转移。

禁忌证:造影剂过敏、凝血功能障碍、肝肾功能严重损害和恶病质患者不宜行介入治疗。

【诊疗流程】

经股动脉穿刺插管,双侧肾动脉造影,明确肿瘤的血供来源及了解肿瘤的影像特点,大多数肿瘤表现为动脉增粗,血管呈抱球状或杂乱扭曲、粗细不均、血管湖形成,实质期肿瘤染色。然后超选择插管至患侧肾动脉,经导管注入栓塞剂,一般栓塞剂为超液化碘油、阿霉素、顺铂和生理盐水混合形成的乳剂。栓塞乳剂要缓慢注入瘤肾动脉,同时透视下密切观察,防止发生栓塞剂反流或误栓,栓塞剂灌注完后可用PVA颗粒或明胶海绵条与生理盐水注入并栓塞肾动脉主干,治疗结束后拔管、加压包扎穿刺部位。

【注意事项】

肾母细胞瘤TACE后一般会有发热和腹痛,但多不严重。如持续发热,可行物理降温或短期应用地塞米松,少数病例腹痛较剧烈时,可以短期使用镇痛药。极少数肾母细胞瘤自发破溃,临床上与急腹症表现相似,需要外科及时处理。

【回顾与展望】

肾母细胞瘤是治疗比较成功的一种儿童肿瘤,绝大部分可以治愈。目前对于肾母细胞瘤采用以肾切除为主,辅以化疗为主流治疗方案取得了非常好的临床疗效。经肾动脉栓塞后,肿瘤缩小,临床症状缓解,可增加手术切除肿瘤的机会。同时,肾动脉栓塞可刺激机体免疫机制对抗肿瘤,亦可使转移病灶缩小,从而提高疗效。未来需要加强多学科之间的交流与合作,对患儿进行准确的临床分期和病理分级,并恰当地采用分层治疗,以期获得最优的治疗效果。

第五节 视网膜母细胞瘤经眼动脉灌注化疗

【病理生理与临床表现】

视网膜母细胞瘤(retinoblastoma,RB)是婴幼儿最常见的眼内恶性肿瘤,发病率约为1/15000~28000。视网膜母细胞瘤分为遗传型和非遗传型两种,35%~45%病例属于遗传型,为常染色体显性遗传;另外55%~65%非遗传型为基因突变所致。

视网膜母细胞瘤最常见临床表现为白瞳症和斜视,眼底检查示视网膜血管供血及静脉引流的视网膜黄白色肿物,或伴有肿物周围视网膜下积液、视网膜下出血、玻璃体积血。肿瘤可以侵及球外组织,亦可沿视神经向颅内蔓延或转移,还可经淋巴管向附近淋巴结及通过血液向其他脏器转移,最终危及患儿生命。

【适应证与禁忌证】

适应证:

1. 初发眼内期RB　诊断为RB且未行任何治疗的眼内期RB(ICRB分期B、C、D、E期)。

2. 难治性眼内期RB　经其他治疗方法治疗失败的RB肿瘤。

3. 复发性眼内期RB　RB肿瘤经治疗稳定后又复发或周围新发肿瘤。

4. 辅助性局部化疗　眼球摘除手术后评估具有高风险因素需行术后全身化疗者,可配合经眼动脉局部化疗增强疗效。

禁忌证:

1. 不可纠正的凝血功能障碍及血象严重异常的血液病者。

2. 活动性感染尤其肺部炎症者。

3. 眼外转移的RB患儿。

4. 先天性颅脑血管异常等而不能实施血管性介入手术患者。

【诊疗流程】

1. 病史采集和体检　经导管眼动脉灌注化疗术(selective ophthalmic arterial injection,SOAI)前详细询问病史并进行全面体格检查,重点注意患儿有无脑部损伤、脑部血管异常史;既往有无RB治疗史及治疗情况等病史。术者应在术前详细分析患儿眼底检查、B超或CT/MRI等辅助检查资料,明确肿瘤大小、位置、数目,尤其是肿瘤与视盘、黄斑间的关系,确定RB分期,并制订最佳治疗方案。

2. 治疗方案制订　治疗方案的制订主要由经

眼动脉灌注化疗药物种类的选择及剂量来确定。目前国、内外经眼动脉灌注的化疗药物主要包括三种:美法仑(melphalan)、卡铂(carboplatin)及拓扑替康(topotecan),单药或联合使用,其剂量根据患儿病情、年龄及体重等情况不同。术者应在术前仔细分析患儿病情,选择最优治疗方案。

3. 术前谈话　术前应跟患儿监护人交代病情,介绍SOAI治疗的目的并重点告知SOAI可能发生的风险,尤其对于全身化疗失败或肿瘤位置特殊的患儿,需与患儿监护人充分沟通,征得监护人的充分理解和同意,并签署知情同意书。

4. 患儿准备　①患儿术前禁饮禁食;②鼓励患儿监护人充分配合医护人员做好术前准备,尽量给患儿一个轻松愉悦的心情。

5. 操作步骤及方法　①患儿复合静脉全麻成功后,常规术区消毒;②股动脉Seldinger穿刺成功后置入4F小儿血管鞘,注射肝素75IU/kg(患儿体重<10kg),100IU/kg(患儿体重≥10kg)全身肝素化;③在X线透视下,用4F超滑导管选择性插入患儿患侧颈总动脉。增强器转至90°,头颅影像呈侧位,采取人工手推造影剂进行颈总动脉造影(图11-5-1A);④眼动脉显影后予以路标,用微导丝引导1.7F 45°微导管行眼动脉超选择性插管,行造影确认,以脉冲方式将稀释后化疗药物灌注至眼动脉(图11-5-1B),灌药时间约30min;⑤对于双眼RB患儿,一侧眼动脉灌注化疗成功后,将微导管退至对侧颈总动脉并造影,对侧眼动脉显影后用同样方法行对侧眼动脉灌注化疗;⑥术毕,撤管后拔动脉鞘,压迫穿刺点约10钟至止血后用弹力胶布加压包扎。

【注意事项】

1. 术中动态监测患儿生命体征　由于RB患儿一般年龄较小,术中应实时动态监测患儿生命体征变化。

2. 小婴儿插管困难　多次反复插管不成功容易造成血管痉挛,因此需要有经验的医生操作并注意动作轻柔。

3. 重视眼动脉双重供血　部分患儿眼动脉存在双重供血:①颈内动脉-眼动脉;②颈外动脉-脑膜中动脉-眼动脉。因此术中造影,有可能经颈内动脉造影后眼动脉显影不佳,可予以同侧脑膜中动脉造影,评估后进行同侧颈外动脉暂时部分栓塞,减缓脑膜中动脉血流,然后再行颈内动脉造影以显示眼动脉并进行灌注化疗。

4. 术后密切监测　监测患儿呼吸、血压、脉搏、穿刺点有无血肿、足背动脉搏动等体征变化。

【回顾与展望】

2004年Mohri和Kaneko学者报道了眼动脉灌注化疗治疗RB患儿的技术,该技术将球囊放置于颈内动脉的眼动脉开口处远侧,暂时阻碍该侧颈内动脉向颅内供血,再经导管于球囊近端灌注化疗药,迫使化疗药大部分直接进入眼动脉,起到局部化疗作用。这个前驱的研究打开了经眼动脉灌注化疗治疗RB的大门。

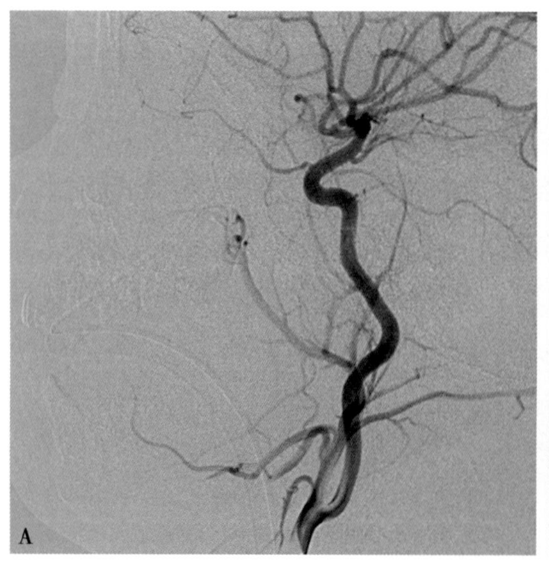

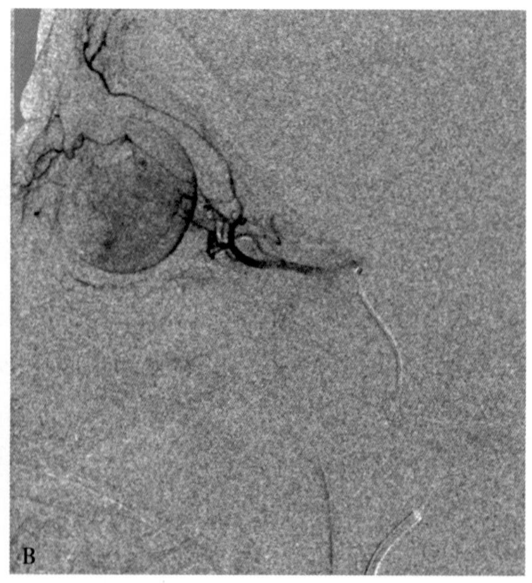

图11-5-1　造影检查表现
A. 左颈总动脉造影;B. 超选择性眼动脉造影

2008 年 Abramson 使用微导管从股动脉穿刺进入到眼动脉后采用脉动的注射方式直接将化疗药物灌注到眼动脉，该技术被业界誉为“开拓性的研究”并“闪烁着令人兴奋的光芒”。之后多家中心相继报道了该技术治疗 RB 的临床疗效，目前已成为 RB 治疗的一个重要方法。

国内外资料显示经眼动脉灌注化疗治疗 RB 的保眼率为 55%～60%，对于初发眼内期 RB ICRB 分期 B、C 期保眼率为 99%～100%，ICRB 分期 D 期保眼率为 75%～85%，ICRB 分期 E 期保眼率为 50%～64%。

尽管越来越多的中心报道 SOAI 治疗 RB 取得了良好临床疗效，但是和其他新技术一样，仍需长期的随访和验证其临床疗效及并发症，需要多中心前瞻性随机的基础及临床研究。总之，SOAI 为提高晚期 RB 患儿的保眼率和视力开启了新的大门。

随着现代治疗理念及医疗技术的发展，RB 的治疗手段已经从过去的以眼球摘除为主，转化为以化学减容与局部治疗为主，其中，经导管眼动脉灌注化疗是一种重要的治疗方法，该治疗方法到达眼球内的药物浓度是通过静脉给药的 10 倍，而使用这种方法外周血液和组织中的药物浓度则可以忽略不计。这是实体瘤从静脉全身化疗转换为区域性动脉化疗，使得肿瘤组织药物的高浓度和正常组织药物较低浓度，从而降低全身毒不良反应，提高疗效的靶向治疗方法。

第六节　脉管性疾病影像诊断与介入治疗

一、脉管性疾病概述

脉管性疾病包括脉管性肿瘤和脉管畸形两大类，系来源于血管或淋巴管的肿瘤或畸形。20 世纪 80 年代以前，国内外学者对于脉管性疾病的研究未予足够重视，其分类和命名一直比较混乱。认识上的混乱导致治疗方法不统一，疗效不一，学术界难以进行交流，基础研究也停滞不前。例如对真性血管瘤采用手术切除、放射性核素、冷冻等手段治疗，均属“毁容性”治疗，给患儿造成极大的身心创伤和痛苦，甚至无法挽回的严重后果。对动静脉畸形采用单纯结扎供血动脉的治疗方法，不仅达不到任何治疗效果，反而因微瘘开放，使得后续治疗相当困难。凡此种种，都给我们以警醒和启示：必须与时俱进，更新观念，用科学的理论规范医疗行为，不断提高对脉管性疾病的诊断、治疗和基础研究水平，因此脉管性疾病正确的分类对学科的发展至关重要。

1982 年，Mulliken 和 Glowacki 根据血管内皮细胞增殖特性，提出了脉管异常的生物学分类，将脉管异常分为肿瘤和畸形两大类，获得了国内外同行一致认可和广泛应用，为血管瘤和脉管畸形的治疗、基础研究和学术交流提供了纲领性指导文件，成为现代分类的基础。基于 Mulliken 的生物学分类法科学适用，国际脉管性疾病研究学会（International Society for the Study of Vascular Anomalies，ISSVA）制定了国际脉管性疾病分类系统（表 11-6-1）。

2014 年 4 月，在墨尔本举行的第 20 届 ISSVA 研讨会上，ISSVA 全体委员会议审议并通过了脉管异常新分类。依据近年来的基础与临床研究成果，对原分类内容进行了充实和更新，增加了新命名的疾病（表 11-6-2～表 11-6-5）。

表 11-6-1　脉管性疾病的现代分类系统

血管瘤（hemangioma）
- 浅表（皮肤）血管瘤（superficial hemangioma）：皮肤血管瘤
- 深部血管瘤（deep hemangioma）：组织成分同浅表血管瘤，仅位置深
- 混合型血管瘤（compound hemangioma）：浅表（皮肤）血管瘤和皮下的深部血管瘤并存

脉管畸形（vascular malformation）
- 静脉畸形（venous malformation）
- 微静脉畸形（venular malformation）：包括中线型微静脉畸形和微静脉畸形（葡萄酒色斑）
- 淋巴管畸形（lymphatic malformation）
  - 微囊型淋巴管畸形（microcystic）
  - 大囊型淋巴管畸形（macrocystic）：表现为囊性水瘤
- 动静脉畸形（arteriovenous malformation）
- 混合性动静脉畸形（mixed malformation）
  - 静脉-淋巴管畸形（venous-lymphatic malformation）
  - 静脉-微静脉畸形（venous-venuler malformation）

表 11-6-2　ISSVA 血管瘤与脉管畸形分类(2014 年)

脉管肿瘤	脉管畸形	
	单纯性	混合性★
良性	毛细血管畸形	CVM
局部侵袭或交界性	淋巴管畸形	CLM
恶性	静脉畸形	LVM
	动静脉畸形*	CLVM
	动静脉瘘*	CAVM*
		CLAVM*
		其他

★定义为同一病灶中含有两种或两种以上血管畸形；*高血流量病灶

表 11-6-3　血管瘤的 ISSVA 分类(2014 年)

血管肿瘤	名称
良性血管肿瘤	婴幼儿血管瘤
	先天性血管瘤[快速消退型(RICH)★,不消退型(NICH),部分消退型(PICH)]
	丛状血管瘤★
	梭形血管瘤
	上皮样血管瘤
	化脓性肉芽肿
	其他
局部侵袭性或交界性血管肿瘤	卡波西形血管内皮瘤,网状血管内皮瘤
	乳头状淋巴管血管内皮瘤(PILA,Dabska 瘤)
	复合性血管内皮瘤,卡波西肉瘤,其他
恶性血管肿瘤	血管肉瘤,上皮样血管内皮瘤,其他

★可能合并血小板减少和(或)消耗性凝血

表 11-6-4　血管畸形(单纯性血管畸形)的 ISSVA 分类(2014 年)

畸形类型	分类	名称
毛细血管畸形(CM)	皮肤和(或)黏膜 CM	CM 伴骨和(或)软组织增生
		CM 伴中枢神经系统和(或)眼部畸形(Sturge-Weber 综合征)
		毛细血管畸形-动静脉畸形中的 CM
		小头畸形-毛细血管畸形中的 CM
		巨头畸形-毛细血管畸形-多小脑回中的 CM
	毛细血管扩张	遗传性出血性毛细血管扩张(HHT)(HHT1,HHT2,HHT3,JPHT)
	先天性皮肤大理石样毛细血管扩张症,单纯血管痣/鲑鱼斑,其他	

续表

畸形类型	分类	名称
淋巴管畸形(LM)★	普通(囊性)LM	巨囊型LM,微囊型LM,混合囊型LM
	一般性淋巴管异常	
	Gorham综合征中的LM	
	管道型LM	
	原发性淋巴水肿	Nonne-Milroy综合征
		原发性遗传性淋巴水肿
		淋巴水肿-双睫症
		稀毛症-淋巴水肿-毛细血管扩张
		原发性淋巴水肿伴脊髓发育不良
		原发性泛发性淋巴管畸形
		小头畸形伴/不伴脉络膜视网膜病变,淋巴水肿,或智力发育迟缓综合征
		淋巴水肿-鼻后孔闭锁
静脉畸形(VM)	普通VM,家族性皮肤黏膜LM(VMCM)	
	蓝色橡皮乳头样痣(Bean)综合征LM	
	球形细胞静脉畸形	
	脑海绵状畸形	
动静脉畸形(AVM)	散发型AVM,HHT中的AVM,CM-AVM中的AVM,其他	
动静脉瘘(AVF)	散发型AVF	
	HHT中的AVF,CM-AVM中的AVF,其他	

★可能合并血小板减少和(或)消耗性凝血

表11-6-5 血管畸形(混合性血管畸形★)的ISSVA分类(2014年)

	混合脉管畸形组成成分	名称
CM+VM	毛细血管-静脉畸形	CVM
CM+LM	毛细血管-淋巴管畸形	CLM
CM+AVM	毛细血管-动静脉畸形	CAVM
LM+VM	淋巴管-静脉畸形	LVM
CM+LM+VM	毛细血管-淋巴管-静脉畸形	CLVM
CM+LM+AVM	毛细血管-淋巴管-动静脉畸形	CLAVM
CM+VM+AVM	毛细血管-静脉-动静脉畸形	CVAVM
CM+LM+VM+AVM	毛细血管-淋巴管-静脉-动静脉畸形	CLVAVM

★定义为两种或两种以上的畸形出现在同一病灶中

二、血管瘤诊断与综合治疗

（一）血管瘤分类

2014 年 4 月，在墨尔本举行的第 20 届 ISSVA 研讨会上，ISSVA 全体委员会议审议并通过了儿童血管瘤新分类，详见表 11-6-3。

常见的婴幼儿血管瘤又分为普通类型的血管瘤及复杂类型的血管瘤（其可能累及重要脏器如肝脏、泌尿系统、咽喉部及 PHACE 综合征）。其他类型的肿瘤则涵盖 Kaposi 血管内皮瘤、丛状血管瘤等。

1. 婴幼儿血管瘤（infantile hemangioma，IH） 为儿童最常见的以血管内皮细胞异常增殖为特征的良性肿瘤，在新生儿中的发病率是 2%～3%。血管瘤一般在婴儿出生后 1～2 周出现，出生后至 3 个月为快速增生期，瘤体迅速增大，颜色鲜红，常伴皮肤隆起，皮温增高（图 11-6-1）。出生后 3～8 个月为慢速增生期，瘤体增大的速度较前 3 个月缓慢，出生后 8～12 个月多数血管瘤进入稳定期停止生长。绝大部分的血管瘤 1 岁后逐渐消退，大部分消退期为 3～5 年，甚至更长。婴幼儿血管瘤的自然消退率可达 90%以上。虽然大多可自行消退，但部分瘤体发展迅速，可出现感染、溃疡、坏死、出血，继发畸形、功能障碍等，使得患儿急需治疗。血管瘤依发生部位分为浅表血管瘤、混合型血管瘤、深部血管瘤。

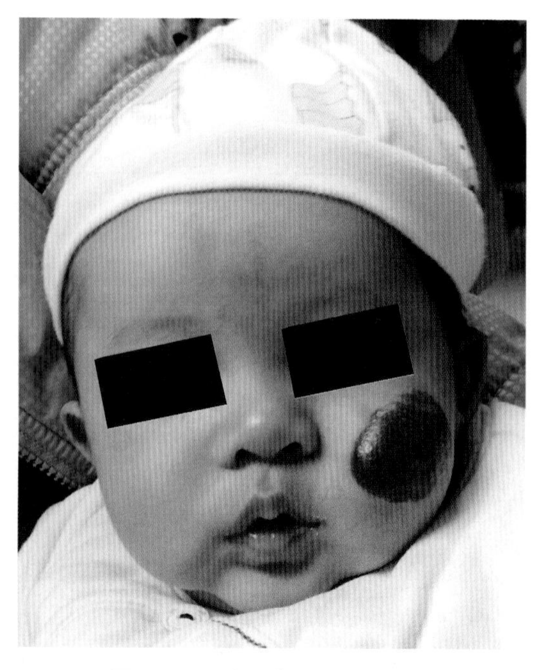

图 11-6-1 左面部婴幼儿血管瘤
左面部肿物呈红色，质软，皮肤增高

2. 先天性血管瘤 快速消退型先天性血管瘤（rapidly involuting congenital hemangioma，RICH）不同于普通婴幼儿血管瘤自然病程的血管肿瘤，因其出生后表现为快速消退的特征，不推荐积极的药物、手术等治疗。男女均可发病，病灶均为先天性，单发多见，头颈部、躯干和四肢均为好发部位。

诊断依据：①瘤体在患儿出生时已存在；②瘤体在出生后不再增大，并开始逐渐消退。消退速度快，患儿出生后 6～14 个月基本消退完毕，但往往会残留病变组织伴表面皮肤松弛；③临床表现为紫红色或青紫色半球形隆起的质软肿物，皮温较高，境界尚清，表面可见较多毛细血管扩张，肿物周缘可见浅黄色晕圈；部分瘤体呈粉红色或紫红色，因累及皮肤和皮下组织，故质地稍韧，需注意与 K-M 综合征相鉴别，可询问是否伴有血小板减低的病史并行血常规检查进一步明确。

不消退型先天性血管瘤（non-involuting congenital hemangioma，NICH）：2001 年，Enjolras 等详尽描述了表现为瘤体不消退的先天性血管肿瘤，并将其命名为“不消退型先天性血管瘤（non-involuting congenital hemangioma，NICH）”。此类瘤体在患儿出生时即存在，瘤体不再缩小，到儿童期仍持续存在不消退，随着年龄增大，瘤体亦缓慢增大。有报道指出，部分病例具有高血流量的特点，可能引起心脏容量负荷过大，造成心功能不全或衰竭的可能。

诊断依据：①瘤体在患儿出生时已存在，多为单发；②瘤体在出生后无明显增大或消退，但随患儿年龄增长成比例缓慢增大。与 RICH 相比，多数瘤体较小；③临床表现为瘤体呈淡蓝紫色或紫红色，表面皮肤较花白，可略微隆起或半隆起，皮温增高明显，质地较 RICH 稍韧有弹性，可见紫红色扩张的毛细血管，瘤体周围呈现苍白色晕圈。

3. Kaposi 血管内皮瘤（Kaposiform hemangioendothelioma，KHE） 是一种局部浸润性生长、不成熟的血管肿瘤，以 kaposi 肉瘤样梭形细胞成束生长为特征。常见于头颈部，纵隔、躯干、四肢亦常见。

Kasabach-Merritt 综合征（KMS）：由 Kasabach 和 Merritt 于 1940 年首次报道，形容巨大血管瘤伴血小板减少的综合征。婴幼儿血管瘤不会发展成 Kasabach-Merritt 综合征，只限于卡波西样血管内皮细胞瘤和极少数丛状血管瘤。临床特点为新生儿期或小婴儿期发病，1 岁以内生长迅速，1 岁后生长速度减缓，并逐渐退化。该疾病发病率低，临床罕见，严重时可危及生命。本病可发生在头面部、四肢、躯干等体表任何部位;单个或多个器官内独立或多发,可发生于腹膜后、肝脏、脾脏、纵隔和盆腔、颅脑等部位。临床表现为:①巨大血管瘤;②血小板重度减少伴贫血;③凝血功能低下;④广泛皮下出血甚至伴有内脏、组织出血;⑤弥散性血管内凝血(DIC)。诊断:①体表检查:巨大血管瘤,瘤体呈褐色或暗红色,质地较硬,皮温升高,周围可见瘀斑或出血点;②影像学检查:提示血管瘤;③实验室检查:PLT<100×10^9/L 或短时间内血小板降低明显,中度或重度贫血。

4. 丛状血管瘤(tufted angioma) 病因不明,属良性血管增生性疾病,好发于儿童和青少年,大多数患儿在 1 岁以内发病,但亦有少数成人发病的病例报道。个别病例会发展为 Kasabach-Merritt 综合征,临床医师因随诊观察患者是否有血小板减少情况。有文献报道,丛状血管瘤和 Kaposiform 血管内皮瘤可能是同一疾病的不同演变阶段,均源于具有淋巴管和血管内皮细胞分化特征的干细胞,这两种疾病之间可以相互转化,但尚缺乏大样本的进一步研究。躯干和四肢均可发病,表现为单发或多发暗红色或紫红色的斑块或结节,边界尚清,表面可触及结节样皮疹,质地稍韧,随病程进展皮下结节可纤维化。病灶皮温较高,可伴局部多毛、多汗。部分患者伴有明显疼痛或压痛,这可能与局部血管壁肌上皮收缩、血管痉挛有关。强的松激素治疗本病有效。部分患者随着年龄增长有自行消退的趋势,但多数患者表现为持续性且终身存在需干预治疗,无恶变倾向。本病诊断主要依靠组织病理检查。组织病理学:真皮及皮下组织可见成簇分布的瘤样毛细血管丛,毛细血管内皮排列成同心漩涡状,部分细胞可见核分裂象,但细胞无异型性。

5. 肉芽肿性血管瘤(pyogenic granuloma) 又称化脓性肉芽肿,发生于皮肤和黏膜面的一种息肉状血管瘤,属一种特殊类型的血管瘤,其为毛细血管瘤。可发生于各年龄段。病因不明,通常认为与外伤、感染及激素水平等有关,其中与外伤关系较密切,多皮肤穿通伤后新生血管形成有关。好发于头面部、手足等。呈外生性生长,紫红色,质地脆,触碰易出血。破损处虽不大,但出血不易止。经常反复出血其表面易出现溃疡,每次破溃后瘤体会较先前增大,造成底部有蒂与皮肤或黏膜相连,或与正常组织形成衣领状改变。无明显痒感或疼痛感。

6. 血管角化瘤(angiokeratoma) 亦称血管角皮瘤,是一种以真皮乳头毛细血管扩张,继发表皮棘层肥厚、角化过度为特征的病变,一般不累及真皮层下部。临床表现分为五型,多表现为大小不等暗红色、紫红色丘疹,发展缓慢,无压痛,外科手术切除后可复发。

（二）儿童血管瘤综合治疗模式与理念

1. 保守观察 部分瘤体面积较小、平坦、生长速度缓慢的病例可采取保守治疗,定期复查。

2. 皮质类固醇激素治疗 以往皮质类固醇激素被公认为治疗婴幼儿血管瘤的一线用药,干扰素或长春新碱则是二线或三线药物。国外报道大剂量使用(3~5mg/kg·d)皮质类固醇激素治疗血管瘤的有效率(大多数患儿可见肿瘤稳定或不完全消退)为 30%~60%。治疗效果在治疗期间的第 2~3 周内出现。这种疗法会引发许多不良反应,但大多是暂时性的、有限的,例如库欣样面容、失眠、易激惹、发育迟缓和胃肠道症状等。然而,有一些不良反应可能比这些严重得多,例如高血压和肥厚性梗阻性心肌病,已不推荐使用。

3. 口服普萘洛尔(心得安)药物治疗 2008 年美国《新英格兰医学杂志》发表了法国 Bordeaux 儿童医院 Léauté-Labrèze 等医生的一篇论文,报道了他们应用普萘洛尔治疗婴儿血管瘤的重大发现。此后,多家医院报道尝试应用心得安治疗婴幼儿血管瘤取得良好效果,有效率均在 90%以上。国内、外大量研究表明,口服普萘洛尔治疗普通婴幼儿血管瘤疗效确切,不良反应少。

4. 外擦噻吗洛尔滴眼液治疗 原为眼科用药,为非选择性强效 β 受体阻断剂。2010 年 Guo 等首次报道,噻吗洛尔滴眼液外擦治疗浅表血管瘤,取得良好效果,现常应用于表浅型婴幼儿血管瘤治疗。

5. 硬化剂局部注射治疗 主要包含平阳霉素、聚桂醇、聚多卡醇、鱼肝油酸钠、曲安奈德、得宝松及尿素,醋酸确炎舒松-A 等,多应用于结节状血管瘤(瘤体直径<1.5cm)局部注射治疗。

6. 激光治疗 激光治疗婴幼儿血管瘤的作用机制:血红蛋白吸收激光,激光破坏血管内皮细胞,促进毛细血管内皮细胞凋亡,现多应用于消退型血管瘤表现颜色。

7. 外科手术切除 血管瘤切除术后产生的瘢痕,可能给患者带来长远的心理影响,故目前外科手术已不作为婴幼儿血管瘤治疗的首选方法。但对于呈蒂状的瘤体,可选择行外科手术切除。

8. 介入治疗 近年来随着介入技术和材料的发展,经导管动脉硬化栓塞(transcatheter arterial sclerosing embolization,TASE)术逐渐应用于巨型婴儿血管瘤的治疗，并取得了良好效果，使用碘油平阳霉素乳剂联合聚乙烯醇泡沫颗粒，行血管瘤供血动脉超选择插管硬化栓塞治疗。

9. 放射性核素敷贴　放射性核素敷贴为放射性核素治疗使用已有数十年，对于较大瘤体明显的病灶治疗不明显，且易在病灶及其周围留下色素减退及沉着。其射线对人体的影响甚至可以长达数年甚至数十年，特别是瘤体位于胸壁或面部的患者，现已不推荐使用。

三、静脉畸形诊断与介入治疗

【病理生理与临床表现】

静脉畸形（venous malformation，VM）以往又称为海绵状血管瘤，是最常见的低流速血管畸形，主要由异常扩张的静脉成分组成的先天性血管畸形，无细胞增殖特点，发生率低，男女发生率相似，通常在患儿出生后即被发现。病灶表面呈青紫色，突出或不突出皮肤表面，压之可缩小，体位实验阳性，病变与身体呈比例生长，终身渐近发展，不会自行消退。静脉畸形主要病理特点是血管壁薄，平滑肌细胞少，缺乏内弹力膜，由衬有内皮细胞的无数血窦组成。血窦的大小、形状不一，如海绵状结构。窦腔内如有血液凝固而形成血栓，可钙化为静脉石。

发生于表浅部位的静脉畸形可通过其典型临床表现及体征容易诊断（图 11-6-2），而位于组织深部者，仅凭临床检查有时难以做出正确诊断。需借助穿刺检查或影像学检查（B 超、MRI、MRA 等）辅助诊断，穿刺时可抽出暗红色静脉血，放置一段后可凝固。通常较巨大或发病时间较长的静脉畸形 X 线平片检查常发现静脉石。VM 可累及骨骼，如累及颌骨或完全位于颌骨内，X 线检查示颌骨骨质呈肥皂泡样或蜂房状低密度影。MR 是明确静脉畸形范围首选影像学检查手段，病灶在 T_1WI 上表现为中等信号强度的实体团块，T_2WI 压脂序列上呈均匀高信号团块影（图 11-6-3）。大面积静脉畸形常伴有静脉石，结石在 CT 表现为高密度钙化影。

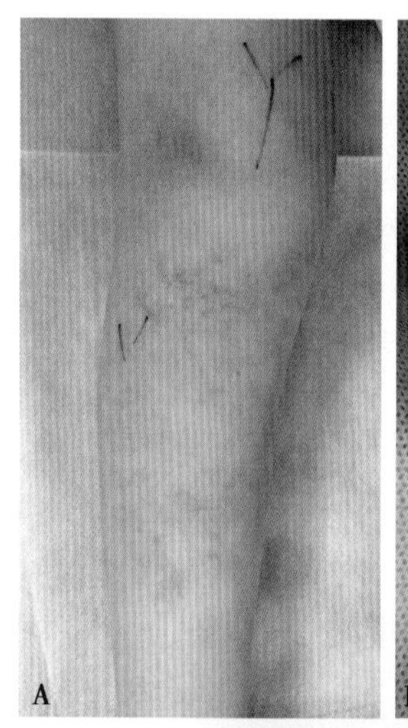
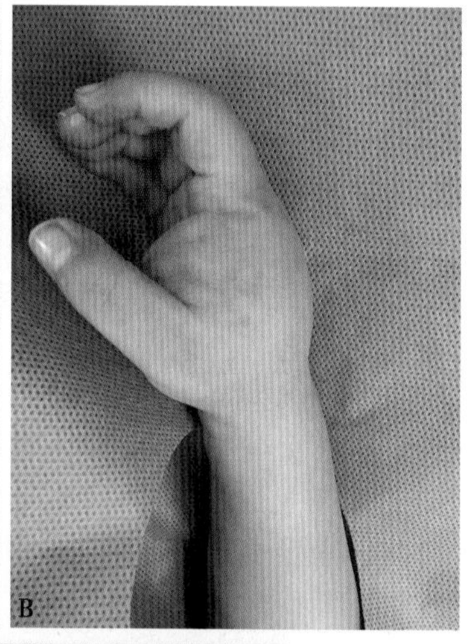
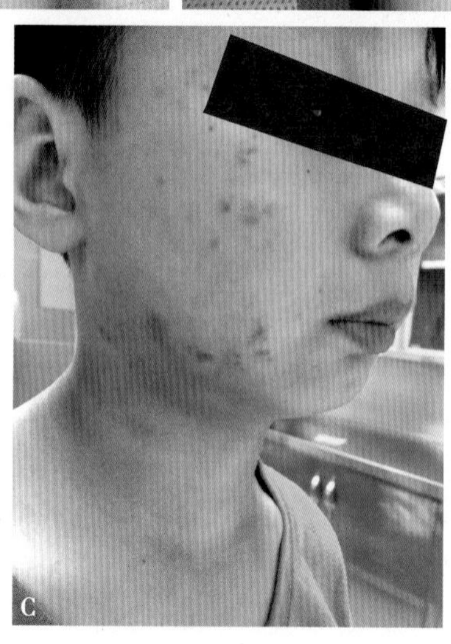

图 11-6-2　静脉畸形

A. 右小腿静脉畸形；B. 右手静脉畸形；C. 右颌面部静脉畸形

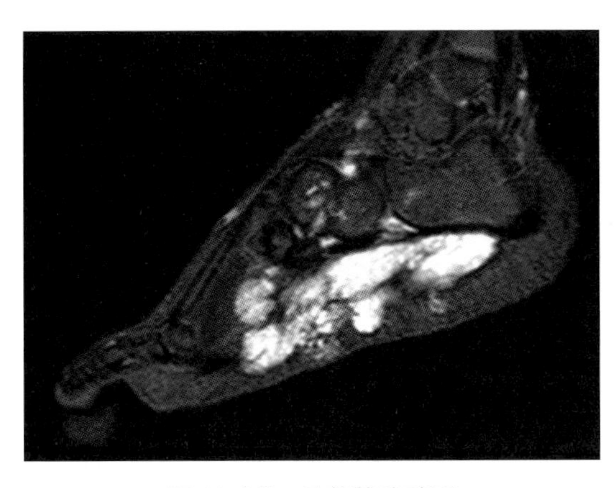

图 11-6-3 足部静脉畸形
T_2WI 压脂序列呈高信号

T_2WI 上静脉畸形的局限性病变可形成“静脉湖”的征象，具有瘤腔造影的表现效果。MRI 断面影像可避免组织重叠，可显示病变与深层结构的关系，故在显示病变范围和与正常组织关系方面明显优于瘤腔造影。MRI 的这种表现，可为临床上进行注射硬化剂治疗 VM 提供指导作用。头颈部大面积静脉畸形有向深层侵入、沿筋膜层扩展的倾向，MRI 可以显示病变范围及与周围结构的关系，其中尤以 T_2 加权像的显示为优。

【适应证与禁忌证】

适应证：静脉畸形大部分均没有症状，当出现下列情况时就需积极处理，①出现出血、疼痛、肿胀、溃疡、皮肤改变等临床症状；②位于重要器官并影响其功能；③正常生理功能受影响，如吞咽，呼吸、视力、肢体活动、肢体活动等。

禁忌证：①肝肾衰竭；②有严重出血倾向；③碘过敏患者；④对硬化剂如博来霉素等过敏。

【诊疗流程】

1. 术前评估　①是否可耐受全身静脉复合麻醉；②手术应由有资质的专业医生完成。

2. 知情告知　手术前应向患者家属充分说明目前的病情、拟定的治疗措施、可能存在的利弊、治疗成功的可能性等，取得同意后，与家属签订《静脉畸形影像引导经皮硬化术知情同意书》。

3. 术前准备

(1)患者准备：①磁共振检查：平扫或平扫+增强；②术前检查：三大常规，胸片，心电图，生化(肝肾心功能)、凝血四项、输血前四项；③确认患者无咳嗽、发热、流涕等全身麻醉禁忌证；④按全身麻醉要求按时禁食、禁水；⑤建立静脉通路。

(2)药物准备：①术前备药：血管造影剂(碘海醇注射液或碘普罗胺注射液)、平阳霉素、碘化油、3%聚多卡醇、无水乙醇、地塞米松、昂丹司琼；②平阳霉素乳化液配制：4ml 造影剂溶解 8mg 平阳霉素后，按每平方米 10mg 平阳霉素取平阳霉素与造影剂溶液，配制等容量的碘化油(即碘化油浓度 50%)，应用注射器反复抽吸进行乳化；③聚多卡醇泡沫硬化剂配制：泡沫硬化剂的制备采用 Tessari 法制作泡沫，使用 2 支 10ml 的螺口注射器，1 支注射器抽 3%聚多卡醇溶液 2ml，另 1 支抽无菌二氧化碳 8ml(液气比为 1 ∶ 4)，2 支注射器的端口与 1 个三通开关连接呈 90°，快速来回推送 2 支注射器的内含物约十余次，在完成前 10 次推注后将通道口尽可能关小，通过湍流形成泡沫硬化剂。

(3)器材准备：6 号头皮针、2. 5ml、5ml 及 10ml 注射器、止血带。

4. 操作程序

(1)患者取仰卧位，行静脉复合及气管插管麻醉。

(2)使用 0. 1%安尔碘消毒静脉畸形表面。

(3)以局部穿刺法行畸形血管团造影。造影方法：以细针(常用 6 号头皮针)穿刺体表静脉畸形最突出部位，判断穿刺针进入畸形血管团的标志是回抽见静脉血。X 线透视下注入适量造影剂(常用碘海醇)行畸形血管造影，动态观察畸形静脉及血窦的充盈情况。注入造影剂至畸形血管完全显影后点片，随后继续注入少量对比剂以观察有无回流静脉及其直径。重点观察 VM 是否可完全充盈及其大小，有无明确的引流静脉显影及其引流方向等(图 11-6-4)。

(4)根据回流静脉的影像学特点，静脉畸形分为四型：Ⅰ型无明显回流静脉；Ⅱ型回流静脉正常；Ⅲ型回流静脉增粗；Ⅳ型回流静脉扩张。这种分型称为 Puig 分型，能有效指导临床用药、评估预后，故临床上广为应用。其中Ⅰ型由于没有引流静脉，故硬化剂注入畸形血管团后与畸形血管壁充分结合，疗效最为显著，Ⅲ型及Ⅳ型引流静脉明显，回流速度快，硬化剂选择则首选作用强烈的无水乙醇。

(5)静脉畸形分型后注入硬化剂，注药完毕后，保持近心端静脉压迫或适当体位 10～30min，以减少药物通过引流静脉弥散。

(6)术后观察患者生命体征，尤其是呼吸及血压。

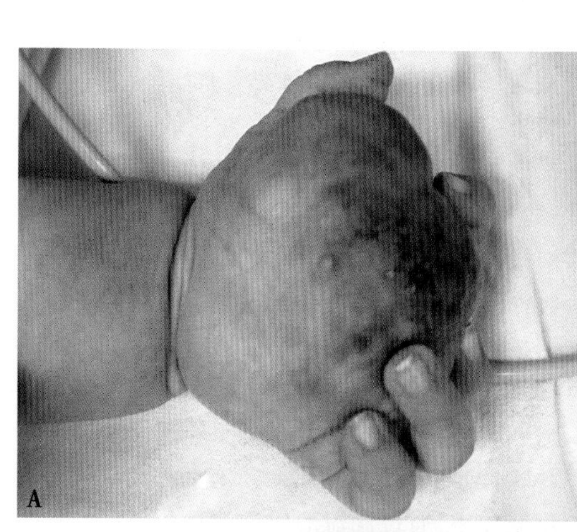
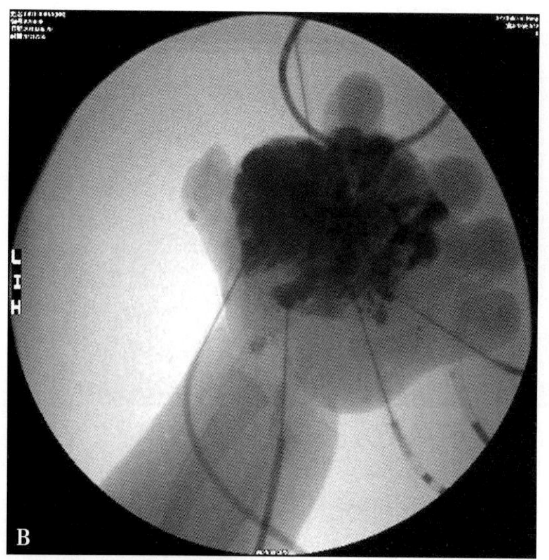
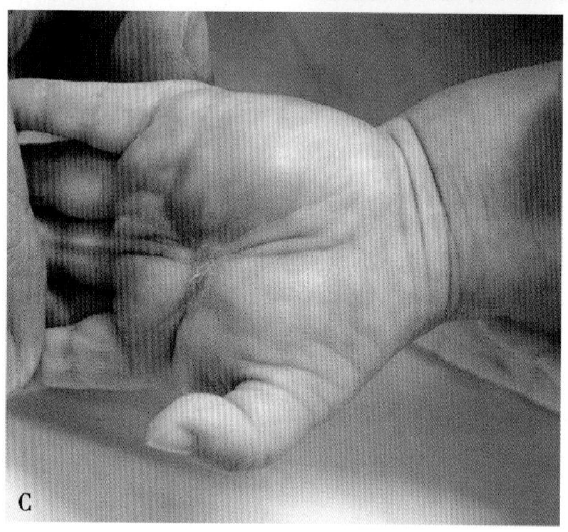

图 11-6-4 左手掌静脉畸形

A. 硬化治疗前，左手可见显著增大青色肿物；B. 介入术中，注入平阳霉素碘化油混悬液 4ml；C. 介入术后 3 个月复查，左手掌病灶明显缩小

【注意事项】

1. 注入硬化剂需注意：①压迫静脉畸形回流静脉或采用特殊体位（头低位或患肢下垂）升高局部静脉压，使畸形血管团膨胀。②在透视下缓慢向静脉畸形血管团内注药：低回流型直接注入平阳霉素乳化剂或者 3%聚多卡醇泡沫硬化剂，当硬化剂较均匀地填满大部分血管团或引流静脉显影时停止注药。高回流型则注入无水乙醇乳化剂栓塞引流静脉，注射速度为 0.5ml/s 左右，注入 2ml 后间隔 1~2min 观察。注药时要机械性压迫瘤巢近心端，以减少开放的回流静脉，使栓塞剂集中流至少数开放的回流静脉而迅速栓塞。再次注药时重复压迫，其他回流静脉则代偿性开放而继之栓塞。③一个注射点未能将畸形血管团完全充填时，应更换穿刺部位注药。硬化栓塞术对靶血管的影响与栓塞程度和栓塞水平密切相关，注药过程应严密监控，防止过度栓塞，由于栓塞剂一旦进入血管是难于取出的，因此，宁可注入偏少，不够再追加，而不可过量。

2. 确保无水乙醇注射于病变腔，而非周围组织及正常血管内，因此在 X 线透视下操作非常重要。

3. 腮腺区及面神经分支附近的注射要慎重，以免损伤面神经，引起永久性面瘫。此部位静脉畸形的治疗可先以无水乙醇栓塞回流静脉后，以平阳霉素栓塞病变腔。

4. 每次注射量超过 0.5ml/kg，可能出现血红蛋白尿，此时应经静脉给予平衡液及碳酸氢钠，预防肾衰竭。每次的注射剂量最多不超过 1ml/kg。

5. 病变位于舌、口底、咽旁及软腭者，治疗前应对患者术后的呼吸道情况进行充分估计，必要时行预防性气管切开，或术后留置气管插管 2~3 天，预防术后组织肿胀导致的上呼吸道梗阻。

【回顾与展望】

静脉畸形是一种良性病变，注射硬化剂又存在一定的风险，所以一定要严格掌握静脉畸形硬化治疗的适应证，同时需把握治疗终点，明确“治愈”的概念，不是一定要把病灶全部清除才叫“治愈”，当临床症状消失也称为“治愈”。

儿童静脉畸形通常没有症状，但如果伴随疼痛、功能障碍或者是明显影响外观时则需要处理。通常情况下，静脉畸形选用外科手术切除非常困难，术后也会造成损毁性不良后果。通常外科手术切除静脉畸形最大的风险是出血，除了四肢的静脉畸形出血风险较少外，其余部位均很难止血。原则上，应该根据病变的部位、大小、范围、回流速度和技术条件，为患者制订个体化治疗方案。硬化治疗为目前首选的治疗方法。硬化治疗静脉畸形的原理是将硬化剂直接注入病变血管内，通过其化学刺激作用造成局部血管内皮损伤，进而发生血栓、内皮剥脱和胶原纤维皱缩，使血管闭塞最终转化为纤维条索，从而达到去除病变血管的治疗过程。对于复杂且多发的静脉畸形，目前仍然缺乏有效的治疗手段，未来抗血管生成剂在复杂脉管畸形的应用有可能提高静脉畸形的疗效。

四、淋巴管畸形诊断与介入治疗

【病理生理和临床表现】

淋巴管畸形（lymphatic malformation，LM）是儿童最常见的脉管畸形，是由于淋巴管扩张而形成的先天性畸形，不伴有管腔内皮细胞增生，因此不属于肿瘤。LM 形成原因可能是由于淋巴管系统流出管相对或绝对阻塞，导致近端淋巴管积液扩张，继而形成肿块样病变。按照现行国际脉管性疾病研究学会分类系统，淋巴管畸形分为微囊型（microcystic）、大囊型（macrocystic）和混合型。

LM 临床上主要表现为无疼性软组织肿物，随年龄增长缓慢增长。伴有病灶内出血时可短期迅速增大，质地变硬。临床症状主要为占位性表现，位于颈部的病灶可压迫呼吸道引起呼吸窘迫，位于腹腔内病灶可压迫消化道引起腹胀、腹痛、便秘等症状。大囊型可为单囊或多囊，不易被压缩，触诊有波动感，透光试验阳性。穿刺内容为清亮黄色液体，继发感染时穿刺液可呈脓性，有内出血时为血性液体。微囊型 LM 以口腔内尤以舌背黏膜多发，病变边界不清，可以局限性或弥散性生长，突出部分呈现粉红色葡萄串样突起。口腔内空间不能容纳肿大的舌体时，舌体突向口外，因颌骨受压，颌骨发育受到影响，双唇不能闭合，舌体暴露可致局部干燥、质地变硬、流涎，下颌前突畸形。

【适应证与禁忌证】

适应证：①拟诊确诊疾病符合淋巴管畸形诊断；②患者一般情况良好，无畏寒、发热，无咳嗽、流涕等上感症状。

禁忌证：①碘过敏试验阳性或明显过敏体质；②严重心、肝、肾功能障碍；③严重凝血功能障碍；④重度全身性感染或穿刺部位有炎症。

【诊疗流程】

1. 诊断与鉴别诊断　通过病史与临床症状进行诊断。B 超对于淋巴管畸形具有较高的诊断价值，可与血管瘤、静脉畸形进行鉴别诊断。对于胸腹腔内的病灶，必须行 CT 或 MRI 检查评估病灶情况。颈部淋巴管畸形需评估是否压迫气道，压迫气道者应按急诊或限期介入手术治疗，普通的淋巴管畸形可择期介入手术治疗。

2. 术前评估　①是否可耐受全身静脉复合麻醉；②手术应由有资质的专业医生完成。

3. 知情告知　手术前应做到全面、准确、通俗的告知，向患者家属充分说明患儿目前的病情、拟定的治疗措施、可能存在的利弊、治疗成功的可能性等，取得同意后，与家属签订《淋巴管畸形影像引导经皮穿刺硬化术知情同意书》。

4. 术前准备

（1）患者准备：①影像学检查：首选 B 超检查，对于胸腔、腹腔的病灶，或者怀疑压迫气道的患者需行 CT 检查；②术前检查：三大常规、胸片、心电图、生化（肝肾心功能）、凝血四项、输血前四项；③确认患者无咳嗽、发热、流涕等全身麻醉禁忌证；④按全身麻醉要求按时禁食、禁水；⑤建立静脉通路。

（2）药物准备：①术前备药：血管造影剂（欧乃派克或优维显）、平阳霉素或强力霉素、地塞米松、昂丹司琼；②平阳霉素溶液配置：4ml 造影剂溶解 8mg 平阳霉素后，按 10mg/m^2 平阳霉素取平阳霉素与造影剂溶液；③强力霉素溶液配置：100mg 强力霉素溶解与 5ml 1%利多卡因溶液，加入 5ml 造影剂混合。按 100mg/m^2 强力霉素取强力霉素与造影剂溶液。

（3）器材准备：6 号头皮针、2.5ml、5ml 及 10ml 注射器。

5. 操作程序

（1）患者取仰卧位，行静脉复合及气管插管麻醉。

（2）使用 0.1%安尔碘消毒淋巴管畸形表面

皮肤。

（3）局部穿刺淋巴管畸形病灶成功后，回抽出典型的浅黄色澄清透亮淋巴液。合并囊内出血可回抽出血性不凝液体，此时需与静脉畸形鉴别。行造影观察病灶有无引流静脉，无引流静脉者通常为淋巴管畸形。

（4）尽可能抽出病灶内液体，如有多个囊腔，可采取多点穿刺方法，尽可能穿刺到每一个囊腔并抽出囊液，对于巨大囊腔并术后可能合并出血产生严重压迫症状者，可放置猪尾巴引流导管持续引流及硬化治疗。

（5）根据病灶分型用不同方法注入硬化剂。大囊型者可在B超引导下注射硬化剂。微囊型者需透视下使用浸润方式注射使药液尽可能在病灶内弥散分布。

（6）术后观察患者生命体征，尤其是呼吸及血压。

【注意事项】

淋巴管畸形介入术后需要注意以下几点：①瘤体有无肿胀、破溃；②患儿发热、呕吐及呼吸情况。

疗效判断标准如下：①治愈：瘤体完全消失，皮肤黏膜无隆起，回抽无囊液，影像检查未见瘤体或仅有少量残余硬化病灶，随访无复发；②有效：瘤体缩小50%以上，影像检查仍有少量囊性病灶残余，需进一步治疗；③无效：治疗前后无明显改善。

【并发症处理原则和预防】

1. 瘤体肿胀　介入硬化术后瘤体会较前肿胀，若无不适反应可以观察，若瘤体肿胀致疼痛难忍，需予以止痛对症处理；若瘤体肿胀显著，压迫气管，需应用激素减轻局部水肿。

2. 瘤体破溃　极少数病例介入术后瘤体表面破溃，需予以百多邦、安多福及康复新对症处理。

3. 发热、腹泻等药物反应　部分患儿术后出现平阳霉素的副作用，表现为发热或腹泻，可对症处理。

【回顾与展望】

国内外早期的文献资料将淋巴管瘤归属于肿瘤性疾病。Waner和Suen于1995年提出淋巴管瘤不是肿瘤性疾病而是发育畸形，派生了淋巴管畸形这一名词，归属于脉管性疾病。淋巴管畸形以往主要治疗方法是外科手术切除，但手术切除往往不能完全去除所有病灶，复发率高，且瘢痕形成影响患儿外观。介入微创手术对于淋巴管畸形疗效确切，并发症少，且可以在B超引导下进行手术，是治疗淋巴管畸形的发展方向。

淋巴管畸形介入硬化治疗具有创伤小、恢复快、疗效好、不留瘢痕等特点，但需分多次进行，大囊型淋巴管畸形疗效更佳。但对于复杂、混合型病变（如淋巴管-静脉畸形、淋巴管-微静脉畸形等），应根据患者病情和技术条件，制订个体化治疗方案，联合多种治疗方法，以期获得最佳疗效。

五、儿童动静脉畸形诊断与介入治疗

【病理生理与临床表现】

动静脉畸形（arteriovenous malformations，AVM）以往称为蔓状血管瘤，是由于胚胎期脉管系统发育异常而导致动脉和静脉直接吻合所形成的血管团块，内含不成熟的动脉和静脉，动静脉之间存在不同程度的直接交通，没有毛细血管。畸形血管团内有动静脉瘘形成，尤其瘘口大者，病灶内血流阻力降低，血流量增大，造成供血动脉增粗、增多、扭曲，并窃取大量邻近正常组织供血（即为“盗血”现象），以满足病灶的高流量血供。回流静脉内压力增高、流速加快，随之逐渐扩张，形成静脉动脉化。

头颈部约占全身体表面积的14%，但50%的软组织动静脉畸形发生在该区。尽管动静脉畸形是先天性疾病，但仅有约60%是在出生时即被发现，其余在儿童期或成年后才逐渐显现。病灶通常随身体发育而成比例增长，可长期保持稳定，也可在短期内迅速增大，这种情况通常出现在外伤、青春期或孕期体内激素变化及不恰当的治疗，如病灶的次全切除、供血动脉结扎或堵塞之后。

软组织内动静脉畸形主要表现为界限不清的软组织膨隆，表面皮肤颜色正常，或伴毛细血管扩张，或暗红色。病灶及周围区域内可见念珠状或条索状迂曲的粗大而带搏动的血管，表面温度明显高于正常皮肤，可扪及持续性震颤，局部可闻及连续性吹风样杂音，这些体征提示其具有动静脉瘘和高血流量的特点。局部病灶组织可明显扩张增大，少数患者的耳、鼻、唇或四肢受累后体积逐渐增大，甚至扩大为原来的数倍，外观遭到完全破坏。病变后期，其表面可由于明显的盗血而出现溃疡或坏死，回心血量增加，导致充血性心力衰竭（图11-6-5）。

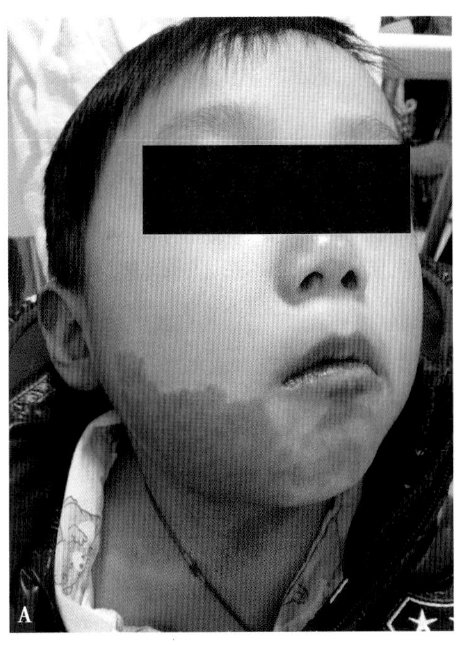

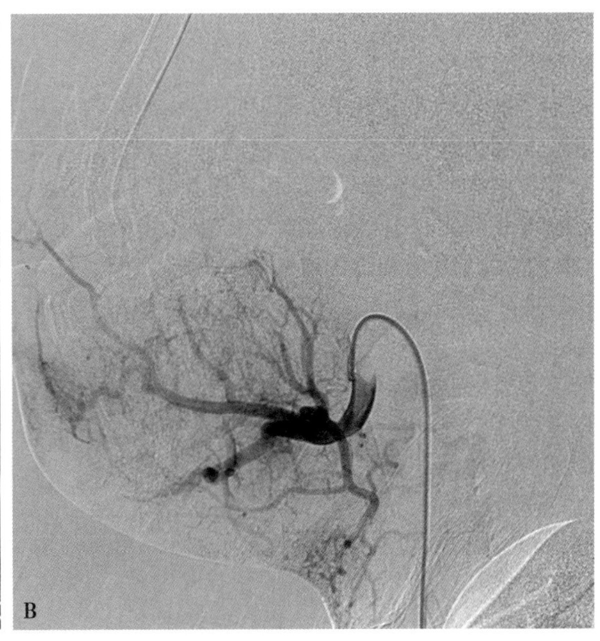

图 11-6-5　动静脉畸形

男，6岁。A. 右颌面颈部大片红斑，伴皮温增高，局部可触及搏动感；B. DSA 造影显示右侧面动脉增粗，迂曲，回流静脉提前显影，增粗

颌骨内动静脉畸形是发生在颌骨骨髓的中央性病变，以往被称为颌骨中心性血管瘤。女性多见，多为先天性病变，也可继发于颌骨外伤之后。主要危害是反复、少量的自发性出血或难以控制的急性出血。急性出血主要发生在儿童替牙期，特别是10岁左右，多数因拔除松动牙引起，可由乳恒牙的交替或误诊手术所致；也可发生在颌骨、牙发育完成之后。急性出血前多有反复牙周渗血的先兆，也可以大出血为首发症状，多伴有出血牙的松动。颌骨内动静脉畸形主要发生于磨牙或前磨牙区，多伴牙根吸收；发生在下颌骨的病变还可引起下颌区麻木。病变可仅限于颌骨内，也可伴发周围软组织动静脉畸形。颌骨动静脉畸形的发展和出血与女性内分泌激素的变化相关，在每月的月经期前，颌骨病变区会出现酸胀和不适；在女性青春期月经初潮、怀孕和分娩时，可导致病变加速增长和出血。

【适应证与禁忌证】

适应证：①拟诊确诊疾病符合动静脉畸形诊断；②患者一般情况良好，无畏寒、发热，无咳嗽、流涕等上感症状。

禁忌证：①碘过敏试验阳性或明显过敏体质；②严重心、肝、肾功能障碍；③严重凝血功能障碍；④重度全身性感染或穿刺部位有炎症。

【诊疗流程】

1. 术前评估　①是否可耐受全身静脉复合麻醉；②手术应由有资质的专业医生完成。

2. 知情告知　手术前向患者家属充分说明患儿目前的病情、拟定的治疗措施、可能存在的利弊、治疗成功的可能性等，取得同意后，与家属签订手术知情同意书。

3. 术前准备

（1）影像学检查：常用的影像学检查方法包括彩色多普勒超声、MRI、CT 增强扫描及 DSA。彩色超声作为无创、无痛诊断技术能准确显示血管情况，对血流和器官灌注有很高的分辨率，为首选检查方法。MRI 在鉴别高流量和低流量血管畸形中具有重要作用。动静脉畸形为高流量血管畸形，因"流空"效应在 T_2 和 T_1 加权像上均呈低信号或无信号。对低流速血管畸形，MRI 是首选的影像学检查方法，因其优良的组织鉴别能力，能显示病灶对神经、皮下组织或肌肉组织的累及状况。对于高流速和混合型血管畸形，增强 CT 扫描则更具有优势。另外 CT 检查在显示血管畸形内出血、机化、钙化、静脉石等成分上具有优势，但在显示低流速血管畸形病变范围及病变与正常组织的关系方面 CT 不及 MR。血管造影是动静脉畸形诊断的"金标准"，超选择血管造影可以显示动静脉畸形的血管构筑。

（2）术前检查：三大常规、胸片、心电图、生化（肝肾心功能）、凝血四项、输血前四项。

（3）确认患者无咳嗽、发热、流涕等全身麻醉禁忌证。

（4）按全身麻醉要求按时禁食、禁水。

4. 介入栓塞技术要点

(1)操作过程在插管全身麻醉下进行。

(2)血管造影是需多角度全面了解供血动脉、瘘口位置、引流静脉及类型。

(3)将导引导管或造影导管引至责任血管内。

(4)微导管同轴超选择进入异常血管团内,栓塞前造影显示的只是异常血管团和回流静脉,而供血动脉不显影,提示微导管位于异常血管团的中央。

(5)当血管内途径不能完成输送器的准确位置时,可选择直接穿刺方法到达异常血管团的中央。

(6)经到位的输送器注入无水乙醇,需注意每次推注后需等待10~15min再次行造影,根据造影情况判断是否再次推注及推注量。无水乙醇一次用量需低于1ml/kg,每次总量<50ml。

(7)颌骨中央型动静脉畸形,需首先直接穿刺到达颌骨内病灶瘤巢,释放弹簧钢圈以降低病变流速,然后注射无水乙醇。

(8)术后动脉造影,了解异常血管团是否完全闭塞。

【注意事项】

1. 无水乙醇的不良反应 无水乙醇注射治疗时常常引起患者激烈疼痛和肺动脉高压等一系列生理变化,局麻病例中表现为患者的剧烈咳嗽和呼吸困难,全麻病例中表现为气道阻力突然增加,可伴不同程度的血氧饱和度下降。肺动脉高压与肺动脉无水乙醇浓度密切相关,而肺动脉内乙醇浓度和无水乙醇注射的量密切相关。所以,当无水乙醇使用总量超过0.25ml/kg时,建议在全麻下进行,并监测肺动脉压。此外,治疗过程中使用全麻,并且维持足够深度,能避免疼痛导致的肺动脉压力升高,同时也有利于术中肺动脉高压危象的抢救,如吸氧、正压通气、静脉给药、生命体征监测等。

2. 无水乙醇的注射剂量 无水乙醇注射量以病变异常血管团的体积及其血流动力学特征而定,无水乙醇注射前应注射对比剂直至其充满整个异常血管团,以明确无水乙醇的可注射量及注射时的压力和速率。为降低无水乙醇血管内注射引起的潜在并发症,注射速率建议控制在0.2ml/s,避免乙醇误栓或反流入正常血管致正常组织缺血坏死。由于单次注射无水乙醇的量与肺动脉压力的升高明显相关,因此,总量一般不建议超过1ml/kg,注射时要在透视下进行,确保无水乙醇未注入或反流入动脉内。当平均肺动脉压超过25mmHg时,经肺动脉导管推注或者经静脉滴注硝酸甘油可以降低肺动脉压力;也有学者建议,单次注射无水乙醇剂量大于5ml时,即可静脉持续滴入硝酸甘油。

3. 注射硬化剂的途径 经动脉途径还是经皮穿刺途径,要看病灶造影情况,途径不重要,最重要的是确保将无水乙醇或弹簧钢圈注入到动静脉畸形病灶内(nidus),而不是在动脉内或回流静脉内。对于合并巨大瘘口的AVM,因无水乙醇难以停留在病变的血管区,治疗过程中可能出现肺动脉栓塞,这种情况下可先用弹簧钢圈部分或完全封闭瘘口,残留畸形病灶可考虑无水乙醇硬化注射治疗。

【回顾与展望】

动静脉畸形的治疗曾经过漫长、曲折的发展过程,以往的治疗手段主要包括激光、硬化剂注射、放射治疗、手术部分切除、供血动脉结扎以及辅助性栓塞后的手术切除。动静脉畸形最早期外科治疗通常采用供血动脉结扎和局部切除。由于供血动脉结扎后血管新生,微小的动静脉瘘口逐渐变成较大的瘘口并形成新的供血动脉,从而加重了临床症状并使进一步的治疗更加困难。单纯结扎病变近端的供血动脉,不仅不能治愈该病,相反促进病变的迅速发展,应该坚决摒弃。随着对动静脉畸形认识的深入及介入放射学的发展,介入栓塞已成为目前该病的首选治疗方法。

(张靖 赖灿 刘珍银 马晓辉)

参 考 文 献

[1] 邹仲之,李继承.组织学与胚胎学.第 3 版.北京:人民卫生出版社,2013.

[2] 白人驹,张雪林.医学影像诊断学.第 3 版.北京:人民卫生出版社,2011.

[3] 李欣,邵剑波.中华影像医学儿科影像卷.北京:人民卫生出版社,2010.

[4] 孙国强.实用儿科放射诊断学.第 2 版.北京:人民军医出版社,2011.

[5] 潘恩源,陈丽英.儿科影像诊断学.北京:人民卫生出版社,2007.

[6] 孔维佳.耳鼻咽喉头颈外科学.北京:人民卫生出版社,2005.

[7] 朱杰明.儿童 CT 诊断学.上海:上海科技出版社,2003.

[8] 周爱卿.先天性心脏病心导管术.上海:上海科学技术出版社,2009.

[9] 杨思源,陈树宝.小儿心脏病学.第 4 版.北京:人民卫生出版社,2012.

[10] 陈树宝.先天性心脏病影像诊断学.北京:人民卫生出版社,2004.

[11] 梁长虹,黄美萍.先天性心脏病多层螺旋 CT 诊断学.北京:人民卫生出版社,2009.

[12] 斯钦巴图,郎卫红.医学伦理学.西安:第四军医大学出版社,2012.

[13] 王乐三.医学统计学.长沙:中南大学出版社,2010.

[14] 胡良平,毛玮.外科科研设计与统计分析.北京:中国协和医科大学出版社,2012.

[15] GB18871-2002,电离辐射防护与辐射源安全基本标准.

[16] GB16350-1996,儿童 X 线诊断放射卫生防护标准.

[17] 国际放射防护委员会著 潘自强,周永增,周平坤等译 国际放射防护委员会 2007 年建议书,国际放射防护委员会第 103 号出版物,北京:原子能出版社,2008.

[18] GB16349-1996,育龄妇女和孕妇的 x 射线检查放射卫生防护标准.

[19] 潘恩源.儿科影像诊断学.北京,人民卫生出版社,2007.

[20] 黄澄如.实用小儿泌尿外科学.北京,人民卫生出版社,2006.

[21] 邵剑波,李欣.小儿腹部 CT 诊断图鉴.辽宁科学技术出版社,2004.

[22] 李欣,邵剑波.儿科影像诊断必读.人民军医出版社,2007.

[23] 孙国强.实用儿科放射诊断学.第 2 版.北京:人民军医出版社.2011.

[24] 潘恩源,陈丽英.儿科影像诊断学.北京:人民卫生出版社.2007.

[25] 白人驹,张雪林.医学影像诊断学.第 3 版.北京:人民卫生出版社.2010.

[26] Adam A 著,张敏鸣译.格-艾放射诊断学:(上、下卷).第 6 版.北京:人民军医出版社.2015.

[27] James Barkovich 著,肖江喜,袁新宇译.蒋学祥,周元春审校.儿科神经影像学.第 4 版.中国科学技术出版社.2009.

[28] 邹仲之,李继承.组织学与胚胎学.第 8 版.北京:人民卫生出版社.2013.

[29] 中华人民共和国卫生部.《中国出生缺陷防治报告》.2012.

[30] Syed MA,Mohiaddin RH.Magnetic Resonance Imaging of Congenital Heart Disease [M]. Springer London,2012.

[31] Senzaki,Hideaki,Satoshi Yasukochi,et al.Congenital heart disease:Morphological and functional assessment [M].Springer London,2015.

[32] Richardson RR.Acquired Heart Disease in Children from Vasculitides:Kawasaki Disease and Takayasu Arteritis[M].Atlas of Acquired Cardiovascular Disease Imaging in Children,2017.

[33] FAO,IAEA,ILO,OCED/NEA,PAHO,WHO.International basic safety standards for protection against ionizing radiation and for the safety of radiation sources. Safety Series No.115,IAEA,Vienna,1996.

[34] UNSCEAR.Sources and effects of ionizing radiation,

UNSCEAR Report 2008, New York: United Nations,2010.

[35] Bushong SC.Radiologic science of technologists:Physics, biology and protection. 9th Ed, St. Louis: Mosby,2007.

[36] ICRP. Biological effects after Prenatal irradiation (embryo and fetus),ICRP Publication 90[R].oxford: Pergamon Press,2003.

[37] ICRP.Radiological Protection in medicine,ICRP Publication 105 [R].Oxford:Elsevier,2008.

[38] ACR-SPR practice parameter for imaging pregnant or potentially pregnant adolescents and women with ionizing radiation. The American College of Radiology [S],2013.

[39] Brian D.Coley.Caffey's Pediatric Diagnostic Imaging, twelfth edition.Philadelphia:Elsevier Inc.2013.

[40] Onuma O K,Hung J W,Hung J W.Myocarditis[M]. MGH Cardiology Board Review. Springer London,2014.

[41] 碘对比剂使用指南(第2版).中华医学杂志.2014,94(43):3363-3369.

[42] 姚莉.临床医学科研与医学科研伦理探析.中国社会医学杂志,2009.

[43] 姚庆华,潘恩源.当前儿科放射学的发展趋势.中华放射学杂志,1996,30:653.

[44] 中国儿科医学影像学60年回顾与展望.中华放射学,2013,47(z1):45-47.

[45] 戴石,张晓军,张新荣.IVP、CTU及MRU在儿童重复肾畸形中的诊断价值.中国医学计算机成像杂志,2015,21:571-574.

[46] 李琼,白人驹,孙浩然,肾脏功能MRI研究进展.国际医学放射学杂志,2010,33(1):45-49.

[47] 张玉娟,徐虹.小儿多囊肾的研究进展.国外医学儿科学分册,2004,31(1):20-22.

[48] 杨卉,周顺科,谭长连等.脐尿管病变多层螺旋CT影像学征象及其临床诊断价值.中南大学学报(医学版),2012,37(8):834-839.

[49] 刘肖,袁涛,李雪庆等.急性肾盂肾炎DWI评估研究进展.国际医学放射学杂志,2016,39(6):654-656.

[50] 杨青,徐伟贤.肾结核的影像学诊断进展.医学综述,2012,18(23):4038-4041.

[51] 胡学梅,胡道予,夏黎明等.肾结核的MRI表现(附12例分析).放射学实践,2006,21(3):281-283.

[52] 陈明旺,郭永梅,江新青等.腺性膀胱炎的CT和MR表现与鉴别诊断.中国CT和MRI杂志,2012,10(4):70-73.

[53] 刘玉霞,马睿.MSCT对左肾静脉走行规律的显示及对胡桃夹综合征诊断的启示.医学影像学杂志,2012,22(4):611-615.

[54] 中国医师协会超声医师分会.中华医学超声杂志(电子版);2012,9(7);574-580

[55] 徐文彪,肖伟强,刘立炜.儿童肠套叠空气灌肠整复失败原因及解决方法的探讨.影像诊断与介入放射学.2007,16(4):175-177.

[56] 郑家伟,张凌,陈正岗.脉管异常的ISSVA新分类.中国口腔颌面外科杂志,2015,13(5):385-388.

[57] Griscom NT, History of pediatric radiology in the United States and Canada: images and trends. Radiographics,1995,15(6):1399-422.

[58] Bisset GS,3rd.A new research paradigm for pediatric radiology-can we climb the pyramid? Pediatric radiology,2014,44(8):933-934.

[59] Daldrup-Link HE.Basic science research in pediatric radiology - how to empower the leading edge of our field.Pediatric radiology,2014,44(8):935-939.

[60] Gooding CA,Donnelly LF,Jaramillo D.Society for Pediatric Radiology. Pediatric radiology research: anticipating the millennium.Radiology,1998,206(3): 579-581.

[61] Offiah AC, Andronikou S, Avni F, et al. Expert opinion:what are the greatest challenges and barriers to applying evidence-based and practical approaches to preclinical and clinical research in the field of pediatric radiology? Pediatric radiology, 2014, 44 (10):1209-1212.

[62] Strife JL,Ball WS,Jr.Research in pediatric radiology: preparing for our future. Pediatric radiology, 1998, 28 (8):563-568.

[63] Girardi M, Kay J, Elston DM, et al. Nephrogenic systemic fibrosis: Clinicopathological definition and workup recommendations. J Am Acad Dermatol [J] 2011,65:1095-1106.

[64] Fratz S,Chung T,Greil GF,et al.Guidelines and protocols for cardiovascular magnetic resonance in children and adults with congenital heart disease:SCMR expert consensus group on congenital heart disease.J Cardiovasc Magn Reson,2013,15:51.

[65] McKavanagh P, Walls G, McCune C, et al. The Essentials of CardiacComputerized Tomography. Cardiol Ther,2015,4(2):117-129.

[66] Ihlenburg S,Rompel O,Rueffer A,et al.Dual source computed tomography in patients with congenital heart disease. Thorac Cardiovasc Surg, 2014, 62 (3): 203-210.

[67] Bonnemains L, Raimondi F, Odille F. Specifics of cardiac magnetic resonance imaging in children. Arch

Cardiovasc Dis,2016,109(2):143-149.

[68] Kulkarni A, Hsu HH, Ou P, et al. Computed Tomography in Congenital Heart Disease:Clinical Applications and Technical Considerations. Echocardiography,2016,33(4):629-640.

[69] Markl M,Schnell S,Wu C,et al.Advanced flow MRI: emerging techniques and applications. Clin Radiol, 2016,71(8):779-795.

[70] Kulkarni A, Hsu HH, Ou P, et al. Computed Tomography in Congenital Heart Disease:Clinical Applications and Technical Considerations. Echocardiography,2016,33(4):629-640.

[71] Helbing WA, Ouhlous M. Cardiac magnetic resonance imaging in children. Pediatr Radiol, 2015, 45 (1): 20-26.

[72] Vijayalakshmi IB.Evaluation of Left to Right Shunts by the Pediatrician:How to Follow,When to Refer for Intervention? Indian J Pediatr, 2015, 82 (11): 1027-1032.

[73] Goldberg JF. Long-term Follow-up of " Simple " Lesions--Atrial Septal Defect, Ventricular Septal Defect, and Coarctation of the Aorta. Congenit Heart Dis,2015,10(5):466-474.

[74] Calkoen EE,Hazekamp MG,Blom NA,et al.Atrioventricular septal defect:From embryonic development to long-term follow-up. Int J Cardiol,2016,202:784-795.

[75] Jain A, Shah PS. Diagnosis, Evaluation, and Management of Patent Ductus Arteriosus in Preterm Neonates. JAMA Pediatr,2015,169(9):863-872.

[76] Hong SH,Kim YM,Lee CK,et al.3D MDCT angiography for the preoperative assessment of truncus arteriosus. Clin Imaging,2015,39(6):938-944.

[77] Shovlin CL. Pulmonary arteriovenous malformations. Am J Respir Crit Care Med, 2014, 190 (11): 1217-1228.

[78] Ahmed S,Johnson P T,Fishman E K,et al.Role of multidetector CT in assessment of repaired tetralogy of Fallot.Radiographics,2013,33(4):1023-1036.

[79] Files MD, Morray B. Total Anomalous Pulmonary Venous Connection: Preoperative Anatomy, Physiology,Imaging,and Interventional Management of PostoperativePulmonary Venous Obstruction. Semin Cardiothorac Vasc Anesth.2016,21(2).

[80] Dyer KT,Hlavacek AM,Meinel FG,et al.Imaging in congenital pulmonary vein anomalies:the role of computed tomography.Pediatr Radiol.2014,44(9):1158-1168;quiz 1155-1157.

[81] Katre R,Burns SK,Murillo H,et al.Anomalous pulmonary venous connections. Semin Ultrasound CT MR. 2012,33(6):485-499.

[82] Gould SW,Rigsby CK,Donnelly LF,et al.Useful signs for the assessment of vascular rings on cross-sectional imaging. Pediatr Radiol. 2015 Dec; 45 (13): 2004-2016;quiz 2002-2003.

[83] Singh S, Hakim FA, Sharma A, et al. Hypoplasia, pseudocoarctation and coarctation of the aorta - a systematic review. Heart Lung Circ. 2015, 24 (2): 110-118.

[84] Goo HW.Coronary artery imaging in children.Korean J Radiol.2015,16(2):239-250.

[85] Files MD, Arya B. Preoperative Physiology, Imaging, and Management of Transposition of the Great Arteries.Semin Cardiothorac Vasc Anesth.2015,9(3): 210-222.

[86] Mahle WT,Martinez R,Silverman N,et al.Anatomy, echocardiography, and surgical approach to double outlet right ventricle.Cardiol Young.2008,3:39-51.

[87] Bartram U, Wirbelauer J, Speer CP. Heterotaxy syndrome--asplenia and polysplenia as indicators of visceral malposition and complex congenital heart disease.Biol Neonate.2005,88(4):278-290.

[88] Hashimura H,Kimura F,Ishibashiueda H,et al.Radiologic-Pathologic Correlation of Primary and Secondary Cardiomyopathies: MR Imaging and Histopathologic Findings in Hearts from Autopsy and Transplantation. [J].Radiographics A Review Publication of the Radiological Society of North America Inc,2017:160082.

[89] Baxi A J,Restrepo C S,Vargas D,et al.Hypertrophic Cardiomyopathy from A to Z: Genetics, Pathophysiology,Imaging,and Management[J].Radiographics,2016,36(2):335-354.

[90] Askri A,Hendaoui L,Mechmeche R,et al.Imaging of Kawasaki Disease [M]. Systemic Vasculitis. Springer Berlin Heidelberg,2011:221-227.

[91] Saji B T,Newburger J W,Burns J C,et al.Kawasaki Disease[M].Springer Japan,2017.

[92] Khanna G,Sargar K,Baszis KW.Pediatric vasculitis: recognizing multisystemic manifestations at body imaging.Radiographics.2015 May-Jun;35(3):849-865.

[93] EM Chung,AR Graeber,RM Conran.Renal Tumors of Childhood: Radiologic-Pathologic Correlation Part 1. The 1st Decade.Radiographics,2016,36(2):499-522.

[94] S. Swinson, K. McHugh. Urogenital tumours in childhood.Cancer Imaging,2011,11:S48-S64.

[95] Arce J,Cortés M,Vargas J.Sonographic diagnosis of acute spermatic cord torsion.Rotation of the cord:a key

to the diagnosis. Pediatr Radiol, 2002, 32 (7): 485-491.

[96] Arlikar JD, Mane SB, Dhende NP, et al. Fetus in fetu: two case reports and review of literature. Pediatric Surgery International, 2009, 25(3): 289-292.

[97] Bissada NK, Safwat AS, Seyam RM, et al. Pheochromocytoma in children and adolescents: a clinical spectrum. J Pediatr Surg, 2008, 43(3): 540-543.

[98] Boothroyd AE, Dicks-Mireaux C, Malone M. Adrenal cortical tumours in children. European Journal of Radiology, 1994, 18(3): 199.

[99] Chateil JF, Brun M, Vergnes P, et al. Abdominal cystic lymphangiomas in children: presurgical evaluation with imaging. Eur J Pediatr Surg, 2002, 12(1): 13-18.

[100] Chavan GB, Parra DA, Oudjhane K, et al. Imaging of ambiguous genitalia: classification and diagnostic approach. Radiographics, 2008, 28: 1891-1904.

[101] Elsayes KM, Emad-Eldin S, Morani AC, et al. Practical Approach to Adrenal Imaging. Radiol Clin North Am, 2017, 55(2): 279-2301.

[102] Heo SH, Kim JW, Shin SS, et al. Review of ovarian tumors in children and adolescents: radiologic-pathologic correlation. RadioGraphics, 2014, 34 (7): 2039-2055.

[103] Kreydin EI, Barrisford GW, Feldman AS, et al. Testicular cancer: what the radiologist needs to know. AJR Am J Roentgenol, 2013, 200(6): 1215-1225.

[104] Lonergan GJ, Schwab CM, Suarez ES. Neuroblastoma, ganglioneuroblastoma, and ganglioneuroma: radiologic-pathologic correlation. Radiographics, 2002, 22(4): 911-934.

[105] Piccardo A, Lopci E, Conte M, et al. PET/CT imaging in neuroblastoma. Q J Nucl Med Mol Imaging, 2013, 57(1): 29-39.

[106] Y Li, A Phelps, MA Zapala, et al. Magnetic resonance imaging of Müllerian duct anomalies in children. Pediatr Radiol, 2016, 46: 796-805.

[107] Brian Y. Chan, Kara G. Gill, Susan L. Rebsamen, et al. MR Imaging of Pediatric Bone Marrow. RadioGraphics, 2016, 36: 1911-1930.

[108] Govind B. Chavhan, Paul S. Babyn. Whole-Body MR Imaging in Children: Principles, Technique, Current Applications, and Future Directions. RadioGraphics, 2011, 31: 1757-1772.

[109] Ellen M. Chung, Richard M. Conran, Jason W. Schroeder, et al. From the Radiologic Pathology Archives: Pediatric Polycystic Kidney Disease and Other Ciliopathies: Radiologic-Pathologic Correlation. RadioGraphics, 2014, 34: 155-178.

[110] A. Marin, J. R. Weir-McCall, D. J. Webb, et al. Imaging of cardiovascular risk in patients withTurner's syndrome. Clinical Radiology, 2015, 70: 803-814.

[111] Joel GR, Marian JV, Aditya B, et al. Association between MRI Exposure During Pregnancy and Fetal and Childhood Outcomes. JAMA. 2016; 316(9): 952-961.

[112] Sahar N. Saleem. Fetal MRI: An approach to practice: A review. Journal of Advanced Research, 2014, 5, 507-523.

[113] Zugazaga CA, Martín MC. Usefulness of magnetic resonance imaging in the prenatal study of malformations of the face and neck. Radiología 2012, 54 (54): 387-400.

[114] NawapunK., Eastwood M., Sandaite I., et al. Correlation of observed-to-expected total fetal lung volume with intrathoracic organ herniation on magnetic resonance imaging in fetuses with isolated left-sided congenital diaphragmatic hernia. Ultrasound in Obstetrics and Gynecology, 2015, 46(2), 162-167.

[115] Reddy UM, Abuhamad AZ, Levine D, et al. Fetal Imaging Workshop Invited Participants. Fetal imaging: executive summary of a joint Eunice Kennedy Shriver National Institute of Child Health and Human Development, Society for Maternal-Fetal Medicine, American Institute of Ultrasound in Medicine, American College of Obstetricians and Gynecologists, American College of Radiology, Society for Pediatric Radiology, and Society of Radiologists in Ultrasound Fetal Imaging workshop. Obstet Gynecol. 2014, 123 (5): 1070-1082.

[116] Saleem, S. N. Fetal MRI: An approach to practice: A review. Journal of Advanced Research, 2014, 5 (5): 507-523.

[117] Furey EA, Bailey AA, Twickler DM. Fetal MR Imaging of Gastrointestinal Abnormalities. Radiographics. 2016, 36(3): 904-917.

[118] Hugele F, Dumont C, Boulot P, et al. Does prenatal MRI enhance fetal diagnosis of intra-abdominal cysts? Prenat Diagn, 2015, 35(7): 669-674.

[119] Capito C, Belarbi N, Paye Jaouen A, et al. Prenatal pelvic MRI: Additional clues for assessment of urogenital obstructive anomalies. J Pediatr Urol. 2014, 10 (1): 162-166.

[120] Griffiths PD, Sharrack S, Chan KL, et al. Fetal brain injury in survivors of twin pregnancies complicated by demise of one twin as assessed by in utero MR imaging. Prenat Diagn. 2015, 35(6): 583-591.

[121] Tarui T, Khwaja OS, Estroff JA, et al. Altered fetal cerebral and cerebellar development in twin-twin transfusion syndrome. Am J Neuroradiol. 2012, 33 (6):1121-1126.

[122] Hoffmann C, Weisz B, Yinon Y, et al. Diffusion MRI findings in monochorionic twin pregnancies after intrauterine fetal death. Am J Neuroradiol, 2013, 34 (1):212-216.

[123] Comstock CH, Bronsteen RA. The antenatal diagnosis of placenta accreta [J]. BJOG, 2014, 121 (2): 171-181.

[124] Meng X, Xie L, Song W. Comparing the diagnostic value of ultrasound and magnetic resonance imaging for placenta accreta: a systematic review and meta-analysis[J]. Ultrasound in medicine & biology, 2013, 39(11):1958-1965.

[125] Leyendecker JR, DuBose M, Hosseinzadeh K, et al. MRI of pregnancy-related issues: abnormal placentation[J]. AJR, 2012, 198(2):311-320.

[126] Beres AL, Baird R. An institutional analysis and systematic review with meta-analysis of pneumatic versus hydrostatic reduction for pediatric intussusception [J]. Surgery, 2013, 154(2):328-334.

[127] Ito Y, Kusakawa I, Murata Y, et al. Japanese guidelines for the management of intussusception in children, 2011 [J]. Pediatr Int, 2012, 54 (6): 948-958.

[128] Shields JA, Shields CL, Lally SE, Eagle RC. Harvesting fresh tumor tissue from enucleated eyes. The 2008 Jack S. Guyton Lecture. Arch Ophthalmol, 2010, 128:241-243.

[129] Shields CL, Kaliki S, Shah SU, et al. Minimal exposure(one or two cycles) of intra-arterial chemotherapy in the management of retinoblastoma. Ophthalmology, 2012, 119(1):188-192.

中英文名词对照索引

H

J

K

L

M

N

P

Q

R

S

T

W

X

Y

Z

获取图书配套增值内容步骤说明

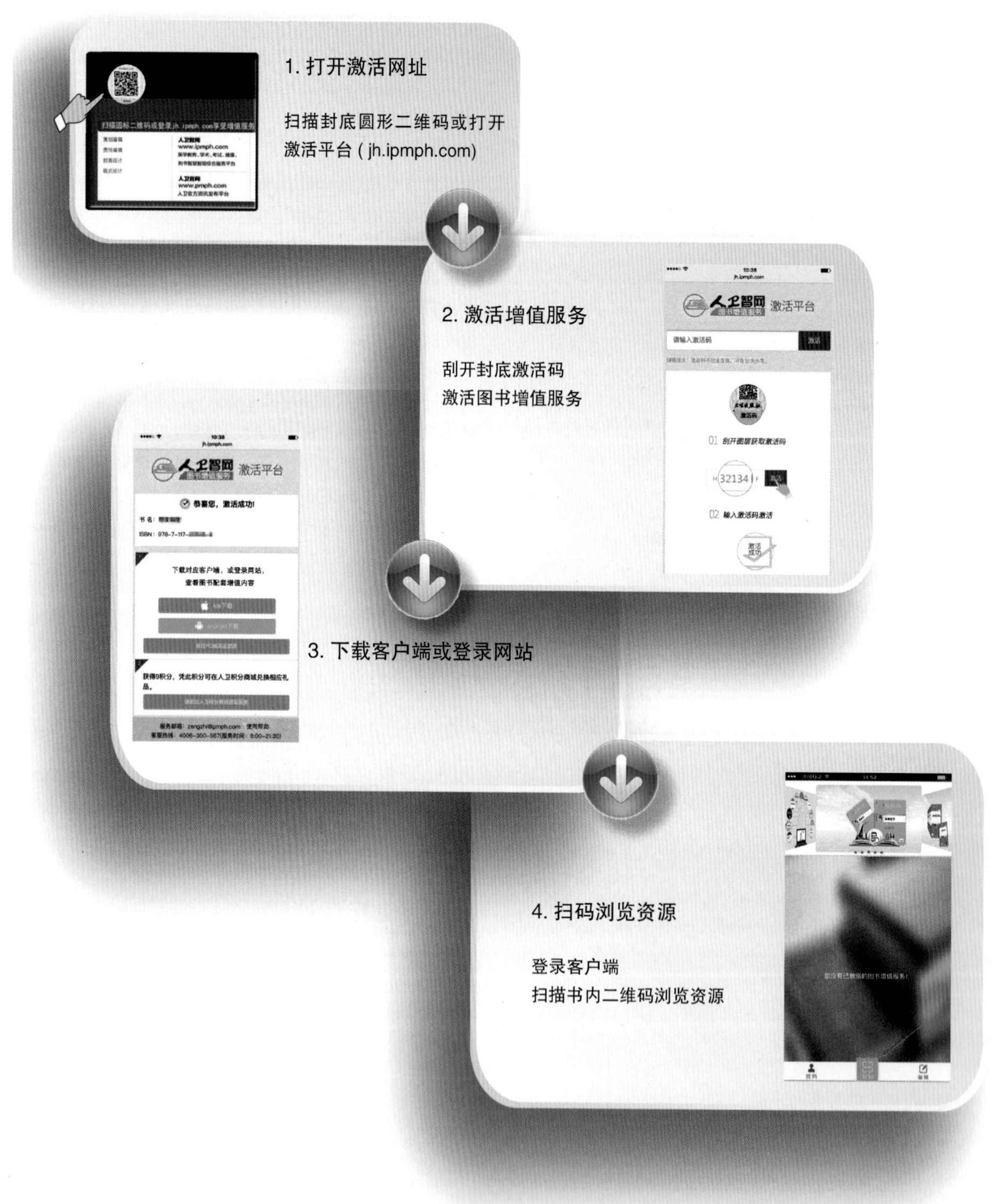

客服热线：4006-300-567
（服务时间 8：00—21：30）